中华医学会医师培训工程（高级系列）

CME TEXTBOOKS NATIONAL PROJECT 国家级继续医学教育项目教材

国家级继续医学教育项目教材

神经外科学高级教程

主编 / 张建宁

中华医学会组织编著

中華醫學電子音像出版社

CHINESE MEDICAL MULTIMEDIA PRESS

北京

图书在版编目（CIP）数据

神经外科学高级教程 / 张建宁主编. —北京：中华医学电子音像出版社，2022.3
ISBN 978-7-83005-250-8

Ⅰ. ①神… Ⅱ. ①张… Ⅲ. ①神经外科学－资格考试－教材 Ⅳ. ① R651
中国版本图书馆 CIP 数据核字（2019）第 273376 号

神经外科学高级教程
SHENJING WAIKEXUE GAOJI JIAOCHENG

主　　编：张建宁
策划编辑：裴　燕
责任编辑：赵文羽
文字编辑：周寇扣
校　　对：朱士军
责任印刷：李振坤
出版发行：中华医学电子音像出版社
通信地址：北京市西城区东河沿街 69 号中华医学会 610 室
邮　　编：100052
E - mail：cma-cmc@cma.org.cn
购书热线：010-51322677
经　　销：新华书店
印　　刷：北京虎彩文化传播有限公司
开　　本：889 mm×1194 mm　1/16
印　　张：41.25
字　　数：1188 千字
版　　次：2022 年 3 月第 1 版　2024 年 6 月第 3 次印刷
定价（含习题卡）：310.00 元

内 容 提 要

本书根据对高级卫生专业技术资格人员的要求，结合目前的学科发展状况，系统地介绍了神经外科学发展的新理论，阐述了各种中枢神经系统外伤、肿瘤、血管病及其他疾病的诊断、治疗新技术。本书具有权威性、实用性和指导性，可作为神经外科医师专业知识的培训教程，也可作为相关专业医师提高临床诊疗水平的工具书和参考书。

《神经外科学高级教程》

编委会

主　　编　张建宁
副 主 编　王　硕　毛　颖　李新钢
编写秘书　陈　心
编　　委　（以姓氏笔画为序）

于炎冰　中日友好医院
王　硕　首都医科大学附属北京天坛医院
王大明　北京医院
王汉东　南京军区南京总医院
王任直　北京协和医院
王增光　天津医科大学总医院
毛　颖　复旦大学附属华山医院
卢亦成　上海长征医院
兰　青　苏州大学附属第二医院
冯　华　第三军医大学第一附属医院 / 西南医院
朱　涛　天津医科大学总医院
朱士广　天津医科大学总医院
刘　宁　南京医科大学第一附属医院 / 江苏省人民医院
刘　博　天津医科大学总医院
刘　辉　天津医科大学总医院
刘建民　上海长海医院
刘春祥　天津医科大学总医院
江　涛　首都医科大学附属北京天坛医院
江荣才　天津医科大学总医院
江基尧　上海交通大学医学院附属仁济医院
孙　涛　宁夏医科大学总医院
孙伯民　上海交通大学医学院附属瑞金医院
孙晓川　重庆医科大学附属第一医院
苏少波　天津医科大学总医院
李　威　天津医科大学总医院
李世亭　上海交通大学医学院附属新华医院
李新钢　山东大学齐鲁医院
杨卫东　天津医科大学总医院
杨学军　天津医科大学总医院

杨新宇　天津医科大学总医院
肖福顺　天津医科大学总医院
邱晓光　首都医科大学附属北京天坛医院
余新光　中国人民解放军总医院
宋毅军　天津医科大学总医院
张　赛　武警后勤学院附属医院
张大建　天津医科大学总医院
张亚卓　首都医科大学附属北京天坛医院
张建宁　天津医科大学总医院
张建民　浙江大学医学院附属第二医院
张建国　首都医科大学附属北京天坛医院
张海东　天津医科大学总医院
岳树源　天津医科大学总医院
庞　琦　山东省立医院
赵　钢　吉林大学白求恩第一医院
赵卫国　上海交通大学医学院附属瑞金医院
赵元立　首都医科大学附属北京天坛医院
赵世光　哈尔滨医科大学附属第一医院
钟　跃　天津医科大学总医院
修　波　八一脑科医院
侯立军　上海长征医院
俞　凯　天津医科大学总医院
洪　涛　南昌大学第一附属医院
洪国良　天津医科大学总医院
费　舟　第四军医大学第一附属医院 / 西京医院
姚　鑫　天津市环湖医院
袁贤瑞　中南大学湘雅医院
徐如祥　八一脑科医院
徐国政　广州军区武汉总医院
黄　强　天津医科大学总医院
菅凤增　首都医科大学宣武医院
雪　亮　天津医科大学总医院
康德智　福建医科大学附属第一医院
傅先明　安徽省立医院
游　潮　四川大学华西临床医学院 / 华西医院
雷　霆　华中科技大学同济医学院附属同济医院
鲍圣德　北京大学第一医院
漆松涛　南方医科大学第一临床医院院 / 南方医院
魏　伟　天津医科大学总医院

序

我国现有的医师培养过程分为医学院校教育、毕业后医学教育和继续医学教育三个阶段。专科医师规范化培训是毕业后医学教育的重要组成部分，是在住院医师规范化培训的基础上，继续培养能够独立、规范地从事疾病专科诊疗工作临床医师的必经途径。2017年7月，国务院办公厅印发《关于深化医教协同进一步推进医学教育改革与发展的意见》(国办发〔2017〕63号)，文件中提出把医学教育和人才培养摆在卫生与健康事业优先发展的战略地位，为建设健康中国提供坚实的人才保障……支持行业学（协）会参与学科专业设置、人才培养规划、标准制（修）订和考核评估等工作，相关公共服务逐步交由社会组织承担。2015年发布的《关于开展专科医师规范化培训制度试点的指导意见》(国卫科教发〔2015〕97号）中明确提出：探索建立有关行业协（学）会协助政府部门做好专科医师规范化培训制度试点的业务指导、组织实施与日常管理监督的工作机制。根据需要，可组建由有关专家和医疗卫生机构、高等医学院校、相关事业单位、行业组织和政府相关部门等多方面代表组成的专科医师规范化培训专家委员会，协助开展有关工作。

中华医学会成立于1915年，经过百年的励精图治，已经成为党和政府联系医学科技工作者的桥梁和纽带、中国科协学会的翘楚、全国医学科技工作者的家园，其宗旨是团结医务工作者，传播医学科学知识，弘扬医学道德，崇尚社会正义。由中华医学会第二十五届理事会第四次会议审议通过的《中华医学会章程》中明确将“参与开展毕业后医学教育及专科医师培训、考核等工作”作为学会的业务范围之一。鉴于我国适用于专科医师规范化培训的教材存在系统性较差、内容质量参差不齐、学科覆盖不全面等诸多不足，中华医学会所属中华医学电子音像出版社依托学会91个专科分会的千余名专家力量，配合出版社三十余年传统出版和数字出版相结合的出版经验，策划了《中华医学会医师培训工程（高级系列）丛书》，旨在通过本丛书引导医学教育健康发展和卫生行业人才的规范化培养。本套丛书的内容不仅包括专科医师应该掌握的知识，更力求与时俱进，反映目前本学科发展的国际规范指南和前沿动态，巩固和提高专科医师的临床诊治、临床会诊、综合分析疑难病例及开展医疗先进技术的能力，同时还增加了测试题，作为考查专科医师对专业知识掌握情况的依据。除此之外，本丛书还充分利用新兴媒体技术，就部分内容配备了相应的多媒体视频，以加强医务人员对理论知识和实际操作技术的理解。

在2016年举办的“全国卫生与健康大会”上，习近平总书记发表重要讲话，强调“没有全民健康，就没有全面小康”；在第十八届中共中央政治局常委会同中外记者首次见面会上，习近平总书记表达出对人民健康福祉的密切关注：我们的人民热爱生活，期盼有更可靠的社会保障、更高水平的医疗卫生服务、更优美的环境……实现全民健康离不开高水平医疗卫生服务的保障，开展高水平的医疗卫生服务离不开一支高素质、高水平的医疗队伍，这也是中华医学会组织国内各学科学术带头人、知名专家编写本丛书的目的所在。

本丛书在编写过程中多次召开组稿会和定稿会，各位参编的专家、教授群策群力，在繁忙的临床和教学工作之余高效率、高质量地完成了编写工作，在此，我表示衷心的感谢和敬佩！

中华医学会副会长兼秘书长

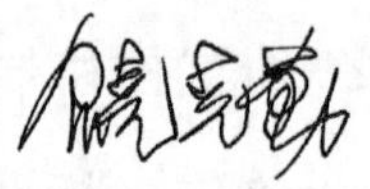

出版说明

为引导我国医学教育的健康发展，加强卫生人才培养工作，助力健康中国战略的实施，在中华医学会及所属 91 个专科分会的支持下，我们精心策划出版了《中华医学会医师培训工程（高级系列）丛书》暨《国家级继续医学教育项目教材》。

本套丛书的内容不仅包括医学各专业高年资从业者应该掌握的基本知识，更力求与时俱进，反映本学科发展的前沿动态，侧重医务人员临床诊治技能、疑难病例处理以及开展医疗先进技术能力的培养，具有专业性、权威性和实用性，因此既可作为正在试点推动的专科医师规范化培训的工具用书，又可作为医务人员或医疗行政管理部门开展继续医学教育的必备教材。同时，本套丛书在系统梳理专业知识的基础上均配备练习题库和模拟考试情境，有助于检验专业知识的掌握情况，亦可作为拟晋升高级职称应试者的考前复习参考用书。

限于编写时间紧迫、经验不足，本套教材会有很多不足之处，真诚希望广大读者谅解并提出宝贵意见，我们将于再版时加以改正。

目　录

第一篇　总论

第 1 章　中枢神经系统应用解剖 ……（001）

第一节　头皮及颅骨……（001）
第二节　脑膜、脑池及脑室……（003）
第三节　脊髓……（004）
第四节　脑……（005）
第五节　脑神经与脊神经……（006）
第六节　颅骨及脑的主要体表标志……（009）

第 2 章　神经系统的定位诊断 ……（011）

第一节　大脑半球损害的定位诊断……（011）
第二节　间脑损害的定位诊断……（014）
第三节　小脑损害的定位诊断……（015）
第四节　脑干损害的定位诊断……（015）
第五节　脑底部病变的定位诊断……（017）
第六节　脊髓损害的定位诊断……（017）

第 3 章　脑血液循环和脑代谢 ……（020）

第一节　脑的动脉……（020）
第二节　脑的静脉……（022）
第三节　脊髓的血供……（023）
第四节　脑代谢……（023）

第 4 章　血脑屏障和脑水肿 ……（025）

第一节　血脑屏障……（025）

第二节　创伤性脑水肿……（028）

第 5 章　脑脊液和脑脊液循环……（033）

第一节　脑脊液的成分……（033）
第二节　脑脊液的产生、循环和重吸收……（034）
第三节　脑脊液的功能……（035）
第四节　脑脊液检验的临床应用……（036）

第 6 章　昏迷和脑死亡……（039）

第一节　昏迷……（039）
第二节　脑死亡……（042）

第 7 章　颅内压增高和颅内压监测……（047）

第一节　颅内压增高……（047）
第二节　颅内压监测……（051）

第 8 章　神经影像学……（054）

第一节　计算机体层成像……（054）
第二节　磁共振成像……（057）
第三节　核素成像……（062）
第四节　脑磁图……（063）

第 9 章　神经系统电生理学……（065）

第一节　脑电图监测……（065）
第二节　诱发电位监测……（068）

第 10 章　神经内镜手术技术的临床应用……（073）

第一节　神经内镜手术的仪器设备……（073）
第二节　神经内镜手术治疗的主要疾病……（074）

第 11 章　神经介入治疗……（079）

第一节　颅内动脉瘤的血管内介入治疗……（079）
第二节　脑动静脉畸形及动静脉瘘的栓塞……（080）
第三节　颈内动脉海绵窦瘘……（082）

第四节 颈动脉狭窄的支架治疗…………（083）

第 12 章 神经外科手术基础…………（086）

第一节 术前评估与准备…………（086）
第二节 手术器械…………（087）
第三节 手术体位…………（089）
第四节 常用手术入路…………（089）

第 13 章 神经导航和术中影像…………（092）

第一节 神经导航…………（092）
第二节 术中影像和复合手术室…………（095）

第 14 章 神经外科重症监护和基础治疗…………（100）

第 15 章 神经内分泌、神经眼科和神经耳科学…………（107）

第一节 神经内分泌学…………（107）
第二节 神经眼科学…………（109）
第三节 神经耳科学…………（110）

第二篇 中枢神经系统创伤

第 16 章 颅脑创伤概述…………（113）

第一节 流行病学…………（113）
第二节 脑损伤机制…………（114）
第三节 颅脑伤伤情分类…………（116）
第四节 颅脑伤临床表现与治疗原则…………（117）

第 17 章 颅脑创伤的院前急救和急诊室处理…………（123）

第 18 章 头皮和颅骨损伤…………（129）

第一节 头皮损伤…………（129）
第二节 颅骨损伤…………（132）

第 19 章 脑损伤…………（135）

第一节　脑震荡……（135）
第二节　脑挫裂伤……（138）
第三节　弥漫性轴索损伤……（141）
第四节　丘脑下部损伤……（146）

第 20 章　外伤性颅内出血……（149）

第一节　概述……（149）
第二节　急性与亚急性硬膜外血肿……（152）
第三节　慢性硬脑膜外血肿……（154）
第四节　急性、亚急性硬膜下血肿……（155）
第五节　慢性硬膜下血肿……（156）
第六节　脑内血肿……（157）
第七节　颅后窝血肿……（158）
第八节　外伤性蛛网膜下腔出血……（159）

第 21 章　开放性颅脑创伤……（161）

第一节　颅脑火器伤……（161）
第二节　颅脑爆炸伤……（167）
第三节　外伤性脑脊液漏……（168）

第 22 章　脑神经损伤……（171）

第一节　概述……（171）
第二节　各种脑神经损伤及其治疗……（172）

第 23 章　颅脑损伤的并发症及后遗症……（178）

第一节　外伤性癫痫痫……（178）
第二节　外伤后脑积水……（179）
第三节　外伤性脑脊液漏……（180）
第四节　脑外伤后综合征……（184）

第 24 章　颅脑损伤预后和临床风险评价……（187）

第三篇　中枢神经系统肿瘤

第 25 章　颅内肿瘤概述……（191）

第一节　颅内肿瘤的流行病学……（191）

第二节 颅内肿瘤的病因学……（192）
第三节 颅内肿瘤的病理分类……（193）
第四节 颅内肿瘤的基础科学概述……（194）
第五节 颅内肿瘤的临床表现……（198）
第六节 颅内肿瘤的影像学特征……（199）
第七节 颅内肿瘤的诊断与鉴别诊断……（201）
第八节 开颅手术基本原则……（202）
第九节 颅底肿瘤外科的基本原则……（202）
第十节 颅内肿瘤特殊情况的临床处理……（203）
第十一节 颅内肿瘤诊治的新技术……（205）
第十二节 颅内肿瘤术后并发症及防治……（206）

第 26 章 星形细胞瘤……（209）

第一节 临床特征及诊断……（209）
第二节 治疗和预后……（211）

第 27 章 少突胶质细胞肿瘤……（213）

第 28 章 室管膜瘤……（220）

第 29 章 脉络丛肿瘤……（225）

第 30 章 神经元及混合性神经元 - 神经胶质起源肿瘤……（228）

第一节 节细胞胶质瘤和间变性节细胞胶质瘤……（228）
第二节 节细胞瘤……（229）
第三节 中枢神经细胞瘤……（230）
第四节 促纤维增生性婴儿星形细胞瘤 / 节细胞胶质瘤……（231）
第五节 胚胎期发育不良性神经上皮肿瘤……（232）
第六节 小脑脂肪神经细胞瘤……（233）
第七节 小脑发育不良性神经节细胞瘤……（234）
第八节 其他肿瘤……（235）

第 31 章 胚胎性肿瘤……（236）

第一节 髓母细胞瘤……（236）
第二节 中枢神经系统原始神经外胚层肿瘤……（241）
第三节 非典型性畸胎样 / 横纹样肿瘤……（244）

第 32 章 脑膜瘤……（246）

第一节　概述……………………………………………………………………（246）
第二节　不同类型脑膜瘤的治疗………………………………………………（251）

第 33 章　听神经瘤……………………………………………………（261）

第 34 章　垂体腺瘤……………………………………………………（272）

第 35 章　颅咽管瘤……………………………………………………（283）

第 36 章　Rathke 囊肿和胶样囊肿……………………………………（300）

第 37 章　血管网状细胞瘤……………………………………………（303）

第 38 章　中枢神经系统淋巴瘤………………………………………（309）

第 39 章　脊索瘤………………………………………………………（317）

第 40 章　松果体区肿瘤………………………………………………（323）

第一节　松果体细胞瘤…………………………………………………………（323）
第二节　生殖细胞瘤及畸胎瘤…………………………………………………（327）
第三节　松果体区胶质瘤及其他组织来源肿瘤………………………………（330）

第 41 章　副神经节瘤…………………………………………………（331）

第一节　颈静脉球瘤……………………………………………………………（331）
第二节　颈动脉体瘤……………………………………………………………（333）

第 42 章　脑转移瘤……………………………………………………（336）

第 43 章　黑色素瘤……………………………………………………（347）

第 44 章　颅骨肿瘤……………………………………………………（349）

第一节　颅骨良性骨瘤…………………………………………………………（349）
第二节　颅骨恶性肿瘤…………………………………………………………（352）
第三节　颅骨类肿瘤疾病………………………………………………………（353）

第四篇　中枢神经系统血管病

第 45 章　脑血管病概述……………………………………………（356）

第 46 章 颅内动脉瘤 ……（361）

第一节 自发性蛛网膜下腔出血……（361）
第二节 颅内动脉瘤……（363）

第 47 章 颅内血管畸形 ……（368）

第一节 脑动静脉畸形……（368）
第二节 海绵状血管畸形……（372）
第三节 脑静脉畸形……（374）
第四节 脑毛细血管扩张症……（375）

第 48 章 硬脑膜动静脉瘘 ……（377）

第 49 章 脑出血 ……（384）

第 50 章 缺血性脑血管病 ……（394）

第 51 章 烟雾病 ……（404）

第五篇 立体定向和功能性神经外科

第 52 章 立体定向和功能性神经外科概述 ……（412）

第一节 立体定向原理和基础……（412）
第二节 立体定向方法学……（415）
第三节 立体定向的临床应用……（418）

第 53 章 癫痫 ……（424）

第 54 章 运动障碍性疾病 ……（438）

第一节 帕金森病……（439）
第二节 肌张力障碍……（448）
第三节 特发性震颤……（451）
第四节 其他运动障碍性疾病……（453）

第 55 章 精神疾病和癌性疼痛 ……（455）

第一节 精神疾病……（455）
第二节 癌性疼痛……（461）

第 56 章　放射治疗……………………………………………………………………（465）

第一节　概述……………………………………………………………………（465）
第二节　胶质瘤…………………………………………………………………（467）
第三节　脑膜瘤…………………………………………………………………（470）
第四节　垂体腺瘤………………………………………………………………（471）
第五节　生殖细胞肿瘤…………………………………………………………（472）
第六节　髓母细胞瘤……………………………………………………………（474）
第七节　颅咽管瘤………………………………………………………………（474）
第八节　原发性中枢神经系统淋巴瘤…………………………………………（475）
第九节　脑转移瘤………………………………………………………………（476）
第十节　脊索瘤…………………………………………………………………（478）
第十一节　听神经鞘瘤…………………………………………………………（479）

第 57 章　神经调控……………………………………………………………………（481）

第六篇　脊柱脊髓疾病

第 58 章　脊柱脊髓概述………………………………………………………………（487）

第 59 章　脊髓损伤……………………………………………………………………（491）

第 60 章　椎管内肿瘤…………………………………………………………………（495）

第一节　髓外硬膜内肿瘤………………………………………………………（495）
第二节　髓内肿瘤………………………………………………………………（499）
第三节　先天性肿瘤……………………………………………………………（505）

第 61 章　脊柱脊髓血管病……………………………………………………………（513）

第一节　脊髓血管畸形概述……………………………………………………（513）
第二节　硬脊膜动静脉瘘………………………………………………………（514）
第三节　脊髓动静脉畸形………………………………………………………（516）
第四节　髓周动静脉瘘…………………………………………………………（518）
第五节　节段性脊髓脊柱血管瘤病……………………………………………（520）
第六节　海绵状血管瘤…………………………………………………………（520）
第七节　血管网状细胞瘤………………………………………………………（520）

第 62 章　颈椎退行性疾病……………………………………………………………（522）

第 63 章 腰椎退行性疾病 …… (533)

第 64 章 脊髓空洞症与 Chiari 畸形 …… (541)

第一节 脊髓空洞症 …… (541)
第二节 Chiari 畸形 …… (545)

第 65 章 脊髓拴系综合征 …… (549)

第七篇 其他疾病

第 66 章 颅颈交界区畸形 …… (553)

第 67 章 脑脊膜膨出 …… (562)

第一节 颅裂、脑膨出 …… (562)
第二节 脊柱裂、脊髓脊膜膨出 …… (567)

第 68 章 狭颅症 …… (575)

第 69 章 各类囊肿 …… (581)

第一节 表皮样囊肿 …… (581)
第二节 皮样囊肿 …… (583)
第三节 蛛网膜囊肿 …… (584)
第四节 肠源性囊肿 …… (586)
第五节 神经胶质囊肿 …… (587)

第 70 章 面肌痉挛 …… (588)

第 71 章 三叉神经和舌咽神经痛 …… (595)

第一节 三叉神经痛 …… (595)
第二节 舌咽神经痛 …… (598)

第 72 章 周围神经疾病 …… (601)

第一节 周围神经肿瘤 …… (601)
第二节 周围神经损伤 …… (603)
第三节 臂丛神经损伤 …… (607)

第 73 章 脑积水 …… (611)

第一节 概述……（611）
第二节 成人脑积水……（611）
第三节 儿童脑积水……（615）

第 74 章 眩晕……（618）

第一节 概述……（618）
第二节 无听力障碍的周围性眩晕……（620）
第三节 合并听力障碍的周围性眩晕……（621）
第四节 前庭中枢性眩晕……（622）

第 75 章 痉挛型脑瘫……（624）

第 76 章 中枢神经系统感染性疾病……（629）

第一节 细菌性感染……（629）
第二节 其他感染……（634）

第一篇　总　论

第1章

中枢神经系统应用解剖

第一节　头皮及颅骨

一、头　皮

头皮是被覆在头顶穹窿部的软组织，按位置可分为额顶枕区和颞区（图1-1）。

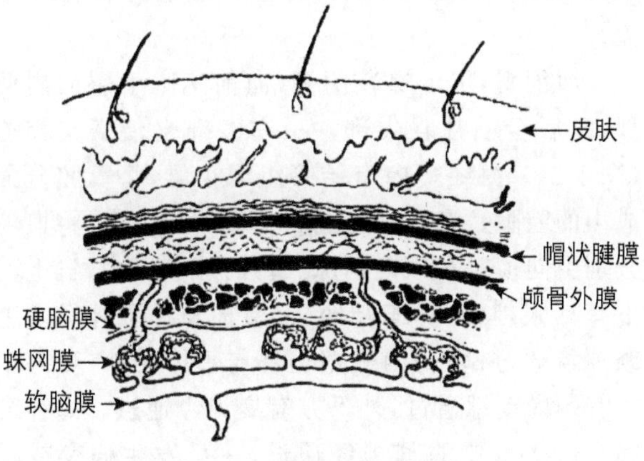

图1-1　头皮、颅骨及脑膜

（一）头皮的层次

1．额顶枕区　额顶枕区前起眶上缘，后至枕外粗隆和上项线，侧方至颞上线。软组织由浅入深依次为皮肤、浅筋膜、帽状腱膜和枕额肌、腱膜下疏松结缔组织、颅骨外膜。由于皮肤与帽状腱膜之间借致密结缔组织小梁牢固连接，故浅部三层紧密结合不易分离，通常将此三层合称为头皮。

（1）皮肤：头部皮肤厚且致密，含有丰富的毛囊、汗腺等，是疖肿和皮脂腺囊肿的好发部位；血供丰富，外伤时出血较多但再生能力极强，伤口愈合快。

（2）浅筋膜：由致密结缔组织和脂肪组织构成。此层感染时，渗出物不易扩散，早期即可压迫神经末梢引起剧痛。由于血管壁多与纤维小隔紧密相连，当血管破裂时，出血较多，常需压迫或缝合止血，不宜钳夹止血。

（3）帽状腱膜和枕额肌：此层为一块具有扁肌腹的二腹肌，两肌腹之间为白色坚韧的膜状结构，即帽状腱膜，头皮损伤或手术时必须缝合腱膜，以利于伤口愈合。

（4）腱膜下疏松结缔组织：为帽状腱膜和颅骨外膜之间的薄层疏松结缔组织，它将颅内的硬脑膜窦与颅外的浅静脉相连。若此层出血或化脓，可迅速蔓延扩散至整个颅顶。此处感染可经导静脉向颅内蔓延，故临床上常称此层为颅顶部的危险区。

（5）颅骨外膜：由致密结缔组织构成，为薄而致密的膜，在颅缝处连接紧密。

2．颞区　颞区位于颅顶的两侧，软组织由浅入深依次为皮肤、浅筋膜、颞筋膜、颞肌及颅骨外膜。

（1）皮肤：较额顶枕区稍薄，移动性较大，无论纵向或横向切口，皆易缝合。

（2）浅筋膜：此层内脂肪组织和纤维小隔较少，其内有血管和神经。

（3）颞筋膜：上方附着于颞上线，向下在接近颧弓处分为浅、深两层，分别附着于颧弓上缘的内、外侧面。

(4)颞肌：起自颞窝的颅骨外膜和颞筋膜深层的深面，肌束经颧弓深面，止于下颌骨冠突。

(5)颅骨外膜：比较薄，与颞区骨面紧密相贴，很少发生骨膜下血肿。

(二)颅顶部的血管和神经

浅筋膜内的血管和神经呈放射状从四周向颅顶汇集，按其位置可分为前侧、外侧和后侧三组。

1. *前侧*　滑车上动、静脉及滑车上神经由眶上缘内侧至额部，眶上动、静脉和眶上神经经眶上孔(切迹)到达额部，分布于额顶区软组织；动脉均来自于眼动脉，神经均为眼神经的分支。

2. *外侧*　包括耳前和耳后两组。耳前组有颞浅动、静脉及其伴行的耳颞神经，分布于颞区和额顶区软组织；耳后组包括耳后动、静脉及枕小神经，主要分布于耳后和枕外侧部软组织。

3. *后侧*　枕动、静脉和枕大神经等，分布于枕区；枕动脉来自颈外动脉，枕大神经为第2颈神经后支的皮支。

颅顶血管和神经的行径与分布特点的临床意义：①由于血管和神经从颅周围向颅顶走行，在行头皮单纯切开术时，应采取纵向放射状切口，以免损伤血管和神经；②开颅手术做皮瓣时，皮瓣蒂应在下方，以保护蒂内的血管、神经主干，利于皮瓣的成活及保留感觉功能；③由于颅顶的神经分布互相重叠，故局部麻醉时，如仅阻滞某一支神经，常得不到满意效果，需扩大神经阻滞的范围。

二、颅　骨

颅骨借枕外粗隆—上项线—乳突根部—颞下线—眶上缘的连线分为颅盖骨和颅底骨。颅盖骨由内、外骨板和板障构成，分为额骨、枕骨(各1块)顶骨、颞骨(各2块)。颅底骨由蝶骨、筛骨(各1块)构成，分为颅前、颅中、颅后窝。

(一)颅盖骨

颅盖骨分为外板、板障和内板三层，颅骨的穹窿部，内骨膜与颅骨内板结合不紧密，故颅顶骨折时易形成硬膜外血肿。翼点在颞窝内，为额、顶、蝶、颞四骨相汇合处，内面有脑膜中动脉前支经过，此处遭受暴力打击时，骨折碎片可伤及此动脉，形成硬膜外血肿。

(二)颅底骨

蝶骨嵴和岩骨嵴将颅底分为颅前、颅中、颅后窝。

1. *颅前窝*　由额骨的眶板、筛板、蝶骨体前部和蝶骨小翼构成，以蝶骨小翼后缘与颅中窝分界，内容纳大脑额叶。颅前窝中央凹下，在正中的纵行骨嵴为鸡冠，鸡冠两侧为筛板，构成鼻腔顶，筛板上有筛孔，由嗅神经穿过入颅连接嗅球；筛板两侧为眶上壁，借此壁颅前窝与眼眶相隔。颅前窝骨质菲薄，易发生颅底骨折。伤及眶板时，易造成眶内或结膜下血肿；伤及筛板时，易造成鼻出血和脑脊液鼻漏，同时可引起嗅觉障碍。

2. *颅中窝*　主要由蝶骨、颞骨组成，可分为正中部和两个外侧部，以颞骨岩部上缘和鞍背与颅后窝分界，容纳大脑颞叶和垂体。垂体位于蝶鞍中央的垂体窝内，窝的前面有交叉前沟，该沟的两端经视神经管通眼眶，视神经经视神经管由眼眶入颅腔，管的外侧有前床突；窝的后面为鞍背及后床突。

两侧部的前上方有眶上裂，第Ⅲ、第Ⅳ、第Ⅵ对脑神经和第Ⅴ对脑神经的眼神经，都经此裂出入颅腔。眶上裂内侧端的后下方有圆孔、卵圆孔和棘孔，眼神经穿圆孔、下颌神经穿卵圆孔出颅，脑膜中动脉穿棘孔入颅腔。在颞骨岩部前上面，近破裂孔处有三叉神经压迹，三叉神经压迹后外方为鼓室盖。

海绵窦：位于蝶鞍两侧，向前达眶上裂的内侧部，向后至颞骨岩尖部，左、右海绵窦借横支相连(图1-2)。海绵窦内有结缔组织小梁，将窦腔分隔成小的腔隙。海绵窦通过岩上窦和岩下窦，将血液分别引向横窦和颈内静脉。窦的外侧壁内，自上而下有动眼神经、滑车神经、三叉神经的眼神经及上颌神经通过；窦的内侧壁上部与垂体相邻，窦内下方有颈内动脉通过，外下方有展神经通过。海绵窦因有这些重要的脑神经通过，一旦发生病变或损伤，可出现海绵窦综合征，即上述神经麻痹或神经痛、眼结膜充血及眼睑、视盘水肿等。

3. *颅后窝*　由蝶骨体、颞骨岩部和枕骨共同组成，前界为岩骨嵴，后界为枕横沟。容纳小脑、脑桥和延髓。

颅后窝一旦骨折，因为血肿可压迫延髓出现呼吸抑制而死亡。如伤及颈静脉孔的神经时，可出现颈静脉孔综合征，表现为舌音语言障碍，腭弓麻痹伴有鼻音，声音嘶哑，逐渐发生吞咽困难，导致吸入性肺炎。

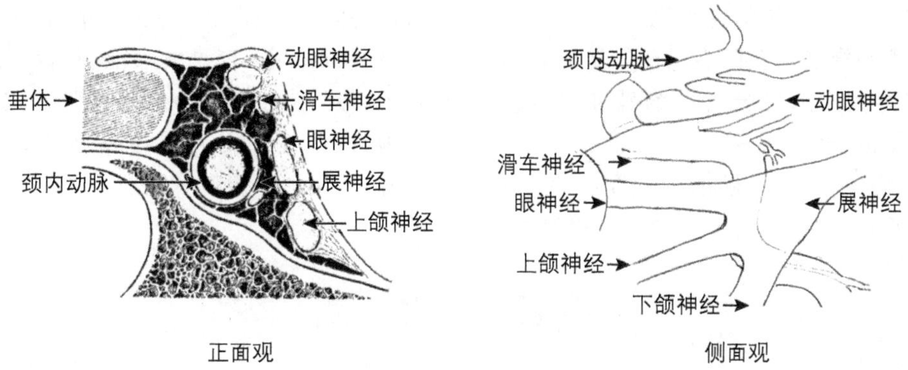

图 1-2　海绵窦

第二节　脑膜、脑池及脑室

一、脑被膜

在颅骨与脑之间有三层被膜，由外向内为硬脑膜、蛛网膜和软脑膜，三层膜合称为脑膜，具有保护和支持的作用，并通过被膜的血管营养脑和脊髓（图 1-3）。

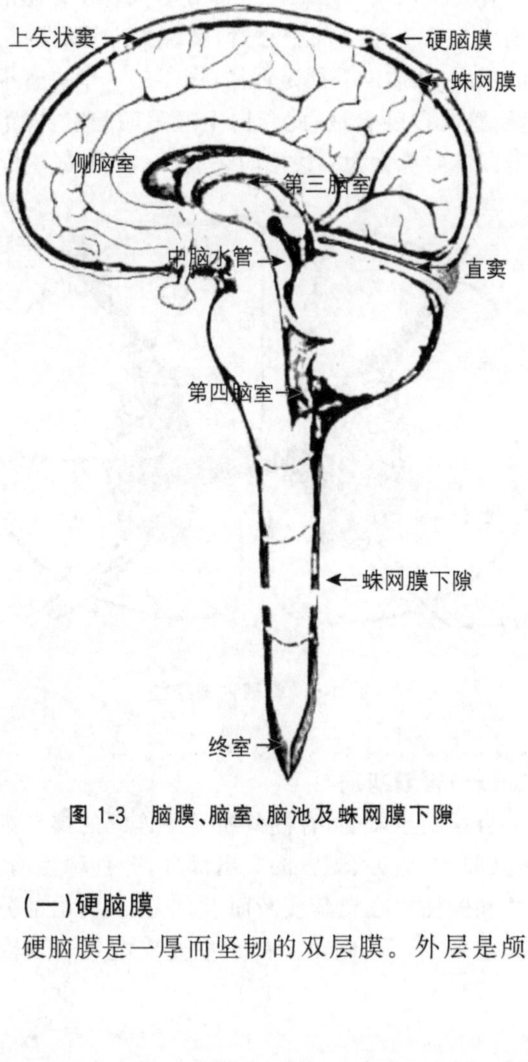

图 1-3　脑膜、脑室、脑池及蛛网膜下隙

（一）硬脑膜

硬脑膜是一厚而坚韧的双层膜。外层是颅骨内面的骨膜，称为骨膜层；内层较外层厚而坚韧，与硬脊膜在枕骨大孔处续连，称为脑膜层。

硬脑膜内层在某些部位形成一些板状隔，分隔颅腔，伸入各脑部之间的特殊结构包括大脑镰、小脑幕、小脑镰、鞍膈。

两层硬脑膜在一些部位彼此分开，在腔隙内面衬有内皮细胞，形成硬脑膜窦。

（二）蛛网膜

蛛网膜包绕整个脑，但不深入脑沟内，与软脑膜之间的许多结缔组织小梁相连，其间为蛛网膜下隙，内含脑脊液和较大的血管。

1. 蛛网膜下池　脑蛛网膜下隙在某些部位扩大成为蛛网膜下池，其中最大的是在小脑与延髓背面之间的小脑延髓池，临床上可在此进行蛛网膜下隙穿刺。

2. 蛛网膜颗粒　脑蛛网膜在上矢状窦的两侧形成许多绒毛状突起，突入上矢状窦内，称为蛛网膜颗粒。脑脊液通过这些颗粒渗入硬脑膜窦内，回流入静脉。

（三）软脑膜

软脑膜是紧贴于脑表面的一层透明薄膜，血管丰富，并伸入沟裂，由软脑膜形成的皱襞突入脑室内，形成脉络丛，产生脑脊液。软脑膜对脑起着重要的营养作用。

二、脑室与脑池

脑室为脑内彼此相通而大小、形态各异的腔。脑室系统包括成对的侧脑室和单一的第三脑室、中脑水管、第四脑室、脊髓中央管、终池及它们之间的交通孔道，构成一个完整的脑室系统。在各脑室中皆有脉络丛产生脑脊液。在脑表面的凹陷处，蛛网膜下隙扩大，称为脑池，可分为小脑延髓池、脑桥池、环池、四叠体池、脚间池等。

自两侧侧脑室产生的脑脊液，通过室间孔（Monro孔）流至第三脑室，再经中脑水管流至第四脑室，然后通过其正中孔（Magendie孔）和左、右侧孔（Luschka孔）流至枕大池、脑桥小脑三角池和脑桥池，最后向上流至小脑蛛网膜下隙，经环池、四叠体池、脚间池和交叉池，至大脑半球表面的蛛网膜下隙；向下流至脊髓蛛网膜下隙。

第三节　脊　髓

脊髓与脑相比是分化较低、功能较低级的部分，与31对脊神经相连，后者分布到躯干和四肢（图1-4）。在正常生理状况下，脊髓的许多活动是在脑的调控下完成的，但脊髓本身也能完成许多反射活动。

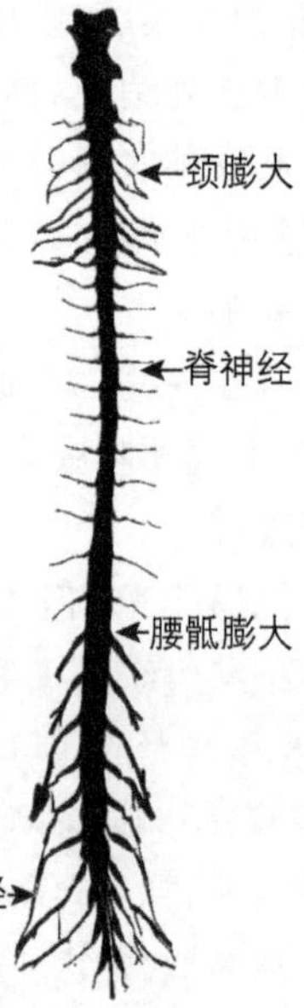

图1-4　脊髓

一、脊髓的位置与外形

脊髓位于椎管内，上端平枕骨大孔处与延髓相连，下端在成人平第1腰椎体下缘（新生儿可达第3腰椎下缘平面），全长42～45cm，最宽处横径为1～1.2cm。脊髓有两个梭形的膨大，即颈膨大和腰骶膨大。脊髓末端变细，称为脊髓圆锥，自此处向下延为细长的无神经组织的终丝，长约20cm，向上与软脊膜相连，向下在第2骶椎水平以下由硬脊膜包裹，止于尾骨的背面。

脊髓在外形上没有明显的节段性，但每一对脊神经及其前、后根的根丝附着范围的脊髓即构成一个脊髓节段，共分为31个节段，即8个颈节、12个胸节、5个腰节、5个骶节和1个尾节。

与脊髓相连的脊神经前、后根汇合形成脊神经，经相应的椎间孔离开椎管。因为脊髓比脊柱短，腰、骶、尾部的脊神经前后根要在椎管的硬膜囊内下行一段距离，才能到达各自相应的椎间孔，这些在脊髓末端平面以下下行的脊神经根称为马尾。临床上常选择第3、4或第4、5腰椎棘突之间进针行脊髓蛛网膜下隙穿刺或麻醉术，以避免损伤脊髓。

二、脊髓的内部结构

脊髓由灰质和白质两大部分组成。在脊髓的横切面中央有一细小的中央管，围绕中央管周围是H形的灰质，灰质的外周是白质（图1-5）。中央管纵贯脊髓，管内含脑脊液，此管向上通第四脑室，向下在脊髓圆锥内扩大为一梭形的终室，长8～10cm。

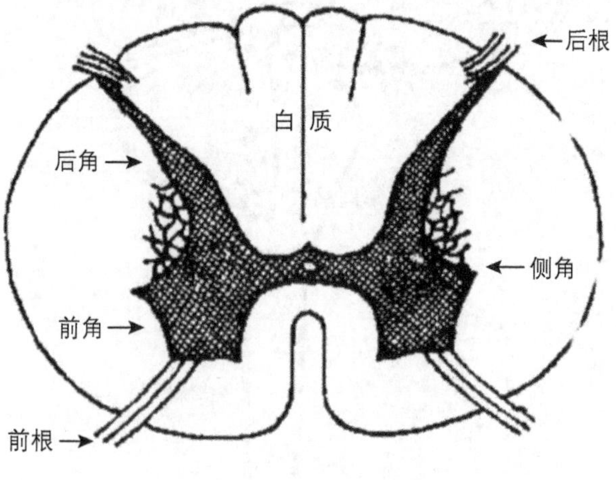

图1-5　脊髓内部结构

（一）脊髓灰质

自颈髓至骶髓，脊髓灰质呈一连续的蝶形细胞柱，其前方、后方、侧方的突出部分，分别称为前柱、后柱和侧柱。在脊髓横断面上，上述的突出部分则称为前角、后角、侧角。前角主要支配躯干及四肢的横纹肌，后角接受从脊髓后根传来的感觉性冲动，发出轴突进入白质组成上行传导束或与前角细胞联络；后角和前角之间的灰质称为中间带，可能与内脏的感觉和运动有关；侧角主要与自主神经功能有关。

（二）脊髓白质

在脊髓的表面有纵长的沟、裂，按沟、裂与脊髓前根、后根的位置关系，将白质分为 3 个索。后正中沟与后根之间的白质为后索，前、后根之间的白质为侧索，前根与前正中裂之间的白质为前索。

各索内分布许多传导束，上行传导束包括薄束、楔束和脊髓丘脑束，下行传导束主要是皮质脊髓束，支配骨骼肌随意运动的神经传导通路。

三、脊髓的功能

脊髓的功能表现在两方面：①上、下行传导路的中继站；②反射中枢。

脊髓反射是指脊髓固有的反射，其反射弧并不经过脑，但在正常情况下，其反射活动是在脑的控制下进行的，可分为躯体反射和内脏反射。

第四节　脑

脑位于颅腔内，一般可将脑分为六部分：大脑、间脑、中脑、脑桥、延髓和小脑（图 1-6），通常将中脑、脑桥和延髓合称为脑干。

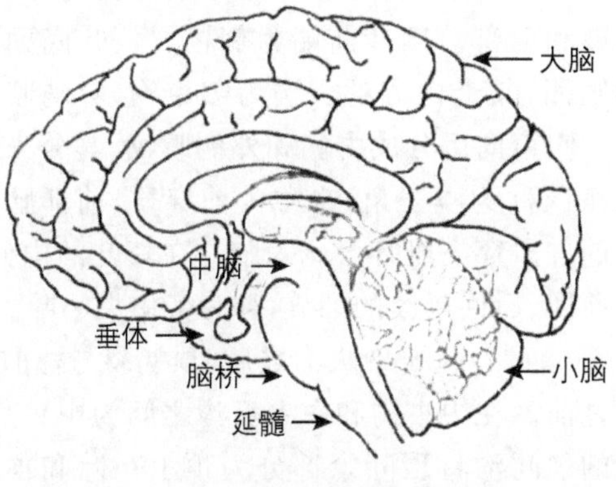

图 1-6　脑的结构

一、脑　干

脑干是位于脊髓和间脑之间的较小部分，自下而上由延髓、脑桥和中脑组成。脑干位于颅后窝前部，其中延髓和脑桥的腹侧邻接颅后窝前部的斜坡，背面与小脑相邻。延髓呈锥形，其向上与脑桥，向下与脊髓相连，中脑头端与间脑相接，脑干背侧与小脑相连。内部结构主要有神经核、上下行传导束和网状结构。

二、小　脑

小脑位于颅后窝内，前面隔第四脑室与脑干相邻，上方借小脑幕与大脑半球枕叶相隔。

小脑可分为蚓部和半球部，绒球位于半球的下面，其后方为小脑扁桃体。扁桃体邻近枕骨大孔，当颅内压增高时，可造成小脑扁桃体疝。

小脑由表面的皮质、深部的髓质及小脑核构成。皮质位于小脑表面，并向内部深陷形成沟，由神经元的胞体和树突组成；小脑核位于小脑内部，埋于小脑髓质内，共有 4 对，由内向外依次为顶核、球状核、栓状核和齿状核；小脑髓质（白质）。小脑的白质由 3 类纤维构成：①小脑皮质梨状细胞发出的轴突终止于小脑中央核和中央核投射至小脑皮质的纤维。②相邻小脑叶片间或小脑各叶之间的联络纤维。③联系小脑和小脑以外其他脑区的传入、传出纤维，主要组成 3 对小脑脚，即小脑上脚、中脚、下脚。

三、间　脑

间脑位于脑干与大脑之间，连接大脑半球和中脑，中间有一窄腔即第三脑室，分隔间脑的左、右部分。间脑一般被分为 5 个部分，即背侧丘脑、后丘脑、上丘脑、底丘脑和下丘脑。其中以下丘脑最为重要。

下丘脑位于背侧丘脑的下方，组成第三脑室侧壁的下半和底壁，上方借下丘脑沟与背侧丘脑分界，前端达室间孔，后端与中脑被盖相续。下面最前部是视交叉，视交叉的前上方连接终板，后方有灰结节，向前下移行于漏斗，漏斗下端与垂体相接，灰结节后方有一对圆形隆起，称为乳头体。

下丘脑纤维联系复杂，归纳起来有四方面的纤维联系。

1. 与垂体的联系　主要是由下丘脑的神经元产生激素，沿轴突送至神经垂体（垂体后叶）或送至正中隆起，后者再通过其垂体门静脉送至腺垂体（垂体前叶）。此外，下丘脑神经元也可将神经内分泌物质释放入第三脑室的脑脊液，由特化的室管膜细胞——伸长细胞吸收，再经伸长细胞的突起释放入正中隆起的毛细血管丛。

2. 与背侧丘脑的联系　主要通过乳头丘脑束与丘脑前核相联系，该束纤维由下丘脑乳头体核发出至丘脑前核，是丘脑前核的主要传入纤维。

3. 与脑干和脊髓的联系　重要的是与自主神经核群相联系，通过前脑内侧束接受来自脑干的纤维；经背侧纵束向下投射到脑干和脊髓自主神经节前神经元。

4. 与边缘系统的联系　包括借终纹与杏仁体相联系；借穹窿与海马结构相联系；借前脑内侧束与隔区相联系。

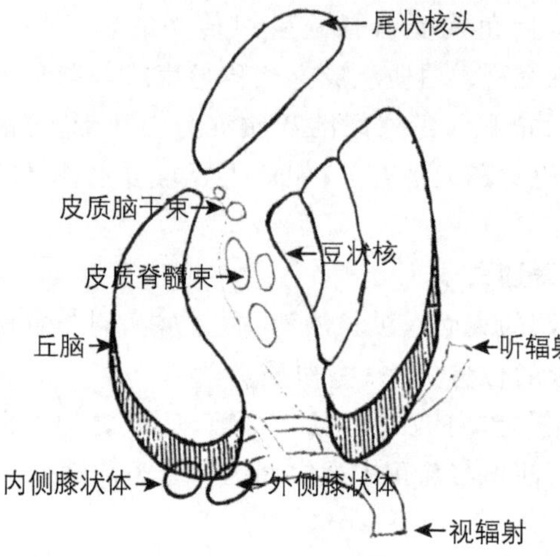

图 1-7　内囊结构

四、大　脑

大脑包括左、右两半球及连接两半球的中间部分。大脑半球被覆灰质，称为大脑皮质，其深方为白质，称为髓质，髓质内的灰质核团为基底神经节。大脑半球的髓质主要由联系皮质各部和皮质与皮质下结构的神经纤维组成，可分为 3 类：①联络纤维是联系同侧半球内各部分皮质的纤维，其中短纤维联系相邻脑回称弓状纤维。长纤维联系本侧半球各叶，其中主要的有钩束、上纵束、下纵束、扣带。②连合纤维是连合左右半球皮质的纤维。包括胼胝体、前连合和穹窿连合。③投射纤维由大脑皮质与皮质下各中枢间的上、下行纤维组成，大部分经过内囊。大脑半球深部结构包括基底核、间脑和内囊，间脑已在前文提及，不再赘述。基底核为大脑半球内的灰质核团，包括尾状核、豆状核、屏状核和杏仁核。尾状核与豆状核合称为纹状体，豆状核由苍白球和壳核组成。根据种系发生又把尾状核和壳核称为新纹状体，苍白球称为旧纹状体。内囊位于丘脑背侧、尾状核和豆状核之间的白质板。在水平切面上呈向外开放的 V 字形，分内囊前肢、内囊膝和内囊后肢三部分(图 1-7)。

大脑半球表面凹凸不平，布满深浅不同的沟，称为脑沟，沟间的隆凸部分称为脑回。

1. 额叶　位于中央沟以前。在中央沟和中央前沟之间为中央前回。在其前方有额上沟和额下沟，被两沟相间的是额上回、额中回和额下回。额下回的后部，由外侧裂的升支和水平支分为眶部、三角部和盖部。额叶前端为额极。额叶底面有直回和眶回，其最内方的深沟为嗅束沟，容纳嗅束和嗅球。嗅束向后分成内侧和外侧嗅纹，其分叉界出的三角区称为嗅三角，也称为前穿质，前部脑底动脉环的许多穿支血管由此入脑。在额叶的内侧面，中央前回、后回延续的部分，称为旁中央小叶。

2. 顶叶　位于中央沟之后，顶枕裂与枕前切迹连线之前。在中央沟和中央后沟之间为中央后回。横行的顶间沟将顶叶余部分为顶上小叶和顶下小叶。顶下小叶又包括缘上回和角回。

3. 颞叶　位于外侧裂下方，由颞上、中、下沟分其为颞上回、颞中回和颞下回。隐在外侧裂内的是颞横回。在颞叶的侧面和底面，在颞下沟和侧副裂间为梭状回，侧副裂与海马裂之间为海马旁回，围绕海马裂前端的沟状部分称为海马沟。

4. 枕叶　位于顶枕裂和枕前切迹连线之后。在内侧面，距状裂和顶枕裂之间为楔叶，与侧副裂后部之间为舌回。

5. 岛叶　位于外侧裂的深方，其表面的斜行中央沟将其分为长回和短回。

第五节　脑神经与脊神经

一、脑神经

脑神经属周围神经，是从脑内发出的左右成对的神经，共有 12 对，分别为嗅神经、视神经、动眼神经、滑车神经、三叉神经、展神经、面神经、前庭蜗神经、舌咽神经、迷走神经、副神经和舌下神经(图 1-

8)。除迷走神经分布可扩展至胸腔和腹腔的内脏器官之外，其余脑神经的分布均仅限于头颈部，现分别阐述如下。

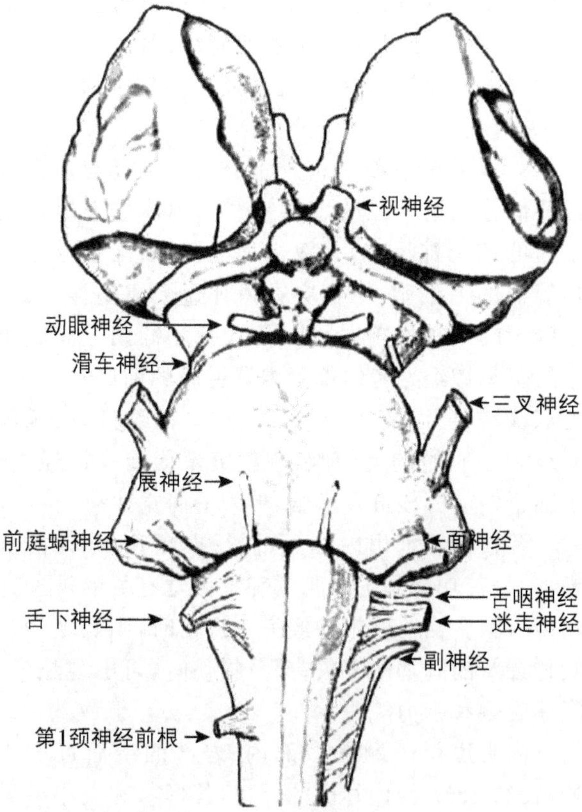

图 1-8　脑神经出脑干

1. 嗅神经　由特殊内脏感觉纤维组成，由上鼻甲以上和鼻中隔以上部分黏膜内的嗅细胞中枢突聚集而成，包括 20 多条嗅丝。嗅神经的主要功能是将气味的感觉传递给大脑半球的嗅球。嗅神经穿过筛孔进入颅前窝，连于嗅球。

嗅神经病变主要包括外伤和肿瘤。半数以上的嗅神经损伤都是额部直接暴力所致，且同时伴有鼻窦骨折。伤后随即出现一侧或双侧嗅觉减退或丧失，常伴有脑脊液鼻漏。若为双侧完全嗅觉丧失，持续 2 个月以上，则常难恢复。

2. 视神经　由特殊躯体感觉纤维组成，传导视觉冲动。由视网膜节细胞的轴突在视盘处会聚，再穿过巩膜而构成视神经。视神经在眶内行向后内，穿视神经管入颅，连于视交叉，再经视束连于间脑。

视神经病变主要包括视神经炎、视神经萎缩和肿瘤等疾病。

3. 动眼神经　为运动性神经，含有躯体运动和内脏运动两种纤维。躯体运动纤维起于中脑动眼神经核，一般内脏运动纤维起于动眼神经副核，主管眼球向上、向下、向内等方向的运动和提上睑及收缩瞳孔。

动眼神经自脚间窝出脑，紧贴小脑幕缘及后床突侧方前行，进入海绵窦侧壁上部，再经眶上裂眶，出颅后立即分为上、下两支。上支支配上直肌和上睑提肌。下支支配下直肌、内直肌和下斜肌。由下斜肌支分出一个小支称为睫状神经节短根，它由内脏运动纤维组成，进入睫状神经节交换神经元后，分布于睫状肌和瞳孔括约肌，参与瞳孔对光反应和调节反射。

动眼神经麻痹时，出现上眼睑下垂，眼球向内、向上及向下活动受限而出现外斜视和复视，并有瞳孔散大，调节和聚合反射消失。

4. 滑车神经　是脑神经中最细的神经，为运动性神经，主管眼球向外下方的运动。滑车神经起于中脑下丘平面对侧滑车神经核，自中脑背侧下丘方出脑；自脑发出后，绕过大脑脚外侧前行，穿经海绵窦外侧壁向前，经眶上裂入眶，越过上直肌和上睑提肌向前内侧行，进入并支配上斜肌。

5. 三叉神经　三叉神经为混合神经，感觉部分收集来自面部和头部的信息，运动部分则控制咀嚼肌。感觉部分的胞体组成位于颞骨岩部尖端的三叉神经节，而运动部分从脑桥与脑桥臂交界处出脑，再并入下颌神经，一同经卵圆孔穿出颅部。

三叉神经分出三条分支。第一分支为眼神经，向前进入海绵窦外侧壁，经眶上裂入眶，分布于额顶部、上睑和鼻背皮肤，以及眼球、泪腺、结膜和部分鼻腔黏膜。主要负责眼裂以上之皮肤、黏膜的感觉，分支包括泪腺神经、额神经、鼻睫神经。第二分支为上颌神经，主管眼、口之间的皮肤、黏膜之感觉，如颊部、上颌部皮肤、鼻腔黏膜、口腔黏膜上部及上颌各牙的感觉。自三叉神经节发出后，立即进入海绵窦外侧壁，之后经圆孔出颅，进入翼腭窝，再经眶下裂入眶，续为眶下神经。上颌神经分支分布于上颌各牙、牙龈、上颌窦、鼻腔和口腔的黏膜，以及睑裂间的面部皮肤和部分硬脑膜。分支包括眶下神经、颧神经、上牙槽神经、翼腭神经。第三支为下颌支，是三支中最粗大的分支。自三叉神经节发出后，经卵圆孔出颅腔达颞下窝，立即分为许多支。其中特殊内脏运动纤维支配咀嚼肌。一般躯体感觉纤维分布于下颌各牙、牙龈、舌前 2/3 和口腔底黏膜，以及耳颞区和口裂以下的面部皮肤。分支包括耳颞神经、颊神经、舌神经、下牙槽神经、咀嚼肌神经。

三叉神经痛是在面部三叉神经分布区内短暂的、反复发作的阵发性剧痛，又称痛性抽搐。疼痛多由一侧上颌支或下颌支开始，逐渐扩散到两支，甚至三支均受累。

6. 展神经 属运动性神经，主管眼球向外方向的运动。纤维起自脑桥展神经核，在脑桥延髓沟中线两旁出脑，向前行经眶上裂入眼眶，支配眼的外直肌。此神经受损时，患眼不能向外转动，出现内斜视。

7. 面神经 是以运动性神经为主的混合神经，由感觉、运动和副交感神经纤维组成，主管面部表情肌的运动、主管一部分涎腺的分泌及舌前 2/3 的味觉感觉和泪腺的分泌等。

面神经核位于脑桥，分为上下两部分，上部分受双侧大脑皮质运动区的支配，并发出运动纤维支配同侧颜面上半部的肌肉，核的下半部分仅受对侧大脑皮质的支配，并发出运动纤维支配同侧颜面下半部的肌肉。

面神经由两个根组成，一是较大的运动根，自脑桥小脑三角区，脑桥延髓沟外侧部出脑；另一是较小的混合根，称为中间神经，自运动根的外侧出脑，两根进入内耳门合成一干，穿内耳道底进入与中耳鼓室相邻的面神经管，先水平走行，后垂直下行由茎乳孔出颅，向前穿过腮腺到达面部，在面神经管内有膨大的膝神经节。面神经穿经面神经管及最后穿出腮腺时都发出分支。

(1)面神经管内的分支包括：①鼓索，传导味觉冲动及支配下颌下腺和舌下腺的分泌；②岩大神经，含副交感分泌纤维，支配泪腺、腭及鼻黏膜的腺体分泌；③镫骨肌神经，支配鼓室内的镫骨肌。

(2)面神经的颅外分支：面神经出茎乳孔后即发出三小支，支配枕肌、耳周围肌、二腹肌后腹和茎突舌骨肌。面神经主干前行进入腮腺实质，在腺内分支组成腮腺内丛发分支至腮腺前缘，分布于面部诸表情肌。①颞支：支配额肌和眼轮匝肌；②颧支，支配眼轮匝肌及颧肌；③颊支，支配颊肌、口轮匝肌及其他口周围肌；④下颌缘支，分布于下唇诸肌；⑤颈支，支配颈阔肌。

面神经麻痹分为中枢型和周围型。①中枢型，为核上组织受损时引起，出现病灶对侧颜面下部肌肉麻痹。从上到下表现为鼻唇沟变浅，口角歪向病灶侧，不能吹口哨和鼓腮等。多见于脑血管病变、脑肿瘤和脑炎等。②周围型，为面神经核或面神经受损时引起，出现病灶同侧全部面肌瘫痪，从上到下表现为不能皱额、皱眉、闭目、角膜反射消失，鼻唇沟变浅，不能露齿、鼓腮、吹口哨，口角歪向病灶对侧，多见于受寒、耳部或脑膜感染、神经纤维瘤引起的周围型面神经麻痹；此外还可出现舌前 2/3 味觉障碍。

8. 前庭蜗神经 神经干分为蜗神经与前庭神经两部分。蜗神经的感觉神经元胞体位于内耳蜗轴内的螺旋神经节，为双极神经元，周围突分布于螺旋器的毛细胞，中枢突在内耳边聚成蜗神经，止于脑干的蜗神经前、后核，传入听觉冲动。前庭神经的感觉神经元胞体位于内耳道底的前庭神经节，是双极神经元，周围突分布于内耳的球囊斑、椭圆囊斑和壶腹嵴的毛细胞，中枢突聚成前庭神经，止于脑干的前庭核群及小脑，传入平衡觉冲动。

两根神经都出内耳门，同行入颅腔，称为前庭蜗神经，其功能是把与听觉和平衡觉有关的神经冲动传入脑。当前庭蜗神经完全损伤时，则表现为伤侧耳聋及前庭功能丧失；部分损伤时，可出现眩晕、眼球震颤和听力障碍。

内听道位于颞骨岩部内，岩部的后面近中央处，长约 1cm，为内耳门的开口，其形状和大小差异较大。蜗神经、前庭神经、面神经及内听动、静脉均通过内听道。蜗神经行经内下开口，前庭上神经行经外上开口，前庭下神经行经外下开口，分清它们的排列关系，可便于内耳手术时定位。

9. 舌咽神经 为混合神经，起自脑桥延髓沟外侧，与迷走神经、副神经一起由颈静脉孔出颅，分布于舌及咽部，主管咽喉部黏膜的感觉、一部分涎腺的分泌和舌后 1/3 的味觉，是舌及咽部的重要痛觉传入神经。

舌咽神经损伤表现为舌后 1/3 味觉消失，舌根及咽峡区痛觉消失，咽肌收缩力弱，泌涎障碍。

10. 迷走神经 属混合性神经，是人的脑神经中最长和分布范围最广的一组神经，含有感觉、运动和副交感神经纤维。除与第Ⅸ对舌咽神经一起主管咽喉部肌肉的运动外，还负责心脏、血管、胃肠道平滑肌的运动。

迷走神经于舌咽神经根丝的下方自延髓橄榄的后方出入脑，经颈静脉孔出颅腔。之后下行于颈内、颈总动脉与颈内静脉之间的后方，经胸廓上口入胸腔。在胸部，左、右迷走神经的走行和位置各异。左迷走神经在左颈总动脉与左锁骨下动脉之间下降至主动脉弓的前面，经左肺根的后方，分出数小支分别加入左肺丛，然后在食管前面分散成若干细支参与构成食管前丛，并向下延续成迷走神经前干；右迷走神经经右锁骨下动脉的前面，沿气管右侧下降，继在右肺根后方分出数支，参加右肺丛，然后分出分支在食管后面构成食管后丛，在食管下端合成迷走神经后干。迷走神经前、后干向下与食管一起穿膈的食管裂孔进入腹腔，至贲门附近，前、后干分为终支。

迷走神经的分支包括：①颈部的分支，如喉上神经、颈心支、咽支、耳支、脑膜支；②胸部的分支，如喉返神经、支气管支；③腹部的分支，如胃前支、肝支、胃后支、腹腔支。

迷走神经性疾病一般是指各类刺激由迷走神经反射，引发内脏血管突然扩张和心搏加速，进而造成血压降低、脑部缺氧，甚至短暂昏迷等。

11. 副神经　为运动性神经，由颅根及脊髓根组成。颅根起自疑核，自迷走神经根丝下方出延髓。脊髓根起自脊髓颈部的副神经脊髓核，这些纤维出脊髓上行，经枕骨大孔入颅腔，与颅根合并成副神经干。然后与舌咽神经、迷走神经一同自颈静脉孔出颅腔。来自颅根的部分支配咽喉骨骼肌，来自脊髓根的部分支配斜方肌和胸锁乳突肌。

副神经受损时，可出现一侧肌力下降或肌肉萎缩。

12. 舌下神经　主要由躯体运动纤维组成，主管舌肌运动。由舌下神经核发出，自延髓的前外侧沟出脑，经舌下神经管出颅，下行于颈内动、静脉之间，前达舌骨舌肌的浅面，在下颌下腺管的下方穿颏舌肌入舌，支配全部舌内肌和舌外肌。舌下神经只受对侧皮质脑干束支配。

单侧舌下神经麻痹时伸舌舌尖偏向病侧，舌下神经核上性病变时，伸舌舌尖偏向病灶对侧。双侧麻痹者则不能伸舌。

二、脊神经

脊神经共有 31 对，其中颈神经 8 对、胸神经 12 对、腰神经 5 对、骶神经 5 对、尾神经 1 对。脊神经由脊髓发出，主要支配身体和四肢的感觉、运动和反射。

脊神经由与脊髓相连的前根和后根在椎间孔合并而成。前根属运动性，由位于脊髓灰质前角和侧角及骶髓副交感核的运动神经元轴突组成。后根属感觉性，由脊神经节内假单极神经元的中枢突组成。脊神经节是后根在椎间孔处的膨大部，为感觉性神经节，主要由假单极神经元胞体组成。

脊神经出椎间孔后立即分为前支、后支、脊膜返支。脊神经后支一般都较细小，按节段地分布于项、背、腰、骶部深层肌肉及皮肤。脊神经前支粗大交织成丛，然后再分支分布。脊神经前支形成的丛有颈丛、臂丛、腰丛和骶丛。

第六节　颅骨及脑的主要体表标志

在人体表面，常有骨或肌的某些部分形成的隆起或凹陷，可看到或摸到的，称为体表标志。临床上常利用这些标志作为确定深部器官位置、判断血管和神经走向及穿刺定位等的依据。

颅部的骨性标志对了解相对应的颅内结构，尤其脑组织的重要功能部位，以便在进行颅脑手术时尽量避免或减少损伤，有重要的临床意义。现将颅脑重要的体表标志阐述如下（图 1-9）。

1. 翼点　为额骨、顶骨、蝶骨和颞骨四骨相汇合处，在颧弓中点上方 3～4cm 处，额骨颧突后 3cm 是颅骨的薄弱部位，其深面附近的沟内有脑膜中动脉的前支经过，翼点还是外侧裂下缘的起点。由于脑膜中动脉前支在骨内，故出血往往难以停止。当骨折线经过此处，不仅容易发生颅内血肿，而且在开放性损伤时，难以止血，常因现场处理不及时而

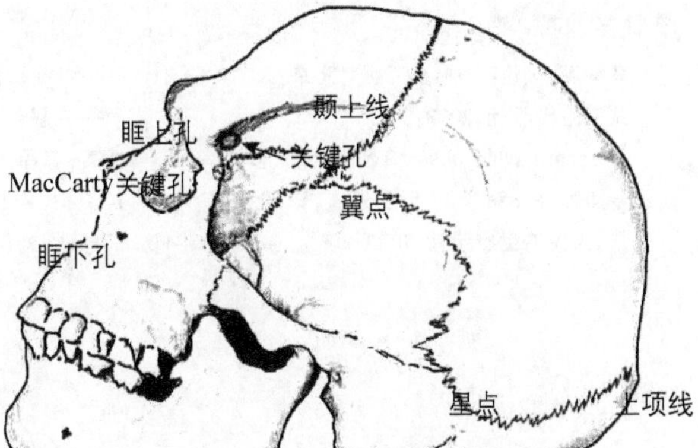

图 1-9　颅骨的主要标志

引起患者血压下降,甚至死亡。

2. 关键孔　位于颧骨、额骨、蝶骨三骨在眶外侧面的交汇点上方 15mm 左右及翼点前方 30mm 左右,相当于额缝、颧缝、蝶缝交汇点向上的延长线与经过翼点至眶上缘最高点连线的交点,是临床上经眶顶部手术常用的钻孔部位,尤其是在经翼点入路开颅时,此孔位置的正确性可确保颅底的充分暴露;MacCarty 关键孔较关键孔低 1cm 左右,位于颧颞线上,此孔的上一半在颅内,暴露硬脑膜,下一半暴露眶周,上下两半之间被眶顶隔开。

3. 颞上线　由额骨颧突外缘向上后至冠状缝的弧形线,系颞肌附着的上缘,与下颞线并行,其末端正对乳突上嵴的尾端,为颞浅筋膜的附着缘。

4. 颧弓　由颧骨的颞突和颞骨的颧突共同构成,位于眶下缘和枕外隆凸之间连线的同一水平面上,下方一横指处为腮腺管。颧弓下缘与下颌切迹之间的半月形中点,为咬肌神经封闭及上、下颌神经阻滞麻醉的进针点。

5. 乳突　位于外耳下方,其根部前缘的前内方有茎乳突,面神经由此出颅。乳突深面的后半部为乙状沟,容纳乙状窦。行乳突根治术时,应防止损伤乙状窦和面神经。

6. 眉弓　位于额骨眶上缘上方 1.5cm 的弓形隆起,眉弓适对大脑额叶的下缘,内侧份的深面有额窦。

7. 眉间　位于鼻额点上方约 2cm 处,两眉弓之间的中点。

8. 前囟点　自眉间向后 13cm 处,为冠状缝与矢状缝汇合处,故又称冠矢点。新生儿前囟位于此点。前囟膨出是颅内压增高的体征。

9. 枕外隆凸　位于枕部向后最突出的隆起,其深面为窦汇。枕外隆凸的下方有枕骨导血管,颅内压增高时此导血管常扩张。若颅后窝开颅术沿枕外隆凸做正中切口,应注意勿伤及枕骨导血管和窦汇,以免导致大出血。

10. 上项线　是由枕外隆凸向两侧延伸的弓形骨峰,其深面为横窦。

11. 额结节　额结节位于额部外面最突出处,位于眉弓上方约 5cm 处,深面适对额中回。

12. 顶结节　位于顶骨外面中央的最突出部,下方约 2cm 处的深面适对大脑外侧裂的末端。

13. 矢状缝　自鼻根部至枕外隆凸的中点连线是为矢状缝,其深面为矢状窦,但应注意大多数人的矢状窦中后部略偏右侧。

14. 冠矢点　在鼻根延矢状缝后 13～14cm 处,或鼻根与枕外隆凸连线的前中 1/3 交界处,冠矢点与两翼点间连线为冠状缝。冠状缝是额顶区的分界线。

15. 人字点　人字点在枕外隆凸沿矢状缝向上 6～7cm 处。它与星点或乳突后缘的连线是人字缝,为顶枕区的分界线。新生儿后囟位于此点。

16. 星点　在外耳道中心的后方 3.5cm 和外耳道至枕外隆凸连线上方 1.5cm 处,是枕骨、顶骨、颞骨在乳突后上方的汇合点,相当于人字缝的下端,也是横窦向下弯曲移行为乙状窦处。

17. 角回　位于顶结节后方 3～4cm 处的深方。

(王　虎　姚　鑫)

参考文献

[1] 杨树源,只达石.神经外科学.北京:人民卫生出版社,2008:3-15

[2] H Richard Winn, Julian R Youmans.尤曼斯神经外科学.5 版.王任直,译.北京:人民卫生出版社,2009

[3] Peter Duus.神经系统疾病定位诊断学——解剖、生理、临床.刘宗惠,胡威夷,等译.北京:海洋出版社,1995:1-17

[4] 王忠诚,刘庆良.实用显微脑解剖.北京:中国科学技术出版社,2001:1-37

[5] Robert H Wilkins, Setti S Rengachary. Neurosurgery. 2nd Edition. Times Roman by York Graphic Services Inc, 1996:43-139

第2章

神经系统的定位诊断

在临床上，根据询问病史和体格检查发现的症状与体征，并以此判断病变位置，称为定位诊断，这对进一步选择特殊检查方法和确定治疗方案至关重要。目前，常用的定位诊断方法仍然沿用脑沟回解剖位置和布洛德曼(Brodmann)(图 2-1)提出的47个脑功能区两种定位方法。

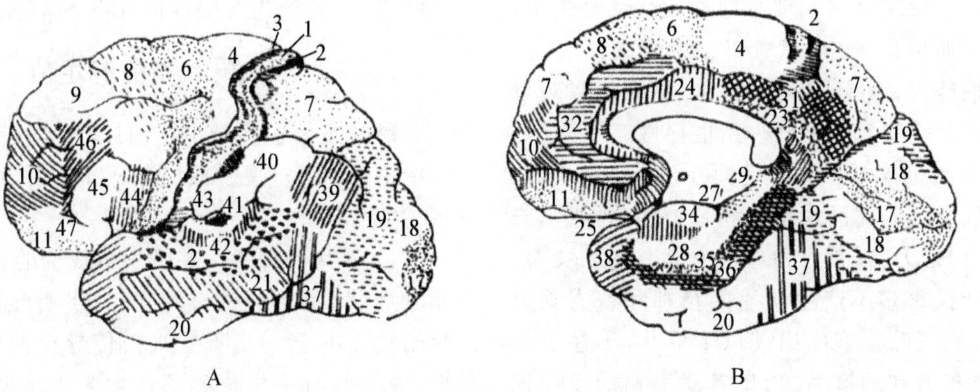

图 2-1 脑功能区划分

A. 背外侧面；B. 内侧面

第一节 大脑半球损害的定位诊断

大脑半球借中央沟、大脑外侧裂及其延长线、顶枕裂和枕前切迹的连线分为额叶、顶叶、枕叶及颞叶，大脑外侧裂的深部有岛叶。

一、额叶损害的定位

额叶主要包括：运动区(4 区)、运动前区(6 区)、同向侧视中枢(8 区)、前额叶(9～12 区)，在优势半球中，还包括运动语言中枢(44 区)和书写中枢等，损害时其各自的临床表现如下。

1. 运动区损害的症状

(1)运动障碍：多表现为不完全性瘫痪，以偏瘫多见，但也可见单瘫。①运动区全部受损时，产生对侧半身瘫痪，或称偏瘫。②累及运动区下部，可仅出现对侧中枢性面瘫。③累及运动区中部可表现为对侧上肢单瘫。④累及运动区上部可首先出现对侧下肢单瘫。

(2)部分性癫痫：抽搐局限于身体的某一部分，如面、手、足或一个肢体，为时数秒至数分钟或更长时间，发作时无意识障碍。有时癫痫由身体某部分开始后，抽动逐渐按解剖学的排列顺序向外扩延，最后引起全身性大发作，称为杰克逊癫痫。

2. 运动前区损害的症状　运动前区(6 区)为锥体外系和一部分自主神经的高级中枢所在，受损时主要表现有以下症状。①肌张力增高，肢体肌力正常，患肢做精细动作困难。②额叶性共济失调，对侧半身虽无瘫痪，但肢体有共济失调表现。③抓握(强握)反射和摸索现象。④自主神经功能紊乱。

3. *同向侧视中枢损害的症状* 额叶的同向侧视(凝视)中枢位于额中回后部,下行的纤维交叉到对侧支配脑桥的同名中枢。当此中枢受刺激时,两眼向对侧同向偏斜,并有眼睑开大和瞳孔散大,同时也伴有头部向对侧扭转,这种症状常在癫痫发作时出现。发生此中枢损害后可有暂时性两眼向患侧偏斜和对侧凝视麻痹。

4. *书写中枢损害的症状* 书写中枢位于优势半球额中回后部,邻近头眼转动的同向侧视中枢和中央前回的手区,因书写过程与该两区有密切联系。此中枢受损时产生书写不能或称失写症。

5. *运动语言中枢损害的症状* 运动语言中枢位于优势半球额下回的后部,即三角部和盖部,又称孛卡(Broca)回(44 区),受损时产生运动性失语,表现为言语肌肉的失用,患者口、唇、舌运动良好,但丧失说话能力。在不全运动性失语时,患者可以说出简短的几个字,但十分吃力,也很慢。

6. *前额叶损害的症状* 前额叶包括 9～12 区,又称额叶联合区。此区为精神和智力的功能区,与精神状态、记忆力、判断力和理解力等有密切关系。一侧前额叶损害多不产生明显的精神和智力缺欠的症状,两侧额叶损害则出现以下症状:①注意力不集中,判断力和理解力差,患者对事物的反应迟钝。②记忆力欠缺,特别是近记忆能力障碍。③精神和性格变化。

二、顶叶损害的定位

顶叶包括中央后回(1～3 区)、顶上小叶(5、7 区)、缘上回和角回(39 区),损害后引起皮质性感觉障碍、失用症、阅读和计算力障碍。

1. *皮质性感觉障碍* 为病变累及中央后回和顶上小叶所致,感觉障碍的特点是浅感觉障碍较轻或不明显,深感觉和复合性感觉多有明显障碍。实体觉属于复合性感觉,若令患者闭眼,递给其钢笔、钱币、钥匙等日常习用的物体,患手辨识困难,则见于顶上小叶的损害。

2. *感觉性癫痫* 当感觉区皮质受刺激时,可于对侧身体的相应部位出现感觉异常。感觉性癫痫呈发作性,发作时患者神志清楚,病变对侧某部的肢体或半身出现麻木、刺痛,并按一定方向扩散,如向邻近的运动区扩延时可引起运动性癫痫发作。

3. *失用症* 优势半球顶叶的缘上回为运用中枢,此区受损表现为两侧肢体失用,即肢体虽无瘫痪,但不能完成日常熟悉的动作和技能。

4. *失读症和计算力障碍* 优势半球的角回为阅读中枢,是出生后通过视觉建立的识字或词句的中枢,受损时,表现为看到的字和词句不能理解其意义,产生无识字能力和失读症,计算能力亦可发生障碍。

5. *戈斯曼(Gerstmann)综合征* 见于顶叶下后部与颞叶交界处的病变,表现为手指不识症、左右定向障碍、计算力障碍和书写不能等。

6. *体象障碍* 为体象的辨识发生障碍,多见于非优势半球的顶叶下部损害。表现为不感觉一侧身体或某一肢体的存在,对偏瘫的肢体感觉不出或否认有偏瘫。

7. *视野缺损* 顶叶病变可累及视放射的上部分纤维,以致产生对侧同向性下 1/4(象限性)偏盲。

三、颞叶损害的定位

颞叶主要包括听中枢(41 区)、优势半球的听语言中枢(42 区)、嗅中枢和海马等。损伤时有以下表现。

1. *耳鸣和幻听* 在听中枢病变的初期,常产生刺激症状,患者自觉有耳鸣,并可有喧嚷和嘈杂等听幻觉。由于一侧听觉兴奋传导至两侧颞叶听中枢,故一侧听中枢损害不产生听力障碍,只有两侧均发生损害时才产生双侧性聋。

2. *感觉性失语* 优势半球颞上回听语言中枢(42 区)受损时,患者对听到的声音和语言不能理解其意义,不能重复他人的讲话,患者讲话不正确,难以被别人所理解。

3. *命名性失语* 当优势半球的颞叶后部(37 区)发生病变时,患者讲话虽流利,但对别人所示的熟悉物体只能说出其用途,而说不出物体的名称,当告诉他物体的正确名称时,患者即点头称是,也称健忘性失语。

4. *眩晕* 颞上回中后部(21、22 区)可能为前庭的皮质中枢,当其受损产生刺激症状时,可出现眩晕欲倒的表现。

5. *记忆障碍* 颞叶内侧的海马与记忆功能联系紧密,受损时主要表现为近记忆力丧失,而远记忆仍保持良好,患者智力亦正常,这与额叶病变的记忆和智力均受累不同。

6. *视野改变* 视野变化常为颞叶损害症状之一,位于颞叶后部病变可累及视放射的下部纤维,产生对侧同向性上 1/4(象限性)偏盲。若病变继续增大，象限缺损即可逐步变为同向偏盲，这种偏盲可是完全性的亦可是不完全性的，两侧对称或不对称（对称者多见）。

7. *幻觉* 包括幻视、幻听、幻嗅等。幻觉多为癫痫发作的先兆，但有时也可单独出现。颞叶病变所致幻视多为有形的，如看到奇形怪状的人或物，一般多于视野缺损侧出现。听觉的皮质代表区位于颞横回，幻听时患者可闻及声音的变大或变小，以及鼓声、喧哗声等。嗅觉皮质可能位于钩回和海马回前部，故颞叶前内侧部病变者可出现嗅幻觉，幻嗅多属于一种令人不愉快的恶臭。

8. *颞叶癫痫* 见于颞叶的前内侧部病变，主要表现为幻嗅、幻视、恐惧、发怒、熟悉感或陌生感、梦境、意识朦胧、自动症和遗忘等。颞叶病变可致癫痫大发作或局限性抽搐，此多系病变向上侵犯运动区所致。此类癫痫具有一定特点，即其发作先兆可以是多样的，如幻觉、眩晕、胃肠不适，以及精神异常等。

9. *精神症状* 精神症状是颞叶病变较常见的表现，仅次于额叶。颞叶精神症状主要是人格改变、情绪异常、记忆障碍、精神迟钝及表情淡漠等，多发生于主侧颞叶。

四、枕叶损害的定位

枕叶主要包括纹状区（17区）的视觉中枢和其周围的视联合区（18、19区）等，受累时主要表现如下。

1. *视幻觉* 视觉中枢受刺激时产生星光、火光和各种色带等简单的视幻觉。而枕叶的外侧面病变，亦可产生复杂的物形幻觉。

2. *视野缺损* 一侧枕叶损害，可产生对侧同向偏盲，但黄斑纤维常不受损（黄斑回避），即中心视野保留的特点。在早期，可出现受累侧视野的色觉丧失，即用颜色视标检查受累的半侧视野，病人看不到，称为偏色盲。如病变很小，可出现岛状的视野缺损，或称为暗点。如两侧纹状区受损，即导致两眼视力丧失，但瞳孔对光反应仍正常，称为皮质盲。

3. *视觉认识不能* 优势半球的视觉联合区（18、19区）管理视觉的认识和视觉的记忆。此区受损时可发生失读症，即病人虽能看，但看到的人或物体不能识别或不能记忆。

4. *视物变形* 患者对看到的物体产生大小变化、倾斜或变形等。

五、内囊损害的定位

内囊是运动、感觉和视觉等纤维密集通过之处。当病变累及时，可出现偏瘫、偏侧感觉障碍和同向偏盲的“三偏”症状。

1. *偏瘫* 表现为对侧肢体（颜面、上肢和下肢）的瘫痪，极少出现单肢瘫痪，瘫痪的程度也较皮质运动区损害严重，上肢和下肢瘫痪大致相同。

2. *偏侧感觉障碍* 同时影响面部、上肢和下肢的感觉功能，浅感觉、深感觉和复合性（精细）感觉亦均受损，感觉障碍多较皮质感觉区的损害严重。

3. *同向偏盲* 由于通过内囊后肢的视放射纤维受损而引起病变对侧的同向偏盲。

4. *同向侧视障碍* 由于额叶和脑桥两侧视中枢间的纤维在内囊受损，出现两眼向患侧凝视，即对侧凝视麻痹。

六、基底核损害的定位

基底核包括尾状核、豆状核和丘脑底核等结构，为锥体外系的重要组成部分。基底核区损害临床表现有以下几种。

1. *张力增高和运动减少综合征* 病变主要累及苍白球和黑质，临床表现为肌张力增高，当前臂伸展或屈曲时，呈间断性齿轮征。震颤较为缓慢但有节律性，多见于肢体的远端，手指如搓药丸或数钱样动作，多发生于肢体静止时；而当肢体做某些有意识的动作时，则震颤减轻或消失。

2. *张力减低和运动增多综合征* 病变主要侵犯新纹状体和丘脑底核，主要表现有：①舞蹈样运动，为无定形、突发、快速类似舞蹈样的不自主动作，病变主要发生在壳核，多见于风湿病或变性疾病。②扭转痉挛，患者走路时，颈部、躯干和肢体的近端发生螺旋形扭转运动，病变较广泛地侵犯锥体外系结构，见于脑炎后和肝豆状核变性等。③手足徐动样运动，为肢体远端特别是手指和足趾产生间歇而缓慢的伸屈或分开的蚯蚓样蠕动，肌张力减低。病变主要侵犯尾状核，见于先天性脑发育障碍和肝豆状核变性等。④偏身投掷样运动，表现为一侧肢体的大幅度和有力的活动，躯干和面部一般不发生类似投掷、踢打或舞蹈样的动作。病变主要累及丘脑底核，见于脑动脉硬化和颅内肿瘤等。

七、胼胝体损害的定位

胼胝体缺如可无任何临床症状，故胼胝体病变与其邻近部位病变的鉴别诊断较为困难。胼胝体的中 1/3 损害，可产生失用症或不能完全精细运动，前 1/3 损害则引起失用症及失语症。急性损害可有情绪兴奋、模糊及激动，以后则淡漠、嗜睡、人格改变、偏瘫或截瘫，最后可呈木僵或昏迷。

第二节 间脑损害的定位诊断

间脑位于两侧大脑半球之间，连接中脑和端脑（图 2-2）。从功能和发生上，通常将间脑划分为丘脑、上丘脑、下丘脑、后丘脑和底丘脑 5 部分。

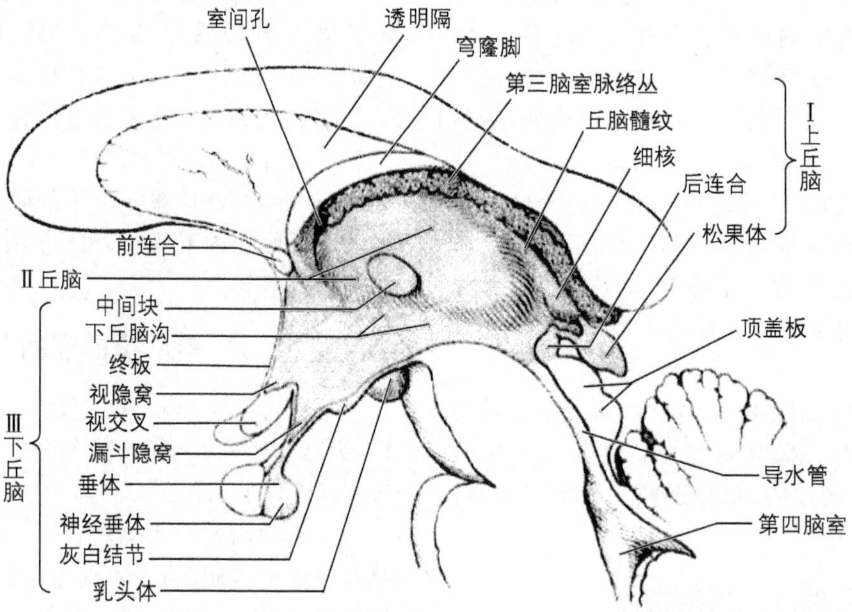

图 2-2 间脑（灰色部分）

一、丘脑损害的定位

丘脑为感觉传导通路的中转站，并与锥体外系有着密切的联系。丘脑损害的临床表现包括以下几种。

1. *感觉障碍* 丘脑损害引起对侧偏身感觉障碍，一般上肢障碍较下肢明显；肢体远端较近端明显；痛、温觉较深部感觉或皮质觉明显。有时可出现感觉倒错，如触觉刺激引起疼痛，冷刺激引起灼热感等。

2. *自发性疼痛* 丘脑疾病可产生自发性疼痛，多发生在躯干部位，呈持续性剧痛，烧灼性或冰冷感觉。但这种症状临床上并不多见。

3. *不自主运动* 由于丘脑与纹状体有密切联系，故丘脑损害可产生舞蹈或手足徐动样运动。

4. *三偏症状* 除常见的偏身感觉障碍外，由于病变侵及邻近的内囊及其后部的外侧膝状体，故还可伴有偏瘫和同向偏盲的三偏症状。

5. *对侧面部表情运动障碍* 丘脑病变破坏了控制面部表情肌情感性反射活动的丘脑-苍白球-面神经核神经通路，使对侧面部表情肌瘫痪，患者表情呆板。

6. *睡眠障碍* 患者呈持续睡眠状，严重时甚至昏迷。此为上行网状激活系统经丘脑前核及内侧核向大脑皮质投射径路中断所致。

二、丘脑下部损害的定位

丘脑下部为皮质下自主神经中枢，其前部为副交感神经中枢，后部为交感神经中枢，受损时主要有如下表现。

1. *尿崩症* 主要原因为病变侵犯视上核或视上核垂体束，以致抗利尿激素分泌障碍，因而导致大量排尿，一般尿比重为 1.005 以下，尿量在 4000ml/d 以上。

2. *体温调节障碍* 丘脑下部的前部有散热中

枢，当鞍区手术致此中枢受损时，散热功能发生障碍，患者手术后将出现高热。丘脑下部的后部有保热中枢，受损时保热功能发生障碍，以致产生体温过低。

3. *肥胖性生殖器退化症*　丘脑下部腹内侧核受损时，由于脂肪代谢障碍，患者呈现向心性肥胖。当结节漏斗核受损时，因促生殖激素分泌障碍可引起性腺萎缩、生殖器不发育、阴毛稀少或缺无，性欲减退或消失。

4. *饥饿和拒食*　丘脑下部外侧区存在食欲中枢，病变初期若此中枢受刺激，即产生病理性饥饿，出现多食现象；至疾病晚期食欲中枢受累，又产生拒绝进食，以致身体极度消瘦。

5. *嗜睡*　由丘脑下部后外侧区的网状激活系统受损所致。见于鞍区和第三脑室肿瘤，亦可见于外伤和炎症。嗜睡亦可表现为发作性，患者呈现不能抗拒的睡眠表现。

三、丘脑上部损害的定位

松果体区病变损害丘脑上部，其主要症状有以下几类。

1. *上视运动障碍*　两眼上视困难，称为帕瑞诺(Parinaud)综合征，为中脑上视中枢受损所致，若出现两眼下视亦不能，则提示中脑下视中枢亦受损，或垂直运动中枢全部受损。

2. *瞳孔改变*　表现为瞳孔散大，对光反应消失。由于病变累及四叠体上丘和顶盖前区，使光反射路径和动眼神经艾-魏核受损所致。

3. *性早熟*　以儿童或青少年患者多见，由于病变侵犯松果腺使抑制青春的褪黑激素分泌减少，因而出现性早熟。

4. *其他*　肿瘤压迫中脑导水管上端，早期出现颅内压增高；如累及结合臂和下丘，可产生小脑共济失调和听力障碍。

第三节　小脑损害的定位诊断

小脑功能为维持身体平衡、调节肌肉的协同运动和调节肌张力。根据病变侵犯小脑半球和蚓部的不同，临床表现亦不同。

一、小脑半球损害的定位

小脑半球病变主要表现为同侧共济运动障碍和肌张力降低，临床表现有：①步态紊乱，走路不稳，呈蹒跚步态；②共济运动失调，肢体各组肌肉之间，在运动上不能互相协调，如意向性震颤；③联合运动障碍，又称协同(或伴随)运动障碍；平衡不稳；④眼球震颤，以水平型眼球震颤多见，而且向患侧注视时震颤比较剧烈；⑤言语呐吃，说话不流利，发音急促此症状是与说话有关的肌肉共济运动失调所致；⑥轮替运动不能；⑦肌张力减低，患侧半身肌肉松弛无力，被动运动时关节运动过度；⑧反跳现象；⑨辨距不良。

二、小脑蚓部损害的症状

小脑蚓部与脊髓和前庭器官联系紧密，受损时可出现明显的平衡障碍，蹒跚步态，站立时摇摆不稳，转弯时症状更为明显。由于蚓部病变引起躯干性共济失调，上蚓部病变，易向前倾倒；下蚓部病变，易向后倾倒，严重时不能站立甚至不能坐起。一般无眼球震颤，肌张力多无改变，肢体共济失调症状亦不明显。如病变偏向一侧累及小脑半球时，将伴有一侧肢体共济失调。

第四节　脑干损害的定位诊断

脑干内有第Ⅲ～Ⅻ对脑神经核，以及下行的锥体束和上行的感觉束等通过。因此，脑干损害的主要表现是病变平面出现脑神经瘫痪，病变平面以下可出现锥体束征和感觉障碍。

一、中脑损害的定位

1. *大脑脚损害综合征*　多由于小脑幕切迹疝或肿瘤的直接压迫所致。主要表现为同侧动眼神经瘫痪、对侧中枢性面瘫和上、下肢瘫痪，称为韦伯(Weber)综合征(图 2-3)。

2. *四叠体损害综合征*　见于松果体区肿瘤、脑炎、血管疾病和颅后窝占位病变引起的小脑幕切迹上疝等，表现为两眼上视运动障碍、瞳孔散大、对光反应消失。

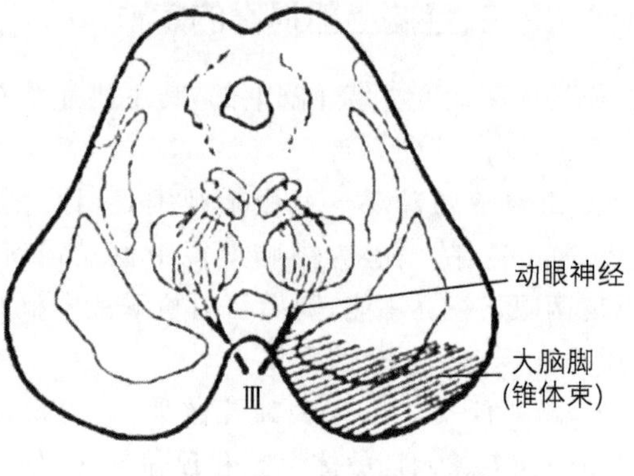

图 2-3　韦伯综合征的中脑损害部位

3. 中脑内侧部损害　可同时累及动眼神经纤维和红核，而锥体束不受损，称为 Benedikt 综合征（图 2-4），即同侧动眼神经瘫痪伴对侧肢体肌张力增强和震颤。

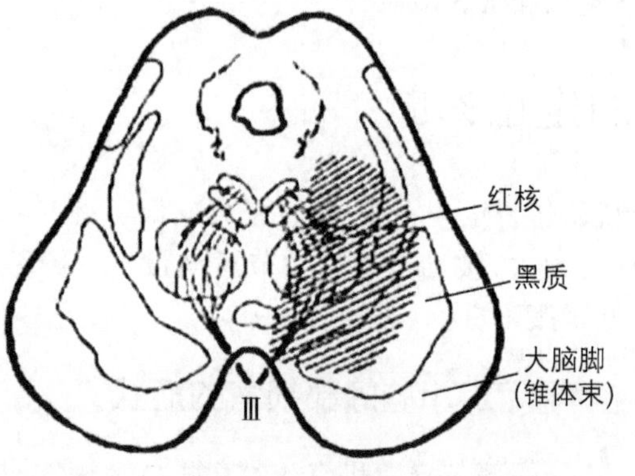

图 2-4　Benedikt 综合征的中脑损害部位

二、脑桥损害的定位

1. 脑桥半侧损害　主要表现有：①同侧展神经瘫痪和对侧上下肢瘫痪，称为福维尔（Foville）综合征。②同侧展神经和面神经周围性瘫痪，对侧上下肢瘫痪，即称为米拉-瞿布勒（Millard-Gubler）综合征（图 2-5）。

此外，累及耳蜗和前庭核，出现听力减退、眼球震颤和眩晕，内侧纵束受损时出现眼球同向运动障碍。脑桥的同向侧视中枢损害时，两眼向健侧偏斜（患侧凝视麻痹）。

2. 脑桥被盖部损害　主要表现为一侧或两侧展神经瘫痪；一侧或两侧面神经周围性瘫痪（假脸症），若结合臂受累将出现共济失调。

3. 脑桥基底部损害　主要为锥体束受累的表现，一侧受累时出现对侧上下肢瘫痪，两侧受累时

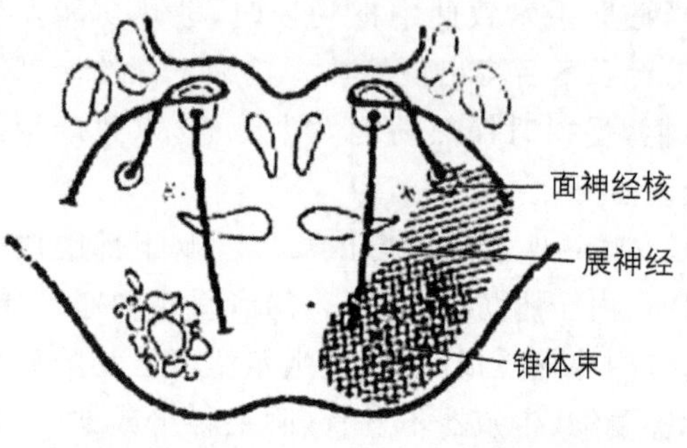

图 2-5　米拉-瞿布勒综合征的脑桥损害部位

产生四肢瘫痪。

三、延髓损害的定位

1. 延髓半侧损害　主要表现有：①杰克逊（Jackson）综合征（图 2-6），表现为同侧舌下神经瘫痪，对侧上下肢瘫痪。②阿维利司（Avellis）综合征，呈现同侧第Ⅸ、Ⅹ对脑神经瘫痪、对侧上下肢瘫痪。③许密德（Schmidt）综合征，同侧第Ⅸ～Ⅻ对脑神经瘫痪，对侧上下肢瘫痪。④交叉性感觉障碍，表现为同侧面部感觉障碍，对侧躯干和上下肢痛、温觉障碍，见于延髓外侧病变，累及三叉神经脊束核和脊髓丘脑束所致（图 2-7）。

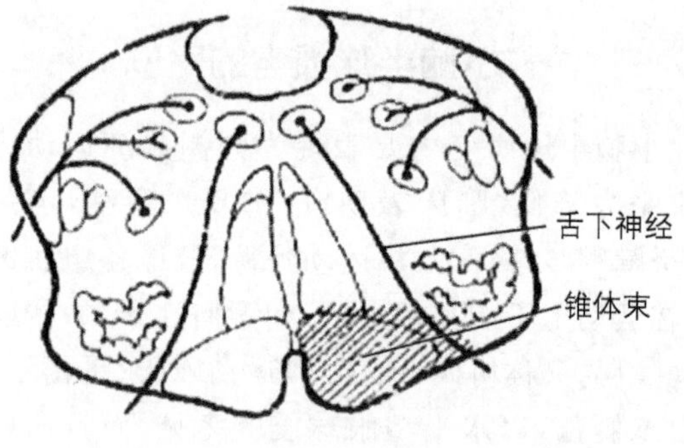

图 2-6　杰克逊综合征的脑桥损害部位

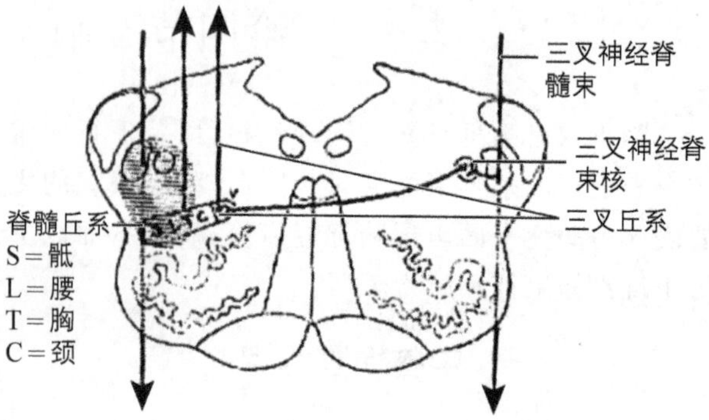

图 2-7　交叉性感觉障碍延髓损害部位

2. 延髓后外侧区损害　见于小脑下后动脉闭塞引起延髓后外侧区的软化，主要表现为患侧软腭和声带麻痹、霍纳综合征、面部痛觉和温度觉消失、平衡不稳和共济失调、对侧躯干和上下肢痛觉和温度觉消失，称为延髓背外侧损害综合征或瓦仑伯（Wallenberg）综合征（图 2-8）。

3. 延髓两侧性损害　主要表现为两侧下组脑神经瘫痪，为真性延髓性麻痹，两侧锥体束受损为假性延髓性麻痹，两者功能障碍相似，但真假性延髓性麻痹有时表现为肌肉明显萎缩和电变性反应阳性。

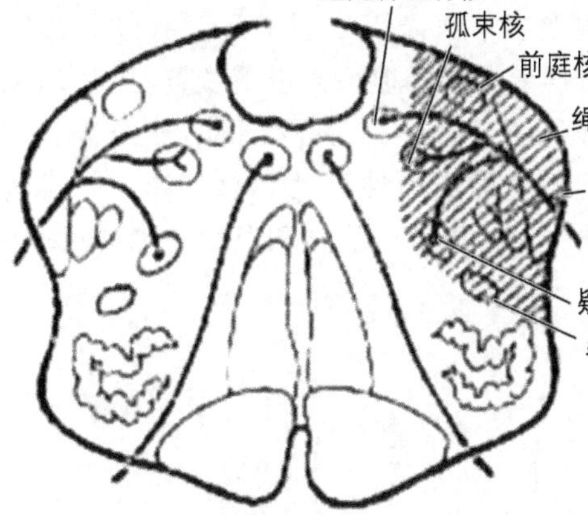

图 2-8　延髓背外侧损害

第五节　脑底部病变的定位诊断

一、颅前窝病变的定位

福斯特-肯尼迪（Foester-Kennedy）综合征，肿瘤压迫一侧视神经可出现同侧视力障碍，视盘呈原发性萎缩，对侧眼底检查可出现由于颅内压增高引起的视盘水肿。

二、颅中窝病变的定位

视交叉部综合征，多见于鞍区的肿瘤和炎症累及视交叉部，表现为视力障碍，视野改变，病变区邻近结构也可受累。

眶上裂综合征，多见于眶上裂或蝶骨槽内侧脑膜瘤和额眶部砸伤，为累及动眼、滑车、展神经和三叉神经第 1 支表现。

海绵窦综合征，见于海绵窦血栓形成和颈内动脉-海绵窦瘘等脑血管疾病或畸形，常出现明显的眼球突出和结合膜水肿。

三叉神经半月节综合征，见于半月节神经纤维瘤、脑膜瘤、软骨瘤和胆脂瘤等，患侧面部麻木和疼痛，角膜反射减弱或消失。咀嚼无力，颞肌和咀嚼肌萎缩，张口时下颌偏向患侧。

岩骨尖综合征，见于岩骨尖部骨髓炎或肿瘤等，为第Ⅴ、Ⅵ对脑神经受累，出现患侧面部疼痛和展神经瘫痪，也称为格雷尼哥（Gradenigo）综合征。

三、颅后窝病变的定位

小脑脑桥角综合征，见于该部位的肿瘤和炎症，早期第Ⅴ～Ⅶ对脑神经受累，晚期累及第Ⅸ～Ⅺ对脑神经。此外还出现小脑症状，颅内压增高症状。

颈静脉孔综合征，见于颈内静脉孔部肿瘤和颅后窝骨折。主要表现为第Ⅸ～Ⅺ对脑神经受累。颈内静脉回流受阻时，可出现明显颅内压增高。

枕大孔区综合征，见于该部的肿瘤和畸形，因上颈部神经根受压，引起枕颈部放射性疼痛；当上颈段脊髓受累时，可引起横贯性损害，出现四肢瘫痪和呼吸肌麻痹，还可出现梗阻性脑积水，也可波及后组脑神经。

第六节　脊髓损害的定位诊断

脊髓病变的定位，主要根据其在脊髓横断面上所累及的结构和上下纵行所累及的脊髓节段来确定，前者称为横定位，后者称为纵定位。

一、脊髓病变的横定位

1. 脊髓半侧损害综合征　又称布朗-色夸（Brown-Sequard）综合征，见于脊髓肿瘤、椎间盘突出、脊椎病及脊柱骨折脊髓损伤等，其主要表现为：①病变同侧受损平面以下出现上运动神经元损害的表现。②病变同侧受损平面以下位置觉、运动觉和震动觉等深感觉障碍。③在受损的神经根和脊髓节段出现条状的周围性运动和感觉障碍。④病变对侧受损平面以下出现痛觉和温度觉障碍(图 2-9)。

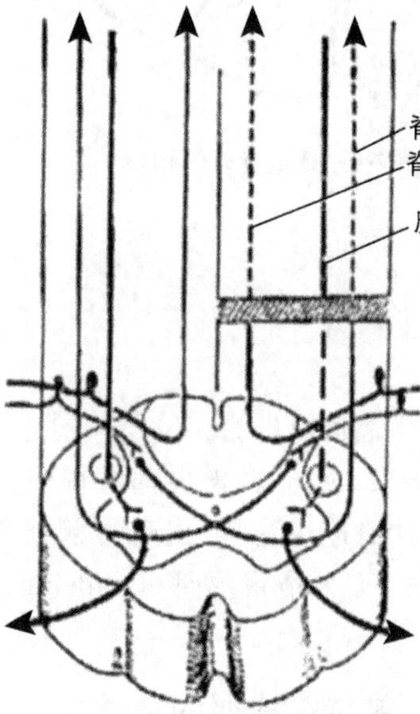

图 2-9 脊髓半侧损害

2. 脊髓完全横贯损害综合征 见于脊柱骨折脊髓损伤、不能切除的椎管内肿瘤和脊髓炎等。其主要表现为：①损害平面以下所有深浅感觉均消失。②运动障碍，于损害平面脊神经支配区出现下运动神经元瘫痪，损害平面以下出现上运动神经元瘫痪，初期可有数周的脊髓休克期。③括约肌功能障碍，以及受损平面以下皮肤发凉、发绀、无汗等自主神经紊乱等临床表现。

3. 脊髓中央部损害综合征 见于脊髓髓内肿瘤、脊髓空洞症等。主要表现为：①分离性和节段性感觉障碍(图 2-10)。②括约肌功能障碍出现时间较早，皮肤的自主神经功能障碍症状比较明显。③锥体束多不受累，运动功能正常。

4. 脊髓前角损害综合征 见于脊髓灰质炎、脊髓性进行性肌萎缩和脊髓前动脉闭塞症。主要表现为：①受损前角细胞所支配的肌肉呈节段性下运动神经元瘫痪。②可出现肌纤维或肌束震颤。③无感觉障碍。

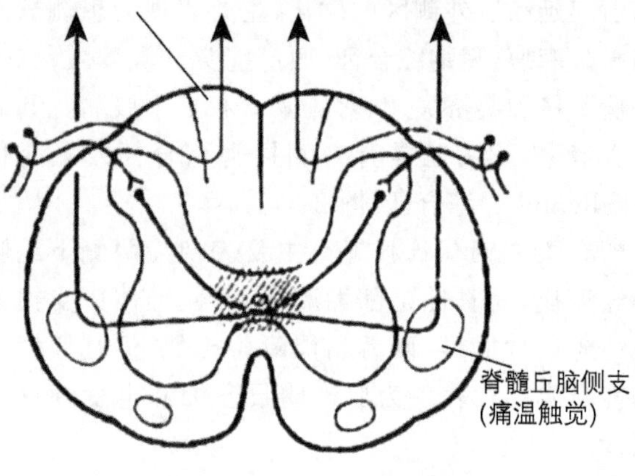

图 2-10 脊髓中央灰质损害

5. 脊髓后索损害综合征 见于椎板骨折、椎板骨质增生和黄韧带肥厚，以及变性疾病等，系由薄束和楔束受损所致。主要表现为损害平面以下位置觉、运动觉和震动觉消失，出现感觉性共济失调或昂白征阳性。

二、脊髓病变的纵定位

1. 高位颈段($C_{1\sim4}$)损害的症状 主要表现有：①膈肌和肋间肌麻痹，出现呼吸困难。②两侧上下肢的上运动神经元瘫痪。③损害平面以下感觉障碍。④枕部或颈后部放射性疼痛。⑤括约肌功能障碍，尿潴留。

2. 颈膨大部(C_5～T_1)损害的症状 主要表现为：①上肢放射性疼痛。②两侧上肢于相应的损害节段呈下运动神经元瘫痪。③两侧下肢呈上运动神经元瘫痪。④损害水平以下感觉障碍。⑤C_8～T_1 节段受损时出现霍纳综合征。⑥括约肌功能障碍，尿潴留。

3. 胸段($T_{2\sim12}$)损害的症状 主要表现有：①胸部呈束带样放射性疼痛。②两侧下肢呈上运动神经元瘫痪。③损害水平以下感觉障碍。④尿潴留。

4. 腰骶部(L_1～S_2)损害的症状 主要表现有：①于损害水平有下肢放射性疼痛。②两下肢在相应损害节段呈下运动神经元瘫痪。③发生损害水平以下感觉障碍。④尿潴留。

5. 圆锥部(S_3～尾)损害的症状 主要表现有：① 大腿后部和会阴部出现"鞍"形感觉障碍区。②两下肢无瘫痪，但会阴部肌肉瘫痪。③周围性排尿障碍，表现为尿失禁。

6. 马尾部损害的症状　主要表现有:①下肢放射性疼痛。②双下肢下运动神经元瘫痪。③下肢和会阴部感觉障碍。④尿失禁。

（岳树源）

■ 参考文献

[1] 薛庆澄,王忠诚,史玉泉.神经外科学.天津:天津科学技术出版社,1988:115-144

[2] 中国人民解放军总医院,第四军医大学.实用神经外科学.北京:战士出版社,1978:1-133

[3] 陈公白,瞿治平,吕传真,等.神经系统疾病基础与临床.上海:上海科学技术出版社,1989:452-456

[4] 高立达.神经疾病临床剖析.成都:四川科学技术出版社,1993:10-56

[5] 张为龙,钟世镇.临床解剖学丛书:头颈部分册.北京:人民卫生出版社,1988:74-108

[6] 章翔,易声禹.现代神经系统疾病定位诊断学.北京:人民军医出版社,2001:129-431

[7] Winken PJ, Bruyn GW. Handbook of clinical neurology. Amsterdan: North-Holland Publishing Company, 1974: 192-256

[8] Sid Gilman, Sarah S.Essentials of clinical neuroanatomy and neurophysiology. Philadelphia: Fa Davis, 1985: 130-140

第3章

脑血液循环和脑代谢

脑是人体新陈代谢最旺盛的组织，血供丰富。尽管人脑重量仅占正常成人体重的2%，但全脑血流量约占心搏出量的25%，葡萄糖和氧耗量占全身供给量的20%，儿童中脑能量消耗比例甚至能够达到全身的50%。脑的血液供应主要依靠颈内动脉系统和椎-基底动脉系统，脑动脉在脑实质中反复分支直至毛细血管，然后逐渐汇集成静脉。脑的深、浅静脉先回流至硬脑膜窦，再经颈内静脉等回心。脑部血管有如下特点：①血管壁薄，平滑肌稀少；②动脉分支在脑表面存在丰富吻合，穿支进入脑内则缺少有效代偿；③动静脉不伴行；④硬脑膜静脉窦是其特有结构；⑤静脉及硬脑膜静脉窦内无瓣膜；⑥血液需穿透血脑屏障进入脑组织。脑组织几乎没有能源储备，需要血液连续不断的供应氧和葡萄糖。多种生物学机制对脑血流进行持续调控，使之适应旺盛的脑部代谢，维持脑组织环境稳态。一旦脑的血供出现异常，可显著影响脑代谢，甚至导致不可逆严重后果。

第一节　脑的动脉

脑的血液供应主要来自于双侧颈内动脉（internal carotid artery）和椎动脉（vertebral artery）。以顶枕沟为界，可将其分为颈内动脉系统和椎-基底动脉系统，前者供应大脑半球的前2/3和间脑前半部；后者供应脑干、小脑、间脑后半部和大脑半球的后1/3。无论颈内动脉或椎-基底动脉都位于脑的腹侧面，因此脑的动脉分支都由腹侧面发出，然后绕行到脑的背侧面，沿途发出分支供应脑的各个结构（图3-1）。

一、颈内动脉

起自颈总动脉（common carotid artery），经颈部向上至颅底，穿颞骨岩部的颈动脉管进入海绵窦内侧壁，由海绵窦穿出后行至蝶骨的前床突转向后上分为大脑前动脉和大脑中动脉两终支。在脑血管造影中，颈内动脉颅内段通常可分为5段，分别为C5段（颈动脉管段/岩骨段）、C4段（海绵窦段）、C3段（前膝段或虹吸弯）、C2段（交叉池段或床突上段）、C1段（后膝段或终段）。此外，Bouthillier等亦提出颈内动脉新的分段法，即包括C1（颈段）、C2（岩段）、C3（破裂孔段）、C4（海绵窦段）、C5（床突段）、C6（眼段）和C7（交通段）。

颈内动脉的主要分支如下。

1. *大脑前动脉*（anterior cerebral artery）　在视神经的上方，向前内行，进入大脑纵裂，与对侧的同名动脉借前交通动脉（anterior communicating artery）相连，然后沿胼胝体沟后行，分布于顶枕沟以前的大脑半球内侧面、额叶底面的一部分及额、顶两叶上外侧面的上部。从大脑前动脉的近段发出中央支经前穿质进入脑实质，供应尾状核，豆状核前部和内囊前肢。

2. *大脑中动脉*（middle cerebral artery）　可视为颈内动脉的直接延续，向外进入外侧沟内，并分出若干皮质支随此沟向后外方，供应半球上外侧面的大部分和岛叶。这些区域内有躯体运动、躯体感觉和语言中枢，故该动脉一旦发生栓塞或破裂出血，将对机体产生严重影响。此外，大脑中动脉途径前穿质时尚发出数条细小的中央支，又称豆纹动脉，这些中央支垂直穿入脑实质深部，供应尾状核，豆状核、内囊膝和后肢的前部。

3. *脉络丛前动脉*（anterior choroidal artery）为一细小动脉，沿视束下面向后外行，进入侧脑室

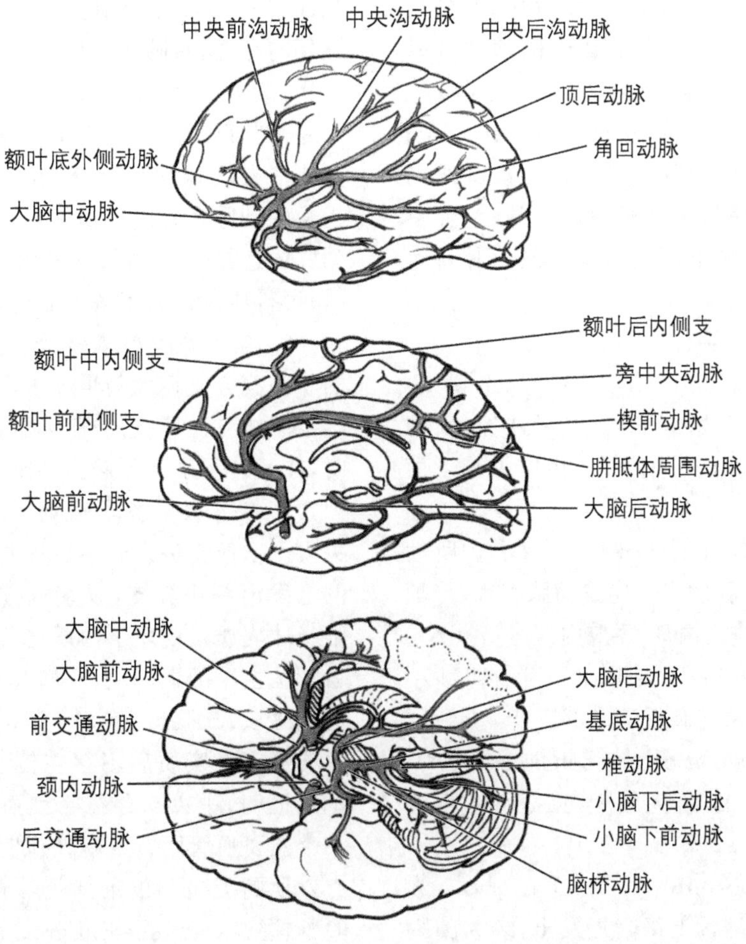

图 3-1　大脑的血供(外侧面、内侧面及底面)

下角,终止于侧脑室脉络丛。沿途发支供应视束的大部分,内囊后肢的后下部,大脑脚底的中 1/3 及苍白球等。因该动脉细小,行程较长,故较易发生血栓。

4. *眼动脉*(ophthalmic artery)　起自颈内动脉,与视神经一起经视神经管入眶,先在视神经的外侧,然后在上直肌的下方越至眼眶的内侧前行,终于滑车上动脉。眼动脉在行程中发出分支供应眼球,眼球外肌、泪腺和眼睑等。其最重要的分支为视网膜中央动脉(central artery of retina)。该动脉是眼动脉的一小分支,在眼球后方穿入视神经,行于视神经中央,从视盘穿出,再分为四支,即视网膜鼻侧上、下小动脉和颞侧上、下小动脉,营养视网膜内层,但黄斑的中央凹无血管分布。临床常用检眼镜观察此动脉,以帮助诊断某些疾病。

5. *后交通动脉*(posterior communicating artery)　跨越视束下面向后行,与大脑后动脉吻合,是颈内动脉系和椎动脉系之间的吻合支。

二、椎-基底动脉

椎动脉起自锁骨下动脉,发出后穿经第 6 至第 1 颈椎横突孔,经枕骨大孔入颅,在脑桥延髓交界处左、右椎动脉汇合成一条基底动脉(basilar artery)。基底动脉沿脑桥腹侧面上行,至脑桥上缘分为左、右大脑后动脉。椎动脉可分为五段,包括 V1 段(横突孔段)、V2 段(横段)、V3 段(寰椎段)、V4 段(枕骨大孔段)及 V5 段(颅内段),其中前四段为颅外段。

(一)椎动脉的主要分支

1. *脊髓前、后动脉*(anterior and posterior spinal artery)　自椎动脉入颅后的起始段发出。双侧脊髓前动脉汇合成一条动脉干,沿脊髓前正中裂下行;双侧脊髓后动脉绕过延髓外侧面,沿后外侧沟垂直下行,经枕骨大孔入椎管后沿脊髓后面平行下。脊髓前动脉主要供应上段颈髓前 2/3，脊髓后动脉供应上段颈髓后 1/3 部(后索和后角)和延髓背侧部，至下段颈髓血供主要来源于椎动脉颅外段、颈深动脉和颈升动脉等(请参考本章第三节)。

2. *小脑下后动脉*(posterior inferior cerebellar artery) 一般在两侧椎动脉汇合成基底动脉之前发出，向后外行于延髓与小脑扁桃体之间，主要供应延髓后外侧部和小脑下面的后部。该动脉行程弯曲，较易形成血栓。

(二)基底动脉的主要分支

1. *小脑下前动脉*(anterior inferior cerebellar artery) 自基底动脉起始部发出，经展神经、面神经和前庭蜗神经的腹侧达小脑下面，供应小脑下面的前部。

2. *迷路动脉*(labyrinthine artery) 又名内听动脉，常见从小脑下前动脉发出。迷路动脉很细，伴随面神经和前庭蜗神经进入内耳，供应内耳迷路。

3. *脑桥动脉*(pontine arteries) 为一些细小分支，起自基底动脉，供应脑桥基底部。

4. *小脑上动脉*(superior cerebellar artery) 自基底动脉的末端发出，绕大脑脚向后，供应小脑上面。

5. *大脑后动脉*(posterior cerebral artery) 为基底动脉的终支。在脑桥上缘附近发出，绕大脑脚向后，沿大脑半球下面行至枕叶内侧面，发出皮质支主要分布于大脑颞叶基底部和枕叶。大脑后动脉尚发出脉络丛后动脉(posterior choroidal artery)，参与形成侧脑室和第三脑室脉络丛。大脑后动脉的中央支亦起自其根部，由脚间窝入脑实质，供应背侧丘脑、内、外侧膝状体、下丘脑、底丘脑等。

三、颅内动脉的侧支循环

1. *大脑动脉环*(cerebral arterial circle) 即 Willis 环，由前交通动脉、两侧大脑前动脉起始段，两侧颈内动脉末段、两侧后交通动脉和两侧大脑后动脉起始段共同组成。在脑底下方，蝶鞍上方，围绕视交叉、灰结节及乳头体周围形成环状。脑底动脉环的存在，对脑血液供应的调节与代偿起重要的作用，为两侧大脑动脉之间和颈内动脉系统与椎-基底动脉系统之间建立了侧支循环，可代偿颈部一支或多支动脉发生狭窄或闭塞时的血液供应。不正常的动脉环易出现动脉瘤，前交通动脉和大脑前动脉的连接处是动脉瘤的好发部位。脑血管造影时，可行压颈试验了解 Willis 环的开放情况。

2. *各软脑膜动脉的吻合* 大脑前、中、后动脉的软脑膜分支在大脑半球表面之间形成吻合，组成丰富的侧支循环，若一侧大脑动脉的分支发生闭塞时，在某种程度上可起到一定的代偿作用。

3. *供应大脑半球的动脉* 可分为皮质支与中央支。皮质支进入软膜后先吻合成网，然后从吻合网上发出细小分支，以垂直方向进入皮质，供应大脑半球皮质及皮质下白质与脑干的外侧；中央支起自动脉主干的近侧端，它们几乎垂直穿入脑实质供应基底核、丘脑、内囊、外囊等。过去一般认为，中央支穿入脑实质后不存在侧支吻合。而现在许多试验证明，中央支存在毛细血管前的细小吻合，当一个主要血管阻塞或脑缺血时，这种吻合很难完成有效地侧支循环以维持足够量的血液循环。分水岭脑梗死(watershed infarct)是指两条或两条以上脑血管供血系统的交叉区域发生的缺血性损害。由于这一区域的供血单一，侧支循环不丰富，一旦某一供血系统发生病变则易发生脑梗死。

4. *颅内血管与颅外动脉存在广泛侧支循环* ①颈内动脉的眼动脉与颈外动脉的面动脉、颞浅动脉等分支存在吻合；②颈外动脉的脑膜中动脉与大脑前、中、后动脉的软脑膜动脉间存在吻合；③颈外动脉和椎动脉之间的吻合通过枕动脉；④一侧或两侧颈外动脉之间的分支进行广泛的吻合。在颈内动脉闭塞、烟雾病、大脑中动脉闭塞等病理条件下，上述颅内-颅外吻合能够起到一定的代偿调节作用。

第二节 脑的静脉

脑的静脉一般分为浅、深静脉系统，它们不与动脉伴行，而是先注入硬脑膜静脉窦，再流入颈内静脉。浅、深静脉之间互相吻合。

大脑浅静脉收纳皮质及皮质下髓质的静脉血，分大脑上静脉、大脑中浅静脉和大脑下静脉三组，分别注入邻近的静脉窦(如上矢状窦、海绵窦、岩上窦和横窦等)。其中浅大脑中静脉可以与大脑上静脉吻合，形成 Trolard 吻合，也可以与大脑下静脉吻合，形成 Labbe 吻合。

大脑深静脉收集大脑深部髓质、基底核、间脑脉络丛等处的静脉血。脉络丛静脉和丘纹上静脉在室间孔后上缘汇合为大脑内静脉。两侧大脑内静脉在松果体后缘再会合成一条大脑大静脉(即 Galen 静脉)。后者自胼胝体压部后下方注入直窦。

硬脑膜静脉窦(dural venous sinuses)是脑静脉特有结构,为硬脑膜在某些部位两层分开形成的腔隙,内衬一层内皮细胞。脑的静脉、部分硬膜本身的静脉和板障静脉等均注入窦内。硬脑膜窦内的血液流向归纳如图 3-2。

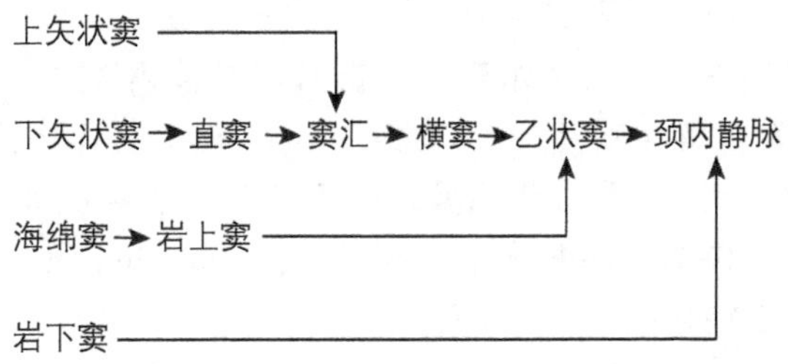

图 3-2　硬脑膜静脉窦回流

第三节　脊髓的血供

脊髓的血供主要包括来自椎动脉的分支脊髓前后动脉和来自节段性血管的多根根动脉。

双侧椎动脉经枕骨大孔进入颅腔,在合成基底动脉之前,每侧椎动脉都发出两支下降的血管,分别为脊髓后动脉与脊髓前动脉。成对的脊髓后动脉,先转向背侧,在脊髓的后面迂曲下降。在下降的过程中接受 5～8 支后根动脉形成总行丛状血管干,位于脊髓的后外侧沟附近。脊髓前动脉发自椎动脉的末段,在延髓椎体交叉处联合成一个沿脊髓前正中裂纡曲下降的血管。沿途接受 6～8 支前根动脉。脊髓前动脉除了发分支到延髓下部以外,在下降过程中还发两种分支:一种是绕脊髓向后与脊髓后动脉分支吻合的动脉冠;另一种是沟动脉(或称中央动脉、沟支动脉等)其分支进入前正中裂。

根动脉是节段性血管,主要来自颈升动脉、颈深动脉、肋间动脉、腰动脉和骶动脉等。进入椎间孔以后分为前根动脉和后根动脉。他们是供应胸、腰、骶和尾髓的主要动脉。前根动脉较大,沿前根并在脊髓的前面走行,在前正中裂进入脊髓前动脉。后根动脉较小,沿后根的前面走行,其分支丰富,与相邻的分支吻合形成了成对的丛状的脊髓后动脉。

鉴于上述解剖学基础,脊髓中不同血供分布区交界的移行区域血流代偿不完全,若责任供血动脉受损,脊髓易发生缺血损伤。脊髓血供的危险区主要位于第 1～4 胸节和第 1 腰节的腹侧面。

脊髓的静脉较动脉多而粗,收集脊髓内的小静脉,最后汇合成脊髓前、后静脉,通过前、后根静脉注入硬膜外隙的椎内静脉丛。

第四节　脑 代 谢

脑代谢是指脑组织在酶介导下选择性进行底物反应以完成细胞功能的生物途径。脑的代谢非常旺盛,其能量绝大部分来自糖的氧代谢。由于脑组织本身并不能储存能量,所以需要氧气和葡萄糖连续不断地供应。葡萄糖有氧代谢产生的能量主要用于维持三磷腺苷(adenosine triphosphate, ATP)驱动的质子泵活性,使细胞膜内外形成正常跨膜 Na^+/K^+ 离子梯度,神经递质的轴突运输、释放和重吸收,以及细胞正常功能所需的分子合成、运输和转运。此外,脑组织还存在酮体、类脂与谷氨酸及其相关复合物等其他代谢通路。

一、葡萄糖的代谢

葡萄糖的有氧代谢主要可分为以下 4 步:糖酵解(glycolysis)、乙酰辅酶 A(acetyl-CoA)合成、三羧酸循环(tricarboxylic acid cycle)及氧化磷酸化(oxidative phosphorylation,表 3-1)。一个葡萄糖分子有氧代谢为 CO_2 和 H_2O 大致可释放 30 个 ATP 为脑组织供能,此外,有氧代谢许多中间产物,如乙酰辅酶 A 与 α-酮戊二酸等,也是脑组织的正常生理活动所必需的。

表 3-1　葡萄糖的有氧代谢

步　骤	部　位	ATP 生成量
糖酵解	细胞液	2
乙酰辅酶 A 合成	线粒体基质	0
三羧酸循环	线粒体基质	2
氧化磷酸化	线粒体基质和内膜	26*

*. 理论上氧化磷酸化可生成 32 个 ATP 分子,但实际情况下经修正为 26

脑内 ATP 的合成和利用均很迅速。ATP 在 ATP 酶的参与下水解分子链末端高能磷酸键，分解为二磷酸腺苷(adenosine diphosphate，ADP)和磷酸(Pi)，并释放出能量。ADP 可进一步再次被水解，分解为单磷酸腺苷(adenosine monophosphate，AMP)和磷酸(Pi)，从而释放出能量。

$$ATP + H_2O \rightarrow ADP + Pi + \text{能量}$$

$$ADP + H_2O \rightarrow AMP + Pi + \text{能量}$$

另一方面，脑组织中肌酸(creatine，Cr)/磷酸肌酸(phosphocreatine，PCr)水平约是 ATP/ADP/AMP 水平的 3 倍。Cr/PCr 池可看作是 ATP 末端高能磷酸键的一种储存形式，也是高能磷酸在线粒体与胞质间的转运载体。在磷酸肌酸激酶(creative phospho kinase，CPK)的催化下，ATP 和 PCr 可相互转变。

$$PCr + ADP + H^+ \rightleftharpoons Cr + ATP$$

二、酮体的代谢

正常情况下，循环中葡萄糖是脑组织的首要能量来源，血浆酮体浓度很低，对脑代谢影响可以忽略。但当出现低血糖，血糖供给不足时，脑组织糖酵解产生丙酮酸的能力下降，外周来源丙酮酸与乙酰草酸不足。作为代偿，机体脂肪分解及酮体(主要包括乙酰乙酸和β-羟丁酸)生成增加。血浆中酮体随循环可透过血脑屏障，进入脑组织，代谢产生乙酰辅酶 A，进入三羧酸循环并氧化供能。长期慢性饥饿者脑耗氧量的一半甚至被用于氧化酮体。酮体参与脑代谢的限速步骤是酮体透过血脑屏障的转运速度。此外，若血糖和血酮体同时增高时，脑仍然优先利用葡萄糖供能，因此，脑组织酮体代谢更多作为机体对饥饿时低血糖的适应与代偿。

三、类脂的代谢

除脂肪组织外，脑是全身含脂类最多的组织。脂肪组织主要含三酰甘油，而脑组织中的脂类几乎全是类脂，主要用于构成神经元的质膜和髓鞘。脑中的脂肪酸和胆固醇主要由葡萄糖代谢的中间产物乙酰辅酶 A 合成。

四、谷氨酸及相关复合物

谷氨酸是重要的兴奋性神经递质，也是脑组织中含量最丰富的氨基酸，浓度约是血浆中的 200 倍以上。谷氨酸难以通过血脑屏障，脑内谷氨酸来源于自身的合成。葡萄糖进入脑细胞后先转变成α-酮戊二酸，后者可在谷氨酸脱氢酶的催化下转变成谷氨酸，α-酮戊二酸亦可通过 NADPH 的还原效应经转氨基作用生成谷氨酸。谷氨酸在谷氨酰胺合成酶的作用下耗能与氨结合成为神经递质谷氨酰胺。谷氨酰胺可以通过血脑屏障而进入血中，一方面参与突触信号传导，另一方面清除了脑中的氨，以免氨的积存危害脑的功能。

此外，谷氨酸还能在谷氨酸脱羧酶参与下脱羧生成 γ-氨基丁酸(γ-aminobutyric acid，GABA)。GABA 是重要的抑制性神经递质，在脑内诱导突触后抑制，可能与睡眠、觉醒的生理功能有关。脑内 GABA 主要储于灰质，特别是纹状体、黑质、小脑的齿状核等处。

(李新钢 徐 硕)

参考文献

[1] 王忠诚.王忠诚神经外科学.武汉：湖北科学技术出版社，2005：34-39

[2] 赵继宗.神经外科学.北京：人民卫生出版社，2007：47-51

[3] 王任直，译.尤曼斯神经外科学.5 版.北京：人民卫生出版社，2009：1168-1175

[4] 刘庆良，译.Rhoton 颅脑解剖与手术入路.北京：中国科学技术出版社，2010：81-148，187-233

[5] H Richard Winn.Youmans neurological surgery.6th Ed.Philadelphia：Elsevier Saunders，2011：3537-3543

第4章

血脑屏障和脑水肿

第一节　血脑屏障

血脑屏障(blood brain barrier,BBB)是19世纪后期由Paul Ehrlich发现的限制物质出入大脑的屏障结构,可以维持大脑微环境的平衡和稳态,与中枢神经系统(central nervous system,CNS)的变性、损伤和炎症密切相关。正常情况下,血脑屏障可选择性地阻止大、小分子溶质的外渗及任何类型的血细胞迁移。然而,急性脑损伤后血脑屏障被破坏,通透性增加,促使血浆蛋白进入脑组织液中,进而形成脑水肿。

一、血脑屏障的结构与功能

CNS血管腔与血管间隙之间有一高度特化的血管内皮细胞层,具体包括血管内皮细胞、内皮细胞之间的紧密连接、基底膜及毛细血管周围的胶质细胞突起,共同构成BBB。

脑血管内皮细胞结构主要由质膜微囊(caveolae)和紧密连接构成,是BBB最重要的结构基础,也是阻止血浆蛋白进入大脑的主要成分,对血脑屏障通透性改变起主要作用。最新研究发现:质膜微囊呈环形,平均直径约为70 nm,位于细胞质膜表面。质膜微囊是脂质筏,其膜上含有丰富的β-D-半乳糖和β-N-乙酰氨基葡萄糖残基、棕榈油和硬脂酸、胆固醇和鞘脂类(神经鞘磷脂和鞘糖脂)。质膜微囊蛋白质家族(caveolin,CAV)包括CAV-1、CAV-2和CAV-3,均位于质膜微囊的表面。CAV-1和CAV-2主要表达于大脑血管内皮细胞,CAV-3则表达于星形胶质细胞。CAV-1是一个整合膜蛋白,分子量为21～24 kDa,是质膜微囊的重要且特有的组成成分。CAV-1有α、β两个亚型,其中α亚型在脑细胞中表达较多。质膜微囊在小泡运输过程中有以下作用:①跨细胞转运作用和内吞作用;②阻断信号传递作用;③参与调节血管生成;④调节细胞胆固醇和糖基连接蛋白的功能;⑤可以融合形成跨内皮细胞链,从细胞腔延伸至质膜,从而允许大分子在血液与组织液间穿行。

紧密连接是细胞质膜间连接形成的封闭层状结构,由跨膜蛋白(如Claudin蛋白家族、Occludin蛋白家族和JAM连接黏附蛋白家族)、胞质蛋白、细胞骨架蛋白组成。紧密连接以封闭结构环绕在血管内皮细胞周围,限制亲水性小分子(如Na^+、H^+、HCO_3^-等)经旁通道扩散,称为“门或屏障”功能;同时紧密连接像栅栏一样插在细胞之间,限制细胞顶端和基底之间的膜表面脂类及其他可溶性物质的侧向扩散,称为“篱笆”功能。紧密连接能封住细胞旁间隔,其跨膜蛋白能形成细胞旁渗透屏障,可选择和决定细胞旁扩散的途径。

生理状态下,BBB严格控制水溶性物质,如小分子电解质进入脑组织,而仅有脂溶性物质才能通过BBB弥散入脑组织。同时,利用BBB的转运系统使极性物质,如葡萄糖和各种氨基酸进入脑组织。病理情况下,由于BBB受到破坏,血液成分(包括电解质和血浆蛋白)可经开放的BBB进入脑组织,从而诱导脑水肿发生。

二、血脑屏障通透性改变的分子机制

1. *内皮细胞表面负电荷减少*　在正常生理状态下,内皮细胞表面的黏多糖成分携带负电荷,可阻碍溶质大分子跨过血脑屏障。但在急性高血压和冷冻伤模型中显示,血脑屏障破坏早期,脑血管内皮细胞的管腔膜负电荷减少。

2. CAV-1 表达增加和磷酸化 CAV-1 是组成质膜微囊的主要成分，在白蛋白跨细胞转运过程中发挥重要作用。研究显示，大鼠脑冻伤模型中，BBB 损伤 12 h 后，内皮细胞 CAV-1 表达量增加 3 倍，且磷酸化水平显著升高。此外，研究发现脑血管扩张时，内皮细胞 CAV-1 从高尔基体膜表面向胞质质膜重新分布，从而使细胞膜上质膜微囊数量增加。CAV-1 的磷酸化先于质膜微囊的跨细胞转导作用，被认为是脑损伤后大分子物质通过跨膜转导作用进入内皮间隙，导致血脑屏障功能紊乱和脑水肿发生的关键环节。

3. 紧密连接蛋白（tight junctions proteins，TJ）改变 近年研究发现，紧密连接不仅是细胞间屏障，而且是可以调控细胞生长发育和信号转导的膜蛋白结构。内皮细胞间紧密连接由跨膜蛋白 Claudin、Occludin、连接黏附分子（JAM）与胞质附着蛋白（ZO-1、ZO-2、ZO-3）等共同组成。TJ 表达量及位置分布的异常均可能破坏 TJ 的完整性，引起 BBB 通透性改变，导致脑水肿发生。Huber 等报道，大鼠皮下注射致炎物质后，其血脑屏障通透性显著增高，Occludin 蛋白表达量降低，ZO-1 和 Actin 蛋白表达升高，提示炎症时脑血管通透性增高与内皮细胞间 TJ 的表达量改变有关。此外，研究显示脑冷冻伤模型中，BBB 破坏后 TJ 表达降低呈一定的时序性：JAM-A 表达在 BBB 破坏后 12h 短暂降低，Claudin-5 在 BBB 破坏后第 2 天出现短暂降低，而 occludin 从 BBB 破坏后第 2 天开始降低，一直持续到第 6 天。所以认为，BBB 破坏早期，CAV-1 表达增加要先于 Occludin 和 Claudin-5 的表达变化。

4. 水通道蛋白（aquaporin，AQP）改变 AQP 是分子量为 30 kDa 的疏水性蛋白，截至目前，在哺乳动物中共发现至少 13 种 AQP。其中。AQP-4 是脑组织内最重要的水通道蛋白，对维持脑内水平衡起着非常重要的作用。AQP-4 主要分布于 BBB 星形胶质细胞膜表面，是介导水进出脑组织的主要蛋白。当 BBB 破坏时，其表达异常，导致脑组织对水的吸收或清除障碍，进而导致脑水肿的发生。但是，有关 AQP-4 在脑水肿形成过程中表达是增高或降低，目前尚无定论。Sun 等发现自由落体致大鼠脑损伤 24 h 后，脑水肿程度在损伤区最显著，AQP-4 在损伤区星形胶质细胞上的表达明显上调，在周边邻近区下调，认为 AQP-4 表达上调促进损伤区脑水肿形成。而 Papadopoulos 等发现血管源性脑水肿时，AQP-4 表达可促进脑水肿区域液体重吸收，认为 AQP-4 在血管源性水肿的清除过程中起重要作用。

三、血脑屏障通透性改变的影响因素

1. 自由基对 BBB 的影响 自由基通过激活蛋白酶、磷脂酶引起细胞膜和毛细血管的脂质过氧化，破坏 BBB 的完整性。再灌注时由于缺血过程中已造成线粒体的损伤，线粒体不能提供足够的电子，所以不能达到还原作用，因而产生更多的自由基，使损伤进一步加剧。人体内存在的一系列天然抗氧化剂和防御氧毒性的酶系统被破坏是血管通透性增加的重要原因。在戊四氮诱导的小鼠癫痫模型中发现，过氧化氢酶和维生素 E 可以使 BBB 损伤的程度减轻。

2. 血管活性物质对 BBB 的影响 血管活性物质包括缓激肽、组胺、5-羟色胺、花生四烯酸和去甲肾上腺素等。Schilling 等提出了介导脑水肿的血管活性物质的 5 条标准：①在生理条件下具有调节 BBB 通透性作用；②具有扩张血管作用；③可导致血管性脑水肿的形成；④病理条件下在组织液及间质液中浓度增加；⑤给予自身抗体可使脑水肿减轻。只有缓激肽完全满足上述条件。组胺、5-羟色胺、花生四烯酸和去甲肾上腺素等也可考虑作为脑水肿的介质，但它们的证据明显不如缓激肽清楚。缓激肽的血管活性作用是由内皮细胞腔外面的 β_2 受体所介导的。这些内源性活性物质与血脑屏障关系的研究尚待进一步深入。

3. 细胞因子对 BBB 的影响 炎症反应的前提条件是炎性细胞黏附于血管内皮细胞，黏附分子是介导黏附的重要因素，与脑损伤相关的黏附因子主要有血管细胞黏附因子 1（VCAM1）、E 选择素、P 选择素等。在神经变性疾病中，BBB 损伤，血管周细胞和脑毛细血管内皮细胞产生多种炎性因子，影响 BBB 通透性，并诱导黏附因子表达，调控内皮细胞信号传导。

血小板活化因子（platelet activating factor，PAF）是在血小板、嗜碱性粒细胞、中性粒细胞、单核细胞和巨噬细胞中形成的磷脂衍生物，是花生四烯酰基磷酸胆碱经磷脂酶 A2（PLA 2）作用后生成，具有重要的生物学活性。Park 在脑缺血新生小猪发现，PAF 可介导白细胞对脑毛细血管后微静脉内皮细胞的黏附，改变 BBB 通透性，认为 PAF 是引起缺血再灌注后 BBB 通透性改变和脑水肿的重要介质。应用 PAF 拮抗剂 BN52021、海风藤酮能显著减轻缺血再灌注损伤诱导的白细胞黏附和 BBB 损伤，进一步证实了 PAF 对于 BBB 通透性的影响。

Hayashi 等将血管内皮生长因子(vascular endothelial growth factor，VEGF)应用于大鼠缺血再灌注脑水肿模型，发现治疗组梗死面积、水肿范围和脑水肿的血管渗透量都大幅度减少，表明对神经损伤有保护作用，这可能与其保护血管内皮细胞，稳定 BBB 有关。以大白鼠皮质冷冻伤为模型通过免疫组化法进行检测，发现出现在损伤区血管内皮细胞中的 VEGF-A 和 VEGF-B 蛋白与 BBB 损伤有关，损伤后 3～4d，VEGF-A mRNA 水平下降，6d 后恢复至伤前水平。而脑损伤后损伤区 VEGF-B 免疫活性明显增加，VEGF-B 对维持 BBB 稳定性具有重要作用，并参与脑损伤后血管内皮的生成和修复。

血管生成素(angiogenin，Ang)是另外一种重要的血管生成因子，属于 RNase 超家族成员。Ang-1 与 Tie-2 受体特异性结合，引起血管内皮细胞和血管周细胞相互作用，促进血管稳定和成熟。而 Ang-2 与 Tie-2 受体结合，抑制 Ang-1 对 Tie-2 的激活效应，降低血管稳定性。文献报道，Ang-1 可以使血小板-内皮细胞黏附因子-1 和 ZO-2 表达增加并降低血小板-内皮细胞黏附因子-1 与血管内皮细胞钙粘连蛋白的磷酸化水平，增加 BBB 内皮细胞间紧密连接的稳定性，发挥维持 BBB 稳定性，降低血管通透性的作用。Ang-2 作为 Ang-1 的自然拮抗剂，可与其他生长因子协同作用，诱导不完整渗漏血管生成，使血管壁通透性增加，导致脑水肿发生。

4. 一氧化氮(nitric oxide，NO)对 BBB 的影响

NO 是一种可溶解于水的易扩散气体，由 NO 合酶(NO synthase，NOS)合成，该酶由两个亚型组成。NO 在脑水肿形成过程中的作用已经逐步得到公认，可以诱导 BBB 通透性增加，导致血管性脑水肿形成。但是，NO 介导组织损伤和 BBB 破坏的分子机制尚未完全明确，有研究发现 NOS 抑制剂可有效治疗冷冻伤诱导的血管源性脑水肿。

5. 酶对 BBB 的影响　基质金属蛋白酶(matrix metallo-proteinases，MMPs)是一组锌原子依赖性内肽酶，它选择性作用于多种 ECM 成分。其中 MMP-2 和 MMP-9 主要通过破坏 BBB，在缺血性脑损伤和脑损伤后血管源性脑水肿发生中起关键作用。研究发现，不同的 MMPS 在脑内分布部位不同，内皮细胞主要表达 MMP-9，周细胞表达 MMP-3 和 MMP-9，而神经胶质细胞终足主要表达 MMP-2 及其激动剂 MT1-MMP。最近研究发现，紧密连接蛋白 ZO-1 作为构成紧密连接的主要成分之一，可被 MMP-9 降解。因此，MMP-2 和 MMP-9 可使血脑屏障血管基膜和紧密连接破坏，导致 BBB 通透性增加，一方面加重脑水肿，另一方面有利于炎性细胞和炎性因子通过 BBB，诱导脑组织进一步损伤。

四、血脑屏障通透性时空变化规律

创伤所致 BBB 的开放将导致血管源性脑水肿和继发性脑损伤。BBB 开放主要发生于创伤局部及脑组织的血管脆弱部。Baldwin 等用辣根过氧化物酶(HRP)作示踪物观察 BBB 通透性后发现，伤后 5 min 受伤部位出现浓染，伤后 3 h HRP 外渗量降低，且这种情况在伤后 6 h 和 12 h 仍然存在，伤后第 1 天和第 2 天 HRP 浓染再次出现，伤后第3～5 天 BBB 的功能重新建立，HRP 的浓染逐渐消失。这些结果表明，创伤后 BBB 存在双期破坏。双期性 BBB 开放可能是由于伤后脑血管内皮细胞的完整性被破坏，BBB 的通透性出现首次增高。而在伤后 3 h、6h 和 12 h 内皮细胞的损伤虽然尚未恢复，但到达 BBB 破坏处的血流却减少，HRP 的外渗量低于可观察到的水平。同时，血流的减少可引起低氧状态，在这些时相点暂时降低 HRP 和血浆蛋白的能量依赖性转运。这种缺血状态可持续到伤后 12h，此后逐渐缓解。HRP 外渗的第二阶段发生在伤后的第 1～2 天，其原因可能是延迟性再灌注所致，伤后 1～2d 受损血管的内皮细胞仍未恢复，而逐渐恢复正常的血流可能造成血浆蛋白的第二次外渗。另一方面，受伤区域短暂(1h 或更短)缺血可能启动 BBB 的延迟性损伤，也是 HRP 再次外渗的原因之一。

BBB 的破坏与脑损伤的局部血流量和缺血时间有关。众所周知，大脑中动脉闭塞(middle cerebral artery occlusion，MCAO)将引起明显的脑血流减少，而对动物进行 MCA 急性闭塞后，尽管有明显的局部脑血流减少，但并不引起缺血区域毛细血管的普遍性损伤。MCAO 后 1 h，大鼠脑缺血区域 20%～25%毛细血管仍保持血流灌注。然而，持久的 MCAO 将使缺血区域不断扩大。脑局部缺血后，在同一时间内，小分子物质比大分子物质通过

BBB的速度更快,但如果缺血损伤非常严重,则大分子物质的通过速度就存在一个逐渐增加的过程。当白蛋白能自由通过BBB时,表明BBB的通透性已被严重破坏以至于不加选择地允许白蛋白等大分子进入周围脑组织。血浆蛋白在神经毡中进一步加重脑组织的损伤,最主要的反应就是脑水肿。

Chen等观察创伤后BBB开放的时间和脑水肿形成的过程,提出创伤后BBB破坏的高峰时间先于脑水肿(分别为伤后4h及24h),这说明在脑水肿形成时BBB的破坏是其中重要因素之一。伤后第7天,脑水肿已消失,但BBB尚未完全恢复,这种时间的差异在脑挫伤和脑冻伤的动物模型都能观察到。BBB开放时间的延迟可能导致脑组织的进一步损害。但是,BBB开放的时间延长却能为临床治疗提供条件,那些不能通过正常BBB的药物有可能在这段开放时间内进入脑组织达到治疗目的。

第二节　创伤性脑水肿

创伤性脑水肿是脑损伤后继发病理改变的重要内容之一,形成机制复杂。创伤性脑水肿的主要危害是诱导颅内高压,甚至引起脑疝,是颅脑损伤后致残或致死的主要原因,因而创伤性脑水肿的发生机制和临床救治研究一直是神经外科临床研究的重要内容。

一、创伤性脑水肿的分类

1967年,Klatzo将脑水肿分为血管源性即细胞外水肿和细胞毒性即细胞内水肿两大类。但进一步研究发现,创伤性脑水肿病理过程往往同时包括两类水肿。近年来,多数学者主张在Klatzo提出的血管源性和细胞毒性脑水肿的基础上,增加渗透压性和间质性脑水肿两类。

1. *血管源性脑水肿*　主要见于脑挫裂伤灶周围,伤后30min即发生,伤后6～24h达高峰,甚至推迟至伤后48～72h。其病理特点是BBB通透性增加,大量水分从毛细血管内渗出,积聚于血管周围间隙和神经细胞外间隙。由于水肿液含有高浓度蛋白质,促使水肿逐渐向周围组织扩散。由于脑白质细胞外间隙(＞80nm)比灰质(15～20nm)大4～6倍,故水肿主要存在于脑白质内,并且沿神经纤维索扩展。

2. *细胞毒性脑水肿*　脑损伤后,由于脑出血压迫和血管痉挛,脑组织细胞发生缺血缺氧,细胞能量代谢障碍,引起细胞膜上Na^{+}-K^{+}-ATP酶(钠泵)和Ca^{2+}-Mg^{2+}-ATP酶(钙泵)活性降低,使Na^{+}和Ca^{2+}等离子大量储存于细胞内,细胞内渗透压遂升高,水分被动进入细胞导致细胞肿胀,因此,称为细胞毒性脑水肿或称为细胞性脑水肿。这类型脑水肿主要发生在灰质和白质的细胞内,而细胞外间隙无明显扩大。因Na^{+}主要进入胶质细胞,Ca^{2+}主要进入神经细胞,所以细胞毒性脑水肿时胶质细胞水肿发生最早,神经细胞水肿发生稍迟,常发生在脑损伤早期(24h内),与血管源性脑水肿并存,一般至伤后72h开始消退。该类水肿进展迅速,对神经功能的影响严重。

3. *渗透压性脑水肿*　渗透压性水肿常见于脑损伤亚急性期。在正常情况下,脑细胞内液的恒定,受控于腺垂体分泌的促肾上腺皮质激素(ACTH)及神经垂体释放的抗利尿激素(ADH),通过下丘脑的调节使这两种激素处于动态平衡。脑损伤时下丘脑遭受直接或间接的损伤,ACTH分泌不足,神经垂体大量释放出ADH,出现抗利尿激素不适当分泌综合征,产生水潴留,血容量增加,血液稀释,血浆渗透压降低,导致血管内水向细胞内渗透,引起神经细胞与胶质细胞内水肿,称为渗透压性脑水肿。

4. *间质性脑水肿*　间质性脑水肿主要见于脑损伤后期或恢复期,发生于脑室周围白质,常与脑积水伴发,故又称为脑积水性水肿。此类水肿主要病理特点为室管膜上皮严重损害,细胞扁平且有过度牵张,部分区域被撕破,室管膜下层有空泡化,神经细胞与胶质细胞分离、疏松、肿胀。由于室管膜上皮通透性增加,脑脊液渗透到脑室周围室管膜下白质,造成不同程度的水肿。水肿的程度取决于脑室内外压力的高低。虽然脑室周围白质水肿明显,但后期由于静水压的作用使白质发生萎缩,其蛋白质及类脂成分也降低,故脑白质体积并不增大反见缩小,此时脑室内压力得以缓解,腰穿压力可表现正常。

上述脑水肿的分类有助于对脑水肿的认识与治疗,但在临床上单纯发生某一种类型脑水肿较少见。一般概念的创伤性脑水肿仍系指血管源性和细胞毒性脑水肿的混合而言，发生较早；而渗压性与间质性脑水肿出现在稍后时期。

二、创伤性脑水肿的发生机制

创伤性脑水肿发生机制复杂，涉及多种因素，至今尚未完全阐明，目前关于脑水肿的发生机制主要包括以下6种学说。

1. *血脑屏障学说* 血脑屏障结构与功能损害是血管源性脑水肿的病理基础。主要病理特点是脑毛细血管内皮细胞微绒毛形成、胞饮小泡增多、胞饮作用增强及紧密连接开放。脑损伤后血脑屏障开放、通透性增加，血中大分子物质及水分从血管内移出进入脑组织内，积聚于细胞外间隙，形成血管源性脑水肿。既往认为脑损伤后血脑屏障破坏在伤后6h始出现，伤后24h才明显。笔者发现伤后30min就已有脑水肿，伤后6h脑水肿已达高峰，证明了血脑屏障的通透性改变与破坏是导致创伤性脑水肿发生最早和最重要的因素。

2. *钙通道学说* 钙离子对于神经细胞的损害或死亡至关重要。Shapiro发现脑损伤后脑组织内钙离子浓度升高，认为其与创伤性脑水肿的发生与发展有关。笔者课题组对Ca^{2+}在创伤性脑水肿形成过程中的作用进行了多项系统性研究，发现脑损伤早期大量Ca^{2+}进入细胞内，胞质中游离钙浓度异常升高，可达正常值的10～15倍，形成所谓"钙超载"。我们认为，伤后神经细胞内游离钙超载，钙浓度显著高于脑组织总钙的水平，是引起神经细胞损害、血脑屏障破坏和创伤性脑水肿的关键因素。这种改变在伤后30min即十分明显，伤后6h到达高峰，并一直持续到伤后72h。

3. *自由基学说* 氧自由基是指一类具有高度化学反应活性的含氧基团，主要有超氧阴离子($O_2^- \cdot$)、羟自由基(OH^-)和过氧化氢(H_2O_2)等。早在1972年，Demopoulos等就开始用自由基学说解释脑水肿的发生机制。随后，国内外不少学者在实验中观察到脑损伤后脑内氧自由基产生增加，脂质过氧化反应增强，破坏线粒体膜和溶酶体膜，导致细胞内环境紊乱，细胞肿胀，发生细胞毒性脑水肿；此外，氧自由基破坏脑微血管内皮细胞的透明质酸、胶原和基底膜，使血脑屏障通透性增加，血浆成分漏出至细胞外间隙，导致血管源性脑水肿。因此认为，氧自由基是引起神经细胞结构损伤和血脑屏障破坏，导致细胞毒性脑水肿和血管源性脑水肿的重要因素。

4. *脑微循环学说* 脑损伤可引起脑微循环功能障碍，导致其静压力增高，产生压力平衡紊乱，导致脑水肿。脑微循环障碍包括血管反应性降低、血管自动调节紊乱和血流动力学改变。脑血管反应性降低指其对CO_2的收缩反应能力低下，当血中CO_2分压降低时管壁并不收缩。Yashino等对重型脑损伤病人进行头颅CT动态扫描发现急性期病人多数有脑充血表现，可能与重型脑损伤急性期脑干血管运动中枢或下丘脑血管调节中枢受损，脑血管广泛扩张，脑血流过度灌注有关。临床观察也发现，重型脑损伤后脑充血最早可发生在伤后30min，而多数发生在伤后4～14h。脑血流过度灌注还可致血脑屏障受损，通透性增加，血浆成分漏出增多，发生和加重血管源性脑水肿，严重者发展为弥漫性脑肿胀。

5. *能量匮乏学说* 细胞能量代谢障碍是细胞毒性脑水肿发生的基础，同时亦引起和加剧血管源性脑水肿。临床观察发现，重型脑损伤后脑缺血缺氧的发生率高达30%，其中50%的病人合并低血压和低氧血症而加重脑组织缺血缺氧。目前认为，脑损伤后脑组织为不完全性缺血缺氧，由于脑细胞能量储备少，组织中葡萄糖进行无氧酵解，ATP产生不足，乳酸产生增多，细胞内pH下降，Na^+/H^+交换，使Na^+进入细胞内。同时细胞膜ATP依赖的Na^+-K^+-ATP酶活性受抑制，排Na^+作用减弱，Na^+大量储存于细胞内，Cl^-随之进入细胞内，使细胞内呈高渗状态，大量水分被动内流，发生细胞内水肿。此外，在不完全性缺血的同时，毛细血管内血流仍处于淤积状态，水分从血管内向外移动，脑组织含水量增加，也可并发血管源性脑水肿。

6. *兴奋性氨基酸学说* 兴奋性氨基酸(excitatory amino acids，EAAs)分为内源性和外源性两种。内源性EAAs主要是谷氨酸和天冬氨酸，外源性EAAs主要是谷氨酸钠，经机体代谢成为谷氨酸，参与中枢神经系统某些重要的生理、生化及病理过程。目前，一般认为EAAs主要通过N-甲基-D-天冬氨酸受体发挥兴奋性神经毒作用，但具体机制尚不清楚。N-甲基-D-天冬氨酸受体属于离子通道受体，激活后可引起神经细胞膜对离子通透性的增加，除引起Na^+、K^+通透性增加导致钠、水潴留外，还使Ca^{2+}通透性增加，Ca^{2+}大量进入细胞内，导致Ca^{2+}超载而引起迟发性神经细胞损害。我们以往的研究表明，大鼠DBI后，脑组织谷氨酸(Glu)含量迅速升高且与脑损伤严重程度呈正相关。颅脑损伤后，Glu 过度释放或重吸收障碍致 Glu 堆积或谷氨酸受体敏感性上调，导致 Ca^{2+} 内流，神经元细胞内钙超载，造成神经元损害。此外，我们也系统观察了脑损伤后脑皮质代谢性谷氨酸受体各亚型表达水平变化及其激动剂与拮抗剂的作用，结果表明脑损伤后大鼠脑皮质代谢性谷氨酸受体各亚型的表达水平均发生不同程度的变化，提示代谢性谷氨酸受体可能是导致脑损害加重的重要因素之一，为应用代谢性谷氨酸受体拮抗剂治疗脑损伤提供了理论基础。

三、创伤性脑水肿超微结构改变

1. *神经细胞*　伤后 15min，皮质神经细胞出现水肿改变，表现为线粒体肿胀，可见脱颗粒，嵴结构尚清楚，内质网轻度扩张，神经细胞周围神经毡基本正常。伤后 30min，上述改变加重，线粒体嵴结构模糊，内质网及高尔基复合体明显扩张，神经毡肿胀已明显。伤后 3～6h 见神经细胞核膜皱缩，异染色质边聚。细胞内线粒体嵴消失，呈空泡化，内质网及高尔基复合体高度扩张，粗面内质网上核糖体显著减少，突触结构明显破坏。神经毡结构不清，仅见空泡化及较多的髓鞘结构，髓鞘分层不清，板层分离，间隙增宽。上述改变持续到伤后 72h。伤后 1 周，线粒体崩解，部分神经细胞核固缩，细胞器减少，髓鞘崩解，其余神经细胞结构大部恢复正常。

2. *胶质细胞*　皮质星形胶质细胞于伤后 30min 至 1h 出现水肿的超微结构改变，而且显著。于伤后 6～24h 水肿改变最明显，表现为核染色质疏松变淡，异染色质边聚，胞质清亮，细胞器稀少，线粒体嵴结构不清、肿胀，进一步则空泡化，内质网扩张呈大泡样，微丝解聚，漂浮于胞质。核呈孤岛。因星形胶质细胞的改变较神经细胞突出，被视为创伤性脑水肿或血管源性脑水肿的典型改变之一。

3. *微血管与血脑屏障*

(1)内皮细胞

①线粒体：伤后 30min，常见水肿区毛细血管内皮细胞线粒体肿胀，嵴模糊。伤后 1h，上述改变更加明显，内皮细胞肿胀，线粒体空泡化。

②胞饮小泡：伤后 30min，内皮细胞管腔面不光滑，微绒毛和内皮小凹样结构形成增多，胞饮小泡活动增强。伤后 1h，胞饮小泡增多，大小不等，形式多样，呈圆形、椭圆形或管形。并可见到内皮细胞质内多个小泡相互融合，呈串珠状，形成贯通内皮细胞管腔面与基底面的通道，可能是血管内大分子物质快速进入脑实质的途径。胞饮小泡密度与血浆密度相同，应用辣根过氧化物酶和胶体金微粒等作为示踪物可见到示踪物进入胞饮小泡并被转运入脑实质。伤后 6h 尚可见到 15nm 的胶体金微粒通过胞饮小泡进入脑实质。上述改变持续到伤后 72h。

③紧密连接：伤后 30min 至 6～24h，内皮细胞紧密连接逐步开大，并有 5nm、10nm 和 15nm 的胶体金微粒经此通过血脑屏障入脑。伤后 24～48h，可见内皮细胞局部坏死、穿孔，大量胶体金微粒涌入内皮细胞。

(2)基底膜：伤后 1h，即可观察到毛细血管基底膜增厚、间隙增宽，密度变淡。部分基底膜呈虫蚀状，基底膜内充满胞饮小泡。上述改变随伤后时间的延长，渐趋明显，持续至伤后 72h。

(3)星形胶质细胞足突：伤后 30min，即可观察到胶质细胞足突肿胀，线粒体嵴结构模糊不清。伤后 1h，肿胀更加明显，线粒体空泡化，足突内可见到胞饮小泡。至伤后 6h，足突高度水肿，压迫毛细血管管腔，使管腔明显变窄，上述改变持续至伤后 72h。

四、创伤性脑水肿的防治

原发性或继发性脑损伤都可能引起创伤性脑水肿，如不能及时有效控制，很可能导致神经组织退变、萎缩，加剧神经功能障碍，严重者可能导致脑疝，成为颅脑损伤早期死亡的主要原因之一。因此在颅脑损伤综合治疗中，早期防治脑水肿是极其重要的环节，目前关于脑水肿防治的原则和方案主要包括以下几个方面。

1. *纠正和消除脑水肿的全身因素，特别是防治缺氧和纠正低血压、休克*　在颅脑损伤急救和治疗的全程，必须保证呼吸道通畅，防缺氧，防窒息，维持有效的呼吸功能。为此，当患者处于呼吸障碍、呼吸衰竭时，需要调整体位，维持呼吸道通畅，必要时紧急行气管内插管。必须严密观察血压，纠正低血压与休克。

2. *应用钙通道阻滞药*　颅脑损伤后早期应用钙通道阻滞药，如尼莫地平。对昏迷患者，先缓慢静脉滴注尼莫地平 10mg，每日 2～3 次，总剂量 20～30mg；后可改为口服，每日 3 次，每次 30mg，对防治脑水肿和脑血管痉挛具有较明显的效果。

3. *脱水治疗*　脱水治疗是治疗脑水肿的常用

方法，效果可靠。临床中经常以 20% 甘露醇 250ml 与呋塞米 20～40 mg 配伍使用，可根据脑水肿轻重程度每日给予 1～4 次。甘露醇有利于消除血管源性脑水肿，呋塞米有利于消除细胞毒性脑水肿，两药协同，可提高脱水作用效果，而且有利于预防甘露醇使用后颅内压的反跳。此外，需要注意的是颅脑损伤后早期应掌握好输液量和输液速度的问题，若单位时间内大量静脉输液很可能加重脑水肿，所以一般成人输液量应控制在 1500～2000ml(30ml/kg)，输液量应稍少于患者当日尿量与不显性失水量之和。但在热带高温下，要增加补液量。

其他如氢氯噻嗪、乙酰唑胺、氨茶碱及七叶皂苷钠等药物也具有一定的脱水作用。

4. *亚低温治疗* 低温治疗创始于 20 世纪 50 年代，我国于 50 年代末开始推广应用冬眠药配合人工降低体温的方法治疗重型颅脑损伤，称为冬眠低温治疗。近年来则用亚低温治疗替代冬眠低温治疗颅脑损伤，其治疗基本点是将患者体温降低并维持在 32～34℃的亚低温水平，通过结合镇静等治疗方法来达到挽救患者神经功能、促进康复的作用。亚低温治疗的可能机制包括：①降低脑氧耗，减轻脑缺氧损害，减少脑组织乳酸堆积；②减轻血脑屏障损害；③减少钙离子内流引起的对神经元的损害；④抑制内源性毒性产物对脑细胞的损害；⑤减少脑细胞结构蛋白破坏，促进修复；⑥减轻弥散性轴索损伤。当然，亚低温治疗不能代替其他治疗，而且在亚低温治疗过程中还应严密监护生命体征、神经症状、血气变化等，并特别注意加强护理，保持呼吸道通畅，防止肺部感染等并发症。

5. *其他* 创伤性脑水肿的治疗非常复杂，有效的治疗方式可能是多种治疗手段的有机结合，及时解除引起颅内压增高的各种不利因素是治疗脑水肿的重要一环，必要时需要急诊行去骨瓣减压、脑室外引流或脑室-腹腔分流等外科治疗。此外，抗癫痫、镇静、抗感染等也是防治脑水肿的重要方面。

综上所述，颅脑损伤后脑水肿的发生和进展是加重脑损伤的重要因素，其发生机制目前尚未完全明晰，可能是多因素参与的复杂病理过程；而血脑屏障的破坏必然是颅脑损伤后脑水肿的发生和进展的重要原因，临床中防治脑水肿的各种治疗手段应该针对血脑屏障通透性改变进行有效干预，且应该在脑水肿发生的不同阶段采取不同的治疗或干预措施，才有可能取得更好的治疗效果。

（费 舟 李 侠）

参考文献

[1] Schubert W, Frank P G, Razani B, et al.Caveolae-deficient endothelial cells show defects in the uptake and transport of albumin in vivo. Biol Chem, 2001,276(52):48619-48622

[2] Nag S, Venugopalan R, Stewart DJ.Increased caveolin-1 expression precedes decreased expression of occludin and claudin-5 during blood-brain barrier breakdown.Acta Neuropathol, 2007,114(5):459-469

[3] Boyd NL, Park H, Yi H, Boo YC, et al. Chronic shear induces caveolae formation and alters ERK and Akt responses in endothelial cells. Am J Physiol, 2003,285(3):1113-1122

[4] Minshall RD, Sessa WC, Stan RV, et al. Caveolin regulation of endothelial function.American Journal of Physiology, 2003,285(6):1179-1183

[5] Huber JD, Hau VS, Borg L, et al.Blood-brain barrier tight junctions are altered during a 72-h exposure to lambda-carrageenan-induced inflammatory pain.American Journal of Physiology, 2002,283(4):1531-1537

[6] Yeung D, Manias JL, Stewart DJ, et al. Decreased junctional adhesion molecule-A expression during blood brain barrier breakdown.Acta Neurepathol, 2008,115(6):635-642

[7] Nag S, Venugopalan R, Stewart DJ.Increased caveolin-1 expression precedes decreased expression of occludin and claudin-5 during blood-brain barrier breakdown.Acta Neuropathol, 2007,114(5):459-469

[8] Chen CH, Xue R, Zhang J, et al.Effect of osmotherapy with hypertonic saline on regional cerebral edema following experimental stroke: a study utilizing magnetic resonance imaging.Neurocrit Care, 2007,7(1):92-100

[9] Papadopoulos MC, Manley GT, Krishna S, et al. Aquaporin 4 facilitates reabsorption of excess fluid in vasogenic brain edema.FASEB J, 2007, 18(11): 1291-1293

[10] Warth A, Simon P, Capper D, et al.Expression pattern of the water channel aquapo rin-4 in human gliomas is associated with blood-brain barrier disturbance but not with patient Survival. J Neurosci Res, 2007, 85(6): 1336-1346

[11] Petralia RS, Sans N, Wang YX, et al. Ontogeny of postsynaptic density proteins at glutamatergic synapses. Mol Cell Neurosci, 2005, 29(3): 436-452

[12] Hering H, Sheng M. Dendritic spines: structure, dynamics, and regulation. Nat Rev Neurosci, 2001, 2: 880-888

[13] Belcher SM, Howe JR.Characterization of RNA editing of the glutamate-receptor subunits GluR5 and GluR6 in granule cells during cerebellar devel-

opment.Brain Res,1997,52: 130-135
[14] Golshani P,Warren RA,Jones EG.Progression of change in NMDA,non-NMDA,and metabotropic glutamate receptor function at the developing corticothalamic synapse.J Neurophysiol,1998,80(1): 143-154
[15] Fei Z,Zhang X,Jiang XF,et al.Altered expression patterns of metabotropic glutamate receptors in diffuse brain injury.Neurosci Lett,2005,380(3): 280-283
[16] Soloviev MM,Ciruela F,Chan WY,et al.Molecular characterisation of two structurally distinct groups of human homers,generated by extensive alternative splicing.J Mol Biol,2000,295(5): 1185-1200
[17] Tu JC,Xiao B,Yuan JP,et al.Homer binds a novel proline-rich motif and links group 1 metabotropic glutamate receptors with IP3 receptors.Neuron,1998,21(4): 717-726
[18] Naisbitt S,Kim E,Tu JC,et al.Shank,a novel family of postsynaptic density proteins that binds to the NMDA receptor/PSD-95/GKAP complex and cortactin.Neuron,1999,23: 569-582
[19] Iki J,Inoue A,Bito H,Okabe S.Bi-directional regulation of postsynaptic cortactin distribution by BDNF and NMDA receptor activity.Eur J Neurosci,2005,22(12): 2985-2994
[20] Thomas GM,Rumbaugh GR,Harrar DB,et al.Ribosomal S6 kinase 2 interacts with and phosphorylates PDZ domain-containing proteins and regulates AMPA receptor transmission.Proc Natl Acad Sci U S A,2005,102(42): 15006-15011
[21] Zhang H,Maximov A,Fu Y,et al.Association of CaV1.3 L-type calcium channels with Shank.J Neurosci,2005,25(5): 1037-1049
[22] Foda MA,Marmarou A.A new model of diffuse brain injury in rats.Part II: Morphological characterization.J Neurosurg,1994,80(2): 301-313
[23] Maas AI.Neuroprotective agents in traumatic brain injury[Review].Expert Opin Investig Drugs,2001,10(4): 753-767
[24] Bullock MR,Lyeth BG,Muizelaar JP.Current status of neuroprotection trials for traumatic brain injury: lessons from animal models and clinical studies.Neurosurgery,1999,45(2): 207-220
[25] Darryle S,Joel B,Fritz S.Pharmacological and functional characteristics of metabotropic excitatory amino acid receptors.Trends Pharmacol Sci,1990,11(12): 508-515
[26] Serge C,Beat HG,Kim QD,et al.Potassium conductances in hippocampal neurons blocked by exitatory amino-acid transmitters.Nature,1990,347(6295): 765-767
[27] Ciruela F,Soloviev MM,McIlhinney RA.Cell surface expression of the metabotropic glutamate receptor type 1alpha is regulated by the C-terminal tail.FEBS Let,1999,448(1): 91-94
[28] Flor PJ,Gomeza J,Tones MA,et al.The C-terminal domain of the mGluR1 metabotropic glutamate receptor affects sensitivity to agonists.J Neurochem,1996,67(1): 58-63
[29] Francesconi A,Duvoisin RM.Role of the second and third intracellular loops of metabotropic glutamate receptors in mediating dual signal transduction activation.J Biological chemistry,1998,273(10): 5615-5624
[30] Alagarsamy S,Sorensen SD,Conn PJ.Coordinate regulation of metabotropic glutamate receptors[Review].Curr Opin Neurobio,2001,11(3): 357-362
[31] The Editorial.Receptor and ion channel nomenclature.Trends Pharmac,1997,18(suppl): 37-41
[32] 王智明,李云庆,施际武.大鼠脑内代谢性谷氨酸受体1、1a亚型的定位分布.解剖学报,1996,27(3): 225-232
[33] 李金莲,丁玉强,李继硕,等.代谢性谷氨酸受体7亚型在大鼠中枢神经系统的分布.解剖学报,1999,30(1): 1-6
[34] Scanziani M,Salin PA,Vogt KE,et al.Use-dependent increases in glutamate concentration activate presynaptic metabotropic glutamate receptors.Nature,1997,385(6617): 630-634
[35] Zhang Y,Wu SH.Long-term potentiation in the inferior colliculus studied in rat brain slice.Hear Res,2000,147(1-2): 92-103
[36] Buisson A,Choi DW.The inhibitory mGluR agonist,S-4-carboxy-3-hydroxy-phenylglycine selcetively attenuates NMDA neurotoxicity and oxygen-glucose deprivation-induced neuronal death.Neuropharmacology,1995,34(8): 1082-1087
[37] Iversen L,Mulvihill E,Haldeman B,et al.Changes in metabotropic glutamate receptor mRNA levels following global ischemia: increase of a putative presynaptic subtype (mGluR4) in highly vulnerable rat brain areas.J Neurochem,1994,63(2): 625-633
[38] Aronica EM,Gorter JA,Paupard MC,et al.Status epilepticus-induced alterations in metabotropic glutamate receptorexpression in young and adult rats.J Neurosci,1997,17(21): 8588-8595
[39] 费舟,章翔,何远东,等.二次脑损伤后鼠脑皮层代谢性谷氨酸受体5mRNA表达改变及α-甲基-4-羧基苯丙氨酸的治疗作用.中华创伤杂志,2001,17(4): 199-201

第5章

脑脊液和脑脊液循环

脑脊液(cerebrospinal fluid,CSF)是脑室和蛛网膜下隙内的无色透明液体。脑脊液是颅内容物的重要组成部分,约占颅内容积的10%。生理状态下脑脊液为含有少量糖、蛋白质和多种离子的水样溶液,它产生于脑室内的脉络丛组织,经过一系列循环后通过蛛网膜绒毛或蛛网膜颗粒回流至硬脑膜窦。其作用是参与调节、维持正常的颅内压力,并对脑和脊髓具有支持、保护和营养等作用。

第一节 脑脊液的成分

正常脑脊液为无色透明水样溶液,其比重为1.004～1.007,pH为7.319,略偏于碱性,渗透压大致与血浆平衡,其化学成分与脑的细胞外液接近。

脑脊液中含有微量的蛋白质。在人体生长发育的不同时期,脑脊液中蛋白质的含量略有不同,胚胎时期由于脉络丛组织和脑细胞的蛋白质合成的较多、脑室系统内的脑脊液流速较慢、血-脑脊液屏障的发育尚未成熟,脑脊液中蛋白质含量最高。出生后脑脊液中蛋白质含量随着年龄的增长而下降。此外,在脑脊液循环过程中不同部位脑脊液的蛋白质含量也略有不同。通常,脊髓蛛网膜下隙(腰大池)的脑脊液中含蛋白0.15～0.45g/L,颅内脑池(枕大池)的脑脊液中蛋白质含量为0.1～0.25g/L,脑室内(侧脑室)的脑脊液蛋白质含量为0.1～0.15g/L。脑脊液的蛋白质中大部分为清蛋白,球蛋白很少,仅占蛋白总量的16%(2.4～4.8mg/100ml)。

脑脊液中含有少量的葡萄糖,其浓度较血浆中低,生理状态下脑脊液中的葡萄糖浓度为2.8～4.2mmol/L,脑脊液中葡萄糖的含量与血浆中葡萄糖的含量呈正相关,通常为血糖的1/3～1/2。当中枢神经系统出现化脓性炎症等病变时脑脊液中葡萄糖的含量可明显降低。

生理状态时脑脊液中的细胞成分很少,每毫升有1～3个,主要为单核细胞和淋巴细胞。以往文献报道脑脊液中偶尔还有极少量神经胶质细胞、类组织细胞和与脑脊液接触的神经元、神经纤维等。

脑脊液中还含有一些重要的离子成分,如K^+、Na^+、Cl^-、HCO_3^-、Mg^{2+}、Ca^{2+}。近年来的研究结果表明,脑脊液中二氧化碳分压($PaCO_2$)为48mmHg(6.398 kPa),明显高于血浆中的36mmHg(4.799 kPa),脑脊液的pH为7.319,略低于血浆,而渗透压为314mOsm,略高于血浆,此外脑脊液中H^+、Ca^{2+}、K^+的含量低于血浆,而Na^+、Mg^{2+}、Cl^-、HCO_3^-、乳酸(Lact)含量则高于血浆(表5-1)。脑脊液中还有氨基酸、尿素、维生素、酶、环磷腺苷(cAMP)和微量重金属等。

表5-1 人体血浆和脑脊液中主要离子成分的比较(mmol/L)

离子成分	血浆	脑脊液	脑脊液/血浆
HCO_3^-	2.2	2.4	1.091
Na^+	150	147	0.98
K^+	4.63	2.68	0.62
Cl^-	110	132	1.2
Ca^{2+}	9.4	4.65	0.49
Mg^{2+}	3.22	4.22	1.4
Lact	1.0	2.2	2.2

第二节　脑脊液的产生、循环和重吸收

一、脑脊液的产生

脑脊液主要由各脑室的脉络丛所产生，正常情况下，脉络丛血流的25%分泌过滤成脑脊液。脉络丛是由富于血管的软膜与室管膜上皮组成的脉络组织，向脑室内突出而构成的。其结构主要由三种成分组成：以毛细血管网为中心，周围是源于软膜的结缔组织，脑室面为源于室管膜的脉络丛上皮细胞。毛细血管的内皮细胞有窗孔，这些窗孔被厚约6nm的隔膜封盖，内皮细胞之间并非紧密连接，存在着一定的间隔。脉络丛的上皮细胞富含线粒体和吞饮小泡，细胞侧面基部有突起和内褶、近腔面处相邻细胞之间紧密连接，细胞的腔面有微绒毛。相邻的脉络丛上皮细胞之间的紧密连接具有屏障功能，构成了“血-脑脊液屏障”。这些结构特征决定了离子或分子是主动运输，水是被动运输。它们在一定的压力下产生超微过滤，先经由血管内皮的窗孔和细胞间隙进入脉络丛绒毛下方的结缔组织基质，而后经脉络丛上皮细胞的侧面和底面进入该细胞，再由胞质内的小泡将其送到细胞顶端的微绒毛。脉络丛上皮细胞分泌时，这些微绒毛以水泡样破裂的方式最终将这些物质排入脑室，成为脑脊液。微绒毛犹如单向开放的“瓣膜”，当毛细血管内压增高时，可促使水和蛋白质分子进入脑脊液，而脑脊液压力增大时液体不会逆流。除脉络丛外，人们用闪烁摄影技术证实脑和脊髓的蛛网膜下隙本身也是脑脊液的重要来源。

影响脑脊液产生的因素很多，已知的有神经、内分泌、营养、年龄、体液出入量、体温、疾病和药物等。但与脑室、蛛网膜下隙内的压力及体循环系统的血压似无大的关系。机体温度的改变影响脑脊液的产生，在31～41℃体温每升高或降低1℃，脑脊液的生成速率将相应升高或降低11%。某些原因造成急性血浆高渗状态时脑脊液的产生减少，反之可造成脑脊液产生的增加。此外，由于交感和副交感神经纤维在脉络丛血管及脉络膜上皮中分布广泛，当颈交感神经节受到刺激时，脑脊液的产生显著减少，而刺激副交感神经时脑脊液的产生显著增加，但脉络丛的血流量并不受影响。

二、脑脊液的循环

1. *正常脑脊液循环的大体途径*　由侧脑室脉络丛产生至侧脑室内的脑脊液，经室间孔流入第三脑室，在此汇集了第三脑室脉络丛产生的脑脊液，经中脑水管流至第四脑室，第四脑室脉络丛也向室腔内产生脑脊液，各室脉络丛产生的脑脊液除少量进入脊髓中央管以外，大部分经第四脑室正中孔和外侧孔流入小脑延髓池。脑脊液一旦进入小脑延髓池，既可向下流入椎管的蛛网膜下隙，也可向上经小脑幕切迹流向颅顶部的蛛网膜下隙，扩展到整个蛛网膜下隙。

2. *脑脊液的循环动力*　有人测得脑脊液的流体静力末压为0.294～0.588kPa。在此压力下，脑脊液不流动。此后，脑脊液的流量和脑脊液与硬脑膜窦静脉间的压力差成正比，压力差越大流量越大。除此之外，脑脊液在蛛网膜下隙内的运动还与呼吸、心血管的搏动、体位、脑脊液的比重、弥散等因素有一定的关系。

3. *脑脊液流体静力压*　即通常所谓的脑脊液压或颅内压，也是一项重要的生理学指标。正常人脑脊液的压力与检测的部位及被测者的体位有关。侧卧位时，成人腰部的压力是100～150mmH_2O(0.98～1.47kPa)，小脑延髓池为80～140mmH_2O(0.79～1.37kPa)，侧脑室为70～120mmH_2O(0.69～1.18kPa)。端坐位时，腰部的脑脊液压力为250～300mmH_2O(2.45～2.94kPa)，侧脑室压力仅为0～40mmH_2O(0～0.40kPa)。脑脊液流体静力压取决于脑脊液的生成和吸收。脑脊液的生成和吸收处于动态平衡状态，故脑室和蛛网膜下隙内的压力通常是恒定的。但脑脊液的生成、回流和吸收受到诸如分泌和吸收、脉搏、血压、体温、药物及某些疾病的影响。

4. *成人脑脊液的总量*　在不同人、不同生理情况及不同病理情况下皆有不同。截至目前各文献报道从75ml至180ml不等，平均为130～150ml，一般认为成人脑脊液总量约为140ml。其中25%的脑脊液位于脑室内，每个侧脑室含10～15ml，第三、第四脑室共含5～10ml。脑蛛网膜下隙内的脑脊液为25～30ml，占总量的17%～20%。脊髓蛛网膜下隙内的脑脊液为70～75ml，占50%左右。

脑室脉络丛分泌脑脊液的速度为 0.3～0.4ml/min，因此日分泌量为 400～600ml。因为各脑室和蛛网膜下隙的总容量只有 140ml 或 150ml，由此可见脑脊液是在不断更新的。每昼夜更新 3～4 次，即每 6～8 小时即更新 1 次，更新速率约为每分钟 0.25%。

三、脑脊液的重吸收

主要经由上矢状窦及横窦两侧的蛛网膜颗粒引流回归颈静脉。不过一些资料表明还有许多部位也可以吸收脑脊液。其中，颅底部的蛛网膜颗粒或蛛网膜绒毛也可将脑脊液导入颅底部的硬脑膜窦，软脑膜和蛛网膜内的毛细血管及脊神经根附近“墨水套囊”处的蛛网膜绒毛或蛛网膜颗粒约可吸收 20%的脑脊液。此外，有研究发现脑、脊神经鞘的淋巴间隙也可吸收脑脊液。

第三节 脑脊液的功能

在生理情况下，脑脊液肩负多种生理功能。脑脊液作为脑和脊髓的液体垫，可缓冲震动、分散压力，有重大的保护意义。脑和脊髓浸泡在脑脊液中，脑脊液可以为其提供稳定的内环境。脑脊液对脑组织的营养供应与代谢产物的清除起着重要作用。脑-脑脊液神经体液通路学说的提出，也为脑脊液的生理功能研究开辟了新的方向。

一、支持和保护功能

脑和脊髓的结构决定了它们几乎不能承受任何挤压，但整个中枢神经系统完全处在蛛网膜下隙中由脑脊液所形成的液体垫的包裹之中。而且由于蛛网膜小梁的存在，这层液体垫的厚度又非常恒定。脑组织的比重为 1.040，脑脊液的比重约为 1.007，在空气中重约 1500g 的脑，放在脑脊液中只有 50g。这 50g 重量所产生的压力也由大脑镰、小脑幕等的种种分隔和脑脊液液体垫的传递，均匀分布在脑和脊髓的被膜上。

二、维持内环境的稳定

在正常情况下，人体内中枢神经系统以外的组织中，组织液不断生成又不断被重吸收，以保持动态平衡，故血量和组织液量能维持相对稳定。而在中枢神经系统中，脑脊液生成的多少、吸收的快慢，在生理条件下皆可与颅内血容量保持某种平衡，使颅内压始终保持在相当恒定的水平上，甚至在病理条件下，也有相当大的代偿能力。因为脑脊液-脑屏障很不完全，脑脊液与中枢神经系统的关系十分密切，脑脊液的细胞和化学成分与脑的细胞外液两者很是接近并相当稳定，因此脑脊液为脑和脊髓提供了一个相当稳定的化学环境。

三、参与神经系统的营养和代谢

过去认为中枢神经系统内无淋巴，脑脊液部分代替淋巴的功能。现在关于中枢神经系统内的淋巴问题尽管有了新的观点，但就提供营养、运送代谢产物等方面，脑脊液有些与淋巴相似。在脑脊液的循环路径上，脑脊液不断与邻近脑组织的细胞外液进行交换，不但脑细胞外液的成分可以进入脑脊液，脑脊液中的成分也可反向进入脑细胞外液，从而影响脑组织的活动。

四、参与神经内分泌转运

脑脊液在协调中枢神经系统内部、中枢与外周内分泌功能中具有重要的作用。近年来人们在脑脊液中发现了大量的神经递质及神经激素，经过对接触脑脊液的神经纤维和神经元的深入研究，发现脑脊液参与了中枢神经系统的信息交流。于是在传统的中枢、周围神经系统线性神经通路之外，又提出了由脑脊液中介的神经体液通路。这一通路的结构基础是接触脑脊液的神经元、室管膜及脑-脑脊液屏障的选择性，其往返调节的机制是突触释放和非突触释放。参与调节的物质有神经递质、内分泌激素和其他介质。它们的调节范围广泛，不仅可以实施局部整合，如下丘脑和垂体之间，也可以实施远距离调整，如睡眠因子的作用。

第四节　脑脊液检验的临床应用

通常情况下,脑脊液具有脑组织保护、调节颅内压力、参与神经系统的营养和代谢等多种生理功能。当中枢神经系统发生疾病时,对脑脊液压力、成分等特征的检测将有助于疾病的临床诊断。脑脊液的压力及动力学检测将在本书其他章节论述,本节主要对脑脊液的化验检查进行讨论。应该注意的是,任何脑脊液化验检查的分析都应该紧密结合患者的临床实际,脑脊液正常并不能完全除外中枢神经系统疾病。

一、脑脊液的外观

正常脑脊液无色透明,若脑脊液浑浊(可呈米汤样或脓样)或呈色(红色、黄色或绿色)则提示为病理性脑脊液。浑浊脑脊液离体后静置1～2h可见凝结物沉淀于管底,多见于化脓性脑膜炎。脑脊液静置12～24h或以后出现薄膜样物,提示含有大量纤维蛋白,见于结核性脑膜炎。脑脊液呈红色或粉红色,提示含有血性液,可为穿刺损伤或病理性出血所致。穿刺损伤时流出的脑脊液红色先浓后淡,离心沉淀后上层液体澄清无色;病理性出血时流出的脑脊液均匀一致,离心沉淀后上层液体呈淡红色或黄色。黄色脑脊液常见于颅内出血吸收晚期或神经系统肿瘤导致脑脊液滞留。椎管内肿物导致脑脊液循环不畅、蛋白含量显著增高时脑脊液不但“黄变”且离体后可自行凝固,称为Froin综合征。此外,黄色脑脊液还可见于全身黄疸的病人。绿色脑脊液可见于铜绿假单胞菌、脑炎链球菌、甲型链球菌引起的脑膜炎。

二、蛋白检查

脑脊液的蛋白质检测包括定性检查、定量检查、蛋白分类测定、血清与脑脊液蛋白比例测定。其中,定性检查、定量检查、蛋白分类测定在临床上已经普遍被采用,而tau蛋白、β_2-微球蛋白、14-3-3脑蛋白、铁蛋白、髓鞘碱蛋白等一些特殊蛋白测定在中枢神经系统疾病诊断中的应用也已越来越受到重视。

1. *蛋白定性*　又称潘迪(Pandy)试验,用于检测脑脊液中的球蛋白。正常情况下,脑脊液含微量球蛋白,因此潘迪试验呈阴性。阳性结果提示脑脊液内球蛋白增高,可见于各种脑膜炎、脑炎、脊髓神经炎及颅内出血。此外,腰椎穿刺损伤性出血时潘迪试验也可呈阳性反应。

2. *蛋白定量*　正常脑脊液的蛋白含量随着脑脊液采集部位的不同而略有差异,与潘迪试验一样蛋白增高见于各种神经系统炎症、肿瘤等。血性脑脊液的蛋白含量可因红细胞的影响而增高,为除去红细胞对脑脊液蛋白含量的影响,临床上可按700×10^6/L红细胞可提高0.01g/L蛋白含量来粗略推算,血性脑脊液的蛋白含量减去因红细胞而提高的蛋白量即为脑脊液原有蛋白质含量。

3. *脑脊液与血清清蛋白比例*　生理状态下由于血脑屏障(BBB)及血-脑脊液屏障的存在,血中蛋白质难以直接进入脑脊液,正常人脑脊液蛋白含量较低且较为恒定。而当中枢神经系统疾病导致上述屏障损害时,血中的蛋白质可以通过损害的屏障进入脑脊液,使脑脊液与血清清蛋白比例发生变化。由于清蛋白在血中和脑脊液中比例最高而易于检测,且清蛋白较为稳定不易受到其他因素的影响,因此可以通过观测脑脊液与血清清蛋白比例(脑脊液/血清清蛋白)来反映血脑屏障的损害。

4. *特殊蛋白质检测*

(1)β_2-微球蛋白(β_2-MG):作为组织相容性抗原的一部分β_2-MG存在于所有的有核细胞表面。分子量11 800Da。β_2-MG在脑脊液中的升高是急性淋巴细胞性白血病或淋巴瘤累及中枢神经系统的一个敏感指标,并且其水平和相应临床症状的出现与消失高度相关。β_2-MG升高还可见于原发性和转移性的恶性肿瘤,而良性肿瘤的β_2-MG水平正常。

(2)铁蛋白(FP):正常人脑脊液中铁蛋白的含量极低,一般为2～10ng/ml。脑脊液中铁蛋白的升高见于绝大多数炎症性病变和转移性肿瘤,而非炎症性中枢神经系统病变和非转移性颅内肿瘤时脑脊液中铁蛋白的含量较低。因此,脑脊液中的铁蛋白测定是中枢神经系统肿瘤和炎症性病变鉴别诊断的灵敏指标,但它的特异性较差。

(3)甲胎蛋白(AFP):为一种糖蛋白分子,在卵黄囊中合成。正常人脑脊液中甲胎蛋白为阴性,当脑脊液中甲胎蛋白升高时提示中枢神经系统内存在着分化较差的胚胎性肿瘤,如原发或转移性绒毛膜癌、来源于原始生殖细胞的肿瘤、畸胎瘤。同时脑脊液中甲胎蛋白的水平可作为监测病情、评价疗效、判断肿瘤复发的重要手段。

(4)髓鞘碱蛋白(basic myelino protein, MPB):髓鞘碱蛋白特异地存在于中枢神经系统髓鞘少突胶质细胞的胞质内,约占髓鞘总蛋白的30%。正常人髓鞘结构稳定,极少有髓鞘碱蛋白进入脑脊液,放射免疫法测定的脑脊液髓鞘碱蛋白正常值为<5μg/L,血清中不含该蛋白。当髓鞘受到损伤,如中枢神经系统创伤、脱髓鞘疾病、感染或肿瘤时,髓鞘碱蛋白向脑脊液中释放,如同时伴有血脑屏障的破坏,髓鞘碱蛋白可出现于血清中,其释放程度与髓鞘破坏的程度成正比。髓鞘碱蛋白是反映中枢神经系统,尤其是白质损伤程度和判定疾病预后的良好指标。

(5)tau蛋白:tau蛋白存在于正常脑组织的神经元轴突中,参与微管交联。脑脊液中的tau蛋白可能来自死亡或退化变性的神经细胞,tau蛋白的测定可以用来诊断中枢神经系统疾病,特别是针对阿尔茨海默病。

三、糖含量

临床脑脊液的糖含量检测常包括葡萄糖定性和定量测定。定性常采用五管实验,正常脑脊液五管定性实验为阳性,若出现阴性则提示糖含量降低。定量测定更为准确。正常脑脊液葡萄糖浓度为2.8~4.2mmol/L。当中枢神经系统出现感染或脑膜癌等恶性颅内肿瘤时,脑脊液中葡萄糖的含量则降低。

四、氯化物含量

细菌或真菌引起中枢神经系统感染时,病原菌可将葡萄糖分解成乳酸,导致脑脊液中的氯化物含量降低。正常脑脊液中氯化物的含量为197.5~214.4mmol/L。应当注意的是脑脊液中氯化物的含量与血液中氯化物的含量呈正相关,肾上腺皮质功能不全、长期呕吐的患者也会出现脑脊液中氯化物的含量降低。此外,当某些因素导致血氨升高时,脑脊液中氯化物的含量也将相应降低。

五、显微镜检查

1. *白细胞计数及分类* 正常儿童和成人脑脊液中白细胞数为$(0\sim10)\times10^6$/L,婴儿脑脊液中白细胞数为$(0\sim20)\times10^6$/L。白细胞轻度增高$(11\sim30)\times10^6$/L见于病毒性脑炎、颅内出血、颅内大型肿瘤;中度增高$(31\sim200)\times10^6$/L常见于结核性脑膜炎、脊髓灰质炎;高度增加($>200\times10^6$/L)多见于中枢神经系统化脓性炎症,如化脓性脑膜炎、脑脓肿破溃。正常脑脊液中,大多数为淋巴细胞(70%),还有少数单核细胞(30%),极少见到中性粒细胞。中性粒细胞增加多见于化脓性脑膜炎、乙型脑炎及部分早期结核性脑膜炎;淋巴细胞增加常见于结核性脑膜炎、真菌性脑炎、部分脑肿瘤及中枢神经系统病毒感染;嗜酸性粒细胞增加多见于脑囊虫病等颅内寄生虫感染。

2. *红细胞检测* 脑脊液中出现红细胞提示中枢神经系统存在损伤出血。应该注意的是:穿刺采样时也可能出现损伤出血,在镜检时这种出血的红细胞形态与自发性蛛网膜下腔出血等其他病理性出血略有不同,前者红细胞形态基本无变化,后者红细胞膜皱缩。

3. *涂片检查* 对脑脊液进行离心、沉淀后,取沉淀物进行涂片检查,有时可以发现病原体。再结合临床选择革兰染色、墨汁染色、抗酸染色进行观测,将大大提高病原体的检出率。

4. *肿瘤细胞检测* 脑脊液肿瘤细胞检测的阳性率较低,在采样时应注意留取足够的脑脊液标本。在白血病侵犯中枢神经系统出现脑浸润时,脑脊液中可见到白血病细胞;若颅内肿瘤经脑脊液直接播散时脑脊液中可见到相应的肿瘤细胞。

六、细菌和病毒的培养及分离

对临床疑有细菌、真菌感染的病例可以借助细菌培养提高病原体的检出率。培养方法包括需氧培养和厌氧培养,同时对有菌落生长的脑脊液标本进行药物敏感试验,以指导临床治疗。对临床疑有病毒感染的病例可以借助病毒分离技术查找病原体。

七、免疫学检查

脑脊液的免疫学检查有助于特异性地明确中枢神经系统病原体,指导临床诊疗。常用的免疫学检查包括囊虫、血吸虫的酶标实验及补体结合试验,梅毒检测的康华反应及一些病毒的特异性抗原、抗体测定。对脑脊液中免疫球蛋白IgG的检测已经越来越受到人们的重视。正常人脑脊液中IgG的含量极低,约为3mg/100ml,而IgG的增高见于多发性硬化、脱髓鞘疾病和恶性脑肿瘤,其他中枢神经系统病变导致血脑屏障破坏时脑脊液中

IgG 也可升高。

八、肿瘤生化标志物测定

脑脊液中已被发现存在着多种肿瘤标志物。这些标志物对中枢神经系统肿瘤的临床诊断具有重要价值，许多标志物的血清或血浆检测已被广泛应用，但在脑脊液中的意义和临床价值常被人们忽略。

1. *癌胚抗原(CEA)* 神经组织中不表达癌胚抗原，脑脊液中癌胚抗原的水平对于能产生癌胚抗原的肿瘤向中枢神经系统转移的监测是一个非常敏感的指标。在怀疑脑转移性癌的病例中脑脊液细胞学检查常为阴性，但对于能产生癌胚抗原的乳腺癌、结肠癌、胃癌、肺癌等，脑脊液中癌胚抗原的升高对临床诊断肿瘤向中枢神经系统转移具有重要价值。

2. *绒毛膜促性腺激素(HCG)* 人体中绒毛膜促性腺激素主要由合胞体滋养层细胞分泌。导致脑脊液中绒毛膜促性腺激素升高的中枢神经系统肿瘤以绒毛膜上皮癌最为明显，然后依次是生殖细胞瘤、胚胎癌及内胚窦瘤。脑脊液中绒毛膜促性腺激素的水平与治疗中肿瘤的增殖活性呈正相关，并且绒毛膜促性腺激素的升高常常早于肿瘤增殖或转移的临床表现和影像学发现。

3. *乳酸脱氢酶(LDH)* 乳酸脱氢酶在体内分布广泛，许多疾病都可能导致其升高。乳酸脱氢酶虽然较灵敏，但特异性低。在中枢神经系统中感染、创伤、肿瘤等多种因素均能导致脑脊液中的乳酸脱氢酶升高。为了提高其特异性可对乳酸脱氢酶的同工酶($LD_{1\sim5}$)进行测定。其中，LD_5 的升高多为颅内感染和转移癌所致，在淋巴瘤和淋巴细胞性白血病时乳酸脱氢酶的同工酶谱为“帐篷”性，即 LD_3 和 LD_4 升高明显，而 LD_1 和 LD_5 相对较低。

4. *基质金属蛋白酶谱(MMP_x)* MMP_x 属于含锌的金属蛋白酶家族成员，是有底物特异性的多种钙离子依赖肽内切酶。MMP_x 是以无活性的形式分泌，其活性取决于激动剂、抑制剂等多种因子的平衡调节。在脑肿瘤时中枢神经系统内的 MMP_x 可以过度产生和激活。脑脊液中的 MMP_x 测定是中枢神经系统肿瘤诊断的一项灵敏指标，它有助于鉴别脑肿瘤(原发性和转移性)与非脑肿瘤患者，此外还有助于判断颅内肿瘤的脑膜扩散。

(王增光)

参考文献

[1] 杨树源，江德华.最新神经内外科手册.天津：天津科学技术出版社，1997：619

[2] Zhou F, Wang J, Zhang H, et al. Evaluation of three tracers for labeling distal cerebrospinal fluid-contacting neurons. Neurosci Bull, 2013, 29(5): 576-580

[3] Gard AL, Gavin E, Solodushko V, et al. Cardiotrophin-1 in choroid plexus and the cerebrospinal fluid circulatory system. Neuroscience, 2004, 127(1): 43-52

[4] Ganzer S, Arlt S, Schoder V, CSF-tau, CSF-Ass1-42, ApoE-genotype and clinical parameters in the diagnosis of Alzheimer's disease: combination of CSF-tau and MMSE yields highest sensitivity and specificity. J Neural Transm, 2003, 110(10): 1149-1160

[5] Zhong J, Dujovny M, Park HK, et al. Advances in ICP monitoring techniques. Neurol Res, 2003, 25(4): 339-350

[6] Mitchell A, Brindle N. CSF phosphorylated tau--does it constitute an accurate biological test for Alzheimer's disease? Int J Geriatr Psychiatry, 2003, 18(5): 407-411

[7] 杨树源，只达石.神经外科学.北京：人民卫生出版社，2008：247-361

[8] 张建宁.神经外科重症监护.北京：人民卫生出版社，2013：205-216

[9] Tian Y, Wang Z, Jia Y, et al. Intracranial pressure variability predicts short-term outcome after intracerebral hemorrhage: A retrospective study. J Neurol Sci, 2013, 330(1-2): 38-44

第6章

昏迷和脑死亡

第一节 昏 迷

昏迷是最严重的意识障碍，主要表现为意识持续的中断或完全丧失，不能执行指令，不能说话或疼痛刺激时不能睁眼，随意运动消失，生理反射减弱或消失，出现病理反射等，是神经外科常见急症之一。它不是一种单一疾病，而是包括颅脑损伤、脑肿瘤、脑出血和颅内炎症等多种疾病的临床症状，通常发病急，病情重，死亡率高。

一、昏迷的病因

昏迷的病因分类方法很多。1979 年 Plum 等提出的分类方法应用最广。该分类法从神经定位诊断的观点出发，认为上位脑桥中央或中脑障碍、双侧间脑功能障碍及双侧大脑半球弥漫性损害均可引起患者昏迷。将昏迷的病因归纳为 3 类(表 6-1)。

表 6-1 Plum 等提出的昏迷病因分类法(1979)

病变位置	病 因
幕上肿块性病变	(1)血管性：脑出血，大面积脑梗死 (2)外伤性：硬膜下血肿，硬膜外血肿 (3)肿瘤性：原发性或转移性脑肿瘤 (4)感染性：脑脓肿，脑寄生虫病
幕下肿块或破坏性病变	(1)小脑或脑桥出血 (2)脑干梗死 (3)小脑脓肿 (4)小脑或脑干肿瘤
弥漫性及代谢性病因所致	(1)颅内弥漫性病变：①颅内感染(脑炎、脑膜炎)；②广泛性脑挫伤；③蛛网膜下隙出血；④高血压脑病；⑤癫痫 (2)代谢性脑病：①缺氧或缺血；②低血糖；③辅酶缺乏；④内源性脏器功能衰竭；⑤外源性中毒；⑥内分泌病；⑦体温调节障碍

二、昏迷的分级

昏迷按其进展程度分为 3 个阶段，即轻度昏迷、中度昏迷和深度昏迷。

1. *轻度昏迷* 也称浅昏迷。患者意识大部分丧失，无自主运动，对声、光刺激无反应，对疼痛刺激尚可出现痛苦表情或肢体退缩等防御反应，角膜反射、瞳孔对光反应、眼球运动、吞咽等脑干反射可存在，肢体可呈伸直性去脑强直，出现病理反射，呼吸、脉搏、血压等尚无显著改变。

2. *中度昏迷* 对周围事物及各种刺激均无反应，对于剧烈刺激可出现防御反射。对重度疼痛刺激可有反应，防御反射、角膜反射减弱，瞳孔对光反应迟钝，眼球无转动，呼吸、脉搏、血压等生命体征出现轻度变化。

3. 深度昏迷　患者意识全部丧失，强刺激也不能唤醒。全身肌肉松弛，对各种刺激全无反应，无自主运动，深、浅反射均消失，偶有深反射亢进与病理反射出现，常有尿失禁、脉速、血压下降，呼吸频率与节律异常。

三、昏迷评分

Glasgow 昏迷评分是一种常用于评价患者昏迷程度的方法，包括睁眼、语言及运动反应三方面。通过以上三方面所得分数总和判断意识障碍程度，分数越低病情越重。正常为 15 分，表示意识清醒，8 分以下为昏迷，4～7 分的患者预后很差，3 分提示脑死亡或生存罕见。其评分标准见表 6-2。

表 6-2　Glasgow 昏迷评分*

分值	睁眼	言语	运动
6	—	—	遵嘱运动
5	—	对答切题	刺痛定位
4	自动睁眼	胡言乱语	刺痛躲避
3	呼唤睁眼	对答错误	肢体屈曲
2	刺痛睁眼	仅能发音	肢体伸直
1	不能睁眼	不能言语	不能运动

*. 该评分适用于年龄≥4 周岁患者

四、昏迷患者的处理原则

1. 首先需明确和干预威胁患者生命的情况

(1)保持呼吸道通畅，防止患者因呕吐导致窒息；吸氧，应用呼吸兴奋药，必要时气管切开或插管行人工辅助通气。

(2)检查生命体征，建立静脉通道，维持循环灌注等，必要时紧急行心肺脑复苏。

2. 详细的病史询问　有助于昏迷病因的判断，要重点询问昏迷发生的时间及过程。脑血管病引起的昏迷一般较急骤，发病当时即出现，见于脑干卒中或蛛网膜下腔出血；脑出血引起的昏迷，经数分钟至数小时迅速进展，多伴有大脑半球局灶性病变体征(偏瘫、失语及偏身感觉障碍等)；慢性硬膜下血肿、脑脓肿或脑肿瘤引起的昏迷病程较长，持续数天或数周；代谢障碍性疾病引起的昏迷，多继发意识混浊或谵妄状态，且没有局灶性症状和体征。

3. 采取血样　在详细询问病史及简要神经系统查体的基础上，要留取血样，做相关的实验室检查，如血常规、动脉血气分析、电解质、血糖等，必要时需行毒理学分析以查明患者有无中毒及过量服药等。

4. 神经系统查体　一开始可先做简要的查体，以便对急症迅速做出诊断与处理，待患者病情平稳后再进行全面查体。应重点检查对昏迷的定位和病因诊断有帮助的内容，包括呼吸频率与节律、瞳孔、眼球运动，以及对疼痛刺激的运动反应等。

(1)呼吸频率与节律：其改变是意识障碍最常见的表现。呼吸幅度逐渐增大然后减弱，其后有短暂呼气暂停，常见于间脑病变或双侧大脑半球功能障碍，呈非特异性。呼吸节律和深度不规则，多见于延髓病变，常见于临终期。吸气末时有暂停，由脑桥病变引起，如基底动脉阻塞。不规则的快速呼吸间隔呼吸停止，也可能合并各种叹息样呼吸，常见于高位延髓或低位脑桥病变，预后不良。明显减慢见于吗啡类、巴比妥类等药物中毒所致的呼吸中枢抑制；脑出血时呼吸深而粗，出现鼾声；呼气带氨臭味见于尿毒症；呼气带烂苹果香味见于糖尿病酸中毒；酒精中毒时呼气带浓酒气味；有机磷中毒时呼气带大蒜气味。

(2)瞳孔：瞳孔光反应是鉴别代谢性和器质性昏迷的最有效方法。瞳孔等大、光反应灵敏者几乎都是有中毒或代谢障碍引起。双侧瞳孔扩大，对光反应消失，见于中脑受累的昏迷病人，但也可由抗胆碱能药物或拟交感神经药物中毒引起。一侧瞳孔完全扩大(直径＞7mm)，对光反应消失，通常提示动眼神经受压迫，常见于颞叶钩回疝所致昏迷的患者。双侧针尖样瞳孔(直径 1～1.5mm)对光反应存在，提示脑桥有局部病变，也可见于吗啡过量、有机磷及乙醇中毒。双侧瞳孔散大并固定(7～10mm)见于延髓的近全损伤、缺氧或低温状态下的初始阶段。

(3)眼肌及眼球运动：昏迷病人眼睑闭合，提示低位脑干未受损害。若轻轻翻开眼睑，闭合较快的病人昏迷较浅，闭合慢者昏迷较深。若有瞬目说明网状结构正常。昏迷病人可出现眼位及眼运动异常，若出现双眼同向凝视麻痹，双眼同向偏离瘫痪肢体侧，提示大脑半球病变，病变位于双眼朝向侧；而双眼同向朝向瘫痪肢体侧，则提示病变位于脑桥。若双眼向下凝视鼻尖，则提示丘脑或中脑顶盖前区病变。双眼球左右分析提示昏迷程度深，上下分离提示颅后窝病变；双眼球不能联合运动提示眼肌麻痹、核间性眼肌麻痹。

(4)血压：严重高血压常见于高血压脑病、脑出血等。麻醉药与催眠药中毒、内出血、革兰阴性杆菌败血症、慢性肾上腺皮质功能减退症等疾病时血压常有降低。

(5)皮肤：面色苍白见于休克、尿毒症昏迷；面色潮红见于酒精中毒、颠茄类中毒、中暑等；口唇呈樱桃红色须注意一氧化碳中毒。

(6)脑膜刺激征：深昏迷时脑膜刺激征可消失。对明确脑膜炎或蛛网膜下腔出血引起的昏迷有重要的诊断价值。但蛛网膜下腔出血患者有时须经24～48h 颈强直才明显。

(7)肢体偏瘫：在半球病变中，偏瘫的肢体对疼痛刺激不起运动反应。对称的运动障碍，见于代谢性疾病，特别是缺氧，以及药物中毒引起的弥漫性神经元异常。

5. 针对具体疾病进行内科治疗

(1)对症治疗：①颅压高者给予降颅压药物，如20%甘露醇、呋塞米等，必要时进行侧脑室穿刺引流等；②预防感染；③控制高血压及过高体温；④用地西泮、苯巴比妥等终止抽搐。

(2)其他治疗：①纠正水、电解质紊乱，维持体内酸碱平衡，补充营养；②给予脑代谢促进药，如ATP、辅酶 A 等；③注意口腔、呼吸道、泌尿道及皮肤护理。

6. 病因治疗　对于昏迷患者，一旦病因得以明确，应尽快纠正病因治疗。如针对高渗性非酮症糖尿病昏迷患者应大量补充液体、尽快用胰岛素纠正血糖；低血糖昏迷患者应该立刻静脉注射葡萄糖溶液，以免造成神经元的永久性损害；对于各种中毒患者应该尽快清除毒物，促进毒物的排出，解毒治疗等。

五、诊断要点

1. 首先确定是昏迷必须与类昏迷状态鉴别，如癔症、木僵状态、闭锁综合征、醒状昏迷、失语、痴呆、去皮质综合征、晕厥等。

2. 迅速确定昏迷程度，评估生命体征。

3. 进一步明确昏迷的病因：①病史是确定意识障碍原因的关键；②查体可发现昏迷病因的其他临床表现；③实验室检查对诊断帮助较大，一般应先做常规检查包括血尿便常规、血糖、电解质、心电图。必要时再做其他方面检查，如血气分析、头颅CT、X 线片、B 超、脑脊液检查等。

六、昏迷的鉴别诊断

首先应解决是不是昏迷。如是昏迷，昏迷的病因是什么，这就是需要进一步解决的问题。所以，昏迷的鉴别诊断包括了昏迷状态的鉴别和昏迷病因的鉴别。

1. 昏迷状态的鉴别　昏迷必须与类昏迷鉴别。所谓类昏迷是指病人的临床表现类似昏迷或貌似昏迷，但实际上并非真昏迷的一种状态或证候。它一般包括假性昏迷、醒状昏迷及其他一些病症。

2. 昏迷病因的鉴别　在临床实践过程中，昏迷病人常无法配合医生采集病史和详细的体格检查。基于这一特殊情况，病人的重要临床体征与症状、简要病史对病人昏迷的病因的判断显得尤为重要。以下是依据昏迷病人有无脑膜刺激征和局灶性脑病症状，并结合简要病史对昏迷病因做简单的判断(表 6-3)。

表 6-3　昏迷病因判断表

脑膜刺激征	局灶脑症状	简要病史	病　因
阳性	阴性	剧烈头痛为前驱症状	蛛网膜下腔出血
		发热为前驱症状	脑膜炎、脑炎
阳性或阴性	阳性	有明确的外伤史	颅脑外伤、硬膜外血肿、硬膜下血肿
		急骤起病	脑出血、脑梗死
		发热为前驱症状	脑脓肿、脑脊髓炎、脑血栓性静脉炎
		缓慢起病	原发性或转移性脑肿瘤、慢性硬膜下血肿

（续 表）

脑膜刺激征	局灶脑症状	简要病史	病因
阴性	阳性	尿有异常	尿毒症、糖尿病、急性尿卟啉症
		处于休克状态	低血糖、心肌梗死、肺梗死、大出血
		明确中毒原因	酒精中毒、催眠药中毒、一氧化碳中毒、有机磷农药中毒等
		黄疸症状	肝性脑病
		发绀症状	各种原因引起的肺性脑病
		高热症状	重症感染、中暑、甲状腺功能亢进危象等
		体温过低	休克、黏液性水肿，冻伤等
		有特殊气息气味	糖尿病、肝性脑病、酒精中毒、尿毒症、有机磷农药中毒等
		昏迷短暂	癫痫、晕厥、脑震荡等

第二节 脑死亡

依据经典医学观念，通常把人的心搏、呼吸永久性停止作为死亡的标志，可分为濒临死亡期、临床死亡期与生物学死亡期。

濒临死亡期，是脑干以上的神经中枢功能丧失或深度抑制，而脑干以下的神经功能尚存，但由于失去上位中枢神经的控制而处于紊乱状态。患者表现神志不清，循环衰竭，呼吸衰竭，代谢紊乱，各种反射迟钝，肌张力丧失。

临床死亡期，是指延髓处于深度抑制和功能丧失的状态，故各种反射消失，呼吸和心搏停止。

生物学死亡期，是死亡过程的最后阶段。此时，自大脑皮质开始整个神经系统及其他各器官系统的新陈代谢相继停止，整个机体出现不可逆变化，已不能复活，但个别组织在一定时间内仍可有极微的代谢活动。

脑死亡(brain death)通常指包括脑干在内的全脑功能丧失的不可逆转的状态，是相对于经典临床死亡而提出的一个新概念。随着医学科技的发展，患者的心搏、呼吸、血压等生命体征都可以通过一系列药物和先进设备加以逆转或长期维持。如果脑干功能丧失，无论采取现代何种医疗手段，最终都将发展为心脏死亡。适时中断其治疗能节约医疗资源，且能减轻患者家属的经济负担。与心脏死亡相比，脑死亡显得更为科学，标准更可靠。因此，以脑干死亡作为脑死亡的标准也是目前公认的医学观念。

脑死亡的概念最初于 1959 年首先提出，称为昏迷过度。1968 年美国哈佛大学的学者经过详细严谨的临床研究之后，认为脑死亡必然结果是传统的心脏死亡，并制订了脑死亡的判定标准，并很快得到世界的广泛认可。1971 年 Mohandas 和 Chou 描述了脑干是维持人类生命活动的最基本中枢，一旦脑干受到了不可逆的损害，功能无法恢复，会表现出与全脑死亡相同的征象和结局。由此可见，脑干死亡实际上是脑死亡的核心，这一观点完善和充实了脑死亡的概念，也得到了科学的证实和广泛的认同，现已广泛应用于临床诊断。

一、脑死亡的诊断

1. 脑死亡判定的先决条件

(1)明确昏迷的病因：原发性脑损伤包括颅脑创伤、脑血管疾病等；继发性脑损伤主要指缺血缺氧性脑病，如心搏骤停、麻醉意外、溺水、窒息等。昏迷原因不明确者不能实施脑死亡判定。

(2)要排除一切可逆性昏迷的原因，包括严重电解质及酸碱平衡紊乱、代谢及内分泌障碍(如肝性脑病、尿毒症脑病、非酮性高血糖脑病)及休克等。

(3)要排除镇静药、毒品等药物残存效应的影响。

(4)要排除神经肌肉阻滞性疾病。

(5)要排除患者是否存在低体温(中心体温＜32℃)和低血压(收缩压＜90mmHg)。

2. 脑死亡的临床判定

(1)深昏迷：深昏迷是脑死亡的首要临床表现，此时患者没有任何的自主活动，并对包括强痛在内的任何外界刺激均无反应，格拉斯哥昏迷评分(GCS)为 3 分。脑死亡者不应有去大脑强直、去皮质强直、痉挛或其他不自主运动。脑死亡还应与植物生存状态严格区别。

(2)脑干反射消失：见表 6-4。

表 6-4　脑死亡患者脑神经的神经科检查

脑干反射	脑神经检查	反　应
瞳孔对光反应	传入：Ⅱ 传出：Ⅲ	双侧瞳孔直接和间接对光反应均消失
角膜反射	传入：Ⅴ 传出：Ⅶ	双侧刺激均无眨眼动作
头眼反射	传入：Ⅷ 传出：Ⅲ、Ⅳ、Ⅵ	当头部向左或向右转动时，眼球均固定不动，没有向相反方向的运动
前庭眼反射	传入：Ⅴ、Ⅷ 传出：Ⅲ、Ⅵ	将20ml的冷水注入双侧鼓膜完整的外耳道，注水后观察1～3min，没有发现眼球的震颤(双侧间隔5min)
咳嗽反射	传入：Ⅸ、Ⅹ 传出：Ⅹ	刺激气管黏膜无咳嗽动作

(3)自主呼吸激发试验：这是确认脑干下部功能中自发性呼吸停止的检查。其机制是由于动脉血二氧化碳分压急速上升后，随之脑脊液pH降低，呼吸中枢化学感受器受到较强刺激(二氧化碳分压超出正常范围20mmHg以上)后激发呼吸运动。自主呼吸激发试验是在所有脑死亡判定检查中最后施行的，只有在上述检查结果支持脑死亡诊断时，才能进行该试验。

①试验方法及步骤：见表6-5。

表 6-5　自主呼吸激发试验的步骤

◆检查血气分析，保证试验前基础 $PCO_2 \geq 40$mmHg
◆在确保患者连接着血氧饱和度和血压监测的前提下，脱呼吸机，给予6L/min的100%氧气吸入
◆脱呼吸机后，由医生监测胸壁运动
◆8min后复查血气分析
◆如果 $PCO_2 \geq 60$mmHg 或者 PCO_2 比基础值>20mmHg，同时未观察到呼吸运动：自主呼吸诱发试验支持脑死亡
◆如果收缩压<90mmHg，应立即中止该试验，重新连接呼吸机，患者可有明显的血氧饱和度降低或心律失常，可以立即检查血气分析
◆如果患者不能耐受自主呼吸诱发试验，可以实施确认试验

②结果判定：若二氧化碳分压≥60mmHg或超过基线水平20mmHg，仍无呼吸运动，即可确定无自主呼吸。

③注意事项：自主呼吸激发试验期间如出现发绀、低血压、心律失常或其他危险时，应立即终止试验。

3. 确认试验　确认试验用于以下情况：①患者合并有严重的颌面伤或颈髓创伤(颈髓创伤不能检查头眼反射)；②瞳孔手术或存在瞳孔异常；③睡眠呼吸暂停综合征；④合并有慢性 CO_2 潴留的慢性阻塞性肺病；⑤应用镇静药、氨基糖苷类药物、三环抗抑郁药、抗胆碱药物、化疗药物、神经肌肉阻断药等。确认试验包括以下几种。

(1)数字减影血管造影(DSA)：金标准——选择性进行1～4根血管造影，脑死亡患者颈动脉分叉以上或Willis环，缺少颅内血流，而颈外动脉有典型血流，上矢状窦充盈出现延迟。

(2)CT血管造影(CTA)或磁共振血管造影(MRA)：同上。

(3)经颅多普勒超声(TCD)：①在双侧大脑中动脉、颈内动脉虹吸段、椎动脉和基底动脉的任两条脑动脉记录到以下任一种脑血流停止的TCD频谱。a. 回荡波，在一个心动周期内出现正向和反向血流，且两个方向的血流在包络线下的面积几乎相等。b. 收缩早期针尖样血流，收缩早期单向性正向血流信号，持续时间小于200ms，收缩峰流速低于50cm/s，在心动周期的其他时间无血流信号。c. 无信号，检测不到脑血流信号。②在颅外两侧颈总动脉、颈内动脉起始部和椎动脉起始部也记录到回荡波。③重复检测(间隔时间不少于 30min)均记录到上述频谱改变。④在脑室外引流术和开颅减压术后的患者,即使不出现脑死亡,TCD 检测也可能会出现类似脑死亡的回荡波,因此必须除外脑室引流、开颅减压术等情况。

(4)阿托品试验:心血管运动中枢位于延髓(迷走神经背核),对心脏起抑制作用,阿托品抑制迷走神经末梢释放乙酰胆碱而使心率加快,一旦脑干功能遭受破坏,应用阿托品试验则无心搏加快反应。静脉注射阿托品 2mg,在心电图监测下观察 5～15min。阳性者则心率加速,较原来心率增加 20%～40%,证明延髓中枢功能尚存在。由于延髓是脑组织中耐受缺氧时间最长的部位,故阿托品试验对确诊脑死亡有重要价值,且方法简单可靠,仅需几分钟就可得出结果。该试验对脑死亡前深昏迷患者均为阳性,而对脑死亡的患者,心率无改变,则为阴性。

(5)脑电图(EEG):描记前先做 10s 仪器校准,将 10μV 方形波输入各放大器,观察八导联放大器灵敏度是否一致。描记参考导联 30min,描记中分别以疼痛刺激双上肢、以亮光照射双侧瞳孔,观察脑电图有无变化;30min 记录资料须完整保存,12h 在同等条件下重复 1 次。脑电图平直,不出现＞2μV 的脑波活动,即脑电静息。

(6)颈内动、静脉氧差:在脑死亡患者,颈动、静脉血之间的氧含量几乎无差别,有的颈静脉氧分压反而明显增高,有学者认为用此方法评估代谢性脑死亡比较可靠。

(7)放射性核素研究(SPECT):颅内未摄取任何放射性核素。用^{133}氙进行大脑血流检查,作为无创性检查手段的 MRI 可以通过脑内无血流现象诊断脑死亡;在脑死亡患者中,以^{99}锝 SPECT 检查时显示脑实质不显影(空颅征)。

(8)其他影像学检查:多数脑死亡患者可显示与原发病一致的异常影像表现,但是在个别的以脑部缺血缺氧性伤害导致的脑死亡患者中,神经影像学研究结果却可能是正常的。

(9)正中神经短潜伏期体感诱发电位(SLSEP):显示 N9 和(或)N13 存在,P14、N18 和 N20 消失。

二、我国脑死亡的诊断标准

迄今为止,我国脑死亡还没有正式的法定确认标准,《脑死亡诊断标准》仍在修订中。

1. 我国成人脑死亡判定标准(2009 版)

(1)判定的先决条件:①昏迷原因明确,包括原发性脑损伤和继发性脑损伤;②排除了各种原因的可逆性昏迷,包括急性中毒、低温(肛温≤32℃)、严重电解质及酸碱平衡紊乱、严重代谢及内分泌障碍等。

(2)临床判定

①深昏迷:拇指分别强力压迫患者两侧眶上切迹或针刺面部,不应有任何面部肌肉活动。格拉斯哥昏迷量表(GCS)评分为 3 分。

②脑干反射消失:包括瞳孔对光反应、角膜反射、头眼反射、前庭眼反射、咳嗽反射等。

③无自主呼吸:靠呼吸机维持,自主呼吸激发试验证实无自主呼吸。

以上 3 项必须全部具备。

(3)确认试验

①正中神经短潜伏期体感诱发电位(SLSEP):显示 N9 和(或)N13 存在,P14、N18 和 N20 消失。

②脑电图(EEG):显示电静息,即未出现＞2μV 的脑电波活动时,符合 EEG 脑死亡判定标准。

③经颅多普勒超声(TCD):显示颅内前循环和后循环呈振荡波、尖小收缩波或血流信号消失。

(4)判定时间:临床判定和确认试验结果均符合脑死亡判定标准者可首次判定为脑死亡。首次判定 12h 后再次复查,结果仍符合脑死亡判定标准者,方可最终确认为脑死亡。

(5)判定步骤:脑死亡判定分以下 3 个步骤。第一步进行脑死亡临床判定,符合判定标准(深昏迷、脑干反射消失、无自主呼吸)的进入下一步。第二步进行脑死亡确认试验,至少 2 项符合脑死亡判定标准的进入下一步。第三步进行脑死亡自主呼吸激发试验,验证自主呼吸消失。上述 3 个步骤均符合脑死亡判定标准时,确认为脑死亡。

2. 各国脑死亡判定标准对比:有学者对全球 80 个国家及地区的脑死亡状况进行了调查。调查报告指出,有 70 个国家及地区颁布了脑死亡指南或实施准则。不同国家及地区对脑死亡概念的认识基本一致,但具体的判定标准并不相同,主要区别有以下几点。

(1)确诊所需医生人数:31 个国家及地区规定确诊只需 1 名医生即可,24 个国家及地区需要 2 名医生,11 个国家及地区要求 2 名以上医生参与,还有 4 个国家及地区对医生人数未做规定。

(2)自主呼吸激发试验:约40个国家及地区的诊断标准规定,自主呼吸激发试验必须达到一定 $PaCO_2$ 目标值,有20个国家及地区强调预吸纯氧10min后再关闭呼吸机。

(3)再次确认试验:确认试验有助于缩短观察时间,故28个国家及地区认为必不可少,但约45个国家及地区认为不需要。

(4)再次确认观察时间:各国及地区间差异很大,一般是6h或12h,少数要求24h,还有一部分未做规定。

从上述总结中可以看出,大多数国家及地区并没有针对脑死亡判定问题颁布专门的法律,而是以医疗标准的形式对脑死亡判定进行规范,给予必要的指引。

3. 在进行脑死亡的判定时,必须有明确的急性中枢神经系统损伤的临床或神经影像学证据,昏迷的原发病因必须明确,如颅脑损伤、脑卒中、颅内占位病变或颅内感染性疾病等。在有些情况下,当昏迷可能是可逆性的患者时,不能作为脑死亡诊断对象,概括起来主要包括:①6岁以下儿童;②急性药物中毒;③低体温,直肠温度在32℃以下;④代谢性、内分泌系统障碍、肝性脑病、尿毒症、高渗性昏迷或严重的电解质、酸碱紊乱;⑤病因不明。当患者的身体状态确定不能耐受一系列检查时,比如不能耐受无呼吸试验;鼓膜、眼球损伤或白内障而不能行脑干神经反射等,应推迟脑死亡的判定。

三、脑死亡鉴别诊断

1. 持续性植物生存状态　持续性植物生存状态(persistent vegetative state,PVS)俗称"植物人",是一种"清醒但无意识"(wakefulness without awareness)的特殊状态。植物状态(vegetative state,VS)的诊断标准包括以下几方面。

(1)认知功能丧失,无意识活动,不能执行指令。

(2)能自动睁眼或在刺激下睁眼。

(3)有睡眠-觉醒周期。

(4)可有无目的性眼球追踪运动。

(5)不能理解或表达语言。

(6)有自主呼吸,能维持血压。

(7)丘脑下部及脑干功能基本保存。

与脑死亡的鉴别较容易,持续性植物生存状态时,患者保留自主呼吸,心血管功能常保持稳定,睡眠-觉醒周期存在;脑死亡诊断只需要一较短的观察期(2~24h),持续性植物生存状态须观察几个月。

2. 去大脑强直状态　去大脑强直状态(decerebrate state)是脑干严重受损的特征性表现,可见于脑干的原发性和继发性损伤。如损伤累积脑干两侧位于抑制伸肌收缩中枢的红核和促进伸肌收缩中枢的前庭核之间,使前庭核与延髓网状结构的抑制区受累,使之失去大脑皮质与皮质下中枢的抑制,患者出现头颈和躯干后伸、双上肢僵直性伸展和内旋,双下肢也成僵直性伸展,双足向跖侧屈曲,患者成角弓反张状态。此类患者虽然脑干神经元严重损害但功能未完全衰竭,自主呼吸存在,与脑死亡的呼吸停止、脑干反射消失容易鉴别,不能判定为脑死亡。

3. 闭锁综合征　闭锁综合征多由脑桥基底部病变引起,脑干腹侧的皮质脑干束和皮质脊髓束受损所致。按解剖分类法可分为内囊型、大脑脚型、脑桥型及周围神经型。患者四肢的所有运动能力丧失,脑桥以下脑神经瘫痪,导致患者生活不能自理,不能讲话,双侧完全性面瘫、舌瘫,表情缺乏,吞咽反射消失,临床上与脑死亡相似,应注意加以鉴别。但因患者大脑半球和脑干被盖部的上行性网状激活系统无损害,以及从脑干被盖部的网状结构到大脑皮质的投射路径均完好,故患者意识清醒,对外界的感受和认知正常,对语言有一定理解,而且患者的眼球垂直运动和辐辏运动均存在,能够用眼球的运动来与周围环境建立联系。EEG呈基本节律,BAEP和SEP正常。

4. 下丘脑损害　下丘脑内含有体温调节中枢,严重的下丘脑损害导致下丘脑受损伤坏死,使得机体的体温调节能力丧失,患者体温随周围环境的变化而变化,呈现低体温状态,故在鉴别脑死亡之前,首先应将体温调整至正常水平,以排除其他因素所致低体温的可能性。可进行一次寒战反应试验:将少量乙醚滴于患者脐孔周围皮肤上,如果患者有寒战反应,则提示机体下丘脑体温调节中枢功能尚未完全衰竭,脑死亡的结论不能成立,应严格鉴别,予以排除。

(洪国良　尉辉杰)

参考文献

[1] 赵继宗.神经外科学.北京:人民卫生出版社,2007

[2] Mark S Greenberg.Handbook of Neurosurgery.Thieme.2010

[3] 中华医学会.临床诊疗指南:急诊医学分册.北京:人民卫生出版社,2009

[4] 陈忠华,袁劲.脑死亡临床判定指南.武汉:湖北科学技术出版社,2007

[5] 杨树源.神经外科学.北京:人民卫生出版社,2008

[6] 张建宁.神经外科重症监护.北京:人民卫生出版社,2013

[7] 卫生部脑死亡判定标准起草小组.成人脑死亡判定标准(2009 版).疑难病杂志,2009,8(5):271

[8] 卫生部脑死亡判定标准起草小组.脑死亡判定技术规范(征求意见稿).中华麻醉学杂志,2003,18(1):76-78

[9] 罗超军.脑死亡的研究进展.国外医学·麻醉学与复苏分册,2003,24(3):143-145

[10] Wijdicks EF. The Diagnosis of Brain Death. NEJM, 2001, 344 (16): 1215-1221

[11] Wijdicks EFM, Rabinstein AA, Manno EM, Atkinson J. Pronouncing brain death: contemporary practice and safety of the apnea test. Neurology, 2008, 71(16): 1240-1244

[12] Zubkov AY, Wijdicks EFM. Plantar flexion and flexion synergy in brain death. Neurology, 2008, 70: E74 (includes a video of the response)

[13] Wijdicks, EF. Evidence-based guideline update: Determining brain death in adults: Report of the Quality Standards Subcommittee of the American Academy of Neurology. Neurology, 2010, 74: 1911-1918

第7章

颅内压增高和颅内压监测

中枢神经系统是高度敏感的自我保护和自我稳定的系统，其中颅骨提供物理保护，脑脊液提供减震和营养，丰富的血流供应保证营养供给和细胞外液稳定，血脑屏障阻挡有害物质入侵。但中枢系统对物理或化学损伤的敏感性也非常高，在某些特定的病理状态下，如中枢神经系统先天性疾病、颅内肿瘤、新陈代谢病和感染性综合征、脑梗死、颅内出血和颅脑外伤等，这些保护机制可能是有害的，颅内容物体积的增加会导致颅内压增高，这会对中枢神经系统的正常功能造成严重威胁。临床上需要对颅内压的升高进行评估和处理。在此之前，需要详细理解正常颅内压产生和维持的生理机制、促使颅内压升高的病理机制及降低颅内压的方法。

第一节　颅内压增高

一、正常颅内压

成人的正常颅内压上限是 15mmHg，正常颅内压范围是 5～10mmHg。在咳嗽或打喷嚏时会引起颅内压短暂的生理变化，这时颅内压往往会达到30～50mmHg，但很快会恢复到正常水平。颅内压通常呈搏动性波形，主要由三部分组装成，包括基线、呼吸波动和心搏波动，基线即通常说的颅内压。心脏搏动和呼吸运动通过周期性改变脑血容量继而产生搏动波。

在呼吸周期中，动脉血压和脑静脉流出量随胸腔和腹腔内的压力变化而变化，在呼吸运动时，存在动脉血压暂时下降和大脑静脉至中心静脉压力梯度增加，导致大脑静脉回流增加。在吸气时，压力梯度增加导致脑血流量相应下降。在机械通气或胸腔病变等病理状态下，颅内压波形中呼吸波的成分将产生较大的变化。在非病理状态下，颅内压的基线和搏动的波幅比较恒定。

颅骨是一个不可压缩的坚固容器，颅内容物包括脑脊液、血液和脑组织，硬膜的膨胀能力有限。如果要保持颅内压不变，这三种颅内容物中的任何一种体积发生变化时则一定会引起另外两种内容物的体积变化。$V_{脑脊液}+V_{血液}+V_{脑组织}+V_{其他}=V_{颅内空间}$（恒定），这就是门-克里学说。如果颅内存在病变如肿瘤或血肿，就要求脑组织、血液或脑脊液的体积发生相应的变化以维持颅内压在生理水平。需要强调的是，颅内压的稳定是动态平衡的结果，心搏、全身血压、体液状态和胸腔压力的不断变化都会导致颅内压的短暂变化。

二、脑脊液的正常生理

成人的颅脑容积为 1500ml，脑组织占 87%（1400g），脑脊液约占 9%（包括脑室、脑池和蛛网膜下隙），血液约占 4%。正常成人的脑脊液平均体积为 164.5ml，范围在 62.2～267ml。其中，脑室容积也各不相同，平均容积为 31.9ml，范围为 7.49～70.5ml。脑脊液主要由脉络丛和脑室内膜产生，脑脊液产生速度为 0.35～0.37ml/min，理论上脑脊液产生的绝对速率与脉络丛重量相关，而且也遵循昼夜变化的规律，在夜间和清晨达到分泌的高峰。脑脊液经由脑室，到达小脑、延髓池、大脑基底池和蛛网膜下隙，最后经由蛛网膜颗粒，通过应静脉窦引流至硬膜静脉系统，形成完整的脑脊液循环。蛛网膜颗粒为单向的活瓣式结构。此外，蛛网膜下隙有较高的静水压，保证脑脊液持续引流出，而血液不会逆流。但脑脊液的压力低于 5mmHg 时，脑脊液重吸收完全停止。

三、脑血容量和血流

维持颅内压稳定的另一个因素就是脑血容量，而脑血容量和脑血流量实际上可反映脑动静脉压力差和脑血管阻力。尽管血容量随着心肺循环周期变化，但脑血流量会自我调节并保持在较小的波动范围内。正常成人的脑血流量为54～65ml/(100g·min)，维持脑组织最低代谢所需的脑血流量为32ml/(100g·min)，全脑血流量为400ml/min(正常为700～1200ml/min)，脑血管内容量应保持在45ml以上，脑血容量可被压缩的容积占颅腔容积的3%左右。主要受动脉血压(50～160mmHg)和组织代谢水平(二氧化碳分压20～70mmHg)的影响。脑血容量可被压缩的容积约占颅腔容积的3%。当发生颅内高压时，应首先通过脑脊液减少分泌，增加吸收和部分被压缩出颅以缓解颅内压升高，继之再压缩脑血容量，可缓解颅内高压的代偿容积约占颅腔容积的8%(约120ml)。

四、常见病因

在很多病理状态下，颅内容积均会发生变化并引起颅内压相应的增加，如大面积颅骨凹陷骨折、颅内血肿、颅内肿瘤、脑积水和脑水肿。临床上最常见的引起颅内压增加的原因是创伤性颅脑损伤。颅脑外伤可能引起颅内出血、脑水肿等，均会引起颅内容积增加，由于自身调节功能紊乱，颅脑外伤还会引起血容量变化，但外伤性颅脑损伤引起的脑血肿增加对颅内的影响要比脑水肿引起的变化小得多。

颅内动脉瘤破裂引起的蛛网膜下腔出血与其他颅内出血不同。动脉瘤出血能导致颅内压瞬间升高。除了导致脑实质内血液淤积、脑血容量增加外，可引起强烈的血管收缩。当颅内压达到平均动脉压水平时，出血减慢，但脑灌注压却非常低。

颅内肿瘤引起容量增加是缓慢的，使得颅内有时间代偿，但这种代偿是脆弱的。如果肿瘤内出血导致颅内容积发生突然变化，则颅内将迅速变化，导致灾难性后果。同样的，如果患者躺下，静水压增加的周期延长会引起颅内压增高较多，加上脑脊液产生的昼夜变化，就成为这些患者清晨头痛及恶心的主要病理基础。

其他病理变化也会导致颅内压增高，包括脑积水、原发性颅内高压、脑膜炎和动静脉畸形。在某些情况下，颅内容积的直接增加并不是颅内压增加的主要原因。例如，在脑积水患者中，脑脊液系统发生障碍导致脑脊液蓄积。脑膜炎则通过堵塞脑脊液的流出或引起脑水肿影响颅内压。动静脉畸形的表现为血容量明显增加，破裂出血时还会发生继发性容积增加。

脑水肿是一个特殊的病理过程，可由颅内多种病变引起。脑水肿的发生机制有多种学说。归纳而言，脑水肿有两个特点。首先，脑组织含水量增加，在细胞毒素作用下水由血管进入脑组织；其次，血脑屏障被破坏，体液可以顺利进入到脑组织内。

五、压力-容积曲线

当颅内容积变化迅速出现或超过了人体的代偿能力时，颅内压就会升高，但颅内容积与颅内压的关系并不是线性的，可以用颅内压对脑脊液轴内容积增加的反应曲线来描述压力-容积关系，表现为双曲线(图7-1)。在曲线的平坦部分，容积的增加对颅内压影响较小，代偿机制将颅内压保持在正常水平。这部分曲线被称为“空间代偿期”。当容积继续增加，每单位体积增加所引起的压力增加越来越大，顺应性减小，这部分曲线称为“空间失代偿期”。当颅内压大于50mmHg时，颅内压接近平均动脉压，曲线将变成S形。

这条曲线的斜率的倒数就是这个系统的顺应性，在“空间代偿期”，顺应性最大。在“空间失代偿期”，压力-容积曲线的斜率迅速上升，顺应性随之降低。另外一种表示顺应的方法是用颅内压的对数与容量绘图，得出一条直线。这条直线的斜率就是压力-容积指数(PVI)，或者用能引起颅内压升高的容量乘以系数10(以毫升为单位)。在正常成人，压力-容量指数是25～30ml(图7-2)。在病理状态下，顺应性降低时，压力-容量指数也减小，较小的容量变化就会引起加大颅内压改变。当然，压力-容积指数与年龄也相关，婴儿的压力-容积指数小于10ml，青少年在14岁以后，压力-容积指数就可达到成人标准25ml。在临床上，压力-容积指数可以在腰穿时在蛛网膜下隙注入或抽出多少量液体，通过测量相应的压力反应来测量。即从脑室或腰椎穿刺内放出1ml脑脊液，如果压力下降甚少，说明仍在代偿期内；如果压力下降超过3mmHg，则显示颅内压压力-容积曲线已超过临界点。容积/压力反应越大，表示颅内压增高越严重。

脑组织、血液和脑脊液在压力-容积曲线上任

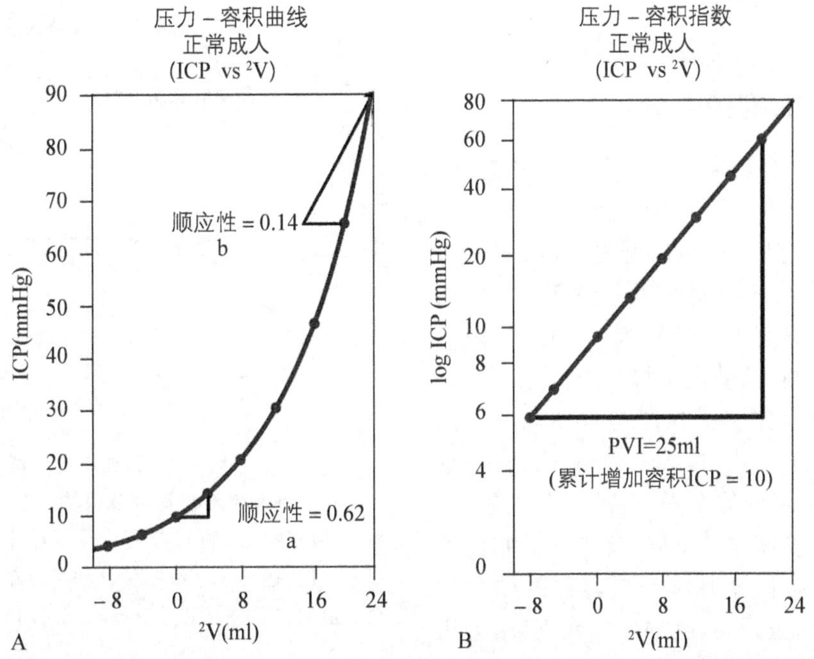

图 7-1　压力-容积曲线和压力-容积指数描述了容积的变化与颅内压压力的关系

A. 正常成人的曲线显示了顺应性随着容积增加而变化，a 点指脑脊液系统处于空间代偿期，b 点已失去空间代偿能力；B. 图解 logICP 与容积变化之间呈压力-容积指数改变，该指数用于描述颅内顺应性

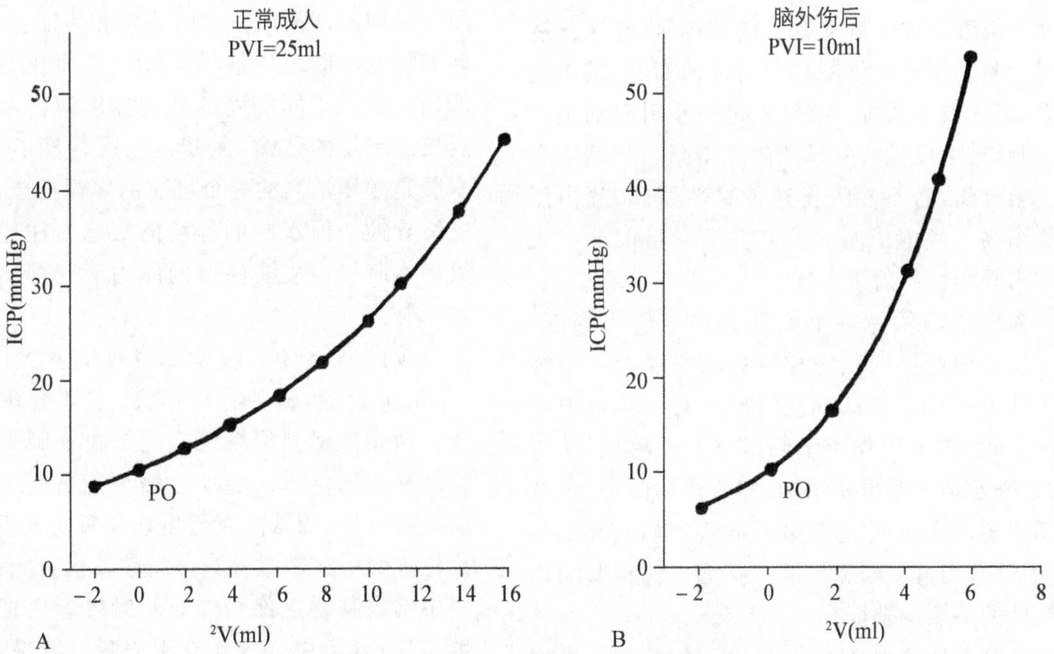

图 7-2　正常成年人的压力-容积曲线(A)和颅脑外伤后患有脑水肿的患者的压力-容积曲线(B)

在病理状态下，曲线走形较陡峭，压力-容积指数明显减小

何给定的点上的代偿能力取决于它们各自的容积、从颅内流出的阻力、发生相互作用时颅内压水平及颅骨的坚硬程度。尽管脑组织占了超过颅内空间的 80%，只有其他异常占位缓慢发生时，脑组织的代偿才能发挥作用。当颅内容积发生迅速变化时，脑组织移位及脑疝更容易发生。尽管血流及脑脊

液只占总容积的很小一部分(共约15%),但它们的总量却能迅速减少。

六、病理生理

1. *颅内压升高的影响*　在多种病理状态下,颅内压自动调节失代偿,颅内升高将产生严重的病理损害。具体表现有以下几点:首先,脑组织的持续灌注依赖于大脑动静脉间的压力梯度。静脉压依赖于颅内压。脑灌注压(CPP)等于动脉压减去颅内压。颅内压升高,脑灌注压将下降。

自动调节的储备定义灌注压与自动调节下限的差值。自动调节的下限是50~70mmHg,一旦脑灌注压低于自动调节的下限,自动调节失效后,脑血流量将下降。脑灌注压下降,反应性的脑血管管壁紧张力下降,动脉脉冲对颅内容物的传导增加。同时,因为颅内压升高,脑的顺应性下降,会增加了动脉脉冲的传导。此外,脑灌注压下降将导致血压和颅内压搏动性上升。颅内压继续升高,颅内压脉冲幅度减少甚至停止时,提示脑血管已经没有了压力反应性。

在多数病理状态下,颅内压的自动调节是紊乱的(图7-3),一般向右移动,并且变得更线性,自动调节储备下降。如果自动调节储备耗尽,灌注压接近或等于自动调节的下限(50~70mmHg),脑血流量下降,将导致脑缺血。脑缺血进一步引起细胞毒性脑水肿,这又反过来引起颅内压增高和脑灌注压降低。很显然,若不能阻止这种恶性循环,颅内压将持续增高。颅内压明显升高并且对目前治疗无效者称为顽固性颅内压增高。

颅内压增高的另一个问题是产生压力梯度。脑内容物增加产生的压力梯度被脑脊液由一个脑区传导到另一个的脑区。在解剖上有一些特定的部位,在压力梯度的作用下脑组织发生移位,压迫脑干、血管及神经等重要结构,即所谓的脑疝,包括小脑膜切迹下疝(脑中心疝和颞叶沟回疝)、大脑镰下疝、小脑幕切迹上疝和枕骨大孔疝。每种脑疝均有特征性的临床综合征。

在小脑幕切迹中心疝中,向下移位的大脑半球和基底核团通过小脑幕切迹时挤压间脑并使之移位,脑干的移位牵拉基底动脉的中央支,引起严重的间脑和脑干的功能损害。在颞叶沟回疝中,沟回和海马回向内侧移位,压迫脑干并产生严重的功能障碍。扣带回大脑镰下疝是由一侧大脑半球扩张引起的,导致扣带回移位到大脑镰下方。扣带回疝

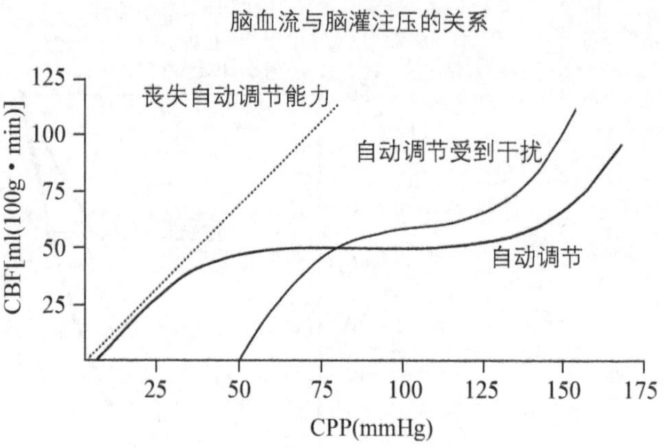

图7-3　脑血流自动调节曲线

正常的脑血流自动调节保持脑血流(CBF)恒定于一定的平均动脉压(mABPs)范围内。受到干扰的自动调节曲线右移,并且更趋向于直线相关。如果自动调节能力完全丧失,那么脑血流(CBF)与平均动脉压(mABPs)呈直线相关关系

导致大脑内静脉和(或)同侧的大脑前动脉受压。颅后窝的病变则不同,可以同时引起小脑幕切迹上疝和小脑幕切迹下疝。

2. *临床表现和体征*　特定的颅内压的影响在很大程度上取决于病变所在的解剖位置和病理性质。颅内压增高的基本的症状和体征包括头痛、呕吐和视盘水肿。注意,不伴有恶心的呕吐提示存在颅内病变。不同程度的脑神经麻痹提示脑干内神经核团受压的结构(尤其是动眼神经麻痹)。视盘水肿是颅压增高的一个可靠的客观征象,具有良好的特异性。但水肿的程度的敏感性往往取决于观察者本身。但主要注意的颅内病变并不一定有视盘水肿。

颅内高压时生命体征也可能发生改变,称为Cushing反应,即动脉压增高、心动过缓和呼吸深慢。这是中枢神经系统广泛缺血或脑干受压所致局部缺血的结果。心动过缓可能是迷走神经受累所致,可以不依赖高血压出现。病变处于特殊的解剖位置会引起呼吸异常。间脑损伤引起潮式呼吸;当中脑或脑桥上部功能异常时患者出现持续的过度换气;脑桥中部损伤会引起呼吸减慢;脑桥延髓交界处损伤会出现共济失调性呼吸;延髓上部损伤引起浅快呼吸。

3. *脑疝的症状*　脑疝是颅内高压的最严重的并发症。脑中心疝和颞叶沟回疝分别引起的不同的综合征。脑中心疝综合征表现脑中线结构向下向后轴性移位的进展性功能失调。间脑结构最早

受累，可能出现行为的变化或意识丧失。间脑受累还会改变呼吸，导致叹息、哈欠或呼吸间歇中断，可能出现潮式呼吸。瞳孔变小，对光反应减弱。一侧的病变会导致对侧偏瘫，并伴有同侧肢体过伸和去皮质反应。随着中脑逐渐受累，呼吸变急促、瞳孔固定在中线位置。出现核间性眼肌麻痹，并出现双侧肢体去皮质状态。当脑桥受累，呼吸仍浅快，四肢呈迟缓性伸张反应（Babinski 征）。随着延髓进一步受累，呼吸变慢并变得不规则，伴有延长的叹息或喘息样呼吸。随后发生缺氧，瞳孔散大，不久发生脑死亡。

颞叶沟回疝综合征通常先从一侧瞳孔散大及对光反应减弱开始，甚至在意识清醒状态下出现上述症状。随后，瞳孔继续散大，并伴有眼球外展障碍。如果中脑持续受压，将出现意识障碍并伴有对侧肢体偏瘫。当对侧大脑脚受到小脑幕切迹边缘挤压时，同侧肢体也可出现偏瘫。如果颞叶沟回疝继续进展，将出现双侧瞳孔散大，双侧 Babinski 征阳性，随后患者出现潮式或叹息样呼吸、眼球固定在中线位置和双侧肢体去大脑强直，从而进展至中心疝综合征。

除脑疝综合征外，其他的压迫表现也可出现，如皮质受压，或扣带回大脑镰下疝压迫大脑前动脉所致的单侧偏瘫和偏身感觉障碍，引起对侧肢体无力。

第二节　颅内压监测

一、监测指征

多项临床试验均表明，在颅内压可能升高时监测颅内压，可能有利于改善预后，并可促进侵入性治疗。在多种病理情况下，控制颅内压并维持脑灌注压对预后是有益的。在此之前，了解颅内压监测的指征和方法是十分重要的。

颅内高压将减少脑局部或全脑灌注压并引起脑缺血，颅内压增高的最终结果是脑疝并导致患者死亡。通过颅内压监测可以有效监测到上述问题并进行早期处理，还可以避免不加选择的降颅压治疗。如果同时应用脑室引流术，还可以利用其进行脑脊液引流。这些优点必须与侵入性操作可能引起的并发症一起进行权衡。

颅内占位患者中有 50%及弥漫性脑损伤患者中有 33%存在颅内压增高。在颅脑创伤的病例中运用颅内压监测的意义已毋庸置疑。但颅内压监测在非创伤条件下的作用依赖于疾病本身的特点。对于脑肿瘤患者，脑室内置管外引流可以在切除肿瘤前后，提供暂时的治疗性脑室内减压，并且有助于脑脊液循环通路的重新建立。

颅内压监测的适应证如下。

1. 颅脑损伤：①GCS 评分 3～8 分且头颅 CT 扫描异常（有血肿、挫裂伤、脑肿胀、脑疝或基底池受压）；②评分 3～8 分但 CT 无明显异常者，如果患者年龄＞40 岁，收缩压＜90mmHg 且高度怀疑有颅内病情进展性变化时，根据具体情况也可以考虑进行颅内压监测；③GCS 评分 9～12 分，应根据临床表现、影像资料、是否需要镇静，以及合并伤情况综合评估，如患者有颅内压增高的可能，必要时也可行颅内压监测。

2. 有明显意识障碍的蛛网膜下腔出血、自发性脑出血及出血进入脑室系统需要脑室外引流者，根据患者具体情况决定实施颅内压监测。

3. 脑肿瘤患者的围术期可根据术前、术中及术后的病情需要及监测需要进行颅内压监测。

4. 隐球菌脑膜炎、结核性脑膜炎、病毒性脑炎如合并顽固高颅压者，可以进行颅内压监测并脑室外引流辅助控制颅内压。

二、监测方法

有创颅内压监测的方法有脑室内、脑实质内、蛛网膜下隙、硬膜下和硬膜外。各种 ICP 监测方法按照它们的精确性、稳定性和引流 CSF 的能力来比较，按性能优劣依次排序如下。

1. 脑室内装置　探头顶端压力感受器或带有一根外接压力传感器的液体传导导管。

2. 脑实质内装置　探头顶端压力传感器。

3. 硬膜下装置　探头顶端压力传感器。

4. 硬膜外装置　探头顶端压力传感器。

脑室内置管是目前的金标准，其在监测颅内压的同时可通过释放脑脊液来降低颅内压，该方法相对准确、漂移。微小探头监测应该置入皮质下或者骨板下至少 2cm。颅内压探头的置入手术要严格遵守无菌操作规程，监测的时程一般不超过 14d。在脑室外引流管放置超过 5d 后，颅内感染的风险增加。通过皮下隧道置管在一定程度上可以降低感染的风险。进行颅内压监测同时应该关注脑灌注压(CPP)，为避免灌注压过高造成成人呼吸窘迫综合征(ARDS)，脑灌注压不宜超过70mmHg，并避免低于50mmHg。

三、治疗原则

目前颅内压增高的治疗阈值建议为>20 mmHg，持续超过这个阈值就需要治疗。理论上，对颅内高压最好的治疗就是解除压力增高的原因，然而很多情况下，这一点是很难做到的，临床过程中要基于病情的动态变化不断重新评估，联合使用多种方法一起降低颅内压(表7-1)。依据门-克里学说，$V_{脑脊液} + V_{血液} + V_{脑组织} + V_{其他} = V_{颅内空间}$(恒定)，在临床治疗过程中，往往需要考虑改变颅内容物容积降低颅内压，而并非完全针对病因治疗。

表7-1　降低颅内压的治疗策略

脑脊液容量	血容量	脑容量	其他容量
乙酰唑胺	过度换气	脑灌注压处理	手术取出
呋塞米	抬高头部	Lund方案	手术减压
皮质激素	巴比妥类	降压药	
外引流(脑室外引流)		液体复苏	
内引流(脑室腹腔分流等)		皮质激素	
		巴比妥类	
		高渗药物(甘露醇、甘油、尿素)	
		乙酰唑胺	
		低温治疗	

一种治疗方法往往有多种治疗机制，本表无法全部列出，如巴比妥类能减少脑代谢需求并降低脑血流量，同时降低能量需求并减少脑水肿

(一)病因治疗

通过解决病因，颅内压增高症状可以相应地获得缓解或恢复正常，如及时处理广泛凹陷性骨折，清除颅内血肿，切除颅内肿瘤，摘除脑脓肿、脑寄生虫囊肿或肉芽肿等。

(二)对症治疗

如果针对病因治疗不能完全缓解颅内压增加，应针对不同的情况，采取综合的应对措施。

1. *扩大颅腔容积*　常用的措施有颞肌下减压术、额颞顶大骨瓣减压术、颅后窝减压术等。

2. *控制脑脊液的容量*　对于脑积水引起的颅内高压，当其病因无法根治时，需要进行暂时或永久的脑脊液分流，包括临时外引流(脑室外引流术)、临时内引流(脑室帽状腱膜下引流)、永久内引流(脑室腹腔分流、脑室心房分流或三脑室造口术)。当脑脊液外或内引流无法实施时或没有必要时，可以用乙酰唑胺、呋塞米和皮质激素等药物进行辅助治疗，可以减少脑脊液的产生。需要特别指出的是，乙酰唑胺能抑制脑脊液的产生，同时也有脑血管舒张作用，能短暂增加颅内压，所以在闭合性颅脑损伤患者中是禁忌使用的。

3. *控制颅内血容量*　颅内血容量增加(充血)能促使脑顺应性下降和颅内压增高，然而，血容量下降时，可能会导致缺血和脑水肿。在本质上，没有绝对正常的血容量和脑血流量，而取决于脑组织本身的代谢活性。大部分脑血流量位于脑软膜血管动静脉内，但是毛细血管前小动脉控制脑血流量。多种因素协同控制脑血流量，包括潜在的病理因素、低氧或缺血是否存在、体循环血压、颅内压、脑代谢率和动脉血气等。在颅内高压时应竭力避免脑缺血，但同时应注意充血和脑血容量增加引起的不良后果。比较有效的方法就是过度通气和抬高头部。①在血管对二氧化碳仍有反应性时，过度通气可以引起脑膜血管的收缩。成人二氧化碳分压每1mmHg的变化能引起脑血流3%的变化。适度的过度换气引起的碱中毒还可以缓冲脑缺血缺氧引起的酸中毒。但要注意避免低氧血症，维持PCO_2在30～35mmHg为佳，避免过度通气后的脑血管痉挛和二氧化碳蓄积后的脑血管过度扩展及脑血流过度灌注而增加颅内压。保障PO_2>80mmHg，SPO_2>95%。②头位抬高30°，保持颈部和躯干轴线，通过增加静脉回流来降低颅内压。

4. *控制脑容量*　脑体积增加最常见的原因是脑水肿。减少血管性脑水肿的方法包括预防脑血

管压力过高和适当的选择性液体复苏。①在颅内压持续存在或脑自动调节功能受损时，控制全身和脑血管的压力过高尤其重要。对于颅内压升高患者抗高血压药物的选择非常重要。硝苯地平、氯丙嗪、利血平和硝普钠、硝酸甘油及三甲双酮等药物在降低平均动脉压的同时，会降低局部的脑血流量，对于颅内高压患者应用这些药物时应慎重。②适当的液体复苏对于颅脑损伤的患者尤为重要。等渗的液体可以常规使用，但低渗溶液会加重脑水肿。③针对不同的病情，激素使用的原则是不同的。所有实施糖皮质激素治疗时应监测血糖。不推荐应用激素治疗脑梗死患者的脑水肿。不推荐大剂量激素治疗脑外伤。可以使用激素治疗颅内肿瘤，如脑膜瘤、胶质瘤及转移癌等所致瘤周水肿。地塞米松是首选药物。为减少不良反应或与其他药物的相互反应，应尽可能短时间使用最少剂量的激素。④巴比妥类药物能降低脑氧代谢率，有效降低颅内压，但多项研究表明其无法改善预后。大剂量应用巴比妥类药物可能引起低钠血症、肺炎和心脏抑制。因而，大剂量巴比妥类药物多用于传统控制颅内压方法失败的患者。⑤脑血容量还可以通过增加水肿清除率而下降。髓襻利尿药（呋塞米）是主要药物，既能治疗血管性水肿又能治疗细胞毒性水肿。此外，提高血管内渗透压的药物可已达到快速降颅压的作用，包括甘露醇、尿素和甘油。甘露醇不但能快速降颅内压，还可以提高血浆容量、降低血细胞比容和减少血黏度。通常甘露醇（20%）的使用剂量是每次 0.25～1g/(kg)，根据病情调整，频率为每 4～6 小时，维持血浆渗透压在 300～320mOsm/L，呋塞米和甘露醇多联用控制与水肿相关的颅内高压，能够去除自由水。但需要注意脱水、电解质紊乱甚至肾衰竭等并发症。此外，高渗葡萄糖液也具有一定的脱水作用，但脱水作用难以持久；且它极易透过血脑屏障进入脑细胞内，可能引起轻度颅内压的反跳。⑥控制体温于正常水平或轻度低体温以降低脑代谢率，必要时进行亚低温治疗；亚低温治疗被证明能够降低颅内压，提高患者的预后。其可能与降低脑代谢、减缓有害的细胞活动有关（如脂质过氧化作用）。

（侯立军）

参考文献

[1] H Richard Winn.Youmans Neurological Surgery. 6th Ed. Saunders/Elsevier, 2011:169-182

[2] 王来根，徐志飞，景在平.外科学及野战外科学.上海：第二军医大学出版社，2009:855-859

[3] 周良辅.现代神经外科学.上海：复旦大学出版社，2001:216-221

[4] 中国医师协会神经外科医师分会，中国神经创伤专家委员会.中国颅脑创伤颅内压监测专家共识.中华神经外科杂志，2011，10(27):1073-1074

[5] 中华医学会神经外科学分会.神经外科重症管理专家共识(2013 版).中华医学杂志，2013，93(23):1765-1766

第8章

神经影像学

神经系统包括中枢神经系统及周围神经系统。前者包括脑和脊髓，被包围在骨性颅腔和椎管内，后者穿行于颅底孔洞或椎间孔内连接中枢神经与各个器官，由于部位隐蔽加之解剖结构复杂，因此，单凭临床神经系统体格检查对其疾病的诊断有一定限度。近年来，随着多层螺旋CT、超高场强MRI、PET-CT及PET-MRI等多种现代影像技术的相继问世，使得神经影像学有了革命性进步。在神经外科应用方面，神经影像学正发挥着越来越重要的作用。随着各种新型功能成像技术的日臻成熟(如术中磁共振成像系统，PET-MRI等)，设备硬件的持续改进及软件技术的提高，使得成像速度和图像分辨力进一步提高，术中实时监测得以实现，功能成像的质量明显提升，图像融合技术更加准确便捷。上述诸方面的进步，使神经影像实现从静态到动态，从宏观到微观，从结构到功能，从单一影像到多种影像融合的质的飞越。这些进步也使得神经外科可以获得术前、术中及术后的全方位影像信息，无疑对提高手术成功率、改善预后起到非常重要的作用。

目前，神经影像成像技术的家族不断扩大，不仅包括传统X线平片、X线造影检查、经颅多普勒、计算机体层成像(computed tomography，CT)、磁共振成像(MRI)等常规影像检查技术，还包括CT灌注成像(CTPI)、MR灌注成像(MRPWI)、MR弥散加权成像(DWI)、MR波谱成像(MRS)、MR血氧水平依赖脑功能成像(BOLD-fMRI)、核素扫描(PET、SPECT)、脑磁图(MEG)等功能范畴的成像技术。由于分辨力的限制，在神经外科疾病诊断中，传统X线检查已逐步被常规CT、MRI检查方法所取代，而上述功能成像技术却在现代神经疾病诊断中发挥越来越重要的作用。

第一节 计算机体层成像

一、原理及概念

CT是用准直的X线束对人体一定厚度的层面进行扫描，由探测器探测穿经人体后的X线衰减值，经模/数转换后输入计算机进行处理并转化成数字矩阵，再经数/模转换后利用计算机重建出黑白不同灰度的灰阶图像。这里涉及以下一些基本概念。

1. 体素、像素和矩阵 CT的图像实际上是人体某一部位包含一定厚度的体层图像，我们将成像的体层按矩阵排列方式分成若干个基本单元，而以一个CT值综合代表每个小单元内的物质的密度，这些小单元称为体素(voxel)，因此体素是一个三维的概念。同样，一幅CT图像是由许多按矩阵排列的小单元组成，这些组成图像的基本单元称为像素(Pixel)，像素是一个二维的概念，实际上是体素成像时的表现。矩阵表示一个横成行、纵成列的数字阵列。一个矩阵的大小反映一幅图像像素的多少。在同一矩形面积内矩阵越大，像素就越小，图像的空间分辨力就越强，图像就越清晰。一般CT图像的矩阵是256×256、320×320、512×512，而高分辨力图像可达到1024×1024。

2. CT值 CT值是反映组织密度的单位。CT值是个相对值，是反映人体某组织X线衰减系数与水的系数之差再与水的衰减系数之比之后乘以1000。其单位为Hu。实际上，CT值是CT图像中各组织与X线衰减系数的对应值。由于不同的组织有不同的衰减系数，即有不同的CT值，因此可通过测量CT值的方法来区分不同类型的组织。

3. *窗宽与窗位*　对于CT的图像来说，图像矩阵单元的数字范围一般在＋1000和－1000个CT值(Hu)。由于人的视觉只能分辨从白到黑之间不同的16个灰度层次(称为灰阶)，因此，每个灰阶包含的CT值范围为2000/16＝125(Hu)。这意味着当两种组织的CT值之差小于125Hu时，人眼就无法分辨两种组织的密度差。窗技术即为适应人眼对灰度差别的辨识能力而设计的，利用窗位和窗宽来选择感兴趣的CT值范围，并将其转化为16个灰阶，而小于或大于该CT值范围的结构则不能分辨，这样就增加了对感兴趣的CT值范围内的灰度分辨能力。窗宽代表了所选择的CT值范围，窗位相当于窗宽CT值范围的中位数，也称为窗中心。窗宽加大代表每个灰阶包含的CT值范围增大，窗宽缩小代表每个灰阶包含的CT值减小。在实际工作中，当观察的组织密度(CT值)相差很小时(如不同软组织之间)，我们就用窄窗观察，反之，当观察的组织密度(CT值)相差很大时(如骨骼与软组织)，我们就用宽窗观察。而窗中心通常选择两种组织CT值之和的平均值。

4. *空间分辨力与密度分辨力*　空间分辨力又称高对比分辨力，是指CT对于物体空间尺寸的鉴别能力。通常用每厘米内的线对数来表示或用可辨别最小物体的直径(mm)来表示。空间分辨力与像素大小有密切关系，即像素数越多，空间分辨力越强，一般为像素宽度的1.5倍。密度分辨力又称低对比分辨力，表示CT对于密度差别的分辨能力。如CT的低对比分辨力为0.35%，即表示两个物质的密度差大于0.35%时，CT即可将它们分辨出来。

5. *螺旋CT*　螺旋CT与传统CT扫描不同之处为X线管由往复运动改为向一个方向连续旋转，病人与检查床同时向一个方向移动。传统CT机的X线线束都是扇形线束，旋转一圈完成一层组织的扫描。扇形X线束虽然也有一定的厚度，但是在人体Z轴方向只穿透一层有限厚度的组织。虽然通过螺旋扫描技术可以获得人体的容积数据，但是需要球管围绕人体进行多次旋转并连续采集数据。而锥形线束CT由于X线管发生的线束呈锥形，类似一般X线摄影时的X线束，在人体Z轴方向能覆盖较大的范围，因此旋转一圈就能采集一定容积组织的数据，此时如果采用多排探测器进行探测，那么就可得到多层扫描信息。因此，我们将利用扇形X线束进行螺旋式扫描的称为单层螺旋CT，而将锥形X线束并配有多排探测器的螺旋扫描称为多层螺旋CT。

6. *螺距*　在螺旋CT扫描过程中X线管每旋转一圈检查床推进的距离不一定要和层厚相等，检查床推进距离可以等于、大于或小于层厚。床推进距离和层厚之比称为螺距指数，即螺距指数(P)＝床推进距离(S)/层厚(D)，床推进距离和层厚一致时螺距指数为1∶1或螺距为1，床推进距离大于层厚则螺距大于1，反之则小于1。对于多层螺旋CT螺距的计算公式为：螺距(P)＝床推进距离(S)/层厚(D)/探测器排数(N)，N特指探测器被激活的排数。

二、CT的检查方法及在神经外科的应用

CT检查技术包括平扫、增强扫描、造影CT和一些特殊扫描技术及CT后处理技术，不同的检查技术有着不同的应用价值和限度。

1. *平扫*(plain scan)　亦称普通扫描或增强前扫描，是指不用对比剂的扫描。检查前应根据临床需要确定检查部位、扫描范围及层厚、层间距，螺旋CT扫描还需确定螺距。头颅检查多采用横断位扫描，如多层螺旋CT可进行容积扫描后再行多方位重建。对于细微病变还可采用一些特殊扫描方式，如薄层扫描、靶扫描及高分辨力扫描(high resolution CT，HRCT)等，其中HRCT具有更好的空间分辨力，对于颅底细微结构的显示，特别是像视神经管、内耳及颅底重要孔洞等结构的显示优于常规CT。对于穹窿骨粉碎性骨折、凹陷骨折或行颅骨修补术的患者可运用螺旋CT的图像后处理技术行二维重建或三维重建，前者包括多层面重建(multiple plane reconstruction，MPR)、曲面重建(curved planar reconstruction，CPR)，后者包括表面遮盖显示(surface shaded display，SSD)、容积再现(volume rendering，VR)等。颅脑CT平扫的特点是成像速度快、检查时间短，对运动的敏感性低，特别适用于危急、术后及制动差的患者。CT尚可对一些不适于行MRI检查的危重患者行快速检查，也适用于有MRI检查禁忌证的患者(如起搏器、体内金属异物、过度肥胖等)，而且还可兼容某些MRI不能兼容的附属的设备(如呼吸机、动态心电图机等)；CT对骨骼和钙化的显示较MRI清晰，对显示病变内的骨化、钙化有较大优势。CT平扫适用于各种急性颅脑损伤、脑肿瘤、脑卒中、脑血管畸形及术后并发症的检测等，对于脊柱及椎管内肿

瘤也有一定的显示价值。

2. *增强扫描*(contrast-enhanced scan) CT增强检查是指静脉内注射水溶性有机碘对比剂后的扫描。注射对比剂后血液内的碘浓度增高,使血管和血供丰富的组织密度增高(在CT图像上是亮的)而与其他组织产生密度差,从而可以观察血管本身的病理改变、血供丰富的病理组织及导致血脑屏障破坏的疾病,适合于脑血管畸形、病毒性脑炎、脑膜炎、脑脓肿、亚急性血肿、亚急性脑梗死、脑肿瘤及术后感染等的诊断。对于血肌酐大于2mg/dl的患者(除非患者已经准备接受肾移植)及曾经有对比剂、含碘食物过敏史的患者应慎用碘对比剂。对必须行CT增强检查的上述患者,可以给予预处理(注射对比剂前和6h后各静脉注射甲泼尼龙50mg,同时注射前1h静脉注射苯海拉明50mg)。对于肾功能有异常的患者,预防肾毒性最重要的措施是大量饮水和停止使用肾毒性药物。对比增强检查也用于脊髓肿瘤和血管性病变,方法与平扫相同。

3. CT*造影检查* CT造影检查是指通过向某一器官(通常为空腔器官或体内间隙)内引入对比剂而使其显影,再行CT扫描的方法。对于中枢神经系统主要包括CT血管造影(CT angiography,CTA)、CT脑池造影(CT cisternography,CTC)及CT脊髓造影(CT myelography,CTM)。对比剂包括阳性及阴性对比剂,前者通常指水溶性碘离子对比剂,即可用于血管内也可用于脑脊液间隙;后者通常为气体,仅用于脑池造影CT。但对比剂的使用应严格按照具体要求进行。下面主要介绍CTA。

CT血管造影(CT angiography,CTA)是静脉内注入水溶性碘对比剂后利用多层螺旋CT进行快速容积数据采集,通过测量感兴趣区血管最高和最低CT值,定出相应阈值,用最大强度投影法(MIP)、表面遮盖法(SSD)或容积再现(VR)等重建技术,以三维立体的方式显示血管影像。对某些神经科疾病,如颅内动脉瘤、血管畸形、血管狭窄或闭塞及评价肿瘤的瘤血管生成或肿瘤与邻近大血管的关系等是一种理想的血管成像方法。

4. CT*灌注成像*(CT perfusion imaging,CTPI) 近年来,随着多层螺旋CT的快速发展,CT灌注成像技术在中枢神经系统应用日臻成熟。CTPI是指在静脉注射对比剂后对选定的层面进行连续动态扫描,以获得相应层面内每一像素的时间-密度曲线(time density curve,TDC),根据曲线利用不同的数学模型计算相关灌注参数,并通过工作站软件对图像进行重组和处理,以此评价组织器官的灌注状态。脑CTPI常用的灌注参数包括:①脑血流量(cerebral blood flow,CBF),是指单位时间内流经一定量脑组织血管结构(包括动脉、毛细血管、静脉和静脉窦)的血流量;②脑血容量(cerebral blood volume,CBV),指感兴趣区(region of interest,ROI)内脑组织的血流量,受到血管的大小和毛细血管床开放数量的影响;③对比剂的平均通过时间(mean transit time,MTT),代表对比剂到达ROI毛细血管网所需要的时间即血流从动脉流入到从静脉流出的时间,根据中心容积定律,CBV = CBF×MTT;④对比剂达峰时间(time to peak,TTP),指对比剂首次到达扫描层面内的大动脉与到达脑组织ROI的峰值之间的时间间隔;⑤表面通透性(permeability surface,PS),指对比剂由毛细血管网内皮细胞进入细胞间隙的单向传输速率。由于CTPI所反映的是对比剂在脑组织和脑血管中的量,而且X线的衰减与对比剂的浓度呈线性关系,所以CT灌注各参数与对比剂的浓度、注射速度和注射量成正比关系。

目前,CTPI在神经外科疾病中的应用主要集中在对脑肿瘤的定性诊断和鉴别诊断方面。判断脑肿瘤生物学行为的组织学特征之一是肿瘤新生血管的质与量,CBF和CBV与血管的数量和密集程度有关,而PS反映的是肿瘤内部血管的基底膜是否完整,即血管功能是否完备,与其新生血管的成熟度有关。因此,通过测量ROI的灌注参数,可将肿瘤的血管化程度在CTPI伪彩图上直接得到反映,通过研究不同颅内肿瘤的灌注参数之间的差异及与肿瘤恶性程度分级的相关性分析,能够给颅内肿瘤的定性诊断与鉴别诊断、分级和预后、鉴别肿瘤复发与放射性坏死、观察疗效和制订治疗方案等带来更多的参考指标。近些年来,CTPI在急性颅脑损伤中也有应用。患者伤后脑细胞水肿,颅内压增高可造成脑灌注压下降,脑灌注不足。CTPI能够从脑组织灌注情况了解局部脑组织的微循环状态,可用于评价颅脑损伤的程度、对继发脑损伤及患者的预后做出判断。此外,颅脑损伤患者多伴有局部的脑血管自我调节受损,此时的脑组织灌注同其他无自我调节功能的器官一样主要靠血压等外周血流动力来维持,了解脑血管自身调节损伤程度对患者预后的监测及指导临床上抗脑水肿的治疗十分重要。

第二节　磁共振成像

一、原　理

磁共振成像(magnetic resonance imaging, MRI)是现代医学成像领域的一个重要的里程碑。从提出磁共振现象以来的约80年的时间里，相关研究成果曾在多个领域(物理、化学、生理学、医学)内获得了6次诺贝尔科学奖。

磁共振成像是基于原子核(最常用的是氢质子)在外加磁场中的进动特性，使用与进动频率(拉莫尔频率)相同的射频脉冲激发原子核，在原子核恢复到稳态过程(弛豫)中接收自由感应衰减信号，并运用编码梯度场对空间坐标进行标记，最后把信号转化成灰阶图像的过程。因此要获得一幅MRI图像需要以下4个必要条件：①强度高且均匀的主磁场；②强度和切换率高的空间编码梯度磁场，对接收到信号进行准确的空间定位；③空间分布均匀的射频场，对原子核进行激发从而使净磁化强度矢量翻转产生能被检测的横向磁化强度矢量；④有足够数量的能产生净磁矩的原子核，从而产生足够大的净磁化强度矢量。下面就磁共振成像中涉及的主要硬件和一些相关概念进行简要阐述。

1. *磁共振成像的主要硬件*　一台医用MRI仪通常由主磁体、梯度线圈、脉冲线圈、计算机系统及其他辅助设备构成。其中，主磁体、梯度线圈和脉冲线圈是产生MR信号的主要核心部件。

(1)主磁体：是产生主磁场装置。按照磁场产生的方式可分为永磁型和电磁型，而后者又分为常导型和超导型。目前临床上使用的高场强(1.5T以上)或超高场强(3.0T以上)的MRI仪均采用超导型磁体。超导型磁体采用超导材料制成，置于液氦的超低温环境中，此时导线内电阻几乎为零，一旦通电后在无须继续供电的情况下导线内的电流持续存在，可产生均匀、稳定的强大磁场。随着主磁场场强的提高会对MRI带来一定的优势：提高质子的弛豫率，增加图像信噪比；增加化学位移效应，提高磁共振波谱对化合物的检出率及脂肪抑制效果；磁敏感效应增强，提高磁敏感物质的检出率，同时可提高血氧饱和度依赖效应，使脑功能成像的信号强度增加。

(2)梯度线圈：梯度线圈是MRI仪最重要的硬件之一，主要作用有：进行MRI信号的空间定位编码；产生MRI回波(梯度回波)；施加扩散加权梯度场；进行流动补偿；进行流动液体的流速相位编码。梯度线圈的主要性能指标包括梯度场强和切换率。梯度场强是指单位长度内磁场强度的差别，通常用每米长度内磁场强度差别的豪特斯拉(mT/m)。切换率是指单位时间及单位长度内梯度磁场强度变化量，常用每秒每米长度内磁场强度变化的豪特斯拉量[mT/(m·s)]来表示。高梯度场及高切换率不仅可以缩短回波间隙加快信号采集速度，缩短检查时间，还有利于提高图像的信噪比(SNR)。

(3)脉冲线圈：脉冲线圈包括发射线圈和接收线圈。发射线圈发射射频脉冲(无线电波)激发人体内的质子发生共振，就如同电视台的发射天线。接收线圈接收人体内发出的MRI信号(也是一种无线电波)，就如同电视机的接收天线。有的线圈可同时作为发射线圈和接收线圈，如装在扫描架内的体线圈和头颅正交线圈。大部分表面线圈只能作为接收线圈，而由体线圈来承担发射线圈的功能。与MRI图像信噪比密切相关的是接收线圈，接收线圈离检查部位越近，所接收到的信号越强，线圈体积越小，所接收到的噪声越低，因而各家开发了多种专用表面线圈。表面相共振线圈是脉冲线圈技术的一大飞跃。一个相共振线圈由多个子线圈单元构成，同时需要有多个数据采集通道与之匹配。目前临床上推出的最新型的相控阵线圈的子单元和与之匹配的数据采集通道为8个以上。利用相共振线圈可明显提高MRI图像的信噪比，有助于改善图像质量，提高扫描速度。

2. *利用^{1}H质子进行磁共振成像的原因*　当原子核以一定频率绕轴进行高速旋转时，称为自旋(spin)。由于原子核带有正电荷，原子核的自旋形成环形电流，从而产生具有一定大小和方向的磁化矢量，此现象称为核磁现象。但并非所有的原子核的自旋均能产生核磁现象，只有磁性原子核才能产生核磁现象。根据原子核内中子和质子的数目不同，其核磁效应不同。只有当中子或质子中至少1种为奇数时方称为磁性原子核。人体中有大量的^{1}H质子(氢原子核)，其仅有1个质子而没有中子，是非常强的磁性原子核，其在人体中数量庞大且磁化率高。因此，人体MR成像多采用^{1}H质子进行共振成像。

3. *磁共振现象* 人体内虽然有数目庞大的^1H质子，每个质子自旋均能产生一个小磁场，如同一个个小磁体。但由于这些质子在人体中是杂乱无章地排列着，磁矩相互抵消，因此不能形成一个较大的磁场。但当人体被放入主磁场中(为均匀的静磁场)时，这些质子(相当于一个个小磁体)除自旋运动外还会像陀螺一样沿主磁场轴进行旋转摆动，我们把质子的这种摆动称为进动(precession)。其进动频率也称 Larmor 频率，可通过公式 $\omega=\gamma \cdot B_0$ 算出。式中 ω 为 Larmor 频率；γ 为旋磁比，为一常数；B_0 为主磁场的场强，单位为特斯拉(T)。这些在主磁场进动的小磁体相当于一个个与主磁场方向有一定角度的倾斜磁矢量，这个磁矢量可分解为与主磁场平行和垂直的两个分矢量，由于后者会相互抵消，而前者可产生沿着主磁场的磁力线方向有规律的平行排列。但排列的方向有两种，一种是与主磁场方向相同，另一种是与主磁场方向相反，前者处于低能级状态而后者处于高能级状态。由于前者略多于后者，因此产生了一个与主磁场方向一致的宏观纵向磁化矢量。此时向主(静)磁场中的人体发射与质子进动频率(Larmor 频率)相同的射频脉冲时，质子就能吸收射频脉冲的能量，即受到激励，由低能级向高能级跃迁，致使高能级质子的数目增多，抵消了一部分纵向磁化，从而使纵向磁化矢量减小甚至消失。与此同时，射频脉冲还可使质子处于同步、同速的运动状态，称为同相位。这样，质子的矢量叠加起来会在与主磁场方向(Z 轴)垂直的平面(X、Y 轴)上形成横向磁化。只有横向磁化才能切割接收线圈的磁力线并产生电信号再传输到计算机转换成 MRI 信号。因此，组织的横向磁化矢量越大，切割磁力线的能力越强，MRI 信号就越强，在 MRI 图像上就越亮(高信号)，反之亦然。由于磁共振成像的目的不是只追求图像的信号强度，而是要反映不同组织间的信号对比，因此一次脉冲激发不能完成上述任务，需反复多次进行脉冲激发，从而获得多个自由感应衰减信号，才能重建出一幅质量较高的 MRI 图像。所以，需要了解核磁弛豫的概念。

4. *核磁弛豫* 由前述可知，氢质子经射频脉冲(RF)激发后产生跃迁和同相两种变化，进而由纵向磁矢量转变为横向磁矢量。当终止 RF 脉冲后，横向磁矢量会逐渐消失，而纵向磁矢量(平衡态)会逐渐恢复，此过程称为弛豫(relaxation)，所用的时间称为弛豫时间。弛豫的过程即为释放能量和产生 MRI 信号的过程。弛豫过程与激发过程一样也经历两种变化：一是质子由高能级状态回到低能级状态，此时纵向磁矢量得以恢复，称为纵向弛豫或 T_1 弛豫；二是质子失去同步同相运动(失相)，称为横向弛豫或 T_2 弛豫。T_1 弛豫(纵向弛豫)也称为自旋-晶格弛豫，指纵向磁化强度矢量沿主磁场方向恢复到最大的过程，因此，反映组织间纵向弛豫差别的加权像就是 T_1WI。T_2 弛豫(横向弛豫)也称为自旋-自旋弛豫，它指激发后横向磁化强度矢量从最大衰减到零的过程，因此，反映组织间横向弛豫差别的加权像就是 T_2WI。由于不同组织的 T_1 值和 T_2 值是不同的，这是由不同组织本身的特性决定的，因此也是 MRI 图像上能通过对比度分辨出不同性质组织的基础。在神经系统常见组织中，T_1 值和 T_2 值按照高低排序依次是脑脊液、灰质、白质和脂肪(表 8-1)。例如脑灰质的 T_2 值比脑白质要高，表明其横向磁化矢量的衰减更慢，因此保留的横向磁化矢量就较大，因此在 T_2 加权像中脑灰质的信号相对较高；而脑灰质的 T_1 值比脑白质也要高，表明其纵向磁化矢量的恢复更慢，在下次 RF 脉冲激发时其获得的横向磁化矢量较小，因此在 T_1 加权像中脑灰质的信号相对较低(常见颅内正常组织和病理组织的信号强度表 8-2)。一般而言，T_2 加权像对显示病变比较敏感，而

表 8-1 在 1.5T 磁场下神经系统常见组织的 MRI 参数

	脑脊液	灰质	白质	脂肪
T_1 值(ms)	2650	955	585	284
T_2 值(ms)	2200	95	85	50
质子密度*	1	0.9	0.75	0.9

*. 以纯水为参照的相对质子密度

表 8-2 人体正常组织和病理组织的信号强度

组织成分	T_1WI	T_2WI
脑灰质	中低(深灰)	中高(浅灰)
脑白质	中高(浅灰)	中低(深灰)
脑脊液	低(黑)	高(亮)
脑水肿	低(黑)	高(亮)
骨密质	低(黑)	低(黑)
骨松质	高(亮)	稍高(灰)
脂肪	高(亮)	中高(浅灰)
钙化	低(黑)	低(黑)
气体	低(黑)	低(黑)
肿瘤实体	中低(灰黑)	中高(浅灰)
含脑脊液囊肿	低(黑)	高(亮)
含蛋白液囊肿	中高(浅灰)	中高(较亮)
钆对比剂	高(亮)	中高(浅灰)

T_1 加权像有助于显示结构的异常，质子加权成像则在显示灰质核团方面具有一定优势。由于不同加权成像反映的组织特征不同，多种对比度结合能提高我们对病变机制的认识，这也是磁共振成像的优势之一。

5. *加权成像*　与 CT 的单一密度参数不同，MRI 是多参数成像，影响 MRI 信号强度（对比）的因素较多，归纳起来主要有两方面因素：一是由组织本身的特性决定的，另一方面取决于设备和成像的技术参数。前者是组织本身固有的、是形成对比的基础和先决条件，包括 T_1 对比、T_2 对比、质子密度对比、T_2^* 对比、扩散对比、灌注对比、磁化传递对比、相位对比、流速对比等。这些对比（参数）同时对一幅图像的信号产生影响，这样通过对图像信号的分析很难确定哪一因素对图像的贡献最大，图像解释起来更加复杂。这显然对分析信号背后所反映的解剖、病理基础不利。我们希望突出某一成像参数，使其对图像对比起决定作用而忽略其他参数对图像的影响。因此，就将能够突出反映（权重）上述某一对比（参数）的图像称为相应（对比）参数的加权像，如 T_1（对比）加权像（T_1WI）、T_2（对比）加权像（T_2WI）、质子密度（对比）加权像（PDWI），等等。在中枢神经系统常用的加权成像见表 8-3。

表 8-3　中枢神经系统常用加权成像

名　称	功　能
T_1 加权像	反映组织的纵向弛豫差别
T_2 加权像	反映组织的横向弛豫差别
质子密度加权像	反映组织的质子含量差别
T_2 * 加权像	采用读出梯度磁场的切换获取梯度回波信号
扩散加权像	反映活体组织中水分子的布朗运动
灌注加权像	反映组织的微循环状态
磁敏感加权像	利用组织的磁敏感性改变反映组织成分结构的变化

要实现上述诸多对比加权像，需要磁共振设备的不同硬件按照一定的时序连续工作并发射脉冲完成的，这就是 MRI 脉冲序列，下面进行简要介绍。

6. *MRI 脉冲序列*　要实现上述不同的加权图像需通过调整设备的成像参数来完成。我们可以调整的成像参数主要是射频脉冲、梯度场及信号采集时间，我们把这些参数的设置及在时序上的排列顺序称为脉冲序列。脉冲序列规定了梯度场和射频场的脉冲模式、脉冲的时序，以及其他控制模块（如心电门控）等。磁共振脉冲序列中常涉及的一些时间相关概念如下。

（1）重复时间（time of repetition，TR）：两个连续的 RF 之间的时间。

（2）回波时间（time of echo，TE）：激励脉冲与最大回波之间的时间。

（3）回波链长度（echo train length，ETL）：一次激励脉冲后回波数/相位编码次数。

（4）回波间隙（echo spacing，ES）：回波链内两个回波之间的时间间隔。

（5）反转时间（inversion time，TI）：180°反转脉冲与激励脉冲之间的时间。

（6）激励次数（number of excitation，NEX）：或信号采集次数，指脉冲序列中每一个相位编码步级的重复次数。

（7）采集时间（acquisition time，TA）或扫描时间，指整个脉冲序列完成信号采集所需的时间。

图像的对比度主要由脉冲序列的形状和时序来确定。一种加权成像可由多种序列来完成，而每一种序列又可完成多种加权成像，但每种加权成像的权重程度（信号特征）是有区别的。中枢神经系统磁共振成像的常用序列包括 SE 序列、FSE 序列、GRE 序列、EPI 序列等。以 SE 序列为例，其 TR、TE 值与加权成像的关系见表 8-4。

表 8-4　常用加权成像与 TR、TE 值间的关系

加权成像	TR*	TE#
T_1WI	短	短
T_2WI	长	长
PDWI	长	短

*. 长 TR≥1500ms，短 TR≤650ms；#. 长 TE≥80ms，短 TE≤30ms

二、检查方法及临床应用

1. *磁共振常规检查技术*

（1）普通扫描：同 CT 一样，可称为平扫或增强前扫描，是指不用对比剂的扫描。主要包括 T_1WI、T_2WI、PD、T_2^* 及脂肪抑制等对比图像。普通扫描是临床最常用的扫描方式，可用于没有检查禁忌证的任何病人，而且提供的对比多，信噪比高，伪影少。其缺点是成像时间较长，对于急危重病人以选择成像速度快的扫描方式为宜。

（2）增强检查：是指静脉注射顺磁性对比剂后进

行的扫描。其目的是增加病变与正常组织的信号差,帮助定性诊断。一般特指使用Gd对比剂的T_1WI扫描。增强检查主要用于判断病灶的血供情况及血脑屏障的破坏情况。增强检查是与平扫对比而存在的,而且仅能提供T_1对比(一般情况下),因此必须在有可对比的平扫T_1WI图像时方能行增强检查,否则难以判断其组织的T_1WI高信号是由于组织本身T_1值低,还是由于病灶强化导致的。只有在术后或连续随访的患者中可有条件地行直接增强检查。

2. 磁共振特殊成像技术

(1)磁敏感加权成像(susceptibility weighted imaging,SWI):SWI是近年来新开发的一种成像技术。其是利用不同组织间的磁敏感性差异作为图像对比,是在T_2^*梯度回波加权序列基础上演化而来。与常规GRE序列不同的是,SWI采用高分辨率、三维完全流动补偿的梯度回波序列进行扫描,可同时获得磁矩图和相位图,并经过一系列复杂的图像后处理将相位图和磁矩图融合,形成独特的图像对比。SWI能比常规GRE序列更敏感地显示静脉血管、血液代谢成分(脱氧血红蛋白、正铁血红蛋白、含铁血黄素、铁蛋白)、钙化、铁沉积等磁敏感物质。可广泛用于各种出血性疾病、脑静脉疾病及各种脑代谢、退行性及变性疾病等。对于弥漫性轴索损伤、少量蛛网膜下腔出血、脑血管淀粉样变性导致的广泛微出血、脑静脉窦闭塞、帕金森病导致的脑铁沉积等有特殊价值,同时对鉴别病灶内的陈旧性出血或钙化有较大帮助。

(2)磁共振血管成像(MRA):依赖于血液流动现象,一般无须注射对比剂即可使血管显影,安全,无电离辐射,可三维立体观察颅内血管情况。依据血液的流动特性,如时间飞跃效应和流动液体体素内去相位效应,常用的MRA有两种基本方法:时间飞跃法(time of flight,TOF)和相位对比法(phase contrast,PC)。TOF法和PC法均可采用2D或3D采集方式,首先获取一大组薄层面图像,即源图像,再经后处理,将许多薄层面叠加、压缩并经MIP重建出一幅完整的血管成像。目前临床应用更普遍的是TOF-MRA,其对颅内较大血管的显示比较满意,但对细小血管的显示仍有限度。同时,由于受异常血流状态(如涡流、湍流或层流等)影响,有时不能准确反映血管腔的真实情况,容易出现血管狭窄或夸大血管狭窄的程度的假象。另外,有些动脉瘤内可能产生湍流致使信号消失而造成漏诊。近年来,为了提高MRA诊断的准确性,目前临床常采用对比剂增强MRA或称CE-MRA。其是先经静脉团注顺磁性对比剂,利用对比剂使血液的T_1值明显缩短的效应,再采用三维扰相GRE T_1WI序列使血管与邻近组织产生明显的对比而使血管成像的方法。CE-MRA的优势在于其对血管腔的显示更为可靠,降低了由血流变化引起的假阳性表现,图像清晰,对比度高,对颅内动脉瘤、血管畸形、血管狭窄的显示更为准确。

(3)脑脊液成像:脑脊液是无色透明的液体,充满于脑和脊髓周围的蛛网膜下隙中,有保护脑和脊髓免受外力振荡的作用,并维持颅内压。此外,脑脊液还可供给脑和脊髓的营养物质和运走其代谢产物。脑脊液自脉络丛产生,其中约95%是由侧脑室脉络丛产生,然后沿着以下途径循环:左右侧脑室脉络丛产生的脑脊液→室间孔→第三脑室(与第三脑室脉络丛产生的脑脊液一起)→中脑水管→第四脑室(与第四脑室脉络丛产生的脑脊液一起)→第四脑室正中孔和两外侧孔→蛛网膜下隙→蛛网膜粒→硬脑膜窦。正常情况下,脑脊液的产生和吸收是平衡的。成人的脑脊液的总量约125ml,如果脑脊液循环受阻,可引起脑积水、颅内压升高。脑脊液成像是流速成像的一种特殊的临床运用。常用的成像方法是相位对比法(PC-MRI)。PC-MRI利用流动引起横向磁化矢量的相位变化来抑制背景、突出流体信号。采用双极梯度场对流动的脑脊液进行相位编码。在梯度磁场作用下静止和运动组织质子都发生相位变化,静止组织在经历两次大小相等方向相反的磁场作用后相位变化为零;而流动质子由于位置发生移动,经历两次梯度磁场作用后其相位发生变化,且这种相位变化与质子流速成正比。PC-MRI就是利用流动质子与静止组织相位差来测量脑脊液的流速。脑脊液成像通常用来鉴别脑积水的性质(交通性或梗阻性),梗阻性脑积水术后疗效的评价,以及蛛网膜囊肿、脊髓空洞症、ChiariⅠ型畸形、脑室腹膜分流等疾病的诊断和监测。

3. 磁共振功能成像技术　脑功能性磁共振成像(fMRI)是近年来发展起来的磁共振新技术,目前主要包括扩散成像(diffusion weighted imaging,DWI)、灌注成像(perfusion weighted imaging,PWI)、脑皮质功能定位及磁共振波谱(MR spectroscopy,MRS)。fMRI是指病变尚未引起足以使普通MRI显示的大体病理改变之前,根据其功能改变,就使病变显像以达到诊断目的的MRI技术。

(1)扩散加权成像(diffusion weighted imaging，DWI)：扩散是分子的随机的热运动，即布朗运动。通过扩散加权的成像序列，可以对组织中液体质子的扩散行为直接进行检测，即所谓扩散成像。DWI 属于功能性磁共振成像技术的一种，是目前在活体上测量水分子扩散运动与成像的唯一方法。DWI 是在常规序列基础上，施加扩散敏感梯度，以显示水分子的布朗运动，因此，其图像对比度主要取决于水分子的运动状态。在 DWI 中通常以表观扩散系数(apparent diffusion coefficient，ADC)来描述组织中水分子扩散的快慢，并可得到 ADC 图。将每一像素的 ADC 值进行运算后可得到 DWI 图，因此同一像素在 ADC 图和 DWI 图中的信号强度通常相反，即扩散快的像素其 ADC 值高，在 ADC 图上呈高信号，而在 DWI 图上呈低信号，反之亦然。DWI 可用于发现超早期脑梗死，另外对于脑脓肿或脑室内/脑外间隙积脓、颅内表皮样囊肿的显示有较高的特异性。

扩散张量成像：DTI 技术是在 DWI 技术基础上发展起来的一种更加全面评价生物组织扩散特征的 MRI 技术。对于均质组织而言，表观扩散系数 ADC 基本能准确反映组织的扩散特性；但是对于各向异性的生物组织，传统 DWI 技术不能有效评估扩散系数的方向依赖性。1994 年，Basser 等应用张量算法来描述水分子的各向异性扩散，由此诞生了 DTI 技术。基于此算法，产生了定量扩散张量成像技术(quantitative diffusion tensor imaging，Quantitative-DTI)和扩散张量纤维束追踪技术(diffusion tensor tractography，DTT)，分别定量评估脑组织的扩散特性和追踪神经纤维的走行。由于 DTI 技术具有无创性和活体显示脑白质纤维走行及结构的优势，对判断脑肿瘤或其他神经外科疾病与重要白质纤维束的关系，制订合理的手术计划有重要价值。

(2)灌注加权成像(perfusion weighted imaging，PWI)：灌注的定义为单位时间内通过一定组织毛细血管的血容量，正常成人的平均脑血流量为 40～50ml/(100g・min)。PWI 亦属于 MRI 脑功能成像的一种，是利用对比剂"首过效应"来观察脑血流动力学(主要是毛细血管床微循环血流灌注状态)的改变。由于灌注需要将一些物质输送到组织，因此所有的灌注测量均需要采用示踪剂定量。根据使用示踪剂的类型，目前 MRI 灌注成像主要分为两大类，一种是动态顺磁性对比剂成像技术(dynamic susceptibility contrast，DSC)，另外一种是动脉自旋标记技术(arterial spin labeling，ASL)。DSC-PWI 是通过向血管内团注外源性顺磁性对比剂，当对比剂通过组织微循环时，能显著缩短血液的 T_1 时间，T_2 时间和 T_2^* 时间，同时使用超快速 MRI 序列(如 EPI)连续监测对比剂首次通过脑组织的过程，从而得到脑灌注的血流动力学指标。DSC-PWI 具有成像速度快，灌注信号高等优势在临床运用最为广泛，其缺点包括对比剂对血液的弛豫率及磁化率影响因素比较复杂，因此难以对脑血流进行绝对定量，另外侵入性注射对比剂不适合肾功能严重受损的患者及不配合的婴幼儿等人群。ASL-PWI 使用射频脉冲标记血液作为内源性对比剂，标记的自旋质子因为磁化程度区别于未标记的血液，到达组织微循环后产生一过性信号变化。该方法的优点包括无创性，能对脑组织灌注状态进行绝对定量，并且可以选择性标记特定的动脉，从而评估该动脉的血供状态。其主要缺点是灌注产生的信号低，因此需要高磁场和较长采集时间才能得到可用于诊断的灌注图。

临床上用以诊断早期脑缺血，其与 DWI 联合应用可用于评估缺血半暗带。PWI 可了解肿瘤的微血管结构，借以判断肿瘤的良恶性。同时对癫痫、神经退行性疾病和精神类疾病等也有一定的价值。

(3)MR 波谱：磁共振波谱成像(MR spectroscopy，MRS)是利用不同化合物中氢原子核的进动频率不同而产生的化学位移现象对一系列特定原子核及其化合物进行化学分析的一种技术，是目前唯一无损伤性研究人体器官、组织代谢、生化改变及化合物定量分析的方法。尽管 MRS 和常规 MRI 都基于类似的基本原理，但是两种技术的侧重点不一样。常规 MRI 主要提供组织的解剖信息，而 MRS 则提供定量的化学物质代谢信息。目前主要采用 ^{1}H 质子波谱，行组织代谢的生物化学分析。

对于神经系统主要检测神经递质、氨基酸的代谢。如脑瘤时其胆碱(Cho)及胆碱与肌酸(Cr)比值均增高，N-乙酰天门冬氨酸(NAA)浓度下降，而乳酸(Lac)峰的高低对鉴别肿瘤的良恶性有一定帮助；脑缺血时乳酸波峰显著增高。目前 MRS 在中枢神经系统主要用于脑肿瘤的鉴别、分级和疗效评价，同时对脑梗死、脱髓鞘病变、癫痫、脑脓肿等疾病的诊断和鉴别诊断都具有重要价值。

(4)脑皮质功能定位：是利用血氧水平依赖(blood oxygen level dependency，BOLD)效应对脑皮质功能区显影的一种功能磁共振技术。正常时毛细血管内含有丰富的含氧血红蛋白及脱氧血红蛋白，后者在高场强中有磁化敏感效应，使 T_2^* 信号减弱，功能刺激时，功能区脑细胞兴奋，氧消耗量增大，含氧血红蛋白增加、脱氧血红蛋白减少，磁化敏感效应下降，表现为相应功能区信号增加，可在MRI上观察到这种现象。

BOLD-fMRI 按照是否给予外在刺激分为任务态 fMRI 和静息态 fMRI。任务态 fMRI 需要事先设计特定的实验方式，通过视觉、听觉或者其他外周刺激诱发出相应的脑活动，并用 MRI 记录脑活动的过程。任务态 fMRI 的优点是能直接反映任务效应而且可以用于个体研究，其缺点是结果受任务设计者的能力及任务质量的影响较大，另外很多任务受试者特别是患者无法完成。而静息态 fMRI 不需要外界诱发脑活动，只需要患者安静地接受扫描就能获得有效的数据。其理论基础是大脑即使在静息态也要消耗脑总耗能的95%以上，这远远大于任务诱导下的增量(只有不到5%)；另外，即使在没有任务刺激时，脑内仍旧存在 BOLD 信号的波动，而且这种波动反映了大脑的特定功能。静息态 fMRI 根据后处理方法不同，可以分为局部功能分析，功能连接分析和脑网络分析。

临床上，利用该技术可了解各功能区有无病理或功能性变化，同时确定病灶与邻近功能区的关系，手术时可在尽可能保护功能区的同时最大限度地切除病灶，同时可作为手术后功能评价的有效方法。

第三节 核素成像

一、显像原理与显像设备

放射性核素显像的基本原理是，将发射单光子或正电子的示踪剂经静脉注入患者体内，随血流到达特定的器官、组织或区域，示踪剂在正常或病理组织细胞内的摄取与分布不同，利用核素显像设备在体外进行探测并成像。

目前临床应用的核素显像设备为发射型计算机断层显像仪(emission computed tomography, ECT)，ECT 包括单光子发射型计算机断层显像仪(single photon emission computed tomography, SPECT)和正电子发射型计算机断层显像仪(positron emission computed tomography，PET)两种。2000年，PET/CT 问世，一次扫描即可获得 PET 和 CT 图像，特别是可将 CT 清晰的解剖结构影像与 PET 功能代谢影像同机融合在一起，提高了病变定位诊断的准确性，改善了对 PET 图像的判断，使影像学发展到一个新的高度。

二、PET 脑显像常用示踪剂

1. $^{13}N\text{-}NH_3\cdot H_2O$ 半衰期10min，为脑血流显像剂，图像质量高。

2. $^{15}O\text{-}H2O$ 半衰期2min，为 PET 用理想脑血流显像剂，但价格昂贵，国内应用很少。

3. ^{18}F-FDG(氟代脱氧葡萄糖) 葡萄糖几乎是脑细胞能量代谢的唯一来源，^{18}F-FDG 为葡萄糖的类似物，具有与葡萄糖相同的细胞转运和己糖激酶磷酸化过程，但转化为^{18}F-FDG-6-P 后不再参与葡萄糖的进一步代谢而滞留于脑细胞内。受检者需禁食4h以上，静脉注射^{18}F-FDG 185～370MBq(5～10mCi)后40～60min 进行脑葡萄糖代谢显像，利用计算机和一定的生理数学模式型，可得到大脑葡萄糖代谢率。是目前国内外应用最为广泛的示踪剂。

4. ^{11}C-MET(甲基-L-蛋氨酸)、^{11}C-TYR(酪氨酸)、^{18}F-FET(氟代乙基酪氨酸) ，氨基酸代谢显像主要是反映脑内蛋白质合成代谢水平，目前临床最常用的是^{11}C-MET，与 FDG 相比，主要是正常脑组织摄取少，本底低，MET 在肿瘤组织学分级及评价预后方面优于 FDG。

5. ^{11}C-CHO(胆碱) 胆碱经转运载体进入细胞后，代谢为磷脂酰胆碱，后者是细胞膜的主要组成成分，因此对 CHO 的摄取直接反映了细胞膜生物合成活跃程度，并间接反映了细胞的分裂增殖情况。

6. ^{18}F-FMISO FMISO 是放疗中常用的放射增敏剂，能聚集在成活的乏氧细胞中，因此^{18}F-FMISO 可用于肿瘤乏氧细胞的显像。

三、PET 在神经外科中的应用

1. 癫痫 对于药物难以控制的顽固性原发癫痫，手术治疗会给患者带来益处。患者手术治疗前，特别是原发癫痫，除需要明确诊断外，确定致痫灶是至关重要的。对于那些仅有脑功能和代谢改变而无形态学改变的病灶，CT 和 MRI 往往不能见到异常，而 PET、SPECT 在反映脑功能和代谢改变与癫痫关系方面具有明显的优势。常用的方法为脑血流或^{18}F-FDG 代谢显像。癫痫灶在发作期，脑组织的生理和生化出现明显的变化，脑血流和氧代谢率增加，对氧和葡萄糖的需求亦增加。癫痫发作间期 rCBF 降低，局部葡萄糖利用率降低。发作间期呈低血流和低代谢是因为神经元的缺失和皮质萎缩，发作期病灶呈高代谢，血流灌注明显增加，其原因是发作期对能量需求增加。发作期和发作间期对于颞叶与颞叶外癫痫定位准确率分别为 90% 和 80%，当发作期的高灌注、高代谢与发作间期低灌注、低代谢为同一个部位时，定位更加准确。同时，两者结合分析可以排除非癫痫性低灌注与低代谢的脑功能异常区域。神经受体显像已用于癫痫的诊断，主要集中在 γ-氨基丁酸和 BZ 苯二氮䓬受体。主要优点为显像更加特异，即使脑血流和代谢未见异常，也能显示病灶的存在。提示癫痫的神经受体显像有助于对发病机制的认识。

PET 与 SPECT 定位与皮质 EcoG 吻合率高，多数报道在 90% 以上，已被大量术后病理结果证实。当然，仍不能仅凭 PET 或 SPECT 来指导手术。假如 PET 定位是单发病灶，又与 EEG 吻合，则手术效果好，无须做皮质 EEG。如为多发灶，或与 EEG 不吻合，指导手术效果不好，需要皮质 EcoG 进一步定位。神经影像学和电生理学检查都是从不同侧面对致痫灶近似描述，为准确定位致痫灶，需综合应用功能性与结构性定位方法。一般认为，应首先做 EEG 和 MRI，如两者一致，无须 PET 检查，如仅一项有价值，可以进行 PET 检查，如两者均无价值，必须做 PET。

2. *肿瘤*　作为一种功能和代谢的显像方法，PET 在肿瘤与非肿瘤的鉴别，肿瘤的分级，确定肿瘤边界及判断肿瘤复发与放射性坏死等方面具有独特优势。

(1)胶质瘤的术前评估：研究发现胶质瘤及其他神经上皮细胞肿瘤 FDG 的代谢程度与肿瘤分级相关。一般将肿瘤 FDG 摄取与对侧正常白质或皮质比较，进行半定量分析，低级别肿瘤为代谢减低灶，FDG 的摄取程度等于或低于白质，而高级别肿瘤通常为边界清晰的高代谢灶，FDG 的摄取程度接近或超过灰质。若肿瘤位于皮质或皮髓交界处则由于受周围正常皮质 FDG 高代谢的影像，边界往往显示不清，甚至影响肿瘤的检出。MET 不同，低级别肿瘤对其有明显摄取，并且由于 MET 在正常脑组织的本底摄取非常低，能对肿瘤提供良好对比，与 CT 同机融合后更有助于近皮质的低级别肿瘤和较小肿瘤的检出。确定肿瘤级别后，MET 可以准确划定胶质瘤与周围正常脑组织、瘤周水肿的界限，有助于放射治疗科生物靶区的确定。

(2)胶质瘤的术后疗效及预后评估：胶质瘤经过放化疗后往往会引起胶质细胞和血管内皮细胞的坏死，最终造成血脑屏障破坏。这在 MRI 上表现为类似肿瘤复发的一个逐渐增大的强化灶，被水肿和占位效应包围，以及局部坏死、囊变等。而且病理学研究表明，复发的肿瘤组织与放射性坏死组织可以混杂存在。因此，常规 MRI 序列难以区分胶质瘤复发和放射性脑损伤。而 FDG-PET 对此有独特优势，恶性胶质瘤复发表现为 MRI 增强部位的 FDG 高代谢，放射性损伤或坏死则为 FDG 的低代谢。但偶尔可见放疗后病灶局部 FDG 摄取增高，这是因为炎性巨噬细胞活性增加所致，通常是中等程度(介于灰白质之间，而且分布不均匀)。MET-PET 对鉴别胶质瘤，特别是低级别胶质瘤复发与放射治疗后坏死具有更高的灵敏度和特异性。

除了提供肿瘤级别信息，FDG 代谢程度还可预测胶质瘤患者预后情况。一组病例发现高代谢肿瘤患者生存期短，研究发现，高代谢肿瘤患者平均生存期 5 个月，而低代谢肿瘤患者平均 19 个月。如低级别肿瘤发展成为高代谢，提示预后不良。

^{11}C-MET 用于脑肿瘤 PET 显像，弥补了 FDG 显像某些方面的不足，但两者均从基本代谢方面反映肿瘤特征，在特异性上仍存在缺陷。^{11}C-Cho(胆碱)作为示踪剂通过特异转运体进入肿瘤细胞，经代谢成为磷脂酰胆碱整合到细胞膜上，因此，肿瘤对于^{11}C-Cho 摄取速率反映细胞膜合成速度，因而是细胞增殖的指标。^{11}C-TdR(胸腺嘧啶)或^{18}F-FLT 可参与 DNA 的合成，是反映细胞分裂速度的示踪剂，更准确说明恶性情况。

第四节　脑磁图

一、原　理

脑磁图(magnetoencephalography，MEG)或磁源成像(magnetic source imaging，MSI)是利用超导技术制成的具有高敏感探测能力的磁源图设备在颅外实时地检测脑神经元活动所产生的磁场变化借以判断局部脑区的电生理及脑功能改变的影像检查技术。其成像特点体现在以下几个方面：属无创性脑功能设备，可实时记录神经电生理变化，具极高的时间分辨率。由于MEG本身不具备结构成像功能，如将MEG图像与结构图像如MRI解剖图像融合起来可反映脑的三维电生理改变，也可将MEG图像与MRI脑功能成像融合发挥其各自的时间和空间分辨率的优势。MEG所测量的磁场主要来源于大脑沟裂内皮质锥体细胞树突产生的突触后电位。由多个异常放电神经元产生的集合电流，产生与电流方向正切的脑磁场。通过脑磁图探测装置即超导量干涉仪探测到突触后电位在颅外产生的磁场类型，推断出颅内的兴奋源在颅内的位置。检测发生源的误差可小于数毫米，定位精确。可实时记录神经电生理学变化。

二、临床应用

目前，脑磁图在临床应用领域日益广泛，除了用于脑的高级神经功能研究外，在神经外科疾病的诊断和治疗中也有广泛的应用。

1. 致痫灶定位　癫痫是一组以大脑神经元异常过度放电导致的突发、短暂性中枢神经系统功能障碍，常以反复痫性发作为特征。研究表明，导致癫痫发作的原因是致痫灶。其中一部分可由常规影像学方法检出脑组织内有明确的病理性改变，如先天畸形、脑肿瘤、炎症等，为癫痫病理灶；另一部分不能通过常规影像学方法找到具体的病理灶，而只能通过电生理的方法找到生理性致痫灶。癫痫病理灶与致痫灶合称为病灶-功能性致痫灶复合体。约有20%的患者不能用药物控制发作，为难治性癫痫，临床需手术治疗。而在术前找到致痫灶是手术成功的关键。研究显示，脑磁图可检测到直径小于2mm的致痫灶，而且时间分辨率可达1ms。它可以准确地定位致痫灶并显示癫痫波的分布特点。相对于临床常用的脑电图定位法，脑磁图具有更高的敏感性。有研究显示，MEG在致痫灶检出率方面与侵入性EEG结果一致。在脑电图阴性的患者中1/3脑磁图显示棘波发放，特别是对于外侧皮质型癫痫和皮质发育不良的病例脑磁图有其明显的优越性。脑磁图定位精确性也高于脑电图。但MEG对颞叶内侧致痫灶的定位不佳。

2. 脑重要功能区定位　目前脑磁图主要应用于初级体感皮质定位、初级听觉皮质定位、运动皮质定位、语言皮质定位、视觉皮质定位。可通过MEG对脑瘤患者进行检查，然后将MEG与MRI图像融合，形成MSI，其可提供功能皮质的定位信息，并且为无创性，可术前决定手术方案及手术入路，也可以帮助外科医师评估手术切除的危险性。另外，MSI不仅可显示皮质功能定位，而且可显示脑的重要功能区与肿瘤的关系。如当肿瘤位于优势半球语言功能区附近时可导致语言功能区破坏、变形或移位，在进行病灶切除时可能破坏功能区导致语言障碍。

（李　成　蔡　莉）

参考文献

[1] 张云亭，袁聿德.医学影像检查技术学.2版.北京：人民卫生出版社，2005：81-83

[2] 白人驹，张雪林.医学影像诊断学.3版.北京：人民卫生出版社，2010：6-8

[3] 韩鸿宾.临床磁共振成像序列设计与应用.北京：北京大学医学出版社，2007：25

[4] 隋邦森，吴恩惠，陈雁冰.磁共振诊断学.北京：人民卫生出版社，1994：174

[5] 戴建平，陈红艳.磁共振脉冲序列在中枢神经系统中的应用.磁共振成像，2010，1(3)：220-226

[6] 杨昂，张雪林.磁敏感加权成像相位图对脑内顺磁性物质与逆磁性物质的鉴别诊断.中华放射学杂志，2009，43(6)：590-594

[7] 王丽娟，刘玉波.磁敏感加权成像原理概述.磁共振成像，2010，1(3)：227-230

[8] Alavi A，Yakir S，Newberg AB.Positron emission tomography in seizure disorders.Ann NY Acad Sci，2011，1228：E1-E12

[9] Chen W.Clinical applications of PET in brain tumors.J Nucl Med 2007，48(9)：1468-1481

[10] 吴婷.脑磁图和磁源影像在颅脑疾病中的应用.临床神经病学杂志，2007，20(4)：311-312

[11] 孙学军，刘买利，叶朝辉.脑功能磁共振成像研究进展.中国神经科学杂志，2001，17：270-272

[12] 吴婷，刘宏毅.脑磁图在神经外科术前定位的研究进展(综述).现代电生理学杂志，2011，182：102-105

第 9 章

神经系统电生理学

现代神经外科手术治疗的目的不仅在于医治患者的疾病，还应尽量恢复患者术后的健康状况。因此，为提高患者的生存质量和维护受损神经系统的正常功能，术中应用神经电生理监测方法减少神经系统(包括大脑皮质和周围神经)功能缺损就显得尤为重要。这也是现代神经外科与传统神经外科的重要区别所在。下面简单介绍常见的神经电生理监测方法的原理、临床应用及结果分析。

第一节　脑电图监测

脑电活动是大脑皮质锥体细胞及其垂直树突的突触后电位的总和，并由丘脑中线部位的非特异性核起调节作用。神经元电位是中枢神经系统生理活动的基础，脑电活动可反映其功能和病理的变化。通过精密的电子仪器，从头皮上将脑部的电位变化加以放大并记录下来的一种方法，即脑电图，是目前监测脑功能最敏感的方法。

一、脑电图监测的原理

(一)正常脑电图产生的生理学基础

脑电活动主要产生于大脑皮质第 3 至 5 层的大锥体细胞。单个神经细胞的突触后电位不能激发皮质表面明显的电位变化，只有大量的神经细胞同时产生突触后电位，综合形成强大电场时，才能在皮质表面记录到明显的电位变化。大脑皮质神经细胞突触后电位(包括兴奋性和抑制性突触后电位)在时间和空间上的总和形成了脑电图。此外，间脑内的网状激活系统对脑电活动也有很大影响。

(二)异常脑电图产生的病理学基础

脑内、脑外病变使神经组织病变或受压，引起缺血、代谢障碍或瘢痕形成时，可出现脑电波异常。当神经细胞部分死亡时，脑电图表现为波幅降低、频率变慢；当神经细胞完全死亡时，脑电活动即消失。神经细胞树突损害产生的持续性去极化，或轴突侧支抑制系统受损时，神经细胞兴奋性异常增高，脑电图表现为高波幅快波活动或棘波活动；与神经细胞代谢减低或神经纤维传导速度变慢时，脑电图表现为不同波幅的慢波活动。

脑电图各主要成分的产生可归纳为以下几点：①慢波活动是皮质内许多锥体细胞同时产生的突触后电位的总和；②α 节律可能是由非特异性丘脑核的兴奋性和抑制性突触后电位变化所产生；③快波活动是由网状结构而来的冲动使丘脑非特异性核的节律性放电消除，并使皮质电位成为去同步化而产生。

二、脑电图监测的方法

(一)皮质脑电监测

1. 适用范围

(1)监测在不同种类和不同剂量麻醉药物下的大脑皮质状况。

(2)监测大脑皮质脑细胞缺血缺氧情况。

(3)对大脑病变部位切除时，监测非切除部分的大脑皮质状况。

2. 具体操作　按国际标准导联 10/20 系统安装电极，描记头皮脑电图，电极部位和数量可根据手术情况而定。地线一般安装在前额处鼻正上方。参考电极多选耳垂或切口附近的头皮。全部电极特别是地线和参考电极必须粘贴牢固。

(二)硬膜外和皮质脑电监测

1. 适用范围　主要监测癫痫中特异波在大脑皮质上的具体部位和范围。

2. 具体操作　在将头皮、颅骨打开后，把皮质电极放置于暴露的大脑硬膜上描记脑电图，进行硬膜外脑电监测。再将硬膜剪开后，将皮质电极直接放置于大脑皮质表面记录脑电图，为皮质脑电监测。电极安放的位置可根据开颅部位决定，电极的数量则要根据开颅范围而定。

(三)深部电极脑电监测

1. 适用范围

(1)监测癫痫特异波在脑组织深部的具体部位和范围。

(2)判断脑组织核团的位置。

2. 具体操作　将覆盖于海马、杏仁核或丘脑底核等需监测的结构周围组织切除或分离后，将深部电极插入监测部位，描记脑电图。

三、脑电监测中的各种脑电图

(一)脑电图对麻醉药物的监测

1. 监测步骤　局部麻醉药物对脑电影响很小，脑电监测主要应用在全身麻醉，在诱导麻醉药物前、后及维持麻醉药物中分别记录脑电图，电极一般置于头皮，电极数量由手术而定。

2. 监测中的脑电图　全身麻醉药的种类较多，目前临床麻醉中，多数采用复合麻醉方法，其血药浓度和敏感性有很大的个体差异。同时，麻醉药物也会影响癫痫的特异波鉴别和定位。因此，麻醉药物对脑电影响的差别很大。

(1)应用诱导麻醉药物时的脑电图：采用小剂量诱导麻醉(如异丙酚、地西泮和硫喷妥钠等抑制大脑皮质的药物)时，脑电图表现为较多的β波。而应用依托咪酯，因其主要抑制网状激活系统，脑电图可见δ波、θ波迅速增加。脑电监测提示，在诱导麻醉时，首选药物应为依托咪酯，可使患者在较短时间内快速进入大脑皮质的抑制期，同时避免了棘波等异常波出现和患者临床癫痫发作。

(2)应用维持麻醉药物时的脑电图：维持麻醉药物是在诱导麻醉后，使患者在一定时间内始终保持一种稳定麻醉状态的一组药物，目前主要为氟醚类药物，根据α其脑电图变化将麻醉分为4期，Ⅰ期为α期，脑电以α波为主，波幅较清醒时降低；Ⅱ期为α波解体，代之以β波和θ波，随着麻醉的加深，慢波增多；Ⅲ期，主要以θ波为主，同时混有δ波；Ⅳ期，脑电图中可出现爆发性抑制波形，即从高幅δ波转为低幅δ波或呈低平δ波、θ波。

每一种麻醉药物对脑电的影响有所区别，但麻醉过程中脑电的变化基本遵循上述规律。在癫痫手术选择维持麻醉药物时，应慎用氨氟醚和异氟醚。

(二)脑电图对大脑皮质神经元缺血缺氧的监测

1. 监测步骤　主要在颈动脉扩张术和颈动脉内膜剥脱术时进行。术前将8～10个电极分别安放在双侧头皮对称的部位上记录脑电图，在阻断颈动脉前、阻断中和阻断后分别描记脑电图。阻断中应连续描记或每隔30～60s描记一次脑电，及时发现其异常变化。

2. 监测中的脑电图　一侧颈动脉狭窄的患者术前脑电图多数正常，少数呈轻度异常，由于脑血管的代偿机制，大脑皮质双侧功能基本相同，脑电图表现为两侧对称的α波或低幅β波。当扩张颈动脉或颈动脉内膜剥脱需要夹闭一侧颈动脉时，人为造成的缺血使阻断侧的α波波幅下降，若这种状态持续的时间过长，脑电图中就会出现散在或持续性的慢波，提示大脑皮质脑细胞有缺氧情况，应加快手术进程或暂时松解被夹闭的动脉，待脑电恢复后再继续手术，否则，将造成不可逆转的脑细胞损害。

(三)脑电图对癫痫手术的监测

1. 术前准备

(1)术前应进行临床手术医师、麻醉科医师和电生理医师等参加的病例讨论，制订手术方式和术中脑电监测的内容。

(2)患者术前要停用抗癫痫药物3d，以保证术中棘波的出现率和准确率。

(3)手术当天禁用苯巴比妥类的镇静药物，以免抑制棘波发放，影响术中癫痫灶的定位。

2. 麻醉药物的选择

(1)局部麻醉：一般在成人做立体定向手术时为首选。

(2)全身麻醉：一般可按麻醉药物组来选择，评估麻醉药物对脑电的影响。

3. 不同手术方式的脑电监测特点及步骤

(1)局部癫痫病灶切除术：术前脑电图检查结果是手术方式确定的重要参考依据。患者在术前应有3次结果一致的脑电图，除常规脑电图外，还应参考各种诱发脑电监测结果，如睡眠诱发脑电图，蝶骨电极等深部电极脑电图，长程脑电监测和视频脑电监测等。同时，还应结合头部CT、MRI、PET、SPECT等影像学检查结果，综合分析来确定手术的部位和方式。

随着视频脑电监测系统的问世，在判断癫痫灶起源时应重视以下几点：①癫痫发作前或发作时脑电图中最早出现棘波的位置；②癫痫发作时脑电图中棘波波幅最高的位置；③对在癫痫发作间期脑电图为双侧或多导非同步棘波的患者，应注意能引起癫痫临床发作的棘波位置；④癫痫发作后脑电图中棘波最后消失的位置；⑤若癫痫发作时脑电图表现为全导棘波，没有在某个局部有首先出现的棘波或最后消失的棘波时，应注意发作前阵发性高幅慢波的首发位置和最后消失的位置；⑥对在几次脑电图和脑电监测中均无癫痫发作的患者，应将患者在各种状态下的脑电图（包括清醒活动期、清醒闭目期和睡眠期）中均频繁出现棘波的位置视为癫痫的起源位置，但要注意，若只在清醒活动期有局限性棘波，而睡眠期和清醒闭目期均没有棘波的，还不能轻易确定癫痫的起源部位。

选择切口范围的大小，原则上在能够处理癫痫灶基础上使脑组织的损伤范围缩小到最低。因此，要特别注意：①对脑电图和临床发作相符合的病例，应准确判断棘波位置，精确切除癫痫灶的起源部位；②脑电图中有较大范围棘波的病例，应将棘波波幅最高处视为切除范围的中心点；③脑电图中呈全导棘波的病例，无论是双侧同步出现的还是先从一导或一侧出现继而全导出现的，提示术者应适当扩大切除范围，进行选择性的胼胝体切开术；④对颞叶有局限性低幅棘波、锐（尖）波或深部电极有阳性棘波的病例，应考虑颞叶内侧面的病变，适当扩大其切除范围，可考虑切除一侧的海马或杏仁核；⑤仅在脑电图中有棘波而形态学中无明显改变的病例，多采取单纯皮质热灼的手术方式，要求开颅的范围应比较大，以满足皮质上放置足够多的电极，指导术者准确处理癫痫灶。

监测步骤：麻醉前记录清醒状态下的头皮脑电图，保留地线和参考电极，将头皮电极摘下，待暴露大脑皮质后，将皮质电极放置于皮质上，记录皮质脑电图。记录时首先对暴露的皮质做广泛的描记，然后再将电极集中在出现棘波的位置，来明确癫痫灶切除的部位和范围。待病灶切除后，再将电极放在切除的创面或边缘的皮质上记录皮质脑电图，若棘波消失，监测可结束，若仍有棘波存在，可对相应的部位进行切除或热灼处理。遗留在大脑功能区的棘波不能完全消失时需手术后继续药物治疗。

（2）大脑半球切除术：主要适用于小儿顽固性癫痫。脑电图异常和相对应的形态学异常结果是切除大脑半球主要依据。但应特别注意的问题是，脑电图中棘波出现的部位并不一定是真正大脑病变的一侧。因此这类癫痫患者做病侧定位时，不能只根据脑电图中出现棘波的部位而定。

监测步骤：步骤与局部癫痫病灶切除术基本相同，记录麻醉前头皮脑电图，保留地线、参考电极和健侧头皮电极，不同点的是，当病侧大脑半球切除后，立即描记对侧的头皮脑电图，以观察手术效果。

（3）胼胝体切开术：采用此种手术方式的指征如下。①癫痫发作时脑电图先有一侧棘波继而出现双侧棘波者；②有局限性脑结构损害，但不宜行病灶切除者；③癫痫为伴有局部发作的全身发作者；④无脑结构改变，而多次脑电图均显示全导棘波，包括药物不能控制的顽固性癫痫者。

胼胝体切除有多种途径，如单纯的胼胝体前部、中部、后部、全部切开或选择性胼胝体切开加局限性的病灶切除等。

监测步骤：方法与前面的术式类似，待大脑皮质暴露后，再把皮质电极放在准备切开的胼胝体两侧，描记双侧对称部位的皮质脑电图，切开后再次描记。

（4）立体定向手术：这种手术主要是通过不同入路定向损毁或切除脑内不同结构来治疗各种疾病。一般常见的靶点如下：①海马杏仁核切除或损毁，适用于治疗颞叶癫痫、顽固性癫痫伴有行为障碍等疾病；②丘脑核（如底核、腹后外侧核等）损毁，适用于治疗精神病、帕金森综合征等疾病；③其他核团。

监测步骤：多采用局部麻醉，用立体定向仪确定核团位置，在切除或损毁前将深部电极插入靶点，记录头皮脑电图和诱发脑电图，同时用电刺激观察患者的反应，以进一步证实靶点的准确性。对癫痫患者，若在海马或杏仁核中找到棘波是最好的依据。手术切除或损毁相应的核团后复查头皮脑电图。

（5）复合性手术：此种手术即为以上单种手术的不同组合。由于癫痫疾病的复杂性，临床上应用在多种发作类型同时出现的癫痫病例中最为多见。目前多采用的方案是局部癫痫病灶切除加部分胼胝体切开术，局部癫痫病灶切除加海马杏仁核切除或部分切除术，大脑半球切除加胼胝体切开术等。

监测步骤：以局部癫痫病灶切除加海马杏仁核切除术为例，暴露皮质后，先描记皮质脑电图，方法同局部癫痫病灶切除术。将癫痫病灶切除后，再暴露海马和杏仁核，用深部电极描记两处的脑电图，以确定棘波位置和需要切除的结构，切除相应结构后再描记皮质脑电图。

4. 监测中的脑电图

(1)皮质脑电图：包括正常皮质脑电图和异常皮质脑电图。

①正常皮质脑电图：皮质脑电的波幅比头皮脑电的波幅高，波形与头皮脑电相近。

在皮质脑电图中最明显的是在中央沟附近有非常明显的快波，尤以中央前回为著，在双颞、顶、枕区，仍以 α 波为主，双额部呈低波幅慢 α 波，岛叶和边缘系统呈现 14～16Hz 的低幅快波及少数 2～4Hz 的慢波。

②异常皮质脑电图：癫痫患者的皮质脑电图：由于受麻醉等因素的影响，其背景脑波多以 θ 波和 β 波为主，棘波表现非常明显，其特点是波幅高于头皮数倍以上，周期更短，位置更局限。

应该注意的问题是在皮质脑电图中要区分原发性棘波和继发性棘波有时也比较困难，一般情况下，局限性频发出现的短周期阴性高幅棘波多为原发性棘波，而继发性棘波多数表现为波幅较低，周期较长，范围不如原发性棘波局限，一般将原发性棘波切除后，它也随之消失。但应特别注意的是，在许多癫痫病例中，原发性棘波不只是一个，因此，只切除一个并不可能解决问题，甚至还会增强其余的棘波，需要在脑电监测下再处理相应的病灶，才能达到治疗的目的。

脑瘤患者的皮质脑电图：由于脑电图的来源是神经细胞的电活动，而被肿瘤所破坏了的神经细胞已无明显的电活动，因此，在肿瘤中心部位显示无电位区，脑电图为平坦波，而周边组织虽然受到肿瘤细胞的浸润破坏，但尚存神经细胞，脑电图中可见中、高幅 δ 波和 θ 波或高幅 α 波，而一般在距离肿瘤中心 6～7cm 外的皮质处为正常脑电图。

(2)深部脑电图：描记出的皮质下各种结构的电活动统称为深部脑电图。目前我们常描记的有海马、杏仁核等边缘系统电活动和胼胝体部位的脑电图。

①海马、杏仁核等边缘系统电活动：一般由不规则的高幅慢波和中、低幅快波组成。

②胼胝体电图：一般以频率为 9～11Hz，波幅为 100μV 左右的 α 波为主，混有频率为 17Hz，波幅为 60μV 左右的 β 波和少数 2～6Hz 的高幅 δ 波和 θ 波。

癫痫患者的深部脑电图：背景脑波多同以上描述，所不同的是，在一部分患者的胼胝体和海马、杏仁核上可记录到棘波，多以散在单发或爆发的形式出现。

第二节 诱发电位监测

诱发电位是神经系统对特异的外界刺激的反应，它包括感觉诱发电位(sensory evoked potentials，SEPs)、运动诱发电位(motor evoked potentials，MEPs)和感觉神经动作电位(sensory nerve action potentials，SNAPs)，其中感觉诱发电位有体感诱发电位(somatosensory evoked potentials，SEPs)、听觉诱发电位(auditory evoked potentials，AEPs)和视觉诱发电位(visual evoked potentials，VEPs)，每一种诱发电位形式在反映相应神经通路功能完整性方面都具有独特的作用。

一、诱发电位的定义和分类

在生理学上，把有意识地刺激感觉器官、感觉神经、感觉通路上的任意一点，而在中枢神经系统的任何部位所产生的可测出的电位变化，称为诱发电位(evoked potentials，EPs)。同时，把电刺激脊髓前根和大脑皮质所产生的脊髓和脑的电位变化，以及肢体随意运动时所引起的大脑皮质电位变化，也称为诱发电位(evoked potentials，EPs)。绝大多数诱发电位的波幅很小，仅 0.1～20μV，必须采用平均技术与叠加技术，即给予重复多次同样刺激，使与刺激有固定时间关系的诱发电活动逐渐增大而显露。根据刺激的方法，可把诱发电位分为以下几类。

1. 躯体感觉诱发电位　简称体感诱发电位(somatosensory evoked potentials，SEPs)，一般是指用电脉冲刺激神经干或神经末梢所引起的神经系统不同水平的一系列电位变化。

2. 视觉诱发电位(visual evoked potentials，VEPs)　VEP 是指用光刺激视网膜所引起的大脑皮质电位变化。

3. 听觉诱发电位(auditory evoked potentials，

AEPs）　AEP是指用短声或纯音刺激听觉感受器引起的听觉传导通路和大脑皮质电位变化。

4. 事件相关电位　主要反映大脑高级功能活动的电位变化，包括P300、N400、MMN、CNV及声影匹配等。

5. 运动诱发电位（motor evoked potentials，MEPs）　指受试者的肢体上按一定要求安放记录电极，从头皮和脊髓上给予刺激所记录到的电位活动。

6. 嗅觉和味觉诱发电位　嗅觉诱发电位（olfactory evoked potential，OEP）作为一项客观的电生理指标，在累及嗅觉系统的神经系统疾病诊断中有重要的临床价值，它是通过气味剂或电脉冲刺激嗅黏膜，应用叠加技术在头皮特定部位按照国际标准10/20法记录到的脑电位。由气味剂刺激诱发者也称嗅性相关电位。味觉诱发电位（gustatory evoked potential，GEP）指通过刺激味觉感受器，在整个味觉皮质记录到的电活动，是味觉皮质众多神经元功能活动的综合。这一电生理技术可客观定性评估患者味觉功能的紊乱状态。

诱发电位术中监测技术主要应用感觉诱发电位的短潜伏期成分、运动诱发电位和感觉神经动作电位，近年来在神经外科领域得到了迅猛的发展和推广。诱发电位术中监测的优点在于：①不影响手术操作。②受麻醉影响较小。③连续监测手术过程。可及时提供有关神经损伤程度的信息，为手术医师及时调整手术方法，权衡进一步手术的利与弊提供有价值的参考，从而使手术操作由经验解剖阶段进入功能解剖阶段。④诱发电位检测的术前和术后比较研究为评估手术效果提供了一个准确而客观的指标。目前，世界上许多外科中心将诱发电位术中监测作为神经外科手术的常规监测项目。诱发电位术中监测的主要目的是及时发现并提醒手术医师减少对神经组织的损伤，有助于降低手术致残率和致死率，提高患者术后生存质量。

二、体感诱发电位

SEP主要研究周围设计、神经根、脊髓、脑干、丘脑或感觉皮质的病变。电刺激上肢正中神经或下肢胫神经，兴奋粗感觉纤维产生冲动，沿感觉传导通路上行，在通路的不同平面记录电活动，上肢包括Erb点（N9）、第7颈椎棘突（N13）和皮质中枢感觉区（N20），下肢包括腘窝（N7）、T_{12}棘突（N20）、皮质感觉区（P40），从而评价相应部位的功能状态。

上肢N9波潜伏期代表上肢感觉神经自外周到臂丛传导时间、N9～N13波间隔代表臂丛、脊神经根至脊髓后索传导时间、N13～N20波间期代表延髓楔束核到皮质的传导时间（中枢感觉传导时间）。主要测量指标为各波波幅及其左右差值，波峰间潜伏期及左右差值。异常表现为主要波峰成分消失或波幅明显下降，波峰间潜伏期延长或左右差值增大。

临床上主要用于评估周围神经近端臂丛和颈神经根病变、脊髓病变、中枢躯体感觉通路的完整性及脊髓和脑干手术术中监测。

（一）SEP的刺激方法

常见部位中上肢包括，正中神经、尺神经、桡神经。下肢包括，胫后神经、腓总神经。刺激频率≤5 Hz。刺激强度，以手指微动为宜。脉宽为0.1～0.2ms。

记录参数中对于上肢SEP，记录部位为C3′、C4′/Fpz，Cv7/Fpz和Erb/Fpz。Witzmann建议选用F3、F4/sternum记录。N20在C3′、C4′/Fpz记录，P22在F3、F4/sternum记录。对于下肢SEP，头皮记录点为C2′/Fpz，这对监测纵裂和镰旁手术是有益的。分析时间，上肢一般50ms，下肢一般为100 ms。

（二）SEP术中监测的应用

脊髓、脑干、幕上不同阶段的感觉通路的传入神经元的突触改变皆可影响SEP，导致潜伏期延长、波幅降低或SEP成分丢失。因此SEP不仅可以监测特殊的感觉通路，而且对远处的神经结构的改变也非常敏感。如幕上中央沟附近和纵裂入路手术，中线及脑干附近手术，血管畸形和动脉瘤手术，血管内栓塞术，脊髓手术、介入手术。

SEP术中监测的主要作用在于：①确定神经传导通路上与手术有关的急性损伤及其部位；②确定由于急性系统性变化（如低血压或低氧血症等）引起的神经功能障碍；③确定肿瘤周围或肿瘤内的神经组织，并尽可能减少对正常神经组织的伤害。

1. SEP在脑干及毗邻部位手术中的应用　脑干病变损伤累及内侧丘系者均可表现出相应的SEP改变，主要表现为N13～N20峰间潜伏期（IPL）延长和N20缺失。

2. 动脉瘤手术SEP作用　中枢传导时间（CCT）为颈部SEP与皮质SEP潜伏期之差。它反映SEP在中枢通路的传导状况。颈内动脉闭塞时，由于大脑半球和皮质下结构供血不足，皮质

SEP会明显衰减，CCT延长。在一定时间内解除颈内动脉闭塞，皮质SEP和CCT可以恢复正常，术后不会出现肢体运动功能障碍。临床实践表明CCT在提示中枢通路传导功能方面是一个较为敏感、可靠的指标。例如，大脑中动脉、颈动脉末端、基底动脉、大脑后动脉暂时闭塞都可以引起CCT显著延长甚至皮质SEP成分丢失。因此，SEP监测在动脉瘤手术中能够提供有价值的信息。

3. *脊柱手术中SEP的应用* 对脊柱侧弯手术监护主要有两个目的。一是防止手术过程中损伤神经结构，二是指导医生确定安全校正曲线的限度。如术前不能记录到SEP，则术中SEP记录非常困难，因此这类患者不应选作术中监护。这些手术监护的难点在于神经损伤可在短时间内发生，这时必须有良好的信噪比才能迅速获得理想的SEP记录。

三、脊髓诱发电位

脊髓属中枢神经系统，在结构上，以神经纤维为主；在功能上，脊髓如同是连接脑和外周神经的传输电缆，诱发电位监测最适宜的手术类型是脊髓手术，诱发电位可以连续不断地监测脊髓功能，随时向手术医师提供有关脊髓损伤的信息，在不可逆损伤出现之前帮助手术医师纠正造成损伤的手术步骤。目前，脊髓SEP监测有几种不同的方法，刺激方式可以选择外周神经刺激抑或脊髓直接刺激，记录方式有头皮、皮肤和脊髓表面。刺激部位常包括正中神经、胫后神经、腓总神经。刺激频率一般为5Hz，强度一般是运动阈值的2倍，刺激电流为脉冲电流，脉宽0.1～0.2ms，记录带通30～3000Hz，部位C2′/Fpz(用于记录头皮SEP)，其他记录点可以选择术野的头端和尾端。记录方式包括皮肤记录、脊髓表面记录、针状电极棘间韧带或硬脊膜外腔记录。导联方式可以选择单极记录，也可选择双极记录。

四、脑干听觉诱发电位术中监测

BAEP采用短声刺激受检测耳，而对侧耳用白噪声掩护，在头顶部和乳突或耳垂间进行记录。正常BAEP通常由7个波组成，依次以罗马数字命名为Ⅰ、Ⅱ、Ⅲ、Ⅳ、Ⅴ、Ⅵ和Ⅶ波。Ⅰ波起源于听神经、Ⅱ波起源于延髓脑桥交界处耳蜗核、Ⅲ波起源于脑桥下部上橄榄核、Ⅳ波可能起源于脑桥上部外侧丘系及其核团、Ⅴ波主要位于中脑的下丘水平，Ⅵ波主要位于内侧膝状体，Ⅶ波主要位于丘脑听放射，其中以Ⅰ、Ⅲ和Ⅴ波临床分析价值最大。Ⅰ～Ⅶ波波形是否存在、潜伏期长短、波间期差值等是主要观测参数、异常表现为波形消失，潜伏期或波间期延长，两侧之间的潜伏期或波间期差异显著超过0.4ms，Ⅴ波/Ⅰ波波幅比值<0.5，Ⅰ～Ⅲ/Ⅲ～Ⅴ波间期比值<1等。

BAEP小于10ms的远场电位反映了听觉通路和脑干功能状况。在临床上有以下应用：①客观评价听觉检查不合作者、婴幼儿和癔症患者听觉障碍；②有助于多发性硬化诊断，特别是发现亚临床病灶；③脑干病变如脑干血管病疗效判断和预后评估；④意识障碍患者转归判断和脑死亡诊断；⑤脑桥小脑三角肿瘤手术术中监测等。麻醉和患者意识水平对BAEP影响均较小。

(一)技术参数

术中监测所用的刺激和记录参数与常规检查室所用基本相同，不同的是，刺激耳机改用耳道插入式耳机和刺激声速率加快。常规检查室所用降噪耳机(TDH-39)在手术时均会明显地干扰手术野，在手术过程中易发生位移，造成给声强度的变化。耳道插入式耳机一方面可避免侵犯手术野，另一方面使耳机稳定地固定于耳道内，但是插入式耳机的橡胶导管可以延迟声波的传导，因此，用插入式耳机诱发的BAEP诸波潜伏期约比普通降噪耳机(TDH-39)所诱发BAEP延迟1 ms。术中监测所用的声刺激强度比常规检查室要大，这符合在尽可能短的时间内诱发出可识波的要求。声刺激速度的范围可为11.1～51.1Hz。声刺激和记录参数详见表9-1。BAEP对麻醉药和镇静药的作用保持相对稳定，常规剂量不会引起明显的改变。体温降低可引起BAEP波潜伏期和波间期的明显变化，并呈线性相关。

(二)BAEP的术中应用

BAEP主要用于监测听觉通路的功能完整性。BAEP适宜监测的手术有听神经瘤、微血管减压术、迷路后前庭神经切断术、颅底和脑干手术、后颈凹的血管手术等，手术操作、麻醉水平波动和监测技术因素等都会引起BAEP变化，应及时检查，并与手术医师和麻醉师保持密切的联系，以便及时中止造成BAEP改变的原因，术中导致BAEP改变的有以下原因：①切断听神经；②压迫内听动脉；③牵拉听神经；④解剖、分离听神经；⑤脑干受压、移位和缺血；⑥吸入性麻醉药浓度过高；⑦血压下降、缺氧；⑧其他技术性因素，包括声刺激器移位或失录、外耳道阻塞、噪声干扰和电干扰。

1. 脑干病变 BAEP 的改变　脑干内肿瘤的 BAEP 异常率高达 90%～100%，脑干病变只要累及听觉通路就会表现出相应的 BAEP 变化。

(1)脑桥-延髓病变：仅见Ⅰ波正常，其后各波波形改变，潜伏期延长，Ⅰ～Ⅲ峰间潜伏期延长。

(2)脑桥中、下段的病变：Ⅲ、Ⅴ波异常，Ⅲ～Ⅴ峰间潜伏期延长。

(3)脑桥-中脑病变：Ⅳ、Ⅴ波异常，Ⅲ～Ⅴ峰间潜伏期延长。一侧或双侧Ⅰ～Ⅲ峰间潜伏期、Ⅲ～Ⅴ峰间潜伏期均延长，提示脑干内多阶段病变。当脑干受压而移位时，可引起对侧Ⅲ～Ⅴ峰间潜伏期延长。

2. BAEP 在听神经瘤手术中的应用　术中 BAEP 变化分成三个类型。第一种表现为Ⅲ、Ⅴ峰潜伏期延长，超过 1.0ms。术后表现为脑干和听觉功能正常，或听力轻度下降。第二种表现类型为手术侧除侧Ⅰ波外其他波突然消失。术后表现为该侧听力严重减退，甚至失聪。第三种类型是手术对侧Ⅰ波后各波消失，这提示脑干移位。

表 9-1　BAEP 监测的刺激和记录参数

刺激参数	记录参数
耳机：耳道插入式耳机	导联方式：A1-Cz，A2-Cz
类型：Click	低频截止点：100～150Hz
脉宽：0.1ms	高频截止点：3000Hz
强度：80～90dBHL	陷波滤波：关闭
极性：交替波或疏波	扫描次数：1000～2000 次
速率：31.1Hz	分析时间：10ms
掩蔽：对侧耳用低于给声强度 20～40dB 的白噪声掩蔽	

五、视觉诱发电位

视觉诱发电位（VEP）有闪光刺激和模式翻转刺激两种，后者因其诱发电位主峰更加恒定而较前者应用广泛，对昏迷或视力明显减退患者可选用闪光刺激。

常规检查多参用全视野模式翻转单眼刺激，正常情况下，枕皮质区可记录到一个三相 NPN 复合波（N75、P100、N145），其中潜伏期约 100ms 的正波（P100 波）最为明显和稳定。VEP 主要是观察 P100 波的潜伏期、稳定性及形态。如潜伏期延长、双侧潜伏期差异大于 8ms、波形不稳定重复性差、双侧不对称甚至未引出波形等，提示视觉通路异常，对视网膜、视神经、视交叉、视束、视辐射及枕叶视觉中枢病变诊断有一定的辅助作用。特别是对多发性硬化患者，能评估视神经损害情况，甚至发现亚临床视神经损害；对于严重急性视神经炎患者，P100 常消失或明显衰减，随着视力改善，P100 波先恢复出现，潜伏期延长仍要持续一段时间。

VEP 是感觉诱发电位中较难判读的一种类型。在术中监测中，闪光刺激代替模式翻转刺激，这就使 VEP 的判读更加困难。一方面，因为闪光刺激的强度不稳定；另一方面，在麻醉状态下患者的瞳孔大小和眼球注视方向不容易控制，使视网膜不易获得稳定而均匀的成像刺激。此外，VEP 中 P100 成分属长潜伏期电位，易受麻醉药物、麻醉水平、血压水平、低温和缺氧等因素的影响。这些都使 VEP 在术中监测应用受到限制。

(一)刺激和记录参数

刺激时给予 1.9Hz 闪光刺激，应用 Google 眼镜，要求散瞳。记录中记录电极 Oz-Cz；带通 5～100Hz；陷波方式选择关闭；分析时间 500 ms；平均次数 200 次。

(二)VEP 术中监测的应用

对于视神经周围的肿瘤和动脉瘤，解除对视神经压迫可以使 VEP 得到不同程度的改善。VEP 的改善预示患者术后视力会得到改善。VEP 监测可以帮助手术医师辨认卷入肿瘤的视神经，牵拉视神经和在视神经附近操作均会引起 VEP 的改变。

六、运动诱发电位

MEP 是通过对大脑运动皮质的刺激，在锥体束或骨骼肌上记录的电反应。Merton 和 Morton 于 1980 年首次在人体上引出 MEP。Baker 等于 1985 年发表了无创性磁刺激人大脑皮质的试验报告，开创了无创性经颅刺激大脑皮质诱发 MEP 之先例。MEP 直接反映锥体束的功能状况，在脑干腹侧病变、斜坡病变和颅底血管瘤手术中监测锥体束功能，对于防止或减少锥体束损伤有着极其重要的作用。

(一)刺激方法

包括直接皮质电刺激、经颅皮质电刺激、经颅磁刺激。

经颅磁刺激是一种无痛、无创性刺激方法，磁刺激的发生器利用高压、高能电流瞬间放电，诱导高场强的磁场产生。诱导磁场可以穿透头发和颅骨，在大脑皮质运动区诱导神经组织产生局部微电流，从而兴奋神经组织。尽管磁刺激技术在临床应用方面还不够成熟，但其自诞生之日起就引起了人们强烈的兴趣和关注，目前，磁刺激技术已成为MEP研究领域中较为活跃的部分。

（二）记录方法

MEP的记录部位有鱼际肌、胫前肌和硬脊膜下腔等。据Zentner研究，术中MEP在鱼际肌、胫前肌和硬脊膜下腔的检出率分别为88.9%、82.7%和81.8%，三者之间无显著性差异，这三个部位的电位变化与术后运动功能状况的符合程度依次是81.3%、75%和88.9%。这三个部位的假阳性率分别为鱼际肌18.7%、胫前肌25%、马尾11.1%。值得一提的是，所有记录中，无假阴性结果。

（三）麻醉对MEP的影响

在Zentner研究中，术前所有患者MEP均能清晰引出，而麻醉后MEP的平均检出率为84.5%，说明这种抑制与麻醉有关，Zentner推荐的麻醉方法是连续静脉滴注芬太尼和咪唑唑仑，呼吸空气和氧气混合气体，氟烷、安氟醚和异氟醚等吸入性气体深度不宜超过1MAC。

（四）MEP的术中变化

1. 波幅 一般以麻醉诱导后所测得MEP的峰一峰值作为基础值，以基础值的50%为提示锥体束损伤的极限值。尽管，MEP术中变化有一定数量的假阳性，但值是庆幸的是目前尚未见假阴性的报道，术中MEP的消失则无一例外地伴有运动功能的缺失。

2. 潜伏期 由于MEP潜伏期在个体间差异较大，而且术中潜伏期的变化与术后运动功能状况相关性差，因此，MEP潜伏期一般不作为监测指标。Fehling和Patil在动物实验中也证实了在急性和慢性脊髓损伤中，MEP波幅于损伤后有明显的改变，而潜伏期变化不大。

总之，术中诱发电位监测技术确实为手术医师及时了解术中神经系统功能状况提供了极有价值的信息，使手术更加精细、准确和安全。Grundy等认为，术中诱发电位监测应符合以下要求：①可行性。信号采集过程中，不宜过多地干扰手术过程和延长手术时程。②敏感性。EP变化与术中过程相关，如低氧、缺血、CO_2潴留、体位和牵开器张力等。EP变化必须具有相当的敏感性。③有用性。这包括给予警告和阻止损伤性操作。④可靠性。向外科医师做出警告要求EP具有相当的灵敏性，而且确实反映神经功能状况，术中EP的变化与术后神经功能具有较好的相关性。

每一项诱发电位检测都有一定的适用范围和使用价值，应根据病变部位选择合适的检测方法。术中联合应用不同检测方法进行监测，无疑可提高诱发电位监测的敏感性和准确性。

（宋毅军）

参考文献

[1] 谭郁玲.临床脑电图与脑电地形图学.北京：人民卫生出版社，1999：233-268

[2] 冯应琨.临床脑电图学.北京：人民卫生出版社，1979：320-321

[3] 潘映辐.临床诱发电位学.2版.北京：人民卫生出版社，2000：672-684

[4] 王忠诚.神经外科学.武汉：湖北科学技术出版社，1998：158-189

[5] 赵学仁，王忠诚，谭郁玲.诱发电位监测在神经外科手术中的应用.中华神经外科杂志，1995，11：107

[6] 张亚卓，王忠诚，吕务军，等.脑干及其周围术中诱发电位监护的实验研究.中华神经外科杂志，1997，13(4)：194

[7] 乔慧，王忠诚，张亚卓.脑干及其附近手术诱发电位术中监护的研究.中华神经外科杂志，2000，16(5)：301

[8] 乔慧，王忠诚，张亚卓.体感诱发电位在脑干及其附近肿瘤手术中的应用.中华医学杂志，2001，81(7)：438

第 10 章

神经内镜手术技术的临床应用

神经内镜手术与其他内镜外科手术一样，都是利用人体的自然孔隙或经过手术形成的微小路径，导入纤细的内镜设备，通过显示器的屏幕和更为精细的手术器械，完成以往需要更大手术创伤才能完成的手术。其根本优势在于手术的创伤小，并且对于许多疾病的治疗，还有治疗效果更好、更确切的优势。

因为脑室、脑池系统（脑脊液形成的水环境和空间）和颅底系统（经过鼻腔、口腔可到达颅底中线区域或部分中线旁区域）的解剖特点，传统内镜外科主要是在这两个领域的疾病中发挥优势。但是，近10年来，得益于现代科学技术的迅猛发展，神经内镜技术从基础研究到临床应用，从单纯内镜手术到与包括神经导航、神经监测、超声、激光、功能定位等多种新技术的联合应用都取得了巨大进展，内镜神经外科的理论和临床体系日新月异。神经内镜手术治疗的疾病种类从传统的脑室、脑池疾病及颅底疾病扩展至基本覆盖神经外科的各个领域，包括脑脊液漏、脊柱脊髓疾病、硬膜下血肿、脑室内出血、脑血管病变、三叉神经痛、面肌痉挛、脑脓肿、脑实质肿瘤等。

第一节　神经内镜手术的仪器设备

一、神经内镜设备构成

神经内镜设备主要由镜体、光源及成像系统构成（图 10-1）。

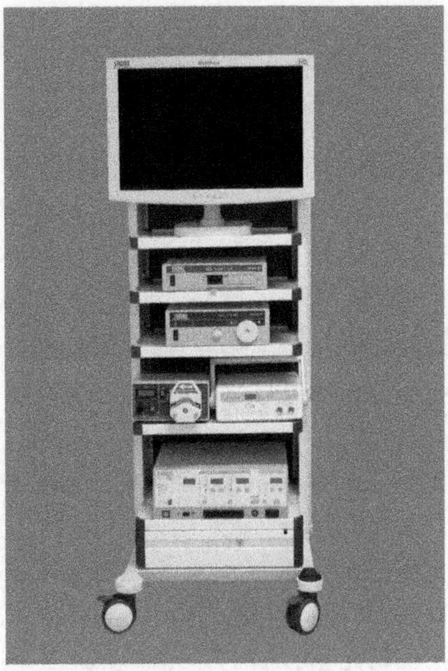

图 10-1　神经内镜系统的主体部分

（一）神经内镜镜体

目前临床上有许多不同类型的软性和硬性神经内镜，各种内镜的应用范围不同，可根据手术操作进行选择。

1. 硬性内镜　也可简称为硬镜（图 10-2）。硬性内镜外径一般为 2～8mm，其中硬性多功能镜内部可有多个通道，如照明、冲洗、吸引、工作等通道。内镜操作器械可沿着内镜内、外进入术野，手术在显示器引导下完成。物镜可有不同的视角，如 0°、30°、45°、70°、120°等。不同视角的神经内镜其用途各异。0°内镜给出一个直线视野。30°镜给出一个侧面视野。

2. 软性内镜　包括纤维内镜和电子内镜，简称为软镜（图 10-3）。软性内镜一般细而长，最长可达 1.0m，外径 0.75～4.0mm，头端直径为 2～

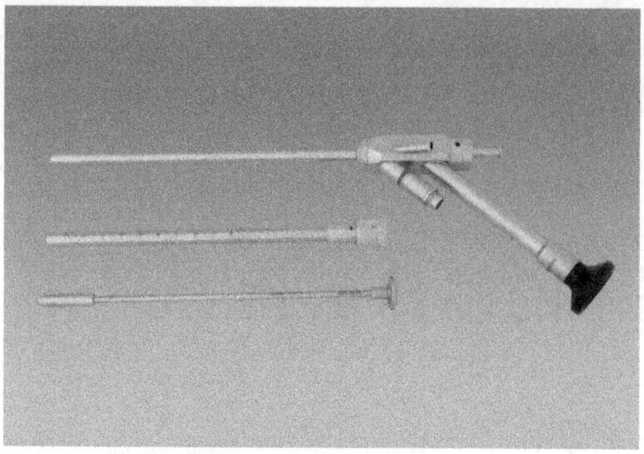

图 10-2 硬性内镜

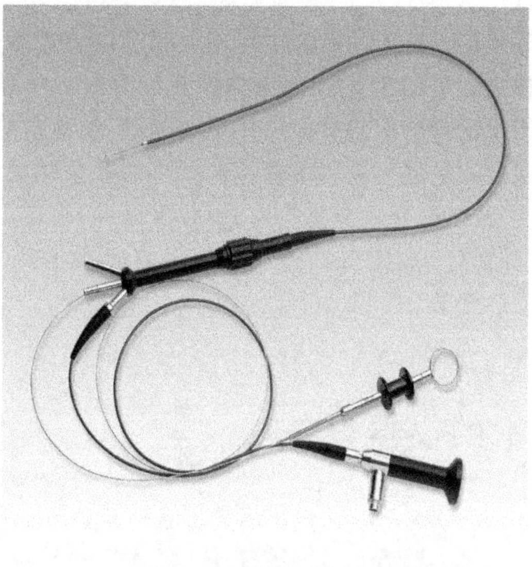

图 10-3 软性神经内镜

4mm。因软性多功能内镜外径小，通常将工作通道、冲洗通道和吸引通道合而为一。软性内镜除镜体柔软、可屈伸等特点外，头端还可以根据需要做成角或偏侧，最大视角可达 160°。软性内镜用途多，非常灵活，可在脑室或脑池内移动，抵达硬性内镜无法到达的部位进行观察和操作。

(二)光源及成像系统

电子内镜的成像主要依赖于内镜前端的微型图像传感器传输图像数据。图像数据传输至图像处理器，经过处理后，显示在电视监视器的屏幕上。

与显微外科技术相反，内镜技术的操作过程不能在手术部位直接控制，而是要通过电视屏幕。术中需要摄像头、监视屏和图像记录装置。

1. 摄像头　与神经内镜的目镜相接，通过摄像转换机将图像传至监视屏。

2. 监视屏　监视器显示整个内镜手术过程中摄像头摄取到的所有图像。

3. 图像记录装置　良好的图像记录装置有助于记录和保存完整的资料信息。

二、神经内镜手术基本器械和辅助设备

许多特殊的显微器械被专门设计用于神经内镜手术，例如显微剪刀、显微吸引器、双极电凝、显微剥离子、单/双极电凝及其他显微器械。这些内镜器械共同的特点是比传统器械更细、头端更小。

1. 用于磨除骨质的高速磨钻　主要用于内镜经鼻和经口颅底手术磨除颅底骨质，同时用于生成锁孔骨窗和钻磨颅骨内骨性结构。对于内镜颅底手术，笔式、小型、动力强、重量轻的微钻使得外科医生在狭窄空间内能够平稳操控。

2. 冲洗设备　内镜图像的清晰度需要清晰的介质。为了避免频繁移动、清洁、重新置入内镜的危险操作，内镜有专门的冲洗通道，该通道和冲洗泵相连，使用无菌盐水冲洗镜头，而内镜无须移动。在需要清洁术野时，动力化脚踏控制的泵输送清洁的水流以冲洗内镜的头部。

3. 支持臂　用于固定内镜镜体，方便双手操作。

4. 其他　用于神经内镜手术的导航设备、超声设备及神经监测设备。

第二节　神经内镜手术治疗的主要疾病

一、脑积水

传统治疗脑积水的方法多采用脑室-腹腔分流术，但存在分流管堵塞、感染等较多并发症，另外还可能导致分流管依赖及心理障碍。目前，内镜下第三脑室底造口术(ETV)已经成为治疗梗阻性脑积水的首选方式。ETV 治疗脑积水操作简便，构建的脑脊液循环较脑室-腹腔分流术更符合生理状态，且无须放置分流管，消除了分流手术的诸多缺点。

脑积水的内镜手术方法及指征如下。

1. *室间孔成形术*　属于疏通手术，用于单纯室间孔狭窄或闭塞所致一侧或双侧侧脑室积水。

2. *透明隔造口术*　属于旁路手术，用于透明隔囊肿所致一侧或双侧脑室积水；单侧室间孔狭窄成形困难者可通过透明隔造口使患侧脑脊液经过透明隔造口由对侧侧脑室-室间孔进行循环。

3. *导水管成形（必要时支架置入术）*　属于疏通手术，用于导水管短程狭窄或膜性闭塞所致梗阻性脑积水及孤立第四脑室。

4. *第四脑室流出道造口术*　属于疏通手术，用于第四脑室流出道膜性闭塞。

5. *第三脑室造口术*　包括终板造口、第三脑室底造口、第三脑室-小脑上池造口等多种方式，属于旁路手术，用于导水管狭窄且导水管成形困难的梗阻性脑积水，部分正常压力脑积水和交通性脑积水通过第三脑室底造口术治疗也有效。

6. *脉络丛烧灼术*　通过减少脑脊液分泌治疗脑积水。

7. *内镜下脑室灌洗术*　用于出血后脑积水或感染后脑积水的脑室清洁。

8. *脑积水的病因治疗*　四叠体池蛛网膜囊肿可因压迫导水管导致梗阻性脑积水，内镜下四叠体池蛛网膜囊肿造口术能够重新开放导水管，对脑积水达到病因治疗效果；脑室内囊虫导致的脑积水可通过内镜下囊虫摘除术进行病因治疗。

二、颅内囊肿及脑室内病变

颅内囊肿包括不同部位蛛网膜囊肿、脑室内囊肿、脑实质内囊肿及透明隔囊肿等。这些疾病大多为先天性病变，对于有症状者是内镜手术很好的适应证。应用神经内镜技术治疗颅内囊肿能够做到较大范围的囊壁开窗或部分囊壁切除，使囊肿和蛛网膜下隙、脑池或脑室充分沟通，效果确切，损伤小。所有颅内囊肿均应首选神经内镜手术治疗。

在切除脑室内病变时，神经内镜不仅能看清脑室内形态和结构，还能使术者明确脑室内病变的位置及多发病变的数目，从而避免盲目操作可能带来的副损伤。同时，神经内镜可观察和切除脑室内显微神经外科手术盲区的残留肿瘤。

内镜神经外科技术是脑室内位置深在肿瘤活检最理想的工具，可以尽可能地减少周围重要结构的损伤，同时能够在直视下进行活检操作。与影像学介导的立体定向活检比较，神经内镜介导的直视下操作大大减少了活检组织的误差，并可在获得明确诊断的前提下尽量减少并发症。另外，神经内镜的最大优势在于脑室肿瘤经常会伴有脑积水的发生，神经内镜可以在活检过程中同时治疗脑积水。

三、颅底疾病

使用内镜经鼻、经口可直接显露从前颅底到鞍区、斜坡、枕骨大孔等颅底中线区域的病变。

经鼻颅底手术，内镜和显微镜比较，具有以下优点：①手术视角广，可多角度观察，显示某些手术显微镜所无法到达的盲区和死角，内镜可以把外科医生的“眼睛”带到使用显微镜无法想象能够清晰看到的手术区域，经过同样的手术通道，其观察及手术操作范围明显扩大。②在较深的术野，手术显微镜的光亮度可能出现衰减。神经内镜可以近距离观察病变，不受术野深度影响，为深部术野提供更好的观察质量，分辨清晰度优于显微镜，更有利于精细手术。③手术创伤小。

特别在将内镜手术和导航、神经监测、超声等导向设备相互结合后，这种高技术集成体系更进一步提高了内镜颅底手术的治疗效果和安全性。

（一）垂体瘤

内镜下经鼻手术切除垂体瘤的技术已经成熟（图 10-4 至图 10-7）。与传统的显微镜经蝶垂体瘤切除术比较，应用内镜治疗垂体瘤，可以利用鼻腔生理通道，无须切开鼻中隔黏膜，也无须使用蝶窦牵开器，甚至术后可以不填塞膨胀海绵或油纱，从而将手术创伤降到最低。并可明显扩大病灶显露，增加直观切除病变的机会，最大限度地保护了鼻腔的正常结构。

在垂体瘤切除手术中，内镜独特的近距离和多角度观察优势体现在以下 4 个方面：①对于位于显微镜观察死角的病变不再是使用刮圈等器械非直视操作，而是将内镜深入瘤腔内直视操作；②对于垂体微小腺瘤，可利用内镜近距离精细观察明确瘤体和垂体的界限，从而在较小损伤正常垂体的前提下，全切肿瘤；③垂体纤维型大腺瘤在显微镜下切除时，由于视野显露缺陷，只能看到肿瘤下部，肿瘤质地硬韧又无法用刮圈刮除，盲目牵拉更不可行，所以切除困难。此时，在内镜下，可以从不同方向、路径切除肿瘤，更利于达到全切肿瘤。

总之，内镜经鼻蝶手术治疗垂体瘤是一种创伤小、治疗效果好的微侵袭神经外科技术，目前已经成为许多国内外医疗机构的首选方法。

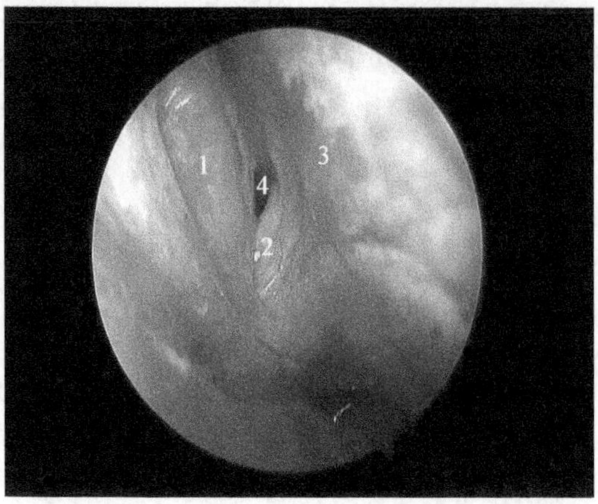

图 10-4　在蝶筛隐窝内寻找蝶窦开口

内镜下显示，1 为上鼻甲，2 为蝶筛隐窝，3 为鼻中隔，4 为蝶窦开口

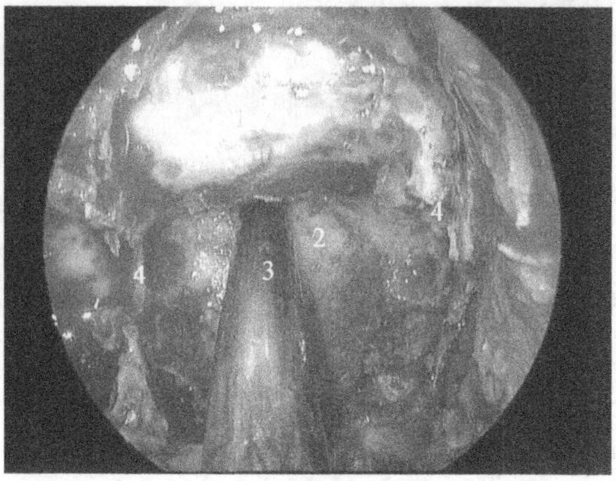

图 10-6　显露鞍底硬膜

1 为鞍底硬膜，2 为鞍底-斜坡隐窝，3 为吸引器，4 为部分磨除的蝶窦间隔

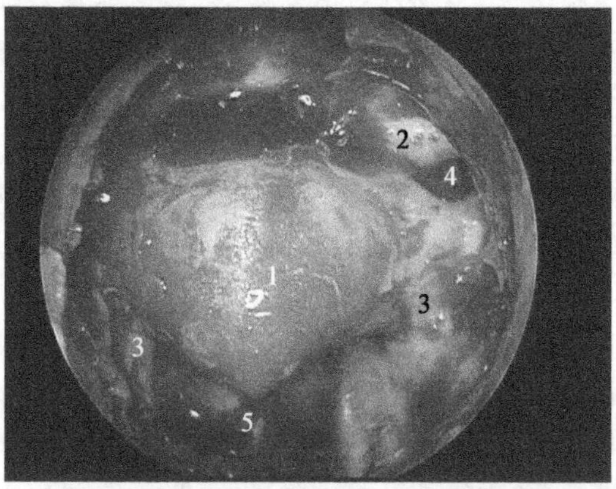

图 10-5　内镜下显露鞍底和周边结构

0°内镜下显示，1 为鞍底，2 为左侧视神经管，3 为颈内动脉隆起，4 为左侧视神经管-颈内动脉隆起隐窝（OCR），5 为鞍底-斜坡凹陷

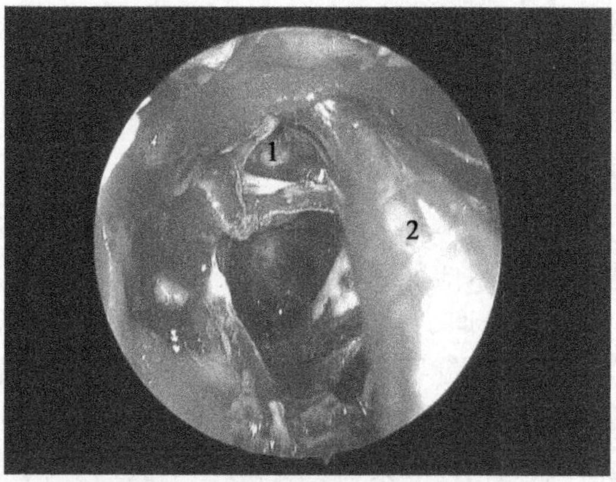

图 10-7　用吸引器吸除鞍内残余肿瘤

1 为鞍内残余肿瘤，2 为吸引器

（二）脊索瘤

目前神经内镜应用于颅底脊索瘤的范围包括：①内镜经鼻入路，并以此为中心向周围扩展，适合于位于蝶筛窦、中上下斜坡的肿瘤（图 10-8）；②内镜经口咽入路，适用于位于下斜坡、枕骨大孔、上位颈椎前方的肿瘤；③内镜与显微镜结合使用，适用于生长范围广泛、单纯一种方法难以彻底切除的肿瘤。

内镜治疗颅底脊索瘤光源充足，术中投照的视野相对宽广，颅底肿瘤显露良好，能发现在显微手术中“死角”处的肿瘤，有利于全部清除肿瘤，降低肿瘤复发，且手术创伤小，术后严重并发症少，患者恢复快，住院时间短。

（三）颅咽管瘤

随着内镜手术技术、颅底重建技术及设备的不断发展进步，对于完全位于硬膜内的颅咽管瘤也开始采取神经内镜手术技术切除。适合内镜经鼻切除的颅咽管瘤为鞍内型、鞍内鞍上型及部分鞍上型颅咽管瘤，不适合内镜经鼻切除的颅咽管瘤为三脑室型。

（四）脑膜瘤

颅底脑膜瘤基底位于肿瘤腹侧，血供主要也来源于腹侧，而其相邻的重要血管和神经则位于肿瘤背侧，所以从肿瘤的腹侧切除颅底脑膜瘤更适合肿瘤的病理特点和生长方式。

但是因为解剖结构的限制，内镜经鼻手术目前主要应用于切除颅底中线区域的颅底脑膜瘤，其优势为可以首先切除肿瘤的基底，切断肿瘤的血供，

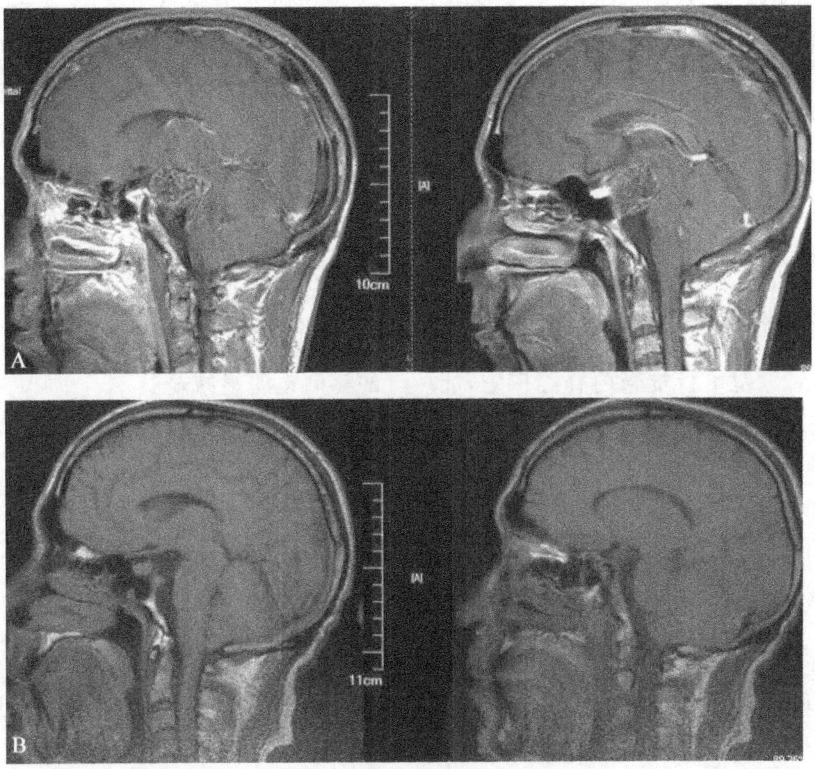

图 10-8　用吸引器吸除鞍内残余肿瘤

A. 斜坡脊索瘤术前 MRI；B. 斜坡脊索瘤术后 MRI

且对肿瘤基底的切除更彻底。

（五）胆脂瘤

颅底胆脂瘤有沿蛛网膜下隙向邻近部位生长的特性，从而形成巨大不规则占位性病变。因病变不规则，单纯显微手术常因镜下存在“死角”而使肿瘤难以全部切除。神经内镜能直接到达颅内深部，凭借其良好的光源和不同角度的镜头，施术者可清晰地观察到各种直线视野无法看到的死角病变及周围结构，有助于发现残存在显微镜“死角”处的肿瘤，提高全切率，减少肿瘤复发；同时能够有效地避免损伤深处病灶周围重要的脑神经、血管，减少手术并发症。

四、颅内动脉瘤

颅内动脉瘤手术中最大的难度是手术空间小，容易造成神经和血管的损伤。神经内镜应用可减小动脉瘤手术的开颅范围，缩小头皮切口，避免过多地暴露脑组织。使用神经内镜不但可以多角度观察动脉瘤结构，还可以探察到瘤蒂的具体位置及动脉瘤后壁下隐藏的穿通支血管，可以在动脉瘤夹闭后从后方、侧方观察瘤夹的位置是否恰当，从而减少对周围脑组织、重要神经和血管的损伤。

五、颅内血肿

神经内镜手术技术可用于治疗外伤性和自发性脑室内出血、脑实质内血肿、慢性硬膜下血肿等。其原则是在不损伤血肿壁或引起新的出血的前提下，尽量清除血肿。较传统治疗方法，手术创伤更小。

六、脑 脓 肿

神经内镜手术治疗脑脓肿，对脑皮质及脓肿周围正常脑组织损伤小，既能直视脓肿腔冲洗脓液，又可避免盲视操作下穿刺引起的脑出血。对于多房性脑脓肿，可在内镜直视下打通脓肿腔之间的间隔，以便更有效地冲洗、引流。

七、脑脊液鼻漏

脑脊液鼻漏是由于硬膜和颅底支持结构破损，使蛛网膜下隙与鼻腔相通，脑脊液经鼻腔流出而形成，常见于外伤、肿瘤、鼻窦疾病和手术后。用内镜经鼻腔修补脑脊液漏有微创、直视下操作、术中瘘口判断准确、无面部瘢痕、不易感染等优点,已成为治疗脑脊液鼻漏的首选治疗方法。

八、颅内血管压迫性疾病

使用神经内镜进行微血管减压术具有锁孔开颅、对脑组织牵拉轻微、照明清楚、寻找责任血管确切、能够多角度观察等优点。

九、脊柱脊髓疾病

采用特制的椎管内镜可行椎管内脊髓探查,能明确诊断经椎管造影、数字减影血管成像、磁共振检查不能确诊的脊髓病变。神经内镜下应用管状牵开器切除硬脊膜内外肿瘤,可使肿瘤完全切除,与传统的后正中椎板切开肿瘤切除术比较,具有创伤小、住院时间短、失血少、术后麻醉药剂量小等优点。经皮内镜下椎间盘切除、椎间孔成形术已渐趋成熟。内镜下治疗寰枢椎脱位或畸形、脊髓空洞症、脊髓拴系及内镜下脊柱内固定、椎旁脓肿引流、胸交感神经节切除术等报道也日益增多。神经内镜技术可减少脊柱、脊髓手术时间,明显减少术中出血,手术切口小,患者住院时间明显缩短,恢复期的疼痛也明显减轻。

(张亚卓　桂松柏)

参考文献

[1] 张亚卓,桂松柏.内镜神经外科——过去、现在和未来.中华神经外科杂志,2013,29(7):649-650

[2] Li KW,Nelson C,Suk I,et al.Neuroendoscopy: past, present and future. neurosurgical focus,2005,19(6):1-5

[3] Cappabianca P,Divitiis E.Endoscopy and transsphenoidal surgery. Neurosurgery,2004,54(5):1043-1048

[4] Prevedello D M.History of endoscopic skull base surgery: its evolution and current reality.J Neurosurg,2007,107(1):206-213

[5] Cappabianca P.Application of neuroendoscopy to intraventricular lesions. Neurosurgery, 2008, 62 (Suppl 2): 575-597

[6] 张亚卓.促进神经内镜技术的发展和提高.中国微侵袭神经外科杂志,2007,12(2):49-50

[7] 桂松柏,李储忠,张亚卓,等.颅底脊索瘤的内镜经鼻手术治疗分型及入路.中华神经外科杂志,2013,29(7):651-654

[8] 赵继宗,王硕,王永刚,等.神经内镜在颅内动脉瘤的外科手术中的应用.中华医学杂志,2004,84(10):799-802

[9] 张亚卓.质量是神经内镜技术发展的保证.中华神经外科杂志,2007,23(3):161-162

[10] Dehdashti A.R.Pure endoscopic endonasal approach for pituitary adenomas: early surgical results in 200 patients and comparison with previous microsurgical series. Neurosurgery, 2008,62(5):1006-1015

[11] Jain AK.Excision of pituitary adenomas: randomized comparison of surgical modalities.BrJ Neurosurg,2007,21(4):328-331

[12] Di X.Multiple brain tumor nodule resections under direct visualization of a neuronavigated endoscope. Minim Invasive Neurosurg,2007,50(4):227-232

[13] Songbai Gui, Xinsheng Wang, Xuyi Zong,et al.Assessment of endoscopic treatment for middle cranial fossa arachnoid cysts. Childs Nerv Syst, 2011,27(7):1121-1128

[14] Songbai Gui, Xinsheng Wang, Xuyi Zong,et al.Suprasellar cysts: clinical presentation, surgical indications, and optimal surgical treatment.BMC Neurol,2011

[15] Jarrahy R.Fully endoscopic vascular decompression of the trigeminal nerve. Minim Invasive Neurosurg, 2002,45(1):32-35

[16] Jarrahy R.Fully endoscopic vascular decompression of the glossopharyngeal nerve.J Craniofac Surg,2002,13(1):90-95

[17] Shahinian H.K,Eby JB,Ocon M.Fully endoscopic excision of vestibular schwannomas.Minim Invasive Neurosurg,2004,47(6):329-332

[18] Kabil,M.S.,Eby JB,Shahinian HK.Endoscopic vascular decompression versus microvascular decompression of the trigeminal nerve.Minim Invasive Neurosurg,2005,48(4):207-212

[19] Ruetten S. Full-endoscopic cervical posterior foraminotomy for the operation of lateral disc herniations using 5.9-mm endoscopes: a prospective, randomized, controlled study. Spine, 2008,33(9):940-948

[20] Perez-Cruet MJ.Thoracic microendoscopic discectomy.J Neurosurg Spine, 2004,1(1):58-63

[21] Ruetten S.Full-endoscopic interlaminar and transforaminal lumbar discectomy versus conventional microsurgical technique: a prospective, randomized,controlled study.Spine,2008,33(9):931-939

第 11 章

神经介入治疗

神经介入医学即介入神经放射学(interventional neuroradiology),是研究利用血管内导管操作技术,在计算机控制的数字影像系统的支持下,对累及人体神经系统血管的病变进行诊断和治疗,达到栓塞、溶解、扩张、成形和抗肿瘤等治疗目的的一种临床医学科学。它最大优点是组织创伤小、操作简单、疗效确切、并发症少,已成为微侵袭神经外科学重要的组成部分,目前已能替代某些外科手术,成为独特的治疗手段。

神经介入治疗的病种主要包括两大方面,即出血性和缺血性神经系统血管病变。前者主要是采用栓塞、闭塞和血流重建等方式消除病变,后者则是通过狭窄血管成形或闭塞血管再通而达到治疗目的。

以下分别就这几方面典型病种进行简要阐述(相关病种的病因、诊断及治疗等见相应章节,本章重点阐述与神经介入治疗相关的内容)。

第一节 颅内动脉瘤的血管内介入治疗

颅内动脉瘤是脑部动脉血管由于先天异常和后天损伤等因素导致局部的血管壁损害,在血流动力学负荷和其他因素下,逐渐扩张形成的异常膨出。颅内动脉瘤一旦破裂出血,致残率和病死率极高,其中10%~15%的患者来不及就医直接猝死,发生一次出血的病死率可高达35%,两次出血病死率则达60%~80%,幸存者亦多有残疾。因此,对于有手术适应证的颅内动脉瘤应积极干预已获得广泛认同。颅内动脉瘤的手术治疗主要有开颅夹闭和血管内介入治疗两种方法,2002年发表的国际蛛网膜下腔出血动脉瘤试验(international subarachnoid aneurysm trial,ISAT)结果,发现血管内介入治疗与开颅夹闭相比能够降低致残率和病死率,改善临床预后,由此确立了介入治疗在颅内动脉瘤治疗中的价值。

一、辅助检查及诊断

颅内动脉瘤对于人体最大的威胁是动脉瘤破裂,主要表现为蛛网膜下腔出血(subarachnoid hemorrhage,SAH)。虽然动脉瘤性SAH的临床表现较典型,但每个患者的表现可不一致。未破裂动脉瘤因其大多数无临床症状,多为偶然发现,少数因头痛、上睑下垂等症状被发现。因此,无症状的未破裂动脉瘤,诊断较为困难。绝大多数颅内动脉瘤还是由于破裂后SAH而经检查才被确诊发现的。

1. *头颅CT* 头颅CT并不能诊断颅内动脉瘤,但非增强头颅CT一直是诊断SAH的基础。SAH后前3d应用CT检查的敏感性很高(接近100%),主要表现为脑沟与脑池高密度影。但此后几天逐渐下降,SAH的5~7d及之后,CT检查假阴性率增加。

2. *腰穿* 腰椎穿刺不用来作为动脉瘤性蛛网膜下腔出血(aneurysmal subarachnoid hemorrhage,aSAH)的常规检查手段。但对于发病时间较长、CT表现不典型的患者,需要行腰穿检查,脑脊液黄变较血性脑脊液更为可靠。

3. *头颅MR* 头颅MR亦不作为aSAH的常规检查手段,但是,由于脑磁共振成像技术的改进,特别是液体衰减反转恢复序列,质子密度成像,弥散加权成像和梯度回波序列等的应用,对那些CT诊断aSAH阴性,但临床高度可疑的病人可行磁共振代替有创的腰穿检查，如阴性仍需进一步行腰穿检查。

4. *头颅CTA和MRA*　计算机断层成像血管造影（computed tomography angiography，CTA）或磁共振血管造影（magnetic resonance angiography，MRA）是一种无创检查方法，可作为颅内动脉瘤的重要检查手段，尤其对于高危患者进行动脉瘤筛查意义重大。头颅CTA较MRA检查时间短，阳性发现率更高，有些单位已将CTA直接作为手术夹闭动脉瘤重要依据。

5. *脑血管造影*　数字减影血管造影（digital subtraction angiography，DSA）仍然是诊断动脉瘤的金标准。需强调的是，高质量的旋转造影和三维重建（3D-DSA）技术不仅可以降低漏诊率，并且在描述动脉瘤形态，显示瘤颈和邻近血管关系并制订治疗方案方面优于普通DSA。部分aSAH患者首次DSA造影阴性，可能是由于载瘤动脉痉挛、血管间重叠、动脉瘤太小、瘤腔内血栓、造影剂量小、压力低、造影设备差或术者经验欠丰富等原因导致，考虑到颅内动脉瘤再次破裂出血的危险性，应延期2～4周再次检查（有14%的患者发现存在动脉瘤），以降低漏诊率。

6. *宽颈动脉瘤的诊断标准*　判断动脉瘤是否为宽颈或窄颈囊性动脉瘤对于选择动脉瘤介入治疗方案具有重要参考价值。根据Fernander-Zubillaga的标准定义为：①瘤颈≥4mm；②瘤颈∶瘤体>1∶2。符合两条中的任何1条或2条即可诊断为宽颈动脉瘤。

二、颅内动脉瘤血管内介入治疗策略

自ISAT研究结果公布后，颅内动脉瘤的治疗理念发生了根本性转变，介入治疗已成为部分颅内动脉瘤首选的治疗方法之一。动脉瘤的治疗方案（夹闭或介入），应依据患者特点和动脉瘤的特点等多因素考虑后制订。对于那些从技术上既可以开颅夹闭又可行介入治疗的动脉瘤患者，推荐行血管内介入治疗。颅内动脉瘤的介入治疗应以保持载瘤动脉通畅的重建性治疗为首选，闭塞载瘤动脉的非重建性治疗仍然是部分难治性动脉瘤的可选方法。保留载瘤动脉的常见动脉瘤栓塞方法有以下几种。

1. *单纯弹簧圈栓塞*　对于窄颈动脉瘤，首选网篮技术（basket technique），即选择合适大小的第一枚弹簧圈编织成一网篮，以后由大到小的顺序填塞弹簧圈直至致密栓塞为止。

2. *重塑技术（remodeling technique）*　应用不可脱球囊放置在载瘤动脉内跨过瘤颈，微导管导入动脉瘤内弹簧圈栓塞，每放置一枚弹簧圈球囊充盈一次，动脉瘤完全栓塞后撤出球囊及微导管。此方法适合相对宽颈动脉瘤，有经验的医生也可用于绝对宽颈动脉瘤的栓塞。

3. *双微导管或连环技术（double microcatheter technique or hand in hand technique）*　动脉瘤内送入2根微导管，2根微导管交替送入弹簧圈或第1根微导管送入弹簧圈，第2根微导管推送多根弹簧圈至动脉瘤完全栓塞后最后解脱第1枚弹簧圈。此方法适合相对宽颈动脉瘤。

4. *支架结合弹簧圈技术*　载瘤动脉内放置一枚或多枚支架或分叉部动脉瘤放置Y形支架，微导管先放入动脉瘤或经支架网眼导入动脉瘤内，应用弹簧圈栓塞动脉瘤。此技术适合绝对宽颈、梭形或夹层等复杂动脉瘤。

5. *液体胶栓塞动脉瘤*　应用不可脱球囊放置在载瘤动脉内跨过瘤颈，微导管导入动脉瘤内注入ONXY胶栓塞动脉瘤。此方法只适合于绝对有经验的医生。

6. *覆膜支架*　此方法适合于无分支或无重要影响功能的分支血管部位。

7. *血流导向装置*　应用密网支架跨过动脉瘤颈放入载瘤动脉内，动脉瘤内疏松填塞或不填塞弹簧圈，通过改变血流方向达到动脉瘤消失的目的。

第二节　脑动静脉畸形及动静脉瘘的栓塞

脑血管畸形是脑血管先天性、非肿瘤性发育异常，是指脑血管发育障碍而引起的脑局部血管数量和结构异常，并对正常脑血流产生影响。其破裂出血主要表现为脑内出血或血肿。其多见于年轻人，得到确诊年龄平均为20—40岁。

脑血管畸形的病理分类法繁多，目前较为常用的分类法为脑动静脉畸形、海绵状血管畸形、毛细血管扩张症、静脉畸形。另外一种畸形发生在脑表

面的硬膜上，叫硬脑膜动静脉瘘。这些畸形中，静脉畸形一般不治疗，海绵状血管瘤主要通过开颅手术切除或立体定向放射治疗，而目前通过微创介入治疗的主要是脑动静脉畸形和硬脑膜动静脉瘘。

一、脑血管畸形的血管构筑

脑动静脉畸形(cerebral arteriovenous malformation，CAVM)是在胚胎 3～4 周时，脑血管发育过程受到阻碍，动静脉之间直接交通而形成的先天性疾病。动静脉之间没有毛细血管，代之以一团管径粗细不均，管壁厚薄不匀的异常血管团，其血流动力学发生一系列改变，主要为：①低动脉流入压；②高静脉流出压；③血液分布异常；④盗流现象；⑤正常脑灌注不足；⑥正常脑血管自动调节功能受损。

根据对 CAVM 供血动脉与血管团的超选择性造影图像分析，将畸形血管团分为以下几种不同构筑：①终末型供血，供血动脉的末端完全到达畸形团内。②过路型供血，供血动脉的分支供应畸形团，远端分支供应正常脑组织。③直接动静脉瘘，供血动脉直接经瘘口到达静脉内，此型血流量高。④伴随动脉瘤，供血动脉或畸形团内伴随动脉瘤样扩张，此动脉瘤往往是出血的重要原因。⑤伴随静脉扩张，引流静脉动脉瘤样扩张，此型也极易近期出血。

二、临床表现

CAVM 的主要临床表现有出血、癫痫、头痛、进行性肢体功能障碍等，从影像学上看，CAVM 主要包括供血动脉、畸形血管团和引流静脉三部分，Spetzler 根据畸形团的部位、大小及引流静脉的深浅，分为Ⅰ～Ⅴ级，即位于功能区 1 分，非功能区 0 分；畸形直径＜3cm 1 分，3～6cm 2 分，＞6cm 3 分；有深静脉引流 1 分，无深部引流则为 0 分。根据此三项标准累计计分，总分数即为级别。治疗的难易程度也随着级别上升。

三、诊断及鉴别诊断

1. CAVM 的 CT 表现　出血性 CAVM 可见脑内血肿、脑室出血或蛛网膜下腔出血等。未出血 CAVM 可见边界不清的混杂密度病灶，其中可有等或高密度点、线状血管影及高密度钙化灶或低密度软化灶。增强扫描可见点、条状血管强化影，一般无占位效应。

2. MRI 表现　MRI 分别表现有不同形态的流空信号，如蜂窝状，弧线形或蚯蚓状等。增强扫描可见明显强化。

头 CTA 或 MRA 可诊断大多数 CAVM，缺点是只能观察畸形的一个时相，不能动态观察脑血液循环的完整过程。对于小或微小病变误诊率较高。全脑 DSA 及选择性血管造影检查是目前诊断脑动静脉畸形的金标准，其主要目的包括：①供血动脉，确认各个累及的血管、与血流有关的血管病变(扩大、狭窄、闭塞)、与血流有关的动脉瘤；②血管团，大小、形状、血流情况；③引流静脉，确认各个静脉、与血流有关的血管病变(扩大，狭窄，闭塞，静脉曲张)、血流类型(引流，侧支，逆流入正常硬膜窦)；④动静脉畸形累及的动脉供血范围；⑤脑的静脉引流。

四、治　疗

CAVM 的治疗方案需要根据病变的部位，血管构筑，血流量等具体情况决定，主要方法包括手术切除、血管内栓塞、立体定向放射治疗三种。小型病变可以通过单一一种方法治疗，但对于大多数大型 CAVM 需要以上 3 种方法联合治疗。

对高流量、大畸形团、位于重要功能区或手术达不到的脑 AVM，适合做栓塞治疗或栓塞后再行手术和立体定向放射治疗。较小的、单支供血的终末型 AVM 可通过血管内栓塞一次治愈。不能单纯经栓塞治愈的 CAVM，在栓塞后血管造影片上可见畸形团明显缩小，动脉循环时间缩短。

AVM 栓塞的目的是栓塞畸形血管团，单纯栓塞供血动脉病变肯定会复发，过早栓塞引流静脉而畸形团未完全栓塞会引起颅内出血，造成灾难性后果。随着微导管及栓塞材料的不断改进，AVM 的完全栓塞率得到了明显提高。

脑 AVM 的介入治疗经过了从固体栓塞材料到液体栓塞材料的不断探索过程。固体栓塞材料只能栓塞供血动脉，很难弥散到畸形团内，不能达到治愈 AVM 的目的。经临床反复证实，固体栓塞材料如弹簧圈、球囊等只对 AVM 内合并动脉瘤或动静脉瘘(arteriovenous fistula，AVF)有效，或作为高流量 AVM 的术前栓塞使用。液体栓塞材料可以很好地弥散到畸形团内，根据病变大小不同，可通过一次或分次栓塞达到永久治愈。临床疗效好的液体栓塞材料有 NBCA、GLUBRAN 与 ONYX 等；NBCA 现在临床上已很少应用。GLUB-

RAN胶与NBCA特性相似，是通过血流弥散至畸形团内，需要根据流量配比浓度，注射时间短，容易粘管。但优点是即使微导管未完全导入畸形团内，通过选择合适浓度也能很好在畸形团内铸型。ONYX胶的出现使AVM的血管内治疗得到了突飞猛进的发展，治愈率明显提高。此胶在微导管导入畸形团内注射，通过压力弥散达到满意铸型，注射时间延长，相对不粘管，不需浓度配比，有时通过一支供血动脉即能完全栓塞。

良好的微导管也是AVM栓塞的保证。更细的漂浮微导管较容易进入畸形团内，同轴球囊微导管在高流量血管畸形及动静脉瘘的治疗中能明显发挥优势，同时能够防止动脉反流，治疗效果明显提高。

第三节　颈内动脉海绵窦瘘

颈内动脉海绵窦瘘(carotid cavernous fistula，CCF)是指海绵窦段的颈内动脉本身或其在海绵窦内的分支破裂，与海绵窦之间形成异常的动静脉沟通，少数颈动脉海绵窦瘘由颈外动脉供血，特称颈外动脉CCF。75%以上的为外伤引起，称为外伤性CCF，其余无外伤史者，称为自发性CCF。最常见的症状是搏动性突眼和球结膜充血、水肿。

一、病　因

各种原因引起颈内动脉主干或分支破损，形成颈内动脉与海绵窦间高压、高流量的瘘管。75%以上的为外伤引起，称为外伤性CCF，其余无外伤史者，称为自发性海绵窦瘘，多为颈内动脉海绵窦段的动脉瘤破裂所致。

二、临床表现

最常见的症状是搏动性突眼和球结膜充血、水肿。此症状的产生原因是动静脉沟通后，海绵窦内压力增高，向眼静脉引流，眶区静脉回流不畅。长时间的眼球缺血，眼内压力增高，视神经萎缩，角膜溃疡和球结膜炎症，这些都可以导致视力下降，如果眶内压力增高太快，则可以在1周内迅速失明。血管内杂音也是很常见的症状，这种隆隆状的搏动性杂音常常使病人难于忍受，产生的原因是岩上窦和岩下窦引流。神经受损和眶内容物增加可以造成眼球运动受限。当CCF向皮质静脉引流时，皮质静脉淤血，可以造成局灶神经症状。

三、检　查

经股动脉插管全脑血管造影，可见颈内动脉与海绵窦产生短路，压迫健侧颈内动脉，可发现漏口。颈内动脉床突上段、大脑中动脉和大脑前动脉不易充盈，而海绵窦、蝶顶窦和眼静脉等则在动脉期显影并扩张。

四、诊　断

根据临床表现及相关检查即可诊断。

五、鉴别诊断

应注意与眶内、鞍旁肿瘤及海绵窦动脉瘤相鉴别。

六、并发症

常合并颅底骨折；少数继发于硬脑膜动静脉畸形或破裂的海绵窦动脉瘤。当皮质静脉高压还可以造成脑出血或蛛网膜下腔出血。

七、治　疗

目的在于保护视力，消除颅内杂音，防止脑梗死和鼻出血。早期，CCF的外科治疗包括颈内动脉结扎术、颈外动脉切开“放风筝”术、开颅海绵窦切开修补术和海绵窦切开铜丝马尾导入术。但是，上述方法损伤大，效果不理想。目前，经血管内栓塞技术是CCF治疗最行之有效的方法。介入治疗常用的方法包括经动脉途径和经静脉途径。

(一)经动脉途径

1. *可脱球囊栓塞*　根据瘘口大小选择合适型号的球囊，球囊漂浮导管将可脱球囊经颈内动脉的瘘口导入海绵窦内，充盈球囊后闭塞瘘口而保持颈内动脉通畅。可消除头颅杂音，使眼球回纳，恢复眼球运动。高流量的CCF可以通过2枚或多枚球囊才能闭塞瘘口，对复发者可再次治疗。

2. *微弹簧圈栓塞*　单纯弹簧圈栓塞不作为CCF的首选治疗方法，只有在瘘口小或其他原因球囊不易进入海绵窦或海绵窦内有骨折片等情况下可选择此方法。单纯弹簧圈栓塞不容易完全闭塞瘘口，膨胀弹簧圈可增加治愈率。

3. *液体胶栓塞*　微导管经瘘口导入海绵窦内，

不可脱球囊在颈内动脉内完全闭塞瘘口，经微导管注射 ONXY 胶直至海绵窦引流静脉完全栓塞，颈内动脉保持通畅。此方法治愈后极少复发。

4. *覆膜支架血管成形* 应用合适规格大小的覆膜支架成形于颈内动脉瘘口上下，消除瘘口达到治疗的目的。此方法不作为常规选择，血管纡曲支架很难到位，术后再狭窄或动脉闭塞的概率也较高。

5. *颈内动脉闭塞* 此方法目前临床已较少应用。只有当复杂难治病变且前后交通动脉代偿良好，经球囊闭塞实验及降压实验无神经功能障碍，方可应用球囊或弹簧圈闭塞颈内动脉。闭塞时一定要注意同时闭塞颈内动脉及瘘口，否则闭塞后仍会通过交通动脉到达瘘口内，术后极易复发。

(二)经静脉途径

对于复杂 CCF 不能经动脉入路治愈的，可以采用经静脉入路的方法治疗。具体方法是一侧股动脉穿刺行动脉造影，另一侧股静脉穿刺微导管导入海绵窦内栓塞海绵窦治愈病变。最常见的静脉途径有：①经岩下窦入路；②经面静脉-眼静脉入路。

第四节 颈动脉狭窄的支架治疗

目前脑血管病、心血管病、恶性肿瘤是引起患者死亡的三大主要原因，脑血管病也是致残率最高的疾病。据国内外报道，20%～30%的缺血性脑血管病的直接发病原因是颈动脉狭窄。因此，治疗颈动脉狭窄的主要目的之一是预防缺血性脑血管病的进一步发展，即脑梗死的发生；其二是解除颈动脉狭窄所引起的一系列脑缺血症状。

一、病因病理

颈动脉狭窄的主要病因有动脉粥样硬化(atherosclerosis)、大动脉炎(takayasu arteritis)及纤维肌肉结构不良(fibromuscular dysplasia)等；其他病因如外伤、动脉扭转、先天性动脉闭锁、肿瘤、动脉或动脉周围炎、放疗后纤维化等较少见。在欧洲的一些国家和美国，约 90%的颈动脉狭窄是由动脉粥样硬化所致；在我国中青年患者中，大动脉炎也是比较常见的病因。

颈动脉粥样硬化病变主要累及起始部及颈内外动脉分叉处。在粥样斑块的基础上，可以产生附壁血栓和微栓子脱落；斑块内出血、纤维化和钙化引起狭窄进行性加重；血管壁溃疡、夹层及动脉瘤形成产生局部血流动力学改变等病理变化。最终导致颈动脉狭窄、闭塞及脑组织的缺血和梗死。

二、临床表现

颈动脉狭窄临床上主要表现为脑和眼的缺血症状。病变累及大脑前循环供血动脉即颈总、颈内动脉者，可有头晕、头痛、晕厥、一过性黑矇、失明等症状；但其典型临床症状为短暂性脑缺血发作(transient ischemic attack，TIA)，即一过性肢体无力和麻木，以及短暂性偏瘫发作。病变累及大脑后循环即椎动脉者可出现椎基底动脉缺血表现，如眩晕、晕厥和恶心等。严重者可发生卒中即脑梗死。脑梗死根据累及的部位不同可产生不同的临床表现，如偏瘫、语言和听力障碍等，严重者可发生昏迷甚至危及生命。也有部分患者仅表现脑白质缺血引发的功能性神经损害，如记忆力、计算能力或定向力减退以及嗜睡等。体检时，颈动脉狭窄患者的颈动脉搏动减弱或消失，可闻及颈动脉血管杂音，视网膜贫血等。

三、影像检查方法

目前，颈动脉狭窄常用的影像检查方法包括颈动脉超声、彩色多普勒、CTA、MRA、DSA 等。

(一)颈动脉超声和彩色多普勒

作为一种无创检查手段，适用于脑卒中患者的筛查。对于有经验的操作者，基本上能判断颈动脉狭窄情况。

(二)CTA

其最大优势在于能区分微细的密度对比度差异，在诊断血管壁钙化方面具有独特优势；但在管腔狭窄程度的判断上，与血管造影诊断的符合率仅为 90%左右。

(三)MRA

对颈动脉狭窄的诊断效果与 CTA 相似，对钙化的显像和判断方面较 CTA 差。对血管狭窄程度的判断上，MRA 倾向于夸大病变，常无法区分严重狭窄和闭塞。与血管造影诊断的符合率与 CTA 类似，在 90%左右。

(四)DSA

目前仍是诊断血管病变的"金标准",能准确显示血管的狭窄程度和范围,是制订治疗方案的最终依据。

四、治疗原则和方法

(一)适应证

1. *主要适应证*　影像检查证实颈动脉狭窄率达到70%并伴有明确相关的症状和体征者;颈动脉狭窄率为50%以上且伴有明确的溃疡形成和(或)不稳定斑块者。

2. *次要适应证*　无症状性单侧颈动脉狭窄,管腔狭窄率(直径)>80%者;无症状双侧颈动脉狭窄,狭窄直径均>70%者;无症状双侧颈动脉狭窄,狭窄直径50%~70%,但需要进行全麻的重大手术者,为预防发生术中脑缺血可在术前行单侧(优势侧)CAS。

3. *特殊适应证*　影像检查证实颈动脉完全闭塞,但闭塞段长度≤10 mm,且远端流出道通畅并伴有明确相关的症状和体征者,在技术可行的情况下属特殊适应证。

(二)禁忌证

1. 严重的神经系统疾病,如病变侧脑功能完全丧失、瘫痪等。

2. 颈动脉完全闭塞,病变长度>10mm,伴有影像证实的血管内血栓和多段狭窄者。

3. 有出血倾向的同侧颅内动静脉畸形或动脉瘤,又不能提前或同时给予治疗者。

4. 3个月内发生过颅内出血或4周内发生过大面积脑梗死者。

5. 严重心、肝、肾功能障碍、对比剂过敏等血管造影禁忌者。

五、治疗方法

(一)方法的选择

动脉粥样硬化性颈动脉狭窄直接选择支架置入术,不推荐做单纯球囊扩张治疗;纤维肌肉结构不良(fibromuscular dysplasia,FMD)和大动脉炎引起的颈动脉狭窄推荐首选球囊扩张成形术(PTA),扩张术中发生夹层等并发症时可置入支架治疗;动脉粥样硬化性颈动脉狭窄行支架置入术中推荐使用脑保护装置(EPD)。

(二)操作要点

1. *血管造影*　首先行常规主动脉弓、颈动脉造影和选择性全脑血管造影。

2. *远端EPD技术*　远端EPD是在狭窄病变的远端放置一过滤网,术中允许血流通过,但可将脱落的栓子捕获,支架置入后取出滤网。

3. *近端EPD技术*　原理上是采用两个闭塞球囊分别阻断颈总动脉和颈外动脉,使颈内动脉血流暂时停滞甚至逆流。支架置入后通过导引导管回抽颈动脉的一定量血液,将可能脱落的栓子吸出体外。近端保护装置和远端保护装置缺乏安全性和有效性的对比研究。因此,原则上应该选择操作者最为熟悉的EPD。

4. *支架置入*　通过远端保护装置自身导丝或近端保护装置放置的治疗导丝对狭窄颈动脉行球囊扩张和支架置入术。对重度狭窄病变推荐进行球囊预扩张技术。支架置入前预扩张多主张采用5~6mm直径,长度20~30 mm球囊,扩张后置入自膨式颈动脉支架多不再需要后扩张。若置入支架后仍残余再狭窄>30%,再行5~6 mm球囊做后扩张。

5. *支架置入后即刻检查*　支架置入后即刻行颈动脉血管造影,观察颈动脉内是否有充盈缺损(栓子),确认没有后再回收EPD,并在体外进行冲洗,以确认是否捕捉到红白栓子。若造影发现颈动脉有栓子存在,应即刻采取导管取栓和药物溶栓治疗。确认栓子取出或溶解消失后,再取出EPD。

6. *完成手术后检查*　再次进行治疗侧颈动脉和颅内血管造影评价,达到形态学疗效满意和查体没有脑缺血等并发症则手术操作完成。

六、并发症及其防治

(一)脑梗死

脑梗死是CAS术中最主要的并发症,发生率在2%~5%。目前认为在术中使用EPD可以减少脑栓塞事件的发生概率。另外,术前和围术期有效的抗栓治疗是公认的预防手段。术中一旦发生严重栓塞事件应立即进行动脉溶栓和取栓治疗。

(二)脑过度灌注损伤

脑过度灌注是指严重的颈动脉狭窄解除后,同侧脑血流量显著增加,从而导致脑水肿甚至颅内出血发生。有报道脑出血发生率在0.5%左右。围术期有效的血压控制是预防过度灌注损伤的最有效手段。癫痫发作及颅内出血被认为是严重过度灌注损伤的表现,一旦出现,应立即停止抗凝治疗。严重者可考虑脑室引流或外科治疗。

(三)颈动脉并发症

血管痉挛多可自行恢复,也可采用血管扩张药物,如硝酸甘油、尼莫地平动脉推注可取得即刻疗效。颈动脉和颈动脉支架内急性血栓形成应在积极抗凝和溶栓治疗的基础上,考虑动脉导管取栓治疗。

(四)心血管并发症

主要表现为心动过缓、心搏骤停及低血压。是由于颈动脉球内感受器对机械压迫导致的迷走神经反射引起。常出现在颈动脉分叉部位的球囊扩张时,也可在支架置入后发生。球囊扩张和支架置入前要准备阿托品,一旦发生迷走反射立即静脉推注 0.5～1.0 mg,能有效防治心动过缓的发生。必要时使用临时起搏器。发生持续低血压时,可使用稳定血压药物,如多巴胺等。

(五)一般并发症

穿刺点损伤,局部血肿形成,对比剂过敏、对比剂肾病等。

七、疗效评价

颈动脉狭窄内支架成形术成功的标准:①残存狭窄<30%,和(或)跨狭窄段压力差<10 mmHg;②相关临床症状改善或消失;③无严重并发症发生。目前,据大宗病例统计,颈动脉支架成形术的技术成功率达 95%～100%,随访 3～5 年,支架通畅率为 85%～95%。

八、随　访

建议分别于术后 1 个月、3 个月、6 个月和 12 个月定期对患者进行神经系统全面复查,并行颈动脉彩色超声检查。当怀疑颈动脉支架后再狭窄时,同时进行 CTA 或直接行血管造影检查。1 年后建议每 6 个月复查 1 次。

(肖福顺)

参考文献

[1] 中华医学会神经外科分会神经介入学组.颅内动脉瘤血管内介入治疗中国专家共识(2013).中华医学杂志,2013;3093-3103

[2] 症状性颅内动脉粥样硬化性狭窄血管内治疗专家共识组.症状性颅内动脉粥样硬化性狭窄血管内治疗中国专家共识.中华内科杂志,2013,52(3):271-275

[3] 张建宁.神经外科重症监护.北京:人民卫生出版社,2013:119-125

[4] 杨树源,只达石.神经外科学.北京:人民卫生出版社,2008:1168-1198

第12章

神经外科手术基础

第一节　术前评估与准备

一、麻醉术前评估与准备

神经外科手术麻醉术前评估的目的是将手术有关的并发症发生率降至最低。目前国内的麻醉术前评估多在手术前1d麻醉医师与患者会面时进行临床评估。需要强调的两个问题是：①患者是否处在最佳的进行手术的状态；②平衡手术可能获得效果和麻醉风险之间的关系。

研究表明，患者的术前状况可以预测术后并发症的发生率和死亡率。建立麻醉的术前评估机制可以使流程合理化和避免各种潜在的治疗延误。为了保证手术患者的平稳过渡，术前麻醉医师和外科医师的交流至关重要。麻醉医师需要知道外科手术的过程，外科医师同样需要了解麻醉相关的事项。两者之间应该有良好的沟通，交换想法，以利于各自工作的开展，更有利于患者的治疗。

麻醉的术前评估包括一般评估和实验室检测。

一般评估是用于评估患者健康状况现状的分级系统，目前多采用美国麻醉医师协会有关生理状况的分级(表12-1)。

表12-1　ASA分级系统

病人状态	ASA分级
体格健康，发育营养良好，各器官功能正常	Ⅰ
除外科疾病外，有轻度并存病，功能代偿健全	Ⅱ
并存病较严重，体力活动受限，但尚能应付日常工作	Ⅲ
并存病严重，丧失日常工作能力，经常面临生命威胁	Ⅳ
无论手术与否，生命难以维持24h的濒死病人	Ⅴ

一般认为，Ⅰ～Ⅱ级病人对麻醉和手术耐受良好，风险性较小。Ⅲ级病人的器官功能虽在代偿范围内，但对麻醉和手术的耐受能力减弱，风险性较大，如术前准备充分，尚能耐受麻醉。对患者的一般评估应该逐个系统进行，包括神经系统、呼吸系统、心血管系统、消化系统、血液系统、肾脏系统、内分泌系统。包括如下环节：①对手术可能有或没有影响的其他系统疾病的相关病史；②相关的家族疾病病史；③目前的用药情况；④是否有药物过敏史；⑤辅助的实验室检查。

术前的实验室检查包括全血细胞计数、促凝血功能检查、电解质、血糖水平。常规还要包括胸部X线平片、心电图检查。对于所有颅内手术的患者，都应该进行交叉配血检查。对于神经外科内分泌相关性肿瘤还必须有内分泌相关实验室检查。

二、神经外科专科术前评估与准备

病人术前有无颅内高压及其程度是神经外科手术术前评估的重要内容。颅内压(ICP)可影响脑灌注压(CPPs)(50～150mmHg)及脑血流(CBF)。由于血压降低或升高造成的CPP下降，会导致代偿性血管扩张而增加脑血容量(CBV)。尽管这对正常人没有什么影响，但对颅内顺应性降低的患者，CBV的增加会造成ICP升高。超过自动调节低限的低血压会导致CBF降低。CPP的增加导致脑血管床收缩从而降低CBV和降低ICP。如果CPP超过自动调节的上限，CBF升高可导致血管屏障的破坏，形成脑水肿。高血压患者的自动调节曲线右移，需要高出正常的灌注压才能维持足够的脑血流。

正常的颅内压为5～15mmHg。病理性升高的ICP可以导致脑疝或由于CPP降低而缺血。伴有对治疗反应不佳的ICP升高的头部外伤患者预后不好。由于颅内容物脑组织、血液、脑脊液的任何部分增加都会使得ICP升高，ICP增加的程度依赖于颅内成分容量增加的速度和可能的代偿机制。如颅脑外伤和脑内血肿的患者，由于颅内容量的迅速增加耗竭了早期的代偿机制(转移了脑脊液和压缩静脉容量)，ICP迅速升高。

为了减小CBV和避免医源性诱导的ICP升高，应注意患者体位的正确摆放。为便于脑静脉引流，患者应保持轻度头高位，避免过度旋转头部和牵拉颈部。

对于神经外科手术的术前准备包括：①术前的病例讨论。对于每一例手术患者术前都要建立完善的术前讨论体系，复习病史、查体、影响学资料及其他检查结果，如有必要，可邀请放射科医生、病理科医生参加；对于颅内血管性疾病手术患者，如果没有神经介入方面的专科医生，可邀请放射介入的医生参加术前讨论。②术前剃头备皮。择期开颅手术的患者最好在手术当天备皮，经鼻手术患者须减除鼻毛。③禁食禁水。为防止麻醉及手术中患者呕吐、误吸，择期手术前至少禁食、禁水6h。④术前用药。对于手术患者术前1d晚上可以适当给予镇静药物；合并脑水肿的患者除常规给予脱水药物以外术前1～2天给予激素；垂体、下丘脑功能低下患者，术前根据内分泌化验结果给予激素替代治疗，以防出现垂体危象；有糖尿病的患者术前应该将血糖控制至正常水平，癫痫患者术前给予抗癫痫治疗。

神经外科常见手术包括颅内肿瘤手术、脑血管疾病手术、颅脑外伤手术、功能神经外科手术及脊柱脊髓手术等。虽然决定颅内血流动力学和功能的基本原则是一样的，但有不同神经系统功能紊乱的患者在进行不同的手术过程时所需要的麻醉药物种类和监测的要求是不同的。如在神经外科肿瘤手术时重点是充分认识和改善升高的ICP，发现和纠正由于肿瘤本身和相关处理造成的电解质和内分泌的紊乱。血管性病变手术时重点在于控制血压的稳定及ICP在术中的稳定。对于缺血性脑血管疾病术中血压的控制尤为重要，一旦血压控制不稳极易出现脑梗死。对于颅脑外伤的病患，尤其是重型颅脑外伤伴发多发伤的患者术前已有休克表现，术中应维持血压，维持重要器官的灌注，稳定ICP，防止癫痫发作。在手术当中成功的处理所发生的各种问题是基于对患者病理生理变化的充分理解和对外科手术要求的掌握，而所有这些都需要术前详尽的评估和准备。

第二节　手术器械

神经外科领域的每次进步，都伴随着新器械和新设备的诞生，同时又对设备和器械提出更高的要求。显微神经外科的发展，离不开双极电凝和显微镜的普及；颅底神经外科发展，离不开高速磨钻的应用。每件手术器械的使用，都凝集着外科医师们的思考与探索；每台设备的创新，都是医学与先进科技的结晶。没有器械和设备的革新，就没有神经外科的快速发展。

1. 一般器械　神经外科手术也需要用到普通外科的手术器械，包括镊子、剪刀、血管钳、持针器、吸引器等。这类器械在神经外科手术开颅过程中仍然发挥着重要的作用。但是在硬脑膜打开后的手术由于精确度的要求，使得普通外科的手术器械已不再适用，这时需要特别精细的器械。对于这类器械的清洗、消毒、保存都有特殊的要求。需要放置在特制的容器中防止精细的头端受损。双极电凝的出现促进了显微神经外科的进步，其主要用于脑组织、脊髓和硬膜的止血，还可以用于肿瘤的切除。使用双极电凝时要同步配合冲水，可以减少双极电凝镊子与组织发生粘连及热传导对组织的损伤。目前，市面上已有带有同步冲水和双极电凝功能的双极电凝器。

2. 手术床　目前专用的神经外科手术床多为电动操控，可以根据患者手术体位的需要及术中手术角度的要求而进行随意调节，不仅可以前后平移，左右及前后一定角度的倾斜，而且可以拆卸头板，换装头架，背板抬高，腰桥拱起等多种功能。能够满足头颅、脊柱和周围神经的各种体位的手术要求。尤其对于神经外科需要坐位或半坐位体位的手术时，手术床需要降到足够低的位置，一般最低位床面高度至少离地面40cm，以满足手术医生对坐位手术时的床高要求。

3. 头架　头架是有效固定头颅的必备装置。没有头架，就不可能精确地控制体位，保持术中体位稳定不变，也不可能在显微镜下进行精细操作。目前以美国 Ohio 医疗器械公司生产的 Mayfield 头架，Codman 公司生产的 Codman 和日本 Mizuho 公司生产的 Sugita 头架应用最广。国内使用较多的是 Mayfield 头架三翼点颅骨固定系统。用该头架固定颅骨时，应选择最大径固定颅钉。颅钉不能固定在颞部、眼眶外侧壁和颅缝等处。为了美观，颅钉尽量固定在发际内。

4. *显微镜* 20 世纪 50 年代神经外科医生开始系统使用手术显微镜。神经外科手术显微镜必须具有良好的照明、合适的放大倍数和高清晰度。在使用上必须具备视角和放大倍数可调，且调节方法简易。适用于各种体位，易保持无菌。可根据术者情况调节，以减轻术者疲劳；可连接监视器供助手和手术人员观看，还可连接摄像机和照相机等进行手术记录。

5. *磨钻* 目前有多种电动和气动手术磨钻供选择，相比于电钻，气钻有如下优势：①更轻巧纤细，易操控和握持，易用性好；②可进入狭小手术区，进行微创手术；③转速更高，扭矩更大；④噪声小，运转时产热低；⑤各种钻套、钻头和钻具种类齐全；⑥运转稳定，启动时无跳动。高速气钻的临床应用非常广泛，常用于颅骨钻孔和切割。配合各种长度和形状的钻头，用高速磨钻可切除蝶骨嵴，前床突，斜坡骨性结构；打开视神经管和内听道。由于气动磨钻转速高，不易被软组织缠绕，易于精确控制，安全性增加。但应注意，棉片易缠绕转头，可造成损伤，必要时在手术野使用明胶海绵保护。原来开颅需要钻多个骨孔，然后锯开，如经翼点入路开颅需要钻 4～5 个骨孔，乙状窦前经小脑幕入路需要钻 7 个骨孔。随着气钻的使用，只要钻 1～2 个骨孔，然后用铣刀锯开。颅后窝手术时可以整块的将颅骨锯下，而不必像以往一样将颅骨分块咬除，有利于手术结束后可以将骨瓣复位。脊柱脊髓手术时，可用铣刀在椎板上开槽，将椎板整个取下，手术结束后再将椎板复位固定，有利于重建脊柱后柱的稳定性，防止术后脑脊液瘘。高速磨钻可以搭配不同类型的磨头使用。在磨除大块骨质时使用切割钻头；只剩余薄片骨质或靠近深部结构时，改用金刚钻头。使用不同类型磨头磨除骨质时用钻头的侧面磨除，而不要用钻头的顶端；像使用刷子一样来回磨除骨质，确保精确控制。不要使用太大的力以期望更快的磨除骨质，尤其在深部结构手术中，磨头滑脱会造成灾难性后果。高速磨钻由于转速快，在磨除骨质时产热明显，需要在使用过程中不停地冲水，进行降温，防止局部的神经组织的热损伤，尤其在磨除视神经周围骨质时更为重要。

6. *导航* 神经导航是 20 世纪 90 年代开始出现的新技术，是医学影像学和计算机技术的结合。目前有单纯的神经导航仪，也有可以和手术显微镜整合一体的导航显微镜。随着计算机技术的发展，神经导航越来越精确，更易用，在有些情况下，可以代替立体定向仪。但是神经导航有其固有的确定，由于手术中脑脊液释放等原因导致脑组织发生移位，而导航仪不能实时地反映这种变化，随着术中磁共振的应用，导航仪的这种缺陷已得到最大限度的弥补。

7. *超声吸引器* 通过手柄前端的钛合金管产生的高频震荡来粉碎组织，由于只震碎钛合金管头纵向的组织，适用于切除神经系统肿瘤，特别是靠近重要结构的病变。超声吸引器可粉碎多种组织，常用于切除肿瘤的中心部分，如脑膜瘤、前庭神经鞘瘤、质地硬钙化的胶质瘤、脊髓髓外硬膜下和髓内肿瘤都可以切除。目前可以通过调整超声震荡的频率和强度来做到只切除肿瘤的实质部分而保留肿瘤内的供血血管。同时可以切除部分骨性结构，如前床突、视神经管等。

8. *术中 DSA、CT、MRI* 术中 DSA 对于神经系统血管性疾病可以用来观察动脉瘤是否夹闭完全，载瘤动脉是否狭窄，是否有分支血管被夹闭等情况；还可用于术中球囊临时阻断，搭桥血管的验证等。术中 CT 可以判断手术区是否有出血，如果可以整合 CTA 则可用于术中判断血管性疾病的治疗效果；术中 MRI 的应用更为广泛，可以判断肿瘤是否有残余，术中磁共振扫描后再次与导航融合减少导航的偏差等。

9. *术中神经生理监测* 包括术中监测体感诱发电位（SSEP）、术中监测运动诱发电位（MEP）、术中监测脑干听觉诱发电位（BAEP）、术中监测视觉诱发电位（VEP）等。这些术中电生理监测的目的在于减少术后神经功能障碍，改善手术效果。

第三节　手术体位

神经外科手术体位对于整个神经外科手术过程以及手术的顺利完成来说至关重要。目前神经外科常用的体位包括仰卧位、侧卧位、俯卧位、3/4俯卧位、坐位等。

1. 仰卧位　是最为常用的手术体位，用于开颅术、前路颈椎手术、颈动脉内膜剥脱术等。患者的头部可以偏转0°～45°，如果头部偏转超过45°时肩部应该适当垫高。头部过度的偏转和颈部过度的牵拉会导致术后颈部不适和疼痛，同时压迫颈内静脉从而导致回流障碍和相应的颅内压升高。通过调整手术床的位置，使头部略高于心脏，促进静脉回流。患者头部固定在形状合适的头托上，最好是使用三翼钉或者四翼钉颅骨头架。

2. 侧卧位　常用于颞部开颅、颅底手术、颅后窝探查术、脊柱手术等。侧卧位时要注意躯干下方的上肢情况，避免压迫腋动脉及臂丛神经引起压迫性或牵拉性损伤。放置头部时尽量避免大脑静脉回流受阻，患者躯干可以用胶布、束带或绑带固定。下肢两腿之间放置枕垫，下方的肢体屈曲防止腓骨头和腓神经受压。

3. 俯卧位　常用于颅后窝，枕下区域和后入路脊柱手术。患者首先在手术床上或者转运床上麻醉好后，用三翼钉颅骨头架安全固定后翻转患者于俯卧位并固定在手术台上。也可以用马蹄形头托固定头部。俯卧位是对眼睛的保护非常重要，避免眼睛受压，适当涂抹眼膏并闭合眼睑。身体腹侧面骨性部位需放置软垫放置长时间受压后缺血坏死。确保腹部不受压，尤其是腰椎手术时应减低腹内压。保证膈肌有充分的移动空间和减少对下腔静脉的压迫，从而减少手术时的出血量。

4. 3/4俯卧位　又称为半卧位或斜侧卧位，多用于顶叶、枕叶后部手术及颅后窝手术。在松果体和小脑蚓部病变时也可以采用该体位。患者的头部被三翼钉头架固定，医生旋转患者时要避免臂丛受压。患者的头部可以略微超出手术台，身体下方的手臂摆放在手术台的边缘，上方的手臂使用托架支持，并使肘关节屈曲。使用牵引带将上方的肩部向下牵拉，充分暴露枕下区域。患者的身体用带子固定。下肢两腿之间放置枕垫，下方的肢体屈曲防止腓骨头和腓神经受压。

5. 坐位　过去是颅后窝和颈部手术的常用体位，现在该体位使用较少。患者的头部用三翼钉头架固定，缓慢的抬升手术床的背部使得患者处于坐位或者半坐位。坐位对于大脑中线病变有优势，可以改善大脑静脉回流，降低颅内压，依靠重力引流血液和脑脊液。但是由于其潜在的并发症，如静脉空气栓塞、低血压、术后张力性气颅、硬膜下血肿以及罕见的四肢麻痹等使得目前神经外科医生放弃使用该体位。

第四节　常用手术入路

大多数神经外科手术，常选用六大标准颅脑手术入路中的一种，包括经翼点（额颞蝶）入路、经颞下入路、经前侧矢状窦旁入路、经后侧矢状窦旁入路、枕下正中入路和枕下外侧入路，以及两个颅底扩展术——扩大眶颧入路和远外侧经髁入路。很多复杂的神经外科手术的入路都是这几种基本入路的结合。

神经外科手术的体位很关键，由于手术需经过极小或者局限的骨窗到达颅内深部，手术路径越深，一个小幅度的体位变化就会引起巨大的偏差。一般来说，选择的手术入路决定了术中患者的体位和头位。手术入路的设计应该建立在相当熟悉的头部局部解剖和标准的头颅测量的基础上，虽然现在神经外科手术中神经导航的应用非常普遍，但是神经外科医生还是应该能够根据头颅骨表面熟悉的定位外侧裂和中央沟等关键性标志。根据患者的具体情况来设计最佳的手术方案，遵循如下的原则：在MRI或者CT片上，从病变的中心向颅骨表面最近点做假象直线，假定这直线周围没有重要的结构，这就是手术的最佳入路，可以围绕这条直线进行手术。

现在普遍使用的六大标准手术入路是经过长期神经外科解剖学研究进展，结合手术实践的经验累积而成的。经翼点（额颞蝶）入路是结合了经额下开颅术和经颞前开颅术；经颞下开颅是经颞骨手术的小型化；前矢状窦旁开颅术是沿中线经额骨手术的小型化；经后矢状窦旁开颅术是沿中线经顶骨开颅术的小型化；枕下正中开颅术和枕下外侧开颅是小脑中部颅后窝手术和经侧外方小脑手术的小型化。在标准开颅术钻开特定的颅底区域时，可以使其成为颅底的扩展手术，常用的扩展手术包括扩大眶颧手术（经翼点手术的扩展）和远外侧经髁入路（枕下外侧入路的扩展）。

1. *经翼点入路（经额颞蝶入路）* 是最为常用的颅脑手术的入路，使用于前颅底肿瘤、额颞叶病变、前、后循环动脉瘤等。其扩大入路——扩大眶颧入路可以用于眶部肿瘤和基地动脉上顶部动脉瘤。

患者体位为仰卧位，三翼钉固定颅骨，单点置于对侧额骨的最大径上，避免上钉位置损伤额窦，双钉置于患侧枕骨最大径上，避免损伤乳突。头向对侧旋转 5°～60°，根据手术部位和颞叶受累的程度而定。颈部过伸约 30°，使额叶离开前颅底。颧弓为术野的最高点。

标准的经翼点入路的切口从颧弓根部至颞线，这样的切口有利于手术需要时先前后调整，向后延伸时可以显露更多的颞叶。从颞线沿正中线向前至发际线。牵开颞肌显露颅骨，采用筋膜间入路可以避免损伤面神经额支。在颞线处袖状切断颞肌有利于关颅时缝合对合颞肌。

钻五个骨孔后形成骨瓣，第一个骨孔位于关键孔，是颞线和额颧突交界处，用小磨钻钻孔，可以保留额颧突，利于保持术后面部的美观。其余四孔分别是：颧弓根上方、颧弓根与颞鳞连线上 1cm，颞线-皮缘相交处、颅前窝底上的前额部。根据对额叶暴露程度的不同，前额部的骨孔位置可以相应的调整。目前由于高速气动磨钻的应用，神经外科医生往往只钻部分骨孔就能够将骨瓣取下。采用咬骨钳将颞下显露直至中颅底，高速磨钻磨平眶顶部，并除去前颅底上的额骨内骨性突起，避免显露眶骨膜和额窦黏膜。一旦暴露则采用骨蜡或者肌肉筋膜填塞。最后将硬膜弧形剪开并翻向前方。

2. *颞下开颅术* 颞下开颅术往往联合其他手术入路，如联合经翼点入路可以处理基底动脉顶端动脉瘤，联合枕下侧方入路可以处理小脑幕和斜坡病变。此入路适合于显露海绵窦后部、岩斜区域和基底动脉顶端病变。

患者侧卧位，三翼钉固定颅骨，单点位于手术侧额结节，双钉置于对侧耳上部位。头侧位，鼻部与水平面平行，使得颧骨位于手术野的最高点。

皮肤切口起之耳前颧骨，向上到颞线，沿颞线向后延伸止于乳突后方。切口呈马蹄形，将皮瓣向后翻，避开外耳道，向下翻开颞肌。

在颧骨水平段的中点钻孔，第二孔位于颞线后延伸部。骨瓣底边尽量接近颅中窝底，游离骨瓣。磨钻磨平手术的下端突起部和颧骨上缘直至颅中窝底。马蹄形剪开硬膜翻下下方。

3. *前矢状窦旁开颅术* 适用于经左右大脑半球至侧脑室和第三脑室的手术，还适用于矢状窦旁凸面和大脑镰旁肿瘤，以及大脑前动脉远端动脉瘤。

患者仰卧位，三翼钉固定颅骨，单钉位于患侧眼眶上方的额部，双钉一个位于上项线的枕外隆突上方，一个位于病变对侧上项线上。头部旋转并屈曲，使病变位于手术野的中央，同时利用旋转使得大脑半球离开大脑镰，增加大脑纵裂的显露。

做双冠状切口，皮瓣向前翻起，很多情况下不需要标准的双冠状切口，病变对侧的皮瓣切口可以酌情缩短。显露颅骨后可以清晰地显示冠状缝合矢状缝。骨瓣需要越过中线，在冠状缝前 4～5cm 至冠状缝后 2～3cm 分别钻孔，钻 5 个孔形成五边形的骨瓣。其中，2 个位于患侧，1 个位于皮瓣的前下方，1 个位于后下方，最后 1 个位于病变对侧，另外 2 个位于显露区矢状窦的正上方和正下方。将骨孔相连，翻起骨瓣时注意下方的矢状窦，避免损伤。以矢状窦为基底剪开硬膜，翻向对侧。

4. *后矢状窦旁开颅术* 适用于顶叶中部和枕叶的病变、胼胝体后段的病变及三角区的病变，还适用于从上方到达松果体区域，以及凸面和大脑镰后部病变。

患者仰卧位，肩部垫高，和经前矢状窦旁入路相通，只是手术床背板抬高的角度更大。三翼钉固定方法与经前矢状窦旁入路相同。头部屈曲使手术部位位于最高点，根据病变的位置选择冠状皮瓣，可以显露矢状缝和人字缝的交点。同样采用五边形的骨瓣，以矢状窦为基底，弧形剪开硬脑膜。

5. *枕下正中开颅术* 适用于松果体区域病变及第四脑室周边病变。

患者俯卧位，三翼钉固定颅骨，单钉位于外耳道前的颞线上，双钉位于对侧颞线上，头部尽量屈曲，但要注意保持下颚部与胸骨之间能够容纳二指，否则会导致气道压力过高。

正中切口起之枕外隆突向下至上位颈椎，沿项白线分离颈部肌肉，可以减少术中出血，完全止血后向两侧牵开。用磨钻磨薄骨质，再用咬骨钳去除骨质。手术的骨窗范围根据病变的大小和部位调整，翻起骨瓣后以横窦为基底 V 字形剪开硬膜并向上翻起。

6. *枕下外侧开颅术*　是最为常见的颅后窝和脑桥小脑三角手术入路。这个入路可以到达小脑上动脉和三叉神经节，小脑前下动脉和面听神经，小脑后下动脉和颈静脉孔，同时可以显露小脑半球外侧。联合使用远外侧经髁入路可以到达枕骨大孔前方和斜坡下方。

患者侧卧位或者 3/4 侧卧位，三翼钉固定颅骨，单钉位于患侧外耳道前 1cm 处的颞线旁，双钉分别置于颞线水平的对侧外耳道两侧。取直切口或者 S 形切口，位于耳郭后缘。翻起枕骨下肌肉组织，暴露枕部，可清楚识别"星点"。这个骨性标记是颞顶骨、顶枕骨及枕骨乳突缝的交点，其下方是横窦、乙状窦的交汇处。

星点为手术的上外侧方边界，向下可以扩展至枕骨大孔，前方乳突气房是骨瓣的前方边界，中线部分骨窗范围视病变部位可调整。翻起骨瓣后人字形剪开硬膜，分别翻向横窦和乙状窦。

仔细的摆放患者体位，准确的安装头架固定系统和周全的头位调整是开颅手术的关键。有一项出现问题会导致整个手术的失败。

（张建民　虞　军）

参考文献

[1] Lee TH, Marcantonio ER, Mangione CM, et al.Derivation and prospective validation of a simple index for prediction of cardiac risk of major noncardiac surgery. Circulation, 1999, 100:1043-1049

[2] 王任直，译.尤曼斯神经外科学.5 版.北京：人民卫生出版社，2009：437-447

[3] 杨树源，只达石.神经外科学.北京：人民卫生出版社，2008：404-411

[4] 赵继宗.神经外科学.北京：人民卫生出版社，2007：220-237

[5] 周良辅.现代神经外科学.上海：复旦大学出版社，2012

[6] 王忠诚.王忠诚神经外科学.武汉：湖北科技出版社，2005

第 13 章

神经导航和术中影像

第一节 神经导航

神经导航把患者术前影像资料与术中手术部位的实际位置通过高性能计算机紧密联系起来，能准确显示病灶在颅内的三维空间位置及其与周围神经血管结构的毗邻关系，并具备近实时导航功能。因此，神经导航已超越传统立体定向或影像导向的范畴，成为开展微侵袭神经外科的重要工具。相比有框架的立体定向技术，神经导航系统不但可应用于包括活检在内的所有手术，并具有以下优点：①术前设计手术方案（选择最佳手术入路）；②实时准确定位术中三维位置（现在到了什么地方）；③显示术野周围结构（周围有什么结构）；④指出目前手术位置与靶灶的空间关系（应向什么方向前进）；⑤术中实时调整手术入路（应如何达到靶灶）；⑥显示手术入路可能遇到的结构（沿途有什么）；⑦显示重要结构（应回避的结构）；⑧显示病灶切除范围。

一、神经导航系统的硬件组成与相关技术

从第一代神经导航系统发明至今，20 余年来，虽然各种型号的导航系统相继问世，但它们的组成和工作原理却是大同小异的（图 13-1）。

1. *导航工作站* 由于需快速处理大量数据图像资料，神经导航工作站采用 UNIX 系统或 Windows 系统。

2. *术中定位装置* 包括三维数字转换器和定位工具。各种运用不同原理的三维数字转换器均要求能提供连续、实时的定位信息。目前最常用的是主动和被动光学定位装置，其他也包括关节臂、电磁、摄像等多种技术。一般要求在影像资料扫描层厚为 3mm 时，其更新率不少于 30/s，67% 测量中的准确性达到 0.25mm，95% 测量中小于 1mm。

3. *坐标* 是一类标志物。当患者行 CT 或 MRI 后，这些标志物可同时在患者身上和影像图像上看到，用于把两者准确地联系起来。目前有三种坐标，即皮肤坐标、固定坐标和解剖坐标。皮肤坐标是一种圆形含氯化镁海绵的塑料制品，可根据病灶部位粘贴在皮肤上。优点是使用方便、经济、无创伤，缺点是皮肤有一定活动性，可能影响注册误差。固定坐标固定于颅骨或上颌，有一定创伤，会带来不适感，虽无皮肤坐标会移动的缺点，但临床应用发现两者在注册准确性上并无明显差别。所以，目前常使用皮肤坐标。解剖坐标为对耳屏、鼻根、眼外眦等头部固有标志，由于在影像图像上难以精确确定这些结构，所以其准确性不如前两者，一般用作补充标志。

4. *软件* 每种导航系统都有各自附带的软件，基本原理相似。以 Medtronic Treon 为例，软件用于将图像资料通过光盘或电缆输入工作站，并重建三维图像；可将多种影像图像融合；将患者术野解剖结构与影像图像进行注册；用于设计手术方案，并观察手术路径的重要结构；术中实时导航，探针尖在术野移动时，显示器上同步连续显示探针尖在相应 CT 或 MRI 上的三维位置，并可根据需要显示投射观察、向前看、探针眼睛等多种视角。三维图像可进行图像任意旋转，表面结构变成透明或半透明而显示内部感兴趣结构。图像可静止或连续活动，并配有标尺，可准确测量任何两点之间的距离。图像质量除与影像资料的质量有关外，还取决于工作站的性能。

5. 影像资料与融合技术 随着影像技术的提高，除了可将 CT 和 MRI 等解剖影像用于神经导航外，功能影像如正电子发射断层扫描（PET）、单光子发射 CT（SPECT）、功能 MR（fMR，functional MR），弥散张量成像（DTI），以及脑磁图等也可以与神经导航结合起来。

功能影像的作用包括两个方面：①用于检查脑血流变化的影像技术，如 PET、fMRI 及用于检查磁偶极的技术如脑磁图等，可用来发现脑实质中特殊的功能结构，如运动、视觉、语言等所谓“功能区”，有利于避免手术误伤。②SPECT 及脑磁图可用于定位和切除在解剖学影像资料上无法分辨的不正常皮质。但是功能影像的分辨率较低，如 PET 的最高分辨率是 256×256 像素，扫描层厚为 3.7mm，而 CT 则为 512×512 像素，扫描层厚为 1mm。因此，必须将功能影像资料与解剖学影像资料进行图像融合。

图像融合技术包括两种：①对点融合法，即将两种影像资料通过一些对应点如眼球、门氏孔、固定坐标等进行吻合，如 StealthStation 的 ImMerge；②表面融合法，运用形态匹配方法将手术床上患者头部外形轮廓与重建的三维图像进行吻合，如 Analyze 技术。用于检查血管结构的磁共振血管造影（MRA）、计算机断层扫描血管造影（CTA）也可通过融合技术进行术中导航。

二、运用步骤

1. 注册 在手术室，根据病灶位置安置体位，Mayfield 头架固定，安装参考架，注册。所谓注册就是利用导航探针将患者头皮上的皮肤坐标与术前影像资料上显示的皮肤坐标联系起来，其中的误差即注册误差，由导航系统自动算出。常用的两种注册方法如下。

（1）坐标注册（图 13-2）：选择术野与影像资料上 4 个或 4 个以上相应的坐标点（皮肤坐标、固定坐标或解剖坐标）进行点对点吻合的方法注册。在手术室使用未消毒的探针轻触坐标中心，从而与影像图像中相应的坐标进行吻合。如果平均坐标误差（mean fiducial error，MFE）＞5mm，需根据系统提示修正“不准确”的坐标再次注册。虽然 MFE 必须＜4mm，但为了提高术中定位准确性，应尽量减小 MFE 及预计靶点准确性（predicted accuracy，PA）。

（2）激光表面轮廓注册（图 13-3）：Medtronic Treon 神经导航系统配备了 Fazer 注册仪，后者发出低能量激光，并通过内置的激光感应接受装置来接收经过皮肤反射的激光，计算注册仪与皮肤上激光照射点之间的距离。在连续测量多个点后，通过计算分析，显示出由这些点组成的三维曲面。导航系统获得所扫描区域的三维形态轮廓，并将之与导航系统内影像重建的头颅三维图像在相同的扫描采集区域进行图像配准注册。

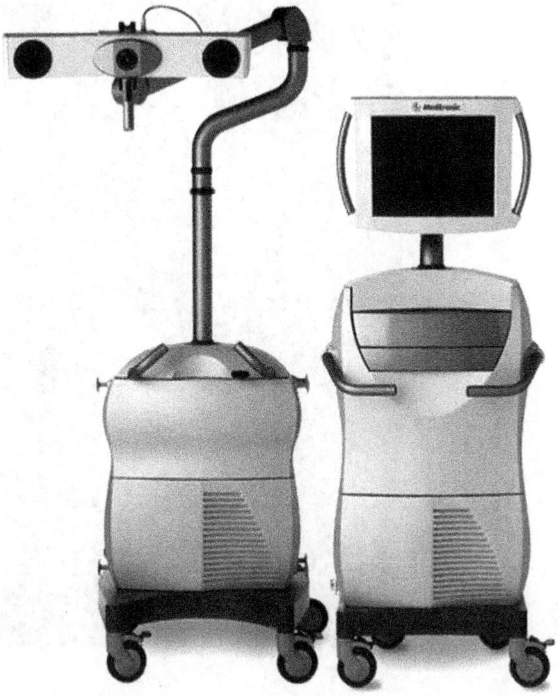

图 13-1 Medtronic Treon 神经导航系统

2. 选择手术入路和切口 注册成功后，根据导航显示器上的水平面、矢状面、冠状面，以及投射轨迹确定病灶的三维位置，选择手术入路。同时根据需要，导航指引下确定中线、冠状缝、中央沟、外侧裂、乙状窦等结构的皮肤投影，辅助皮肤切口的设计。

3. 术中持续准确性监测 手术操作引起患者头部与参考架之间发生的微小移动，会影响导航精度。为及时察觉，在形成骨瓣前须使用高速气钻在骨窗周围钻 4 个小孔，即建立 4 个再注册点（divot），分别于卸除骨瓣和切除病灶后复核，以监测术中导航的持续准确性，此即动态跟踪技术（dynamic referencing）。

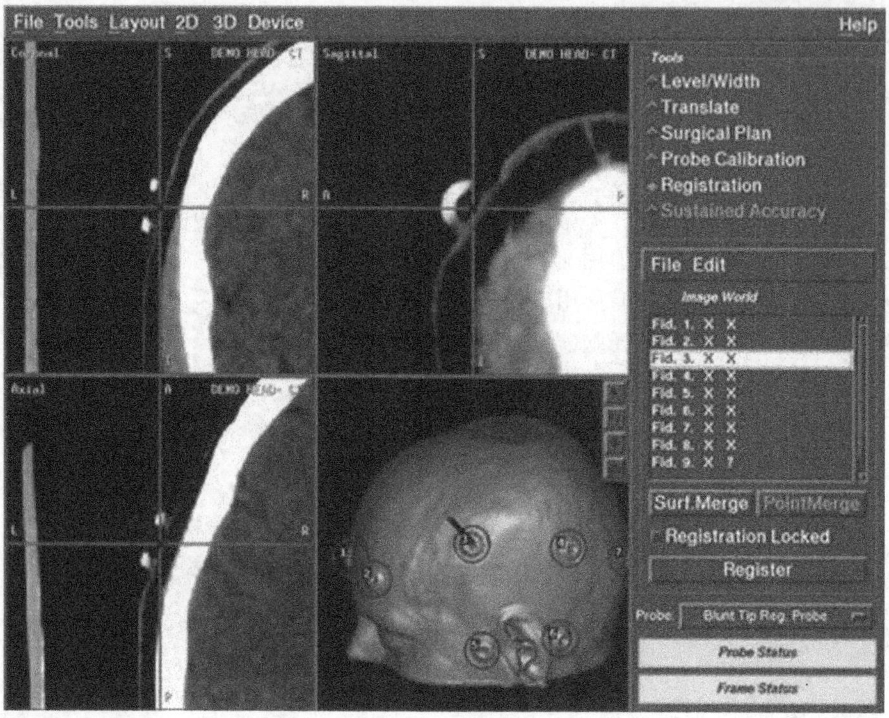

图 13-2 坐标注册

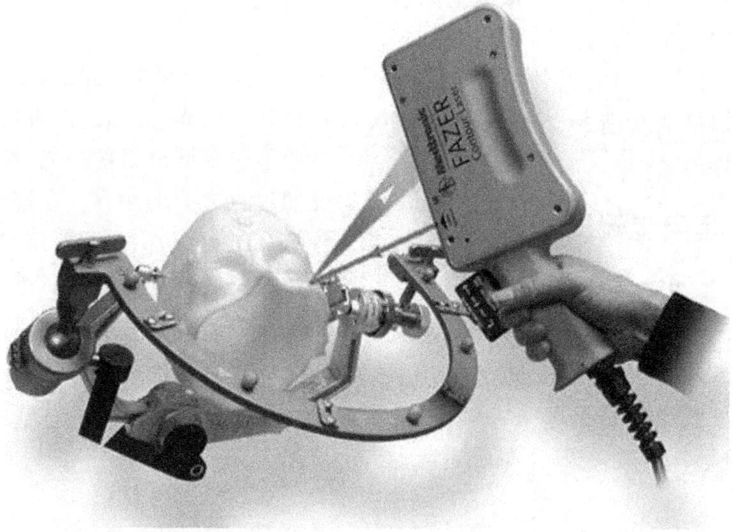

图 13-3 Fazer 表面注册

三、临床应用价值

对不同性质及不同部位的颅内病变，神经导航系统能体现出不同的优越性。

1. 术前准确、合理设计手术方案 包括皮肤切口、骨窗位置、脑皮质切口和手术入路等。对脑胶质瘤、矢旁和镰旁脑膜瘤及海绵状血管瘤、转移瘤等半球肿瘤，可在术前及导航注册成功后，根据病灶体表投影定位病灶的三维空间位置、判断距离皮质的最短路径、明确与相邻的脑沟脑回等重要解剖结构的关系，从而设计最佳手术入路。可以避免不必要地扩大骨窗范围，也可防止由于术前定位不准确造成肿瘤位于设定骨窗的边缘，不得不再次扩大骨窗等情况的发生。对颅底等深部肿瘤，导航通过实时三维重建肿瘤周围和路径中的重要结构，可以虚拟各个手术入路，通过比较选择暴露充分、安全性高的入路。

2. 术中指导手术操作

(1)病灶切除术

①定位病灶：适用于靶灶缺乏解剖标志定位，或暴露过程中可能损伤重要脑功能结构等情况。海绵状血管瘤由于病灶体积较小而位置较深，表面可能又缺乏明显的解剖标志，是采用导航定位的良好适应证。导航能够精确实时地定位病灶及周围功能结构，有助于切除功能区病灶，减小正常组织损伤。

②术中定位解剖位置：颅底肿瘤如大型岩斜脑膜瘤、三叉神经鞘瘤等位置较深，即使有经验的外科医生也常常会“迷路”，神经导航可随时告诉术者“我已到了哪里、周围有什么结构、病灶还剩多少”等重要信息，术者据此减少手术误伤，选择切除步骤，决定切除程度。如在听神经瘤手术中可定位内听道、半规管等重要结构，在岩斜脑膜瘤、三叉神经鞘瘤手术中定位基底动脉等。有时，靶灶或手术入路区域的正常解剖标志被病变或过去手术破坏，难以识别，以致手术误伤重要神经或血管。例如经蝶手术后复发肿瘤，由于前次手术造成蝶窦前壁和鞍底破坏，再次经蝶手术时常会“迷路”，不但延长手术时间，而且可能误入前颅底、斜坡等处导致脑脊液漏，或向侧方偏离导致颈内动脉、视神经等损伤。导航定位能够增强医生的信心，更妥善地到达和处理病灶。

③判断病灶切除程度：即使在手术显微镜下，也很难看清低级别胶质瘤的边界。对位于功能区附近的低级别胶质瘤，有时因切除范围过大而致严重神经功能障碍，有时又过于保守，残余肿瘤过多而致患者很快复发。导航能够实时定位切除范围，并与术前影像学边界三维对比，还能显示术前定位的语言、运动等功能部位，有助于最大程度安全切除肿瘤。

(2)导航辅助内镜手术：通用适配器可固定在任何手术器械上，如固定于硬性内镜，经过校正和证实即可将该硬性内镜作为定位工具，即手术中内镜头端的三维位置可在显示器的术前影像上同步显示。

(3)导航活检手术：在利用导航活检针进行病灶活检前，须对其进行校正和证实，即确定活检针头端与术野之间的关系。方法为顺着导航支架套管插入导航活检针并固定，校正和证实活检针，确定活检针与导航支架的相互关系。取出活检针，在导航显示器上确定靶点三维位置以及穿刺入路，然后通过蛇形固定器固定导航支架，此时显示器上动态显示穿刺入路。调整导航支架的三维位置，使进入点、穿刺入路以及靶点与所设计的手术入路吻合。最后将导航活检针插入导航支架至原固定位置，此时活检针的头部到达靶灶，可进行活检。

(4)导航穿刺术：导航脑室穿刺探针头端的三维位置可在导航显示器上实时显示。术前在导航显示器上设计穿刺点、靶点(脑室)及入路。脑室穿刺探针为中空，将脑室引流管置入导航脑室穿刺探针内，沿已设计的手术入路行探针穿刺，将外引流管脑室端插入脑室，而将探针退出。适用于非常规部位和体位下进行穿刺或脑室很小的情况。

(5)血管性病变：将常规解剖影像与CTA、MRA或DSA等血管影像融合，用于脑血管病如脑动静脉畸形、动脉瘤的开颅手术，定位畸形团或特定供血动脉。

第二节　术中影像和复合手术室

神经导航技术的缺点主要在于不能实时发现和纠正术中脑移位。所谓脑移位，指原密闭的颅腔在手术开放后，发生脑脊液流失，加上脑组织受重力或牵拉等因素的影响，出现脑组织空间移位或变形。神经导航应用的是术前采集的影像学资料，用它定位术中结构，偏差将不可避免。根据模型实验和临床研究报道，脑皮质移位可达4.4～20.0mm。

纠正术中脑移位，可采取下列方法。①微导管技术。硬膜剪开前，在神经导航指引下，把直径1～2mm的微硅胶管放置在病灶旁。硬脑膜剪开后，在脑脊液流失或病灶切除过程中，虽然发生脑移位，但微导管也随之移动，外科医生可在微导管的指引下，进一步完成手术操作。华山医院自1999年创用此法，经长期临床实践证实其简便、有效；不足之处在于此方法需先从脑皮质穿刺，只适用于皮质下病灶，对深部结构如脑干等不适用。②模型校正技术。有物理和数学两种模型，通过专业化软件弥补和纠正脑移位，但目前还在实验室阶段，尚未真正应用于临床。③术中成像技术。是目前较先进的技术，包括术中超声、CT、MRI和DSA等成像技术。术中成像技术既克服神经导航的局限性，纠正误差，又提供实时更新的图像。

一、术中荧光

荧光技术是指用荧光染料标记靶标，然后用荧光显微镜等工具显示靶标的状态。神经外科术中荧光技术主要包括术中荧光造影（吲哚菁绿血管造影）、肿瘤荧光染色（氨基酮戊酸、荧光素钠）等。

术中吲哚菁绿血管造影（ICG-VA）在脑血管病手术中的运用已经比较成熟：①观察动脉瘤夹闭手术中，瘤颈残留、血管痉挛、载瘤动脉狭窄等情况，观察动脉瘤搭桥手术中桥血管的通畅情况。与术中DSA的吻合度达90%。②ICG-VA的回放功能可以区别脑动静脉畸形的动脉和静脉，观察术后残腔有无遗漏。对硬脑膜动静脉瘘可以帮助分辨供血动脉和动脉化的引流静脉，判断瘘口部位。

荧光染色在神经肿瘤手术尤其是恶性胶质瘤中的运用也开始增多，目前常用的荧光染色剂是氨基酮戊酸（5-ALA），基本原理是5-ALA的代谢产物原卟啉Ⅸ（PPIX）在光照射后能够激发可见光，而细胞内原卟啉Ⅸ的浓度与细胞活性相关。PPIX荧光可辅助明确肿瘤生长范围，常与神经导航等技术合用。

二、术中超声

与CT、MRI或DSA等神经影像技术比较，超声具有价廉、操作简便、可反复多角度切面扫描、无电离辐射、无特殊场地要求、无创伤和实时成像等优势，但超声影像对颅脑解剖结构的分辨率不高。

术中超声除探寻肿瘤外，还可用于脑血管病，包括术中主要脑血管成像、脑血流测定和实时影像导航手术。AVM在彩色多普勒成像下显示为特征性的红蓝混杂的团块状血流信号，其供血动脉血流速度显著加快。因此，可用于脑内AVM畸形血管团定位，并逐一探查主要供血动脉。海绵状血管瘤表现为高回声团块，易于被超声探得，且无导航术中移位、定位误差之虞，是对导航极好的补充。多普勒超声用于动脉瘤夹闭术，评估瘤颈夹闭是否彻底，载瘤动脉是否通畅。定量多普勒可用于检测动脉血流的变化，有助于明确血管旁路移植手术桥血管的通畅性和流量。

三、术中CT

第一代CT于1969年问世。由于体积巨大，操作复杂，成像时间长，因此无法在神经外科手术中应用。直至20世纪70—80年代，新一代的螺旋CT诞生，使术中CT成为可能。1979年Shalit首次报道将术中CT用于颅内肿瘤切除手术中。

术中CT的主要应用范围包括：①各类颅脑肿瘤切除术。术中CT可确定深部的解剖结构，定位残余肿瘤。②脊柱、脊髓手术。由于CT对显示骨性结构有优势，可应用于颅底畸形纠正、脊柱固定和椎管减压手术。③立体定向及功能神经外科。可明确穿刺针尖端是否准确到位，针道是否偏离计划的穿刺路径；在囊性病灶穿刺抽吸后，通过扫描可判断抽吸程度；穿刺后立即扫描，可检查有无与穿刺相关的出血。④术中不明原因的脑膨出、远隔部位出血等危急情况下使用。⑤延迟复苏患者在术后即刻扫描。

术中CT能够提高神经外科手术的精确性与安全性，与其他术中影像技术相比，其优点在于：①对软组织的分辨率高于B超，对骨性结构的分辨率高于MRI；②术中数据采集比MRI方便迅速；③无须对手术室进行大改造，各种常规手术器械均可使用。其缺点在于：①对于脑组织特别是幕下结构的分辨率低于MRI；②存在放射性，术中多次扫描对患者及医护人员的影响不容忽视。

四、术中DSA

术中DSA既是影像学检查，也可用于介入治疗。

检查用作：①提供2D和3D脑血管图像，可获得手术体位或特定位置动态脑血流图像，可区分动脉期、毛细血管期、静脉期和静脉窦期，可微导管造影提供局部血流信息。②可与神经导航合用，定位病灶或特定的血管，如帮助探查动静脉畸形的主要供血动脉。③直观评估脑血管病手术的疗效。如观察动脉瘤夹闭是否完全，载瘤动脉和穿支血管是否通畅，桥血管供血情况和血流改变后动脉瘤变化。又如判断脑动静脉畸形切除后有无残留。

治疗用作：①同时运用介入和开颅手术治疗复杂脑血管病。如复杂AVM或DAVF需联合介入栓塞和手术切除。②介入作为辅助手段，增加手术安全性。如颈眼动脉瘤夹闭时将球囊预置于颈内动脉颈段。③手术困难时急救。如术中动脉瘤破裂而载瘤动脉近端无法控制时，采用介入栓塞动脉瘤或临时阻断近端。缺点由于存在放射性，需要对手术室进行大的改造，对患者及医护人员的影响不容忽视，须做好放射线防护。

五、术中 MR

术中磁共振（iMR）由于具有较高的软组织对比度、精确的空间分辨率、任意平面三维成像能力、脑功能成像和无电离辐射等优势，有助于外科医生最大限度地保护重要结构，减少对功能区的损伤，是目前神经外科最先进的术中影像技术。

MRI 磁体场强小于 0.5T 称为低场强，0.5～1.0T 为中场强，1.0～1.5T 为高场强，大于 2.0T 被称为超高场强。目前，对于 0.4T 以下的低场系统，都可以用新型永磁材料来实现。以 PoleStar 系统为例，永磁体场强从早期的 0.12T，逐渐提高到目前 0.15T 水平。从扫描野大小、磁体开放度、梯度性能，磁体重量及机械振动等指标综合考虑，0.35T 场强的永磁体可能是最终发展目标。中、高场系统多采用超导磁体，临床应用型 iMR 最高场强已达 3.0T。

当场强增大时，信噪比也随之增加。因此，低场强 iMR 的成像质量总体上不如高场强 iMR。高场强 iMR 的技术优势还在于：①在保证信噪比的前提下，提高磁体场强可缩短信号采集时间；②采集化学位移信息，实现磁共振对组织代谢物的化学定量分析；③增强磁敏感效应，应用血氧饱和水平依赖和弥散张量成像技术，实现脑功能成像；④梯度线圈的场强和切换率高，可以实现弥散张量成像、弥散成像、灌注成像和血管成像等。高场强 iMR 在中枢神经系统的结构与功能成像中具有明显优势，但也存在高成本、强噪声、射频脉冲能量在人体内累积、金属伪影增加等缺点。

1. iMRI 在神经外科的主要应用

（1）纠正术中脑移位：术中扫描更新图像，重新注册，图像质量与术前图像几乎无差异，纠正术中脑移位导致的导航误差，提高导航精度。

（2）确认肿瘤残留的解剖部位及大小，提高手术切除率，减少肿瘤复发率：在低级别胶质瘤、高级别胶质瘤、垂体瘤的开颅手术中已广泛运用；脊索瘤、海绵状血管瘤、颅咽管瘤等也有报道，效果良好。

（3）脑内病变活检：实时监测探针在脑实质内的位置，纠正靶点移位造成的误差，保证取样位置的准确性。

（4）功能神经外科：可用于深部刺激电极的置入。

（5）脑血管病：具有血管成像技术和灌注成像技术。

（6）多模态磁共振成像功能导航：除了基本结构像外，功能影像可以在 iMR 中再次融合。

（7）在 iMR 引导下聚焦超声波进行病灶毁损，监测及控制肿瘤间质内高温治疗的进程。

（8）全脑监测，预防并及早发现手术相关并发症的发生。

2. 目前 iMR 的主要局限

（1）术前准备及手术时间延长：平均手术前准备时间延长 1.6h。除扫描时间之外，部分是因患者体位特殊要求所致。

（2）iMR 显示的肿瘤边界不代表肿瘤的实际边界。iMR 认为的肿瘤残余也存在假阳性，尤其在低场强 iMR，伪影与肿瘤残余难以鉴别。

（3）iMR 对麻醉的干扰：需配备磁共振兼容的麻醉机。在使用高场强 iMR 情况下，即使是专用的 MR 匹配的心电描记也会出现假阳性，常见表现有 ST 段改变，甚至表现为严重的心律失常，给麻醉监护造成一定困难。

（4）设备价格：iMR 造价昂贵，加之部分机型还需要进行手术室改造、额外购买特制的磁相容手术器械、麻醉机、监护仪等，均大大增加了成本，这是影响 iMR 大规模应用的主要障碍。

六、复合手术室

复合手术室是一个配备了先进的医疗成像设备的洁净手术室，如术中 CT、术中 DSA 或 MRI 扫描仪等，常融合导航功能。主要作用是使手术目标更明确、安全性更高，符合微侵袭理念。但是大型影像学设备进入手术室，也会带来一些新问题，包括这些设备与手术室原有设备如麻醉机、电生理监护仪等如何兼容？电、磁、X 射线所隐藏的安全隐患如何防范和杜绝？空间如何布局才合理？放射科医生进入手术室如何协调和管理？只有解决好这些问题，才能真正发挥复合手术室的作用。所以，复合手术室建设并不单纯指仪器设备的购置和安装，还包括完善的管理制度、合理的工作流程、严格的人员培训等。

（庄冬晓　吴劲松　陈　亮　毛　颖）

■参考文献

[1] 周良辅,毛颖,吴劲松,等.神经导航外科学,上海:上海科技教育出版社,2008:201-213

[2] Keles GE, Lamborn KR, Berger MS. Coregistration accuracy and detection of brain shift using intraoperative sononavigation during resection of hemispheric tumors. Neurosurgery, 2003, 53: 556-562; discussion 562-554

[3] Abbasi HR, Hariri S, Martin D, et al.A comparative statistical analysis of neuronavigation systems in a clinical setting. Stud Heaith Technol Inform, 2001,81:11-17

[4] West JB, Fitzpatrick JM, Toms SA, et al.Fiducial point placement and the accuracy of point-based, rigid body registration. Neurosurgery, 2001, 48 (4):810-817

[5] 周良辅,吴劲松.神经导航外科的现状和未来//中国工程院.中国科学技术前沿(第12卷).北京:高等教育出版社,2010,6:387-420

[6] Senft C,Bink A,Franz K,et al.Intraoperative MRI guidance and extent of resection in glioma surgery: a randomised, controlled trial. Lancet Oncol, 2011,12(11):997-1003

[7] Wu JS, Zhou LF, Tang WJ, et al. Clinical evaluation and follow-up outcome of diffusion tensor imaging-based functional neuronavigation: a prospective, controlled study in patients with gliomas involving pyramidal tracts. Neurosurgery, 2007, 61: 935-948

[8] Chen XL, Weigel D, Ganslandt O, et al.Diffusion tensor-based fiber tracking and intraoperative neuronavigation for the resection of a brainstem cavernous angioma. Surgical Neurology, 2007, 68: 285-291

[9] Kubben PL, ter Meulen KJ, Schijns OE, et al. Intraoperative MRI-guided resection of glioblastoma multiforme:a systematic review. Lancet Oncol, 2011,12 (11):1062-1070

[10] 姚成军,吴劲松,毛颖,等.低场强术中磁共振BOLD导航在脑功能区胶质瘤的术中应用.中华神经外科杂志,2010,26(3):299-302

[11] 路俊锋,章捷,吴劲松,等.3.OT术中磁共振成像引导下唤醒麻醉联合术中语言皮质定位技术在语言区脑胶质瘤手术中的应用.中华外科杂志,2011,49(8):693-698

[12] 姚成军,吴劲松,庄冬晓,等.3.OT术中磁共振多模式影像导航下脑内病变穿刺活检术的初步应用.中国神经精神疾病杂志,2012,38(4):182-185

[13] 张俊义,王建军.术中B超辅助下颅内病变切除,中华神经外科杂志,2009,25 (11):98-100

[14] 张武,现代超声诊断学,北京:科学技术文献出版社,2008: 559

[15] 朱健明,涂伟,祝新根,等.超声定位在颅脑手术中的应用.复旦大学学报(医学版),2010,37 (1):85-86

[16] Tang H, Sun H, Xie L, et al.Intraoperative ultrasound assistance inresection of intracranial meningiomas.Chin J Cancer Res, 2013, 25 (3): 339-345

[17] Intrapiromkul J, Northington F, Huisman TA, et al.Accuracy of head ultrasound for the detection of intracranial hemorrhage in preterm neonates: comparison withbrain MRI and susceptibility-weighted imaging.J Neuroradiol 2013, 40(2) : 81-88

[18] Siasios I, Kapsalaki EZ, Fountas KN. The role of intraoperative micro-Doppler ultrasound in verifying proper clip placement in intracranial aneurysm surgery. Neuroradiology, 2012 , 54(10):1109-1118

[19] Tanaka Y, Nariai T, Momose T, et al. Glioma surgery using a muhimodal navigation system with integrated metabolic images. Neurosurgery, 2009, 110: 163-172

[20] Yamashita S, Fujisawa M, Kodama K, et al.Use of preoperative 3D CT/MR fusion images and intraoperative CT to detect lesions that spread onto the brain surface.Acta Neurochir Suppl, 2013, 118: 239-244

[21] Lee CC, Lee ST, Chang CN, et al. Volumetric measurement for comparison of the accuracy between intraoperative CT and postoperative MR imaging in pituitary adenoma surgery.Am J Neuroradiol, 2011, 32(8): 1539-1544

[22] Thorat JD, Rajendra T, Thirugnanam A, et al.Single-stage posterior midline approach for dumbbell tumors of the thoracic spine, with intraoperative CT guidance. Surg Neurol Int, 2011, 23 (2):31-37

[23] Steudel WI, Nabhan A, Shariat K.Intraoperative CT in spine surgery. Acta Neurochir Suppl, 2011, 109: 169-174

[24] Solares CA, Luong A, Batra PS.Technical feasibility of transnasal endoscopic anterior ethmoid artery ligation: assessment with intraoperative CT imaging. Am J Rhinol Allergy, 2009, 23(6): 619-621

[25] Wu JS, Lu JF, Gong X, et al.Neuronavigation surgery in China: reality and prospects.Chinese Medical Journal, 2012, 125(24):4497-4503

[26] Wu JS, Shou XF, Yao CJ, et al. Transsphenoidal pituitary macroadenomas resection guided by PoleStar N20 low-field intraoperative magnetic resonance imaging: comparison with early postoperative high-field magnetic resonance imaging. Neurosurgery, 2009, 65: 63-70

[27] Jolesz FA. Intraoperative imaging in neurosurgery: where will the future take us? Acta Neumchir Suppl, 2011, 109: 21-25

[28] Hall WA, Truwit CL. Intraopemtive magnetic resonance imaging. Acta Neumchir Suppl, 2011, 109: 119-129

[29] Schulder M, Spiro D. Intraoperative MRI for stereotactic biopsy.Acta Neurochir Suppl, 2011,109:81-87

[30] Senft C, Bink A, Heckelmann M, et al.Glioma extent of resection and ultra-low-field iMRI:interim analysis of a prospective randomized trial. Acta Neurochir Suppl, 2011, 109: 49-53

[31] Gasser T, Szelenyi A, Sellft C, et al. Intraoperative MRI and functional

mapping.Acta Neurochir Suppl, 2011, 109: 61-65
[32] Manin XP, Vaz G, Fomekong E, et al. Intra-operative 3.OT magnetic resonance imaging using a dual-independent room: long-term evaluation of time-cost, problems, and learning-curve effect. Acta Neurochir Suppl, 2011, 109: 139-144
[33] Hall WA, Truwit CL. Intraoperative MR-Guided Neurosurgury. J Magn Reson Imaging, 2008, 27: 368-375

第 14 章

神经外科重症监护和基础治疗

随着神经影像设备、神经监测技术和显微手术技巧的发展和提高，神经外科发生了革命性的变化，手术直接导致的死亡已不多见，而患者所发生的严重致死或致残事件在更多情况下是出现在术后阶段，对于危重症病人精细而准确的处置成为提高神经外科诊疗效果的重要因素。神经外科重症监护（neurocritical care）是近十几年来迅速发展的新兴学科，其目的在于集中、全面处理伴有严重中枢及周围神经系统疾病或严重全身性并发症的神经急危重症患者，以最大化地提高治疗效果，改善预后。神经外科重症单元（neurosurgical intensive care unit，NICU）是集中治疗和护理神经外科重症患者的医疗单元。早期，NICU 的工作一直由内科医师、麻醉科医师或重症医学科医师承担，但神经系统的独特性和神经外科重症疾病的专科性决定了 NICU 管理离不开神经外科专科医师的参与。大量实践表明，具有神经外科专业背景同时又掌握重症医学监测技术和理念的专科化多学科协作医疗团队，可以明显降低重型颅脑创伤、重症出血性卒中等患者的死亡率。如今，NICU 已成为国内外规模较大医院的常规编制，国外还建立了神经重症医师的规范培训和认证体系，进行 NICU 医师职业资格考试并颁发专业医师执照。神经外科重症监护已发展成为一门独立的亚专业学科，发挥着日益重要的作用。

一、NICU 的组织架构

1. *NICU 的收治对象* 包括 GCS 评分 12 分以下的急性脑血管病患者，颅脑创伤患者，脊髓损伤患者，围术期神经外科重症患者，重症神经系统感染，癫痫持续状态等神经系统急重症患者。

2. *病区结构* NICU 规模大小的设定应该根据医院的级别、医疗辐射能力、神经外科专业特色和社会经济因素等综合考虑，一般而言，可按每 100 张神经外科专科床位配备 10～20 张重症监护专门床位的标准作为参考。神经外科重症监护是一门需要多学科跨专业合作的交叉学科，离不开内科各相关专业和普通重症医学的支持，无论是采用独立建制的 NICU 病房，还是多学科合作类型的病房，只要能够理顺多学科合作的关系并能在重症病人诊疗中高效运作，就是最好的方案。

在具体的病房设计方面，应重视许多因素，如病房最好有自然光，有先进的空气净化系统，配备独立的隔离病房或正、负压病房等。对于多人房间，每张病床的理想面积为 15～18m^2，床间距应在 1m 以上，床位之间应有良好的隔离措施，以充分保护患者的隐私权。对于单人房间，每张床位的使用面积应稍大一些，最好在为 18～25m^2 或以上。在病房环境方面，最好将室内温度维持在 24℃，相对湿度在 60％左右。NICU 还应为患者家属设立专门的谈话间和探视人员等待区，以提高医院服务的人性化。

3. *人员结构* 神经外科重症管理的核心是需要有一支强而有力的专业团队，这个团队的核心应是一个长期在岗并有重症医学组织能力的主治医师或高级职称专家，团队成员需包括具备神经外科专业知识、重症医学经验和重症相关操作技术的人员，这些人员应接受专门的神经外科重症管理相关培训，原则上应能够独立工作。对于 NICU 专业人员而言，独立工作需具备以下条件：掌握神经外科重症常规处理知识和危重病抢救流程并具备实践经验、及时建立人工气道及中心静脉置管技术、准确使用包括呼吸机在内的各种仪器设备的能力，以及安全使用重症医学相关药物如麻醉药物的经验。护理人员是 NICU 另外一个重要组成部分，其对保证神经外科重症患者的治疗效果有至关重要作用。

护理团队需具备重症护理和神经外科专科护理的知识和技能，并拥有良好的沟通能力和充足的护理人员，对于有条件的医疗单位，应维持护士人数与重症床位数比在(2～3)∶1以上。另外，根据各医院的特点，还可以在 NICU 内设立康复物理治疗师、电生理脑电监测技师、呼吸治疗师、心理治疗师等。

4. 仪器配置　NICU 的仪器设置应根据各级医院的自身条件和主要诊疗疾病病种特点综合考虑，通常情况下应具备的基本设备包括心电监护仪、心电图机、输液泵、可调节呼吸机、多功能气垫床、胃肠营养泵、除颤仪、颅内压监护仪、中心供氧及负压吸引系统等，其他选配的仪器设备包括纤维支气管镜、排痰仪、气道湿化设备、血气分析仪、间歇充气加压泵、经颅多普勒、脑电监测仪、移动 CT、脑组织氧含量监测仪、脑组织微透析仪等。同时，还要求医院其他相关科室能够提供床旁 B 超、床旁 X 线片及血液生化化验和微生物学检查。需指出的是，拥有先进、复杂的仪器设备并不等于即拥有高质量的医疗效果，这中间还需要正确、合理、高效的操作和应用，富有经验且勤于维护的使用者或专门技师是 NICU 良好运转的重要保障。

二、NICU 的评估和监测

1. 神经系统查体　即使在拥有最强大神经影像和监测技术支撑的现代化 NICU 里，对患者的神经系统体格检查也不应被忽视和弱化，实际上，细致的神经系统检查可作为尖端监护设备的结合与补充，指导医师及早做出合理的临床判断。神经系统检查包括意识状态评估、瞳孔状况、脑神经反应、运动和感觉功能、生理和病理反射等内容。神经外科重症疾病的发展是一个连续、动态的过程，因此，对神经系统查体的动态观察和分析更有助于病情评估和诊疗决策。

2. 全身查体和评估　神经外科重症患者往往具有多器官系统功能受累的特点，除了神经系统检查之外，对呼吸系统、循环系统、肝肾功能、凝血状况、消化系统、内分泌系统等全身器官功能的评估亦是 NICU 监测的重要内容。首先，应动态观察患者的生命体征如血压、心率、脉搏、呼吸、血氧饱和度、体温等整体状况。其次，重视对患者的全身体格检查，特别是在首次查房中根据疾病特点合理安排全身体格检查的内容，并根据疾病的发展进行动态观察和对比查体，做到既重点突出又不会遗漏。

3. 颅内压及脑灌注压监测　颅内压增高是许多神经外科重症疾病共同的病理生理机制，也是 NICU 的重要监测项目，在颅内压监测基础上衍生的脑灌注压监测亦是 NICU 监测的重点。其原理和具体方法详见本书其他专门的章节。

4. 神经影像学监测　近年来应用于神经外科重症监护领域的影像学技术包括移动 CT、颅脑和脊髓 MRI、血管造影、核素扫描等技术手段为 NICU 重症监测提供了良好支持。具体内容可参见本书其他相关章节。

5. 脑血流(CBF)监测　正常情况下 CBF 为 45～65ml/(100g · min)，CBF 的下降会引起蛋白合成下降并产生无氧酵解，严重下降时可导致脑电活动和细胞间交流功能的丧失，造成脑缺血甚至脑梗死。脑血流的监测手段包括经颅多普勒(TCD)技术、^{133}氙-CBF 测定方法、热扩散技术、近红外波谱分析、激光多普勒技术和 CT/MR 脑灌注成像技术等，目前临床上操作简便且广泛使用的是 TCD 监测技术。

6. 神经电生理监测　临床神经电生理学主要涉及体感或听觉诱发电位、持续脑电监测等，近年来已逐渐发展成为评估神经外科重症患者辅助评估的良好手段。详见本书其他相关章节的描述。

7. 其他脑监测技术　脑的病理生理和代谢机制极为复杂，神经外科重症疾病尤为如此。在神经外科重症监护领域，除了以上监测技术外，近年来也出现了其他一些监测技术，如局部脑组织氧分压监测、颈静脉氧饱和度监测、脑微透析技术等，这些监测技术的单独使用或多种监测方法联合应用的多模态监测技术，可获取脑内局部或者整体病理生理变化的资料和监测数据，可为临床诊疗提供参考。但这些单个监测技术或者多参数监测的意义和价值尚需基础及临床研究提供更多循证医学依据，目前仍处于热门研究阶段。

三、治疗原则

1. 基本处理　主要包括维持呼吸道通畅和建立有效的静脉和动脉导管通路。无论何时，保持呼吸道通畅均应是神经外科重症监护的首要任务和重点观察内容，神经外科重症患者往往伴有不同程度的意识障碍，继之而来的是误吸、痰痂或咽部肌肉张力降低等可能导致的呼吸道梗阻，及时发现、确诊并解除呼吸道梗阻是 NICU 诊疗的基本内容。面罩和呼吸气囊是紧急情况下消除上呼吸道梗阻的基本工具，口咽通气管或鼻咽通气管可作为辅助通气的简易手段,气管插管和气管切开是维持呼吸道通畅的有效方法,特别是对于呼吸道分泌物过多或呼吸功能不全的意识障碍患者。

静脉和动脉导管通路是 NICU 监测和治疗的基础,中心静脉置管除了直接血管腔内输液给药外,还可进行中心静脉压的测定,后者在神经外科重症患者的体液管理中发挥重要作用。动脉置管包括桡动脉、股动脉、足背动脉和肱动脉等,其可为持续监测动脉血压和脑灌注压提供途径。

2. *颅内压增高的控制* 颅内压增高是神经外科重症疾病的主要病理生理特点,颅内压的控制是减少高颅压所导致继发性脑损害的关键环节。一般情况下,应将神经外科重症患者的颅内压控制在 20～25mmHg,并努力使脑灌注压维持在 50～70mmHg。颅内压的控制目标可因个体和病程时间不同而有所差异,应遵循个体化的原则。颅内压增高的控制策略主要包括以下几个方面。

(1)体位:上半身抬高 15°～30°,同时保持颈部和躯干轴线。

(2)体温:发热可导致并加重缺血缺氧性脑损伤,故应尽可能地保持正常体温或轻度低体温,亚低温(肛温 34～35℃)治疗目前仍有争议,长时程亚低温治疗可作为其他方法难以奏效时的降颅压措施。

(3)镇痛镇静:通常可使用阿片类镇痛药和丙泊酚、咪达唑仑和右美托咪定等镇静药物,使患者处于适度镇静状态(Ramsay 镇静评分 3～4 分或 Riker 躁动镇静评分 3～4 分)。

(4)呼吸道管理:保证足够的氧供(PO_2＞80mmHg,SPO_2＞95％),避免低氧血症造成继发性脑损害,维持正常二氧化碳分压(PCO_2 在 35～45mmHg),避免二氧化碳蓄积或过度通气。

(5)体液容量管理:通过 CVP 或 Picco 监测仪等血流动力学监测技术,避免低血压和低血容量导致脑灌注压的下降,减少缺氧缺血性脑损伤的发生及后续的颅内压增高。

(6)血压控制:对于血压增高的患者,应在保证脑灌注压的情况下合理控制血压,避免过高的血压和过度的脑灌注增加再出血和血肿扩大的风险。

(7)控制血浆渗透压:避免血浆渗透压过低(＜260mOsm/L),对于肾功能正常的患者,可维持正常高限的血浆渗透压(即 300～320mOsm/L)。控制渗透压的药物有甘露醇、高渗盐水、白蛋白、人工胶体等,可根据颅内压水平、脑水肿程度、心功能、肾功能等要求选择具体的最佳方案。

(8)对于脑室内置管外引流的患者,还可通过间断释放脑脊液以辅助控制颅内压。

(9)抗癫痫治疗:对于伴有癫痫发作或亚临床发作的病人,应给予抗癫痫治疗以抑制自发的脑电活动,降低颅内压的异常波动。

(10)在多项降颅压措施效果不明显时,可复查头颅 CT 以排除进展性的脑挫裂伤、血肿或脑水肿,必要时给予手术干预,或行去骨瓣减压治疗。

3. *呼吸系统管理* 多种因素所引起的呼吸功能不全和低氧血症是导致继发脑损害乃至不良预后的重要因素,因此,气道管理和呼吸支持是神经外科重症管理中的重要内容。神经外科重症患者排痰能力下降,气道痰液容易积聚不易排除,甚至可形成痰痂致气道梗阻。因此应加强翻身、拍背、吸痰,并辅以祛痰药物。应重视重症患者呼吸状态的评估和监测,内容包括年龄、吸烟史、呼吸相关疾病、手术时间、意识状态及呼吸节律、自主咳痰能力、肺通气和换气功能、舌根后坠、胸部合并伤、吸入氧浓度等。同时,综合血气、指氧、呼吸末二氧化碳等指标,必要时对呼吸支持的方式及模式进行相应调整。当同时合并有肺部病变或创伤时,应多学科协作,对其进行针对性的诊断治疗。NICU 机械通气的基本原则与重症医学、呼吸内科等专业一样,在机械通气前应明确机械通气的目的和个体化的通气目标,避免呼吸机相关性肺损伤。NICU 呼吸支持的终极目标是达到正常的生理状态,应维持 SPO_2 ＞ 95％, PaO_2 ＞ 80mmHg, $PaCO_2$ 35 ～45mmHg。虽然过度通气($PaCO_2$ 30～35mmHg)可降低颅内压,但可血管收缩进而导致脑缺血,不建议长期应用。对于伴有急性肺损伤的重症患者,可采用小潮气量和中等 PEEP 的肺保护性通气策略,但 PEEP 升高可导致颅内压增高,产生不利影响。临床上,应维持 SPO_2、$PaCO_2$ 和肺保护性通气策略之间的适当平衡。对于神经外科重症患者,呼吸支持情况下应严格避免患者发生呛咳或呃逆,进行气道吸痰时须严格在 15s 内完成,尽量避免气道盐水冲洗。有创机械通气应全程使用加热及湿化,以避免机械通气菌群的种植。机械通气过程中要动态评估人工气道的位置、气道是否通畅、固定是否牢靠等。估计短期内不能清醒的患者必要时可行气管切开。在经过系统治疗后,除了满足机械通气的要求外,还必须结合患者的神志状态、自主呛咳能力等决定何时去除人工气道。

4. 营养支持

(1)营养评估:应结合临床进行全面的营养状况评估,包括体重、疾病严重程度、既往营养摄入、并发疾病、胃肠功能、前白蛋白水平等。临床常用的工具有营养风险筛查 2002(NRS2002)等。

(2)营养途径:肠内营养与肠外营养是可选择的营养治疗途径,其中肠内营养因其符合生理需求,是优选的途径,可在发病后 24～48h 即开始肠内营养。长时间经胃管肠内营养的患者需要定时更换胃管,对于需要长时间肠内营养的患者,可使用经皮内镜下胃造口。在患者自主进食前或病情变化时,应进行吞咽功能评估,常用方法为洼田饮水试验。对于伴有吞咽功能受损的患者,可进行吞咽功能康复训练。重症患者合并严重胃肠应激性溃疡、出血及不耐受肠内营养的患者可早期实施肠外营养治疗,若肠内营养支持不能达到能量需求目标,可联合肠外营养支持。

(3)营养成分选配:重症患者应激期的能量供应目标为 20～25kcal/(kg·d),肠内营养蛋白质提供能量比例 16%,脂肪提供 20%～35%,其余是糖类,热氮比在 130∶1左右。在营养治疗过程中,应根据患者胃肠功能、并发疾病(如糖尿病、高脂血症、低蛋白血症等)合理选择营养配方(如整蛋白配方、短肽型或氨基酸型配方、糖尿病适用型配方等),并根据营养监测情况及时调整营养支持方案。

5. 体液管理 维持充分的脑灌注是神经外科重症管理的重要目标,因此,体液管理在 NICU 中具有重要地位。应提倡个体化的充分补液而非限制补液,不规范的补液会增加患者的死亡率。中心静脉压(CVP)监测有助于补液方案的实施和调整,提倡 CVP 监测下的出入量平衡,同时控制适当的输液速度。在液体选择上,一般主张早期应用晶体液大量补液,避免使用低渗液体及 10%葡萄糖,不主张应用血管收缩剂。目前没有证据显示胶体液复苏优于晶体液,对于容量补充需求>60ml/kg 的患者,可在输注晶体液的同时增加胶体液,但要警惕胶体液所潜在的肾功能损害及凝血障碍等不良反应。糖皮质激素的使用根据不同病情而有所差异,目前不推荐应用激素治疗脑梗死患者的脑水肿,且不推荐大剂量激素治疗颅脑创伤,但在治疗颅内肿瘤如脑膜瘤、胶质瘤及转移癌等所致瘤周水肿时可适量使用。

神经外科重症患者中还存在 3 种特殊类型水盐代谢失衡。

(1)中枢神经源性尿崩症(CNDI):创伤、肿瘤或其他颅内疾病导致下丘脑垂体损伤,可引起抗利尿激素(ADH)储存和分泌的异常,产生以稀释性多尿和高血钠为特点的尿崩症。其诊断主要依靠临床病史,脱水多尿症状体征,实验室检查尿比重和尿渗透压下降、高钠血症及血渗透压升高(>295mOsm/kg)。治疗上包括应用外源性 ADH(如垂体后叶素、去氨加压素等药物)、补水保持体液平衡等。补液可应用低钠液(0.45%NaCl),补液速度和血钠下降速度均不宜过快,以避免脑细胞渗透压不平衡而引起脑水肿。

(2)抗利尿激素分泌异常综合征(SIADH):病因为多种因素导致的抗利尿激素分泌增多,临床上以少尿(400～500ml/24h)、尿钠升高、血钠下降、水潴留性体重增加为特征,可表现为精神错乱、共济失调、癫痫发作、反射增强或减弱、昏迷和不可逆性脑损伤。诊断依据包括相关病史、低钠血症(血钠<135mmol/L),血渗透压<275mOsm/kg,尿钠>25 mmol/L,尿渗透压高于血渗透压等。治疗上可予限制输液量(<1000ml/24h),并辅以呋塞米利尿或碳酸锂抑制肾小管对 ADH 的反应。如血钠<110mmol/L,可使用高渗含盐溶液,但补钠要慢。

(3)脑耗盐综合征(CSWS):常见于脑外伤及其他颅内疾病,发病机制不详。临床表现与 SIADH 相似,具有低血钠、脱水及高尿钠(>50mmol/L)三联征。CSWS 与 SIADH 的鉴别关键在于血容量,CSWS 血容量降低,治疗上应给予大量补充等渗含钠溶液;SIADH 特点为血容量增高,治疗以限制容量为主。

6. 镇痛镇静处理 疼痛、谵妄和躁动是神经外科重症患者的常见症状,其可增加导管脱落或折断、颅内再出血、颅内压增高等风险,往往造成不良后果。维持患者适度的镇痛镇静水平是 NICU 的常用策略,其目的和应用范围包括:①减轻或消除患者的疼痛感,减少不良刺激及过度的交感兴奋;②防止患者因焦虑、躁动、谵妄等造成的损害;③通过诱导并维持较长时间的镇静状态,以减少各种应激和炎性损伤,降低代谢,减少氧耗氧需;④帮助患者维持良好睡眠,减少或消除患者治疗期间对病痛的记忆;⑤为使患者配合治疗和护理所进行的短效镇静。

疼痛与镇静程度的评估是神经外科重症监护的重要内容。

(1)疼痛强度评估:最常用的方法是数字评分

法(NRS),即将疼痛分为0～10分,0为完全无痛,10分为能够想象的极端疼痛,由患者依此进行自主评价。对于有人工气道或意识障碍的患者,可根据与疼痛相关的行为(运动、面部表情和姿势)和生理指标(心率、血压和呼吸频率),并对比镇痛治疗前后这些参数的变化进行疼痛程度的评估。一般当疼痛评分≥4分时开始实施镇痛治疗。

(2)镇静程度评估:目前临床常用的有主观性和客观性镇静评估两大类,前者主要是Ramsay评分(表14-1)、Riker镇静躁动评分(SAS)(表14-2),后者包括脑电双频指数(BIS)、听觉诱发电位(AEPs)等。BIS是以脑电为基础判断镇静水平和麻醉深度的简易指标,100代表清醒状态,0代表完全无脑电活动状态。一般而言,治疗期间镇静水平的目标以维持Ramsay评分3～4分、SAS评分3～4分、BIS达到65～85较为适宜。

表14-1　Ramsay评分

分级	描　述
1	患者焦虑、躁动不安
2	患者配合,有定向力、安静
3	患者对指令有反应
4	嗜睡,对轻叩眉间或大声听觉刺激反应敏捷
5	嗜睡,对轻叩眉间或大声听觉刺激反应迟钝
6	嗜睡,无任何反应

表14-2　Riker镇静和躁动评分(SAS)

分值	描　述	定　义
7	危险躁动	拉拽气管内插管,试图拔除各种导管,翻越床栏,攻击医护人员,在床上辗转挣扎
6	非常躁动	需要保护性束缚并反复语言提示劝阻,咬气管插管
5	躁动	焦虑或身体躁动,经言语提示劝阻可安静
4	安静合作	安静,容易唤醒,服从指令
3	镇静	嗜睡,语言刺激或轻轻摇动可唤醒并能服从简单指令,但又迅即入睡
2	非常镇静	对躯体刺激有反应,不能交流及服从指令,有自主运动
1	不能唤醒	对恶性刺激* 无或仅有轻微反应,不能交流及服从指令

*. 恶性刺激,指吸痰或用力按压眼眶、胸骨或甲床5s

镇痛与镇静实施:①镇痛治疗。常用的镇痛药物主要有非甾体消炎药、非阿片类镇痛药、阿片类镇痛药物等,在使用过程中应注意药物的不良反应和成瘾性。②镇静治疗。可选用短效且不良反应可控的药物如丙泊酚、咪达唑仑和右美托咪定等。应及时监测镇静效果和患者的呼吸、血压情况,并随时调整药物及其剂量。须注意的是,静脉镇痛镇静药在使用时应逐渐增加剂量至所需的终点,使用过程中应注意上述镇静药物所潜在的呼吸抑制和血压下降不良反应,尤以镇痛药和镇静药联合使用时风险增加。

7. 循环系统管理　神经外科重症疾病特别是重型颅脑创伤或脊髓损伤往往伴有血流动力学的不稳定,是造成患者不良预后的独立危险因素。NICU的患者应更重视重要脏器功能的动态评估,避免组织灌注不足所导致器官功能受损或恶化。术前查BNP可提示心血管事件发生率及术后因心血管事件导致的死亡率。当存在明显低血容量的证据和相应病因时,应首先进行容量复苏、血流动力学监测和出入量监测,在进行充分循环支持的同时须尽快寻找引起循环波动的病因并采取针对性治疗措施。为保证充分脑灌注和组织灌注,应尽可能控制平均动脉压在80mmHg以上,有条件时应开展脑灌注压、脑血流监测和脑氧代谢监测。应积极纠正贫血,血红蛋白尽可能维持≥100g/L或血细胞比容≥0.30。除原性性高血压外,神经外科重症患者血压的升高可能是继发于颅内压增高和脑灌注降低的生理性反射,在原因未明确前,除非收缩压>180mmHg或平均动脉压>110mmHg,否则不应盲目降血压。如果有颅内压监测,可在脑灌注压监测指导下进行患者血压的管理。

8. 胃肠道、肝、肾功能管理　临床上,神经外科重症患者合并胃肠道运动功能障碍和胃肠黏膜溃疡、出血的情况并不少见。NICU应激性溃疡的危险因素包括GCS评分<10分、手术时间>4h、机械通气超过48h、重型颅脑或脊髓损伤、抗凝药、大剂量糖皮质激素、1年内曾有消化道出血史、休克、重度颅内压增高、颅内感染、缺血性或出血性卒中,以及心、肺、脑复苏术后等。应根据患者的危险因素、胃肠功能评估、经济能力和对药物的不良反应等情况合理选择预防的药物，包括质子泵抑制药、H_2 受体抑制药、胃黏膜保护剂等。用药疗程一般为 3～7d，危险因素越多则预防药物使用时间应越长。

随着对早期肠内营养支持理念的推广和预防药物使用，NICU 相关应激性溃疡出血的发病率已较以往明显降低。若患者有咖啡色或血性胃液、柏油样黑粪，血常规提示血红蛋白、红细胞、血细胞比容降低，则可提示并发消化道应激性溃疡出血可能。在治疗上，在动态监测血压、血红蛋白、红细胞的基础上，给予质子泵抑制药抑酸、止血治疗，必要时行持续胃肠减压，监测胃液 pH 及局部手术止血治疗。

应定期监测神经外科重症病人的肝功能，对于肝功能异常的病人，因积极查找病因，并给予保护肝功能的药物治疗。肝功能损害可加重神经外科重症患者的病情，增加不良预后发生率。肾功能监测亦是神经外科重症患者的常规项目之一，不少神经外科常用药物如甘露醇、万古霉素等具有导致肾功能损害的潜在风险。对于肾功能异常的病人，应给予相应的药物治疗，若药物效果不明显，可给予床边血液透析治疗。

9. *癫痫的防治*　相对于综合 ICU 和其他专科 ICU，NICU 中癫痫发作更为常见。诱发癫痫的高危因素包括癫痫史、颅脑外伤、脑肿瘤、颅内出血、颅内感染、手术持续时间＞4h、脑水肿或颅内压增高等。

抗癫痫药物（AED）应针对患者癫痫发作的类型或患者可能存在的发作风险进行合理选择，包括传统和新型抗癫痫药、药物剂型的选择。部分性发作（包括继发性全身性发作）首选卡马西平和苯妥英钠，次选丙戊酸和新型抗癫痫药奥卡西平、左乙拉西坦、托吡酯、拉莫三嗪等。失神发作首选乙琥胺和丙戊酸。非典型失神发作与失张力发作的首选药物是丙戊酸，次选为拉莫三嗪。肌阵挛发作的首选药物是丙戊酸、次选为拉莫三嗪、氯硝西泮。全身性强直-阵挛发作首选丙戊酸和苯妥英，新型抗癫痫药物如左乙拉西坦、托吡酯、拉莫三嗪和唑尼沙胺也可选用。开始时应单药治疗，最大耐受剂量仍不能有效控制时，再考虑联合用药。注意药物的相互作用及不良反应，必要时做血药浓度监测（卡马西平、苯妥英、丙戊酸、苯巴比妥、左乙拉西坦）。

目前，癫痫持续状态的最新定义为 5min 或更长的连续的临床和（或）脑电记录到的癫痫活动或之间没有恢复期的反复抽搐。癫痫持续状态可分为惊厥性（与四肢节奏性抽搐相关的惊厥）和非惊厥性（脑电图上可显示癫痫活动但是没有惊厥性癫痫持续状态的临床表现）两种。引起癫痫持续状态的原因有很多种，包括高热惊厥、脑血管意外、感染、原发性癫痫、抗癫痫药物不足、电解质紊乱、药物中毒、颅脑损伤、缺氧和肿瘤等。癫痫持续状态应在寻找并明确病因的同时，尽早开始治疗，包括终止癫痫发作及治疗基础病两个方面。惊厥性癫痫持续状态的治疗应该迅速开始并持续进行直到临床抽搐发作停止，或直到脑电癫痫活动发作停止。初期处理应遵循气道、呼吸和循环的 ABC 原则，包括保持气道通畅或气管插管、吸氧、心电和血压监测等，若出现呼吸循环不稳定，应尽早行气管插管和机械通气，丙泊酚单用或联合咪达唑仑诱导爆发抑制，必要时予以诱导剂量及维持。苯二氮䓬类药物可用于初始的紧急治疗，其他紧急抗癫痫药物包括静脉滴注磷苯妥英钠/苯妥英钠、丙戊酸钠或左乙拉西坦等。有条件的单位可行持续脑电图监测，以辅助临床诊疗。对于昏迷患者，脑电图监测持续时间至少为 48h。

神经外科患者围术期预防性 AED 的应用：①脑肿瘤。对于新确诊的脑肿瘤患者，AED 不能预防其首次发作，不推荐常规应用。有高危因素而无癫痫发作的脑肿瘤患者，可于开颅术后应用 AED，并在术后第 1 周逐渐减量至停用。对于已经出现癫痫发作的患者必要时可给予联合用药，但应该避免使用酶诱导性 AED。②颅脑创伤。对于重型颅脑创伤特别是伴有长时间意识丧失和合并颅内血肿、脑挫裂伤和（或）凹陷性颅骨骨折的病人，应在伤后尽早使用预防性 AED 用药以减少伤后早期痫性发作（7d 内）的风险。不推荐在外伤 7d 以后常规预防性应用苯妥英钠、卡马西平或丙戊酸，因为其未能减少创伤后晚期痫性发作（7d 后）的发生率。③脑血管病。在卒中后没有抽搐发作或亚临床发作的患者不做 AED 预防性治疗，但对于发病前有抽搐史、脑实质内血肿或大脑中动脉动脉瘤的患者可以考虑应用。卒中后伴有癫痫发作时，应予 AED 进行治疗。

10. *静脉血栓性疾病防治*　静脉血栓栓塞疾病（VTE）包括深静脉血栓（DVT）和肺栓塞（PE）两种类型。VTE 的高危因素包括脱水、卒中、瘫痪、严重感染、脊髓损伤、恶性肿瘤、严重肺部疾病、心力衰竭和非活动状态、激素避孕或替代疗法、制动、中心静脉置管、外科手术和组织损伤、手术时间长（>4h）、静脉功能不全等。常用的 DVT 辅助检查方法包括多普勒超声、静脉造影等影像学检查及高凝状态检查及 D-二聚体等实验室检查。应对所有神经外科重症患者进行血栓栓塞和出血风险的动态评估。对神经外科危重患者在 NICU 期间应全程预防 VTE，且越早越好。预防方法主要有早期活动、物理预防和药物预防。物理预防包括间歇充气加压泵（IPC）和加压弹力袜。预防药物主要有普通肝素（UFH）和低分子量肝素（LMWH）两种，其中以后者为首选。对于因较高出血风险或药物敏感性可能不适合肝素抗凝的患者，可选择新型非肝素抗凝药（如重组水蛭素、阿加曲班等）。对于不能使用任何抗凝药的患者，可放置下腔静脉滤器，以防止肺动脉栓塞。在使用抗凝药物期间，应警惕并充分评估其可能导致活动性出血的风险。

11. *中枢神经系统感染防治*　详见本书相关章节。

12. *血糖控制*　神经外科重症患者中并发高血糖的比例可高达 30％～70％，而高血糖与患者不良预后和病死率增加密切相关。围术期患者应保持血糖在 5～7.2 mmol/L，餐后 2h 血糖不超过 10 mmol/L。血糖急性增高的控制可使用胰岛素静脉输注或泵入，治疗过程中应避免低血糖（血糖<4.4 mmol/L）的发生，同时，胰岛素应用要注意避免低钾及诱发低血压。当患者恢复规律胃肠营养时，可给予长效胰岛素或口服降糖药控制血糖。对于血糖控制不良的病人，应高度警惕糖尿病酮症酸中毒（DKA）和非酮症高渗性糖尿病（HONK）的发生。

（康德智）

参考文献

[1] Siddiqi J.Neurosurgical Intensive Care.Thieme Medical Pub,2008

[2] 中华医学会神经外科学分会.神经外科重症管理专家共识(2013 版).中华医学杂志,2013,93(23)：1765-1779

[3] 周良辅.现代神经外科学.上海:复旦大学出版社,2001

[4] 张建宁.神经外科重症监护.北京:人民卫生出版社,2013:1-40

[5] Diringer MN, Bleck TP, Claude Hemphill J 3rd, et al.Critical care management of patients following aneurismal subarachnoid hemorrhage: recommendations from the Neurocritical Care Society's Multidisciplinary Consensus Conference. Neurocrit Care, 2011,15: 211-240

[6] Schwab S, Schelinger P, Werner C, et al.Neurointensiv.2nd.Berlin: Springer, 2012:59-78

[7] 中华医学会重症医学分会.重症加强治疗病房患者镇痛和镇静治疗指南(2006).中国实用外科杂志,2006,26: 893-901

[8] 中华医学会肠外肠内营养学分会神经疾病营养支持学组.神经系统疾病肠内营养支持操作规范共识(2011版).中华神经科杂志,2011,44: 888-891

第 15 章

神经内分泌、神经眼科和神经耳科学

第一节　神经内分泌学

神经内分泌学(neuro-endocrinology)是神经生物学(neurobiology)和内分泌学(endocrinology)之间的边缘学科，主要研究神经系统和内分泌系统之间的调控关系，如神经系统如何调节内分泌系统、内分泌系统如何影响神经功能、神经元的内分泌功能等。

一、下丘脑与神经内分泌

1. *神经内分泌细胞*　下丘脑有许多神经细胞既能产生和传导冲动，又能合成和释放激素，称为神经内分泌细胞(neuro-endocrine cell)，其产生的激素称为神经激素(neurohormone)。

2. *可兴奋细胞*　下丘脑内有 3 种功能不同的可兴奋细胞，即神经内分泌细胞、中间神经元和感受性神经元。感受性神经元感受内外环境的变化，如对晶体渗透压、葡萄糖浓度、温度敏感的神经元。中间神经元则是信号的传递者。通过这些神经元的活动可调节下丘脑神经内分泌细胞的功能。

3. *下丘脑对内分泌的调节*　主要是通过垂体进行的。下丘脑-垂体系统是神经内分泌学的核心部分。

4. *下丘脑调节肽*　主要包括促甲状腺素释放因子(thyrotropin-releasing factor，TRF)、促肾上腺皮质激素释放因子(corticotropin-releasing factor，CRF)、促性腺激素释放激素(gonadotropin-releasing hormone，GnRH)、生长激素释放抑制因子(growth hormone release inhibitory factor，GHIF)、生长激素释放因子(growth hormone releasing factor，GRF)、催乳素释放因子(prolactin-releasing factor，PRF)、催乳素释放抑制因子(prolactin release inhibitory factor，PIF)、促黑素细胞激素释放抑制因子(melanocyte stimulating hormone release inhibiting factor，MIF)、促黑素细胞激素释放因子(melanocyte stimulating hormone releasing factor，MRF)。

(1)TRH：在中枢神经系统内，TRH 含量最高的是下丘脑，占全脑的 1/5，其生理作用如下。

①促进腺垂体细胞分泌促甲状腺激素(thyroid stimulating hormone，TSH)，TRH 不仅调节 TSH 释放，对 TSH 的合成也有促进作用。此外，TRH 也可直接刺激甲状腺分泌 T_4。

②TRH 对 PRL 分泌的调节：在生理条件下，TRH 对 PRL 分泌的调控并不重要，但在甲状腺功能减退(甲减)时，TRH 可促进 PRL 的释放。因此，甲减患者伴有高 PRL 症。

③TRH 对中枢神经系统的作用：TRH 可作为一种神经递质(调质)在中枢内起兴奋性调节作用。TRH 可加速脑内肾上腺素(NA)和乙酰胆碱(ACh)的更新，增强 ACh 诱发的皮质细胞的兴奋性反应。TRH 还可兴奋脊髓前角运动神经元，促进受损的脊髓和脑组织恢复。

(2)CRH：分泌主要受生物节律、应激刺激及反馈调节，其生理作用如下。

①促进腺垂体细胞分泌促肾上腺皮质激素(adrenocorticotropichormone，ACTH)：静脉注射 CRH 后，ACTH 的释放急剧增加，随之糖皮质激素分泌增加。

②发挥神经递质作用，调节应激时自主神经、免疫系统功能和行为反应，使机体适应应激刺激。

③在免疫细胞和炎症组织中发现 CRH 及其受

体存在，提示 CRH 可作为自分泌或旁分泌因子调节免疫系统功能。

(3)GnRH：刺激垂体分泌促性腺激素——促黄体素(luteinizing hormone，LH)和促卵泡素(follicle stimulating hormone，FSH)，在机体生殖活动发挥重要作用。

①GnRH 与女性生殖功能：目前认为在月经周期中，下丘脑 GnRH 对垂体促性腺激素细胞作用有 2 种模式：a.下丘脑作为“张力中枢”，促使 FSH 和 LH 少量的合成和分泌。b.下丘脑作为“周期中枢”，在月经周期中期排卵前大量释放 GnRH，促使 LH 大量释放出现高峰，以促使排卵。

②下丘脑 GnRH 与男性生殖功能：在青春期，生理剂量的 GnRH 阵发性释放可激活垂体-性腺轴，引起 FSH 和 LH 的阵发性释放，从而提高血浆雄性激素水平，促使性器官和第二性征的出现；成年以后，下丘脑 GnRH 的分泌有助于维持促性腺激素和性激素的水平，维持正常的男性性功能。

(4)GHIF：又称生长抑素，广泛存在于神经系统和神经外组织，为脑肠肽。在中枢神经系统，GHIF 浓度以下丘脑最高；在外周组织，广泛存在于胃肠道及胰岛的 D 细胞、甲状腺、甲状旁腺、甲状腺 C 细胞、肾上腺髓质等。其生理作用如下。

①对垂体的调节作用：抑制腺垂体内分泌活动。主要表现为抑制腺垂体 GH 的分泌；抑制腺垂体 TSH 的分泌，与 TRH 共同参与下丘脑-垂体-甲状腺轴的功能调节；抑制腺垂体 LH、FSH、PRL、ACTH 的分泌。

②对消化系统的调节作用：主要表现为 GHIF 通过旁分泌调节胰岛细胞，抑制胰岛素和胰高血糖素的紧张性分泌和刺激性分泌 GHIF 对胃肠道有广泛的抑制作用，几乎可抑制所有胃肠激素的释放(如促胃液素、促胰液素、缩胆囊素、肠抑胃肽、血管活性肠肽。促胃动素和胰多肽等)，从而抑制胃肠的运动和消化液的分泌。

③对神经系统的作用：GHIF 可影响中枢神经元的电活动，包括对大脑、小脑、脑干和下丘脑的神经元的电活动均有明显的抑制作用，但对海马某些区域的神经元有兴奋作用。

二、松果体与神经内分泌

1. 松果体(pineal gland) 又称“脑上腺”，是一个重要的神经内分泌器官，由松果体细胞和神经胶质构成。松果体可分泌多种生物活性物质，其中主要为褪黑激素(melatonin，MT)。此外，松果体内还有大量的 5-HT 和去甲肾上腺素等。

2. 松果体分泌 MT 的途径 有两条。一是分泌 MT 进入血液。二是分泌 MT 进入脑脊液。松果体分泌 MT 具有明显的昼夜节律，即白天分泌减少，夜晚分泌增多。

3. MT 的生理作用

(1)对性腺和生殖系统的作用：MT 对生殖系统的作用主要表现在对青春期发育的调节，控制促性腺激素及性激素的合成、分泌及繁殖周期等。褪黑激素对生殖系统的抑制主要表现在下丘脑-腺垂体-性腺轴活动的抑制，使 GnRH、LH 及 FSH 含量降低，延缓未成年动物的性成熟，降低促性腺激素诱发的排卵效应。褪黑激素也可直接作用于性腺，降低孕激素、雌激素以及雄激素的含量。

(2)对中枢神经系统的作用：MT 对中枢有抑制作用。近年来的研究表明，在大脑的许多部位存在 MT 受体，结合 MT 白天分泌量少，夜晚分泌量多，并与睡眠期同步，说明 MT 对中枢具有抑制作用。MT 主要是调整入睡的时间节律，使睡眠的发生时间前移，而对睡眠的过程以及持续时间并无直接影响，有改善各种生物节律性失眠的效应。

(3)对免疫系统的作用：MT 可增强机体免疫力。在各类免疫细胞如胸腺细胞、脾细胞及淋巴细胞上，均有 MT 受体的存在。通过受体介导，MT 可使免疫细胞分裂增殖；体内的 IgM 和 IgG 的含量升高；IL-2 的合成加强；诱导辅助性 T 细胞活性增强，从而机体免疫应答反应增强。

(4)抗氧化衰老作用：MT 是迄今所发现的最强的抗氧化物。MT 由于其高脂溶性可通过各种生物膜进入细胞，直接清除氧自由基，以对抗氧自由基及过氧化脂质的氧化损伤，维护线粒体的功能。MT 的抗氧化作用是谷胱甘肽的 5 倍，是维生素 E 的 3 倍。由于老年人清除体内自由基的过氧化酶减少，自由基在体内的积聚是衰老的相关因素之一。因此，MT 通过加强免疫功能和清除自由基作用，可能产生一定的延缓衰老作用。

第二节　神经眼科学

神经眼科学(neuro-ophthalmology)是眼内科的一个分支,主要关注与眼的知觉和运动相关的神经系统病变,包括眼的运动、瞳孔反应、影响视觉的脑部和神经系统结构改变等。

一、眼的运动

1. 眼外肌的脑神经支配　第Ⅲ脑神经支配内直肌、下直肌、下斜肌、对侧的上直肌。第Ⅳ脑神经(唯一交叉走行的脑神经,可以内部交叉)支配对侧上斜肌(眼向外下运动)。第Ⅳ脑神经支配同侧外直肌。

2. 动眼(Ⅲ)神经麻痹表现

(1)瞳孔保留性动眼神经麻痹(对光反应存在):通常导致神经血管床闭塞的血管性病变可导致神经中心缺血梗死,分布于第Ⅲ脑神经周围的副交感神经无缺血。病因包括:①糖尿病;②动脉硬化(可见于慢性高血压);③短暂性动脉炎(巨细胞性动脉炎);④慢性进展性眼肌麻痹通常为双侧性;⑤重症肌无力。

(2)非瞳孔保留性动眼神经麻痹(对光反应消失):外来性压迫常常可以引起瞳孔反射障碍。①肿瘤,影响第Ⅲ脑神经的最常见肿瘤,如脊索瘤、斜坡脑膜瘤;②血管性病变,最常见的血管病,如后交通动脉动脉瘤(动脉瘤性眼动麻痹而瞳孔保留者<1%),基底动脉分叉处(基底动脉顶点)动脉瘤;③钩回疝;④海绵窦病变;⑤其他引起眼动麻痹的原因,如外伤、钩回疝、向一侧扩张的垂体腺瘤等。

3. 展(Ⅵ)神经麻痹表现　产生外直肌麻痹。单纯性Ⅵ神经麻痹的病因有以下几种。

(1)血管性病变:包括糖尿病和巨细胞动脉炎。绝大多数在 3 个月内缓解(若麻痹时间过长,应找其他病因)。

(2)颅内压增高(Ⅵ神经麻痹为一假性定位征):可以为双侧。病因包括创伤、假性脑瘤。

(3)海绵窦病变:动脉瘤、肿瘤、海绵窦动静脉瘘。

(4)颅内占位病变:如斜坡脊索瘤、软骨肉瘤炎症。

(5)假性展神经麻痹:①甲状腺眼病,最常见的慢性Ⅵ神经麻痹病因,被迫外展试验阳性(眼球能被检查者诱导至外展位);②重症肌无力;③长期斜视。

4. 眼球震颤　眼球的不自主节律性震颤通常为共轭性。水平或垂直方向凝视诱发的震颤,可以因镇静药物或抗癫痫药物引起;垂直方向的震颤常提示颅内病变。常见眼震形式的病变定位如下。

(1)跷跷板眼震:眼球内旋时向上运动,外旋时向下运动,然后震颤形式翻转。病变位于间脑。也有报道视交叉受压可引起跷跷板震颤(鞍旁占位偶尔伴发双颞侧偏盲)。

(2)回缩性眼震:由所有眼外肌共同收缩所造成,可伴随集合性眼震。病变位于中脑上部被盖(常为血管病或肿瘤,特别是松果体瘤)。

(3)下跳眼震:在初始位置时眼震的快相向下,绝大多数患者颅后窝有占位性病变,特别是在延颈交界处,包括 Chiari 畸形Ⅰ型、基底部的受压、颅后窝肿瘤、延髓空洞症。偶见于多发性硬化、脊髓脑退行性病变和一些代谢异常状态(低镁血症、维生素 B_1 缺乏、酒精中毒或酒精戒断或应用苯妥英)。

(4)上跳眼震:病变位于延髓。

(5)外展性眼震:出现于核间性眼肌麻痹,病变位于脑桥(内侧纵束)。

(6)前庭性眼震:病变位于脑桥延髓交界处。

二、瞳孔的反应

1. 神经系统疾病引起的瞳孔运动障碍　根据其损害的部位不同而分为传入性和传出性障碍两大类。仔细分析这些瞳孔运动障碍,常有助于神经系统疾病的定位及鉴别诊断。

(1)传入性瞳孔运动障碍:①单侧眼球或视交叉前神经病变,有 Marcas Gunn 瞳孔、黑矇性瞳孔强直;②视交叉、视束病变;③外侧膝状体至顶盖前区病变;④中脑顶盖前区病变。

(2)传出性瞳孔运动障碍:①交感、副交感神经病变;②动眼神经病变;③埃迪瞳孔;④交感神经麻痹所致的瞳孔改变。

2. 瞳孔直径变化

(1)动眼神经神经麻痹引起的瞳孔不等大:①动眼神经本身病变,如糖尿病引起的动眼神经病变;②动眼神经受压迫,如后交通动脉动脉瘤、脑疝等。

(2)其他原因引起的瞳孔不等大:①生理性瞳

孔不等大，在明室和暗室，瞳孔直径不等大，均＜1mm，见于约20％的人群(在浅色虹膜人种中更常见)；②Horner综合征，表现为病变侧瞳孔变小、眼球凹陷，眼裂变小及半侧面部无汗，由交感神经损害引起，常见病因有颈内动脉血栓，脑桥和延髓背外侧的病变，如小脑后下动脉血栓，脑桥出血、脑干的肿瘤和炎症、延髓空洞症、多发性硬化等，也见于颈髓病变及交感链的病变；③Adie瞳孔，虹膜麻痹导致瞳孔扩大，由于球后节后性损伤，通常认为是由于睫状神经节病毒感染所致；④Argyll Robertson瞳孔，为神经梅毒的特有体征，系光反射的径路受梅毒病变(尤其是脊髓结核)的破坏引起，瞳孔缩小与中脑动眼神经核前方之中间神经元附近病变有关；⑤其他，包括义眼(假眼)、药物性因素等。

三、视交叉和视路病变

1. 视交叉病变　视交叉位于蝶鞍上方，下方为脑垂体，两侧为颈内动脉，上方为第三脑室，周围为海绵窦，前方为大脑前动脉、前交通动脉及鞍结节。这些周围组织的病变均可引起视交叉损害。

(1)病因：最常见的病变为垂体瘤，其次为鞍结节脑膜瘤、颅咽管瘤、前交通动脉瘤；第三脑室肿瘤或脑积水、视交叉蛛网膜炎或视交叉神经胶质瘤也可引起视交叉损害。

(2)临床表现：典型表现为双颞侧偏盲。垂体肿瘤除引起视交叉综合征(视力障碍、视野缺损及原发性视神经萎缩)外，还可伴有肥胖、性功能减退、男子无须、阳萎、女性月经失调等内分泌障碍表现。第三脑室肿瘤导致的视交叉病变，多伴有头痛、呕吐、视盘水肿等颅高压表现。

(3)治疗：积极治疗原发病，如手术切除肿瘤占位，视力、视野一般可恢复。

2. 视交叉以上的视路病变

(1)视束病变：常系邻近组织的肿瘤、血管病变或脱髓鞘性疾病所致损害。表现为病变对侧的、双眼同侧偏盲，如左侧视束病变引起左眼鼻侧、右眼颞侧视野缺损。视束病变晚期可引起下行性视神经萎缩。

(2)外侧膝状体病变：极为少见。其视野缺损为病变对侧、双眼同侧偏盲，双眼视野缺损较为对称。

(3)视放射病变：损害特点如下。①一致性的双眼同侧偏盲；②有黄斑回避；③有颞侧半月视野缺损；④无视神经萎缩及Wernicke偏盲性瞳孔强直；⑤可伴有相应的大脑损害症状，如失读、视觉性认知不能。

(4)枕叶病变：以血管病、脑外伤多见。其特点如下：①一致性的双眼同侧偏盲；②有黄斑回避；③无视神经萎缩及Wernicke偏盲性瞳孔强直；④一般不伴有其他神经症状。

第三节　神经耳科学

神经耳科学(neuro-otology)是介于耳科学、神经内外科学和眼科学之间的一门边缘学科。它研究与耳相关的听、前庭和面神经的解剖、生理、病理、免疫、遗传及分子生物学等基础科学及临床的诊治和预防。

一、前庭蜗神经

1. 概述　前庭蜗神经又称位听神经，为感觉神经，由蜗神经和前庭神经两部分组成。蜗神经的感觉神经元胞体位于内耳蜗轴内的螺旋神经节，为双极神经元，周围突分布于螺旋器的毛细胞，中枢突在内耳边聚成蜗神经，止于脑干的蜗神经前、后核，传入听觉冲动。

前庭神经的感觉神经元胞体位于内耳道底的前庭神经节，是双极神经元，周围突分布于内耳的球囊斑、椭圆囊斑和壶腹嵴的毛细胞，中枢突聚成前庭神经。止于脑干的前庭核群及小脑，传入平衡觉冲动。

两根神经都出内耳门，同行入颅腔，称为前庭蜗神经。

前庭蜗神经破坏性病变损伤引起听力丧失，刺激性病变造成耳鸣和眩晕。引起眩晕的常见疾病，如良性位置性眩晕、前庭神经炎、梅尼埃病、偏头痛、多发性硬化、药物中毒、脑干缺血发作等。

2. 前庭性眩晕

(1)定位诊断：见表15-1。

表 15-1 前庭性眩晕定位诊断

症 状	中枢性	周围性
病变部位	前庭神经颅内段至皮质代表区	前庭神经颅外段至内耳，前庭末梢感受器
常见病因	多为脑桥、延髓、小脑血管病变、肿瘤、炎症	内耳眩晕病、迷路炎，急性前庭神经损伤
起病形式	突然发生或逐渐发生	阵发性、突发性剧烈发作
眩晕性质	旋转性或为固定物体一侧运动的感觉	多为旋转性或上、下、左、右摇晃的运动幻觉
持续时间	较长，可数月以上	较短，数小时至数天。最多可达数周
眼震与眩晕程度	不一致。眼震可为水平、旋转、垂直；持续时间较长	一致。眼震多为水平性或兼旋转性，绝无垂直性。持续时间短，一般不超过 3 周。闭目后症状并不减轻
倾倒(闭目难立)	倾倒方向不定，与眼震方向无肯定关系，与头位关系不大	常倒向眼震慢相侧(即病变侧)，与头位有一定关系
听觉障碍	无或不明显	常有，且持续时间较长
自主神经症状(恶心呕吐)	不明显	常有，且明显
中枢神经系统损害征象	常伴有脑干、小脑及大脑颞、顶叶损害征	无
前庭功能	正常反应	反应减弱或无反应

(2)治疗：眩晕是症候群，病因繁多。治疗时必须尽可能明确病因，针对病因进行治疗。

(3)有关眩晕的新认识：①椎基底动脉供血不足(VBI)被广泛用于眩晕的诊断，2006 年《中国后循环缺血专家共识》则呼吁停止使用 VBI，并建议使用“后循环缺血(PCI)”替代。②颈椎病被认为是导致 VBI 的常见病因，这使得“颈性眩晕”成为眩晕病因的常见诊断。2009 年 36 位国内专家制订的《头晕的诊断流程建议》中建议不使用“颈性眩晕”这一诊断。

二、面 神 经

1. 解剖 面神经由两个根组成，一是较大的运动根，自脑桥小脑三角区，脑桥延髓沟外侧部出脑；一是较小的混合根，称为中间神经，自运动根的外侧出脑，两根进入内耳门合成一干，穿内耳道底进入与中耳鼓室相邻的面神经管，先水平走行，后垂直下行由茎乳孔出颅，向前穿过腮腺到达面部，在面神经管内有膨大的膝神经节。面神经穿经面神经管及最后穿出腮腺时都发出许多分支。

(1)面神经管内的分支：①鼓索，传导味觉冲动及支配下颌下腺和舌下腺的分泌；②岩大神经，也称岩浅大神经，含副交感分泌纤维，支配泪腺、腭及鼻黏膜的腺体分泌；③镫骨肌神经，支配鼓室内的镫骨肌。

(2)颅外分支：面神经出茎乳孔后即发出 3 小支，支配枕肌、耳周围肌、二腹肌后腹和茎突舌骨肌。面神经主干前行进入腮腺实质，在腺内分支组成腮腺内丛发分支至腮腺前缘，分布于面部诸表情肌。

①颞支：支配额肌和眼轮匝肌。

②颧支：3～4 支，支配眼轮匝肌及颧肌。

③颊支：3～4 支，支配颊肌，口轮匝肌及其他口周围肌。

④下颌缘支：分布于下唇诸肌。

⑤颈支：支配颈阔肌。

2. 面神经损伤的定位诊断

(1)皮质延髓束病变(核上性面瘫)：面瘫在主动运动时尤为明显，累及面部的下半部。

(2)额叶深部病变：累及丘脑和基底核及纤维，产生情感性或模仿型的面瘫。

(3)脑桥病变(核性面瘫)：产生同侧周性面瘫，常伴随同侧展神经麻痹和对侧偏瘫，称为 Millard-Gubler 综合征。

(4)核下性面瘫

①脑桥小脑三角病变：最常见于听神经瘤(详见本书其他相关章节)。

②膝状神经节区病变：同侧外周性面瘫，舌前 2/3 味觉障碍，常因带状疱疹侵害形成。

③膝状神经节以后，镫骨神经起点以前的病变：外周性面瘫，同侧舌前 2/3 味觉丧失，听觉过敏。

④镫骨神经以后，鼓索以前的病变：外周性面瘫，同侧舌前 2/3 味觉丧失，无听觉过敏。

⑤鼓索以后的面神经管内的病变：仅有面瘫，无味觉、听觉和泪腺分泌障碍。

3．面神经损伤的原因及手术治疗

(1)听神经瘤所致的面瘫：第Ⅷ、Ⅴ对脑神经受累症状要比面瘫早出现，这与运动神经的抵抗力要比感觉神经强有关。切除肿瘤后，找到断端，采用神经移植恢复其通路。当切除脑桥小脑三角区的大肿瘤同时切断了面神经时，则将面神经的远端和其他运动神经(如舌下神经)的近端吻合，以改善肌肉的张力。

(2)贝尔(Bell)麻痹：为最常见的面瘫，它突然发生，可发生在任何年龄，原因不明。可为缺血性、病毒性和遗传性，但多倾向于病毒感染。面神经纤维在内听道内排列疏松，而进入面神经管时，入口处狭窄，神经纤维紧缩且周围有致密的神经鞘膜包裹。因此，越来越多的学者接受面神经全程减压治疗 Bell 面神经麻痹。

(3)中耳炎引起面瘫：若急性中耳炎初期发生的不完全性面瘫，在早期行鼓膜切开术和应用足量抗生素，一般都能治愈。若发病 10d 后出现面瘫，则可能为面神经水肿或骨管产生骨炎所致，应做乳突手术。当术中发现面神经为肉芽或腐骨压迫时，应予以清除，并根据水肿情况决定是否同时进行减压术。胆脂瘤性中耳炎合伴面瘫者，应首先清除病灶同时予以减压，若神经被腐蚀中断，则应行面神经移植术。

(4)手术损伤：原因包括如下几个方面。①先天性面神经管裂缺和神经走行异常；②胆脂瘤性中耳炎乳突炎骨质有严重破坏，使面神经暴露，肉芽增生，解剖标志不清，术中易于损伤或误以肉芽刮除；③手术失误等。

治疗原则：术中即发性面瘫(排除麻醉药所致)多表示神经已遭受中度以上损伤，术者应立即探查面神经，进行神经修复。术后晚期面瘫，应选择技术及设备条件好的医院进行。手术目的是清除病灶，修复神经。

(5)颞骨骨折：岩锥横形骨折伴发面瘫者高达 40%～50%，而纵形骨折发生面瘫者占 10%～20%。手术治疗包括颞下颅中窝减压、经乳突耳后径路减压术和颅内外联合径路全程减压术。若听力和前庭功能丧失者可选用迷路径路。

(6)渐进性和复发性面瘫：最常见的是良性或恶性肿瘤。对原发性肿瘤引起的面瘫，都应行肿瘤切除，根据病变情况行面神经减压术、端对端吻合或神经移植术。对转移性肿瘤引起的面瘫者，应考虑其他疗法，如放疗或化疗。对复发性面瘫，应高度警惕肿瘤侵犯面神经，可结合病情进行相应检查。

(孙晓川　周　帅)

参考文献

[1] 王任直，译.尤曼斯神经外科学.5 版.北京：人民卫生出版社，2009：238-280

[2] 王忠诚.王忠诚神经外科学.武汉：湖北科学技术出版社，2005：101-108

[3] 童绎，金崇华.神经眼科学范畴和中国神经眼科的现状与展望.中华眼底病杂志，2006，22(6)：363-366

[4] 吴子明，张素珍.神经耳科学相关的常见血管源性眩晕的诊断.中华耳鼻咽喉头颈外科杂志，2012，47(1)：83-85

第二篇　中枢神经系统创伤

第16章

颅脑创伤概述

颅脑创伤在平时和战时均常见，仅次于四肢伤，平时主要因交通事故、坠落、跌倒等所致，战时则多因火器伤造成。多年来，尽管在颅脑损伤的临床诊治及相关基础研究方面取得了许多进展，但其死亡率和致残率依然高居身体各部位损伤之首。颅脑创伤导致头部软组织损伤、颅骨变形、颅骨骨折，进而造成脑膜、脑血管、脑组织及脑神经等损伤，有时合并颈椎、颈髓、耳等有关器官的损伤。

因颅脑创伤造成颅内出血或严重脑挫裂伤等，可迅速导致脑水肿、脑血肿、颅内压增高和继发脑疝，这些都将造成严重的后果或致死。所以，对颅脑创伤的防治、抢救工作，应引起高度重视。早期对颅脑创伤的临床表现和病情发展机制的理解，是以外伤的局部机械作用的因素为基础的，随着对颅脑创伤患者的治疗和观察，发现患者多有脑缺氧的现象，继之出现脑水肿、脑肿胀等一系列症状，又提出了物理化学变化的理论。颅脑创伤的病理生理的变化是多方面的，复杂的，它的机制当前尚不能用某一种理论做出全面的解释，而只能彼此相互补充，这也正是严重颅脑创伤的治疗至今仍不能取得更加满意效果的主要原因。

第一节　流行病学

颅脑创伤流行病学是应用流行病学的原理和方法对一个国家、地区或社区的颅脑创伤患者的病因及流行病学特征进行调查并分析其特点，以便有针对性地提出有效的对策和措施并加以防控，从而减轻其危害。颅脑创伤流行病学是一门近代新兴的学科，因其涉及的领域较为广泛，其准确的流行病学资料仅见零散报道，缺少权威和系统性的数据。目前对颅脑创伤流行病学研究的主要内容包括发生率、地域分布特征、伤因分析等。

颅脑创伤的发生率与不同国家的社会经济发展程度有密切的关系，发达国家对交通设施和规章制度维护均周密，而欠发达国家的交通运输机动化程度较低，创伤发生较少严重程度均较低，发展中国家虽然其经济得到快速发展但道路改善相对滞后且交通安全管理明显不足，与此相关的道路交通事故显著增高。颅脑创伤发生率与社会经济发展趋势呈显著相关，对于深入研究颅脑创伤的预防控制体系有极大的参考价值。近年来，随着研究者对轻型脑外伤的关注，研究者对社会活动相关颅脑创伤流行病学表示出极大的兴趣，如美国橄榄球运动和加拿大冰球运动造成的轻型重复颅脑创伤逐渐得到流行病学研究的关注。

目前，对急性颅脑创伤的流行病学特征报告最多的国家是美国，其发生率波动在62.3～546/10万人年，从整体上看，美国等发达国家的颅脑创伤发生率呈下降趋势。急性颅脑创伤的死亡率和病死率资料提示，20世纪80年代至2003年，死亡率最高的是20世纪90年代非洲，达80/10万人年，最低的是20世纪80年代我国城市6.3/10万人年，农村9.72/10万人年，美国介于(14～30)/10万人年。由于资料不全，尚需继续观察积累。报道病死率最高的国家是印度，50％的重型颅脑创伤患者死亡，最低是瑞典为0.9％。目前，我国颅脑创伤病死率为4％～7％，不包括死于现场、运送途中及出院后死亡的患者，只能作为参考，不能作为流行病学依据。

50年来急性颅脑创伤的发病率、死亡率、病死率统计资料又与研究方法的不同有很大的差异，即使在医学统计资料较为完善的西方发达国家，也缺乏系统的连续的资料，在统计方法上也有很大的出入。

急性颅脑创伤的病因依据社会经济和文化的发展阶段及时间不同有很大差异。战争时期的颅脑创伤原因主要是火器伤，各国均一致，但和平时期各国则有所不同，主要是根据各国的经济发展水平不同而有所差异。各国各民族均有其不同的社会文化和习惯传统，中国曾经是自行车生产的大国，在经济欠发达时期，发生车祸的车辆除机动车之外就是自行车，而在美国虽然道路交通事故导致的颅脑创伤发生率不断下降，但枪伤、运动伤则有所增加，随着人们对战场创伤的关注的增减，爆震伤相关的颅脑创伤也成为新的门类。我国颅脑创伤的主要原因是道路交通事故，在大量建筑项目的开展过程中，高处坠落伤等也成为致伤原因之一。

我国道路交通事故成为急性颅脑创伤的主要原因，文献报道占50％～70％，每年致死10万人，对健康和经济造成严重的危害和巨大损失，我国道路交通事故伤的主要特点是机动车在短时间内迅速增加，事故烈度较大。但近来随着“酒驾入刑”等交通管理措施的严格实施，道路交通事故伤总体呈下降趋势，在某些发达地区下降程度更为明显。道路交通事故的发生主要与环境因素、驾驶员经验、非机动车和行人的影响有关。坠落伤也是颅脑伤的主要伤因。高空作业中不系安全带，阳台坠落等常导致急性颅脑损伤，我国20世纪60年代中报道的急性颅脑创伤的主要病因是坠落伤，至今仍是颅脑创伤病因的第二位或第三位。颅脑创伤的其他原因主要是跌伤，跌伤是日常生活中的常见的创伤方式，随交通事故创伤逐渐下降，对跌伤导致的颅脑创伤应引起重视；另外，还有暴力创伤，指石块、木棍等打击头部致伤，造成颅脑创伤的程度与暴力的大小及头部被击中的部位而定；运动伤，常见于拳击及散打运动员被击中头部，足球、橄榄球、冰球等运动中的严重头部创伤或多次轻型损伤造成的累计效应。亦有火器伤，系弹片、子弹直接致伤颅脑部位产生的损害，多为开放伤。

第二节　脑损伤机制

一、生物力学机制

颅脑损伤是指由机械负荷力包括暴力和应力所造成的功能和结构的损伤。脑损伤主要是由于组织内部的相对运动而引起。当一个暴力作用于颅脑结构时，颅脑结构将会产生变形和加速度，其力学和生物学的反应主要决定于获得的能量及接触的面积。机械力对组织的影响与其作用时间的长短及组织变形的梯度有关，包括组织的移位、速度和加速度及加速度的变率，当着力持续时间短暂时，增加速度的变化可导致损伤的加重，而着力持续时间较长时，损伤的程度则取决于加速度的大小。脑组织的应力是造成脑损伤最终的直接原因，其应力可由不同的机制产生，即颅骨变形、角加速度、压力梯度-直线加速度及颅颈交界的运动。头颅结构的复杂性及不同负荷的作用特点产生了不同的颅脑损伤机制。

典型的头部外伤，其冲击力的持续时间为5～20ms，这种打击产生的接触力负荷很强，但持续时间很短，随后这种运动便产生惯性。因此导致脑损伤的主要作用可以是接触力负荷，也可以是惯性力负荷。一个较轻而尖锐的物体打击头部所产生的改变仅仅在冲击点的局部，而一记对面部的重拳可不产生脑颅的变形，却可造成致命的脑损伤。根据负荷力的特点，尤其是持续时间，将脑损伤的负荷力分为三种类型，即撞击力负荷、冲击力负荷及静态（挤压）负荷，不同的力学现象在脑的不同部位可产生不同的功能和结构的改变。

单纯的冲击性负荷意味着所产生的接触效应可以忽略，因为惯性，头部的运动可包含三种形式，即直线运动、旋转运动、颅颈部的过伸和过屈。直线运动是指头的重心沿一条直线运动，而旋转是围绕头的重心转动，正常情况下，这些运动是同时发生的，而运动的中心位于重心的外面，而且经常在颅外。这样的运动被认为是成角的或是轴心的运动。颅骨的直线运动导致脑组织对颅骨的绝对运动或相对运动，而且会产生颅内压的改变。在接触应力的对侧部位，短暂的负压会产生空泡现象，而这些空泡的崩溃可产生脑损伤。虽然这些效应主要与头的线性运动有关，但压力的改变可能部分与压力波通过脑组织有关，即接触性负荷效应。在头部旋转运动中，脑的运动落后于颅骨，产生的应力作用于脑和颅骨-硬脑膜之间的桥静脉上，也作用于脑组织本身，可使桥静脉断裂而发生硬膜下血肿，损伤脑实质及其血管组织，导致广泛的轴索损伤及出血。颅颈交界的过曲和(或)过伸已被认为是脑挫伤形成的一个独立的损伤机制，1961 年 Friede 和 Geerke 证实了齿状突周围颈髓的过伸同时伴有局部病理形态学的改变和脑震荡。但也可能是颈椎传递给脑干的剪应力所造成的后果。

二、细胞生物学机制

研究发现许多脑损害因子参与了这一机制。至今为止研究比较集中的有 3 个方面：①神经递质及其受体的兴奋性毒性及其细胞内信使传递的异常；②氧自由基的损害作用；③钙超载。现将作用机制较为明确的几种损害因子及机制简述如下。

(一)乙酰胆碱

颅脑损伤后脑脊液内乙酰胆碱的浓度明显升高这一现象在实验研究和临床病人中均以得到证实，其升高的程度与脑损伤的严重程度及预后密切相关。此后发现，颅脑损伤后脑组织内毒蕈样胆碱能受体的数量和亲和力均发生异常改变，颅脑损伤前给予受体拮抗药可明显减轻实验动物伤后的神经行为功能障碍，毒蕈样胆碱能受体亚型 M_1 受体的拮抗药也可获得相类似的疗效，说明乙酰胆碱及其 M_1 受体的异常改变参与了颅脑损伤的某些病理机制。

乙酰胆碱及其 M_1 受体参与颅脑损伤的可能机制为：突触前释放的乙酰胆碱(ACh)在其与突触后质膜的毒蕈样胆碱能受体结合后，通过 G 蛋白激活磷脂酶 C(PLC)，使二磷酸磷脂酰肌醇(PIP_2)裂解为甘油二酯(DG)和三磷酸肌醇(IP_3)。IP_3 一方面作用于内质网膜而促进内质网内钙离子的释放，另一方面可被磷酸化为 IP_4，后者可激活质膜上的钙离子通道，通过内质网的钙离子释放和钙离子通道的开放使钙离子在胞质内的浓度升高。DG 在钙离子的协同下激活细胞质内以非活性形式存在的 PKC，激活的 PKC 立即移位与膜紧密结合，这一过程称为 PKC 的移位，而且这种移位被认为与磷酸化离子通道蛋白、泵和受体的功能密切相关。

(二)兴奋性氨基酸

兴奋性氨基酸(EAA)是指谷氨酸、天冬氨酸等一类可对突触后神经元起兴奋作用的氨基酸类递质。动物实验证明，脑外伤后数分钟至 2h 脑细胞外液的谷氨酸和天冬氨酸含量增加 10 多倍，谷氨酸可诱导星形细胞发生肿胀，采用兴奋性氨基酸拮抗药可减轻创伤性脑水肿、减少外伤后血-脑屏障的蛋白渗出，提示兴奋性氨基酸参与了创伤性脑水肿的某些病理过程。最近的研究表明颅脑损伤后兴奋性氨基酸的细胞毒性作用是通过激活细胞膜受体，由细胞膜受体的异常兴奋所介导的。其中 NMDA 受体过度激活可能是介导这一细胞毒性作用的主要成分，其作用也最强。其介导的脑细胞损伤的机制与乙酰胆碱 M_1 受体异常兴奋的作用机制相似。

(三)钙离子

实验研究表明，颅脑损伤后脑组织内钙含量在无脑挫裂伤的动物中钙含量显著升高，持续达 48h，而有脑挫裂伤的动物脑组织内钙含量升高更为明显，持续时间可达 4d 以上，并证明颅脑损伤后细胞内钙离子浓度的升高系细胞外大量钙离子内流所引起。

颅脑损伤后导致细胞内胞质钙离子浓度升高的主要机制：①钙离子通道的开放。②细胞膜的离子泵功能障碍。③线粒体和内质网钙库的钙积聚作用减弱和钙库内的钙向胞质内释放。④细胞内结合游离钙的能力下降。钙离子在细胞内的急剧升高现已被认为是颅脑损伤后细胞死亡的“最后共同通道”。

神经元内钙离子浓度的升高可导致一系列的病理效应：①钙与线粒体膜结合可阻断 ATP 的产生，使所有依靠 ATP 的细胞代谢活动中止；②激活磷脂酶，产生氧自由基而破坏细胞膜的结构；③细胞内游离钙的增加可激活细胞内多种降解酶，从而进一步破坏细胞膜的完整性，使细胞外的物质进入细胞内；④可加重乙酰胆碱和谷氨酸对神经元的兴奋性毒性作用。正是基于对颅脑损伤后神经元内钙超载的研究，人们试图采用各种钙通道阻滞药来阻止由钙超载引发的一系列病理生理过程，至目前为止研究最多的是 L 型电压控制的钙离子通道阻滞药——尼莫地平。对尼莫地平能否降低严重颅脑损伤患者的死亡率尚存在不同的意见。

(四)氧自由基

在颅脑损伤后一系列病理生理过程中氧自由基介导的脂质过氧化反应起着十分重要的加重继发性脑损害的作用。氧自由基通过与细胞膜性结构中的多价不饱和脂肪酸双键发生反应,改变神经细胞膜、脑微血管内皮细胞膜及其细胞器膜的结构与功能,并通过损害血-脑屏障,使这一反应在颅脑损伤后脑水肿的形成和发展中起着重要作用。氧自由基能与膜蛋白中的氨基酸残基直接发生反应,使细胞膜蛋白的一级结构受到损害。氧自由基还可与胞质膜上酶蛋白分子的巯基发生反应,从而改变多种激酶、载体、受体和抗原等的结构和功能。脑组织含有丰富的溶酶体,氧自由基也能破坏溶酶体膜,使大量溶酶体释放至胞质内,导致神经元的变性和坏死。

第三节　颅脑伤伤情分类

颅脑创伤包括原发性脑损伤和继发性脑损伤。原发性脑损伤是指直接暴力作用于颅脑,引起脑损伤,包括脑震荡伤、脑挫裂伤和原发性脑干损伤。继发性脑损伤是指受伤一定时间后出现的脑受损病变,主要有脑水肿和颅内血肿,继发性脑损伤因产生颅内压增高或脑压迫而造成危害,控制继发性脑损伤是颅脑创伤临床治疗的主要目标。结合临床实际及其病理变化特征的颅脑创伤分类,对其治疗和预后判定有着重要意义。各国学者,多年来一直在试图结合临床表现和病理的统一,提出更加完善的分类方法,以指导抢救治疗工作。现将临床常用伤情分类方法介绍如下。

一、急性闭合性颅脑损伤的分型

1960年我国神经外科专家首次制订了“急性闭合性颅脑损伤的分型”标准,按昏迷时间、阳性体征和生命体征将病情分为轻、中、重3型,订出了我国对急性颅脑创伤的分类,已在我国各地广泛地使用。

1. 轻型

(1)伤后昏迷时间0～30min。

(2)有轻微头痛、头晕等自觉症状。

(3)神经系统和CSF检查无明显改变。主要包括单纯性脑震荡,可伴有或无颅骨骨折。

2. 中型

(1)伤后昏迷时间12h以内。

(2)有轻微的神经系统阳性体征。

(3)体温、呼吸、血压、脉搏有轻微改变。主要包括轻度脑挫裂伤,伴有或无颅骨骨折及蛛网膜下腔出血,无脑受压者。

3. 重型

(1)伤后昏迷12h以上,意识障碍逐渐加重或再次出现昏迷。

(2)有明显神经系统阳性体征。

(3)体温、呼吸、血压、脉搏有明显改变。主要包括广泛颅骨骨折、广泛脑挫裂伤及脑干损伤或颅内血肿。

4. 特重型

(1)脑原发损伤重,伤后昏迷深,有去大脑强直或伴有其他部位的脏器伤、休克等。

(2)已有晚期脑疝,包括双侧瞳孔散大,生命体征严重紊乱或呼吸已近停止。

以上分类用于颅脑开放性创伤时,尚须在诊断上注明有开放性创伤。颅底骨折合并脑脊液漏者又称之为内开放性损伤。

二、临床评分分类法

1974年格拉斯哥大学的两位神经外科教授Graham Teasdale与Bryan J. Jennett发表格拉斯哥昏迷评分(Glasgow coma scale,GCS),是医学上评估颅脑损伤患者昏迷程度的指标,目前国内外广泛用于评估颅脑伤伤情。具体评分体系如下。

(一)睁眼

4分-自发睁眼。

3分-语言吩咐睁眼。

2分-疼痛刺激睁眼。

1分-无睁眼。

(二)语言

5分-正常交谈。

4分-言语错乱。

3分-只能说出(不适当)单词。

2分-只能发音。

1分-无发音。

(三)运动

6分-按吩咐动作。

5分-对疼痛刺激定位反应。

4分-对疼痛刺激屈曲反应。

3分-异常屈曲(去皮质状态)。

2分-异常伸展(去脑状态)。

1分-无反应。

昏迷程度以E、V、M三者分数加总来评估，正常人的昏迷评分是满分15分，昏迷程度越重者的昏迷指数越低分。用于判定颅脑伤伤情时，轻型伤13～15分，中型伤9～12分，重型伤3～8分。常将评分为3～5分的患者判断为特重型颅脑创伤。因插管气切无法发声的重度昏迷者其语言评分以T表示。选评判时的最好反应计分。注意运动评分左侧右侧可能不同，用较高的分数进行评分。GCS评分是现行应用最为广泛、为国际认可的伤情分类体系。

三、影像学分类方法

1. 1991年，Marshall等根据美国创伤昏迷资料库资料总结颅脑伤病人的CT影像学特征提出重型脑外伤CT分类方法，并经改良。简述如下。

(1)弥漫性损伤Ⅰ型：CT检查未见明显颅内病变。

(2)弥漫性损伤Ⅱ型：脑池可见，中线移位小于5mm，无大于25cm^{3}的高密度占位。

(3)弥漫性损伤Ⅲ型：脑池受压或消失，中线移位小于5mm，无大于25cm^{3}的高密度占位。

(4)弥漫性损伤Ⅳ型：中线移位大于5mm，无大于25cm^{3}的高密度占位。

(5)需手术清除的占位：任何占位，可经手术清除。

(6)不需手术清除的占位：高密度或混杂密度占位大于25cm^3；不能手术清除。

2. Andrew Maas等介绍了鹿特丹脑外伤CT分类法。

(1)基底池

0分正常。

1分受压。

2分消失。

(2)中线移位

0分无移位或移位小于5mm。

1分移位大于5mm。

(3)硬膜外血肿

0分有。

1分无。

(4)脑室出血或外伤性蛛网膜下腔出血

0分无。

1分有。

计算方法：在各项积分结果上加1，根据最终得分预测患者伤后6个月的死亡率，1分为0%，2分为7%，3分为16%，4分为26%，5分为53%，6为61%。

上述各种颅脑创伤分类方法为颅脑创伤的伤情判断、治疗选择、预后评估提供了可行手段，现行的颅脑创伤分类方法的出发点是对临床症状的主观测评结合客观影像学依据，都存在其局限性，尤其在应用与颅脑伤预后测评过程中，其实际价值往往受到局限。根据大型颅脑伤数据库资源和生物标志物特征进行颅脑伤分类工作逐渐得到重视，是颅脑创伤研究的重点之一。

第四节　颅脑伤临床表现与治疗原则

一、意识变化

意识是人对自身和外界事物的认识，与网状结构的生理功能有密切关系。颅脑创伤造成网状结构功能障碍时，将出现意识障碍。意识障碍的程度，常作为判断颅脑创伤轻重的标志。

1. 意识障碍的分类各家不完全一致，多认为由轻到重作如下描述。

(1)嗜睡：是最轻的意识障碍，患者陷入持续的睡眠状态，可被唤醒，并能正确回答和做出各种反应，但当刺激去除后很快又再入睡。

(2)意识模糊：意识水平轻度下降，较嗜睡为深的一种意识障碍。患者能保持简单的精神活动，但对时间、地点、人物的定向能力发生障碍。

(3)昏睡：接近于人事不省的意识状态。患者处于熟睡状态，不易唤醒，虽在强烈刺激下(如压迫眶上神经，摇动患者身体等)可被唤醒，但很快又再入睡。醒时答话含糊或答非所问。

2. 严重的意识障碍，表现为意识持续的中断或完全丧失。可分为3个阶段。

(1)轻度昏迷：对疼痛刺激尚可出现痛苦的表情或肢体退缩等防御反应。角膜反射、瞳孔对光反应、眼球运动、吞咽反射等可存在。

(2)中度昏迷：对剧烈刺激可出现防御反射。

瞳孔对光反应迟钝。

(3)深度昏迷：全身肌肉松弛，对各种刺激全无反应。深、浅反射均消失。

二、瞳孔变化

颅脑创伤发生意识障碍时，观察瞳孔的形态、大小、反应有无伴随的神经症状，是了解和判断病情程度和变化的主要方法。正常人瞳孔呈圆形，双侧等大，直径为2.5～4.5mm，虽有个体差异，如女性、近视和成人稍大些。但无论双侧或单侧，瞳孔直径＞6.0mm或＜2.0mm者均为病态。如一侧瞳孔直径＞4.0mm，并有该侧对光反应障碍，而无眼部直接外伤者，则表示该侧动眼神经麻痹，可为颅内血肿诊断的有力参考。但应注意，伴有颈椎损伤时，应排除颈髓损伤刺激交感神经引起的痉挛性瞳孔散大的可能，后者一般并不多见。颅脑创伤伴有脑桥或脑底出血时，可出现副交感神经瞳孔收缩中枢的刺激，表现为瞳孔缩小，可至2.0mm以下，应加以注意。

三、其他生命体征变化

重症颅脑创伤出现轻微意识障碍时，其呼吸变化常表现为过度换气后出现短暂的无呼吸状态，严重脑挫裂伤发生颅内血肿和出现脑水肿时，则颅内压明显增高，这时呼吸表现深而且慢，每分钟可只有10次左右。颅内压增高进一步发展，出现小脑幕疝时，则表现为过度呼吸与无呼吸规律地交替出现，即所谓潮式呼吸。如损伤已波及脑干呼吸中枢时，则失去其规律性，成为呼吸失调，呼吸将很快停止，陷入死亡。

颅脑创伤对血压及脉搏常有一短时间内变动，血压呈一过性升高，脉搏有时增加或减少。脑水肿颅内压增高时，又将反射地出现血压上升、脉压增加、脉搏数减少，如颅脑创伤后，即出现明显的血压下降，而且对症治疗无效，则首先注意有无内脏损伤，尤其实质性脏器的损伤或四肢、骨盆等骨折大出血性休克。

如脑干、下丘脑等受到损伤时，则由于体温调节功能失调，常立即出现持续性高热，可达40℃以上，同时伴有意识障碍，如伤后3～5d体温仍高，则要注意有无肺部并发症或其他感染等。小儿颅脑创伤后1～2h，由于迷走神经刺激而出现呕吐者居多，常为一过性反应。如呕吐频繁，持续时间较长，并伴有头痛时，应考虑有蛛网膜下腔出血、颅内血肿或颅内压增高的可能。外伤后出现局限性癫痫者，常标志脑局部损伤，一般少见。伤后数日始出现癫痫者，多考虑为颅内血肿、脓肿或颅内感染等。

脑挫裂伤后，常出现肢体乏力、单瘫、偏瘫或运动性失语等大脑半球局部功能障碍。如出现共济失调、去大脑强直等症状，多说明损伤位于中脑或小脑。下丘脑损伤多表现为尿崩症、中枢性高热、血压的异常变动等。视力障碍、视野缺损、听力障碍等常表示为脑神经的局部损伤。用这些局灶症状和一般症状相结合，来分析颅脑创伤的程度和范围，判断病情变化和预后是十分重要的。

四、颅脑伤临床检查

1. 体格检查　为了明确地判断伤情，迅速有效地确定处理方针，必须首先查明所受外力的种类，外力作用的部位和方向，受伤者在受到外力打击时所处的状态，是加速、减速抑或是挤压伤等。这对分析伤情的轻重和所能涉及的范围等有很大关系。检查急性开放性颅脑创伤伴有大出血的患者时，应首先检查伤口，控制住出血。对闭合性颅脑创伤，应首先检查患者的意识状态，根据意识情况来初步判断外伤的程度。患者如有意识障碍，则必须及时详细地检查瞳孔、血压、脉搏、呼吸、体温等生命体征的变化，进行伤情的分析，以便及时准确地进行抢救。

2. 辅助检查　除病情危急或脑受压症状明显，需要立即手术抢救外，一般均应做头颅X线摄前后位、后前位、左及右侧位平片。如枕部受伤时应照Towne位相，以观察有无骨折及骨折线所通过的部位，以协助诊断。对疑有脊柱、四肢等骨折者，尚应做脊椎和四肢X线摄片，供诊断和治疗参考。电子计算机体层(CT)检查可以发现颅内小血肿和轻度的脑挫裂伤，并可了解其具体部位、形态、大小、范围和所影响周围组织的情况。脑血管造影不作为颅脑创伤检查的常规，只有当患者处于昏迷状态，神经系统检查疑有“偏侧症状”，头颅X线平片显示有骨折线经过硬脑膜血管或静脉窦时，又无脑CT扫描等特殊检查条件者，应积极地进行脑血管造影检查，以排除颅内血肿。脑同位素扫描和脑电图检查对亚急性和慢性颅内血肿诊断颇有帮助，但对急性颅脑创伤，尤其对意识障碍病人难于实行。专家们对腰椎穿刺的意见尚不一致，有学者认为有诊断价值，有学者则持否定态度。因急性颅脑创伤并发脑水肿时有出现脑疝的危险，故不必过分强调腰椎穿刺。如急性期平稳后，仍有头痛、头晕或发热时，可行腰椎穿刺，以了解蛛网膜下腔出血的恢复情况和脑脊液压力的变化情况，为进一步治疗提供有价值的参考。

五、颅脑伤一般治疗

1. *一般治疗*　也可称为全身治疗，其目的是要及时治疗由于外伤引起的全身脏器的功能障碍，防止由于全身因素引起脑障碍加重，即早期将原发性损伤限制在最小范围内和积极防止发生继发性损伤。这对颅脑创伤的预后有密切关系。这种处理必须争分夺秒地进行。首先是维护呼吸及循环系统的正常功能，保持呼吸道的通畅和氧的正常交换，与此同时，又必须维持静脉补液、输血的通路，以便补给水、电解质、营养及药物治疗的需要。对头部、胸腹部、四肢等大量出血引起的出血性休克，应迅速查明原因及时处理。积极给予输液、输血、给氧和适当地注射升压药。休克状态纠正后，对输液量和浓度应加注意，勿因输液不当造成严重的脑水肿。

2. *抗脑水肿疗法*　当前最普遍应用的药物为20%甘露醇，在脑损伤的急性期常在以下情况使用：①血肿诊断已明确，在开颅手术前为减轻脑受压，可在手术开始同时使用；②当颅内血肿诊断尚未明确，有颅内压增高症状时，可在密切观察下使用。如有颅内血肿，可因脱水疗法，症状一时有所缓解，但很快血肿体积增大，症状迅速恶化，便应及时手术开颅，清除血肿。如为脑水肿，则症状可以逐渐缓解。故诊断不清而简单地为降低外伤后颅内压增高，而快速滴注甘露醇（20%500ml 在 30min 内滴完），急剧降低颅内压，不密切观察患者的病情变化是十分危险的。

3. *输液*　颅脑创伤伴有意识障碍者必须输液，输液品种可以选择平衡盐等不含糖液体。输液量和速度应根据患者的具体情况而加减。输液48～72h 或以后意识仍不恢复，不能进食，并证明无胃肠道出血时，可以应用胃管人工鼻饲。

4. *脑营养疗法*　辅酶 A、ATP、能量合剂等，虽用于神经外科临床已多年，但在实践中尚未见到能促使意识恢复等明显有效的病例。

5. *抗感染疗法*　对于昏迷患者，为防止肺炎及尿路感染，应及时给予抗感染治疗，尤其对开放性损伤或合并脑脊液漏等，为预防颅内或伤口感染应立即使用广谱抗生素治疗。

六、颅脑伤手术指征及方法

目前，国内外有关颅脑创伤患者，特别是急性颅脑创伤患者外科手术治疗的指征、时机和方法存在争议。鉴于外科手术无法进行双盲临床对照研究和伦理学问题，至今尚无有关颅脑创伤病人外科手术疗效的一级循证医学证据。2006 年，美国神经外科专家在收集国际医学刊物发表的 800 多篇（二级或三级证据）有关颅脑创伤外科手术方面论著的基础上，编写了美国《颅脑创伤外科治疗指南》（guidelines for the management of traumatic brain injury），在《Neurosurgery》期刊上全文刊登。对美国和全世界神经外科医师外科手术治疗颅脑创伤患者发挥了良好指导作用。我国也编撰发表了颅脑创伤患者外科手术专家共识，以指导我国从事颅脑创伤诊治医师的临床医疗实践，提高我国颅脑创伤患者救治水平。

（一）急性硬膜外血肿

1. *手术指征*　①急性硬膜外血肿＞30ml，颞部＞20ml，须立刻开颅手术清除血肿；②急性硬膜外血肿＜30ml，颞部＜20ml，最大厚度＜15mm，中线移位＜5mm，GCS 评分＞8 分，没有脑局灶损害症状和体征的病人可非手术治疗。但必须住院严密观察病情变化，行头部 CT 动态观察血肿变化。一旦出现临床意识改变、颅高压症状、甚至瞳孔变化或 CT 血肿增大，都应该立刻行开颅血肿清除手术。

2. *手术方法*　按照血肿部位采取相应区域骨瓣开颅，清除血肿和彻底止血，骨窗缘悬吊硬脑膜，骨瓣原位复位固定。但对于巨大硬膜外血肿、中线移位明显、瞳孔散大的患者，可采用去骨瓣减压和硬脑膜减张缝合技术，避免手术后大面积脑梗死造成的继发性颅高压和脑疝，再次行去骨瓣减压手术。

（二）急性硬膜下血肿

1. *手术指征*　①急性硬膜下血肿＞30ml、颞部＞20ml、血肿厚度＞10mm，或中线移位＞5mm的患者，须立刻采用手术清除血肿；②急性硬膜下血肿＜30ml、颞部＜20ml、血肿最大厚度＜10mm，中线移位＜5mm、GCS 评分＜9 分急性硬膜下血肿患者，可以先行非手术治疗。如果出现伤后进行性意识障碍，GCS 评分下降＞2 分，应该立刻采用外科手术治疗；③对于具有 ICP 监测技术的医院，GCS 评分＜8 分的重型颅脑创伤合并颅内出血的患者都应行颅内压监测。

2. 手术方法　对于临床最常见的额颞顶急性硬膜下血肿，特别是合并脑挫裂伤颅高压的患者，提倡采用标准大骨瓣开颅血肿清除，根据术中颅内压情况决定保留或去骨瓣减压，硬膜原位缝合或减张缝合。双侧额颞顶急性硬膜下血肿应该行双侧标准外伤大骨瓣手术，也可采用前冠状开颅去大骨瓣减压术。

(三)急性脑内血肿和脑挫裂伤

1. 手术指征　①对于急性脑实质损伤(脑内血肿、脑挫裂伤)的患者，如果出现进行性意识障碍和神经功能损害，药物无法控制高颅压，CT 出现明显占位效应，应该立刻行外科手术治疗；②额颞顶叶挫裂伤体积＞20ml，中线移位＞5ml，伴基底池受压，应该立刻行外科手术治疗；③急性脑实质损伤(脑内血肿、脑挫裂伤)患者，通过脱水等药物治疗后 ICP≥25mmHg，CPP≤65mmHg，应该行外科手术治疗；④急性脑实质损伤(脑内血肿、脑挫裂伤)患者无意识改变和神经损害表现，药物能有效控制高颅压，CT 未显示明显占位，可在严密观察意识和瞳孔等病情变化下，继续药物治疗。

2. 手术方法　①对于额颞顶广泛脑挫裂伤合并脑内血肿、CT 出现明显占位效应患者，应该提倡采用标准外伤大骨瓣开颅清除脑内血肿和失活脑挫裂伤组织、彻底止血，常规行去骨瓣减压，硬膜减张缝合技术。②对于无脑内血肿、额颞顶广泛脑挫裂伤脑肿胀合并难以控制高颅压、出现小脑幕切迹疝征象的患者，应常规行标准外伤大骨瓣开颅，硬膜减张缝合技术，去骨瓣减压。③对于单纯脑内血肿、无明显脑挫裂伤、CT 出现明显占位效应的患者，按照血肿部位，采用相应部位较大骨瓣开颅清除血肿、彻底止血，根据术中颅内压情况决定保留或去骨瓣减压，硬膜原位缝合或减张缝合。④对于后枕部着地减速性损伤、对冲伤导致的双侧大脑半球脑实质损伤(脑内血肿、脑挫裂伤)导致的脑内多发血肿，应该首先对损伤严重侧病灶进行开颅手术，必要时行双侧开颅大骨瓣减压手术。

(四)急性颅后窝血肿

1. 手术指征　① 颅后窝血肿＞10ml、CT 扫描有占位效应(四脑室的变形、移位或闭塞；基底池受压或消失；梗阻性脑积水)，应该立刻进行外科手术治疗。②颅后窝血肿＜10ml、无神经功能异常、CT 扫描显示不伴有占位征象或有轻微占位征象的患者，可以进行严密的观察治疗，同时进行不定期的 CT 复查。

2. 手术方法　采用枕下入路开颅，彻底清除血肿，行硬脑膜原位或减张缝合。

(五)慢性硬膜下血肿

1. 手术指征　① 临床出现颅高压症状和体征，伴有或不伴有意识改变和大脑半球受压体征；②CT 或 MRI 扫描显示单侧或双侧硬膜下血肿厚度＞10mm、单侧血肿导致中线移位＞10mm；③无临床症状和体征、CT 或 MRI 扫描显示单侧或双侧硬膜下血肿厚度＜10mm、中线移位＜10mm 患者可采取动态临床观察。

2. 手术方法　①低密度硬膜下血肿通常采用单孔钻孔引流术；②混合密度可采用双孔钻孔引流冲洗方法；③对于慢性硬膜下血肿反复发作、包膜厚、血肿机化的患者，则需要开瓣手术剥除血肿膜、清除机化血肿。

(六)凹陷性颅骨骨折

1. 手术指征　①闭合性凹陷性骨折＞1.0cm；②闭合性凹陷性骨折位于脑功能区、压迫导致神经功能障碍；③开放性凹陷性骨折；④闭合性凹陷性颅骨骨折压迫静脉窦导致血液回流、出现颅高压患者；⑤凹陷性颅骨骨折位于静脉窦未影响血液回流、无颅高压患者不宜手术。

2. 手术方法　①无污染的骨折片取出塑形后原位固定；②严重污染骨折片应该取除，待二期修补；③合并颅内出血和脑挫裂伤按相应外科手术规范处置。

(七)颅骨修补术

1. 手术指征　① 颅骨缺损＞2cm。②影响美容。③通常在伤后＞3 个月进行颅骨修补术，对于较大颅骨缺损导致患者临床症状和体征的患者，临床病情允许条件下，可以适当提前。④由于儿童颅骨发育特点，颅骨修补手术原则＞12 岁。对于较大颅骨缺损、影响儿童正常生活和学习、头皮发育良好，可以不受年龄限制。⑤ 颅脑伤后发生颅内外感染的患者，颅骨修补术必须在感染治愈 1 年以上。

2. 手术方法　①按照颅骨缺损大小和形态选择相应塑形良好的钛网或其他材料；②在颞肌筋膜下与硬脑膜外仔细分离，尽量不要分破硬脑膜，将修补材料固定在颅骨边缘；③亦可采用自体颅骨保存和修补术。

七、颅脑创伤后脑保护药物治疗的研究进展

1. 激素　国内外多个临床医学中心曾开展类固醇激素治疗颅脑损伤患者的临床研究，其疗效存在较大争议，大多数临床研究结果令人失望。2004年英国《柳叶刀》杂志发表大剂量激素治疗10 008例急性颅脑损伤患者前瞻性随机双盲临床对照研究结果让人震惊。5007例急性颅脑损伤患者(GCS＜14分)伤后8h内给予大剂量甲泼尼龙治疗(48h甲泼尼龙总剂量21.2g)，另5001例同样伤情患者给予安慰剂作为对照组，结果表明甲泼尼龙组患者死亡率21.1%，对照组死亡率为17.9%，显著增加了患者死亡率($P=0.0001$)。导致死亡率增加的主要原因是感染和消化道出血。研究结果呼吁急性颅脑损伤患者不应该使用大剂量激素。有关常规剂量激素治疗急性颅脑创伤患者的疗效争议很大，目前尚无确切结论。

2. 钙通道阻滞药　欧洲和国际多中心对钙通道阻滞药——尼莫地平(尼莫同)治疗颅脑损伤和外伤性蛛网膜下腔出血(tSAH)进行了为期12年、共进行了四期前瞻性随机双盲临床对照研究。Ⅰ期对351例急性颅脑损伤患者进行了前瞻性随机双盲临床对照研究，结果发现无效。随后进行了Ⅱ期对852例急性颅脑损伤患者前瞻性随机双盲临床对照研究，同样证明对颅脑损伤患者无效，但在分析临床资料后发现，尼莫同对外伤性蛛网膜下腔出血患者有效。为了证明它对tSAH患者的确切疗效，欧洲又进行了Ⅲ期尼莫同治疗123例tSAH患者的前瞻性随机双盲临床对照研究，结果也表明有效。随后，又开展了Ⅳ期大样本前瞻性随机双盲临床对照研究，研究在13个国家35个医院进行，592例tSAH患者的前瞻性随机双盲临床对照研究，结果令人失望，尼莫同无任何治疗作用。由于尼莫同的临床效果争议很大，故国际上已经不把尼莫地平列为治疗急性颅脑损伤患者和tSAH患者的药物。

3. 白蛋白　白蛋白是目前临床治疗急性颅脑损伤脑水肿的常用药物。但是，国际多中心临床研究结果得出相反的结论。2007年《新英格兰医学》杂志发表有关白蛋白与生理盐水治疗急性颅脑损伤患者前瞻性随机双盲对照研究结果。460例患者的入选标准：急性颅脑损伤、GCS≤13分、CT扫描证实有颅脑损伤。460例患者随机分为两组：231例(50.2%)白蛋白治疗组，全部采用4%白蛋白液体治疗28d或直至死亡；229例(49.8%)为生理盐水对照组。两组患者治疗前的临床指标(年龄、伤情、CT扫描)无统计学差异。460例患者中，重型颅脑损伤病人(GCS 3～8分)：白蛋白治疗组160例(69.3%)，生理盐水对照组158例(69.0%)。伤后24个月临床疗效随访结果，214例白蛋白组死亡71例(33.2%)，206例生理盐水组死亡42例(20.4%)($P=0.003$)。重型颅脑损伤患者中，146例白蛋白治疗组死亡61例(41.8%)，144例生理盐水对照组死亡32例(22.2%)($P<0.001$)。中型颅脑损伤患者中，50例白蛋白治疗组死亡8例(16.0%)，37例生理盐水对照组死亡8例(21.6%)($P=0.50$)。研究发现白蛋白增加重型颅脑损伤患者死亡率。

4. 镁　2007年英国《柳叶刀：神经病学》期刊上发表了的一组美国7个医学中心采用硫酸镁治疗499例前瞻性随机双盲临床对照研究结果。研究分组为低剂量组(血浆镁离子浓度1.0～1.85mmol/L)、高剂量组(1.25～2.5mmol/L)和对照组。研究结果发现，患者死亡率为对照组(48%)、低剂量组(54%)($P=0.007$)、高剂量组(52%)($P=0.7$)。研究表明，硫酸镁对急性颅脑创伤患者无效，甚至有害。

5. 谷氨酸拮抗药　Selfotel是于1988年世界上合成的第一种谷氨酸受体拮抗药。Ⅰ期志愿者试验时，发现它会引起精神/心理疾病的不良反应；Ⅱ期108例急性颅脑损伤患者的临床研究显示具有降低颅内压作用；Ⅲ期临床试验对860例重型颅脑损伤患者进行了大规模前瞻性随机双盲临床对照研究，研究结果证明无效。Cerestat是谷氨酸的非竞争性拮抗药，它结合在谷氨酸受体通道上镁的结合位点，并且只有当受体被高浓度谷氨酸激活时才发挥药理作用。Ⅲ期临床试验共有欧洲和美国的70个中心对340例颅脑损伤患者进行了前瞻性随机双盲临床对照研究，研究结果显示无效。谷氨酸拮抗药CP101-606比前两者的不良反应少。它在脑组织的浓度是血浆中的4倍，可以很快达到治疗浓度。Ⅲ期临床试验对400例颅脑损伤患者进行了前瞻性随机双盲临床对照研究，研究结果显示无效。谷氨酸拮抗药D-CPP-ene在欧洲51个中心进行了前瞻性随机双盲临床对照研究，治疗920例急性颅脑损伤患者。伤后6个月时随访结果显示，治疗组患者预后比安慰剂组差，但无统计学意义。Dexanabinol不但是非竞争性NMDA抑制药，还是

自由基清除药、抗氧化药和抗α肿瘤坏死因子致炎作用的抑制药。以色列6个神经外科中心进行急性颅脑创伤患者前瞻性随机双盲临床对照研究。101个患者随机接受了不同剂量Dexanabinol或安慰剂。结果显示它能降低颅脑创伤患者低血压和死亡率，但无统计学差异。

6. 自由基清除药　Tirilazad是一种很强的自由基清除药。它被认为比传统类固醇的抗脑水肿更有效，并且没有糖皮质激素的不良反应。通过美国和全世界对1700例重型颅脑伤患者的前瞻性随机双盲临床对照研究，结果表明它对急性颅脑创伤患者无显著疗效。聚乙烯包裹超氧化物歧化酶(PEG-SOD)是另一种强大的自由基清除药。美国弗吉利亚医学院Muizelaar报道PEG-SOD治疗颅脑损伤患者有效的Ⅱ期临床研究结果。但随后美国29个中心的对463例重型颅脑损伤患者进行前瞻性随机双盲临床对照研究。伤后3个月随访结果显示：1万单位/kg PEG-SOD治疗组患者GOS评分提高7.9%，伤后6个月时提高6%，但都未达到统计学意义。其他剂量治疗与对照组无差异。目前还有其他类型自由基清除剂正在临床试验中，疗效有待评价。

7. 缓激肽拮抗药　缓激肽拮抗药——Bradycor的前瞻性随机双盲临床对照研究在美国的39个中心进行，以ICP作为主要观察目标，共治疗139个病例。结果表明治疗组和对照组之间没有显著差异。由于该药物的安全性差，终止了该项目的临床研究。

8. 线粒体功能保护药　线粒体功能保护药——SNX-111用于治疗急性颅脑损伤患者的临床多中心研究。160例患者治疗结果令人失望，治疗组患者死亡率为25%，安慰剂组死亡率为15%。由于给药组的死亡率高于安慰剂组时，这个试验被停止。

9. 其他神经营养药物　神经生长因子，脑活素等多肽类营养药物都未行严格随机双盲多中心前瞻性对照研究，疗效尚无法判断。

颅脑创伤是涉及创伤学、神经外科学、重症监护医学、急诊医学的多学科交叉临床难治性疾病之一，重型颅脑创伤救治是世界范围的难题，近年来，其死亡率呈逐渐下降趋势，我国颅脑伤救治在经过了漫长的发展历程后，在颅脑伤手术治疗、亚低温治疗、神经康复治疗等方面取得了多项与世界水平接轨的临床研究成果。但是，如何建立合乎中国国情颅脑伤救治规范化体系，推进覆盖面较广的颅脑伤药物、手术、重症监护治疗和并发症防治技术路线，仍然是神经外科医师必须面对的重大课题。

（江基尧　高国一）

参考文献

[1] 王忠诚.王忠诚神经外科学.武汉：湖北科学技术出版社，2005

[2] 王正国.实用创伤外科学.福州：福建科学技术出版社，2009

[3] 马廉亭.实用神经外科手册.北京：科学出版社，2009

[4] 江基尧.现代颅脑损伤学.3版.上海：第二军医大学出版社，2010

[5] 江基尧.脑保护药物治疗颅脑创伤的现状与展望.中华创伤杂志，2006，22：241

[6] 江基尧.急性颅脑创伤的手术规范.中华神经外科杂志，2008，24：155

[7] Jiang JY.Clinical study of mild hypothermia treatment for severe traumatic brain injury.J Neurotrauma，2009，26(3)：399-406

[8] Jiang JY，Xu W，Li WP，et al.Efficacy of standard trauma craniectomy for refractory intracranial hypertension with severe traumatic brain injury：A multicenter，prospective，randomized controlled study.J Neurotrauma，2005，22：623-628

[9] 只达石，张国斌，闫华，等.颅脑创伤基础与临床研究十年回顾.中国现代神经疾病杂志，2010，10(1)：83-91

[10] 江基尧，高国一.中国颅脑创伤十年.中华神经外科杂志，2013，29(2)：109-111

第 17 章

颅脑创伤的院前急救和急诊室处理

颅脑创伤(trauamtic brain injury,TBI)严重威胁人类健康,纵观其 150 年的救治历史,尽管其死亡率已有显著下降,但重型颅脑创伤的总体死亡率依然维持在 35%左右。有分析认为,2020 年颅脑创伤有可能超过癌症和心脑血管疾病成为全世界第一大死亡原因。及时有效处理是颅脑创伤救治的基本原则,院前急救与急诊室处理是颅脑创伤救治的第一个也是最重要的环节,迅速而合理的救治是提高颅脑创伤救治水平的关键。和平时期颅脑创伤的主要致伤原因是交通意外,道路交通事故导致的颅脑损伤占所有颅脑创伤的 60%左右;战时的颅脑穿通伤、暴震伤等特殊类型损伤的院前急救和急诊室处理不在本文的论述范围。

颅脑创伤发生后,脑组织损伤可分为原发性损伤和继发性损伤。原发性脑损伤发生于外部暴力作用的瞬间,是颅脑创伤患者病理生理改变的基础,其特点和严重程度由致伤因素和机制决定,仅能通过采取相应措施进行预防和后续治疗;而继发性脑损伤是在致伤因素基础上,逐渐出现的神经病理结构的改变,是医疗救治的重点。导致继发性脑损伤的主要原因可归结为局灶性因素(如血液刺激、脑挫裂组织水肿、颅内压增高等)和系统性因素(如休克、低氧血症等)。故院前急救和急诊处理的目的是阻断或减少继发性脑损伤的进展,尽可能减轻继发性脑损伤的程度,保护脑组织。

一、颅脑创伤患者的院前急救

院前急救的目的是迅速解救患者并安全转移至救治医院。我国的创伤院前急救主要由 120 急救人员、消防战士及交通警察共同完成,相关体系尚不完善。目前欧美、日本等发达国家,都已建立了专门的创伤救治机构,具备完善的现场抢救体系,使创伤的病死率大幅降低,患者的生存质量大为提高。目前,国内外专家们一致认为,颅脑创伤患者在伤后 1h 内应得到救治,并将伤后医疗救护的时间作为衡量当地创伤救治水平的重要指标。各国现场抢救的时间不尽相同,日本大阪的救护人员可在接到报告后的 4.5min 内到达现场实行抢救。部分发达国家使用的直升机创伤救治系统(HEMS),更缩短了危重症创伤患者送达救治医院的时间,显著提高了患者的存活率。美国耶鲁大学急救中心将患者送达医院后确诊并接受治疗的时间规定为 0.5h,并将之称为“黄金时间”。2007 年美国创伤学会为提高院前急救水平,制订了《院前急救指南》(表 17-1)。

表 17-1　颅脑创伤院前急救指南

Ⅰ. 评估:机体氧合状态和血压
持续监测血氧饱和度和血压
避免低氧血症(SPO_2<90%)和低血压(收缩压<90mmHg)
Ⅱ. 评估:神志状态
格拉斯哥昏迷(GCS)评分是判断颅脑创伤患者伤情和预后的重要指标
机体充分复苏后(气道、呼吸和循环)再进行 GCS 评分
应用镇静药或肌松药之前进行 GCS 评分
评分的医务工作者需要经过专业培训

（续 表）

Ⅲ．评估：瞳孔
事故现场的瞳孔检查是患者原发伤及预后判断的重要指标
记录眼眶外伤
机体充分复苏后才可得到准确的瞳孔检查结果
记录双侧瞳孔大小及直/间接对光反应
Ⅳ．治疗：气道、通气、氧合
对重型颅脑创伤患者或持续吸氧仍出现低氧血症的患者需建立人工气道
避免低氧血症（$SPO_2<90\%$）
检测血压、血氧。行气管内插管后需监测呼气末二氧化碳分压（$ETCO_2$）
通过双肺听诊或测量 $ETCO_2$，判断插管后导管的位置是否正确
避免过度换气（$ETCO_2>35mmHg$）
在城市陆路转运条件下，不建议予存在自主呼吸并可维持 $SPO_2>90\%$ 的患者肌松药和气管内插管
Ⅴ．治疗：液体复苏
低血压患者予平衡盐溶液复苏
Ⅵ．治疗：脑疝
避免预防性应用过度换气（$PaCO_2<35$ mmHg）
密切观察脑疝的临床体征：瞳孔不等大，对光反应减弱或消失，去脑强直，意识障碍程度加深（GCS 评分下降>2 分）
对于生命体征稳定的脑疝患者，可适当给予过度换气，将 $ETCO_2$ 控制在 30～35mmHg
成人过度换气呼吸频率设定为 20/min，儿童为 25/min，婴儿为 30/min

有研究显示，高碳酸血症、低血压、低氧血症的严重程度与复合伤患者的伤情及预后密切相关。合并低血压的重型颅脑创伤患者的死亡率是血压正常患者的 2 倍。Harborview 医疗中心的研究证实，TBI 患者早期气管内插管可以显著降低患者的死亡率，院前气管内插管辅以机械通气可以降低低氧血症和低血氧的发生率。美国创伤学会（brain trauma foundation）以循证医学证据为基础，针对颅脑创伤的院前救治制定了较为详尽的急救指南（表 17-1）。该《指南》建议急救人员在事故现场解救出患者后，须立即固定脊柱，对于所有格拉斯哥昏迷（GCS）评分≤8 分的患者须立即进行气管内插管，呼吸机辅助呼吸，并持续监测脉搏血氧饱和度，避免低氧血症和高碳酸血症的发生。对于低血压的颅脑创伤患者，应立即寻找出血源，进行包扎止血，同时立即开始静脉补液治疗。

急救人员应详细记录受伤过程及交通事故现场有价值的信息，如患者是否使用安全带、是否被甩出车外、方向盘是否弯曲、风挡玻璃是否有特征性的破损等信息（见表 17-2），这将为急诊接诊医生对患者伤情更全面的判断提供线索。颅脑创伤的院前急救可综合归纳为迅速解救、维持生命体征、避免继发伤、快速转运。

二、颅脑创伤患者的急诊室处理

美国外科医师学会（American college of surgeons，ACS）根据大量的询证医学证据，制订了较为完善的创伤临床救治指南和培训课程——高级创伤生命支持（advanced trauma life support，ATLS），现已修订至第 9 版，是目前较为权威、实用、系统的急诊室处置方法。本文的颅脑创伤患者的急诊室处理，也主要参照该 ALTS。颅脑创伤患者的急诊室处理分为初步评估（primary survey）和再次评估（secondary survey）。

（一）初步评估

颅脑创伤患者一经送达急诊室，应立即逐项开始初步评估，旨在系统全面评估和处理致命伤情，按照英文字母“ABCDEs”顺序进行（表 17-2）。

1. 气道（airway，A）　首先评估患者气道开放情况。移去患者义齿，清除阻塞呼吸道的异物、胃内容物及血块。颅脑损伤患者因意识障碍或合并面部及气管损伤，难以保证呼吸道通畅及正常通气功能，故有学者主张可以适当放宽气管内插管的临床指征。美国创伤学会建议对 GCS≤8 分的颅脑创伤患者须立即进行气管内插管及呼吸机辅助呼吸。如考虑患者可能合并颅底骨折，应禁止经鼻行气管内插管，可采取经口途径。此外，在操作过程中应警惕可能的颈椎损伤，确保颈椎中立位。

2. 呼吸（breathing，B）　评估患者气道通畅的同时进行呼吸功能的评估。仔细观察患者双侧胸廓是否对称，呼吸动度是否一致，双肺呼吸音是否存在。若患者存在明显的连枷胸、气胸、血气胸应立即予以专科处置。给予患者高流量吸氧，纠正低氧血症及高碳酸血症。研究发现：脑血流量与血中 CO_2 的浓度呈正相关，血中 CO_2 浓度每增高 1 单位，脑血流可增加 2%～4%，但同时会促进颅内压的进一步升高。近年来文献报道，预防性过度换气降低血 CO_2 的浓度可以增加颅脑创伤患者的死亡率。因此，须保证患者血 CO_2 浓度在适当范围，浓度过高可以增加颅内压，过低可以导致脑供血不足。目前，循证医学指南建议可予颅脑创伤患者早期轻度过度换气，维持患者动脉血 CO_2 分压在 30～35mmHg。

表 17-2　初步评估

A. 气道
●评估气道开放程度，是否可以为机体充分提供氧合
●保证气道开放
●警惕颈椎损伤，确保颈椎中立位
B. 呼吸
●给予高流量吸氧
●评估胸部损伤及程度
●专科处理
(1)张力性气胸
(2)大量血胸
(3)连枷胸
(4)吮吸性胸壁伤
(5)心脏压塞
C. 血液循环
通过以下方面评估血液循环状况
(1)是否存在明显外出血
(2)观察皮肤色泽、温度和周围毛细血管充盈状态
(3)触诊脉搏
(4)记录血压
(5)观察颈部血管充盈状态
D. 神经功能障碍
● GCS 评分
●检查瞳孔大小及对光反应
●检查脑疝及脊髓损伤的体征
E. 暴露
●充分暴露患者身体，便于全面体格检查
●注意保暖，避免低体温

3. 血液循环（circulation，C）　颅脑创伤患者脑血液循环自主调节功能丧失，因此脑灌注压很大限度上决定于外周血压。加之损伤的脑组织需氧量激增，并伴随颅内压升高等诸多可减少脑灌注的因素，脑组织此时对于低血压所造成的脑灌注不足异常敏感。因此，若颅脑创伤患者存在活动性出血（如头皮挫裂伤），应立即予以包扎止血，同样也要重视帽状腱膜下相对缓慢的出血。同时建立静脉通道，保证静脉通路通畅开放。密切监测患者血压，有条件的急诊抢救室可给予持续监测动脉压。若患者血压下降，则需开始静脉补液治疗，维持患者正常血容量，避免收缩压低于 90mmHg。需要强调的是颅内出血量本身不会造成低血压，若患者经补液治疗后血压仍无明显升高且无明显外出血，则需高度警惕机体其他部位的内出血。颅脑创伤患者因机体应激反应等因素常出现心动过速，若出现心动过缓则应警惕颅内压的增高，典型表现为库欣综合征，即血压增高、脉压增大、脉搏徐缓、呼吸深慢。延髓功能衰竭的濒临死亡患者也可出现心动过缓。低血压伴心动过缓多提示神经源性休克，常与脊髓损伤相关。此时治疗主要以升压药物为主，而非大量静脉补液。需要注意的是低血压可导致患者意识不清，在抗休克治疗后，患者意识可以迅速恢复，故 GCS 评分应在抗休克治疗后进行。

4. 神经功能障碍（disability，D）　患者生命体征稳定后，应迅速开始全面的神经系统检查。包括 GCS 评分、脑神经、感觉和运动功能检查。需注意可能影响神经系统查体的因素，如饮酒、吸食毒品、伴复合伤。创伤性痫性发作后出现的神经功能障碍会持续数分钟至数小时，需与原发或继发脑损伤所致的神经功能缺失相鉴别。GCS 评分中运动评分与患者的预后密切相关，应多加以重视。

5. 暴露（exposure，E）　需充分暴露患者全身，以便全面体格检查。同时注意保暖，避免发生低体温。仔细检查患者颅面部是否有压痛及畸形。患者在颈托固定颈椎的前提下，采用滚木式（log-roll technique），将患者侧翻，充分暴露背部，并仔细触诊脊柱是否存在压痛和畸形。

（二）再次评估

1. 病史采集　对患者伤情的判断及治疗方案的选择尤为重要。应充分向患者、家属、现场急救人员采集患者的病史，可用英文“AMPLE”字母顺序采集病史，即过敏史（A，allergies）、用药史（M，medications）、既往患病史、妊娠史（P，past medical

history)、最近一餐进食时间(L,last meal)、受伤经过(E,events)。病史采集过程中,急诊医师应判断采集病史的准确性。注意不要忽视受伤过程及事故现场的信息采集,应仔细询问受伤经过 、机动车的速度及破损情况、其他相关人员的受伤情况、患者事故现场相对机动车的位置(为驾驶员还是乘客、是否被甩出车外)、患者是否有相关的安全保护措施(是否戴头盔、是否使用安全带、汽车气囊是否打开)等信息。这对于患者可能出现的损伤形式和伤情的判读至关重要(表 17-3)。此外,患者病情进展的速度也是判断伤情的重要线索。患者受伤时清醒,逐渐出现意识障碍加重甚至昏迷,有 80.5%的患者 CT 可发现颅内占位性损伤。患者经急诊抢救处理后,GCS 评分较事故现场无明显改善者,预后不良。

表 17-3　致伤机制及可能的外伤形式

致伤机制	可能的外伤形式
汽车受到前方撞击	颈椎损伤
方向盘弯曲	前胸壁多发骨折
仪表盘有膝盖撞击痕迹	心肌挫伤
前风挡玻璃牛眼样破碎	血气胸
	创伤性主动脉破裂
	肝脾破裂
	膝盖或髋骨骨折/脱位
汽车侧方受到撞击	对侧颈部扭伤
	颈椎骨折
	胸侧壁骨折
	血气胸
	创伤性主动脉破裂
	膈肌破裂
	创伤性膈疝
	肝脾肾破裂
	骨盆/髋臼骨折
汽车后方受到撞击	颈椎损伤
	颈部软组织损伤
患者被甩出车外	全身各种形式的损伤,病情危重
行人受到汽车撞击	颅脑创伤
	创伤性主动脉破裂
	腹腔脏器损伤
	骨盆/肢体骨折

2. 全身体格检查　研究发现,超过 50%的重型颅脑创伤患者合并其他部位的复合伤,32%的患者合并骨盆或长骨骨折,23%合并胸外伤,22%合并颌面部骨折,7%合并腹腔脏器损伤,2%合并脊髓损伤。因此,在完成初步评估后,需要各专科医师对患者进行详细的体格检查。

首先,再次评价患者的意识状态,GCS 评分是目前评价外伤患者意识障碍程度较为可靠的评估方法。要求接诊医师在 30s 内完成对患者睁眼、语言、运动三部分的评分。在行 GCS 评分之前需确保患者无低血压或使用可能影响神志判断的药物。首先观察患者是否可以自主睁眼,进而问候患者,呼唤患者姓名,予简单指令(如张嘴,伸舌头,攥手)。如患者不能从嘱,则通过按压胸骨前部或压眶给予患者刺痛刺激,完成评分。需要强调的是复苏后生命体征平稳下的 GCS 评分才有临床意义,才对患者预后判断有价值。GCS 评分后面加上 T 则代表患者已行气管插管,无法行语言评分。如何者带气管内插管到达急诊诊室,呼唤睁眼,刺痛定位,则 GCS 评分为 8T。此外,GCS 评分以每项最佳评分为准,如患者一侧出现去皮质强直、对侧出现去脑强直,则运动项目评分为 3 分,而非 2 分。复苏后患者的 GCS 评分下降,高度提示继发性脑损伤。因此,在复苏过程中应需多次对患者进行 GCS 评分。GCS 评分中运动评分较为准确,与患者病情及预后密切相关,应予特殊重视。

脑颅部位的损伤常因呕吐物、血痂及头发所遮盖,不易发现。应仔细检查是否有头皮损伤、血肿、骨质凹陷。再次检查瞳孔及眼球各向运动并摘除角膜接触眼镜。瞳孔大小、对光反应情况及患者年龄是除 GCS 评分外判断患者预后的重要指标。存在明显眼外伤的患者若出现同侧瞳孔散大,直接对光反应消失、间接对光反应存在,提示伤眼原发性视神经损伤。若患者无明显眼外伤,单侧瞳孔散大、对光反应减弱或消失则高度提示同侧海马沟回疝。若患者一侧眼睑下垂、瞳孔散大、眼球外展外斜固定,则提示动眼神经损伤。双侧瞳孔散大见于缺氧、低血压、使用扩瞳药物、双侧动眼神经损伤或濒危状态。双侧瞳孔缩小多为药物所致,也可见于脑桥损伤。一侧瞳孔缩小伴同侧眼睑下垂,提示 Horner 综合征,提示颈动脉夹层。检查患者是否存在脑脊液耳漏或鼻漏,一侧周围性面瘫伴同侧乳突部皮下血瘀斑(Battle 征)提示颅中窝底骨折,眶周皮下及球结合膜下瘀血斑(熊猫眼)提示颅前窝底骨折。爆炸伤患者,须仔细检查鼓膜。检查气管是否居中,双侧颈动脉搏动是否良好,有无明显杂音。检查患者有无明显颈部软组织肿胀、颈静脉怒张。颈后部疼痛或体检发现颈椎体错位或棘突序列不良，提示脊髓损伤。对胸、腹、骨盆、四肢进行详细的体格检查，尤其是伴有低血压的颅脑创伤患者。

急诊医师应熟悉掌握不同种类脑疝的临床表现。在幕上一侧脑组织向对侧移位，将颞叶海马沟回被挤入小脑幕裂孔而压迫脑干，导致海马沟回疝。可表现为同侧瞳孔散大，可因受压大脑脚的侧别不同，出现一侧肢体偏瘫。枕骨大孔疝主要由创伤引起的小脑挫裂伤、水肿、出血或形成血肿、颅后窝硬膜外血肿等造成颅后窝压力增高，小脑扁桃体被挤入枕骨大孔内而压迫延髓背侧的生命中枢所致。临床表现为患者烦躁或昏迷加深、生命体征紊乱、呼吸变慢，患者表现为可呼吸心搏突然同时停止或呼吸越来越慢直至停止，而心搏仍可维持数分钟后停止。颞叶沟回疝和枕骨大孔疝均可导致脑干移位出血，出血多位于脑干腹侧中线旁，也称为 Duret 出血，而弥漫性轴索损伤导致的脑干出血常见于四叠体的背侧。

(三)影像学检查

头 CT 平扫检查是急性颅脑创伤患者的首选影像学检查，《ALTS 指南》建议从初步评估到 CT 检查不应超过 30min。西方学者为了不浪费有效的医疗资源，依据颅脑创伤患者临床症状与体征，将出现颅内损伤的可能性分为低、中、高危组，低危组患者可暂不行头 CT 检查，而中危和高危组患者需立即行头 CT 平扫检查(表 17-4)。

依据头 CT 平扫检查大多可对患者病情做出正确诊断，但常规“脑组织窗”对薄层硬膜下血肿的判断不甚理想，需通过调节窗宽和窗位，使用“硬膜下窗”进行病情的判断。此外，某些线性骨折在头 CT 定位像上更为明显。由于颅骨造成的部分容积效应，颅后窝病变常显示不清，必要时须配合头 MRI 检查。

首次头 CT 检查时可未发现异常或仅有小的挫伤及出血灶，此时病变可能还在不断演化，如在病情观察期间头痛、呕吐等症状体征进行性加重时，应立即复查 CT。据报道，约 10% 的颅脑创伤患者存在颅内血管阻塞或夹层。如患者头 CT 检查结果与出现的局灶性神经功能障碍不符，则要高度怀疑颅内血管损伤的可能，必要时可考虑行 CTA 或 DSA 检查。

表 17-4　颅脑创伤患者出现颅内损伤的危险分层

危险分层	判断标准
低危组	①无明显症状；②头痛；③头晕；④头皮软组织损伤(包括头皮挫裂伤及血肿)；⑤无中危或高危组判断标准
中危组	①伤后曾出现意识丧失；②头痛逐渐加重；③受伤时已饮酒或已使用其他影响意识状态的药物；④伤后肢体抽搐；⑤受伤过程不详；⑥年龄小于 2 岁；⑦伤后出现遗忘；⑧可能存在颅底骨折或凹陷性骨折；⑨伴机体其他部位复合伤；⑩严重的面部损伤；⑪伤后呕吐；⑫严重的头皮帽状腱膜下肿胀
高危组	①伤后昏迷；②局灶性神经功能障碍；③意识障碍程度逐步加深；④明确的颅脑穿通伤或凹陷性骨折

(四)颅脑创伤患者的急诊治疗

所有患者均应按外伤急诊处理原则进行检查、急救和治疗。伤口活动性出血者立即采取有效止血措施，积极抗休克治疗，伤口清创缝合，并注射破伤风抗毒素或人破伤风免疫球蛋白。有呼吸道梗阻或呼吸困难者行吸痰、必要时气管插管或气管切开、吸氧。有胸腹等严重合并伤须请相关专科科室医生协助处理。

对于轻型颅脑创伤患者，符合下述条件者可回家密切观察：①头 CT 无明显异常；②GCS 评分≥14 分；③无高危组临床表现；④除曾出现一过性意识丧失外，无其他中危组临床表现；⑤可出现逆行性遗忘，但急诊室神经系统查体正常；⑥患者有家属陪伴，可密切观察患者病情变化；⑦患者若出现病情变化，就近有医院可以立即就诊。但急诊医师应充分告知患者及家属，若出现下述情况，应立即就近就诊：①意识障碍程度加深或不能被唤醒；②异常行为表现；③头痛加剧；④言语含糊不清；⑤肢体无力或感觉异常；⑥持续呕吐；⑦瞳孔散大、对光反应减弱或消失；⑧肢体抽搐；⑨头皮损伤部位肿胀迅速增大。

对于中型颅脑创伤患者或来院就诊较早者，因患者虽就诊时未发现明显异常，但病情有可能进一步进展或突然恶化，需收住院治疗或留急诊室密切监测患者生命体征、神志、瞳孔等变化，必要时动态复查头 CT。

对于重型颅脑创伤患者，应立即监测生命体征、吸氧、颈托固定颈椎。呼吸困难者须行气管插管或切开，必要时人工呼吸。有活动性出血时予以止血并建立静脉通道进行补液或输血治疗。胸、腹损伤及肢体骨折请相关科室医师协助处理。如发现颅内血肿、挫裂伤、水肿等占位效应及脑疝者，应紧急给予甘露醇脱水降颅内压，完善术前准备，通知手术室及上级值班医师，并尽快完成入院手续将患者转入神经科 ICU。

（张建宁　陈　心）

参考文献

[1] Stein SC, Georgoff P, Meghan S, et al. 150 years of treating severe traumatic brain injury: a systematic review of progress in mortality. J Neurotrauma, 2010, 27(7): 1343-1353

[2] Hyder AA, Wunderlich CA, Puvanachandra P, et al. The impact of traumatic brain injuries: a global perspective. NeuroRehabilitation, 2007, 22(5): 341-353

[3] Zhao YD, Wang W. Neurosurgical trauma in People's Republic of China. World journal of surgery, 2001, 25(9): 1202-1204

[4] Hoogmartens O, Heselmans A, Velde SV, et al. Evidence-based Prehospital Management of Severe Traumatic Brain Injury: A Comparative Analysis of Current Clinical Practice Guidelines. Prehospital emergency care : official journal of the National Association of EMS Physicians and the National Association of State EMS Directors, 2014

[5] Reisner A, Chen X, Kumar K, et al. Prehospital Heart Rate and Blood Pressure Increase the Positive Predictive Value of the Glasgow Coma Scale for High-Mortality Traumatic Brain Injury. J Neurotrauma, 2013

[6] Subcommittee A, American College of Surgeons' Committee on T, International Awg. Advanced trauma life support [ATLS(R)]: the ninth edition. The journal of trauma and acute care surgery, 2013, 74(5): 1363-1366

[7] Winn HR, Youmans JRNs. Youmans neurological surgery. 6th ed. London: Elsevier Saunders, 2011

[8] Greenberg MSMD. Handbook of neurosurgery. 7th ed. New York: Thieme, 2010

第 18 章

头皮和颅骨损伤

第一节　头皮损伤

头皮是覆盖在颅骨之外的软组织，在解剖学上可分为 5 层，分别是皮层、皮下层、帽状腱膜层、腱膜下层、腱膜下间隙及骨膜层。头皮接受颅脑部暴力的第一屏障，具有较大的弹性和韧性，对压力和牵张力均有较强的抗力。头皮损伤是原发性颅脑损伤中最常见的一种，它的范围可由轻微擦伤到整个头皮的撕脱伤，可以根据头皮损伤的情况来判断颅脑损伤的部位。单纯头皮损伤往往不易引起严重后果，但在临床处理中应注意有无颅骨及颅内的损伤，根据头皮损伤的机制判断外力的着力点，推测脑损伤部位与机制。头皮损伤可分为头皮擦伤、头皮挫伤、头皮裂伤、头皮血肿、头皮撕脱伤及头皮缺损等。

一、病　因

当暴力直接作用在头皮上，由于有头皮下的颅骨的衬垫，常致头皮挫伤或头皮血肿，严重时可引起挫裂伤。斜向或近于切线的外力，因为头皮的滑动常导致头皮的裂伤、撕裂伤，但在一定程度上又能缓冲暴力作用在颅骨上的强度。常见的暴力作用方式为：打击与冲撞，切割与穿戳，摩擦和牵扯，及挤压等。

二、临床表现

1. 头皮裂伤　头皮属含有大量的毛囊、汗腺和皮脂腺，容易隐藏污垢、细菌，容易招致感染。然而头皮血液循环十分丰富，虽然头皮发生裂伤，只要能够及时施行彻底的清创，感染并不多见。在头皮各层中，帽状腱膜是一层坚韧的腱膜，它不仅是维持头皮张力的重要结构，也是防御浅表感染侵入颅内的屏障。当头皮裂伤较浅，未伤及帽状腱膜时，裂口不易张开，血管断端难以退缩止血，出血反而较多。若帽状腱膜断裂，则伤口明显裂开，损伤的血管断端随伤口退缩、自凝，故而较少出血。

(1)头皮单纯裂伤：主要为锐器的刺伤或切割伤所致，裂口较为平直整齐，创缘一般无缺损，由于致伤因素的不同所致的伤口的深浅也不同。大多数单纯裂伤仅限于头皮，有时可深达骨膜，但颅骨常完整无损，也不伴有脑损伤。但少数锋利的锐器可直接穿戳或劈砍进入颅内，造成颅内与外界相交通的开放性颅脑损伤者。

(2)头皮复杂裂伤：主要为钝器损伤或因头部碰撞在外物上所致，相较于头皮单纯裂伤，裂口往往不规则，创缘有挫伤痕迹，创内裂口间尚有纤维相连，没有完全断离。伤口的形态常能反映致伤物的大小和形状。由于这类创伤暴力往往较大，常伴有颅骨骨折或脑组织损伤，严重时亦可引起粉碎性凹陷骨折或孔洞性骨折穿入颅内，故常有毛发、金属或泥沙等异物嵌入，容易导致颅内感染。检查伤口时慎勿移除嵌入颅内的异物，以免引起突发出血。

(3)头皮撕裂伤：大多为斜向或切线方向的暴力作用在头皮上所致，撕裂的头皮往往是舌状或瓣状，常有一蒂部与头部相连。头皮撕裂伤一般不伴有颅骨和脑损伤，偶尔亦有颅骨骨折或颅内出血。这类患者失血较多，但较少达到休克的程度。

2. 头皮撕脱伤　是指部分或整个头皮被撕脱，完全游离。多因头皮受到强烈牵拉所致，如发辫卷入转动的机器中，由于表皮层、皮下组织层与帽状腱膜 3 层紧密相接在一起，故在强力的牵扯下，使头皮部分或整块自帽状腱膜下层或骨膜撕脱，甚至将肌肉、一侧额或双侧耳郭、上眼睑一并撕脱。头皮撕脱伤损伤重，出血多易发生休克。头皮撕脱伤是一种严重的头皮损伤，往往将头皮自帽状腱膜下间隙全层撕脱，有时连同部分骨膜也被撕脱，使颅骨裸露。

3. *头皮血肿*　头皮富含血管，伤后可导致组织内血管破裂出血，形成各种血肿，头皮出血常发生在皮下组织、帽状腱膜或骨膜下，形成皮下血肿、帽状腱膜下血肿或骨膜下血肿。其所在部位和类型有助于分析致伤机制，并能对颅骨和脑的损伤做出估计。各种头皮血肿的特点如下。

(1)皮下血肿：头皮的皮下组织层是头皮的血管、神经和淋巴汇集的部位，伤后易于出血、水肿。由于血肿位于表层和帽状腱膜之间，受皮下纤维隔限制而有其特殊表现，如体积小、张力高；疼痛十分显著；扪诊时中心稍软，周边隆起较硬，往往误为凹陷骨折。

(2)帽状腱膜下血肿：帽状腱膜下层是一疏松的结缔组织层，其间有连接头皮静脉、颅骨板障静脉及颅内静脉窦的导血管。当头部遭受斜向暴力时，头皮发生剧烈的滑动，引起层间的导血管撕裂，出血较易扩散，常致巨大血肿。故其临床特点是血肿范围宽广，严重时血肿边界与帽状腱膜附着缘一致，前至眉弓，后至枕外粗隆与上项线，两侧达颧弓部，恰似一顶帽子顶在患者头上。血肿张力低，波动明显，疼痛较轻，有贫血外貌。婴幼儿巨大帽状腱膜下血肿，可引起休克。

(3)骨膜下血肿：颅骨骨膜下血肿，除婴儿因产伤或胎头吸引助产所致外，一般都伴有颅骨线形骨折。板障出血或因骨膜剥离而致为主要的出血来源，血液往往集聚在骨膜与颅骨表面之间，骨膜下血肿的主要特点是血肿周界止于骨缝，这是因为颅骨在发育过程中，将骨膜夹嵌在骨缝之内，所以很少有骨膜下血肿超过骨缝者，除非骨折线跨越两块颅骨时，但血肿仍将止于另一块颅骨的骨缝。

三、治　疗

(一)一般处理原则

1. 尽快止血，出血多时用无菌纱布、棉垫填塞创口压迫创面，后加压包扎，或直接用头皮针暂时间断全层缝合头皮防止失血性休克的发生。

2. 伤后为了防止进一步污染，应用无菌纱布覆盖保护创口。

3. 防止疼痛性休克，使用强镇痛药。

4. 注射破伤风抗毒素。

5. 保护撕脱头皮，在无菌、无水和低温密封下保护撕脱头皮，并随同伤者一起送往有治疗条件的医院。

6. 根据创面条件和头皮撕脱的程度，选择相应的手术方法，达到消灭创面、恢复和重建头皮血供的目的，最大限度地提高头皮的存活率。

(二)处理原则

1. *头皮裂伤*　为锐器或钝器所致。锐器伤创缘整齐，形状规则，裂开较平直，创缘无缺损；钝器伤创缘参差不齐，形态多样或有部分组织缺损。由于头皮血管丰富，血管破裂后不易自行闭合，伤口出血较严重，甚至因此发生休克。

(1)头皮单纯裂伤处理的原则是尽早施行清创缝合，即使伤后超过 24h，只要没有明显的感染征象，仍可进行彻底清创并一期缝合，同时应给予抗菌药物及破伤风抗毒素(TAT)注射，TAT 应于伤后 24h 内注射。清创缝合注意事项，剃除伤口周围至少 8cm 以内的头皮的毛发，在局麻或全麻下，用无菌的生理盐水冲洗伤口，然后用消毒软毛刷蘸肥皂水刷净创部和周围头皮，彻底清除可见的毛发、泥沙及异物等，再用生理盐水至少 500ml 以上，冲净肥皂泡沫。继而用灭菌干纱布拭干创面，以聚维酮碘等消毒剂消毒伤口周围皮肤，对活跃的出血点可用压迫或钳夹的方法暂时控制，待清创时再一一彻底止血。常规铺巾后由外及里分层清创，创缘修剪不可过多，以免增加缝合时的张力。残存的异物和失去活力的组织均应彻底清除，术毕逐层缝合帽状腱膜和皮肤。若直接缝合有困难时可将帽状腱膜下疏松层向周围行分离，施行松解术之后缝合。必要时亦可将裂口做 S 形、三叉形或瓣形延长切口，以利缝合，一般不放皮下引流条。伤口较大且污染明显者，缝合后应做低位戳口置引流条，并于 24h 后拔除。伤后 2～3d 也可一期清创缝合或部分缝合加引流。

(2)头皮复杂裂伤处理的原则亦是应及早施行清创缝合，并常规使用抗生素预防感染及 TAT。清创缝合方法：术前准备和创口的冲洗清创方法如上所述。由于头皮挫裂伤清创后常伴有不同程度的头皮残缺，应注意头皮小残缺的修补方法，对复杂的头皮裂伤进行清创时应做好输血的准备。机械性清洁冲洗应在麻醉后进行，以免因剧烈疼痛刺激引起心血管的不良反应。对头皮裂口应按清创需要有计划地适当延长，或做附加切口，以便创口能够一期缝合或经修补后缝合。创缘修剪不可过多，但必须将已失去血供的挫裂皮缘切除，以确保伤口的愈合能力。对残缺的部分，可采用转移皮瓣的方法，将清创创面闭合，供皮区保留骨膜，以中厚断层皮片植皮覆盖之。

(3)头皮撕裂伤由于撕裂的皮瓣并未完全撕脱，常能维持一定的血液供应，清创时切勿将相连的蒂部扯下或剪断。有时看来十分窄小的残蒂，难以提供足够的血供，但却出乎意料地使整个皮瓣存活。清创缝合方法已如前述，原则上除小心保护残蒂之外，应尽量减少缝合时的张力，可采用帽状腱膜下层分离，松解裂口周围头皮，然后予以分层缝合。若张力过大，应首先保证皮瓣基部的缝合，而将皮瓣前端部分另行松弛切口或转移皮瓣加以修补。

2. *头皮血肿*　皮下血肿往往无须特殊处理，数日后可自行吸收。帽状腱膜下血肿和骨膜下血肿早期可冷敷和加压包扎，小血肿可自行吸收，如果血肿增大或1周后未见明显吸收者，可穿刺抽吸并加压包扎。多次穿刺仍复发的头皮血肿应考虑是否合并全身出血性疾病，有时需切开止血。儿童巨大头皮血肿，出现贫血和休克表现者，应及时输血。

(1)皮下血肿：头皮下血肿多在数天后自行吸收，无须特殊治疗，早期给予冷敷以减少出血和疼痛，24～48h之后改为热敷以促进血肿吸收。

(2)帽状腱膜下血肿：对较小的血肿可采用早期冷敷、加压包扎，24～48h或以后改为热敷，待其自行吸收。若血肿巨大，则应在严格皮肤准备和消毒下，分次穿刺抽吸后加压包扎，尤其对婴幼儿患者，须间隔1～2d穿刺1次，并根据情况给予抗生素。血肿不消失或继续增大者，在排除颅骨骨折及颅内损伤后，可经套管针置入引流管引流数天，也可切开清除血肿并止血，严密缝合伤口，加压包扎，并应用抗生素预防感染。血肿合并感染者应切开引流。婴幼儿的帽状腱膜下血肿可导致全身有效循环血量不足，必要时尚需补充血容量的不足。

(3)骨膜下血肿：早期仍以冷敷为宜，但忌用强力加压包扎，以防血液经骨折缝流向颅内，引起硬脑膜外血肿。血肿较大且难以吸收者，应在严格备皮和消毒情况下施行穿刺，抽吸积血1～2次即可恢复。若反复积血则应及时行CT扫描或其他辅助检查。对较小的骨膜下血肿，亦可采用先冷敷、后热敷、待其自行吸收的方法。但对婴幼儿骨膜下血肿，往往为时较久，即有钙盐沉着，形成骨性包壳，难以消散。对这种血肿宜及时穿刺抽吸，在密切观察下小心加压包扎。

3. *头皮撕脱伤*　首先应积极采取止血、止痛等措施，避免失血性休克和疼痛性休克的发生。紧急情况下应用无菌敷料或纱布覆盖创面并加压包扎止血，并妥善保留撕脱的头皮备用，争取在12h内送往有条件的医院清创。根据患者就诊时间的早晚、撕脱头皮的存活条件、颅骨是否裸露及有无感染迹象而采用不同的方法处理。

(1)头皮瓣复位再植：将撕脱的头皮经过清创后行血管吻合，原位再植。此仅适于头皮伤后2～3h，最长不超过6h，要求头皮瓣要完整、无明显污染和血管断端整齐。分组行头部创面和撕脱头皮冲洗、清创，然后将主要头皮供应血管行小血管吻合术。若能将其中一对动静脉吻合成功，头皮瓣即能成活。由于头皮静脉菲薄，断端不整，吻合术常有一定困难。

(2)清创后自体植皮：头皮撕脱后在6～8h，创面尚无明显感染，骨膜亦较完整的前提下可实行清创后自体植皮。将头部创面冲洗清创后，切取患者腹部或腿部中厚断层皮片进行植皮。也可将没有严重挫裂和污染的撕脱皮瓣仔细冲洗，清创，剃去头发，剔除皮下组织，包括毛囊在内，留下表皮层，作为皮片回植到头部创面上，也常能成活。

(3)晚期创面植皮：头皮撕脱伤时间过久，头皮创面边缘已有感染存在，则只能多次行创面清洁及更换敷料或纱布，待肉芽组织生长后再行晚期植皮。若颅骨有裸露区域，还需行外板多处钻孔，间距约1cm，使板障血管暴露，以便肉芽生长。覆盖裸露的颅骨后再行种子式植皮，消灭创面。

(三)手术

1. *清创缝合术*　撕脱头皮未完全离体，撕脱时间比较短，血液供应良好，可以彻底清创、消毒后，可将撕脱的头皮直接与周围正常头皮缝合。

2. *清创头皮再植*　撕脱头皮在6h内，无严重挫伤，保护良好，创面干净，血管断端尚整齐，应立即行头皮再植术。该法在临床使用较少，并需要整形外科协助。

3. *清创自体植皮*　头皮撕脱伤无法进行头皮血管显微吻合术，而创面无明显污染，撕脱时间在8h内，骨膜完整或骨膜可以缝合的情况下，可将撕脱头皮制成中厚皮片一期植皮，严禁原位全皮再植。

4. 晚期植皮　对于头皮撕脱的晚期，创面明显感染，上述方法失败且伴有大面积颅骨暴露者，只能清洁创面，待肉芽生长后再行晚期植皮。若颅骨大面积暴露，可切除颅骨外板或者颅骨表面每间隔 1cm 钻直达板障层，待肉芽生长后晚期植皮。

第二节　颅骨损伤

颅骨骨折占颅脑损伤的 15%～20%，在不同的外力形式下，骨折可发生于头颅任何部位，主要发生在顶骨、额骨、颞骨和枕骨，但以顶骨最多。颅骨骨折是指外力使头部骨骼发生部分或完全断裂的疾病的总称，多由于钝性冲击使得颅骨直接受力引起。颅骨骨折可引起颅骨结构的改变，颅骨结构改变大多不需要特殊处理，但如果引起颅骨内的组织结构损伤，如血管破裂、脑或脑神经损伤，脑膜撕裂等，特别是颅骨骨折线跨越硬脑膜中动脉或大静脉窦所引起的颅内血肿，则需要及时处理，否则可引起颅内血肿、神经功能受损、颅内感染及脑脊液漏等严重并发症，影响预后。

一、颅骨骨折的分类

按骨折发生的部位可分为颅盖与颅底骨折；按骨折形态分为线形骨折、凹陷骨折、粉碎骨折、洞形骨折及穿透性骨折；按骨折是否与外界相通分为闭合性骨折和开放性骨折。

颅底骨折伴有硬脑膜破裂与相应地鼻窦相通而引起外伤性气颅或脑脊液耳鼻漏，亦属于开放性颅骨骨折的范畴。根据骨折位置、形态及是否与外界相通，其治疗及预后亦各不相同。

颅骨骨折所造成的继发性损伤往往比颅骨骨折本身严重得多，需要意识到颅内血肿、脑神经损伤及继发的颅内感染，伤后应密切注意观察病情，注意患者的瞳孔和意识改变。若有病情变化，应及早行颅脑 CT 检查，以明确颅内情况变化，及时发现颅内血肿等严重的继发性损伤。若骨折片伤及脑内或压迫脑重要功能区，引起癫痫发作或严重的神经功能障碍，应及早手术治疗，若为开放性损伤，应注意和预防颅内感染的发生。

二、发病机制

颅盖骨骨折即主要发生头颅穹窿部的骨折，其发生率以顶骨及额骨为多，枕骨和颞骨次之。按形态分类，颅盖骨骨折主要分为线形骨折、粉碎骨折和凹陷骨折。骨折发生的形态与外力的作用方向、速度和着力点的大小有着密切的关系。通过主要的血管结构，如上矢状窦、横窦及脑膜血管沟的线性骨折，可导致颅内重要动静脉血管的破裂，从而引发颅内血肿。凹陷性骨折常为接触面较小的钝器打击，或头颅猛力得碰撞在凸出的物体上所致，可致使着力点处的颅骨全层陷入颅内，可出现脑组织受压的症状和体征。

根据颅底的位置，可分为颅前窝、颅中窝和颅后窝。发生在颅底骨折，主要以线形骨折为主，往往局限于某一颅窝，亦可横行穿过两侧颅底或纵行贯穿颅前窝、颅中窝、颅后窝。颅底部位的骨折，骨折线常累及鼻窦、岩骨或乳突气房等处，使颅腔和窦腔交通而形成开放性骨折，容易引起颅内继发感染，可预防性使用抗生素，以免颅内感染的发生。颅前窝处的骨折主要是额骨受力引起，骨折线常经鞍旁而达枕骨；额前外侧受力，骨折线可横过中线经筛板或向蝶鞍而至对侧颅前窝或颅中窝；顶前部受击，骨折线延至颅前窝或颅中窝；顶部中间受力，可引起经颅中窝至对侧颅前窝的骨折线；顶后区受力，骨折线一般跨越颅中窝底部，并向内横过蝶鞍或鞍背达对侧；枕部受力，骨折线可经枕骨向岩骨延伸，或通过枕骨大孔向岩骨尖至颅中窝，或经鞍旁至颅前窝。

三、分　类

1. 颅盖部骨折　颅盖部的线性骨折发生率最高，约占颅盖骨骨折的 2/3 以上，主要由于外力直接与颅盖直接作用，可分为线性骨折、凹陷性骨折。

(1)颅盖线形骨折：单纯的线形骨折本身并不需处理，但若骨折线穿越脑膜中动脉而致动脉出血，从而引发硬膜外血肿，并且若骨折引起的脑组织损伤或颅内出血，需要特别警惕。当骨折线穿过颞肌或枕肌在颞骨或枕骨上的附着区时，可出现颞肌或枕肌肿胀而隆起，这一体征亦提示该处有骨折发生。

(2)凹陷骨折：凹陷骨折多见于额、顶部，一般单纯性凹陷骨折，头皮结构完整，多为闭合性损伤，常常不伴有脑损伤，但粉碎凹陷骨折则常伴有硬脑膜和脑组织损伤，甚至引起颅内出血。成人凹陷性骨折粉碎性骨折为常见，表现为以受力点为中心的放射性骨折；婴儿的凹陷性骨折多以乒乓球样凹陷性骨折为主，通畅为闭合性。凹陷性骨折可分为洞形凹陷性骨折和粉碎凹陷性骨折。洞形凹陷骨折多为接触面小的重物打击或撞击面积较小的凸出物所致，多为锐器直接穿透头皮及颅骨进入颅腔，骨折的形态往往与致伤物形状相同。骨碎片常被陷入脑组织深部，造成严重的局部脑损伤、出血和异物存留。但由于颅骨没有出现整体的变形，一般都没有广泛的颅骨骨折和脑弥散性损伤，因此，洞形骨折的临床表现常以局部神经缺损为主；粉碎凹陷性骨折常伴有着力部骨折片的凹陷，常为接触较大面积的重物打击所致，不仅出现局部颅骨凹曲变形明显，引起陷入，同时，颅骨整体变形亦较大，容易造成颅内脑组织的广泛性损伤。硬脑膜可被骨碎片所刺破，脑损伤程度往往较为严重，除局部因冲击力所致的损伤外，常可致对冲性脑挫裂伤或颅内血肿的发生，必要时须行开颅骨折复位或去除术。

2. *颅底骨折*　约占颅骨骨折的 1/3，多为颅盖骨折的骨折线延伸到颅底。因为颅底部位的硬脑膜与颅骨的粘连较为紧密，骨折线往往可致使硬脑膜撕裂。颅底与鼻腔窦等相交通，骨折后极易使颅腔与外界大气相通，引起颅内积气或脑脊液耳鼻漏，形成开放性骨折。颅底骨折根据骨折发生的部位分可分为颅前窝骨折、颅中窝骨折和颅后窝骨折。

(1)颅前窝骨折：主要累及眼眶顶和筛骨，可有鼻出血、眶周广泛瘀斑（“熊猫眼”征）及广泛球结膜下出血等临床体征。其中熊猫眼征对诊断有重要提示意义。若硬脑膜、骨膜均破裂，则可合并脑脊液鼻漏和(或)气颅，使颅腔与外界交通，容易出现继发性颅内感染可能，为开放性损伤。脑脊液鼻漏早期多呈血性，须与鼻出血相鉴别。此外，颅前窝骨折还常伴有单侧或双侧嗅觉障碍，眶内出血可致眼球突出，若骨折波及视神经或视神经管，可出现不同程度的视力障碍。

(2)颅中窝骨折：颅中窝骨折往往累及岩骨及蝶骨，可有鼻出血或合并脑脊液鼻漏，脑脊液经蝶窦由鼻孔流出。若累及颞骨岩部，可损伤内耳结构或中耳腔，患者常有第Ⅶ、Ⅷ对脑神经损伤，表现为听力障碍和面神经周围性瘫痪，脑膜、骨膜及鼓膜均破裂时，则合并脑脊液耳漏，脑脊液经中耳由外耳道流出；若鼓膜完整，脑脊液则经咽鼓管流往鼻咽部，可误认为鼻漏。若累及蝶骨和颞骨的内侧部，可能损伤垂体或第Ⅱ、Ⅲ、Ⅳ、Ⅴ、Ⅵ对脑神经。若骨折伤及颈动脉海绵窦段，可因动静脉瘘的形成而出现搏动性突眼及颅内杂音；破裂孔或颈内动脉管处的破裂，可发生致命性的鼻出血或耳出血。

(3)颅后窝骨折：颅后窝骨折累及颞骨岩部后外侧时，多在伤后 1～2d 出现乳突部皮下瘀血斑(Battle 征)。若累及枕骨基底部，可在伤后数小时出现枕下部肿胀及皮下瘀血斑；枕骨大孔或岩尖后缘附近的骨折，可合并后组脑神经（第Ⅸ～Ⅻ对脑神经）损伤。

四、临床表现

1. 患者往往头部外伤史明确，受力部位的头皮往往有挫裂伤或头皮血肿的出现。

2. 典型的临床表现或体征，如熊猫眼征、Battle 征、瘀斑、脑脊液漏、局灶性脑神经损伤等；为明确是否存在脑脊液漏时，可收集流出液做葡萄糖定量检测来鉴别。

3. 头颅影像学检查：骨折线呈线状或放射状，骨折线的走行多沿着外力的作用方向。X 线片可显示颅内积气，但仅 30%～50%能显示骨折线；CT 骨窗检查可显示颅前窝或视神经管骨折，表现为视神经管狭窄；MRI 可见视神经挫伤伴水肿，视交叉和视神经受压。

4. 暴力所致的骨缝分离也属于线性骨折。

五、诊断标准

1. *颅盖骨骨折的诊断*　对闭合性颅盖骨骨折，若无明显凹陷仅为线形骨折时，单靠临床征象难以确诊，常须行 X 线平片检查始得明确。即使对开放性骨折，如欲了解骨折的具体情况，特别是骨折碎片进入颅内的位置和数目，仍有赖于 X 线摄片检查。

2. *颅底骨折的诊断*　颅底骨折绝大多数都是由颅盖部骨折线延伸至颅底而致，少数可因头颅挤压伤所造成。颅底骨折的诊断主要依靠临床表现，X 线平片不易显示颅底骨折，对诊断无所益。CT 扫描可利用窗宽和窗距的调节清楚显示骨折的部位，不但对眼眶及视神经管骨折的诊断有帮助，还可了解有无脑损伤，故有重要价值。对脑脊液漏有疑问时，可收集流出液做葡萄糖定量检测来确定。有脑脊液漏存在时，实际属于开放性脑损伤。

六、治　疗

(一)一般原则

1. 颅骨骨折本身无特殊处理。

2. 骨折线通过硬脑膜血管沟、大静脉窦时应警惕发生硬膜外血肿或颅内出血。

3. 骨折线通过鼻窦和岩骨时应警惕发生脑脊液漏。绝大多数漏口在伤后1～2周自行愈合,如超过1个月仍未愈合者,可考虑手术修补脑膜封闭漏口;若CT薄扫冠状扫描或MRI薄层扫描见脑组织疝入骨折线或鼻窦内,也可早期行修补手术。

4. 合并脑脊液漏时预防颅内感染,不可堵塞或冲洗鼻道、耳道等脑脊液的通道;禁止做腰椎穿刺,取头高位卧床休息,避免用力咳嗽、打喷嚏,应用抗生素预防颅内感染。

5. 由于骨片压迫使视神经通道狭窄,压迫视神经,出现继发性视神经损伤者,出现视力部分丧失且逐渐加重时,应尽量争取在12h内行视神经管减压。

(二)手术治疗

1. 适应证

(1)大面积的骨折片陷入颅腔深度超过1cm者,并伴有大面积的脑损伤,CT示中线结构移位,引起颅内压增高,有脑疝可能者,应急性开颅骨折片清理和去骨瓣减压术。

(2)因骨折片过深压迫或损伤脑功能区,引起局灶或全身的神经功能障碍,如运动障碍、癫痫等症状,应行急性骨折片复位或去除手术。

(3)发生于大静脉窦处的凹陷性骨折,手术应极为慎重,如未引起神经体征或颅内压增高,即使陷入较深也不宜手术;必须手术时,术前和术中都需做好处理大出血的准备。

(4)开放性骨折碎骨折片易引起颅内感染的发生,须全部彻底移除,并彻底行清创;若骨折片损伤硬脑膜,应行硬脑膜缝合或修补术。

2. 禁忌证　①非功能区的轻度凹陷骨折,未引起大面积的脑组织损伤;②横跨静脉窦区的凹陷性骨折,未出现脑组织受压症及静脉回流障碍;③无明显局灶症状者的婴幼儿出现的颅骨骨折。

(刘春祥　韩振营)

参考文献

[1] Jan E Leestma.Forensic Neuropathology.2 ed.CRC Press,2008

[2] Tubbs RS. William Henry Battle and Battle´s sign: mastoid ecchymosis as an indicator of basilar skull fracture.J Neurosurg,2010,112(1):186-188

[3] 王忠诚.王忠诚神经外科学.武汉:湖北科学技术出版社,2005:413-431

[4] 赵继宗.神经外科学.2版.北京:人民卫生出版社,2007:333-340

[5] 中国医师协会神经外科医师分会.中国颅脑创伤外科手术指南.北京:人民卫生出版社,2009

第19章

脑损伤

第一节 脑震荡

脑震荡通常定义为"中枢神经系统的暂时性功能障碍",一般是在头部受到轻度暴力打击后,产生短暂意识丧失,随即清醒,可有近事遗忘,神经系统病理解剖无明显变化,无器质性损害,它所表现出的一过性神经功能改变,可能与脑组织受暴力打击后引起的病理生理变化有关,但是在一些因脑震荡死亡的病例和拳击手反复受到脑部撞击后发生慢性脑萎缩,甚至一些严重的神经系统疾病(如拳王阿里)。近来的研究发现,遭受暴力部位的神经元有线粒体的肿胀、神经轴突的损伤,尤其是有反复、长期脑震荡的病例,其脑组织的轴突变性和代谢紊乱尤为显著,可引起严重的后遗症。

一、流行病学

20—45岁人群为高发。

二、解剖学

脑震荡致伤机制目前尚不明确,现有的各种学说都不能全面解释所有与脑震荡有关的问题。对脑震荡所表现的伤后短暂性意识障碍有多种不同的解释,可能与暴力所致的脑血液循环障碍、脑室系统内脑脊液冲击、脑中间神经元受损及脑细胞生理代谢紊乱所致的异常放电等因素有关。近年来认为脑干网状结构上行激活系统受损才是引起意识丧失的关键因素,其依据如下。

1. 以上诸因素皆可引起脑干的直接与间接受损。

2. 脑震荡动物实验中发现延髓有线粒体、尼氏体、染色体改变,有的伴溶酶体膜破裂。

3. 生物化学研究中,脑震荡患者的脑脊液化验中,乙酰胆碱、钾离子浓度升高,此两种物质浓度升高使神经元突触发生传导阻滞,从而使脑干网状结构不能维持人的觉醒状态,出现意识障碍。

4. 临床发现,轻型脑震荡患者行脑干听觉诱发电位检查,有50%病例有器质性损害。

5. 最近认为脑震荡、原发性脑干损伤、弥漫性轴索损伤的致伤机制相似,只是损伤程度不同,是病理程度不同的连续体,有学者将脑震荡归于弥漫性轴索损伤的最轻类型,只不过病变局限、损害更趋于功能性而易于自行修复,因此意识障碍呈一过性。

三、分子生物学

脑震荡是由于大脑皮质、基底核、丘脑下部及脑干的轻微病损,使大脑皮层功能弱化,皮质下功能失调,而出现的各种临床神经精神症状。其主要病理变化是轴索旋转和拉伸变形。轴索损伤的范围决定了意识丧失和外伤后遗忘的时间长短。由于神经元损伤会导致抑制性神经递质如γ-氨基丁酸,兴奋性神经递质如乙酰胆碱、谷氨酸、天冬氨酸的释放,这将导致更进一步的神经元损害。还有一些改变导致弥漫性神经损伤,如过度钙内流向损伤的神经元、细胞活素类的释放、氧化自由基的损害、细胞壁受体的损害、炎症,以及乙酰胆碱、儿茶酚胺、5-HT神经递质系统的改变。对死后的创伤后头痛患者和脑震荡的灵长类动物的研究发现弥漫性轴索损伤、小胶质细胞聚集及小范围的淤血未引起局部神经受损。动物实验表明,神经元和轴索损伤在伤后数月均复原。

四、病因病理

近年来的临床及实验研究表明，暴力作用于头部，可以造成冲击点、对冲部位、延髓及高颈髓的组织学改变。实验观察到，伤后瞬间脑血流增加，但数分钟后脑血流量反而显著减少（约为正常的1/2），30min后脑血流始恢复正常，颅内压在着力后的瞬间立即升高，数分钟后颅内压即趋下降。脑的大体标本上看不到明显变化。光镜下仅能见到轻度变化，如毛细血管充血、神经元胞体肿大和脑水肿等变化。在电镜下观察，在着力部位，脑皮质、延髓和上部颈髓见到神经元的线粒体明显肿胀，轴突肿胀，白质部位有细胞外水肿的改变，提示血-脑脊液屏障通透性增加。这些改变在伤后0.5h可出现，1h后最明显，并多在24h内自然消失。这种病理变化可解释伤后的短暂性脑干症状。生物化学研究发现，脑震荡后不仅有脑脊液中乙酰胆碱升高，钾离子浓度增加，而且有许多影响轴突传导或脑细胞代谢的酶系统发生紊乱，导致继发损害。从新的临床观察中亦发现，轻型脑震荡患者脑干听觉诱发电位有半数显示有器质性损害，国外学者采用前瞻性研究，对连续712例GCS 15分的轻微闭合性颅脑损伤患者做CT扫描检查，发现有急性损伤病变者占9.6%。

五、临床分期

1级脑震荡的患者仅有轻微的思维混乱，看上去有些迷糊。患者可在5～15min完全清醒，没有昏迷、后遗症或后遗综合征，而且也没有意识丧失。有些学者认为1级脑震荡的患者就像头部遭到了“敲击”。

2级脑震荡的患者有轻微的混乱和明显的创伤后遗忘。创伤后（顺行性）遗忘是指对受伤后紧接着发生的或从受伤那一刻开始发生的事情的失忆。创伤后遗忘的时间是指从受伤到记忆意识恢复的时间段。创伤后遗忘小于60min的患者被认为头部受到轻微的损伤。如果创伤后遗忘的时间在1～24h，就被认为头部受到中等程度的损伤。如果损伤后健忘的时间大于1周，则被认为头部受到了严重的损伤。如果创伤后遗忘的时间持续7d以上，神经功能不太可能完全恢复。2级脑震荡的患者有可能会感觉到轻微的耳鸣（耳里有响声），轻微的眩晕和伴随一些方位感丧失的隐隐的头痛。约10%的2级脑震荡患者可能同样会发展成震荡后综合征（如脑震荡后神经生物学问题持续存在）。这种综合征的症状和体征包括持续的头痛，特别是劳累时；不能集中注意力和烦躁。这种症状可能持续几周到几年。

3级脑震荡的患者和2级脑震荡患者症状相似，都有逆行性遗忘。逆行性遗忘是指受伤前的记忆消失。如果脑震荡后仅仅发生了5～10min的逆行性遗忘，遗忘的内容可能就是受伤前几分钟的事情。正因为如此，需要经常向患者询问受伤前发生了什么和为什么受伤的，以此来判断患者的记忆模式是否有改变。这些患者总是伴有某种程度的永久性逆行性遗忘。

4级脑震荡的患者意识丧失≤5min。意识水平可能各种各样，患者可能昏迷、昏睡、反应迟钝、意识模糊、嗜睡或完全警觉。患者意识的恢复要经过以下阶段意识丧失（也称精神错乱）、昏迷、意识模糊（伴或不伴谵妄），接近神志清醒伴自主动作和最终完全恢复。昏迷提示患者只有部分意识而且反应性降低；意识模糊提示患者在时间，地点或人物的定向能力发生障碍；谵妄意味着患者可能经历了错觉、幻觉、躁动或语无伦次；清醒伴有自主运动提示患者出现警觉和完全恢复，但是动作很机械而且不能真正意识到他在做什么。在4级脑震荡中，患者的人格和记忆功能可能有微妙的变化。逆行性和顺行性遗忘都很明显，而且患者表现出情绪混乱，抱怨耳鸣和眩晕比3级脑震荡严重。患者同样有持续的头痛而且在意识恢复后仍然有5～10min的不稳定。据文献报道，意识丧失本身并不能预示头部损伤后的神经生理功能丧失或损伤程度。头部损伤的严重性根据患者的症状和体征通过不同的神经生理测试，如GOAT测试、Hopkins Verbal Learning测试、Trial Making测试、Wisconsin Card Sorting测试、Digit Symbol Substitution测试（DSST，决策时间测量）进行最好的判断。然而，为了确保足够的数据，无论怎样，这些测试需要在受伤前进行（如在参与前评估中进行）。

5级脑震荡的患者经历了5min或更长时间的麻痹性昏迷或意识丧失。这一级别的脑震荡涉及大脑的损伤，并且有更长时间的顺、逆行性遗忘。患者抱怨有严重的耳鸣，10min以上的不稳，视物模糊，明适应差，以及感到与通常的头痛“不一样”的头痛。受大脑控制的自主和周围神经均受到影响。这些患者也可能经历恶心、呕吐和阵发性惊厥。5级脑震荡后的恢复可表现为两种类型。在A

型中，患者经历从麻痹性昏迷到昏迷、意识模糊、清醒和完全警觉，与4级脑震荡相似，但是更严重。B型5级脑震荡患者经历了一个与呼吸循环功能衰竭相关的麻痹性昏迷，并且昏迷和检查者的关系更密切，特别是在评估的早期，必须维持身体的基本功能。

六、临床表现

1. 短暂性脑干症状　外伤作用于头部后立即发生意识障碍，表现为神志不清或完全昏迷，持续数秒、数分钟或数十分钟，但一般不超过30min。患者可同时伴有面色苍白、出汗、血压下降、心动过缓、呼吸浅慢、肌张力降低、各种生理反射迟钝或消失等表现。在大多数可逆的轻度脑震荡患者，中枢神经功能迅速自下而上，由颈髓—延髓—脑干向大脑皮质恢复；而在不可逆的严重脑震荡中则可能是自上而下的抑制过程，使延髓呼吸中枢和循环中枢的功能中断过久，因而导致死亡。

2. 逆行性遗忘(近事遗忘)　患者意识恢复之后不能回忆受伤当时乃至伤前一段时间内的情况，脑震荡的程度愈重、原发昏迷时间愈长，其近事遗忘的现象也愈显著，但对往事(远记忆)能够忆起。这可能与海马回受损有关。

3. 神经系统查体　无阳性体征发现。

4. 脑震荡恢复期　患者常有头晕、头痛、恶心、呕吐、耳鸣、失眠等症状，一般多在数周至数月逐渐消失，但亦有部分患者存在长期头晕、头痛、失眠、烦躁、注意力不集中和记忆力下降等症状，其中有部分是属于恢复期症状，若逾时3～6个月仍无明显好转时，除考虑是否有精神因素之外，还应详加检查、分析，有无迟发性损害存在，切勿用“脑震荡后遗症”一言以蔽之，反而增加病人的精神负担。

七、辅助检查

(一)实验室检查

腰椎穿刺颅内压正常，部分患者可出现颅内压降低。脑脊液无色透明，不含血，白细胞数正常。生化检查亦多在正常范围，有的可查出乙酰胆碱含量大增，胆碱酯酶活性降低，钾离子浓度升高。

(二)其他辅助检查

1. 颅骨X线检查　无骨折发现。

2. 颅脑CT扫描　颅骨及颅内无明显异常改变。

3. 脑电图检查　伤后数月脑电图多属正常。

4. 脑血流检查　伤后早期可有脑血流量减少。

八、诊断及鉴别诊断

与轻度脑挫伤临床鉴别困难。如发现意识障碍、头痛加重、呕吐等颅内压增高症状，可疑为迟发性颅内血肿，应及时做CT复查，明确诊断，及时治疗。

脑挫伤常有头痛、呕吐，意识障碍依损伤的部位和程度而不同，可无神经系统缺损的表现；若是功能区受损时，可出现相应的瘫痪、失语、视野缺损、感觉障碍及局灶性癫痫等征象。

九、治　疗

1. 病情观察　伤后可在急症室观察24h，注意意识、瞳孔、肢体活动和生命体征的变化。对回家患者，应嘱家属在24h内密切注意头痛、恶心、呕吐和意识情况，如症状加重即应来院检查。

2. 对症治疗　头痛较重时，嘱其卧床休息，减少外界刺激，可给予罗通定(颅痛定)或其他镇痛药。对于烦躁、忧虑、失眠者给予地西泮(安定)、氯氮䓬(利眠宁)等；另可给予改善自主神经功能药物、神经营养药物及钙通道阻滞药尼莫地平等。

3. 其他　伤后即应向患者做好病情解释，说明本病不会影响日常工作和生活，解除患者的顾虑。

轻度脑震荡受伤后只有短时间的头晕、眼花、眼前发花发黑，没有其他不舒服。中度脑震荡，受伤后有些患者数日不能清醒及头痛、头晕、恶心等现象，症状数日不消失。对轻度者，要立即停止锻炼，卧床安静休息，1～2d或以后如无其他异常症状，可在1周后参加锻炼。对中、重度者，要患者仰卧在平坦地方，头部冷敷，注意保暖，及时送往医院。

十、并发症及预后

并发症暂时无报道。脑震荡预后良好，多数患者在2周内恢复正常，但有少数患者也可能发生颅内继发病变或其他并发症，因此，在对症治疗期间必须密切观察患者的精神状态、意识状况、临床症状及生命体征，并应根据情况及时进行必要的检查。

第二节　脑挫裂伤

脑挫裂伤是指暴力作用于头部，造成脑组织的器质性损伤，包括挫伤和裂伤两种病理类型。它是颅脑损伤后在大体解剖和CT上最常见的一种损伤，通常为多发并伴有其他类型的颅脑损伤。脑挫裂伤可发生于受暴力直接作用的相应部位或附近，产生冲击伤，但是通常发生严重和常见的是脑挫裂伤出现在远离打击点的部位，暴力作用点的对应点，产生严重的对冲伤。

一、流行病学

统计显示，颅脑损伤的发病率占全身各部位创伤的9%～21%；战时的发病率为7%～20%。我国的调查结果（WHO的流行病学标准）为城市颅脑损伤的年发病率为55.4/10万人口，年患病率为788.3/10万人口，年死亡率为6.3/10万人口（1982年）；农村颅脑损伤的年发病率为64.02/10万人口，年患病率为442.4/10万人口，年死亡率为9.72/10万人口（1985年）。

二、解剖学

颅脑损伤始于致伤外力作用于头部所导致的颅骨、脑膜、脑血管和脑组织的机械形变。损伤类型则取决于机械形变发生的部位和严重程度。原发性脑损伤主要是神经组织和脑血管的损伤，表现为神经纤维的断裂和传出功能障碍，不同类型的神经细胞功能障碍，甚至细胞死亡。

机械负荷：能导致脑部发生机械形变的作用力称为机械负荷，根据其作用的时间分为静态负荷和动态负荷。静态负荷是指作用力缓慢施加于头部，作用时间＞200ms。静态负荷所致的脑损伤较少见，由于颅骨被缓慢挤压导致形变，造成的脑损伤通常只发生在受力局部。动态负荷是指作用力突然施加于脑部，作用时间＜200ms。动态负荷比较常见，又可以根据负荷的性质分为接触负荷——即外界致伤物直接与头部接触及惯性负荷——即由头部运动方式改变而导致的头部受力。

接触负荷是致伤力直接作用于头部损伤，主要包括颅骨弯曲变形、颅腔容积改变、冲击波向脑组织各部分的传导；而脑组织的移位、旋转和扭曲主要由惯性负荷所致，具体性质视头部运动的方向、方式速度和时间而定。在接触负荷所致损伤中，颅骨的突然弯曲会导致颅骨骨折，颅腔的容积也会改变，从而导致受力点损伤和对冲损伤。冲击波也会沿颅骨和脑组织传导，在某些部位集中，造成小的脑内血肿。在惯性负荷所致的损伤中，如变形发生于脑组织表面，则会发生脑挫裂伤和硬膜下血肿，如应力于深部组织，则表现为脑震荡和弥漫性轴索损伤。其中硬膜下血肿和弥漫性轴索损伤患者的死亡率最高。弥漫性轴索损伤几乎全部由车祸所致，而硬膜下血肿多数由于非车祸（如摔伤）造成。

暴力作用于头部，在冲击点和对冲部位均可引起脑挫裂伤。脑实质内的挫裂伤，则因脑组织的变形和剪切力造成，见于脑白质和灰质之间，以挫伤和点状出血为主，如脑皮质和软脑膜仍保持完整，即为脑挫伤，如脑实质破损、断裂，软脑膜亦撕裂，即为脑挫裂伤。严重时均合并脑深部结构的损伤。对冲性脑挫裂伤的发生部位与外力的作用点、作用方向和颅内的解剖特点密切相关。以枕顶部受力时，产生对侧额极、额底和颞极的广泛性损伤最为常见，而枕叶的对冲性损伤却很少有。这是由于前颅底和蝶骨嵴表面粗糙不平，外力作用使对侧额极和颞极撞击于其，产生相对摩擦而造成损伤。而当额部遭受打击后，脑组织向后移动，但由于枕叶撞击于光滑、平坦的小脑幕上，外力得以缓冲，很少造成损伤。

三、分子生物学

脑组织的局部损伤程度以受力点为中心，呈向心性分布，中心点即受力部位，该处脑组织结构直接受到破坏。中心点周围的脑组织，主要表现为功能障碍而无结构性损伤。再向外的脑组织无原发性损伤，但通常有不同程度的继发性损伤，如缺血和水肿，从而导致功能障碍。在弥漫性脑损伤中，致力伤导致轴索膜功能障碍，以及膜两侧的离子分布（主要是钙离子分布）失衡，最终的结果是轴索持续去极化，失去神经传导功能，导致患者广泛的神经功能障碍。这种情况下发生的昏迷，临床上表现为原发性昏迷，有别于局部脑损伤造成的继发性昏迷。

四、病因病理

不同的研究证实，伤后24h脑损伤范围将扩大原来范围的30％～300％，脑挫裂伤的发展变化主要在挫裂伤周围，即创伤半暗带。创伤半暗带是挫裂伤后继发损伤的重要部分，对创伤半暗带的治疗给我们提出了巨大的挑战。1995年，Rink等发现，大鼠脑外伤后伤侧皮质、白质、海马、齿状回等区域出现细胞凋亡。Conti等发现，脑外伤后凋亡有2个高峰，即24h和1周，除了神经元，少突胶质细胞和星形胶质细胞也参与了伤后的凋亡活动。Williams发现一直到伤后12个月，在白质内都能见到明显的凋亡细胞。变性的细胞在细胞器方面，虽然会出现核糖体松散，内质网扩张，线粒体改变，但是随着环境的改变，其功能是可改善和恢复的，从而逆转细胞发生坏死的命运。Narendra等发现，人脑挫裂伤半暗带中存在凋亡，并指出凋亡将直接影响患者预后。凋亡发生机制非常复杂，涉及细胞内及细胞外多种信号途径。脑组织的缺血缺氧造成了细胞能量代谢障碍及兴奋性氨基酸过量释放、细胞内钙失衡、脂质过氧化物和自由基产生等变化，这些变化改变了细胞微环境，细胞接受外界死亡信号后，经过一系列信号传导、基因致变、酶激活等复杂过程启动细胞自杀程序，导致细胞的凋亡。凋亡是细胞的程序性死亡，是被激活的，能量依赖的主动过程。正常组织内就存在凋亡现象。凋亡的检测有多种方法。透射电镜可观察到不同凋亡时期的细胞形态结构变化，所以它可为细胞凋亡提供最确切的证据，但其定量、定位并不可靠。

五、临床分期

脑挫裂伤的病理改变，轻者可见脑表面淤血、水肿，有片状出血灶，脑脊液血性；重者脑实质挫碎、破裂，局部出血，甚至形成血肿。受损组织缺血坏死。显微镜下可见神经元胞质空泡形成，尼氏体消失，胞核碎裂、溶解，神经轴突肿胀。

在重型脑损伤，尤其合并硬膜下血肿时，常发生弥漫性脑肿胀，以小儿和青年外伤多见。一般多在伤后24h内发生，短者伤后20～30min即出现。其病理形态变化可分三期。

1. 早期　伤后数天，显微镜下以脑实质内点状出血，水肿和坏死为主要变化，脑皮质分层结构不清或消失，灰质和白质分界不清，神经细胞大片消失或缺血变性，神经轴索肿胀、断裂、崩解。星形细胞变性，少枝胶质细胞肿胀，血管充血水肿，血管周围间隙扩大。

2. 中期　大致在损伤数天至数周，损伤部位出现修复性病理改变。皮质内出现大小不等的出血，损伤区皮质结构消失，病灶逐渐出现小胶质细胞增生，形成格子细胞，吞噬崩解的髓鞘及细胞碎片，星形细胞及少枝胶质细胞增生肥大，白细胞浸润，从而进入修复过程。

3. 晚期　挫伤后数月或数年，病变为胶质瘢痕所代替，陈旧病灶区脑膜与脑实质瘢痕粘连，神经细胞消失或减少。

六、临床表现

脑挫裂伤的临床表现因致伤因素和损伤部位的不同而各异，悬殊甚大，轻者可没有原发性意识障碍，如单纯的闭合性凹陷性骨折、头颅挤压伤即有可能属此情况。而重者可致深度昏迷，严重功能损伤，甚至死亡。

1. 意识障碍　是脑挫裂伤最突出的临床表现之一，伤后多立即昏迷，由于伤情不同，昏迷时间由数分钟至数小时、数天、数月乃至迁延性昏迷不等。长期昏迷者多有广泛脑皮质损害或脑干损伤存在。一般常以伤后昏迷时间超过30min为判定脑挫裂伤的参考时限。

2. 生命体征改变　多有明显改变，一般早期都有血压下降、脉搏细弱及呼吸浅快，这是因为受伤后脑功能抑制所致，常于伤后不久逐渐恢复，如果持续低血压，应注意有无复合损伤。反之，若生命体征短期内迅即自行恢复且血压继续升高，脉压加大、脉搏洪大有力、脉率变缓、呼吸亦加深变慢，则应警惕颅内血肿和(或)脑水肿、肿胀。脑挫裂伤患者体温，亦可轻度升高，一般约38℃，若持续高热则多伴有下丘脑损伤。

3. 头痛、呕吐　头痛症状只有在患者清醒之后才能陈述；如果伤后持续剧烈头痛、频繁呕吐；或一度好转后又复加重，应究其原因，必要时可行辅助检查，以明确颅内有无血肿。对昏迷的患者，应注意呕吐时可能误吸，有引起窒息的危险。

4. 癫痫　早期性癫痫多见于儿童，表现形式为癫痫大发作和局限性发作，发生率5％～6％。

5. 神经系统体征　依损伤的部位和程度而不同，如果仅伤及额、颞叶前端等所谓“哑区”，可无神经系统缺损的表现；若是脑皮质功能区受损时，可出现相应的瘫痪、失语、视野缺损、感觉障碍及局灶性癫痫等征象。脑挫裂伤早期没有神经系统阳性体征者，若在观察过程中出现新的定位体征时，即应考虑到颅内发生继发性损害的可能，及时进行检查。

6. 脑膜刺激征　脑挫裂伤后由于蛛网膜下腔出血，患者常有脑膜激惹征象，表现为闭目畏光，蜷曲而卧，早期的低热、恶心、呕吐亦与此有关。颈项抵抗力于1周左右逐渐消失，如果持续不见好转，应注意有无颅颈交界处损伤或颅内继发感染。

七、辅助检查

(一)实验室检查

腰椎穿刺有助于了解脑脊液中情况，可以此与脑震荡鉴别，同时能够测定颅内压及引流血性脑脊液。由于CT的普及，在患者入院急症时腰椎穿刺不再使用，因为腰椎穿刺不但时间长、有一定危险性，而且无法做出定位诊断。另外，对有明显颅内高压的患者，应忌腰穿检查，以免促发脑疝。腰椎穿刺仅用于无明显颅内高压的脑挫裂伤蛛网膜下腔出血的住院患者。

(二)其他辅助检查

1. 颅骨X线平片　多数患者可发现颅骨骨折。颅内生理性钙化斑(如松果体)可出现移位。

2. CT扫描　脑挫裂伤区可见点片状高密度区，或高密度与低密度互相混杂。同时脑室可因脑水肿受压变形。弥漫性脑肿胀可见于一侧或两侧大脑半球，侧脑室受压缩小或消失，中线结构向对侧移位。并发蛛网膜下腔出血时，纵裂池呈纵形宽带状高密度影。脑挫裂伤区脑组织坏死液化后，表现为CT值近脑脊液的低密度区，可长期存在。

3. MRI　一般极少用于急性脑挫裂伤患者诊断，因为其成像较慢且急救设备不能带入机房，但MRI对小的出血灶、早期脑水肿、脑神经及颅后窝结构显示较清楚，有其独具优势。

4. 脑血管造影　在缺乏CT的条件下，病情需要可行脑血管造影排除颅内血肿。

八、诊断及鉴别诊断

1. 脑挫裂伤与颅内血肿鉴别　颅内血肿患者多有中间清醒期，颅内压增高症状明显。神经局灶体征逐渐出现，如需进一步明确则可行CT扫描。

2. 轻度挫裂伤与脑震荡　轻度脑挫伤早期最灵敏的诊断方法是CT扫描，它可显示皮质的挫裂伤及蛛网膜下腔出血。如超过48h则主要依靠脑脊液光度测量判定有无外伤后蛛网膜下腔出血。CT扫描对脑挫裂伤与脑震荡可以做出明确的鉴别诊断，并能清楚地显示脑挫裂伤的部位、程度和有无继发损害，如出血和水肿情况。

九、治　疗

脑挫裂伤的治疗当以非手术治疗为主，应尽量减少脑损伤后的一系列病理生理反应、严密观察颅内有无继发血肿、维持机体内外环境的生理平衡及预防各种并发症的发生。除非颅内有继发性血肿或有难以遏制的颅内高压需手术外，一般无须外科处理。

1. 非手术治疗

(1)严密观察病情变化：伤后72h以内每1～2小时1次观察生命体征、意识、瞳孔改变。重症患者应送到ICU观察，监测包括颅内压在内的各项指标。对颅内压增高，生命体征改变者及时复查CT，排除颅内继发性改变。轻症患者通过急性期观察后，治疗与脑震荡相同。

(2)保持呼吸道通畅：及时清理呼吸道内的分泌物。昏迷时间长，合并颌面骨折，胸部外伤、呼吸不畅者，应早行气管切开，必要时行辅助呼吸，防治缺氧。

(3)对症处理：高热、躁动、癫痫发作，尿潴留等，防治肺部泌尿系统感染治疗上消化道溃疡等。

(4)防治脑水肿及降低颅内压

①卧床：如无明显休克，头部应抬高15°～30°，以利静脉回流及减轻头部水肿。

②严格控制出入量：通常给予每天1500～2000ml，以等渗葡萄糖盐水和半张(0.5%)盐水为主，不可过多。但在炎夏、呕吐频繁或合并尿崩症等情况时，要酌情增加入量，达到出入量基本平衡，以免过分脱水导致不良后果。另外，每天入量应在24h内均匀输入，切忌短时快速输入。

③脱水利尿治疗：目前最常用药物有渗透性脱水药和利尿药两类。

a. 渗透性脱水药：如甘露醇、甘油制剂、二甲亚砜(DMSO)、浓缩血浆、人体血清白蛋白等。

b. 利尿药：如依他尼酸钠、呋塞米、氢氯噻嗪、氨苯蝶啶、乙酰唑胺等。

甘露醇：常配制成20%溶液，成人每次0.25～1g/kg，每4～12小时1次。该药毒性和反跳作用小，降压效果显著，为目前最常用药物。注入速度，一般100～120滴/min，紧急时，可从静脉快速推注。甘露醇的药理作用在给药后15～30min出现，其作用维持90min至6h。

甘油果糖：静脉注射250～500ml，每8～12小时1次。

浓缩血浆及人血白蛋白：为胶体脱水药，不仅可发挥脱水效能，且可补充蛋白质。浓缩血浆系将一单位干燥血浆，用半量稀释液溶解后输注；人血白蛋白，常用量为10g，2/d，静脉滴注或缓慢推注。

依他尼酸钠和呋塞米：均为强有力的利尿药物，主要药理作用为抑制肾小管对钠、钾、氯的重吸收，从而产生利尿作用，脑水肿伴心功能不良或肺水肿的患者，更为适用。依他尼酸钠，成人剂量为25～50mg；呋塞米，成人剂量为20～40mg，肌内注射或用10％葡萄糖水20ml溶解后，由静脉缓缓注入。上述两药，均使大量电解质由尿中排出，故用药期间，要注意电解质变化，随时予以纠正。

氢氯噻嗪和氨苯蝶啶：两药作用机制均为抑制肾小管对钠、氯离子的重吸收，但前者增加钾排出，后者有钾潴留作用，故两药常合并使用。氢氯噻嗪，成人每次25mg，3/d；氨苯蝶啶50mg，3/d。

2. *手术治疗* 原发性脑挫裂伤一般不需要手术治疗，但当有继发性损害引起颅内高压，甚至脑疝形成时，则有手术之必要。对伴有颅内血肿30ml以上、CT示有占位效应、非手术治疗效果欠佳时或颅内压监护压力超过4.0kPa(30mmHg)或顺应性较差时，应及时施行开颅手术清除血肿。对脑挫裂伤严重，因挫碎组织及脑水肿而致进行性颅内压增高，降低颅压处理无效，颅内压达到5.33kPa(40mmHg)时，应开颅清除糜烂组织，行内、外减压术，放置脑基底池或脑室引流；脑挫裂伤后期并发脑积水时，应先行脑室引流，待查明积水原因后再给予相应处理。

十、并发症

脑挫裂伤可以和脑干损伤，视丘下部损伤，脑神经损伤、颅内血肿合并存在，也可以和躯体合并损伤同时发生。手术治疗后，可能出现术后颅内血肿、脑组织膨出、脑脊液漏、术后癫痫发作。

十一、预　后

脑挫裂伤较轻者，意识障碍程度不深，据一般的统计，GCS在8分以上者，90％的患者预后良好。脑挫裂伤严重者，意识障碍程度较深，无自主动作，肌张力低下或增高，深浅反射消失，有或无病理反射，眼球不动，无角膜反射，双侧瞳孔对光反应消失，下颌后坠，呼吸有鼾声，血压偏高，GCS为5分以下者，90％预后不良。在颅内压监护下，颅内压超过5.3kPa(40mmHg)，经治疗后不能降至2.7kPa(20mmHg)以下者，预后亦较差。

第三节　弥漫性轴索损伤

弥漫性轴索损伤(diffuse axonal injury，DAI)是外伤直接引起的广泛性脑实质轴索损伤，系颅脑损伤后的一种常见病理类型，其特征为神经轴索断裂，临床上以意识障碍为其典型表现，诊断和治疗困难，预后极差。近年来对DAI的研究很多，已深入到亚细胞和分子水平，病理机制被逐渐阐明，干预病变进展的药物已在动物实验研究中得到证实，并开始在临床中予以应用。

一、流行病学

由于诊断标准不一，发病率报道也不一。临床报道DAI占重型颅脑损伤的28％～42％，与33％的脑伤死亡有直接关系。在脑外伤死亡患者中，DAI占29％～43％。

DAI是颅脑损伤后出现非血肿性迁延昏迷、严重致残的最常见原因，越来越多的证据显示，DAI是颅脑损伤中普遍存在的一种病理变化，轻、中型脑伤也可存在DAI，只是受损轴索的数量和分布范围不同。从临床角度讲，从短暂性意识障碍(脑震荡)到持续性昏迷(原发性脑干损伤)均可合并DAI。

一般来说，DAI预后差。重型DAI患者治愈率5％，重残率14％，轻残率17％，植物生存率15％，死亡率高达49％。Gennarelli(1987)按GOS评估法统计DAI预后百分比，结果显示，DAI早期病死率较高，占脑损伤早期死亡例数的33％。由于缺乏脑挫裂伤、颅内血肿、脑水肿等致颅内压明显增高的占位效应，故其预后极差的原因，除因脑干损伤引起中枢性功能衰竭外，还与持久、深度意识障碍引起的多系统并发症有关。预后判断的指标，除影像学检查外，GCS亦是简便的评估手段。

二、解剖学

过去曾认为，白质损害继发于缺氧、缺血或因颅内血肿或脑肿胀所致的颅内压增高。1982年，Gennarelli利用特制装置，成功地用灵长类动物复制出与人类DAI病理特征和临床表现一致的创伤性迁延性昏迷的动物模型，证明：①DAI是一种原发性脑损伤，并阐明了DAI发生的生物力学机制。②DAI只发生于头部成角和（或）旋转加（减）速过程中。③不必有任何物体打击头部或头部撞击任何物体。

DAI发生的生物力学机制：在头部成角和（或）旋转加（减）速过程中，由于脑内各组织的质量不同，因此其运动的加速度和惯性也不同，头部在成角或旋转加速或减速运动中，周围脑组织与中央脑组织之间产生相对运动，将在脑组织内产生剪切力和牵张力，作用于神经纤维，即造成轴索的剪切伤或牵拉伤。在损伤时，头部不必与外界接触，如果有接触，这种接触也只对头部的运动产生影响（出现加速或减速），而与否发生DAI无关。

动物实验进一步证实，轴索损伤的严重程度及分布范围与加（减）速度的大小、持续时间及头部运动的方向有密切的关系。加（减）速度小、持续时间长（10～20ms）的加速或减速运动容易产生DAI。不同旋转方向造成的DAI轻重不同，从重到轻排列，头部轴向（水平位旋转）＞侧向（冠状位）＞斜向（介于冠状面和矢状面之间）＞前后向（矢状面），头部轴向旋转较侧向旋转更易产生意识丧失。临床的实际情况与DAI的生物力学原理相吻合。DAI常见于交通事故伤中。在翻车、撞车时，头部将经历加速或减速和旋转运动过程，同时头部撞击到相对较软的车内钝物（如衬垫的仪表盘、有弹性的挡风玻璃、可变形的车顶棚等）时，减速运动过程也相对较长，因而特别容易发生DAI。临床和病理研究发现DAI较少合并颅骨骨折，这与脑挫裂伤多伴有颅骨骨折形成鲜明对照，说明两者的致伤机制的确不同。

三、分子生物学

1. *轴索球形成*　传统的观点认为，轴索在受伤瞬间即刻发生断裂，轴浆被挤出，断端形成回缩球（axonal retraction ball），这一过程被称为原发性轴索断裂（primary axotomy）。但在动物实验中很少见到原发性轴索断裂，相反，轴索损伤后，轴索不会即刻中断，而是经历连锁的病理反应，首先是轴浆运输（axonal transport）在某些局部受阻，随后在阻塞处近端出现轴索肿胀（axonal swelling），继而在肿胀处出现轴索缩窄（axonal constriction），最后在受伤数小时后于缩窄断裂，这一过程称为继发性轴索断裂（secondary axotomy）或延迟性轴索断裂（delayed axotomy）。尸检标本可见，轴索球一般于伤后12h出现，2周以内数量逐日增多，持续存在最长可达64d。现在认为，只有在遭受最大负荷时，轴索才在受伤瞬间断裂，而在绝大多数情况下，轴索将发生迟发性断裂。这是一个非常重要的新概念。这一发现为寻找治疗DAI的有效方法提供了一个极其重要的时间窗（time window），即轴索受损后的若干小时将是决定受损轴索转归的关键阶段，如能阐明此阶段轴索病理反应的过程及其机制，采取针对性治疗，就能避免或减轻轴索损害，改善DAI预后。

2. *神经纤维丝破坏*　轴索内神经纤维丝（neurofilament，NF）结构紊乱，是引起轴索肿胀的关键始动因素，是轴索损伤最早、最主要的超微形态学改变。DAI超早期在轴索完整时，神经纤维蛋白多种亚单位的免疫活性即已暴露。近来证实，DAI后神经纤维丝蛋白以低分子量（68kDa）亚单位免疫活性暴露最早。贺晓生等用Western blotting技术分析及NF68免疫组化观察，认为NF68的磷酸化水解，造成了NF68免疫活性增强及其含量减少，这是导致NF结构破坏的重要原因。可见，轴索损伤不是外力直接引发，而是一种继发损伤，有其复杂的中介机制。

3. *钙离子超载*　在实验条件下，将神经轴索暴露于高浓度Ca^{2+}中，可引起轴索内不可逆转的微管、微丝结构紊乱，内质网肿胀，线粒体空泡形成。有证据表明，受体依赖性Ca^{2+}通道多分布于神经元胞体及树突膜上，而电压依赖性Ca^{2+}通道多分布于神经轴索膜上。高浓度Ca^{2+}导致的病理生化反应包括：①磷脂酶A_2活性增强，使膜磷脂变性、分解，致膜损伤；②蛋白水解酶被活化，破坏微丝、微管，造成细胞骨架崩解；③黄嘌呤氧化酶活性提高，使脂质过氧化反应过度，产生大量自由基，加重膜结构损害；④激活核酸酶使DNA结构断裂，核染色质溶解；⑤线粒体内氧化磷酸化脱偶联从而抑制能量的产生。DAI时轴索内Ca^{2+}超载则使轴索膜性结构水解、破坏，膜通透性增加，从而引起髓鞘板层分离、断裂，线粒体肿胀及空泡变，微管和微丝断裂、溶解及排列紊乱，最终形成组织水肿、软化。实验表明，轴膜通透性增高，是反应性轴索损伤必然伴随的改变。此外，Ca^{2+}超载对血管内皮细胞同样产生类似的破坏作用，导致血管屏障受损，这也是造成脑组织水肿的一个原因。钙通道阻滞药通过

抑制 Ca^{2+} 大量内流，对 DAI 起到了一定的保护作用，这也进一步证实 Ca^{2+} 超载是 DAI 发生发展的关键环节。脑损伤的分子生物学研究已明确肯定，脑损伤后其内部同时可产生自我损毁(auto destractive)和神经保护(neuro protective)两种内源性因素的效应，两者作用结果相互消长，决定了组织损伤的预后。强烈的自我毁损，常常引起二次脑创伤(secondary brain insult)。自我损毁因之主要包括一些磷脂水解产物如游离脂肪酸、自由基、多种阳离子、生物胺、血栓素、内源性阿片类物质及兴奋性氨基酸等，它们共同参与着外伤后脑组织复杂的链式生化及代谢反应。

4. *轴索反应* 神经轴索受到损伤后，其神经元胞体会出现中央染色质溶解或称轴索反应。胞体的轴索反应在伤后 24h 以内即可发生，并可持续十数日，它包括神经元胞体肿大、变圆；胞质中空泡形成，尼氏体变小，甚至消失；胞核肿胀，远离轴丘，最后固缩溶解。

5. *DAI 晚期改变* DAI 数周后，轴索断裂为多个节段，髓鞘碎片皱缩成空心或空心小球，吞噬细胞侵入吸收髓鞘分解产物，可特征性地出现小胶质神经细胞群落，但也可弥散存在非特异性的星形细胞。数月后，轴索远侧断端发生 Waller 变性，脑实质内胶质细胞弥散增生并演变为瘢痕收缩，脑室则被动扩张。

四、病因病理

(一)三大病理特征

1. *广泛的轴索损害* 累及大脑、脑干和小脑的白质和大脑深部核质，包括中线旁皮质下白质、胼胝体、穹窿柱、内囊、基底核及丘脑、齿状核背侧小脑叶、皮质脊髓束、内侧丘脑系、内侧纵束等。

2. *胼胝体局限性出血灶* 病变多位于中线一侧，常见于胼胝体下部，室间隔可受累甚至断裂。

3. *上脑干背外侧局限性出血灶* 病变位于中脑和脑桥上部，单侧或双侧，常常累及小脑上角。

前者依赖光镜和电镜检查，后两者依赖肉眼和光镜检查。

(二)病理分级

1. Ⅰ级 只有广泛的轴索损害。轻型 DAI。

2. Ⅱ级 Ⅰ级＋胼胝体局限性出血灶。中型 DAI。

3. Ⅲ级 Ⅱ级＋上脑干背外侧局限性出血灶。重型。

五、临床分期

Levi 分级法对病情判断及预后均有重要意义，该法根据患者入院时的 GCS 评分和瞳孔改变，将 DAI 分为四级。

1. Ⅰ级 GCS 11～15s。

2. Ⅱ级 GCS 6～10s。

3. Ⅲ级 GCS 3～5s，无瞳孔改变。

4. Ⅳ级 GCS 3～5s，有瞳孔改变。

Cordobes 认为，入院时 GCS 评分和瞳孔变化是判断预后的可靠指标。

六、临床表现

(一)DAI 的临床特点

1. 主要见于交通事故伤，坠落伤少见。

2. 一般无中间清醒期。

3. 颅骨骨折发生率低。

4. 一般无颅内压增高。

5. 较少合并脑表面挫裂伤和常见的颅内血肿，可有深部灰质小血肿。

(二)DAI 的典型临床特点

1. 伤后立即陷入持续性昏迷。

2. 去大脑强直或去皮质强直。

3. 瞳孔不等大，或双侧散大，但与脑疝无关。

4. 高血压、多汗、高热，呼吸心率增快。

5. 持续植物生存状态。

近年来的临床研究显示，存在伤情较轻、预后较好的 DAI 病例，伤后有清醒期，并能言语，甚至可以不产生意识丧失。

伤情较轻的 DAI 病例的临床表现与上述典型征象有所不同，概括起来有如下特点：①意识障碍时间虽较长(数天至数周)，但往往能完全苏醒。②昏迷程度不太深。一般为浅昏迷，或昏睡至浅昏迷，少数患者甚至无意识障碍。③瞳孔等大，光反应存在，或迟钝。④可有各种运动功能障碍，如单瘫、偏瘫、三肢瘫，但不能用相应功能区的脑挫裂伤或脑疝来解释，运动障碍在数周或数月后可有不同程度的恢复，甚至完全恢复。⑤生命体征无显著改变。

七、辅助检查

常规 CT、MRI 在 DAI 的检查中阳性率不高，且影像学征象与伤情不完全一致。CT、MRI 不能直接显示轴索损伤，CT 只能显示部分 DAI 的出血灶 MRI 对非出血灶的敏感性优于 CT。

(一)DAI 的 CT 表现

1. 大脑半球白质内单发或多发小出血灶，直径<2mm。

2. 胼胝体出血。

3. 脑室内出血。

4. 第三脑室周围小出血灶，直径<2mm。

5. 脑干出血。

6. 急性期合并脑肿胀，蛛网膜下腔出血。

7. 后期弥漫性脑萎缩，脑室代偿性扩大。

需要指出的是，CT 发现与临床病情轻重相关性不高。

(二)DAI 的 MRI 表现

1. 非出血灶　T_2 像显示大脑白质、胼胝体、小脑和脑干背侧圆形、椭圆形或线条状高信号影，T_1 像呈等或低信号，T_2 优于 T_1。

2. 出血性灶　伤后 4d 内，T_2 像显示大脑白质、胼胝体、脑干背侧低信号影，4d 后在 T_1 像上显示高信号影，T_1 优于 T_2 像。

3. 后期　弥漫性脑萎缩，脑室代偿性扩大。

八、诊断及鉴别诊断

目前尚无统一的诊断标准，比较得到推崇的诊断依据如下。

1. 有明确外伤史，尤其是车祸伤。

2. 伤后持续昏迷>6h。

3. 头颅 CT、MRI 有 DAI 的影像学依据。

4. 病情严重程度与颅内压升高程度不符。

5. 临床状况差，而头颅 CT 未见明显结构异常，或颅内病变不能解释临床症状。

6. 伤后晚期出现弥漫性脑萎缩。

7. 尸检发现弥漫性轴索损伤的证据。

以上依据中，1～5 项可以表现出来，而第 5 项中的部分病例及第 6 项注意复查 CT、MRI 才能发现，第 7 项目前在我国很难做到。

DAI 与脑震荡、原发性脑干损伤的关系的重新认识。目前已有不少学者认为，DAI 包括了脑震荡和原发性脑干损伤，前者损伤较轻微，后者损伤较严重。

DAI 与脑震荡都以意识障碍为典型临床表现。利用光镜和电镜在人类脑震荡和动物模型上均证实存在轴索损伤的病理变化。利用免疫细胞化学方法检测死于其他原因的 5 例脑震荡病例的脑组织，发现了多灶性轴索损伤的证据，所以认为，脑震荡实际上是一种轻型弥漫性脑损伤。

九、治　疗

(一)一般治疗

DAI 目前无特殊的治疗方法。主要采取防止或减少延迟性轴索断裂，促进神经功能恢复的针对性治疗。

1. 亚低温　能够阻断弥漫性轴索损伤后的一系列继发性病理过程，如稳定轴膜、抑制钙离子内流及谷氨酸和氧自由基生成、保护微管和神经微丝，从而减少轴索肿胀、断裂。早期施行亚低温治疗还可降低脑组织代谢率、减少氧耗、阻断脑组织缺氧-水肿-颅内高压的恶性循环，具有显著的脑保护作用；目前已广泛应用于伤后 6～24h 的弥漫性轴索损伤患者的治疗，与神经保护药物联合应用可产生协同效果。

2. 钙通道阻滞药与镁制剂　钙离子超载是导致轴索断裂的关键因素，应用钙通道阻滞药可显著减轻钙离子超载及脑水肿、降低轴索损伤程度，还可预防脑血管痉挛、减轻脑组织的迟发性缺血，从而保护脑功能。目前，多主张早期应用尼莫地平，尽可能地促进神经功能恢复，改善预后。镁离子是钙离子的天然拮抗药物，弥漫性轴索损伤后血清镁离子水平明显下降，早期给予镁制剂可抑制钙离子内流、谷氨酸释放和氧自由基损伤等继发性病理过程，利于保护轴索、促进神经功能恢复，并有减轻伤后应激反应和焦虑情绪的作用。

3. 神经营养药物　神经生长因子和营养因子与神经的再生、分化密切相关，弥漫性轴索损伤后应用外源性神经生长因子和营养因子可明显促进轴索再生、神经细胞修复及神经通路重建。其中以对于神经节苷脂 GM1 的研究最富成效，早期使用神经节苷脂 GM1 能促进患者苏醒、改善神经功能，降低病死率和病残率。神经保护药物和神经营养药物联合应用对促进细胞存活、改善神经细胞可塑性具有明显的协同作用，此为未来发展的主要方向。

4. 高压氧　可提高血氧含量和张力，改善脑组织缺血、缺氧情况，对促进弥漫性轴索损伤患者意识状态恢复和改善神经功能有确切疗效。早期施行可改善急性期病理变化，阻断脑组织缺氧-水肿恶性循环，利于神经细胞结构的修复；晚期施行则可促进神经细胞有氧代谢恢复，抑制脱髓鞘反应，促进轴索再生并改善脑干供血，激活上行网状系统,从而促进患者苏醒和神经功能恢复。

(二)新进展及新方向

1. *亲免素配体* 近年来,以环孢素(CsA)和他克莫司(FK506)为代表的亲免素配体治疗弥漫性轴索损伤的潜力愈来愈引起重视。实验研究业已证明,两者可减轻神经微丝致密化和轴浆运输障碍,从而减少轴索的肿胀、断裂。环孢素与线粒体通透性转换孔上的受体结合,抑制该通道开放,可维持线粒体完整性,减少细胞色素C的释放和caspases激活,尚可维持离子泵的功能,阻断钙离子内流,抑制微管水解和神经微丝病变,从而保护轴索;他克莫司具有抑制神经钙蛋白活性、减少钙离子依赖性酶类激活的作用,可减轻钙离子介导的病理过程。新近研究表明,环孢素可改善弥漫性轴索损伤神经功能的转归,而他克莫司可预防亚低温后快速复温产生的并发症。今后将通过两者的联合应用,探讨更为合理的治疗方案。

2. *免疫疗法* 弥漫性轴索损伤后,髓鞘抑制物Nogo-A和髓鞘相关糖蛋白对轴索再生产生抑制作用,阻滞其作用便可促进轴索生长。有研究显示,针对Nogo-A氨基端特定氨基酸的单克隆抗体IN-1可阻断Nogo-A和髓鞘底物的作用,而达到促进轴索再生之目的。该研究成果有望成为治疗弥漫性轴索损伤的新措施,尤其是Nogo-A抑制药更具临床应用潜力。另外,以适量的髓鞘抗原为主动或被动免疫,可激发保护性自身免疫性T细胞反应,消除轴索生长抑制物,促进轴索再生和神经功能恢复。这便催生了免疫接种疗法,如应用cDNA疫苗便可达到中和髓鞘抑制物的目的,但在临床应用前尚需探讨其抗原的选择、剂量、转送途径、时机、佐剂及增强剂等问题。

3. *细胞移植* 中枢神经系统损伤后仅产生微弱的再生反应,神经干细胞或祖细胞移植可增强神经再生能力。Seledtsov等应用胚胎神经细胞和造血干细胞移植入蛛网膜下腔的方法对38例重型颅脑创伤急性期昏迷患者进行治疗,其中包括23例弥漫性轴索损伤者,结果显示可促进患者苏醒及神经功能恢复;治疗组与对照组死亡率分别为5%和45%,结局良好者各占87%和39%,且无严重并发症。脑损伤后急性期实施细胞移植可预防或减轻继发性病理过程,其机制可能与移植细胞直接参与新生神经连接的形成并释放多种神经营养介质刺激各脑区的协调作用有关。另外,神经膜细胞移植可刺激轴索生长,而供体少突胶质细胞具有合成髓鞘的能力,供体星形细胞抑制胶质瘢痕形成,由此推测,多种细胞成分移植可能比单一成分更为有效。细胞移植治疗将会为弥漫性轴索损伤的治疗带来巨大突破,但仍需要克服诸多技术和伦理方面的难题。

4. *基因治疗* 利用转基因技术使神经生长因子和营养因子的表达达到治疗水平是新的研究方向。弥漫性轴索损伤后血-脑屏障开放,为基因转染提供了时机。近年来试图通过脂质体或反转录病毒将这两种因子的基因转染到脑组织中使之持续表达,且发现阳离子微脂粒介导神经生长因子基因的转移可提高转染效率,具有潜在的治疗前景。动物实验结果亦显示,诱导热休克蛋白、抗炎细胞因子、内源性抗氧化酶及大麻素等神经保护物质高表达对弥漫性轴索损伤有治疗作用,有望在未来应用于临床治疗。

十、并发症

1. *保持呼吸道通畅,预防肺部并发症* 确保有效供氧和预防肺部感染对DAI患者的预后至关重要。呼吸道的梗阻可直接或间接地加重脑水肿,从而进一步引起颅内压升高,加重继发性脑损害。保持呼吸道通畅的措施:患者侧卧位,防止呕吐物的误吸,头部抬高30°,同时防止颈部扭转或过伸。及时清理呼吸道的分泌物,改善肺泡通气和换气功能。每次吸痰前给予5min预充氧并叩击背部;吸痰后听诊肺部,评价吸痰效果,并给予高流量氧气吸入5min,然后给予低流量氧气吸入。常规给予雾化吸入,湿化气道。如痰液黏稠不易吸出或已发生感染,应积极配合医生给予气管切开。

2. *早期留置胃管预防消化道应激性出血* 消化道出血是DAI常见并发症,DAI患者消化道应激性黏膜病变发生率高达90%以上,多数属于亚临床期,如不注意实施保护措施,一旦发生出血,病死率可达50%。

3. *加强泌尿系统护理,监测肾功能,预防肾衰竭* DAI并发肾衰竭的病因是多方面的,较多见甘露醇对肾脏的毒性反应所致的血尿、肾功能异常等。

4. *加强各种生化检测,预防电解质紊乱* 水、电解质平衡紊乱是DAI常见并发症。主要有高血糖与高钠/低钠血症。DAI急性期的高血糖是影响患者预后的因素,应严格执行胰岛素的用法用量。

5. *合理有效给予营养支持* 营养的供应对于

DAI患者非常重要，合理的营养支持，可提高抵抗力，减少各种并发症，促进患者康复。营养支持的原则是：早期给予。一般于伤后48～72h即给予营养支持。营养支持途径包括胃肠内营养及胃肠外营养。伤后早期，即亚低温治疗期以胃肠外营养为主，胃肠外静脉给予脂肪乳、复方氨基酸等；胃肠内营养可通过鼻饲管持续给予小剂量混合奶，以保护胃黏膜并提供一定的热量，5～7d或以后逐渐增加鼻饲量及品种，如菜汁、果汁、肉汤等，配合静脉高营养，基本能满足患者的生理需要。

十一、预　后

DAI的致残率和死亡率均较高，Cordobes报道的78例患者中，病死49%、植物状态15%、重残14%、中残17%、良好5%。多数学者认为，导致DAI患者预后较差的因素有：①老年患者；②入院时GGS评分低者；③入院时瞳孔改变者；④脑深部出血者；⑤伴有急性弥漫性脑肿胀者；⑥伴有其他类型脑损伤者。

第四节　丘脑下部损伤

丘脑下部损伤系指颅脑损伤过程中，由于颅底骨折或头颅受暴力打击，直接伤及丘脑下部而出现的特殊的临床综合征。丘脑下部是自主神经系统重要的皮质下中枢，与机体内脏活动、内分泌、物质代谢、体温调节及维持意识和睡眠有重要关系。因此 丘脑下部损伤后临床表现往往重笃。单纯丘脑下部损伤较少，大多与严重脑挫裂伤和（或）脑干损伤伴发。

一、解 剖 学

丘脑下部深藏于颅底蝶鞍上方，因此暴力作用方向直接或间接经过丘脑下部者，皆可能导致局部损伤。此外，小脑幕切迹下疝时亦可累及此区域。

丘脑下部是自主神经系统的高级中枢，管理交感神经和副交感神经的活动。它通过丘脑下部-垂体束及垂体门静脉系统以调节垂体功能，维持机体内外环境的相对稳定。视上核和室旁核是丘脑下部的重要核团，均可产生升压素，但以前者为主。从这两个核团发出的纤维共同组成丘脑下部-垂体束，到达垂体后叶（神经垂体），将胞体分泌的激素（抗利尿激素和血管加压素）送达垂体后叶。

二、分子生物学

下丘脑功能损害与血钠紊乱相关已成共识，但是下丘脑损害引起血钠紊乱的特点及机制尚未明了。生理条件下机体通过复杂的神经内分泌调节实现水钠平衡，其中下丘脑的作用重大。下丘脑区病变合并高钠血症的原因是病变侵及位于下丘脑前部的渴觉中枢和（或）渗透压感受器而导致的渴觉减退性高钠血症，其机制是渴觉中枢和（或）渗透压感受器损伤，导致血浆渗透压的升高不能引起渴感饮水和（或）释放，表现为高血钠伴渴感减退或缺失。低钠血症在下丘脑功能损害中也很常见。目前认为脑性盐耗综合征是中枢神经系统疾病合并低钠血症的一种常见的病理机制。研究发现，脑性盐耗综合征中ANP、BNP等利尿钠因子的分泌紊乱。

三、病因病理

丘脑下部损伤造成的尿崩症多因丘脑下部视上核和室旁核损伤或垂体柄内视上-垂体束受累致使抗利尿激素分泌不足而引起。丘脑下部损伤影响该两个核团时，可出现尿崩症。若颅底骨折越过蝶鞍或其附近时，常致丘脑下部损伤。当重度冲击伤或对冲伤性损伤致使脑底部沿纵轴猛烈前后滑动时，也可造成丘脑下部的损伤，而且往往累及垂体柄和垂体，其损伤病理多为灶性出血、水肿、缺血、软化及神经细胞坏死，偶可见垂体柄断裂和垂体内出血。尿崩症的临床症状以多尿为特征，24h尿量可达3～20L，甚至更多，对于清醒患者，出现烦渴，常头痛、疲乏、焦虑、失眠、反应迟钝等。颅脑外伤后出现尿崩即可考虑丘脑下部损伤，因为它是代表丘脑下部损伤的主要征象之一。有时对三脑室附近的灶性出血，常因容积效应影响不易在CT图像上显示，故对于丘脑下部仍以MRI为佳，即使只有细小的散在斑点状出血也能够显示，于急性期在T_2加权像上为低信号，在T_1加权像上则为等信号。亚急性和慢性期T_1加权像上出血灶为清晰的高信号，更利于识别。单纯丘脑下部损伤较少见，往往与严重脑挫裂伤、脑干损伤或颅内高压同时发生，临床表现复杂，极少有单纯的典型病例。

四、临床分期

下丘脑损伤分为原发性和继发性，前者由于下丘脑直接受到创伤所致，后者则常继发于颅内血肿、脑水肿、颅内压增高、脑疝。

五、临床表现

一般认为丘脑下部前区有副交感中枢，后区有交感中枢，两者在大脑皮质的控制下互相调节，故当丘脑下部受损时，较易引起自主神经功能紊乱。

1. *意识及睡眠障碍* 丘脑下部后外侧区与中脑被盖部均属上行性网状激动系统，系维持觉醒的激动机构，是管理觉醒和睡眠的重要所在，一旦受损，患者即可出现嗜睡症状，虽可唤醒，但旋又入睡，严重时可表现为昏睡不醒。

2. *体温调节障碍* 丘脑下部具有体温调节功能，当丘脑下部前部损害时，机体散热功能障碍，可出现中枢性高热，体温常常骤然升起，高达41℃甚至42℃，但皮肤干燥少汗，皮肤温度分布不均，四肢低于躯干，且无炎症及中毒表现，解热药亦无效；其后部损伤出现产热和保温作用失灵而引起体温过低，如合并结节部损伤，可出现机体代谢障碍，体温将更进一步降低，如丘脑下部广泛损伤，则体温随环境温度而相应升降。

3. *内分泌代谢功能紊乱*

(1)丘脑下部视上核、室旁核受损或垂体柄视上核-垂体束受累：致抗利尿激素合成释放障碍，引起中枢性尿崩，每天尿量达4000～10 000ml或以上，尿比重低于1.005。

(2)下丘脑-垂体-靶腺轴的功能失调：可出现糖、脂肪代谢的失调，尤其是糖代谢的紊乱，表现为高血糖，常与水代谢紊乱并存。患者血液渗透压增高，而尿中无酮体出现，患者严重失水，血液浓缩、休克，可出现高渗高糖非酮性昏迷，死亡率极高。

4. *循环及呼吸紊乱* 丘脑下部损伤后心血管功能可有各种不同变化，血压有高有低、脉搏可快可慢，但总的来说以低血压、脉速较多见，且波动性大，如果低血压合并有低温则预后不良。呼吸节律的紊乱与丘脑下后部分呼吸管理中枢受损有关，常表现为呼吸减慢甚至停止。视前区损伤时可发生急性中枢性肺水肿。

5. *消化系统障碍* 由丘脑下部前区至延髓迷走神经背核有一神经束，管理上消化道自主神经，其任何一处受损均可引起上消化道病变。故严重脑外伤累及丘脑下部时，易致胃、十二指肠黏膜糜烂、坏死、溃疡及出血。其成因可能是上消化道血管收缩、缺血；或因迷走神经过度兴奋；或与胃泌素分泌亢进、胃酸过高有关。除此之外，这类病人还常发生顽固性呃逆、呕吐及腹胀等症状。

6. *局部神经体征* 主要是鞍区附近的脑神经受累体征，包括视神经、视束、滑车神经等。

六、辅助检查

1. *头颅X线平片检查* 疑有颅骨骨折者应摄正、侧位片。枕部着力伤加摄额枕位(汤氏位)片，凹陷性骨折摄切线位片。疑有视神经损伤摄视神经孔位片，眼眶部骨折摄柯氏位片。

2. *腰穿* 了解蛛网膜下腔出血程度及颅内压情况。重型伤颅内高压明显或已出现脑疝征象者禁忌腰穿。

3. *CT扫描* 是辅助诊断颅脑损伤的重要依据，能显示颅骨骨折、脑挫裂伤、颅内血肿、蛛网膜下腔出血、脑室出血、气颅、脑水肿或脑肿胀、脑池和脑室受压移位变形、中线结构移位等。病情变化时应行CT复查。

4. MRI 急性颅脑损伤患者通常不做MRI检查。但对病情稳定的弥漫性轴索损伤、大脑半球底部、脑干、局灶性挫裂伤灶和小出血灶、等密度亚急性颅内血肿等，MRI常优于CT扫描。

七、诊断及鉴别诊断

1. 脑挫裂伤患者伴有明显的丘脑下部功能紊乱，有时持续高热达41℃。

2. 部分病例有尿崩症，24h尿量可达数千至10 000ml以上，比重在1.010以下。或伴有消化道出血，有时伴有末梢循环障碍。

3. 间脑发作，亦称后脑下部发作或间脑癫痫，为一种阵发出现的面颈部潮红、出汗、心悸、流泪、流涎、颤抖及胃肠不适感，每次发作历时数分钟至1～2h，但无抽搐，偶有尿意。

八、治　疗

脑下部损伤的治疗与原发性脑干损伤基本相同，只因丘脑下部损伤所引起的神经-内分泌紊乱和机体代谢障碍较多，在治疗上更为困难和复杂，必须在严密的观察、颅内压监护、血液生化检测和水电解质平衡的前提下，稳妥细心地治疗和护理。

九、并发症

1. 体温调节障碍　丘脑下部损伤所致的中枢性高热常骤然升起，高达41℃甚至42℃，但皮肤干燥少汗。

2. 水盐代谢紊乱　因下丘脑视上核和视旁核损伤或垂体柄视上-视旁束受累使抗利尿激素分泌不足而引起尿崩症。

3. 消化道障碍　严重脑外伤累及丘脑下部时易致胃、十二指肠黏膜"应激性溃疡"样改变，表现为糜烂、坏死、溃疡及出血。

4. 高渗性非酮症糖尿病昏迷　常与水代谢紊乱同时存在，表现为持续血糖升高，而尿中无酮体出现，患者严重失水，血液浓缩、休克、死亡率极高。

5. 循环及呼吸系统紊乱　下丘脑损伤后可导致循环系统以及呼吸系统改变，具体表现以低血压、脉速、呼吸减慢较多见，合并视前区损伤时可发生急性中枢性肺水肿。

十、预　后

注意并发症的治疗，如消化系统出血等，尤其应注意防治高渗高糖非酮性昏迷，如处理不及时，则预后多不佳，病死率极高。

（张洪钿　杨　艺　徐如祥）

参考文献

[1] 王忠诚，王忠诚神经外科学(彩图版).武汉：湖北科技出版社，2015

[2] 江基尧，朱波，罗其中. 上海：颅脑创伤临床救治指南.3版.上海：第二军医大学出版社，2007

[3] 中华医学会.临床技术操作规范：神经外科分册.北京：人民军医出版社，2010

[4] 江基尧，李维平，徐蔚，等.标准外伤大骨瓣与常规骨瓣治疗重型颅脑损伤多中心前瞻性临床对照研究.中华神经外科杂志，2004(1)：40-43

[5] 徐如祥.创伤性脑水肿研究进展.中国现代神经疾病杂志，2004(3)：141-145

[6] 王忠诚，赵元立.加强颅脑外伤临床基础研究提倡规范化治疗.中华神经外科杂志，2001(3)：4-5

[7] 章翔，费舟，王古祥，等.重型颅脑损伤临床救治经验，中华神经外科疾病研究杂志，2003(3)：203-207

[8] 张赛，只达石，努力改进我国颅脑创伤急救体系及监测技术.中华神经外科杂志，2005(4)：195-196

[9] 只达石，王忠诚，颅脑创伤规范化诊治的意义，中华创伤杂志，2002(2)：4-5

[10] Koerte IK, Lin AP, Willems A, et al.A review of neuroimaging findings in repetitive brain trauma. Brain Pathol, 2015,25(3)：318-349

[11] Merrick J.Traumatic brain injury：some good news.Int J Adolesc Med Health, 2015

[12] Williams OH, Tallantyre EC, Robertson NP.Traumatic brain injury：pathophysiology, clinical outcome and treatment.J Neurol,2015[Epub ahead of print]

[13] Stocchetti N, Taccone FS, Citerio G, et al. Neuroprotection in acute brain injury：an up-to-date review. Crit Care,2015,19(1)：186

第 20 章

外伤性颅内出血

颅内血肿属颅脑损伤严重的继发性病变，在闭合性颅脑损伤中约占 10%；在重型颅脑损伤中占 40%～50%。颅内血肿继续发展，容易导致脑疝。临床上常出现诊断和治疗的延误，从而造成不良后果。因此，颅内血肿的早期诊断和及时手术治疗非常重要。

第一节 概 述

一、分 类

1. 按血肿在颅内结构的解剖层次不同分类

(1)硬脑膜外血肿：指血肿形成于颅骨与硬脑膜之间者。

(2)硬脑膜下血肿：指血肿形成于硬脑膜与蛛网膜之间者。

(3)脑内(包括脑室内)血肿：指血肿形成于脑实质内或脑室内者(图 20-1)。

2. 按血肿的症状出现时间的不同分类

(1)急性型：伤后 3d 内出现者，大多数发生在 24h 内。

(2)亚急性型：伤后 4～21d 出现者。

(3)慢性型：伤后 3 周后出现者。

3. 特殊部位和类型的血肿　如颅后窝血肿、多发性血肿等。因各有其临床特点而与一般血肿有所区别。

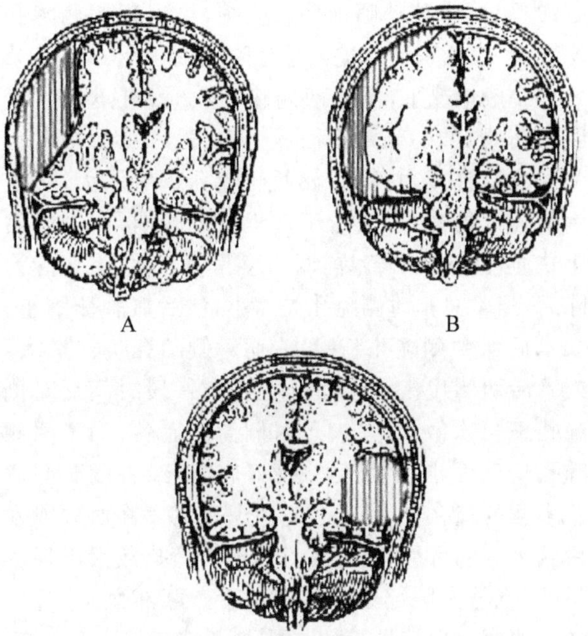

图 20-1　颅内血肿类型

A. 硬脑膜外血肿；B. 硬脑膜下血肿；C. 脑内血肿

二、临床表现

1. 头痛、恶心、呕吐　血液对脑膜的刺激或颅内血肿引起颅内压增高可引起症状。一般情况下，脑膜刺激所引起的头痛、恶心和呕吐较轻。在观察中若症状加重，出现剧烈头痛、恶心和频繁呕吐时，可能有颅内血肿，应结合其他症状或必要时采用辅助检查加以确诊。

2. 意识改变　进行意识障碍为颅内血肿的主要症状之一。颅内血肿出现意识变化过程，与原发性脑损伤的轻重有密切关系，通常有三种情况：①原发性脑损伤较轻，可见到典型的“中间清醒期”(昏迷→清醒→再昏迷)，昏迷出现的早晚与损伤血管的大小或出血的急缓有关，短者仅 20min 或 30min，长者可达数日，但一般多在 24h 内。有的伤后无昏迷，经过一段时间后出现昏迷(清醒→昏迷)，多见于小儿，容易导致漏诊。②若原发性脑损伤较重，则常表现为昏迷程度进行性加深(浅昏迷→昏迷)，或一度稍有好转后又很快恶化(昏迷→好转→昏迷)。③若原发性脑损伤过于严重，可表现为持续性昏迷。一般认为，原发性昏迷时间的长短取决于原发性脑损伤的轻重，而继发性昏迷出现的迟早主要取决于血肿形成的速度。所谓的中间清醒期或中间好转期，实质上就是血肿逐渐长大，脑受压不断加重的过程，因而，在此期内，患者常有躁动、嗜睡、头痛和呕吐加重等症状。在排除了由于药物引起的嗜睡或由于尿潴留等原因引起的躁动后，即应警惕有合并颅内血肿的可能。

3. *瞳孔改变* 对于颅内血肿者，阳性体征的出现极为重要。一侧瞳孔进行性散大，光反应消失，是小脑幕切迹疝的重要征象之一。在瞳孔散大之前，常有短暂的瞳孔缩小，这是动眼神经受刺激的表现。瞳孔散大多出现在血肿的同侧，但约10%的患者发生在对侧。若脑疝继续发展，则脑干受压更加严重，中脑动眼神经核受损，可出现两侧瞳孔均散大，表明病情已进入垂危阶段。

一般情况下，出现两侧瞳孔散大，可迅速注入脱水药物，如一侧缩小而另一侧仍然散大，则散大侧多为脑疝或血肿侧；如两侧瞳孔仍然散大，则表示脑疝未能复位，或由于病程已近晚期，脑干已发生缺血性软化。若术前两侧瞳孔均散大，将血肿清除后，通常总是对侧瞳孔先缩小，然后血肿侧缩小；如术后血肿侧瞳孔已缩小，而对侧瞳孔仍然散大，或术后两侧瞳孔均已缩小，但经过一段时间后对侧瞳孔又再次散大，多表示对侧尚有血肿；如术两侧瞳孔均已缩小，病情已一度好转，但经一段时间后手术侧的瞳孔再度散大，应考虑有复发性血肿或术后脑水肿的可能，还应及时处理。瞳孔散大出现的早晚，也与血肿部位有密切关系。颞部血肿，瞳孔散大通常出现较早，额极血肿则出现较晚。

4. *生命体征变化* 颅内血肿者多有生命体征的变化。血肿引起颅内压增高时，可出现Cushing反应，血压出现代偿性增高，脉压增大，脉搏徐缓、充实有力，呼吸减慢、加深。血压升高和脉搏减慢常较早出现，颅后窝血肿时，则呼吸减慢较多见。随着颅内压力的不断增高，延髓代偿功能衰竭，出现潮式呼吸乃至呼吸停止，随后血压亦逐渐下降，并在呼吸停止后，经过一段时间心搏亦停止。如经复苏措施，心搏可恢复，但如血肿未能很快清除，则呼吸恢复困难。一般而言，如果血压、脉搏和呼吸三项中有两项的变化比较肯定，对颅内血肿的诊断有一定的参考价值。但当合并胸、腹腔脏器损伤合并休克时，常常出现血压偏低、脉搏增快，此时颅内血肿的生命体征变化容易被掩盖，必须提高警惕。

5. *躁动* 常见于颅内血肿患者，容易被临床医生所忽视，或不作原因分析即给予镇静药，以致延误早期诊断。躁动通常发生在中间清醒期的后一阶段，即在脑疝发生(继发性昏迷)前出现。

6. *偏瘫* 颅内血肿所致偏瘫主要有两种原因：①幕上血肿形成小脑幕切迹疝后，疝出的脑组织压迫同侧大脑脚，引起对侧中枢性面瘫和上、下肢瘫痪，同时伴有同侧瞳孔散大和意识障碍。但也有少数患者的偏瘫发生在血肿的同侧，这是因为血肿将脑干推移致对侧，使对侧大脑脚与小脑幕游离缘相互挤压。这时偏瘫与瞳孔散大均发生在同一侧，多见于硬脑膜下血肿。偏瘫的肢体可出现肌张力增高，腱反射亢进和病理反射阳性。如脑干受压较重，可出现双侧病理反射。②血肿直接压迫大脑运动区。由于血肿的位置多偏低或比较局限，故瘫痪的范围也多较局限，如额叶血肿和额颞叶血肿仅出现中枢性面瘫或中枢性面瘫与上肢瘫。范围较广泛的血肿亦可出现偏瘫，但一般瘫痪的程度多较轻。有时随着血肿的发展，先出现中枢性面瘫，而后出现上肢瘫，最后出现下肢瘫。矢状窦旁的血肿可出现对侧下肢单瘫，跨矢状窦的血肿可出现截瘫。左侧半球血肿还可伴有失语。③由伴发的脑挫裂伤直接引起，这种偏瘫多在伤后立即出现。

7. *去脑强直* 在伤后立即出现此症状，应考虑为原发性脑干损伤。如在伤后观察过程中出现此症状时，则为颅内血肿或脑水肿继发性脑损害所致。

8. *其他症状* 婴幼儿颅内血肿可出现前囟突出。此外，由于婴幼儿的血容量少，当颅内出血量达100 ml左右即可产生贫血的临床表现，甚至发生休克。小儿的慢性血肿可出现头颅增大等。

三、诊断要点

1. *颅骨X线平片* 在患者情况允许时，应行颅骨X线平片检查，借此可确定有无骨折及其类型，尚可根据骨折线的走行判断颅内结构可能出现的损伤情况，利于进一步的检查和治疗。颅盖骨骨折X线平片检查确诊率为95%～100%，骨折线经过脑膜中动脉沟、静脉窦走行区时，应注意有无硬脑膜外血肿发生的可能。颅底骨折经X线平片确诊率仅为50%左右，因此，必须结合临床表现做出诊断，如有无脑神经损伤及脑脊液漏等。

2. *头颅 CT 扫描*　是目前颅脑损伤的诊断的最理想检查方法。可以准确地判断损伤的类型及血肿的大小、数量和位置。脑挫裂伤区可见点、片状高密度出血灶，或为混杂密度；硬脑膜外血肿在脑表面呈现双凸透镜形高密度影；急性硬脑膜下血肿则呈现新月形高密度影；亚急性或慢性硬脑膜下血肿表现为稍高密度、等密度或稍低密度影。

3. *头颅 MRI 扫描*　一般较少用于急性颅脑损伤的诊断。头颅 CT 和 MRI 扫描对颅脑损伤的诊断各有优点。对急性脑外伤的出血部分，CT 显示较 MRI 为佳，对于亚急性、慢性血肿及脑水肿的显示，MRI 常优于 CT。急性早期血肿在 T_1 及 T_2 加权像上均呈等信号强度，但亚急性、慢性血肿在 T_1 加权像上呈高信号，慢性血肿在 T_2 加权像上可见低信号边缘，血肿中心呈高信号。应注意血肿与脑水肿的 MRI 影像鉴别。

四、治　疗

1. *早期诊断*　脑疝发生或脑干受压时间的长短与颅内血肿的治疗效果有密切关系。因此，对颅脑损伤患者必须严密观察伤情变化。若出现上述临床表现如较重的头痛、呕吐、颅内压增高与其他早期的生命体征变化等，应高度怀疑为颅内血肿。应结合外力性质、着力部位、头皮伤情况、颅骨骨折与血管沟的关系等，做出早期诊断。同时，CT 扫描的广泛应用，可明确了解血肿的部位、大小和脑损伤情况，并能动态观察血肿的情况。

2. *早期手术*　对有颅内血肿可能的患者，应在观察过程中先把头发剃光，并做好手术器械的消毒和人员组织的准备，诊断一经确定，即应很快施行手术。对已有一侧瞳孔散大的脑疝患者，应在静脉滴注强力脱水药物的同时，做好各项术前准备，患者一经送到手术室，立即进行手术。对双侧瞳孔散大、病理呼吸、甚至呼吸已经停止的患者，抢救更应当争分夺秒，立即在气管插管辅助呼吸下进行手术。为了争取时间，术者可带上双层手套（不必刷手），迅速进行血肿部位钻孔，排出部分积血，使脑受压得以暂时缓解，随后再扩大切口或采用骨瓣开颅，彻底清除血肿。

3. *钻孔检查*　当病情危急，又未做 CT 扫描，血肿部位不明确者，可先做钻颅探查。在选择钻孔部位时，应注意分析损伤的机制，参考瞳孔散大的侧别、头部着力点、颅骨骨折的部位、损伤的性质及可能发生的血肿类型等安排钻孔探查的先后顺序（图 20-2）。

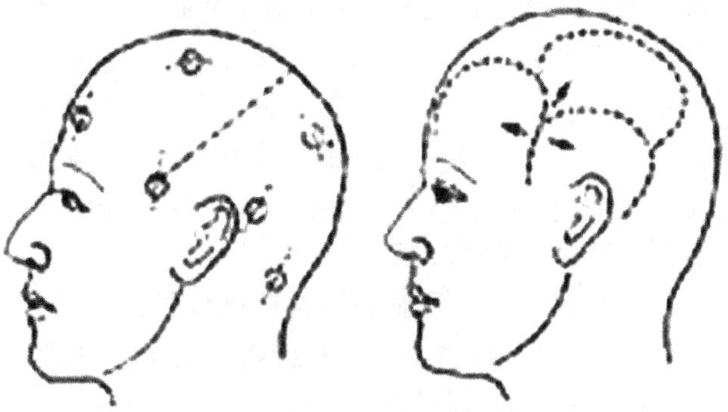
A　　　　　　B

图 20-2　钻孔检查

A. 常用钻孔探查部位；B. 开颅手术切口设计

(1)瞳孔散大的侧别：因多数的幕上血肿发生在瞳孔散大的同侧，故首先应选择瞳孔散大侧进行钻孔。如双侧瞳孔均散大，应探查最先散大的一侧。如不知何侧首先散大，可在迅速静脉滴入强力脱水药物过程中观察，如一侧缩小而另侧仍散大或变化较少，则首先在瞳孔仍然散大侧钻孔。

(2)头部着力部位：借头皮损伤的部位来推断头部着力点。如着力点在额部，血肿多在着力点处或其附近，很少发生在对冲部位，应先探查额部和颞部。如着力点在颞部，则血肿多发生在着力部位，但也可能发生在对冲的颞部，探查时宜先探查同侧颞部，然后再探查对侧颞部。如着力点在枕部，则以对冲部位的血肿为多见，探查应先在对侧额叶底部和颞极部，然后同侧的额叶底部和颞极部，最后在着力侧的颅后窝和枕部。

(3)骨折有无和骨折部位：骨折线通过血管沟，并与着力部位和瞳孔散大的侧别相一致时，以硬脑膜外血肿的可能性为大，应首先在骨折线经过血管沟处钻孔探查。若骨折线经过上矢状窦，则应在矢状窦的两侧钻孔探查，并先从瞳孔散大侧开始。如无骨折，则以硬脑膜下血肿的可能性为大，应参考上述的头部着力部位确定钻孔探查顺序。

(4)损伤的性质：减速性损伤的血肿，即可发生在着力部位，也可发生在对冲部位，例如枕部着力时，发生对冲部位的硬脑膜下血肿机会较多，故应先探查对冲部位，根据情况再探查着力部位。前额部着力时，应探查着力部位。头一侧着力时，应先探查着力部位，然后再探查对冲部位。加速性损伤，血肿主要发生在着力部位，故应在着力部位探查。

(5)应注意多发血肿存在的可能：颅内血肿中约有 15%为多发性血肿。在清除 1 个血肿后，如颅内压仍很高，或血肿量少不足以解释临床症状时，应注意寻找是否还有其他部位的血肿，如对冲血肿、深部的脑内血肿和邻近部位的血肿等。怀疑多发血肿，情况容许时，应立即进行 CT 检查，诊断证实后再行血肿清除。

4. *减压术* 清除血肿后脑迅速肿胀，无搏动，且突出于骨窗处，经注入脱水药物无效者，在排除多发性血肿后，应同时进行减压术。术中脑膨出严重，缝合困难者，预后多不良。

5. *注意合并伤的处理* 闭合性颅脑伤患者在观察过程中出现血压过低时，除注意头皮伤的大量失血或婴幼儿颅内血肿所引起外，应首先考虑有其他脏器损伤，而未被发现，必须仔细进行全身检查，根据脏器出血和颅内血肿的急缓，决定先后处理顺序。一般应先处理脏器出血，然后行颅内血肿清除手术。如已出现脑疝，可同时进行手术。

6. *复发血肿或遗漏血肿的处理* 术后病情一度好转，不久症状又加重者，应考虑有复发性血肿或多发性血肿被遗漏的可能。如及时再次进行手术清除血肿，仍能取得良好效果。如无血肿，则行一侧或双侧颞肌下减压术，也可使患者转危为安。

第二节 急性与亚急性硬膜外血肿

在颅脑损伤中，硬脑膜外血肿占 30%左右，可发生于任何年龄，但以 15—30 岁的青年比较多见。小儿则很少见，可能因小儿的脑膜中动脉与颅骨尚未紧密靠拢有关。血肿好发于幕上半球的凸面，绝大多数属于急性，亚急性型者少见，慢性型者更为少见。本节主要讨论急性与亚急性硬脑膜外血肿的内容。

一、出血来源与血肿位置

1. *脑膜中动脉* 为最为常见的动脉破裂出血点。脑膜中动脉经棘孔进入颅腔后，沿脑膜中动脉沟走行，在近翼点处分为前后两支，当有骨折时，动脉主干及分支可被撕破出血，造成硬脑膜外血肿。脑膜中动脉的前支一般大于后支，骨沟也较深，故前支较后支更容易遭受损伤，发生血肿的机会也更多，而且，血肿形成的速度也更快。

2. *静脉窦* 骨折若发生在静脉窦附近，可损伤颅内静脉窦引起硬脑膜外血肿，血肿多发生在矢状窦和横窦，通常位于静脉窦的一侧，也可跨越静脉窦而位于其两侧，称为骑跨性血肿。

3. *脑膜中静脉* 与脑膜中动脉伴行，较少损伤，出血较缓慢，容易形成亚急性或慢性血肿。

4. *板障静脉或导血管* 颅骨板障内有网状的板障静脉和穿通颅骨的导血管。骨折时出血，流入硬脑膜外间隙形成血肿，系静脉性出血，形成血肿较为缓慢。

5. *脑膜前动脉和筛动脉* 是硬脑膜外血肿出血来源中少见的一种，发生于前额部和颅前窝底骨折时，出血缓慢，易漏诊。

此外，少数病例并无骨折，可能是外力造成颅骨与硬脑膜分离，以致硬脑膜表面的小血管撕裂，此类血肿形成亦较缓慢。

6. *血肿位置* 硬脑膜外血肿最多见于颞部、额顶部和颞顶部。近脑膜中动脉主干处的出血，血肿多在颞部，可向额部或顶部扩展；前支出血，血肿多在额顶部；后支出血，则多在颞顶部；由上矢状窦出血形成的血肿则在它的一侧或两侧；横窦出血形成的血肿多在颅后窝或同时发生在颅后窝与枕部。脑膜前动脉或筛动脉所形成的血肿则在额极或额叶底部。

二、临床表现

1. *颅内压增高* 由于血肿形成造成颅内压增高，在患者中间清醒期内，颅内压增高症更为明显，常有剧烈头痛、恶心、呕吐、血压升高、呼吸和脉搏缓慢等表现，并在再次昏迷前患者出现躁动不安。

2. *意识障碍* 一般情况下，因为脑原发性损伤比较轻，伤后原发性昏迷的时间较短，多数出现中间清醒或中间好转期，伤后持续性昏迷者仅占少数。中间清醒或中间好转时间的长短，与损伤血管的种类及血管直径的大小有密切关系。大动脉出血急剧，可在短时间内形成血肿，其中间清醒期短，再次昏迷出现较早，多数在数小时内出现。个别严重者或合并严重脑挫裂伤，原发性昏迷未恢复，继发性昏迷又出现，中间清醒期不明显，酷似持续性昏迷。此时，与单纯的严重脑挫伤鉴别困难。但可详细了解伤后昏迷过程，如发现昏迷程度有进行性加重的趋势，应警惕有颅内血肿的可能。

3. *神经损害症状与体征*　硬脑膜外血肿多发生在运动区及其附近，可出现中枢性面瘫、偏瘫及运动性失语等；位于矢状窦的血肿可出现下肢单瘫；颅后窝硬脑膜外血肿出现眼球震颤和共济失调等。

4. *脑疝症状*　当血肿发展很大，引起小脑幕切迹疝时，则出现 Weber 综合征，即血肿侧瞳孔散大，对光反应消失，对侧肢体瘫痪，肌张力增高，腱反射亢进和病理反射阳性。此时伤情多发展急剧，短时间内即可转入脑疝晚期，有双瞳散大、病理性呼吸或去大脑强直等表现。如抢救不及时，即将引起严重的脑干损害，导致生命中枢衰竭而死亡。

三、诊断要点

1. *临床观察*　尤为重要，若有头部一侧着力的外伤史，头皮肿胀或伴有骨膜下血肿，患者出现头痛呕吐加剧、躁动不安、Cushing 征或出现新的体征，或伤后有中间清醒期或意识障碍过程，应高度怀疑颅内血肿。

2. *特殊检查*

(1)颅骨 X 线平片：颅骨骨折发生率高，硬脑膜外血肿患者约有 95%显示颅骨骨折，且绝大多数发生在着力部位。以线形骨折最多，凹陷骨折少见。骨折线往往横过脑及脑膜血管沟或静脉窦。

(2)CT 或 MRI 检查：对重症患者应作为首选检查项目，不仅能迅速明确诊断，缩短术前准备时间，而且可显示血肿发生的位置，为手术提供准确部位。一般而言，CT 的阳性发现在急性期优于 MRI(图 20-3)。

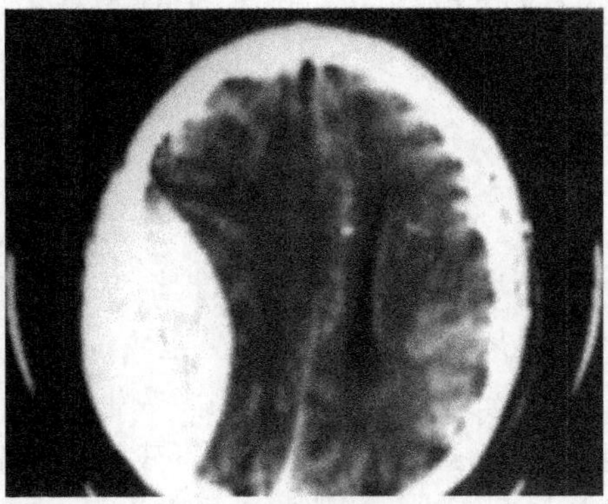

图 20-3　右颞硬脑膜外血肿

(3)脑血管造影：在无 CT 设备时，如病情允许可行脑血管造影检查，在血肿部位显示典型的双凸形无血管区，并有中线移位等影像。在病情危急时，应根据受伤部位、局灶神经症状、体征及 X 线颅骨平片征象果断进行血肿探查和清除术。

四、治　疗

1. *手术治疗*

(1)手术指征

①无论患者的 GCS 评分如何，只要急性硬脑膜外血肿＞30 ml，需立刻手术清除。

②对于 GCS 评分＜9 分，瞳孔不等大的患者必须马上行手术清除血肿。

(2)手术方法：多采用骨窗开颅或骨瓣开颅术，彻底清除血肿、充分止血，必要时行硬脑膜下探查术。目前，由于 CT 扫描技术的广泛应用，可充分了解血肿的部位、大小和脑损伤情况，并能动态地观察血肿的变化，明显提高了血肿患者救治的成功率(图 20-4)。

①骨窗开颅硬膜外血肿清除术：适用于病情危急，已有脑疝甚至来不及行影像学诊断及定位，直接送入手术室抢救的患者。应先行钻孔探查，根据情况扩大成骨窗并清除血肿。钻孔的顺序应是先在瞳孔散大侧颞部骨折线的附近，探得血肿后按需要延长切口，扩大骨孔，排出血肿，并妥善止血。若清除血肿后硬脑膜张力仍高，或膨出或呈蓝色时均应切开探查，以免遗漏脑膜下或脑内血肿。术毕，硬膜外置橡皮引流条，分层缝合头皮。颅骨缺损留待 2～3 个月之后择期修补。

②骨瓣开颅硬膜外血肿清除术：适用于血肿定位明确的病例。根据影像学检查结果，行骨瓣开颅。暴露血肿后，可由血肿周边向血肿最厚处近颅底侧逐渐剥离，多能发现已破裂的硬脑膜动、静脉，予以电凝或缝扎。待血肿清除后，生理盐水反复冲洗创面，核实确无活动出血点后，悬吊硬脑膜于骨窗外缘，还纳骨瓣，分层缝合头皮，硬膜外置引流 24～48 h。血肿清除后，如果发现有硬脑膜张力高或疑有硬脑膜下血肿时，应切开硬膜探查。

③钻孔穿刺清除硬膜外血肿：适用于特急性硬膜外血肿的紧急抢救，为暂时缓解颅内高压，赢得时间，先行锥孔或钻孔排出部分液态血肿。这种应急措施已用于院前急救或脑内血肿的引流。

2. *非手术治疗*　非手术治疗适用于以下患者：①GCS 评分＞8 分，神志清楚、病情平稳；②CT 检查血肿量＜30ml，而且最大厚度＜15mm，中线移位＜5mm，非颅中窝或颅后窝血肿，没有局灶损

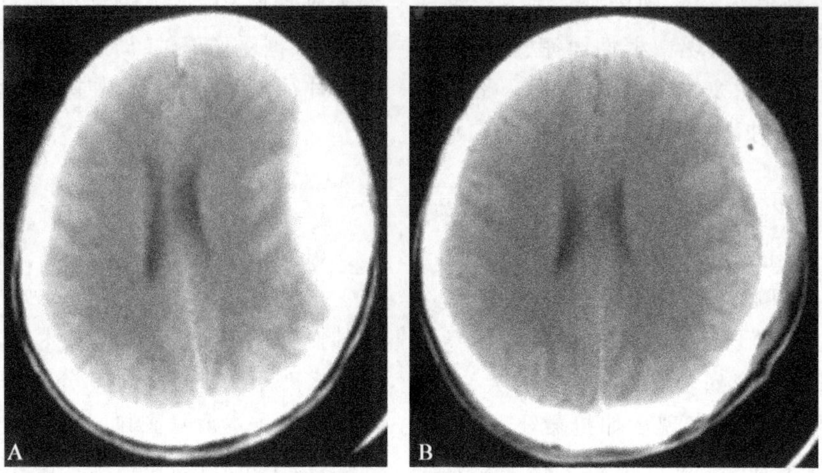

图 20-4　急性硬脑膜外血肿手术前后 CT 扫描

害症状的患者可以非手术治疗，但必须严密观察病情变化，并行 CT 动态观察血肿变化。治疗措施应是在严密观察患者临床表现及生命体征的前提下，采用脱水药、激素、止血药等治疗，进行 CT 做动态观察，以策安全。

第三节　慢性硬脑膜外血肿

慢性硬膜外血肿较少见，系指伤后 2～3 周或以上出现血肿者。一般而言，伤后 13d 以上，血肿开始有钙化现象即可作为慢性血肿的诊断依据。

慢性硬膜外血肿的转归与硬膜下血肿不同，通常在早期呈血凝块状，后期在局部硬脑膜上形成一层肉芽组织，这些肉芽组织可在 CT 上显示。仅有少数慢性血肿形成包膜及中心液化，但为时较久，一般约需 5 周。临床上可发现少数迟发性硬脑膜外血肿，即首次 CT 扫描时无明显影像异常，但在相隔几小时甚至十多天之后再次 CT 扫描时时，才发现的血肿，这指血肿的期龄或病程的急缓。此外，整个硬膜外血肿的 5%～22%，男性青年较多，原因可能是患者头部外伤时存在硬脑膜的出血源，但因伤后脑组织水肿、其他先此形成的血肿及某些引起颅内压增高的因素，形成了填塞效应而对出血源有压迫作用。但继后若采用过度换气、强力脱水、脑脊液漏、清除颅内血肿及手术减压等措施，或因全身性低血压的影响使颅内高压迅速降低，突然失去了填塞效应，故而造成硬脑膜自颅骨剥离，遂引起迟发性硬膜外血肿。

一、临床表现

以青年男性为多见，好发部位与急性或亚急性硬膜外血肿相似，多位于额、顶、枕等处，位于颞部较少。临床出现慢性颅内高压症状，也可出现神经系统阳性体征，如意识障碍、偏瘫、瞳孔异常或眼部症状等。

二、诊断要点

1. 慢性硬膜外血肿的诊断有赖影像学检查。绝大多数患者有颅骨骨折，骨折线往往穿越硬膜血管压迹或静脉窦。

2. CT 扫描表现典型，见位于脑表面的梭形高密度影，周界光滑，边缘可被增强，偶见钙化。MRI 扫描 T_1 和 T_2 加权像上均呈边界锐利的梭形高信号区。

三、治　疗

1. 对已有明显病情恶化的患者，应及时施行手术治疗。除少数血肿发生液化，包膜尚未钙化者，可行钻孔冲洗引流之外，其余大多数患者须行骨瓣开颅清除血肿，达到暴露充分与不残留颅骨缺损的目的，同时，利于术中查寻出血点和施行止血操作。

2. 对个别神志清楚、症状轻微、没有明显脑功能损害的患者，亦有人采用非手术治疗，在 CT 监护下任其自行吸收或机化。

第四节　急性、亚急性硬膜下血肿

硬脑膜下血肿可分为急性、亚急性和慢性三种。本节主要讨论急性、亚急性血肿。急性、亚急性硬脑膜下血肿在闭合性颅脑损伤中占 5% ～ 6%，在颅内血肿中占 50%～60%，为颅内血肿中最常见者，也是颅脑患者死亡的主要原因之一。

急性和亚急性硬脑膜下血肿与脑挫裂伤的关系密切，多发生在减速性损伤。大多数血肿的出血来源为脑皮质的静脉和动脉。血肿常发生在着力部位的脑凸面、对冲部位或着力部位的额、颞叶底部和极部，多与脑挫裂伤同时存在，其实为脑挫裂伤的一种并发症，称为复合性硬脑膜下血肿。复合性硬脑膜下血肿受继发性脑水肿所引起的颅内压升高的限制，出血量多不大，多局限在挫裂伤部位，与挫伤的脑组织混杂在一起。当然，如脑挫裂伤和脑水肿不重，也可形成较大的血肿。另一种比较少见的称为单纯型硬脑膜下血肿。由于桥静脉在经硬脑膜下腔的一段被撕裂或静脉窦本身被撕裂所致。血肿常分布于大脑凸面的较大范围，以位于额顶部者多见。如回流到矢状窦的桥静脉或矢状窦被撕裂，血肿除位于大脑凸面外，也可分布于两大脑半球间的纵裂内；如果回流到横窦或岩上窦的脑底部静脉撕裂，则血肿也可位于脑底部。单纯型硬脑膜下血肿伴有的原发性脑损伤多较轻，出血量一般较复合型者为多，如及时将血肿清除，多可获得良好的效果。

一、临床表现

其临床表现系在脑挫裂伤症状的基础上又加上脑受压的表现。

1. *意识障碍*　复合性硬脑膜下血肿临床表现与脑挫裂伤相似，有持续性昏迷，或意识障碍的程度逐渐加重，有中间清醒期或中间好转期者较少，如果出现，时间也比较短暂。单纯性或亚急性硬脑膜下血肿由于出血速度较慢，多有中间清醒期。因此，在临床上，对伴有较重脑挫裂伤的患者，在观察过程中如发现意识障碍加重时，应考虑有血肿存在的可能。

2. *瞳孔改变*　由于病情进展迅速，复合性血肿多很快出现一侧瞳孔散大，而且由于血肿增大，对侧瞳孔亦散大；单纯性或亚急性血肿的瞳孔变化多较慢。

3. *偏瘫*　主要有 3 种原因：①伤后立即出现的偏瘫系脑挫裂伤所致；②由于小脑幕切迹疝所致的偏瘫，在伤后一定时间才出现，常同时出现一侧瞳孔散大和意识进行性障碍；③颅内血肿压迫运动区，也在伤后逐渐出现，一般无其他脑疝症状，瘫痪多较轻。复合性血肿时，上述三种原因均可存在；而单纯性血肿则主要为后两种原因。

4. *颅内压增高和脑膜刺激症状*　出现头痛、恶心、呕吐、躁动和生命体征的变化，颈强直和凯尔尼格征阳性等脑膜刺激症状也比较常见。

5. *其他*　婴幼儿血肿时，可出现前囟隆起，并可见贫血，甚至发生休克。

二、诊断要点

1. *病史*　有较重的头部外伤史，头痛、呕吐、躁动常较重，伤后原发性意识障碍的时间较长，可出现中间好转期或意识障碍的逐渐加重，出现血压升高，呼吸、脉搏缓慢等脑受压征象，部分患者体温多在 38℃以上，可有限局性癫痫发作，提示为急性硬脑膜下血肿。

2. *辅助检查*　主要依靠 CT 扫描，既可了解脑挫裂伤情况，又可明确有无硬脑膜下血肿；颅骨 X 线平片检查发现有 50% 患者可出现骨折，但定位意义没有硬膜外血肿重要，只能用作分析损伤机制的参考；磁共振成像(MRI)不仅能直接显示损伤程度与范围，同时对处于 CT 等密度期的血肿有独到的效果，因红细胞溶解后高铁血红蛋白释出，T_1、T_2 均显示高信号，故有其特殊优势；此外，脑超声波检查或脑血管造影检查，对硬膜下血肿亦有定侧或定位的价值。

三、治　疗

1. *手术治疗*

(1)手术指征

①无论患者的 GCS 评分如何，硬脑膜下血肿厚度＞10 mm，或中线移位＞5 mm 的患者，都需要手术清除血肿。

②所有 GCS 评分＜9 分的患者都应行颅内压监测，严密观察病情变化。

③对于血肿最大厚度＜10 mm，中线移位＜5 mm，GCS＜9 分的昏迷患者，如果从受伤到医院就

诊时 GCS 评分下降 2 分以上，也应手术治疗。

(2)手术方法：须依病情而定，常用的手术方法以下 3 种。

①钻孔冲洗引流术：根据 CT 显示血肿所在部位，行钻孔引流，若术前来不及定位，则应按致伤机制及着力点，结合患者做床表现做出定位，然后按序钻孔。若有对冲性损伤应首先在颞前部钻孔，其次为额部和顶部；若系直接冲击伤，则先在着力部，继而于对冲部位钻孔探查。

②骨窗或骨瓣开颅术：适用于血肿定位明确的患者；或经钻孔探查发现血肿呈凝块状，难以冲洗排出者；或于钻孔冲洗引流过程中有鲜血不断流出者；或于清除血肿后，脑组织迅速膨起，颅内压力又复升高者。可扩大钻孔为骨窗或行骨瓣开颅，在良好显露下，充分清除血肿及挫伤的脑组织，妥善止血。必要时行脑穿刺排除脑内血肿，并行脑室穿刺引流或脑基底引流。

③颞肌下减压或去骨瓣减压术：急性硬脑膜下血肿伴有严重脑挫裂伤、脑水肿或并发脑肿胀时，虽经彻底清除血肿及挫伤脑组织之后，颅内压仍不能有效缓解，脑组织依然膨隆时，需行颞肌下减压或去骨瓣减压，必要时尚需将受累的额极和颞极切除，做内减压。

2. 非手术治疗　急性、亚急性硬脑膜下血肿无论手术与否，均须进行及时、合理的非手术治疗，特别在急性血肿术后，尤为重要。

第五节　慢性硬膜下血肿

慢性硬脑膜下血肿是指头部伤后 3 周以上出现症状者，血肿位于硬脑膜与蛛网膜之间，具有包膜。好发于小儿及老年人，占颅内血肿的 10%。占硬脑膜下血肿的 25%。起病隐袭，临床表现多不明显，容易误诊。从受伤到发病的时间，一般在 1～3 个月。

一般将慢性硬脑膜下血肿分为婴幼儿型及成人型。成人型绝大多数都有轻微头部外伤史，老年人额前或枕后着力时，脑组织在颅腔内的移动较大，易撕破桥静脉，其次静脉窦、蛛网膜粒等也可受损出血。非损伤性慢性硬脑膜下血肿十分少见，可能与动脉瘤、脑血管畸形或其他脑血管疾病有关。慢性硬膜下血肿扩大的原因，可能与患者脑萎缩、颅内压降低、静脉张力增高及凝血机制障碍等因素有关。

婴幼儿慢性硬脑膜下血肿以双侧居多，除产伤和一般外伤引起外，营养不良、坏血症、颅内外炎症及有出血性素质的儿童，甚至严重脱水的婴幼儿，也可发生本病。出血来源多为大脑表面汇入上矢状窦的桥静脉破裂所致，非外伤性硬膜下血肿则可能由全身性疾病或颅内炎症所致的硬脑膜血管通透性改变引起。

一、临床表现

临床表现存在很大差异，可将其归纳为 3 种类型。

1. 发病以颅内压增高症状为主者，较常见，表现为头痛、呕吐、复视和视盘水肿等，但缺乏定位症状，易误诊为颅内肿瘤。

2. 发病以智力和精神症状为主者，表现为头晕、耳鸣、记忆力和理解力减退，精神迟钝或精神失常等，易误诊为神经官能症或精神病。

3. 发病以神经局灶症状和体征为主者，如出现局限性癫痫、偏瘫、失语等，易与颅内肿瘤混淆。婴幼儿型慢性硬脑膜下血肿，常表现有前囟突出、头颅增大类似脑积水的征象，常伴有贫血等症状。

二、诊断要点

1. 出现上述的临床表现。

2. 辅助检查：头颅 CT 扫描不仅能从血肿的形态上估计其形成时间，而且能从密度上推测血肿的期龄。一般从新月形血肿演变到双凸形血肿，需 3～8 周，血肿的期龄平均在 3.7 周时呈高密度，6.3 周时呈低密度，至 8.2 周时则为等密度。但对某些无占位效应或双侧慢性硬膜下血肿的患者，必要时尚需采用增强后延迟扫描的方法，提高分辨率。此外，MRI 更具优势，对 CT 呈等密度时的血肿或积液均有良好的图像鉴别(图 20-5)。

三、治　疗

慢性硬脑膜下血肿，一旦出现颅内压增高症状，即应施行手术治疗，可采用不同方法。

1. 钻孔或锥孔冲洗引流术　根据血肿的部位和大小选择单孔或双孔冲洗(前后两孔，一高一低)引流。引流管 3～5d 拔除。复查脑受压解除、中线结构复位情况。

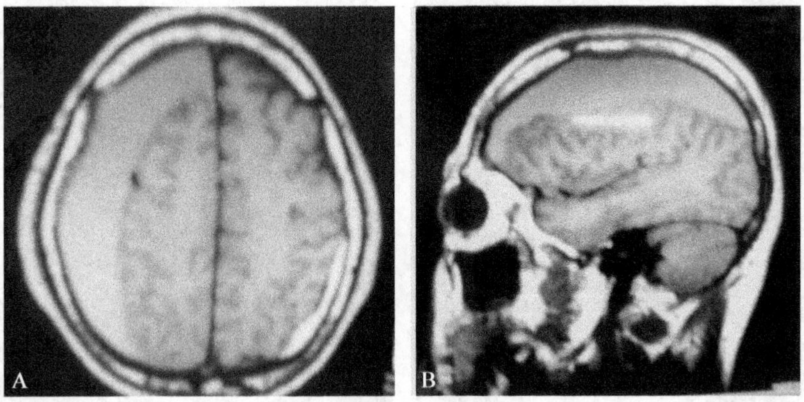

图 20-5　慢性硬脑膜下血肿：MRI 影像学表现

2. *前囟硬脑膜下穿刺术*　小儿慢性硬脑膜下血肿，前囟未闭者，可经前囟行硬膜下穿刺抽吸积血。

3. *骨瓣开颅慢性硬膜下血肿清除术*　适用于包膜较肥厚或已有钙化的慢性硬膜下血肿。

第六节　脑内血肿

外伤性脑内血肿，可发生于脑组织的任何部位，系指外伤后发生在脑实质内的血肿。它常与枕部着力的额、颞部对冲性脑挫裂伤并存，也可由着力部位凹陷骨折所致。在闭合性脑损伤中其发生率为0.5%～1%。外伤性脑内血肿多数属于急性，少数为亚急性。一般分为浅部与深部两型，前者又称复合型脑内血肿，后者又称为单纯型脑内血肿，临床上以浅部血肿较多见。浅部血肿多由于挫裂的脑皮质血管破裂出血所引起，因此在血肿表面常可有不同程度的脑挫裂伤，时常与急性硬脑膜下血肿同时存在，临床表现急促，一般而言，血肿多位于额叶和颞叶前部靠近脑底的部位；深部血肿多位于脑白质内，系脑深部血管破裂出血所致，可向脑室破溃造成脑室内出血，脑表面无明显损伤或仅有轻度挫伤，触诊可有波动感。

一、临床表现

脑内血肿与伴有脑挫裂伤的复合性硬脑膜下血肿的症状极为相似，常出现以下症状与体征。

1. *颅内压增高和脑膜刺激症状*　头痛、恶心、呕吐、生命体征的变化等均比较明显。部分亚急性或慢性脑内血肿，病程较为缓慢，主要表现为颅内压增高，眼底检查可见视盘水肿。

2. *意识改变*　伤后意识障碍时间较长，观察中意识障碍程度多逐渐加重，有中间清醒期或中间好转期者较少。因脑内血肿常伴有脑挫裂伤或其他类型血肿，伤情变化多较急剧，可很快出现小脑幕切迹疝。

3. *症状、体征*　多数血肿位于额叶、颞叶前部且靠近其底面，常缺乏定位体征。位于运动区附近的深部血肿，可出现偏瘫、失语和局限性癫痫等。

二、诊断要点

1. 与复合性硬脑膜下血肿相似，急性及亚急性脑内血肿患者于颅脑损伤后出现进行性颅内压增高及脑受压征象时，应进行头颅 CT 扫描、MRI 扫描或脑血管造影检查，以明确诊断。

2. 紧急情况下，可根据致伤机制分析或采用脑超声波定位，尽早在颞部或可疑的部位钻孔探查，并行额叶及颞叶穿刺，以免遗漏脑内血肿。

3. CT 平扫：90%以上急性期脑内血肿可显示高密度团块，周围有低密度水肿带；2～4 周时血肿变为等密度，易于漏诊；至 4 周以上时则呈低密度（图 20-6）。

4. 应注意发生迟发性脑内血肿，必要时应复查头颅 CT 扫描。

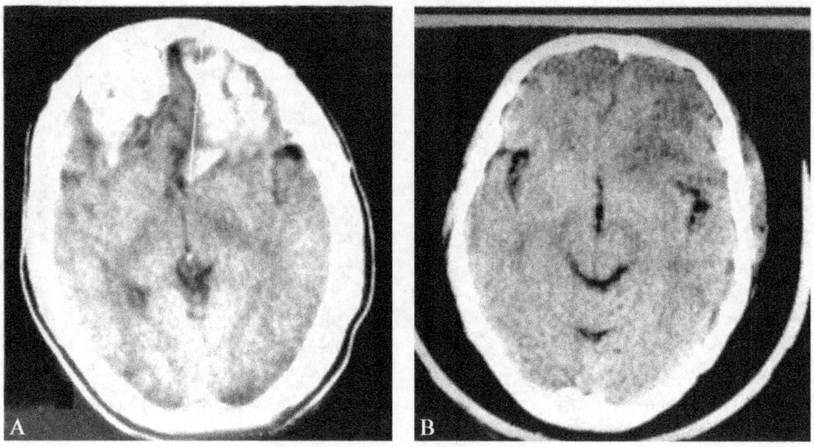

图 20-6　脑内血肿并脑挫裂伤手术前后 CT 影像

三、治　疗

1. 手术治疗

(1)手术指征

①脑实质损伤的患者有进行性的神经功能损害,药物控制颅压压增高无效,CT 扫描可见明显占位效应者。

②GCS 评分 6～8 分的额叶或颞叶挫裂伤,血肿体积>20 ml,中线移位≥5 mm,伴或不伴基底池受压。

③占位大于 50ml 者。

④在颅内压监护下,药物治疗后 ICP≥25 mmHg,CPP≤65 mmHg 者。

⑤对于双侧广泛性脑挫裂伤或药物治疗无效的弥漫性脑水肿患者,应在伤后 48 h 内行双额去骨瓣减压以期缓解颅内压增高。

(2)手术方法:手术多采用骨窗或骨瓣开颅术,于清除硬脑膜下血肿及挫碎糜烂脑组织后,即探查额、颞叶脑内血肿,予以清除。如清除血肿后颅内压缓解不明显,或存在脑表面挫伤、脑回膨隆变宽,扪之有波动时,应行穿刺。对疑有脑室穿破者,尚应行脑室穿刺引流,必要时须采用术中脑超声波探测,以排除脑深部血肿。

2. 非手术治疗　单纯性脑内血肿,或发展较缓的亚急性患者,应视颅内压增高的情况而定。少数脑内血肿脑挫裂伤不重,血肿量不足 20ml,临床症状轻,神志清楚,病情稳定,或颅内压测定不超过 25mmHg 者,亦可采用非手术治疗。脑实质损伤但无神经损害表现,药物控制高颅压有效,或 CT 扫描未显示明显占位的患者可严密观察病情变化。少数慢性的已有囊变的脑内血肿,颅内压正常者,除存在难治性癫痫外,一般不考虑手术治疗。

第七节　颅后窝血肿

颅后窝血肿包括小脑幕以下的硬脑膜外、硬脑膜下、脑内及多发性血肿四种。按其出现症状的时间可分为急性、亚急性和慢性三种。颅后窝血肿较为少见,占颅内血肿的 2.6%～6.3%,易引起小脑扁桃体疝及中枢性呼吸、循环衰竭,病情极为险恶,死亡率达 15.6%～24.3%。颅后窝血肿常由枕部着力的损伤所引起。颅后窝血肿中,以硬脑膜外血肿多见,出血多来自横窦,也可来自窦汇、脑膜血管、枕窦或乙状窦等。临床上以亚急性表现者为多见。硬脑膜下血肿较少见,常伴有小脑、脑干损伤,血肿主要来源于小脑表面的血管或注入横窦的静脉破裂,亦可来源于横窦和窦汇的损伤。小脑内的血肿罕见,因小脑半球挫裂伤引起。血肿范围以单侧者多见,双侧者较少。颅后窝血肿中约有 1/3 合并其他部位的颅内血肿,以对冲部位的额叶底部和颞极部硬脑膜下血肿为多见。颅后窝硬脑膜外血肿亦可伴发横窦上方的枕部硬脑膜外血肿(即骑跨性血肿)。

一、临床表现

1. 枕部头皮伤　大多数颅后窝血肿在枕部着力部位有头皮损伤,在乳突部或枕下部可见皮下淤血(Battle 征)。

2. 颅内压增高和脑膜刺激症状　可出现剧烈头痛,频繁呕吐,躁动不安,亚急性或慢性血肿者可出现视盘水肿。

3. 意识改变　约 50%有明显中间清醒期,继发性昏迷多发生在受伤 24h 以后,若合并严重脑挫裂伤或脑干损伤时则出现持续性昏迷。

4. 小脑、脑干体征　意识清醒的患者,50%以上可查出小脑体征,如肌张力低下、腱反射减弱、共济失调和眼球震颤等。部分患者可出现交叉性瘫痪或双侧锥体束征,或出现脑干受压的生命体征改变,如果发生呼吸障碍和去脑强直,提示血肿对脑干压迫严重,必须迅速治疗,以免脑干发生不可逆的损害。

5. 眼部症状　可出现两侧瞳孔大小不等、眼球分离或同向偏斜。如伴有小脑幕切迹上疝,则产生眼球垂直运动障碍和瞳孔对光反应消失。

6. 其他　有时出现展神经和面神经瘫痪及吞咽困难等。强迫头位或颈部强直,提示有可能发生了枕骨大孔疝。

二、诊断要点

1. 病史　有枕部外伤史,伤后出现中间清醒期或意识障碍加重,有躁动、明显头痛、呕吐等颅内压增高症状,以及特有的强迫头位等表现时,应想到有颅后窝血肿的可能。如出现小脑症状,更有助于诊断。

各型血肿常各有特点,急性血肿时,常出现意识障碍急剧恶化和延髓受压的表现。而亚急性血肿多表现为颅内压增高并伴有脑干及小脑进行受累的体征。慢性血肿时则出现类似颅后窝肿瘤的症状。此外,对枕部着力的患者,在幕上血肿清除后症状不见缓解或减轻而又加重者,亦当想到有颅后窝血肿的可能。

2. X 线额枕前后位平片　多数可见枕骨骨折或骨髓分裂。

3. 头颅 CT　可见颅后窝高密度血肿影像。

三、治　疗

诊断一旦确定,应尽早进行手术,特别是脑干受累严重,出现呼吸减慢或呈潮式呼吸时,更应分秒必争。即使患者已处于高危状态,如能迅速将血肿清除仍有治愈希望。可酌情进行单侧或双侧颅后窝探查术。对以下情况应及时手术治疗,CT 扫描有占位效应以及出现与占位效应有关的神经功能异常或恶化,CT 扫描确定占位效应主要依据包括:①四脑室的变形、移位或闭塞;基底池受压或消失。②梗阻性脑积水。③血肿量大于 10ml。对无神经功能异常,而 CT 扫描显示伴或不伴有占位征象的患者,可以进行严密的观察治疗,同时进行定期的影像学复查。

第八节　外伤性蛛网膜下腔出血

重型颅脑损伤导致血液进入蛛网膜下隙,称为外伤性蛛网膜下腔出血(traumatic subarachnoid hemorrahage,tSAH)。外伤性蛛网膜下腔出血是创伤撕裂脑内动脉和静脉造成的。tSHA 在重度颅脑损伤中发生率为 33%～40%,在轻度颅脑损伤中的发病率为 2%～3%。同时 tSHA 患者中合并其他颅内损伤病灶的发生率为 89%,其中以脑挫裂伤及硬膜下血肿为多见,硬膜外血肿及脑内血肿相对较少。

一、临床表现

1. 轻者在受伤后 1～2d 出现头痛、呕吐、高热、脑膜刺激征,持续 1～2 周。

2. 重者有意识障碍,如躁动不安、恍惚、定向不清,甚至出现癫痫、昏迷等;原有局灶体征或出现脑缺血症状和体征。

3. 腰椎穿刺脑脊液成均匀血性,颅内压力增高。

4. 头颅 CT 检查可作为常规诊断方法,当脑脊液内血液成分达 20%时 CT 可以确认蛛网膜下腔出血范围和类型及有无颅内血肿等。

5. 少量蛛网膜下腔出血临床表现轻微,但明显的外伤性蛛网膜下腔出血常会加剧病情变化。

6. 蛛网膜下腔的纤维性瘢痕(蛛网膜粘连)可引发延迟性交通性脑积水。

二、诊断要点

1. 有头部外伤病史。

2. 尽早做头颅 CT 检查,病情加重时随时行头颅 CT 检查,病情平稳可在次日复查。

3. 腰椎穿刺术检查，引流出血性脑脊液。

4. 外伤性蛛网膜下腔出血可引起相应的病理改变，通过血管造影术和TCD超声检查，显示外伤性蛛网膜下腔出血常伴有脑血管痉挛和继发缺血性脑损害。

三、治　疗

1. 对轻型者对症治疗，运用适当的镇痛或镇静药以缓解症状。

2. 早期应用钙通道阻滞药、尼莫地平等治疗，对缓解脑血管痉挛有良好效果。

3. 降低颅内压、减轻脑水肿治疗。

4. 行腰椎穿刺术，释放血性脑脊液，缓解患者症状。必要时可行腰大池置管术，持续引流血性脑脊液。

5. 合并颅内血肿者，按照颅内血肿治疗方案治疗。

（费　舟　李　侠）

参考文献

[1] Rabinstein AA, Atkinson JL, Wijdicks EF. Emergency craniotomy in patients worsening due to expanded cerebral hematoma: to what purpose? Neurology, 2002, 58(9): 1367-1372

[2] Verweij BH, Muizelaar JP, Vinas FC. Hyperacute measurement of intracranial pressure, cerebral perfusion pressure, jugular venous oxygen saturation, and laser Doppler flowmetry, before and during removal of traumatic acute subdural hematoma. J Neurosurg, 2001, 95(4): 569-572

[3] Guermazi A, Tabti B, Manamani J, et al. Recurrent cerebral hematoma. Rev Med Interne, 2002, 23(2): 203-205

[4] Inamasu J, Saito R, Nakamura Y, et al. Acute subdural hematoma caused by ruptured cerebral aneurysms: diagnostic and therapeutic pitfalls. Resuscitation, 2002, 52(1): 71-76

[5] Aoki N, Oikawa A, Sakai T. Symptomatic subacute subdural hematoma associated with cerebral hemispheric swelling and ischemia. Neurol Res, 1996, 18(2): 145-149

[6] Wanik M, Majchrzak H, Dragan T. Surgical treatment of cerebral hematoma using an endoscopic method. Neurol Neurochir Pol, 1992, Suppl 1: 272-275

[7] Nowak S, Szymas J, Smol S, et al. Traumatic and spontaneous cerebral hematoma. Neurol Neurochir Pol, 1992, Suppl 1: 267-271

[8] Thurel C, Rey A, Visot A, et al. Operative indications in acute subdural hematoma and post-traumatic cerebral deterioration. Neurochirurgie, 1973, 19(5): 465-470

[9] Moros-Pena M, Ruiz JA, Molina I, et al. Ischemic stroke of middle cerebral artery territory after the traumatic epidural hematoma. Rev Neurol, 1999, 28(10): 978-981

[10] Meyer PG, Ducrocq S, Rackelbom T, et al. Surgical evacuation of acute subdural hematoma improves cerebral hemodynamics in children: a transcranial Doppler evaluation. Childs Nerv Syst, 2005, 21(2): 133-137

[11] Obreja T, Sandulescu G, Cozma N, et al. Current status of diagnosis and treatment of primary intra-cerebral hematoma. Rev Med Interna Neurol Psihiatr Neurochir Dermatovenerol Neurol Psihiatr Neurochir, 1982, 27(1): 51-70

[12] 刘佰运，江基尧，张赛. 脑创伤手术指南. 北京：北京科学技术出版社，2007:5-37

[13] 中国人民解放军总医院，第四军医大学. 实用神经外科学. 北京：中国人民解放军战士出版社，1978:402-430

[14] 涂通今. 急诊神经外科学. 北京：人民军医出版社，1995:205-226

第21章

开放性颅脑创伤

第一节 颅脑火器伤

一、流行病学

火器性颅脑损伤(missile craniocerebral injuries)是指因火药、炸药等发射或爆炸产生的投射物,如枪弹弹丸、各种碎片等所致的颅脑损伤。火器性颅脑损伤为一严重的创伤,战时常集中发生,在西方国家平时枪伤相当多见。平时见到的气枪伤,严格讲不属于火器伤,但因射出的铅弹射速较快进入颅内也可以造成伤道,故也放在火器伤内。颅脑火器伤在各部位的火器伤中死亡率占第1位。

随着现代作战武器发展,所用的枪弹口径小、质量轻、速度快,而杀伤作用更强。现代杀伤榴弹也向高爆性、破片质量小、速度快、密度大发展。高密度高速小质量碎片常造成多个创口并存和复杂的伤道,因而现代火器所造成的颅脑损伤更为复杂严重,给火器伤的救治带来极大困难。

致伤火器常为枪弹、弹片或其他爆炸飞射物。通常按照飞射物的速度不同,又分为高速和低速两种,高速者多系枪弹伤,后者常为弹片伤。火器致伤的轻重与飞射物的速度、大小、形态及性质密切相关,速度是其中最有影响力的因素,当射速超过2000ft/s的飞射物造成的颅脑火器伤常当场致死。进程射击时弹丸的动能很大,穿入颅内可将冲击波传递至弹道四壁,对周围脑组织产生强大压缩力,从而形成瞬时空腔,此空腔的直径可达原发伤道的数倍至数十倍。同时此瞬间颅内压可高达3000mmHg,随后在数毫秒之内空腔又产生负压性回缩。由于正负压梯度骤然变化,造成的脑组织损伤大大超过飞射物本身的危害。此外,被击碎的颅骨折片也被嵌入脑组织内,成为继发性投射物,更加重了脑损害。低速飞射物虽然对脑组织损伤相对较轻,但若直接击中脑部重要结构,或因弹头在颅腔内壁反弹,造成复杂性弹道时,也可因伤势过重、出血或感染而致死。

二、分类及病理

(一)颅脑火器伤的基本分类

1. 非穿通伤　常有局部软组织或伴颅骨损伤,但硬脑膜尚完整,创伤局部与对冲部位可能有脑挫裂伤,或形成血肿。此类多为轻、中型伤,少数可为重型。常见的有两类。

(1)浅切线伤:单纯头皮创伤或沟槽状损伤所致头皮和颅骨开放伤,硬脑膜完整无损,局部脑组织可因飞射物动能的冲击而致脑挫裂伤甚至颅内继发性血肿。

(2)反跳伤:低速投射物击中头部所致头皮和颅骨开放伤,弹头或弹片自颅骨上反弹跳出,并未穿入颅内,硬脑膜多无损伤,局部颅骨可有折裂或下陷。

2. 穿通伤　指头皮、颅骨和硬脑膜均被穿破的开放性颅脑创伤。颅内多有碎骨片或枪弹存留,伤区脑组织有不同程度的破坏,并发弹道血肿的机会多,属重型伤,通常将穿通伤又分为盲管伤、贯通伤、沟槽伤。

(1)盲管伤:伤道只有入口而无出口,为动能略小的飞射物所致,头皮伤口恰似致伤物的大小和形态,颅骨呈孔洞形骨折,在颅内入口附近常有碎骨片与异物,脑内形成深浅不一的伤道,损伤的程度与飞射物的形态、大小及速度有关。金属异物多位于伤道的远端,局部脑挫裂伤较严重。伤道穿过的部位有无重要脑组织结构直接影响伤员预后。如金属异物撞击颅腔内面骨壁上发生反弹，可造成复杂的折射性伤道，进而造成多处脑损伤。

(2)贯通伤：亦称贯穿伤。多为高速枪伤所致，是颅脑火器伤中最为严重的一种，有入口和出口，入口小，出口大。可分别在两侧半球，或是同侧贯穿多个脑叶，甚至纵贯幕上下，常伴有脑室损伤或静脉窦损伤。伤道内常有碎骨片残留，金属异物多已穿出颅外，伤道周围脑挫裂伤严重，出口端较入口端严重。若伤及生命中枢，伤员多在短时间内死亡。

(3)沟槽伤：亦称深切线伤，射入口与射出口相近，头皮、颅骨、硬脑膜和脑组织均呈沟槽状损伤，常有碎骨片刺入脑内，局部较易引起脑内血肿，但多数无金属异物存留。

(二)颅脑火器伤特殊类型

1. *静脉窦损伤*　火器性颅脑贯通伤伤道累及静脉窦，造成严重后果，出血凶猛，失血流向颅外可至失血性休克，流向颅内时可发生颅内血肿，以致脑疝。最常受累静脉窦为上矢状窦，占70%，其次为横窦，约20%，此外窦汇、直窦、乙状窦等也可能受累。

2. *脑室穿通伤*　贯通伤或盲管伤创道穿过脑室或与脑室相通，见于伤道较深的情况，或因飞射物反弹形成多个创道，金属异物穿过或停留于脑室内。多见于一侧脑室损伤，也可累及单侧及多处脑室，多于伤后早期死亡。脑室穿通伤的危险在于脑室内积血和继发性感染。

3. *颌面损伤*　飞射物经颌面部射入颅内引起的颅脑穿通伤，包括经眶、经额窦、经筛窦、经鼻腔、经耳颞等处进入颅内的穿通伤，可直接导致感染、颅底血管损伤及脑脊液漏。患者早期如存活，但后期常死于颅内继发性感染，预后差。

4. *颅后窝伤*　火器飞射物穿透颅后窝病例较少。颅后窝容量较小，而且脑干重要生命中枢在此分布，此处发生穿通伤后常迅速毙命。飞射物可由枕部、颈部、耳颞部甚至经额部穿入，脑干及颅底血管损伤后引起中枢衰竭，椎动脉受损多见。

5. *颅脑散弹伤*　为霰弹枪或猎枪、子母弹枪发射的散粒弹丸所引起的特殊类型的颅脑火器伤，特点为多数散射的弹丸，数利或数十粒同时射入颅内。散弹飞行速度稍低于枪弹，常常为盲管伤，多数金属异物存留于颅内。散粒弹丸在颅内分布范围取决于发射距离，距离越近越集中，伤情也越重。弹丸体积较小，冲击力相对较弱，所以瞬时空腔效应较小或没有。射入口较集中时，皮肤及颅骨破损严重多呈蜂窝状，而随着射距的增加，弹丸也相应分散，间距加宽，伤情相对减轻。弹丸由于较小而分散，给手术带来困难。

(三)颅脑火器伤病理

1. *颅脑火器伤的弹道特点*　现代火器枪弹特点为质量轻，射速快，动能大，致伤作用强。而弹丸质量轻，会使其击中组织后减速快，能量释放迅速，造成损伤较为严重。贯通伤时常常造成较大出口，形成出口大于入口的特点。近距离射击时，弹丸击中头部的入口常大于出口。爆炸形成的小型碎片导致的盲管伤很多，贯通伤少见，而小型金属弹丸伤基本均为盲管伤。入口的形状可不尽相同，与碎片的形状相关，多角形、方形或不规则形碎片所致的损伤入口较大，常为不规则形，有撕裂样改变。金属珠弹入口一般为圆形边缘整齐的圆孔，有时容易与血痂相混淆而掩盖伤情。当飞射物击中颅骨时，形成骨碎片也可继续作用于伤道，使伤道腔扩大，并形成许多继发性伤道。

2. *颅脑火器伤的伤道分区*

(1)原发伤道区：为投射物直接造成的伤道，伤道内充满破碎损毁的组织，还可见碎骨片、头发、皮肤碎屑、沙土等随致伤物进入伤道的异物，以及血块、血液等。碎骨片常散布于伤道近端。脑膜及脑组织出血可形成血肿，血肿可在硬脑膜外、下或伤道内。如伤道较长则伤道血肿可分布在伤道近端、中段和远端。而盲管伤的伤道远端如已达到对侧皮质，要注意对侧皮质处的硬膜下血肿。

(2)脑挫裂伤区：位于原发伤道的周围。脑组织由于空腔效应形成表面参差不齐、较为广泛的脑挫裂伤区。其病理表现为血管断裂或破裂，形成点片状出血，神经细胞结构不清，神经胶质细胞肿胀，血管周围间隙加大，组织水肿。其损伤程度和范围取决于致伤物传递给周围组织的能量大小。在伤道周围，还可见大脑凸面、脑底面、丘脑下部、小脑、脑干等处有蛛网膜下腔出血。

(3)震荡区：脑组织挫裂伤区外的区域为震荡区。在该区域内，组织结构完整，神经元及神经纤维可因震荡而发生暂时的功能抑制，不伴有其他继发性损害，日后常能恢复功能。震荡区的大小不一，范围与传递给组织的能量有关。碎片致伤的情况下，震荡区大多集中于入口附近，在盲管伤末端或穿通伤出口处可完全没有震荡区。

3. 伤后不同时期的病理改变　可分为急性期、早期和晚期三个阶段。

(1)急性期病理改变(受伤至伤后 3d):火器伤对颅脑产生机械性破坏作用和随后的脑组织出血、水肿及坏死等改变。飞射物体积较大,形态不规则所造成的射入口较大,颅内碎骨片也较多。飞射物如体积较小,形态光滑则造成的射入口较小而整齐,颅内碎骨片相对较少,也可无碎骨片入颅。如果弹头发生变形或具有爆炸性,则入口常小而出口较大,伤道远端的脑组织、颅骨及头皮伤情多较为严重。

(2)早期病理改变(3d 至 3 个月):火器伤如未经及时合理处置,随时间推移,在 4～5d 或以后创道内坏死的组织及血凝块开始液化,创道周围失去活力的挫伤组织也开始逐渐坏死液化,并与正常脑组织分离。如没有继发性感染,则创道将被增生胶质所包裹,形成条梭形管腔,而血凝块、坏死组织及脑脊液成分混合物存于此管腔内。此后这些成分逐步进入吸收及修复阶段,约 3 个月,晚期并发症较多。感染的发生率可高达 20%～30%,如发生感染则预后不良,因化脓性脑实质炎、脑室炎、脑膜炎及伴发脑水肿而导致颅内压增高,形成脑疝。严重病例伴有多发性脑脓肿,而创伤道内进入的异物成为感染的因素。

(3)晚期病理改变(伤后 3 个月以上):在颅脑火器伤伤后 3 个月以上发生远期病理改变,伤道已被纤维细胞和胶质细胞修复,伤道口硬膜破口处常有大小不一的结缔组织团块形成,裂口被封闭,而结缔组织呈楔形向伤道内延续,到不同的深度,此时的脑膜和脑组织瘢痕易引发癫痫。因异物可能存留在颅内,脑肿胀可在多年后发生,表现为明显的颅内压升高及占位效应。晚期阶段可出现的并发症包括脑积水、脑穿通畸形、外伤性颅内动脉瘤及功能区受损等。

三、临床表现

火器性颅脑开放伤的临床表现依据具体受伤机制而不尽相同,高速度飞射物造成的损伤明显高于低速度者。

1. 生命体征紊乱　重型颅脑伤员,伤后多数立即出现呼吸、脉搏、血压的变化。伤及脑干部位重要生命中枢者,可早期发生呼吸紧迫,缓慢或间歇性呼吸,脉搏转为徐缓或细远,脉律不整与血压下降等中枢性衰竭征象。呼吸深而慢,脉搏慢而有力,血压升高的进行性变化是颅内压增高、脑受压和脑疝的危象,常指示颅内血肿。开放伤引起外出血,大量脑脊液流失,可引起休克和衰竭。出现休克时应注意查明有无胸、腹创伤及大的骨折等严重合并伤。

2. 意识障碍　几乎都出现意识障碍,少数低速弹片伤或远距枪弹伤可无原发性意识障碍。意识障碍的发生及程度与飞射物的性质、动能、击中部位等关系密切。伤后意识水平是判断火器性颅脑损伤轻重的最重要指标,是手术指征和预后评估的主要依据。但颅脑穿通伤有时局部有较重的脑损伤,可不出现昏迷。应强调连续观察神志变化过程,如伤员在伤后出现中间清醒期或好转期,或受伤当时无昏迷随后转入昏迷,或意识障碍呈进行性加重,都反映伤员存在急性脑受压征象。休克和药物可以掩盖伤者的意识情况,须注意鉴别。

3. 颅内压增高　火器性颅脑开放伤伴有颅内压增高时,多可见糜烂碎裂脑组织、血凝块和脑脊液等自创伤口溢出,又因伤口偏小随即被上述成分堵塞。如飞射物造成的伤口较大,脑组织将从伤口膨出。引起颅内压增高的因素在早期主要为颅内血肿和脑水肿,在晚期则多为颅内继发性感染、脑脓肿或脑脊液循环受阻。脑穿通伤伴发颅内血肿最多,其中尤以出口端伤道内血肿和(或)硬膜下血肿为多见。

4. 神经功能缺损症状　即原发性脑损伤表现。飞射物损伤不同位置的脑实质所引起的神经功能缺损,以失语、瘫痪及视野缺损多见,偶有感觉障碍、癫痫发作及脑神经麻痹症状。蛛网膜下腔出血可引起脑膜刺激征。下丘脑损伤可引起中枢性高热。但由于伤员处于意识障碍状态,故上述表现常被掩盖。

5. 颅内感染症状　颅内感染严格讲不成为火器性颅脑开放伤的急性期表现,但穿通伤的初期处理不彻底或过迟,易引起颅内感染。主要表现为高热、颈强直、脑膜刺激征。

四、检　查

对颅脑火器伤患者进行有目的有重点的查体非常有必要,尽可能考虑周全,尤其是被霰弹枪、爆炸所致的火器伤时,注意防漏诊。

1. 伤口检查　这在颅脑火器伤是一项特别重要的检查。出入口的部位、数目、形态、出血、污染情况均属重要,出入口的连线有助于判断穿通伤是否横过重要结构。多数伤员的伤口暴露，但有时射入口非常隐蔽，必须剪去长发认真检查方可显露。穿通伤者要仔细识别入口及出口，通常入口较小，出口明显大。有时射出口位置较为特殊，隐藏在鼻、口腔，乃至颈部软组织内，容易误诊为盲管伤。如发现糜烂脑组织外溢或有脑脊液流出，表明硬脑膜已开放穿透。如发现脑脊液不断外流，表明脑室已经穿通。当伤员躁动、咳嗽及用力时，有血块挤出于伤口，则暗示伤员颅内出现血肿。滞存于伤道内的毛发、骨片等异物在检查时不要盲目触碰，尤其是在靠近静脉窦附近伤口，进行探查则为禁忌。需在手术室完善术前准备后，方可进行探查伤道情况。晚期阶段的伤员，如已有脑组织感染，突出于创口，局部常有脓性分泌物、坏死脑组织和血块溶解的残渣，不宜直接探查伤口，应通过影像学检查了解伤口周围及颅内情况，避免炎症或脓肿扩散。

2. *神经系统检查*　要求是简捷、侧重、突出重点。包括：①意识状态、有无颅内压增高症状、神经系统是否出现功能缺损；②有无脑疝迹象；③清醒伤员迅速检查语言、视力、视野、感觉、运动及脑神经损伤情况，意识障碍者需侧重眼部体征，肢体活动情况，准确记录 GCS 评分，定时观察、分析、比较。

单侧瞳孔散大固定多为本侧半球广泛损伤或眼眶直接受损；双侧腱反射亢进、病理反射阳性、颈项强直往往表示广泛蛛网膜下腔出血；脑神经的损伤则提示颅底有相应损伤。

3. *辅助检查*

(1)颅骨 X 线平片：对颅脑火器伤应争取在清除表面砂质等污染后常规拍摄正侧位颅片。不仅可以明确是盲管伤还是贯通伤，颅内是否留有异物，并了解确切位置，对指导清创手术有重要作用。

(2)颅脑 CT 扫描：CT 扫描对颅骨碎片、弹片、创道、颅内积气、颅内血肿、弥漫性脑水肿和脑室扩大等情况的诊断，既准确又迅速，对于伤员处理有非常重要的作用。

(3)磁共振检查(MRI)：对于晚期脑损伤情况、颅内感染、脑脓肿等有特殊意义，但有金属异物存留时不宜采用。

(4)脑血管造影：对于诊断伤后血管性并发症如外伤性动脉瘤、脑血管栓塞及动静脉瘘有决定性诊断意义。

五、颅脑火器伤的处理

(一)颅脑火器伤处理原则

合理的现场急救和迅速安全后送是救治颅脑火器伤的基本保证，进行有效清创，修复术及相应的非手术综合治疗是提高颅脑火器伤救治水平的必要环节。

1. *急救*

(1)先将伤员转移到安全地带，防治再次受伤。

(2)保持呼吸道通畅：简单的方法是把下颌向前推拉，侧卧，吸除呼吸道分泌物和呕吐物，也可插管过度换气。

(3)包扎止血：立即采用无菌敷料包扎创口，减少出血和污染；头皮活动出血可采取局部压迫止血；伤口内部出血不可盲目填塞或加压包扎，应适当抬高头部，利用止血纱布、明胶或敷料贴附出血处轻压片刻再进行包扎，防止在搬运过程中再次出血；对昏迷者宜采取侧俯卧位，避免血液或分泌物误吸至气道。

(4)抢救休克：对于发生休克的火器伤伤员应仔细分析休克原因，如为失血性休克，要特别注意有无其他部位合并伤，并立即展开输血措施。如为严重脑挫裂伤、脑干损伤或丘脑下部损伤所致中枢性休克，则预后极差，应就地急救，当伤情稳定或好转后方能考虑转运。

2. *后送*　后送在战时火器伤尤为重要，这与平时的枪弹伤不同，短时大量伤员出现，故必须采取合理部署，迅速分类，填写伤票，记录伤情，酌情逐级后送。后送原则需根据伤情及战况而定，当战争情况限制时，可根据条件给予必要处理，稳定病情。常采用的 Heaton 伤情分级法进行分级：Ⅰ级，清醒，没到中度神经功能障碍，如轻瘫或偏盲；Ⅱ级，昏睡，严重神经功能障碍，如偏瘫；Ⅲ级，濒死或深昏迷、双侧瞳孔散大、眼球固定、呼吸困难、呼吸浅慢不规则。Ⅰ级和Ⅱ级伤员应及时后送，救治希望较大。对于Ⅲ级伤员不宜急于后送，应就地积极抢救。待伤情稳定后再后送。

3. *颅脑火器伤分期处置*　由于伤员在伤后不同时期来院治疗，故需按照伤后不同分期，分别处理。

(1)早期处理(伤后 72h 以内)：早期彻底清创应于 24h 以内完成，但由于近代有效抗生素的发展，对于转送较迟，垂危或其他合并伤需要紧急处理时，脑部的清创可以推迟至 72h。一般认为伤后

3～8h最易形成创道血肿，故最好在此期或更早期清创。对合并胸腹、四肢其他危及生命的损伤时，应根据主次关系依次进行手术，必要时可采取两组手术同时进行来争取时间。如患者全身情况较差，生命体征不稳定时，应先积极行支持治疗，待患者情况稳定后再实施彻底清创。

(2)延期处理(伤后3～6d)：伤后创口未经处理或处理不彻底，此时常有感染情况，创面有脓性分泌物，或创口已经闭合或缝合，局部炎症反应，水肿，隆起，应切开伤口使引流通畅。局部分泌物及时行细菌培养及药敏试验。及时进行CT平扫了解颅内伤道、异物及血肿情况，指导下一步处理。如创口感染不明显，无急性炎性表现，也可实施清创术，清除糜烂组织及异物，争取修复硬脑膜，全层缝合头皮或部分缝合，也可二期缝合。

(3)晚期处理(伤后7d以上)：伤口多有明显感染，此时不宜彻底进行手术，只须扩大伤口增加引流，排出局部或伤道内浅部的炎性坏死组织、血凝块、脓液。同时加强全身抗菌治疗及支持疗法，待炎症局限，伤口进入慢性炎症阶段，再进一步处理。如创口较小，感染较为表浅，也可在具有强力抗生素应用条件下实施清创，也可达到一期愈合。

(二)清创术

1. 清创术的总原则

(1)清创术应尽早进行。对合并有颅内血肿、脑受压、致命性外出血、脑室伤和大量脑脊液漏的危重伤员，应进行紧急清创救治。

(2)穿通性颅脑开放伤伤员应快速、越级后送至专科处理单元实施清创处置。

(3)关于清创术的要求：对头皮颅骨创口实施彻底清创，对脑组织伤道只清除伤道内已碎裂坏死的脑组织，不切除伤道周围挫伤失活组织。清除伤道内的积血和血块。

(4)关于伤道内异物：应彻底清除伤道内的毛发、皮肤软组织碎屑、泥沙、衣物碎片等异物。碎骨片应在清除伤道内异物时尽量摘除，而伤道周围脑组织内或深部的细小的碎骨片不要强求摘除。伤道内金属弹丸等异物在不增加脑损伤的情况下尽量取出。细小的金属异物不必强行取出。

(5)早期清创术后应争取缝合或修补硬脑膜及头皮各层组织。

(6)麻醉、术前准备、一般清创原则基本上与平时开放性颅脑损伤的处理相同，在战时，为了减轻术后观察和护理任务，宜多采用局麻或只有短暂的全身麻醉。

2. 颅脑火器伤清创术的准备和步骤

(1)术前准备：①评估创道入口和出口，临时包扎；②注射破伤风类毒素；③静脉注射抗生素；④配血备用。

(2)操作方法及程序

①体位：头位摆放时应同时显露创道入口和出口，以备必要时延长头皮切口。

②全头剃发。

③消毒铺巾。

④切口：颅脑火器伤清创术一般都经原开放伤口按需要扩大骨窗，进行创道内的清创操作，偶尔为暴露进入脑深部的异物或远离创口部的血肿，可采用骨瓣开颅。切线伤常为较长的沟槽状开放伤，切口可沿其长轴自两端向左右呈S形延长。盲管伤及贯通伤常以创口为中心做三叉形切口。

⑤颅骨切除：显露正常骨质，暴露缺损硬脑膜。

⑥硬脑膜剪开：骨窗缘悬吊硬脑膜，硬脑膜十字剪开，暴露弹道周围正常脑组织。

⑦清创：在不增加动脉血管损伤情况下取出骨质和子弹碎片，清除硬脑膜下或脑内血肿，去除失活脑组织。冲洗弹道，直至呈现正常脑组织。

⑧应用双极电凝止血。

⑨关颅，缝合头皮。

⑩弹道腔留置引流管。

⑪严密缝合硬脑膜，硬脑膜缺损用骨膜、筋膜或人工硬脑膜修补。

⑫骨瓣复位固定，骨窗缺损可在伤口愈合3个月或6个月后择期修补。

⑬头皮Ⅰ期缝合或Ⅱ期植皮。

3. 不同类型颅脑火器伤清创术的操作要点

(1)穿通伤清创术

①原则：高速枪弹穿透颅腔，通过入口至出口连线，反映出弹道路径，以评估颅内损伤情况。损伤严重，出口端重于入口端。手术死亡率和伤残率均较高。早期清创极为重要，具体手术方案视伤情和弹道路径而定。出入口相距较远的穿通伤分别对出口及入口清创，先行出口清创。如有一端脑受压明显，则优先清创。出入口相距较近者实施同时清创，CT显示两口之间广泛硬膜下血肿者，将两口之间皮肤进行弧形或冠状切开，显露弹道两端。个别出现两侧半球的开口均有明显脑受压者，可同时展开分组实施清创以迅速缓解颅内压而抢救生命。

②操作要点：由浅入深，严格冲洗清洁。清创

头皮做好修复缺损设计。颅骨清创必须显露硬脑膜破损区。陷入嵌插静脉窦的骨折片切不可随意拔出，应在做好输血、止血及吸引准备后进行操作。亟注意严密修补硬脑膜，可使用骨膜、筋膜、帽状腱膜或人工补片，防止术后脑脊液漏发生。脑内伤道清创时要按照弹道方向由浅入深冲洗、吸引，彻底清除瑣碎组织、血块、碎骨片及异物，不宜过宽清除伤道壁。合并脑室穿通伤时，要吸出脑室内积血、异物及碎裂组织，用庆大盐水冲洗，直到清亮脑脊液流出，注意保护脑室壁及脉络丛。脑室深部进行清创时不可强调大力吸引，有条件单位应用神经内镜进行清创。常规放置脑室引流管，方便术后引流及给药。术后强化抗感染治疗，监测脑脊液化验指标。

(2)盲管伤清创术

①原则：只有入口，无出口。弹丸等金属异物存留颅内，需利用辅助检查手段了解伤道方向及反弹情况。CT 扫描意义重大。

②操作要点：扩大颅骨破口，显露至少 5cm×5cm 骨窗。仍为由浅及深，边冲洗便吸引，见活跃出血点进行电凝止血。吸出挫裂组织及血块异物。对于脑深部特别是功能区骨片及异物不必强求全部去除，避免加重组织损伤。残留于脑内的异物如无明显症状以后也不必行摘除术。如清创术后脑压并无随之降低则说明清创不彻底，或者又有新发血肿存在或有反弹伤道。实施去骨瓣减压，严密缝合硬脑膜。

(3)切线伤清创术

①原则：飞射物以切线方式穿过头皮或颅骨，常引起头皮裂伤、颅骨沟槽伤或凹陷性粉碎性骨折，弹丸不存于颅脑。高速度飞射物的冲击波效应，可导致硬脑膜及脑组织损伤，警惕即便硬脑膜完整也可能存在脑实质挫裂伤或继发出血。

②操作要点：实施头皮清创术，避免修剪过度。颅骨清创时警惕附件是否存在静脉窦。硬脑膜尽量保护，必要时果断剪开硬脑膜实施探查，避免贻误硬膜下血肿和脑皮质损伤。

(4)静脉窦损伤清创术

①原则：静脉窦损伤的手术处理目的在于控制出血，防止气栓及恢复窦腔。

②操作要点：术中首先注意充分显露手术野，暴露破裂静脉窦的两端，不要急于探查静脉窦损伤区。适当抬高床头，做好输血及止血的准备。缓慢去除损伤静脉窦壁上的骨片或血块，立即使用吸引器处理出血，查看破口情况，酌情取材修补。对于短小裂伤采取明胶海绵黏附轻压止血，8 字缝合固定。对于线性裂伤采取细丝线间断对位缝合法。对于窦壁缺损伤，无法直接缝合，应采用翻转附近硬脑膜外层掩盖缝合，配以骨膜、筋膜等修补破孔，整复窦壁。对于静脉窦横断伤，处理非常困难，对非主要静脉窦可直接结扎，而对于非常重要静脉窦则需进行吻合或修复，重建窦腔血流。采取大隐静脉、硬脑膜、大脑镰、小脑幕或人工材料实施静脉窦成形术。术中注意防止气栓，避免急性脑膨出。术后进行预防性抗凝治疗。

(5)合并颌面损伤的清创术

①原则：经眼眶、鼻旁窦或经耳颞部火器伤，容易伤及颅底，常使硬脑膜严重破损，发生脑脊液机会较多，导致颅内感染机会很大。应在相关专科如五官、颌面或眼科医师的协作下尽早完成彻底清创术；必须严密修复颅底硬脑膜，妥善止血；对断裂的脑神经，除视、嗅神经之外，在情况允许的情况下应进行吻合。

②操作要点：采取气管插管全麻，防止鼻腔或咽部血液、脑脊液及分泌物等吸入气道。颅内清创完毕后于双侧颈静脉加压，观察有无脑脊液漏，确定硬脑膜是否严密修复。耳颞部火器伤常因颅中窝及颞叶底部损伤而导致早期颞叶沟回疝，注意警惕。已经敞开的中耳腔、乳突气房可用颞肌填塞或骨蜡封闭。硬脑膜严密修复，皮下放置引流管 24～48h。

4. 不予缝合修补硬脑膜而需行减压术的情况

(1)清创不彻底。

(2)脑挫裂伤严重，清创后脑组织仍肿胀或膨出。

(3)已化脓之创伤，清创后仍需伤道引流。

(4)止血不彻底。

5. *术后处理*　脑穿通伤清创术后，需定时观察生命体征、意识、瞳孔的变化，观察有无颅内继发出血、脑脊液漏等。加强抗脑水肿、抗感染、抗休克治疗。保持呼吸道通畅，吸氧。躁动、癫痫高热时，酌用镇静药、冬眠药和采用物理方法降温，昏迷瘫痪伤员，定时翻身，预防肺炎、褥疮和泌尿系统感染。

六、颅脑火器伤的预后

穿透伤的病死率在第一次世界大战初期为 49.3%～60.7%，后期约为 30%，第二次世界大战时降至 15%。近年的病死率仍在 10%以上。主要死亡原因为：①脑部重要区域损伤；②并发颅内血肿；③合并伤与休克；④颅内感染等。近 20 年来，我国创伤弹道学研究发展很快，对各种投射物的致伤效应、致伤机制、损伤特点、颅脑火器伤的直接损伤、邻近损伤、远隔部位损伤（远达效应）及其对全身影响的认识逐渐深入。采用创伤弹道学理论来指导火器伤的治疗，取得了良好的效果。颅脑火器伤的病死率目前已降至 9.4%～9.6%。

第二节　颅脑爆炸伤

本节叙述的颅脑爆炸伤，是指各种爆炸物生成的冲击波作用于头部产生的一系列病理生理变化，造成颅脑创伤，严格讲应称为爆炸冲击波性颅脑损伤。爆炸产生的飞射物击中头部造成的火器伤不在本节重点叙述，详见前文。

一、流行病学

由于世界各地不断发生的恐怖事件及反恐战争，越来越多的士兵和平民遭受炸弹爆炸带来的颅脑损伤，而相当一部分伤员是冲击波引起。而这种损伤与单纯闭合性颅脑损伤及火器性颅脑开放伤有所区别。历史上统计的近代战争中头部战创伤约占 20%，而在伊拉克战争和阿富汗战争中，爆炸物的冲击波造成的颅脑损伤占阵亡的 60%。一些刊物及媒体报道，美军在军事行动中爆炸冲击波创伤性脑损伤的发生率为 40%～60%。爆炸物的威力使人员飞出，头部受撞击而损伤不归为冲击波损伤。军事科技的进步对作战头盔不断改进，大大减少了颅脑冲击波损伤的程度。

二、病理特点

爆炸冲击波创伤性脑损伤具有开放性和闭合性颅脑创伤的特点。原发性损伤来自于爆炸产生的物理力量引起的头颅及脑组织两者的共同损害。导致损害的确切的作用力仍不是很清楚，但短暂的压力波可能是重要的但不是唯一的原因。

爆炸冲击波性颅脑创伤的损害包括四级：①初级损伤来源于爆炸所致的物理性伤害。②次级损伤来自于爆炸抛出的物体（包括武器碎片和周围物体散落的碎片）。③三级损害源于爆炸冲击波将伤者抛出后撞击于墙壁或地面引起的颅脑损伤。④四级损害源于以上 3 种伤害之外的因素，如烧伤或吸入有毒烟雾。

严重的爆炸冲击波创伤性脑损伤的典型特点是广泛的脑水肿和充血，并且发展迅速，往往在伤后 1h 内发生。蛛网膜下腔出血的出现表明损伤严重且预示着更严重的脑出血和水肿及延迟性脑血管痉挛。这种血管痉挛通常会引起迟发性的神经损害。

三、损伤机制

1. 爆炸冲击波引起其经过的物体媒介中离子运动。当经过头颅时，头部将会遭受其冲击效应而变形。

2. 爆炸生成的光、热、声能及电子脉冲效应会作用于脑部，造成一定损伤。

3. 爆炸同时产生的有毒性烟雾可被伤者吸入而发生脑组织缺氧或中毒。

四、临床表现

1. 遵循 GCS 评分对伤员进行分类，具体如下。

（1）轻度爆炸冲击波创伤性脑损伤（GCS 评分 13～15 分）：表现为头痛、意识模糊、记忆缺失，以及注意力难于集中、情绪异常、睡眠紊乱及焦虑。这些症状常在伤后几小时或几天内好转。伤后恐惧症非常普遍而顽固，可持续数天至数周。

（2）中度爆炸冲击波创伤性脑损伤（GCS 评分 9～12 分）：通常有较长时间的意识丧失和（或）神经功能的缺失。需要立即后送进行神经外科手术治疗。此类伤员可进展为重度损伤或发展成创伤后综合征。

（3）重度爆炸冲击波创伤性脑损伤（GCS 评分 1～8 分）：此类患者可表现为明显的意识障碍及神经功能缺损。在神经影像学检查中有严重的脑损伤改变，脑 CT 平扫可见颅骨骨折、脑挫裂伤、颅内血肿及弥漫性脑损害（弥漫性脑水肿或弥漫性轴索损伤）。

2. 爆炸冲击波性颅脑创伤引发的颅脑震荡伤。轻者意识模糊时间较短，重者明显的意识丧失。

3. 爆炸冲击波性颅脑创伤后的应激综合征（应激障碍）。伤者经历爆炸伤后虽经积极治疗，仍表现出注意力难以集中、睡眠紊乱、易怒、高度警觉、易惊吓或者被害妄想等精神心理症状。

五、处置及治疗

1. *战地救护和后送处理*　首先要使伤员立即脱离爆炸范围保护其免受进一步损害。保证气道通畅，维持呼吸平稳，建立有效循环。GCS 评分低于 13 分者尽快后送至高级医疗中心。注意此类伤员常有多发伤，如胸腹、四肢及烧伤等，要进行全面评估。

2. *病房救治*　包括：①CT 检查了解颅内情况；②心电监护生命体征；③吸氧、控制颅内压，以及保证足够的脑灌注压；④对于颅内高压而有明显压迫表现，尽早实施神经外科手术；⑤爆炸伤引起的蛛网膜下腔出血需注意抗血管痉挛治疗；⑥颅内压监护措施；亚低温脑保护治疗等。

爆炸冲击波损伤合并弹片飞射造成的开放性颅脑外伤十分常见，治疗原则需遵循前文所述。

爆炸冲击波创伤性脑损伤可以导致严重的脑血管病变，包括静脉窦损伤、颅内动脉损伤及假性动脉瘤。依赖血管造影诊断，并需血管内（介入）治疗或开颅手术治疗。

爆炸冲击波创伤性脑损伤伤员常伴有颌面损伤或烧伤，需联合五官、眼科、耳鼻咽喉、烧伤等多学科人员共同会诊处理。

第三节　外伤性脑脊液漏

外伤性脑脊液漏（traumatic cerebrospinal fluid leakage），是由于颅脑创伤导致的颅底硬膜撕裂，脑脊液经筛板、额窦壁、岩骨、鼓室盖部骨折处、骨膜、耳咽管等裂隙流出为主要表现的临床综合征。颅底骨折后脑脊液漏发生率为 15%～20%。严重者可引起颅前窝与鼻腔或鼻旁窦瘘管。脑脊液如经耳咽管流入鼻腔，称为脑脊液鼻漏（cerebrospinal fluid rhinorrhea），如岩骨鼓室盖骨折时脑脊液经破裂的鼓膜流出外耳道，称为脑脊液耳漏（cerebrospinal fluid otorrhea）。眶顶的穿通伤或眶顶粉碎骨折刺破硬脑膜伴有眶内及眼睑裂伤时可发生脑脊液眼漏（CSF eyes leakage）脑脊液眼漏（cerebrospinal fluid leakage eye）。脑脊液伤口漏（皮漏）几乎均为开放性颅脑创伤初期处理不当所致，多见于火器性脑穿透伤，因为硬脑膜修复欠妥或因创口感染愈合不良而引起。颅底损伤是最常见的发生脑脊液漏的原因，其中以前颅底损伤最多。

一、临床表现

脑脊液漏多于伤后立即发生，也可伤后数月才出现，个别情况下漏液早期可自行愈合，数月至数年后又复出现。某些患者于特定体位方出现漏液。急性期流出的脑脊液常带血色，久则变黄色，慢性期则转为清亮水样。急性病患者伤后常有血性液体自鼻腔溢出、眼眶皮下淤血（俗称“熊猫眼”）、眼结合膜下出血，可伴有嗅觉丧失或减退，偶尔亦有伤及视神经或动眼神经者。

延迟性脑脊液漏则往往于颅前窝骨折后长短不一的期间，由于突然咳嗽、用力引起颅内压骤然增高时，使脑膜破孔开裂，漏出液体为清亮的脑脊液。一般在患者起坐、垂头时漏液增加，平卧时停止，因为仰卧位时液体流向鼻后孔而下咽，或积于蝶窦及其他鼻旁窦腔内，故这类患者清晨起床时溢液较多。脑脊液鼻漏在小儿发生较少原因为儿童期鼻旁窦发育尚未完全。

脑脊液耳漏常为颅中窝骨折累及鼓室所致，因岩骨位于颅中窝、颅后窝交界处，无论岩骨的颅中窝部分或颅后窝部分骨折，只要伤及中耳腔，则皆可有血性脑脊液进入鼓室。若耳鼓膜有破裂时溢液经外耳道流出，鼓膜完整时脑脊液可经耳咽管流向咽部，甚至由鼻后孔反流到鼻腔再自鼻孔溢出，酷似颅前窝骨折所致的鼻漏。

岩骨骨折后常有面神经及听神经损伤，以及展神经或三叉神经损伤。此外，耳后乳突区迟发性皮下瘀斑（Battle 征）亦为颞岩部骨折常见的体征。

严重颅底损伤或存在脑室穿通伤时，脑脊液漏常有大量脑脊液流失，不仅全身情况低下，而且往往导致严重脑膜炎及脑炎。发生率为 2%～50%，在脑脊液漏者中发生率和病死率高，多数常见于外伤后 5～10 d 自行愈合的 80%～85%鼻漏患者和几乎所有耳漏患者。最常见的病原微生物是肺炎球菌，其次是链球菌和流感嗜血杆菌。

由于脑脊液流失可引起低颅内压综合征，意识清楚的患者常主诉头痛、头晕等症状。

二、诊　断

1. *病史与症状体征*　外伤史、上述临床表现及颅底骨折证据即可诊断。如漏液为血性，可将漏出液体滴入纱布上观察血块周围是否有浸润现象。如血块周围有无色或淡黄色液体向周围扩散，即为合并脑脊液漏。

2. 辅助检查

(1)颅脑CT平扫或颅底薄层扫描：是最常用的检查，可见颅底骨折证据。多数可见额骨、额窦、眶顶、筛板、蝶骨、岩骨骨折线。多排螺旋CT三维成像可显示出漏口的立体位置。CT检查对骨性缺损显示较为明显，但有一定的漏检率。颅脑磁共振成像(MRI)可发现更细小的缺损，特别是软组织缺损或裂口，当存在脑膜膨出时就更明显了，有助于寻找漏口位置。均为手术修补提供重要影像学证据。

(2)CT脑池造影：如CT或MRI仍不确定，CT的脑池造影术可以考虑进行。而许多学者认为，荧光剂经腰大池穿刺后CT造影应逐步取代CT脑池造影。术前进行腰穿荧光剂注入对于定位漏口非常有效。但荧光剂注入法有报道说个别患者出现了癫痫发作及室性异位心律的并发症。当上述常规的检查仍无法寻找出漏口存在时，一些学者使用放射性核素脑脊液显影技术用于协助找出脑脊液漏的存在，但是由于检查成本颇高且阳性率一般，故不能普及这项检查技术，而是作为一项研究用于个别患者。

三、治　疗

1. *非手术治疗*　取头高30°卧向患侧，使脑组织沉落在漏孔处，以利贴附，鼻漏与耳漏都不可填塞或冲洗鼻腔与耳道，应清洁鼻腔或耳道时嘱伤员不要用力咳嗽、擤鼻涕，保持排便通畅，以防逆行感染，或造成颅内积气，不利于破口粘连与愈合。预防性应用抗生素疗效仍存争议。报道显示，有脑脊液漏的患者感染率达8.7%。国外学者一项前瞻性随机双盲研究显示26例脑脊液漏患者预防性使用抗生素，结果均没有发生脑膜炎，而用安慰剂者仅有1例发生脑膜炎。由此可见，预防性应用抗生素对脑脊液漏患者并不是常规治疗。

50%～80%脑脊液漏患者1～3周自行停止。包括以下非手术治疗指征：①脑脊液漏在1周内自行停止；②颅前窝损伤并无明显骨折；③或仅是小型的线状骨折；④无嗅觉缺失。

2. *手术治疗*

(1)手术时机及指征：依赖于伤者的一般情况及受伤类型。危及生命的出血需要立即手术处理。对于合并面部软组织损伤的病例，手术干预也需要尽早进行。遵循如下指征：①脑脊液漏经4周以上不能自愈者；②曾并发脑膜炎者；③颅底骨折线较宽者；④迟发性脑脊液漏或复发者；⑤并发鼻旁窦炎及张力性气颅或碎骨片及异物嵌入脑内者。

(2)手术方法

①直视下修补术：可以探查瘘口及血管结构。对于延迟性、合并大面积颅前窝骨折或弹道伤、通过鞍结节或岩谷的脑脊液漏，很难自行愈合，应尽早手术。手术方式决定于漏的位置。术前应用激素、甘露醇及抗惊厥药，并可行腰大池引流脑脊液使脑回缩减少术中脑的牵拉而利于手术操作。对于颅前窝的手术，以硬脑膜分界可分为颅内硬脑膜外法和颅内硬脑膜内法。术前如已经确定漏口位于颅前窝一侧的，可行单侧切口暴露；如未确定漏口的位置，则需行冠状皮瓣和双侧骨瓣。骨瓣下缘应足够低以便充分显露颅底。如果需要进入额窦，应剥离骨瓣和窦腔内的黏膜，用明胶海绵、脂肪或肌肉填塞。而触及窦腔的手术器械应视为污染，需要更换。使用周围筋膜覆盖窦腔，并缝合固定于硬脑膜上。

如果不能明确发现漏口，此时需要大的游离颅骨周围骨膜覆盖整个前颅底，包括双侧筛板和蝶骨骨缘。可使用自体筋膜、腱膜，以及纤维蛋白胶和人工硬脑膜补片。术后继续引流脑脊液可减少漏的复发。

对于岩骨骨折引起的漏，探查颅中窝及颅后窝对确定漏的位置十分重要。但须注意避免过度牵拉膝状神经节而损伤面神经。来源于颅中窝后部的漏，通过硬膜外入路修补较为方便。生物蛋白胶对于硬膜修补和漏口封闭非常有效，尤其是当漏来源于颅骨破坏程度较大的颅中窝时。

②神经内镜：经鼻内镜下修补瘘口也是目前较为先进的修补办法。国外学者有报道称内镜修补脑脊液漏的成功率已达90%。经鼻内镜手术不损伤脑组织，无嗅觉丧失等并发症，尤其适合蝶窦骨折引起的脑脊液漏。切除蝶窦找到漏口的位置。用腹部脂肪填塞漏口，用蛋白胶封闭。用明胶海绵和止血纱布填塞蝶窦隐窝。再用气囊或膨胀海绵填塞鼻腔，加强修补效果，术后配合腰大池引流可加速漏口愈合。而此手术的并发症仅0.03%，最常见的为术后脑膜炎，还有个别的颅内积气、脑积水、颅内脓肿、静脉栓塞、形成黏液囊肿等并发症的病例报道。国外学者报道中有75%的病例在围术期

2～14d常规使用抗生素治疗。

③其他：外伤后1周内脑室引流同时监测颅内压力有助于漏口自行修复和及时动态地了解颅内情况，推荐应用。当怀疑脑脊液漏合并外伤性血管损伤时，尽早安排脑血管造影。可使用Onyx胶进行血管内治疗，可以止住一些其他方法难以控制的出血，使伤者生命体征尽早稳定，能提高救治成功率。

每天要注意严密观察患者伤后（或术后）情况：①球结膜；②眼眶肿胀情况；③是否有鼻腔渗液及外耳道渗液；④乳突颜色变化等。上述的情况，特别是患者细微的变化容易被忽略。

（张　赛　王　鹏）

参考文献

[1] Alkis J Psaltis, Rodney J Schlosser, Caroline A. A Systematic Review of the Endoscopic Repair of Cerebrospinal Fluid Leaks. Otolaryngology: Head and Neck Surgery, 2012, 147(8): 196-203

[2] Vesper V Grantham, Brian Blakley, Jan Winn. Technical Review and Considerations for a Cerebrospinal Fluid Leakage Study. Journal of Nuclear Medicine Technology, 2006, 34(3): 48-51

[3] M Mantur, M Lukaszewicz-Zajac, B Mroczko, et al. Cerebrospinal fluid leakage--reliable diagnostic methods. Clin Chim Acta, 2011, 412(5): 837-840

[4] Alexandre Varella Giannetti, Ana Paula de Morais Silva Santiago, Helena Maria Gonçalves Becker, et al. Comparative Study Between Primary Spontaneous Cerebrospinal Fluid Fistula and Late Traumatic Fistula. Otolaryngology: Head and Neck Surgery, 2011, 144(5): 463-468

[5] C Sherif, A Di Ieva, D Gibson, et al. A management algorithm for cerebrospinal fluid leak associated with anterior skull base fractures: detailed clinical and radiological follow-up. Neurosurg Rev, 2012, 35(2): 227-237, discussion 237-238

[6] M Taha, T Carroll, J McMahon. Vascularized temporoparietal fascial flap for the treatment of a traumatic cerebrospinal fluid fistula in the middle cranial fossa. Technical note. Neurosurg, 2009, 111(2): 393-395

[7] O Algin, B Hakyemez, G Gokalp, et al. The contribution of 3D-CISS and contrast-enhanced MR cisternography in detecting cerebrospinal fluid leak in patients with rhinorrhoea. Br J Radiol, 2010, 83(3): 225-232

[8] KK Tsang, PC Whitfield. Traumatic brain injury: review of current management strategies. Br J Oral Maxillofac Surg, 2012, 50(4): 298-308

[9] 王任直，译.尤曼斯神经外科学.北京：人民卫生出版社，2009

[10] 王忠诚.王忠诚神经外科学.武汉：湖北科学技术出版社，2005

[11] 张赛，李建国.现代神经创伤及神经外科危重症.天津：南开大学出版社，2010

第 22 章

脑神经损伤

脑神经颅内段主要位于颅内深部，经颅底多个骨孔进出颅腔。脑神经损伤在颅脑外伤中较为常见，可表现为部分性或完全性损伤，可以是单个神经损伤，也可以多根神经同时受累。脑神经损伤在伤后早期，特别是患者存在意识障碍或合并眼及颌面部外伤时，容易漏诊。

第一节 概 述

一、周围神经损伤程度分级

除嗅神经和视神经外，其余脑神经都是具有确定颅内通路的周围神经。周围神经的损伤程度分级同样适用。常见的有以下 2 种分级。

1. *Saddon 分类* 按损伤程度共分 3 类。

(1)神经失用：即短暂不完全的可逆性神经功能丧失。可在数小时或数周内恢复。病理学上显示为神经生物膜离子通透性紊乱或节段性脱髓鞘。

(2)轴索断裂：轴索和髓鞘完全断裂，但膜性结缔组织结构尚完好，临床上表现为受损轴索以远的神经功能全部丧失，但有自发再生的可能。

(3)神经断裂：指解剖学上的完全离断，或神经及其结缔组织成分的断裂范围达到无法自发再生的程度。

2. *Sunderland 分级* 可分为 5 级：Ⅰ级相当于 Saddon 分类的神经失用。在损伤部位有可逆性局灶传导阻滞。Ⅱ级相当于轴突和髓鞘断裂，但尚保留被膜和周围结缔组织的完整性。Ⅲ级除轴索和髓鞘断裂外，神经束内在结构也受到损害。Ⅳ级除神经外膜外，所有神经及其支持组织均断裂，神经固有的束状外观消失。Ⅴ级神经的连续性完全丧失，损伤远侧神经功能完全消失。

二、损伤原因

1. 颅底骨折导致脑神经或其供血动脉直接损伤，这是最常见的原因。

2. 脑组织在颅内发生位移导致脑神经或其供血血管受到牵拉、压迫。

3. 脑干损伤累及脑神经核团或脑神经近端。

4. 脑神经本身的震荡使神经纤维传导功能障碍。

5. 火器、锐器等所致开放性损伤导致脑神经直接损伤。

6. 颅内高压，尤其是脑疝压迫或牵拉脑神经。

7. 脑血管痉挛导致脑神经缺血缺氧性损害。

8. 脑神经在颅底骨管处因出血或神经组织本身肿胀而受压。

9. 晚期蛛网膜粘连、牵拉造成脑神经损伤。

10. 外伤性颈内动脉海绵窦漏导致动眼神经、滑车神经、展神经及三叉神经损伤。

三、辅助检查

1. *X 线片* 了解颅底有无骨折。

2. *CT* 最为常用，特别是高分辨薄层 CT 扫描，结合冠状位和矢状位重建，对于了解眼眶、视神经管、鼻窦、颞骨、枕骨等区域骨折具有重要优势。还可了解有无颅内血肿、积气、脑挫裂伤等其他损害。

3. *MRI* 软组织分辨率高，特别是了解视神经、脑干等处损伤具有优势。

4. *脑血管造影* 怀疑有颈内动脉海绵窦漏应行脑血管造影。

5. *神经电生理学检测* 包括肌电图和神经传

导速度、神经电图、视觉诱发电位、脑干听觉诱发电位等。

四、治　疗

脑神经损伤早期，判断损伤的性质和程度较为困难，因不论是神经传导障碍、神经轴索断裂还是神经完全断裂早期均可表现为完全神经功能障碍。大多数情况下为神经失用或神经轴索断裂，治疗以非手术治疗为主，某些神经在特定情况下适合手术治疗。不同脑神经损伤的治疗策略在下面分述，总体来说包括下面几点。

1. 原则　脑神经损伤本身不威胁生命，故在治疗时要有整体观念，以抢救生命为主，兼顾脑神经损伤的治疗。

2. 非手术治疗　包括糖皮质激素、血管扩张药物、神经营养药物、高压氧及针灸、理疗等治疗。

3. 手术治疗　主要包括减压手术、神经重建手术等，其中以视神经减压术、面神经减压或重建术报道较多。

第二节　各种脑神经损伤及其治疗

一、嗅神经损伤

1. 损伤原因　多由于前颅底筛板骨折或因额底部脑组织挫伤、移位造成嗅神经撕裂。

2. 临床表现

(1)嗅觉丧失或减退。

(2)可伴有鼻旁窦骨折或脑脊液漏。

(3)部分嗅觉丧失者在恢复过程中可有异常嗅觉。

3. 治疗　目前尚无特殊有效的治疗方法。在不完全性嗅觉丧失患者中，嗅觉往往可以得到完全恢复。恢复高峰出现在伤后 10 周，其原因可能与血肿、水肿的吸收消退有关。在双侧嗅觉完全丧失的患者中，恢复相对困难，如在 2 个月后仍未有任何恢复迹象的话，则可能将永久性丧失嗅觉。

二、视神经损伤

1. 损伤原因　视神经与周围神经性质不同，是中枢神经系统的延伸，包绕在脑膜所构成的鞘中。视神经可分为眶内段、视神经管内段和颅内段。颅脑外伤所致视神经损伤常见于额部或额颞外伤，特别是眶外侧缘的直接暴力，往往伴有颅前窝或颅中窝骨折。受伤机制如下。

(1)视神经管骨折，可导致视神经挫伤、断裂、牵拉、骨折片刺伤；视神经鞘膜内血肿可压迫视神经；视神经水肿因骨管和鞘膜的限制而至视神经受压和缺血。

(2)眼球后极与视神经间发生扭转导致视神经前段撕裂。

(3)视神经管颅内开口处上缘的镰状韧带对视神经的挤压伤。

(4)外伤所致眼底血管痉挛、血栓形成导致视神经缺血性损伤。

(5)视神经本身的震荡使视神经纤维传导功能障碍。

(6)晚期蛛网膜粘连、视神经管骨质增生、结缔组织增生及血肿机化等原因损伤视神经。

(7)颅高压造成继发性视神经损害。

2. 临床表现及诊断　对于清醒患者，由于临床表现明显，易于诊断，但对于昏迷者或有明显眼部血肿挫伤时，容易漏诊。

(1)有外伤史，特别是额或额颞部直接外伤。

(2)伤后视力下降，甚至失明。可在伤后立即出现，也可数小时至数日后视力进行性下降。

(3)瞳孔扩大；伤侧直接光反应消失而间接光反应存在，健侧瞳孔直接光反应正常，间接光反应消失。眼底早期正常，伤后 5～7d 可发生视神经萎缩。

(4)辅助检查。

①CT：行眼眶部轴位及冠状位高分辨薄层 CT 扫描，可以显示眼眶内积气、血肿和视神经的挫伤或水肿。骨窗像可显示有无视神经管骨折、变形、狭窄和骨片压迫，有无颅前窝底及蝶骨大、小翼和眶壁骨折。

②MRI：一般采用薄层扫描，可显示视神经全程，特别是 CT 不易显示的视神经管内段。视神经挫伤、水肿时可见视神经增粗，含水量增加。视神经鞘膜下出血及明显断裂时亦可显示。

③视觉诱发电位：是由头皮记录的枕叶皮质对视觉刺激产生的电活动。临床上常用黑白棋盘格翻转刺激诱发电位，是一个由 NPN 组成的 3 相复合波，分别按各自的平均潜伏期命名为 N75、P100、

N145，其中P100潜伏期最稳定且波幅高，是最可信的成分。判断异常的标准是潜伏期延长、波幅降低或消失。

3. 治疗 视神经损伤预后不良，尚无确切有效的办法。视神经完全断裂者，无法恢复。不完全性视神经损伤，随着水肿的消退、压迫的解除和血供的改善，部分患者有恢复的可能。

(1)药物治疗：包括脱水药、激素、血管扩张药、神经营养类药物、改善微循环类药物等。

(2)手术治疗：通过视神经减压术，清除碎骨片和积血的直接压迫和局部刺激，有利于缓解视神经水肿。改善局部的血液循环，防止继发性视神经损伤。

①手术指征

a. 伤后曾有视力(即使有短暂视力)或查体时尚有残存视力(即使仅有手动或光感)，表明神经未完全受损者。

b. 伤后早期视力进行性下降伴视神经管骨折变形、狭窄、骨折刺入或周围血肿压迫者。

c. 伤后无视力障碍或仅有轻度视力障碍，在数周至数月缓慢恶化的继发性视神经损害。

②手术时机：一旦手术指征明确，视神经减压的手术时机越早越好，但对于超过多长时间不再适合手术则争议较大。

③手术要点：Uemura(1978)提出了视神经减压术的3个要点。

a. 视神经管周的骨壁要去除周径的50%。

b. 减压的纵深要达到骨管的全长。

c. 切开神经鞘膜及总腱环，但也有学者认为不必切开神经鞘膜，因为不必要的减压会引起水肿、出血，将进一步加重神经的压迫。

④手术方法

a. 经颅视神经管减压术。

b. 经筛窦视神经管减压术：经鼻外筛窦切口，眶内进路视神经管眼压术；鼻内经筛窦-蝶窦视神经管减压术；经上颌窦开放筛窦视神经管减压术；鼻内镜下视神经管减压术。

三、第Ⅲ、Ⅳ、Ⅵ对脑神经损伤

1. 损伤原因

(1)眼眶及颅底骨折，可造成脑神经的直接损伤，也可因骨折、血肿压迫等原因造成继发性损伤。

(2)脑干损伤、弥漫性轴索损伤的可造成第Ⅲ、Ⅳ、Ⅵ对脑神经及其核团损伤。

(3)脑疝、脑干移位牵拉、颈动脉海绵窦瘘或海绵窦血栓形成等导致的继发性第Ⅲ、Ⅳ、Ⅵ对脑神经损伤。

①眶上裂综合征：累及动眼神经、滑车神经、展神经和三叉神经第1支，出现眼球运动障碍、上睑下垂、瞳孔散大、角膜反射减弱和前额部皮肤感觉减退等症状。有时眼静脉回流亦受阻，导致突眼。

②海绵窦综合征：多见于海绵窦血栓形成、颈动脉海绵窦瘘等情况。临床症状与眶上裂综合征类似，但由于眼静脉回流受阻，常出现明显的眼球突出和结合膜水肿。

2. 临床表现及诊断 动眼神经中的躯体运动纤维支配上睑提肌、上直肌、下直肌、内直肌和下斜肌，内脏运动纤维支配瞳孔括约肌及睫状肌。滑车神经在颅内的行程最长支，配上斜肌。展神经分布于外直肌。

动眼神经损伤的临床表现为瞳孔散大，该侧直接和间接光反应减弱或消失，眼睑下垂，眼球向内、向上、向下运动受限，眼球固定于外下方，在清醒患者可有复视。

滑车神经支配的上斜肌使眼球向下向外转动，当一侧滑车神经麻痹时，患者下视困难并有复视，特别是下楼梯时以上症状更为明显。若双眼向前直视时，患侧眼球位置可稍偏上。患者为纠正复视，常采取头倾向健侧的姿势，貌似斜颈。

展神经是头部创伤患者第一容易受累的神经。展神经麻痹引起内斜视，眼球外展受限，并有复视，特别是双眼向患侧注视时复视更为明显。

3. 治疗 早期可给予针对神经损伤的药物治疗，如激素、血管扩张药物及神经营养药物等，如为部分损伤，有恢复潜力，恢复常需数月。如完全断裂，则没有有效方法。如伤后6～12个月仍无恢复迹象，则麻痹可能为持久性，此时治疗主要是眼科针对斜视的矫正治疗，如三棱镜治疗和斜视矫正手术。

四、三叉神经损伤

1. 损伤原因 三叉神经损伤以周围支损伤多见。眉弓部的头皮裂伤和眶上缘骨折可以损伤眶上神经。颌面部特别是上颌骨骨折可损伤眶下神经。颅脑外伤造成三叉神经根、半月节等颅内段损伤不多见，常合并邻近神经损伤，如滑车、面神经、前庭蜗神经损伤。岩尖和颅中窝底骨折可导致三叉神经在Meckel囊、圆孔、卵圆孔、海绵窦等处损伤。

2. 临床表现及诊断　三叉神经损伤的临床表现为受累神经支配区麻木、感觉减退或消失，角膜反射因角膜感觉丧失而消失。运动支受累一侧咀嚼肌瘫痪和萎缩，张口时下颌偏向患侧。在某些患者中可表现为感觉过敏或疼痛。三叉感觉根、三叉神经节及其三个分支的损伤表现为周围型感觉障碍，即支配区的一切感觉障碍，包括痛觉、温觉和触觉。不同于中枢性病变如三叉神经脊束核某段受损所致的面部分离性感觉障碍，即"洋葱皮样"节段性分布的痛温觉障碍，但触觉仍存在。三叉神经损伤后期，有时可因部分神经纤维再生发生粘连或受压出现继发性疼痛，疼痛可以为持续性，也可以为阵发性。

3. 治疗　三叉神经再生能力强，损伤后多能恢复。眶上缘、眶下缘处挫裂伤应仔细清创，防止感染，减少瘢痕形成，促进神经功能恢复。三叉神经第一支损伤导致眼部感觉减退，角膜反射减弱，容易发生角膜炎或角膜溃疡，严重者可致失明，特别是在合并面神经损伤时更应警惕，早期使用眼药，必要时可行保护性眼睑缝合术，在昏迷患者中尤为重要。对于继发性三叉神经痛者，可考虑局部封闭、射频毁损、三叉神经感觉根切断等除痛治疗。

五、面神经损伤

1. 应用解剖　从大脑皮质中枢到颅外支配表情肌的分支，面神经的神经传导通路可分为9段。

(1)运动神经核上段：起自额叶中央前回下端的面神经皮质中枢，下达脑桥下部的面神经运动核。

(2)运动神经核段：面神经根在脑桥中离开面神经核后，绕过展神经核至脑桥下缘穿出。

(3)脑桥小脑三角段：面神经离开脑桥后，跨过脑桥小脑三角，会同听神经抵达内耳门。

(4)内听道段：面神经由内耳门进入内听道，偕同听神经到达内听道底。

(5)迷路段：面神经由内听道底的前上方进入面神经管，向外于前庭和耳蜗之间到达膝状神经节。此段最短，长2.25～3cm。

(6)鼓室段：又名水平段，自膝状神经节起向后并微向下，经鼓室内壁的骨管，达前庭窗上方，到达鼓室后壁锥隆起平面。此处骨管最薄，易遭病变侵蚀或手术损伤。

(7)锥段：自外半规管下方到锥隆起平面，传统上常将锥段划入鼓室段。

(8)乳突段：又称垂直段。自鼓室后壁锥隆起高度向下达茎乳孔。此段位置较深，在成人距乳突表面大多超过2cm。

颞骨内面神经全长约30mm；其中自膝状神经节到锥隆起长约11mm，自锥隆起到茎乳孔长约16mm。

(9)颞骨外段：面神经的终末支在茎突的外侧向外、前走行进入腮腺。主干在腮腺内分为上支和下支。两者弧形绕过腮腺岬部后又分为5支；各分支间的纤维互相吻合，最后分布于面部表情肌。

面神经自上而下的分支包括：①岩浅大神经，自膝状神经节的前方分出，分布到泪腺和鼻腔腺体。②镫骨肌神经，自锥隆起后方分出，支配镫骨肌。③鼓索神经，从镫骨肌神经以下到茎乳孔之间的面神经任一部分分出。其感觉纤维司舌前2/3的味觉；其副交感纤维达下颌下神经节，节后纤维司颌下腺和舌下腺的分泌。④面神经出茎乳孔后，即发出耳后神经、二腹肌支、颈突舌骨肌支等小分支。⑤面部分支，腮腺内首先分为上、下两大支，然后再分为颞支、颧支、颊支、下颌缘支、颈支，形成复杂的分支及吻合网。

2. 损伤原因　面神经是头部创伤中容易受伤的脑神经第二位。

(1)颌面部外伤累及面神经颅外段。

(2)头部加速或减速运动时，因脑和颅骨相对运动引起面神经，特别是脑桥小脑三角段神经的牵拉、压挤和撕裂伤。

(3)颞骨骨折：面神经在颞骨面神经管中的长度约30mm，颞骨骨折是创伤后面神经麻痹最主要的原因。按1959年Mchangh提出的分类方法，颞骨骨折可分为三种类型：纵行、横行和混合型骨折。纵行骨折骨折线起自颞骨鳞部，通过外耳道后上壁、中耳顶部，沿颈动脉管，至颅中窝底的棘孔或破裂孔附近。横行骨折其骨折线常起自颅后窝的枕骨大孔，横过岩锥到颅中窝。有的经过舌下神经孔及岩部的管孔（如颈静脉孔），个别可经过内耳道和迷路到破裂孔或棘孔附近。不同类型的骨折临床症状也不相同。纵行骨折时面瘫的发生率为20%，多为面神经受压、水肿、血肿压迫面神经所致，预后较好；横行骨折中发生率为50%，多损伤面神经颅内段至内听道段，预后差，较难恢复。

3. 临床表现及诊断

(1)症状

①口角歪斜和闭眼障碍。

②溢泪、鳄鱼泪和无泪。

a. 溢泪：面神经损害在膝状神经节以下，泌泪功能正常，而由于面瘫使鼻泪管的被动运动受阻，眼泪不能通过鼻泪管流向鼻腔，故患者有不自主流泪现象。

b. 鳄鱼泪：进食的同时伴有流泪现象，原因是原来分布于涎腺的神经再生后错位交叉生长，长入泪腺，多见于膝状神经节和膝状神经节上端的损伤。

c. 无泪：当膝状神经节或以上部位病变时，岩浅大神经受累，患侧无泪，角膜干燥。

③味觉过敏：当鼓索神经受累，患侧舌部味觉异常或消失，患者常述口中有甜味或辛味。

④听觉过敏：当镫骨肌受累，患者对突然出现的强声难以忍受，称为听觉过敏。

(2)体征

①静态表现：患侧额纹消失，鼻唇沟浅或消失，眼裂大，长期面瘫者由于面肌萎缩松弛，患侧眉毛低于健侧。

②患侧眉毛不能上抬。

③眼睑不能闭合，做闭眼运动的同时，患侧眼球不自主向外上方运动，使角膜下巩膜外露，即“眼球露白”，此现象称为“贝尔现象”。

④做笑或露齿的动作时，口角明显向健侧移动。做鼓腮运动时，双唇难以闭紧，患侧漏气。做张口运动时，下颌偏向健侧(面神经下颌缘支受累)。

⑤联动：当患侧面部部分表情肌主动运动时，另一部分表情肌会出现被动运动，称为联动。如患侧做闭眼运动时，同侧口角会被动运动。联动的原因是在面神经纤维再生时，由于神经小管的破坏，神经纤维错向生长，不能准确到达应该支配的靶肌，而支配其他面部表情肌。当原靶肌运动时，出现非靶肌的被动运动。

(3)面神经损害部位的判断：以下只是一般规律，因临床病变常很复杂，其所见并不一定完全遵守下述规律。

①泪液分泌试验(Schirmer test)：用宽 0.5cm，长 5cm 滤纸两条，将其一侧距离顶端 5mm 处折叠。吸干眼结膜的下穹窿内的泪液，将折叠好的滤纸置入 5min 后，对比双侧滤纸的泪液浸湿的长度。正常人两侧差别不超过 30%，如果相差一倍可为异常，提示膝状神经节以上面神经受损。

②镫骨肌声反射：反射消失表明损害部位在面神经分出镫骨肌处或更高水平(如面神经水平段、膝状神经节等部位)。

③味觉试验：味觉试验消失表示面神经损伤在鼓索支的水平或更上。

④CT 和 MRI 检查：颞骨薄扫 CT 能显示颞骨骨折线，有助于了解面神经骨管损伤的部位，其定位准确率可达 90%以上；MRI 可以直接显示水肿变形的面神经。

(4)面神经损害程度的判断

①神经电兴奋试验：取决于正常或失用纤维和变形纤维所占的比例。受损的神经纤维发生病变常需 1～3d，故本试验应在病变开始的 3d 后至 3 周进行。试验时将电极放在神经分支上，逐渐加大刺激强度，直至观察到最小肌肉收缩为止。3 周 10mA 刺激无反应为失神经支配；两侧差大于 3.5mA 提示面神经不可逆变形。两侧差别大于 2mA 为神经变性，双侧差别小于 3.5mA，提示面神经功能可以恢复。

②肌电图：通过插入肌肉内的电极，检测单个运动单位的电活动。肌电图记录不到任何电活动，表示面神经完全性麻痹。纤颤电位是面神经变性后出现的失神经电位，是判断完全性面瘫的一个重要客观标志。但该电位一般出现在肌肉失去神经支配的 2～3 周或以后，因此不适合做早期预后判断。如面瘫时仍可测到接近正常的运动单元电位，说明损害不重，反之则自然恢复可能性小。

③面神经电图：表面电极所记录的面肌复合动作电位的幅度与轴索冲动数和同步性直接有关。在茎乳孔外的面神经主干体表进行点刺激，口轮匝肌处记录。由于面神经纤维的变性程度同面肌纤维的失神经程度成正比，故面神经电图的振幅相当于面神经兴奋程度。

面神经变性的程度是以健侧面神经电图的振幅与患侧面神经的振幅的比例表示，变性百分比＝(健侧振幅－患侧振幅)/健侧振幅。一般情况下，面神经变性百分比小于 90%，提示神经的病变是可逆的，而变性百分比大于 90%～95%，提示神经变性的不可逆性。面神经变性百分比在 90%～95%以上，自然恢复或非手术治疗恢复的可能性不到 15%，因此需要进行面神经减压或者面神经移植。

在做面神经电图检测时，两侧的刺激量应该相同，最大刺激不能超过 18mA。超过 18mA 的面神经刺激常常直接兴奋面肌，形成假阳性。面神经电图应在面瘫后1周至1个月内进行,面瘫1周内由于病变未达到最大程度,面神经电图的振幅降低较少。在面瘫1个月后。即使面神经功能已经逐渐恢复,患侧面神经电图常常不能同步恢复,这是由于再生的面神经纤维兴奋性的同步性差,在同一瞬间记录到的不同步的神经纤维的正负相相互抵消,复合电位无反应。

(5)面瘫程度评价的分级:临床上常用House-Brachmann分级。

4. *治疗* 对于是否手术及手术时间选择方面还存在争议。迟发性面神经麻痹大多数可以恢复。不完全性面瘫或临床完全面瘫而面神经电图和面神经兴奋试验提示可逆性病变者以非手术治疗为主,常用药物有糖皮质激素类药物、血管扩张药、神经营养药物、脱水药、B族维生素和ATP等,也可以采用高压氧治疗和物理治疗的措施,同时因眼睑不能闭合,要注意保护角膜。对于按House-Brachmann分级,程度为Ⅴ级或Ⅵ级的任何不可逆面瘫,病程3周内,面神经电图检查提示面神经变性≥90%,神经电兴奋试验示健侧和患侧相差≥3.5mA,病程3周以上,结合EMG检查见纤颤电位,表明神经无恢复倾向,应进行手术治疗。

(1)面神经减压术:在国内多为耳科医生实施。目的是开放面神经管和切开神经外膜,解除其压力,改善血液循环,促进面神经功能恢复。应根据面神经损伤的部位决定手术进路。当听力和前庭功能存在时,经耳道和鼓室进路可达鼓室段面神经;从耳后切口,经乳突暴露鼓室段和乳突段面神经;颅中窝进路可暴露内耳道段和迷路段;迷路后进路可到达颅后窝的面神经;经乳突和颅中窝联合进路,可行面神经全程减压,保留听力和平衡功能;对听力和前庭功能完全消失的患者,可经迷路进路暴露面神经全程。

(2)面神经吻合术:包括端对端吻合术和改道吻合术。端对端吻合术适用于神经离断但无分离或分离不多,可行无张力吻合者。神经两断端相距3~4mm或以上,吻合时张力较大者,需采用颞骨内和颞骨外改道吻合术。

(3)面神经移植术:适用于神经缺损较大,无法吻合的病例。移植神经常用耳大神经和腓肠神经。

(4)舌下神经或副神经-面神经吻合术:副神经的效果不如舌下神经,且副神经切断后的胸锁乳突肌和斜方肌瘫痪及萎缩,影响举手和抬肩运动,常作为第二选择。

(5)两侧面神经交叉吻合术:利用对侧的面神经冲动改善患侧的口角运动。

(6)面瘫晚期康复手术:面神经康复手术主要有两大类,即动力重建手术和静态康复手术。动力重建手术包括神经重建手术(如上述舌下神经或副神经-面神经吻合术)和带蒂肌瓣转移手术。静态康复手术包括提眉术、上睑金负荷体置入术、下睑楔形切除术、外眦成形术、口角悬吊术等。

六、前庭蜗神经损伤

1. *损伤原因* 头颅闭合性损伤可导致迷路震荡、内耳出血、内耳毛细胞和螺旋神经节细胞受损。若创伤发生于头部加速或减速运动时,因脑和颅骨相对运动引起脑挫伤或前庭蜗神经的牵拉、压挤和撕裂伤。临床上表现多为重度高频神经性聋或混合性聋,伴高调耳鸣及眩晕、平衡紊乱。症状多能在数个月后缓解,但难以完全恢复。

颞骨横行骨折时,与颞骨岩部垂直走行的骨折线常跨越骨迷路或内耳道使其内的诸结构受伤害,发生重度感音神经性聋及眩晕、眼震、面瘫和脑脊液耳漏等。

2. *临床表现及诊断* 前庭蜗神经损伤后表现为伤侧耳聋和平衡功能障碍;由于前庭刺激可出现眩晕和眼球震颤,有因前庭与网状结构和自主神经的联系,可伴有恶心、呕吐等症状。在蜗神经损伤中,另一常见症状为耳鸣,耳鸣的程度和持续时间各异,多数为持续性的高调耳鸣,大部分有望在伤后3~4周逐渐恢复,少数可表现为永久性耳鸣。

纯音电测听、耳蜗电图、脑干听觉诱发电位、眼震电图等电生理检查有助于前庭蜗神经损伤的定性和定位诊断。颞骨薄层CT扫描可了解颞骨骨折情况。

3. *治疗* 前庭蜗神经损伤无有效治疗方式,早期以药物治疗为主,如激素、血管扩张药物、神经营养药物、抗眩晕药物等。有残存听力者,可选配助听器。可通过心理治疗以及加强平衡训练来补偿前庭功能。若眩晕症状频繁发作,根据受累耳的听力情况,可考虑手术治疗,如破坏迷路或选择性切断前庭神经等。

七、后组(Ⅸ、Ⅹ、Ⅺ、Ⅻ)脑神经损伤

1. *损伤原因* 舌咽神经、迷走神经和副神经一同穿颈静脉孔出颅,舌下神经经舌下神经管出颅。后组脑神经位于颅后窝,外伤性后组脑神经损伤在

临床上较为少见。可见于颅后窝骨折、颅外颈部弹片伤等。骨折线多累及颈静脉孔和舌下神经神经管。

2. *临床表现及诊断*　后组脑神经均起自延髓，其损伤多合并脑干损伤，多数患者因合并严重脑外伤昏迷，查体不合作，容易漏诊。舌咽、迷走、副神经一起经颈静脉孔出颅腔，故颅底骨折所致后组脑神经损伤多为合并伤。

舌咽神经受损表现为同侧舌后 1/3 味觉消失，舌根及咽峡区痛觉消失(单纯舌咽神经损伤因还有其他感觉所以咽反射和吞咽反射障碍多不出现，但临床上多同时合并其他后组脑神经损伤)，同侧咽肌无力，吞咽困难，饮水呛咳。

迷走神经损伤后由于咽部感觉障碍和肌肉瘫痪，可因声带麻痹出现声嘶，软腭运动障碍而吞咽困难，腭垂偏向一侧。迷走神经主干损伤可出现内脏活动障碍。

副神经脊髓根损伤时，由于胸锁乳突肌瘫痪使头不能向患侧侧屈，也不能使面部转向对侧。由于斜方肌瘫痪，患侧肩胛骨下垂。

因为舌咽、迷走、副神经同时经颈静脉孔出颅，颈静脉孔处损伤常累计上述 3 对脑神经，出现“颈静脉孔综合征”

舌下神经完全损伤时，患侧半舌肌瘫痪，伸舌时，尖偏向患侧；舌肌瘫痪时间过长时，可造成舌肌瘫痪。

3. *治疗*　后组脑神经颅外段如为锐器切断，可行神经吻合。但对大多数外伤所致后组脑神经，准确判断损伤的程度、部位并找到可供吻合的两端应是十分困难，故临床上多以糖皮质激素、血管扩张药物、神经营养药物等非手术治疗为主。同时注意误吸和排痰，必要时行气管切开。患者因呛咳进食困难时，可放置鼻胃管维持营养及水、电解质和酸碱平衡，也可早期行胃造口术。

（苏少波）

参考文献

[1] 杨树源，只达石，神经外科学.北京：人民卫生出版社，2008：448-955
[2] 王忠诚.神经外科学.武汉：湖北科学技术出版社，1998：899
[3] 雷鹏，颅神经外科学.北京：军事医学科学出版社，2004：127-133
[4] 孔维佳，王斌全.耳鼻咽喉科学，北京：人民卫生出版社，2002：482-486
[5] 柏树令，应大君.系统解剖学，北京：人民卫生出版社，2001：400-419
[6] Tindall GT，Cooper PR，Barrow DL.The practice of neurosurgery. Baltimore Willams & Willkins，1996：1503-1516

第23章

颅脑损伤的并发症及后遗症

颅脑损伤的并发症及后遗症包括脑脊液漏、颈内动脉海绵窦瘘、外伤性颈内动脉闭塞、外伤性脑动脉瘤、脑神经损伤、外伤性癫痫、外伤性颅内感染、外伤性低颅压综合征、颅内积气、脑脂肪栓塞脑积水、脑膨出、颅骨缺损、脑外伤后综合征及迁延性昏迷等。下面是几种常见的并发症及后遗症。

第一节 外伤性癫痫

外伤性癫痫(traumatic epilepsy)是指继发于颅脑损伤后的癫痫性发作,是脑对急性损伤反应的一种表现,可发生于颅脑损伤后的任何时间。根据发作时间的不同可分为两类:早期癫痫和晚期癫痫。早期癫痫一般发生于伤后1周内,其中,又将伤后24h以内发生的癫痫称为即刻发作,伤后2～7d发作者称为近期发作。晚期癫痫出现于伤后1周至数年。

一、流行病学

1. *发病率* 外伤性癫痫是颅脑损伤后的常见并发症。颅脑外伤后癫痫的发生率是一般人群癫痫发病率的12倍,但并非所有的脑外伤患者都并发癫痫,其发生率各家报道差异甚大,有统计称临床上观察到癫痫发生率为5%～15%。早期癫痫一般占5%,其中1/3发生在伤后1h内。早期癫痫的发生以伤后第1天为多,可能由颅内出血、凹陷骨折及异物刺激等所致。早期癫痫的发生往往预示着晚期癫痫的发生,约有25%的患者可延续为晚期癫痫。晚期癫痫发生率约占84%,发病潜伏期时间长短不一,50%以上出现在伤后1年内,约有1/5的患者是在伤后4年始发作,常较顽固。晚期癫痫的发生多与脑组织瘢痕形成、脑萎缩及颅内感染、脑脓肿形成、脑内囊肿、脑穿通畸形、异物存留、骨折片有关,由于这些病变牵拉、压迫和刺激邻近的正常或部分损伤的脑组织,则引起神经细胞痫性放电而致癫痫发作。

2. *危险因素* 外伤性癫痫发作的潜伏期不恒定,损伤部位、外伤原因、损伤程度、年龄、性别,以及是否伴有局限性神经功能缺失等与外伤性癫痫的发病有关,包括以下一些特点:①损伤越接近皮质运动区或颞叶内侧海马、杏仁核部位,癫痫越易发生;②重型脑外伤、开放性脑外伤的癫痫发病率往往较高;③颅脑外伤后儿童癫痫发病率高于成人,男性多于女性。

二、病因病理

癫痫发病的详细机制至今尚无定论,外伤性的机械性影响可引起脑组织的明显移位包括脑血循环的改变、神经细胞的损伤和代谢的改变、血-脑屏障的破坏及颅内压变化等继发性反应,导致局部或弥漫性脑水肿、脑缺血坏死、胶质细胞增生和神经元的缺失。胶质增生及瘢痕形成、神经元数目的减少或缺失等退行性变是癫痫发生的主要病理基础。

三、临床表现

通常脑损伤后癫痫的发作有各种类型,以症状多样性和反复性为特点,其中局限性发作更为常见。其临床表现决定于受累的皮质和皮质下区域。额叶的病灶常引起无先兆的大发作;中央-顶区的病灶多为肢体的运动性或感觉性发作;颞叶的损害常表现为精神运动性癫痫;枕叶常有视觉发作;严重时伴有记忆力减退、人格障碍、智力低下等表现。

四、辅助检查

1. 脑电图评估　最主要的检查方法，根据频率、振幅、空间和时间分布、形态和其他特征来识别组成 EEG 的脑电，可进行癫痫发作和癫痫综合征的诊断。源于大脑皮质的癫痫波常为高波幅的尖波、棘波、尖慢波或棘慢综合波，位相一般为阴性；病灶深在者，其波形多为尖波或尖慢综合波，波幅较低，位相有时阴性，有时阳性。

2. 脑 CT 或 MRI 扫描　有助于了解病灶的部位及性质，通常可见局限性或弥漫性脑萎缩、脑胶质增生或囊性病变、脑穿通畸形、蛛网膜囊肿、脑池扩大、脑室受牵扯、骨折片陷入、血肿、脓肿及异物等。

五、诊断及鉴别诊断

外伤性癫痫均有头部外伤史可查，伤后不同时期出现的不同类型癫痫发作，特别是脑组织损伤部位与痫灶相符合的局部性发作而伤前无癫痫病史的患者，结合脑电图检查及相关 CT、MRI 的结果，可对外伤性癫痫做出诊断。但需与以下疾病相鉴别。

1. 晕厥　本症系因短暂的全脑血流量突然减少，一时性大脑供血或供氧不足，以致网状结构功能受抑制而引起意识丧失；历时数秒至数分钟；发作时不能保持姿势张力，故不能站立而晕倒；但恢复较快。发作间期脑电图无明显异常，无明显神经系统定位体征。影像学检查可发现心血管的异常。

2. 假性癫痫发作　可有运动、感觉和意识模糊等类似癫痫发作症状，常有精神诱因，具有表演性，发作性多种多样，视频脑电有助于鉴别。

3. 低血糖症　血糖水平＜2mmol/L 可产生局部癫痫样抽动或四肢强直发作，伴意识丧失，常见于胰岛 B 细胞瘤或长期服用降糖药的 2 型糖尿病患者，病史有助于鉴别。

4. 发作性睡病　可引起猝倒，易误诊。根据突然发作的不可抑制睡眠、睡眠瘫痪、入睡前幻觉和可以唤醒等可以鉴别。

六、治　疗

外伤后早期 1 周内的短暂的抽搐，多无重要的临床意义，此后也不再发作，故无特殊治疗。癫痫发作的急症处理要点如下。

1. 癫痫发作后，要尽一切努力控制临床和脑电图显示的发作，必要时行脑电图连续监测。

(1)气管内插管保持气道通畅和供氧，清除分泌物，测血压、心率、呼吸、体温，查血糖和血气，安放监护仪，保持合理的体位和头位，准备呼吸机。

(2)静脉置导管输液，保持两条静脉开放，一条专用于抗癫痫药物治疗，另一条维持常规治疗，严格记录出入量；给予常规输液及抗癫痫治疗。

(3)癫痫持续状态甚易反复，要在继续监测抗癫痫药物浓度的条件下充分用药，必须完全控制发作至少 24～48h，注意防止无计划杂乱用药造成相互叠加引起中毒反应。

2. 反复发作的早期或中期癫痫则应给予系统的药物治疗。一般大发作和局限性发作，选用抗癫痫药物的顺序为苯妥英钠、苯巴比妥、卡马西平或丙戊酸钠。

(1)小发作则常用丙戊酸钠、乙琥胺、地西泮或苯巴比妥。

(2)精神运动发作则首选卡马西平，肌阵挛发作则宜选用地西泮、硝西泮。

(3)用药的原则应从小剂量开始，逐渐增加到完全控制发作，并根据患者发作时间，有计划服药，维持血药浓度直至完全不发作 2～3 年，再根据情况逐步减药至完全停药仍无发作，可视为临床治愈。对于少数晚期难治性癫痫经系统药物治疗无效时，则需行手术治疗。

第二节　外伤后脑积水

外伤后脑积水(posttraumatic hydrocephalus)为多继发于脑外伤后脑脊液循环障碍、脑室局部或弥漫性扩大而引起一组临床综合征。

一、流行病学

重型颅脑损伤继发脑积水相当多见，发生率为10%～34%。外伤性脑积水根据发生的时间可分为急性和慢性两类。自受伤后数小时至 2 周之内发生者均为急性脑积水，多因血块直接阻塞脑脊液循环通路或因蛛网膜绒毛被红细胞阻塞所致，多为梗阻性。伤后 3 周乃至 6 个月甚至 1 年始发病者为慢性脑积水，为脑脊液吸收障碍所致，多为交通性。

二、临床表现

急性外伤性脑积水以进行性颅内压增高为主，脑挫伤程度较严重，伤后持久昏迷或曾有一度好转又复恶化，虽经脱水、排除水肿、减压手术及激素等多方治疗，意识恢复欠佳。慢性者多表现为正常颅内压脑积水，典型的患者逐渐出现痴呆、步态不稳、小便失禁三联征，可有反应迟钝、行为异常、情感自制力减弱等症状。

三、辅助检查

1. *头部 CT*　是常用的比较准确的检查方法，CT 扫描可见，脑室系统扩大并以侧脑室前角为著；脑回无萎缩表现，脑沟不加宽。

2. *头 MRI 检查*　比 CT 检查更明确清晰，可见侧脑室前角的扩张及脑室周围的间质性水肿带，T_2 像上可见明显的高信号，冠状面可以测出两侧脑室顶之间的夹角小于 120°。

3. *放射性核素脑脊液成像检查*　对脑积水诊断有重要价值，其特征性表现是核素经第四脑室中孔向脑室内逆流，而于脑突面却无核素的显影，说明脑脊液循环和吸收已发生障碍。核素在脑室内滞留的时间有助于估计脑积水的严重程度。

4. *眼底检查*　部分脑积水的患者眼底检查可见视盘水肿。

四、诊断及鉴别诊断

临床上出现外伤经过积极治疗后仍出现头痛、喷射性呕吐、视盘水肿、意识障碍、走路不稳、小便失禁的患者应及时行影像学检查，一般均可确诊。

注意与脑萎缩鉴别，脑萎缩的影像学特点是侧脑室普遍扩大、脑沟增宽、无脑室周围的透亮水肿区，MRI 冠状面两侧脑室顶之间的夹角常大于 140°。

五、治　疗

在疑有外伤性脑积水时，即应早做影像学检查及时明确诊断，尽快实施分流手术，以缓解由脑积水而引起的进行性脑组织萎缩。条件不允许者，可暂行侧脑室外引流。无论是颅内高压脑积水还是正常颅压脑积水都应采用单向阀门分流管行分流术。常用的分流装置的方法有脑室－腹腔及脑室－心房两种。

第三节　外伤性脑脊液漏

颅脑创伤导致颅盖及颅底颅骨骨折，并使硬脑膜及蛛网膜破裂，脑脊液由脑膜及骨折裂缝经鼻腔、外耳道或开放伤口流出，使颅腔与外界交通，称为外伤性脑脊液漏，是颅脑创伤的严重并发症之一，可导致颅内感染。颅脑创伤后脑脊液漏一般均为颅底骨折所致，发生于颅盖者较少。据报道，颅脑创伤后脑脊液漏的发生率为 0.25%～3.0%，在美国，每年约有 150 000 例外伤性脑脊液漏。根据华西医院统计的 408 例脑脊液漏者，其中鼻漏 172 例，占 42.16%；耳漏 183 例，占 44.85%；眼漏 38 例，占 9.31%；伤口漏 15 例，占 3.68%。其中以成人多见，儿童发生率明显低于成年人，可能由于儿童颅骨较软，富于弹性，且鼻窦尚未发育完全所致。

一、解 剖 学

1. 颅前窝、颅中窝底骨质薄，尤其是颅前窝底凹凸不平，与鼻腔、眼眶只有一层薄骨板相隔其前部中间为鸡冠，两侧为筛板，其上有许多筛孔，嗅丝由此入颅，颅前窝底在外力作用下易发生骨折，如硬脑膜同时破裂，则出现脑脊液漏。

2. 颅底骨内板与硬脑膜贴附紧密，筛板处的蛛网膜随嗅神经突至筛孔，当骨折线通过筛板时，极易撕裂硬膜和蛛网膜造成脑脊液漏。

3. 颅前窝底毗邻额窦、筛窦、蝶窦，颅中窝有岩骨内的中耳腔及后方的乳突。当骨折通过鼻旁窦时，伴随着黏膜、硬膜、蛛网膜的损伤，脑脊液蓄积在窦腔，并经相应的孔道引流至鼻腔。而骨折累及中耳鼓室盖时，则可出现脑脊液耳漏；如鼓膜未破裂，则出现鼓室内积液，脑脊液可沿耳咽管流入鼻腔，常误诊为颅前窝底骨折所致的脑脊液鼻漏。

4. 颅底部与脑底的蛛网膜池相邻，脑脊液积于此，容易引起脑脊液漏。

5. 脑脊液伤口漏多为颅脑穿透伤所引起，常为早期清创处理不彻底，硬脑膜的修补不善所致，尤其易发生在脑室穿通伤的患者。

二、临床表现

外伤性脑脊液漏发生的时间存在差异，多数在伤后 48h 内出现，属急性期脑脊液漏，漏出的脑脊液为血性，逐渐转变为清亮，绝大多数在 1 周内漏口自行封闭而愈合少数外伤后几周或数月，甚至数年之后始出现，称为延迟性脑脊液漏；后者一旦出现则常迁延不愈，时停时漏，往往导致颅内继发感染，甚至发展为脑膜炎或脑膜脑炎。延迟性脑脊液漏的原因，可能与创口局部出血，血凝块或挫伤脑组织堵塞硬脑膜破口，肿胀的脑组织压迫漏口有关。临床上部分意识障碍采取仰卧位的患者，脑脊液漏可沿咽后壁流下，表现隐匿，可致颅内感染，值得注意，如果患者有直接或间接暴力损伤头部，初期无脑脊液漏表现，后出现颅内感染现象，那要高度怀疑这种内在性开放颅脑创伤，积极做相关检查，以明确诊断。脑脊液鼻漏多见于颅前窝骨折，也可见下颅中窝骨折，发生率高达 39%（Rat，Bergland，1969），前颅窝发生骨折后，血液可向下侵入眼眶，引起球结合膜下出血及迟发性眼睑皮下淤血，多在伤后数小时渐出现，呈紫蓝色，俗称“熊猫眼”征。易与眼眶局部擦挫伤相互混淆，后者成紫红色，并常伴有皮肤擦伤及结合膜内出血，可资鉴别。颅前窝骨折累及筛窦或筛板时，可撕裂该处硬脑膜及鼻腔顶部黏膜，而致脑脊液鼻漏及（或）气颅；也可使通过筛板的嗅神经纤维和筛前动脉断裂，伴有单侧或双侧嗅觉障碍，合并眶内出血并可致眼球突出，若视神经受波及或视神经管骨折，尚可出现不同程度的视力障碍；若骨折累及眶板及眶上裂，可有第Ⅲ、Ⅳ、Ⅴ对脑神经麻痹；若眶板粉碎碎骨折后失去屏障作用，脑组织疝入眼球后壁，可致搏动性突眼。脑脊液鼻漏早期多为血性，须与鼻出血区别，将漏出液中红细胞计数与周围血液相比，不难确诊。特别注意的是，筛前动脉或颈内动脉岩骨段外伤性破裂，可表现为致命性的口、鼻出血，必须紧急处理，延迟性脑脊液鼻漏则往往在颅前窝骨折后长短不一时间里，由于突然咳嗽、用力引起颅内压骤然增高时，使脑膜裂孔开放，漏出澄清无色液体。一般坐起、低头位时漏液增加，卧位时漏液减轻或停止。而当仰卧位时，脑脊液常经后鼻道而流向咽部，漏口经过蝶窦者，脑脊液积存于蝶窦的后部，坐起后，漏液自位于蝶窦前部的开口流出，故清晨起床后鼻漏往往明显。

脑脊液耳漏常为颅中窝颞骨岩部和乳突骨折引起。因岩骨位于颅中窝、颅后窝交界处，无论岩骨的颅中窝部分或颅后窝部分的骨折，只要伤及中耳腔，则皆可有血性脑脊液流入鼓室。根据骨折与岩骨尖部长轴的关系，岩骨骨折可分为纵行或横行，大多数为两者的混合。纵行骨折患者常有鼓膜撕裂，患者可自诉伤时剧痛，后出现传导性耳聋，查体可见血性液体漏出；横行骨折患者的鼓膜常正常，而有迷路、耳蜗或内耳道第Ⅷ对脑神经损伤引起的感觉性听力丧失，可见鼓膜呈紫蓝色，张力高，脑脊液可经耳咽管流向咽部，甚至经鼻后孔反流到鼻腔再自鼻孔渗出，类似于颅前窝骨折所致的鼻漏。50%以上的患者有面瘫，听神经损伤的概率占 31.4%，患者常觉眩晕，平衡功能障碍。若骨折累及海绵窦可致第Ⅲ、Ⅳ、Ⅵ、$V_{1\sim2}$ 对脑神经麻痹，并有引起颈内动脉假性动脉瘤或海绵窦动静脉瘘的可能。若骨折累及蝶鞍和鞍背时，可造成蝶窦破裂，引起鼻漏或咽后壁淤血肿胀。若颅后窝骨折累及斜坡，而咽后壁黏膜薄弱时，脑脊液可经斜坡向咽后壁渗漏。此外，耳后乳突区迟发性皮下瘀斑（Battle 征），亦为颞骨岩部骨折的常见体征。这些相关的症状和体征有助于外伤性脑脊液漏的诊断、正确处理和全面准确的评估预后。

脑脊液伤口漏常见于颅盖部开放性颅脑创伤，而颅底骨折所致极少见。前者几乎均为开放性颅脑创伤初期处理不当所致，多见于火器性脑穿透伤，因为硬脑膜修复不妥或因创口感染愈合不良而引起。近年来，由于人工生物材料在临床上广泛应用，还可见人工硬脑膜发生排斥反应后引起脑脊液皮下漏。若脑脊液漏直接来自脑室穿通伤时，常有大量脑脊液流出，患者常全身情况低下，导致严重脑膜炎或脑炎，合并水、电解质、酸碱失衡。尤其是儿童患者，要及时清创、修复。

三、诊　断

因脑脊液漏好发于颅底骨折，颅前窝底骨折自 1/4～1/2 发生脑脊液漏，对于临床上颅脑创伤患者，诊断或疑诊颅前窝、颅中窝、颅后窝底骨折，伴有嗅觉丧失，听力减退，周围性面瘫，视力丧失者，均应注意观察鼻、眼、耳、咽后壁是否流出无色透明的液体。如不能明确，原发性颅脑创伤不严重，意识尚清楚者，可嘱患者俯卧或坐起低头，以增加颅内压力，有利于积存在蝶窦内的脑脊液自蝶窦开口流出，收集漏出液，做生化检查，证实液体含糖，有利于明确诊断。如患者意识障碍，查体不合作，可在耳鼻咽喉科医师的协助下摄取漏出液。脑脊液为水样、非黏液性液体，并含葡萄糖，当葡萄糖含量大于 30mg/dl 时，高度提示为脑脊液。但是颅脑创伤急性期常合并有耳、鼻外伤，漏出液常掺有血液，且正常鼻腔分泌物经血糖试纸检测也可呈阳性反应，故糖定性检查不可靠。蛋白电泳联合对碘氧基苯甲醚免疫固定转铁蛋白有助于鉴别脑脊液。如条件不许可，一简单实用的方法：用一块干透纱布，接漏出液数滴，如果含有脑脊液，在血迹外围可有浅淡色液体。颅骨X线平片，可确定颅底骨折，特别是骨折线是否跨越鼻窦或岩骨，常可见鼻旁窦内积液或乳突蜂房充满液体。头颅CT检查可通过调整窗位观察颅底骨折，较X线平片优越，有助于发现颅内积气以及脑损伤情况。由于颅底本身极不平整，骨棘、骨孔、骨缝等较多，影像学检查易出现假阳性及假阴性，故颅底骨折多靠临床诊断，一般有四大临床特点：①脑脊液外溢外漏；②邻近软组织迟发性瘀斑；③邻近脑神经损伤；④常合并不同程度的脑挫裂伤。

四、治　疗

外伤性脑脊液漏多数可经非手术治疗而自愈，约有80%在伤后1周内自行停止。只有脑脊液漏经非手术治疗持续2周以上不愈者，应考虑手术治疗。但脑脊液切口漏一经发现，应立即采取措施处理。对脑脊液鼻漏的一些治疗措施上有争议，包括预防使用抗生素、手术时机和腰穿引流的作用。

(一)非手术治疗

卧床，头部抬高约30°。清洁鼻腔和外耳道，鼻漏或耳漏处用无菌棉球轻轻填塞，浸湿后立即更换，绝对不可用力堵塞，使脑脊液通畅地流出是防止逆行性感染的重要手段。避免咳嗽、擤鼻、用力等增高颅压及易使鼻咽部液体逆流入颅的动作。保持大、小便通畅。成人限制液体入量在1500ml左右，并可应用乙酰唑胺以抑制脑脊液分泌，另可用甘露醇、呋塞米降低颅内压。患者向患侧卧位，以利脑组织随重力下沉压迫在漏孔处，便于贴附愈合。若3d内漏出不停止，可考虑行腰椎蛛网膜下隙引流3～7d，引流袋位于肩部水平，不能引流过快，可调整引流高度至脑脊液漏出停止。尽管持续腰穿引流可使一些脑脊液漏得以封闭，但也导致脑脊液回流及病原体进入颅内，增加感染机会，故临床上慎用。经过上述处理，约80%的脑脊液耳漏于1周内停止漏出，几乎所有的脑脊液耳漏患者在1周内自行停止。据统计，这期间脑脊液耳漏患者约4%并发脑膜炎，而脑脊液鼻漏中约17%并发脑膜炎。

(二)手术治疗

外伤性脑脊液耳、鼻漏早期经过非手术治疗，如果无法自愈，则应在10～14d或以后考虑行脑脊液漏修补术(repair of CSF fistulae)。早期手术的指征：①脑脊液切口漏(皮漏)；②颅骨骨折裂隙超过3mm；③脑脊液漏出量历经1周仍不减少；④并发脑膜炎及慢性鼻窦炎，感染控制后；⑤持续性颅内积气，有占位效应，疑为张力性气颅者；⑥额骨广泛性骨折累及鼻旁窦等；⑦伤后2周后发生的迟发性或复发性漏液。因开放性颅脑创伤或颅内血肿合并脑脊液漏者，可根据病情一期手术修复。

1. *颅内修补法麻醉和体位*　全麻插管，腰穿留置硅胶管，接通颅内压监护仪。在切开头皮时即给予20%甘露醇250ml快速静脉注射，以降低颅内压。术前、术中均使用抗生素。

(1)脑脊液鼻漏修补术：术前应确定漏口位置，以决定手术方式。如一侧脑脊液漏，可经患侧额部骨瓣开颅；如果双侧鼻孔漏液，或骨折跨越两侧鼻旁窦，多行双侧额部或冠状骨瓣开颅。颅内颅前窝底修补的嗅觉丧失发生率极高，硬膜外修补有利于减少其发生。故如患者嗅觉存在或部分残留，均应首先通过硬膜外探查，按术前疑及的部位，将硬膜自额窦后壁、眶顶、蝶嵴、鸡冠和筛板区小心分离，可发现骨折和漏口。有术者在术中借助探针确定漏孔位置。凡漏孔所在处常见硬脑膜增厚并陷入骨折缝中，应尽量靠近颅骨分离，剔下漏孔，勿使漏孔扩大。颅骨破孔处的软组织应尽量剔出或电凝处理，再用明胶海绵加医用凝胶封闭颅骨裂口，再用骨蜡堵塞，然后，密切缝合或修补硬脑膜上的破孔。通常多用颞肌筋膜、骨膜、阔筋膜或帽状腱膜作为修补片，缝合务求严密完善，再取颞肌加医用胶粘合。由于脑脊液鼻漏属开放性创伤，为了减少异物，防止感染，一般不主张采用人工硬膜作为修补材料。如硬膜外显露不良或漏口较大，经硬膜外修补困难时，可切开硬脑膜，开放侧裂池、颈内动脉池等，缓慢吸除脑脊液，释放不宜过快，使颅内压不致骤然下降，但降压应充分，以利清晰显示脑脊液漏口，减少或避免术中对脑组织的牵拉。必要时结扎切断上矢状窦前1/3，切断至鸡冠的大脑镰，充分显露颅前窝底并保护嗅神经。抬起额叶底部，经硬膜下依次探查额窦后壁、筛板及鞍内、鞍旁，漏口偶尔也发生在过度气化的蝶骨大翼部。有漏孔的地方，蛛网膜与脑组织往往突向患处，局部有粘连和胶质增生，有时还可见到肉芽组织，甚至有脓肿形成。良好隔离后，先将黏附在漏孔处的脑组织分离、抬起，再将失活的脑组织吸除后，刮净炎性组织、电凝止血，即暴露出硬脑膜破损处和骨折。漏孔不大的，可用肌肉组织加医用凝胶充填骨折漏口，再用骨蜡封闭后，可采用“夹心饼干”式的黏合修补方法：将裂口周围的硬脑膜与骨板分离，在硬脑膜外先垫骨膜、阔筋膜、大脑镰、颞肌筋膜和帽状腱膜、同种异体硬脑膜等修补材料，并用医用胶粘合于颅骨内板下，覆盖骨折裂孔；再于硬脑膜破损内层垫入上述生物材料片，与周围完好的硬脑膜严密缝合，加明胶海绵和医用胶层层加固，粘平。该法修补的漏孔无渗漏，无复发，疗效可靠。若颅底骨缺损较大，则常需经硬膜内、外探查。根据发现确定修补硬脑膜破口及颅骨缺损的手术方法。一般多采用组织片铺盖、黏合硬脑膜内面破口，再以较大的带蒂颞肌及筋膜瓣于硬脑膜外面修补，完成颅底软组织重建。然后将医用凝胶与骨屑或肌肉碎块混合，填堵骨缺损处，进一步完成颅底骨性重建。若颅骨缺损与鼻旁窦相通，则应先刮除窦内黏膜，并用庆大霉素生理盐水冲洗窦腔，再用肌块填堵窦腔，粘堵骨孔。严密缝合伤口各层，不置引流。如经 CT 脑池造影证实脑脊液鼻漏来自蝶窦，可经翼点或经鼻-蝶窦入路，用肌肉和脂肪填充满窦腔，再用明胶海绵加医用凝胶覆盖，亦可用“夹心饼干”式的方法修补。

(2)脑脊液耳漏修补术：在很少见的情况下，脑脊液耳漏不停止，需要腰穿引流甚至手术治疗。术前必须查明脑脊液耳漏的具体部位。岩骨纵行骨折累及鼓室盖，使脑脊液直接进入中耳腔并经破裂的鼓膜流出外耳道，属迷路外耳漏；岩骨横行骨折累及迷路，使蛛网膜下腔与中耳腔交通者，属迷路内耳漏。两者手术入路不同。采用颞枕骨瓣开颅可修补颅中窝耳漏，以外耳乳突为中心做颞部弧形皮瓣，骨瓣基底尽量靠近颅中窝。先经硬膜外侧岩骨前面探查鼓室盖区有无漏孔，若属阴性即应改经硬膜下探查，切勿过多向中窝内侧分离，以免损伤岩大浅神经、三叉神经、脑膜中动脉及海绵窦。发现漏孔后，封堵和修补方法同脑脊液鼻漏。若属岩骨后面骨折，此入路尚可兼顾颅后窝，即沿岩骨嵴后缘切开天幕，注意勿损伤岩上窦及乙状窦，将天幕翻开即可向下内探查岩骨后面的漏孔，其位置多在内听道外侧，局部常有小脑组织及蛛网膜突入，较易识别。此处漏孔较难修补，一般均以肌肉或筋膜片蘸医用凝胶粘堵，其上再加带蒂肌肉片或明胶海绵和 EC 胶加固。若缺损的颅骨较大，可用自体骨片、库藏骨片或人工陶瓷骨片修补缺损的颅骨，其余方法同上。漏孔较大者，乳突腔加用颞肌瓣填塞。另外，对迷路内耳漏亦可经枕下剖颅入路进行岩骨后面漏孔的修补，方法同前，术中注意勿牵拉脑干和保护脑神经，术毕严密缝合头皮各层，不置引流。当漏口位于颅后窝，如斜坡时，可采用枕下乙状窦后或乙状窦前入路、经幕上下联合入路、经颞＋岩＋迷路等入路进行修补，修补方法也是肌肉填塞，骨膜铺垫，粘胶固定等。

2. *颅外修补方法*　目前经颅外入路修补脑脊液漏常用三种方法：①经鼻显微镜下修补，神经外科常采用；②长翼鼻镜下修补；③经鼻内镜修补。后两者耳鼻咽喉科医师较常采用。三者中以经鼻内镜手术效果较确切。耳鼻咽喉科术中常选用修补漏口的材料有鼻中隔黏骨膜、颞肌及颞肌筋膜、鼻中隔软骨，应根据漏口所在部位不同选用不同组织修补。一般如漏口位于筛板，多采用颞肌及颞肌筋膜，或鼻中隔黏骨膜；如漏口在鞍区，多采用颞肌呈哑铃状填塞，外用鼻中隔软骨固定，软骨外覆颞肌筋膜；如漏口在颅后窝或斜坡处，多采用鼻中隔黏骨膜，并用颞肌及颞肌筋膜加医用凝胶固定。神经外科经鼻显微镜下修补时多采用脂肪、颞肌、明胶海绵加 EC 胶，并用不锈钢、塑料和尼龙网固定，个别用鼻中隔软骨固定。无论用何种修补材料，都应在漏口周围造成创面，刮除黏膜和骨膜，露出骨面，移植物才能存活。另外，移植材料要足够大，或呈哑铃状卡在漏口里，不易被脑脊液冲出。颅内外修补术后患者取卧位，头抬高 30°，避免打喷嚏和增加腹压，酌情使用缓泻药；保持鼻咽腔清洁；必要时适当使用降颅压药物；选用敏感、易透过血-脑屏障的抗生素。

3. *脑脊液伤口漏*　治疗脑脊液伤口漏(皮漏)一经发现，必须立即处理。首先应认真进行非手术治疗，大力控制感染，同时要在重新修补的手术野局部放置硅胶管另戳口引出作为脑脊液的“出路”，或在距伤口漏以外头皮完好处行脑室穿刺，或行对侧脑室穿刺持续引流，或经腰穿置管引流脑脊液，调节引流量至漏口停止溢液为度，不宜过多。伤口漏处如无急性炎症，可剪除皮缘坏死部分，然后逐层缝合。若有急性炎症，应清除脓液和腐朽组织，清洁消毒，及时更换敷料，使肉芽组织生长。待急性炎症控制后，再行二期缝合并于肉芽面上种植皮片消灭创面，封闭漏口。

第四节　脑外伤后综合征

脑外伤患者急性期过后，有相当部分的患者可遗留各种症状，最为常见的如头痛、头晕和神经系统功能障碍，该症状持续至伤后3个月以上仍无好转，而神经系统检查阴性，即称为脑外伤后综合征。亦有称其为脑外伤后遗症、脑震荡后遗症、脑外伤后神经衰弱或脑外伤后神经官能症者。这是由于神经功能失调，特别是自主神经功能紊乱所致，在临床上较常见。

一、病因病理

1. 组织病理基础　轻型颅脑损伤显微镜下可见皮质神经细胞的坏死或缺失呈弥散性分布，以大脑皮质的浅层受伤最重，间质常不受损害。大脑白质内有广泛的轴突肿胀，可致轴突的断裂和退行性改变，但这种病理变化时可逆的。因此，皮质神经细胞坏死的弥散性、轴索拉长的可复性以及脑组织坏死的不完全性，是临床上大部分颅脑外伤后综合征患者得以康复的病理学基础。额叶、颞叶、下丘脑的局限性和弥散性损伤与高级神经活动及精神状态密切相关。脑组织受到直接、间接暴力打击引起脑震荡外，常有颅底和中线结构区的剪切、扭转，致脑干的网状结构和额极、颞极受损，从而引起明显的自主神经功能紊乱和精神症状。

2. 病理生理改变　轻型仅有暂时的生物化学及脑血灌注方面的改变，重型不仅造成脑挫裂伤、颅内血肿、脑缺血、脑缺氧，而且常伴有蛛网膜下腔出血，继之发生蛛网粘连，引起脑膜、神经根的刺激或轻度脑积水，此外头皮的外伤性神经瘤、颅内外小血管的沟通、蛛网膜绒毛封闭、轴突断裂、脑白质或脑干内的微小血管、软化及颅颈关节韧带或肌肉的损伤波及颈神经根，都可引发各种症状。血-脑屏障的改变、神经递质的异常释放、神经细胞的传导途径或传导功能紊乱、细胞分子结构的改变、下丘脑-垂体-肾上腺轴的功能活动下降都是引发脑外伤后综合征的重要因素。

3. 心理和社会因素　这类患者往往在伤前或伤后曾经接受过不少错误的概念，导致对疾病和预后过度焦虑、悲观、疑病等，将过多的注意力集中在躯体的微小变化及不适，这些不良的心理因素造成患者较重的精神负担。此外，患者的头伤还常涉及纠纷、责任、赔偿或失业等社会心理因素，也可能与该病的发生有一定关系。

二、临床表现

脑外伤后综合征的临床表现十分复杂，主要表现为头痛、头晕和神经系统功能障碍等，症状较重，但体征较少或缺乏体征，其重要的症状无法用相应的体征及辅助检查结果进行解释，症状的发生一般伤后即有，至恢复期不能完全消失，但一定时间后又随同一个次要的诱因而发生性质形似而严重得多的症状。需特别说明的是，脑外伤后综合征的发生于脑组织受损的严重程度并无相应的关系。由于脑外伤后综合征表现形式多种多样，具体归纳为五个方面。

1. 血管舒缩障碍性症状　患者常有头部胀痛、紧张性头痛或波动性头痛，发生时间以下午为多，部位常在额颞部或枕后部，有时累及整个头部，位于枕后的疼痛经常伴有颈部肌肉紧张及疼痛。头痛的发作可因失眠、疲劳、心情欠佳、工作不顺、天气不佳、特殊气味、空气污浊、噪声及女性患者经期前后而加剧。

2. 神经功能衰弱症状　头晕症状多见。患者往往陈述自己头晕目眩，其实多非真正的眩晕，而是主观感到头部浑浊、思维不够清晰，或是一种混乱模糊的感觉。发作时可有心悸、恶心、多汗、耳鸣、眼花、怕光、性欲减退、阳萎、月经不调等症状，头晕常与劳动及体位变化有关。上述症状经适当的对症治疗和心理治疗后即可减轻或消失，但不久又重复出现。

3. 皮质神经功能衰弱症状　患者表情呆滞、反应迟钝、沉默寡言、运动减少；情绪不稳、注意力不能集中，记忆力减退、失眠多梦、易激动或易疲倦等。

4. 心理障碍　表现为性格改变或出现神经质倾向。从心理表现上可分两类：一类表现为过分注意自己的病情，热切希望引起周围人员对其症状的重视，而且常常滔滔不绝地叙说自己的病情；另一类患者则表现为表情淡漠、言语迟钝，认为自己的疾病没有治好的希望，而且悲观失望、被动就医、任人处置，对预后不抱太大希望。

5. 癔症性表现　患者情绪波动，有时可有痉挛发作，失明、失声、耳聋、不语和不自主的哭泣等表现，甚至发生癔症性瘫痪，感觉麻木、听力下降、木僵或缄默状态等，患者主诉症状往往多于阳性体征，应注意与外伤后癫痫的区别。

三、辅助检查

脑外伤后综合征作为一种特殊的疾病，神经系统查体多无阳性体征，其诊断具有严格的标准，即必须排除器质性病变的前提下方可成立，因此辅助检查对该病的诊断具有极其重要的价值。辅助检查包括以下内容。

1. *腰椎穿刺*　腰椎穿刺可以测定颅内压有无增高或降低，奎肯试验可以了解椎管通畅与否，脑脊液细胞学和生化指标检查是否正常，从而判断有无蛛网膜下腔出血或颅内感染等。

2. *X 线检查*　X 线平片检查可明确有无颅骨骨折或颈椎损伤，颅内是否存在异物，是否有慢性颅内压增高，依据检查结果可以排除脑外伤后的器质性病变。检查时一般拍摄头颅正、侧位片，必要时加摄特殊位置。

3. *CT 及 MRI*　CT 扫描可显示有无脑萎缩、脑积水，是否存在慢性硬膜下血肿和硬膜下积液等。MRI 能显示脑内的微小病灶，如局限性的挫伤、渗出、水肿，脑实质内的微小出血。

4. *神经电生理检查*　通过中枢神经系统的电生理变化描记，能对损伤的部位、范围和程度，对病情演变、疗效判断和预后估计提供客观依据。

5. *单电子发射计算机断层脑显像*　SPECT 检查是将放射性核素显像与 CT 三维计算机成像技术结合在一起，通过不同层面内放射性核素的分布图像，从而显示局部脑血流及其形态学的改变。该法是癫痫定位的有效方法。它不仅能反映出癫痫灶的位置与形态，还能显示出癫痫灶区脑血流与代谢变化。因为在癫痫发作期，癫痫灶区血流灌注明显增加。

6. *正电子发射断层扫描*　PET 检查是使用发射正电子的放射性核素，通过血-脑屏障进入脑组织，参与脑代谢并发出 γ 射线，由探测器摄取后经计算机处理获得的脑切面的图像，用于检查脑代谢、血流、氧耗量，判断脑细胞功能状态。因此 PET 对脑外伤后综合征患者的脑细胞功能改变具有相当重要的应用价值，尤其适用于病理形态学没有阳性发现的患者。该项检查高度敏感、图像清晰且能定量分析，但因设备与放射性标记物价格昂贵，目前较难广泛应用于临床。

四、诊断与鉴别诊断

脑外伤后综合征的诊断应满足以下几点：①患者有明确的头部外伤史。②出现或持续存在上述临床表现病程达 3 个月以上。③体检无明确的神经系统阳性体征。④辅助检查 EEG 及头颅 CT/MRI 等均正常。⑤排除其他神经精神疾病或能引起神经衰弱综合征的器质性病变。因此，对该病的诊断必须慎重，同时需要与该病鉴别的其他疾病具体如下。

1. *颅内器质性病变*　颅脑损伤后的各种并发症如慢性硬膜下积液或血肿、外伤性脑积水等也可表现为头痛、头晕和神经系统功能障碍，但 CT 或 MRI 的辅助检查多能明确诊断。低颅压综合征引起的头痛、头晕多与体位变动有关，腰穿测压≤0.8kPa。

2. *神经症*　神经症发病与人格特征和精神应激有关，病程多迁延临床表现的自主神经功能失调症状较轻，神经电生理或影像学检查无异常，药物治疗缺乏特异性，暗示疗法才能取得较好疗效。

3. *诈病*　诈病是为了个人的某种目的，故意伪装或显著夸大某种疾病。诈病者所陈述的症状杂乱无章、前后矛盾或过分夸大，回避检查，回答问题犹豫，体验和实验室检查结果与临床表现不符。治疗不配合，暗示无效。病情可突然好转或痊愈。

4. *其他疾病*　诸如高血压、动脉粥样硬化症、肝性脑病、肺性脑病及慢性中毒均可出现类似脑外伤后综合征的临床症状，但仍以原发病变部位的表现突出。

五、治　疗

治疗应采用综合性治疗手段，内容包括心理治疗、药物治疗、中医治疗、物理治疗等整体治疗。

1. *心理治疗*　首先应做好患者的思想工作，解除对颅脑损伤后综合征的重重顾虑。耐心听取患者的陈述并加以正确引导，使其树立战胜疾病的信心，且不可言语简单、态度生硬，甚至认为患者小题大做、故意伪装，造成医源性的不良刺激和精神压力。积极促使患者进行有规律的生活和力所能及的劳动，配合适当的体育锻炼，主动参与社会活动，建立良好的人际关系，使患者在身体上、精神上和社会适应上完全康复。生物反馈疗法作为心理治疗的一种特殊方法，能有效地缓解脑外伤综合征的各种不适。治疗机制是采用现代电子医疗设备反馈指导患者进行放松训练，从而有意识地控制自身的内脏生理活动，治疗必须得到患者充分相信和配合。

2. *药物治疗*

(1)镇痛药：常用的对症药物有罗通定、索米痛片、肠溶阿司匹林、萘普生、布洛芬。此外应用钙通道阻滞药亦有理想效果，如氟桂利嗪胶囊、尼莫地平片。

(2)止晕药：常用的药物有苯海拉明、三氯叔丁醇、维生素 B_6 等。

(3)自主神经功能调节药：谷维素、三溴片、10%溴化钙、普萘洛尔、苯巴比妥、东莨菪碱等。

(4)脑代谢激活药：该药可促进神经细胞代谢和增强神经递质产生。临床常用药物包括胞磷胆碱、吡拉西坦、能量合剂、都可喜、脑通片等。

精神症状的治疗对于易疲倦、精神低落的患者可给予谷氨酸、哌甲酯、氟西汀、盐酸吡硫醇，亦可采用暗示疗法；对于易兴奋焦躁的患者可应用奋乃静、地西泮、艾司唑仑、阿普唑仑、氯普噻吨、异丙嗪和氯丙嗪等。

3. *中医治疗*　中医治疗脑外伤后综合征的原则是辨证论治，如头晕目眩、耳鸣如蝉、易惊健忘、腰腿酸软、口干、舌质红、脉细弱等表现为肝肾亏虚型，宜以杞菊地黄汤加减；如心脾两虚、心悸、健忘、失眠、多梦之外兼见腹胀、乏力、面黄、苔白、脉细等症，则以归脾汤加减；心血虚者而无脾虚征象，宜以四物汤加减；肝阳上亢致气血虚损，头痛持续，劳累加重，休息缓解，心悸气短耳鸣，唇舌淡白，脉细弱者，宜以八珍汤加减；瘀血头痛，头昏涨、舌红瘀、脉涩者宜以血府逐瘀汤加减；癔症发作，肝气上逆者，宜以逍遥散加减。

4. *高压氧治疗*　高压氧(hyperbaric oxygen，HBO)治疗是指在大于1个大气压(1ATA)的高压氧舱内间断吸入100%纯氧的治疗方法。主要应用于中枢神经系统疾病和损伤的康复治疗。高压氧治疗颅脑损伤的机制有：①纠正脑缺氧，维持神经细胞的能量代谢。②降低颅内压，减轻脑水肿。③改善损伤部位的微循环及血液灌注，从而促进建立有效的侧支循环。④改善脑干网状激动系统功能，促进昏迷恢复。治疗压力为0.2～0.25MPa，10次为1疗程，常规每日1次，每次间断吸纯氧80～90min，一般病例治疗2～3个疗程。恢复期高压氧治疗与急性期基本相同，每日1次，但疗程较急性期长，这是由于改善局部组织的缺氧，促使侧支循环建立需要相当长的时间。

(张海东)

■参考文献

[1] 杨树源，神经外科学.北京：人民卫生出版社，2008：908-964

[2] 赵继宗，神经外科学.北京：人民卫生出版社，2007：313-334

[3] Ingriselli JM, Register-Mihalik JK, Schmidt JD, et al. Outcomes, utility, and feasibility of single task and dual task intervention programs: Preliminary implications for post-concussion rehabilitation. J Sci Med Sport, 2013, S1440-2440(13):00507

[4] Russo A, D′Onofrio F, Conte F, et al. Post-traumatic headaches: a clinical overview. Neurol Sci, 2014, 35(1): 153-156

[5] Williamson JB, Heilman KM, Porges EC, et al. A possible mechanism for PTSD symptoms in patients with traumatic brain injury: central autonomic network disruption. Front Neuroeng, 2013, 19(6): 13

第 24 章

颅脑损伤预后和临床风险评价

颅脑创伤是神经外科常见急重症之一，其致残率、病死率居各类创伤之首，严重威胁人类的生存质量与生命健康。颅脑创伤的主要致伤原因包括交通事故、坠落及暴力打击等。此外，随着近期地质活动周期频繁，各种自然灾害也成为颅脑创伤不可忽视的致伤因素。颅脑创伤不仅直接导致了大量的人员伤亡，而且幸存者的不良预后状态也给个人、家庭和社会带来沉重的负担。因此，颅脑创伤预后和临床风险评价具有十分重要的临床意义。

一、影响颅脑损伤预后的常见后遗症及其防治

（一）颅骨缺损

开放性颅脑损伤清创术或闭合性颅脑损伤去骨瓣减压术后，将遗留颅骨缺损。缺损直径2cm以上；有头晕、头痛、恶心及呕吐症状，或癫痫发作；患者有怕碰伤等不安全感；缺损位于额部影响面容等情况均须修补。一般在伤后3个月即可修补，对缺损较大出现临床症状和体征的患者，在临床病情允许条件下可以适当提前。颅脑损伤后发生颅内外感染者，应在感染治愈后1年以上再行颅骨修补术。

（二）颅脑创伤后脑积水

脑挫伤后蛛网膜下腔出血较常见，血性脑脊液对脑膜将产生强烈的刺激，可引起无菌性炎症反应，可以在软膜与蛛网膜之间发生粘连，甚至堵塞蛛网膜绒毛，从而造成脑脊液的循环和吸收障碍。患者往往出现颅内压增高的症状，脑室系统扩大，如没有及时合理的治疗，病情将日趋恶化。外伤性脑积水有急性和慢性两种。对急性脑积水的患者，如果在颅脑创伤后早期即施行脑室外引流或腰池引流，及时排出血性脑脊液，有可能减少后期脑积水的发生率。怀疑有慢性脑积水时，应早做影像学检查明确诊断，尽早施行脑室腹腔分流（V-P）术或腰池腹腔分流（L-P）术，以缓解由脑积水引起的进行性脑组织萎缩。

（三）颅脑创伤后综合征

颅脑创伤后患者可遗留有某些神经或精神方面障碍的表现，统称为颅脑创伤综合征，又称脑外伤后遗症、脑震荡后遗症或脑外伤神经官能症，病名不一，说明对此病症尚缺乏统一认识和诊断标准。其发病机制可能与脑的轻度器质性损伤和精神因素有关。近年来已有较多的文献报道，利用MR新技术——DTI可发现在轻中型脑损伤患者中存在神经纤维束的损害。患者常有头晕、头痛、恶心、厌食、疲劳、易激动、耳鸣、多汗、心悸、记忆力减退、精神萎靡、失眠、性功能减退及月经失调等。症状时轻时重，与精神情绪状态有一定关系，患者主诉多，而神经系统阳性体征少或缺乏，有时虽查出一些轻微征象，也难以定位。其中一些患者可能存在脑电图轻度或中度异常，CT扫描可有轻度脑萎缩等。处理上预防和治疗同等重要。伤后急性期患者应安静卧床休息，勿过多思考问题，暂停阅读长篇读物等。急性期过后，可让患者早期活动。对存在的临床症状给予适当的镇静药和镇痛药，关心体贴患者痛苦，以解除患者思想上对所谓“后遗症”不能治愈的紧张和焦虑，适当地进行一些体疗等，配合中医活血化瘀药物的治疗，症状有所改善就鼓励患者逐渐转入正常的生活、学习和工作。

（四）颅脑创伤后长期昏迷

脑外伤后长期昏迷患者能否苏醒？临床医护人员如何促使长期昏迷患者苏醒？长期昏迷及苏醒的确切机制是什么？这些问题迄今尚未搞清。由于目前临床采用的催醒方法缺乏严格随机双盲对照研究，所以其疗效难以被肯定，甚至有学者认为颅脑创伤长期昏迷患者的苏醒是自然恢复过程，催醒治疗无任何作用。但无论如何，目前世界各国

医师均常规采用康复训练和药物催醒等综合疗法，期望促使长期昏迷患者苏醒。长期昏迷催醒治疗应包括：①预防各种并发症；②使用催醒药物；③高压氧治疗；④减少或停止使用苯妥英钠和巴比妥类药物；⑤处理外伤性脑积水等。

(五)持续植物状态

持续性植物状态(persistent vegetative state，PVS)俗称植物人，是严重颅脑创伤后的一种生存状态。PVS的诊断目前主要依据临床标准：①认知功能丧失、无意识活动，不能执行指令；②保持自主呼吸和血压；③有睡眠-觉醒周期；④不能理解和表达语言；⑤能自动睁眼或刺激下睁眼；⑥可有无目的性眼球跟踪运动；⑦丘脑下部和脑干功能基本保存。

处理PVS主要包括以下几个方面：①积极治疗原发病，密切观察病情变化；②加强基础护理，防治各种并发症；③加强肢体功能锻炼，预防失用性挛缩；④制订合理的饮食计划，保证充足的营养供给；⑤创造幽雅舒适的休养环境。

二、影响颅脑创伤预后的相关因素

颅脑创伤的预后与很多因素密切相关，文献关于预后的统计报道差异较大。目前较为公认的因素包括致伤原因，损伤部位、性质和范围，伤情严重程度，其他器官组织的损伤情况等。

(一)与颅脑创伤急性期预后相关的因素

1. *致伤原因及严重程度*　一般来说，单纯打击伤较车祸和高空坠落伤等预后好。轻至中型颅脑损伤随着救治水平的提高，往往预后较好。如患者伤后原发性昏迷深、时间长，往往提示原发脑损伤较重，预后较差，致残率和病死率均较高。

2. *损伤部位和范围*　硬膜下血肿较硬膜外血肿预后差；伴有原发性或继发性脑干损伤预后差；严重的弥漫性轴索损伤造成胼胝体损伤预后较差，尤其是上脑干后外侧损伤预后极其不良；颅内广泛脑挫裂伤或多发血肿预后往往较差。

3. *颅内压*(intracranial pressure，ICP)　测定颅内压超过5.33kPa(40mmHg)，经积极治疗不见好转，反而持续增高者预后不良。近年来逐渐发展起来的各种有创及无创颅内压监测技术，为临床医师的病情判断和诊治提供了极为有效的客观依据，已被公认为颅脑创伤患者标准的监测方法。

4. *手术处理是否得当*　早期诊断、及时手术清除颅内血肿，积极防治各种继发性损害，能显著减少病死率和致残率。颅脑创伤的临床表现主要为渐进性的颅内压升高症状，而持续的颅内压必然引起脑疝形成，导致病情恶化，并最终造成患者死亡。去骨瓣减压术作为降低颅内压有效手段，在颅脑损伤手术救治中应用较多，近年来逐渐普及的标准大骨瓣减压尽管仍有争议，但在挽救重型颅脑创伤患者生命的价值得到了多数学者的认同。

5. *并发症*　颅脑创伤患者是否合并脑积水、颅内外感染、神经内分泌紊乱、电解质紊乱、低血压、低血氧饱和度、高热等也与急性期颅脑创伤预后有关。

(二)与颅脑损伤长期预后相关的因素

除上述可能直接影响急性期颅脑损伤预后的因素外，还有一些不可忽视的因素会影响患者的长期预后，如年龄、职业状况、情绪及环境因素及个体因素等。对于这些因素的研究将有助于确定颅脑损伤患者的康复进程，并可能给予一定程度的干预，有利于提高患者的长期生存质量。

1. *与年龄的关系*　年龄的增长是导致很多疾病(如肿瘤、心脑血管疾病等)不良预后的主要原因，也同样可以导致颅脑损伤预后不良。多项研究提示，颅脑损伤的不良结局与年龄呈阶梯式关系，年龄越长，预后越差。其可能机制与大脑随年龄老化而修复能力下降有关。另外，年长患者常常合并心脏病、高血压及糖尿病等全身系统疾病，而这也是年长患者病死率高的重要因素。

2. *与残疾严重程度之间的关系*　多数研究认为，对于颅脑损伤患者的长期生存状态或生存率来说，残疾状况是一个非常重要的影响因素。从康复治疗的效果来看，残疾也是唯一可变的预测预后因素。

3. *与情绪的关系*　抑郁和焦虑障碍是颅脑损伤患者中最为常见的精神心理并发症，而精神心理并发症对于患者的长期预后(如社会心理的适应和重返工作)有严重影响。一般认为，严重抑郁障碍持续时间较长(6个月或以上)者才可能影响颅脑损伤的长期预后。多项研究提示，存在严重的抑郁和焦虑情绪与社会心理预后较差有明显的相关性。

4. *与环境因素的关系*　环境因素对颅脑损伤患者长期预后的影响在欧美等国家已受到广泛重视。所谓的环境因素包括家庭支持、环境设施、交通设施、就业环境、周围人的态度及政府制定的相关政策等，这些因素会影响患者的活动能力及活动范围、情绪心理变化、婚姻状况、社会交往能力及上学或就业情况。

5. *与个体本身创伤耐受性的关系* 人们在长期的医疗实践和实际生活中观察到，体质相近的不同个体对相同或相似创伤的抵抗能力是不相同的。已有研究表明，机体抗损伤反应能力与某些特殊基因或单个位点有密切关系，这些基因或位点相应的神经生物学作用的差异可直接导致继发性脑损伤的轻重程度和创伤修复快慢的不同，从而使伤情的演变和预后迥异。如目前较为公认的载脂蛋白 E 基因（APOE）主要有 3 个等位基因，即 APOEε2、APOEε3、APOEε4，分别编码三种蛋白 apoE2、apoE3、apoE4。近年来的研究表明，APOE 亚型特异性与脑损伤的耐受性密切相关。一方面，携带 APOEε4 的患者对脑损伤的耐受性降低，其远期预后对阿尔茨海默病的易感性增加，是脑创伤患者中远期预后差的主要因素。另一方面，APOE 亚型与脑损伤早期病情转归的相关性也逐渐引起重视。

三、颅脑损伤预后及临床风险的功能测定常用量化评价

1. *格拉斯哥预后量表* 格拉斯哥预后量表（Glasgow outcome scale，GOS）是用于评价颅脑损伤患者预后的一个非常简单的量表，主要用于判断脑损伤患者的预后。GOS 包含 5 个级别，即死亡、植物状态、严重残疾、中度残疾、恢复良好。分值从 1～5 分，分值越高，预后越好。该量表内容简单，分级明确，是应用广泛的预测脑损伤结局的量表。

2. *残疾等级量表* 残疾等级量表（disability rating scale，DRS）可用于评价住院颅脑损伤患者的功能改善程度，可用来定量分析患者从受伤、急性期康复、出院及回到社区整个过程病情改善程度的观察，并对预测患者的入院、出院时间、出院后建议及回归工作很有价值。该表包括 6 个项目，即睁眼反应、语言反应、运动反应、进食与排泄、一般功能状态及能否劳动，总分 29 分，0 分对应为无障碍，29 分对应为深度植物生存状态。DRS 具有易学、快速完成、有效、预后判定、可靠等优点，较之 GOS 能更好地监测患者的临床变化。但是，对于功能水平很高的患者（DRS＜3 分）和功能水平很低的患者（DRS＞25 分）缺乏敏感性。

3. *功能独立评定量表* 功能独立评定量表（functional independence measure，FIM）是另一个最为广泛使用的日常生活活动能力评定量表，于 1984 年由美国康复医学会 11 个部门联合制订，成为美国医学康复统一数据库（uniform data system for medical rehabilitation，UDSMR）的重要组成部分。其影响力大，流行于世界，并充分利用网络资源优势，定期由专家解释并颁布手册，但因涉及昂贵的版权费和培训费问题，使用受到限制。评定包括自理、括约肌控制、转移、行进、交流及认知 6 个方面共 18 项（13 项运动和 5 项认知）。FIM 评分采用 7 分制，每项最高 7 分，最低 1 分，以患者独立程度、对辅助用具或辅助设备的需求程度及他人给予帮助的程度为评定依据。

4. *世界卫生组织生存质量测定量表* WHO 于 1993 年研制成一套用于测量个体与健康有关的生存质量的国际性量表，即世界卫生组织生存质量测定量表，（WHO quality of life，WHOQOL）包括 WHOQOL-100 和 WHOQOL-BREF（1996 年 6 月），后者即简化版，简化版包含生理、心理、社会关系和环境四大领域内的 24 个项目。其中生理领域有 7 个题目：①疼痛与不适；②精力充沛与易疲倦；③睡眠与休息；④走动能力；⑤日常生活能力；⑥对药物及医疗手段的依赖性；⑦工作能力。心理领域有 6 个题目：⑧积极感受；⑨思想、学习、记忆和注意力；⑩自尊；⑪身材、相貌和感受；⑫消极感受；⑬精神支柱。社会关系领域有 3 个题目：⑭个人关系；⑮所需社会支持的满意程度；⑯性生活。环境领域包括 8 个题目：⑰社会安全保障；⑱住房保障；⑲经济来源；⑳医疗服务与社会保障：获取途径与质量；㉑获取新信息、知识、技能的机会；㉒休闲娱乐活动的参与机会和程度；㉓环境条件（污染、噪声、交通、气候）；㉔交通条件。该量表简短、方便、准确，可反映出患者总的健康状况与生存质量，其信度、效度等计量心理学指标具有较好的内部一致性、良好的区分效度和结构效度。目前已经应用于各种慢性疾病患者的生存质量研究，尤其多用于颅脑损伤、脑卒中及脊髓损伤患者。

（江 涌 孙晓川）

参考文献

[1] 陈礼刚，孙晓川，张俊廷，等.神经外科学教程.2 版.北京：人民卫生出版社，2014：66-69

[2] 江基尧.现代颅脑损伤学.3 版.上海：第二军医大学出版社，2010：496-508

[3] 张皓，张小年，芦海涛，等.创伤性颅脑损伤的预后影响因素.中国康复理论与实践，2005，11(12)：989-990

[4] Sharp DJ，Ham TE.Investigating white

matter injury after mild traumatic brain injury. Trauma and rehabilitation, 2011,24:558-563

[5] Jiang Y,Sun XC.Traumatic brain injury: nature and genetic influences.Neural Regen Res,2008,3(7):786-790

[6] Xiaochuan Sun,Yong Jiang.Traumatic brain injury: Prognostic factors and genetic influence//John H Zhang.Advancements in Neurological Research. Kerala, India: Research Signpost, 2008: 121-139

[7] Sendroy-Terrill M1, Whiteneck GG, Brooks CA.Aging with traumatic brain injury: cross-sectional follow-up of people receiving inpatient rehabilitation over more than 3 decades. Arch Phys Med Rehabil,2010,91(3):489-497

[8] Whiteneck GG, Gerhart KA, Cusick CP. Identifying environmental factors that influence the outcomes of people with traumatic brain injury. J Head Trauma Rehabil, 2004, 19(3): 191-204

[9] Nichol AD,Higgins AM,Gabbe BJ,et al.Measuring functional and quality of life outcomes following major head injury: common scales and checklists. Injury,2011,42(3): 281-287

第三篇　中枢神经系统肿瘤

第 25 章

颅内肿瘤概述

第一节　颅内肿瘤的流行病学

颅内肿瘤是神经外科最常见的疾病。多数为起源于颅内各组织的原发性肿瘤。继发性颅内肿瘤则来源于身体其他部位恶性肿瘤的转移或邻近肿瘤的侵入。其发生率各国报道不一，美国原发性脑肿瘤的总体发生率为(11～12)/10 万，每年新诊断原发性脑肿瘤和脑转移瘤患者超过 19 万。我国颅内肿瘤的发生率为每年(7～9)/10 万，其中恶性肿瘤占颅内肿瘤的 40%～50%，以来源于神经上皮组织的肿瘤为主，占全身恶性肿瘤的 1.5%～2.0%，居全身恶性肿瘤的第 11 位。脑转移瘤发病率稍低，为(2.1～11.1)/10 万。根据近年来的跟踪调查结果显示，我国颅内肿瘤的死亡率为 3.13/10 万，占全部恶性肿瘤死亡的 2.3%，其中男性为 3.50/10 万，女性为 2.74/10 万，而且脑肿瘤的死亡率随年龄的增长而升高。城市与农村居民脑肿瘤死亡率分别为 3.78/10 万和 2.80/10 万。中国东、中及西部地区的死亡率分别为 3.60/10 万、3.14/10 万、2.49/10 万。其中位生存期在 15 个月左右。总之，我国颅内肿瘤的发生率和死亡率呈上升趋势，男性居民脑肿瘤死亡率高于女性，不同地区间的死亡率也存在较大差异。

颅内肿瘤的年龄分布：儿童颅内肿瘤发病的种类与成人有所不同。成人中脑肿瘤的发病率仅次于胃、肺、子宫、乳腺及食管等肿瘤，约占全身肿瘤的 2%。儿童期脑肿瘤在全身各部位肿瘤中所占比例较成人高，约占 7%，占 12 岁以下儿童死亡率的 12%，居首位。颅内肿瘤可发生于任何年龄，但大部分肿瘤好发于 30－50 岁，不同病理类型的颅内肿瘤在其发病年龄上有其明显特点，0－4 岁儿童的年发病率为 3.1/10 万，15－24 岁的人群其发病率下降到 1.8/10 万，但随后发病率上升，65 岁以上人群的发病率为 18/10 万。

颅内肿瘤的地域分布：由于不同地区的气候条件、自然环境及生活饮食习惯等因素的不同，不同地域之间颅内肿瘤的构成比也存在差异，1996－2006 年十年流行病学调查发现，大庆地区的原发性脑肿瘤中，最常见的是鞍区肿瘤，而不是最常见的神经上皮性肿瘤(如胶质瘤)。

胶质瘤为最常见的原发性颅内肿瘤，约占所有颅内肿瘤的 44.6%，其中又以星形细胞瘤最多见，恶性星形细胞瘤约占 66%；其次是髓母细胞瘤和少突胶质细胞瘤。在儿童和青少年中，髓母细胞瘤、室管膜瘤及脉络丛乳头状瘤的发生率要明显高于成人。在年龄分布上，男性略多于女性，以星形细胞瘤，胶质母细胞瘤和室管膜瘤较为明显。在发生部位上，成人多见于额顶颞叶，而儿童则以小脑半球和脑干较为多见。

脑膜瘤发病率约为 2/10 万，占全部颅内肿瘤的 20%左右，仅次于胶质瘤占第二位。发病人群以成人为多见，女性多于男性。大脑半球凸面脑膜瘤最为多见。

垂体腺瘤是发生在腺垂体的良性肿瘤，约占颅内肿瘤的10%,为临床上仅次于胶质瘤和脑膜瘤的第三大类肿瘤,女性多于男性。作为一种内分泌肿瘤,其具体分类较为复杂,但其中最常见的是女性垂体泌乳素瘤。

颅内转移瘤占颅内肿瘤的3%～10%,以成年人尤其是中老年人多见,其中又以肺癌颅内转移最为多见,其次是子宫,卵巢,黑色素瘤等。

其他,如神经鞘瘤、颅咽管瘤、淋巴瘤等其临床发生率相对较低,将在各章节分别描述。

第二节　颅内肿瘤的病因学

颅内肿瘤的发生及发展是一个十分复杂的问题,至今尚无定论。癌变的多阶段学说认为,各种环境的致癌因素与遗传的致癌因子以协同或序贯的方式引起遗传物质DNA的损伤与错误性修复,导致癌基因的激活及抑癌基因的失活,先使细胞发生转化,呈多克隆增生,然后经过漫长的多阶段演变,其中一个克隆相对无限制的扩增,再通过附加突变,选择性地形成具有不同特点的亚克隆,进而获得浸润及转移能力,形成恶性肿瘤。现在普遍认为,绝大多数肿瘤是由内在因素与外在因素相互作用引起的。“外在因素”主要指环境因素,可概括为环境中的物理、化学、生物因素。“内在因素”指个体因素,主要指遗传所决定的个体对肿瘤的易感性。现明确的颅内肿瘤病因仅有电离辐射,其他均为可能因素。

一、环境因素

(一)物理因素

1. *电离辐射*　大剂量的电离辐射暴露是明确的颅内肿瘤病因。研究表明,大剂量放疗(2500cGy)可增加颅内原发良、恶性肿瘤的发病率,如脑膜瘤、胶质瘤等。对于诊断剂量的电离辐射暴露,有部分研究报道头颈部X线、牙科X线检查可增加颅内肿瘤的发病风险,但还存在争议,仍需研究证实。

2. *电磁场*　仍存在争议。1987年Wertheimer和Leeper报道了在高压电场下生活的儿童颅内肿瘤的发病风险增加,随后又有高压电场工作工人颅内肿瘤发病率增加的报道。但后续大量的研究结果未能证实这一结论。所以,至今仍不能确定电磁场在颅脑肿瘤发病过程中的作用。

3. *手机(无线电波)*　早在十几年前人们就开始担心手机产生的无线电波是否会增加颅内肿瘤的发病风险。实验表明无线电波的能量不足以损伤DNA或造成任何表观遗传的改变。动物实验也未发现无线电波可增加恶性肿瘤的发病风险。故手机的使用仅为一个可疑的颅内肿瘤病因。

4. *外伤*　少数研究报道,头部外伤可使脑膜瘤的发病风险增加,这可能是由于外伤处细胞的过度增殖所致,但后续大量的研究表明外伤与颅内肿瘤间无明显的关联,所以外伤只是颅内肿瘤的一个可能因素。

(二)化学因素

1. *亚硝基化合物*　亚硝基酰胺是一种直接致癌物,可引起DNA畸变,是一种强力的神经系统致癌物。乙基亚硝基脲(ENU)也是一种亚硝基酰胺,在大鼠、小鼠、猴等多种动物中被证实有致神经系统肿瘤的作用。在我们日常生活中,亚硝基化合物广泛存在,如腌制食品中含有较高的亚硝基化合物,但仅有少量的证据表明食用腌制食品会增加颅内肿瘤的发病风险。

2. *外源性激素*　由于女性脑膜瘤的发病率明显高于男性,故雌激素可能与脑膜瘤的发病有一定关联。近来研究发现,外源性雌激素的摄入(如激素替代疗法,口服避孕药等)可增加女性脑膜瘤的发病风险,其机制未明。

3. *饮酒*　有报道表明,母亲怀孕时饮酒可增加儿童中枢神经系统肿瘤的发病率,但目前普遍认为饮酒与成人颅内肿瘤的发病无明显联系。

4. *吸烟*　被动吸烟被认为可增加儿童及妇女中枢神经系统肿瘤的发病风险。但近来的一项研究显示,吸烟的起始年龄,吸烟强度,吸烟年限,开始吸烟的年龄均与成人胶质瘤的发病率无明显关联。故吸烟是否是颅内肿瘤的发病原因之一仍需进一步证实。

(三)生物因素

1. *细菌及寄生虫*　有报道认为结核杆菌与胶质瘤及脑膜瘤有关。弓形虫的脑组织寄生可能与星形细胞瘤发病有关,但这些结果均未得到大样本研究的证实。

2. *病毒*　已有多种致瘤病毒在中枢神经系统肿瘤中被发现,如乳头状多瘤空泡病毒、JC病毒、猿猴病毒 40(SV40)等。致瘤病毒,如 ROUS 肉瘤病毒、SV40、JC 乳头状瘤病毒、鼠及鸟肉瘤病毒均可在动物模型中诱导出中枢神经系统肿瘤。这些病毒可能使原癌基因重排或扩增而导致中枢神经系统肿瘤。

二、个体因素

1. 家族聚集性　尽管部分颅内肿瘤的发病存在家族聚集倾向,但无法区分是家族人群共同生活的环境还是家族的遗传因素所致。研究发现,有家族聚集性的颅内肿瘤常发生在无遗传疾病的家族,这提示相对于遗传因素,环境因素可能起着更重要的作用。

2. 遗传综合征　许多遗传综合征被证实会增加颅内肿瘤的发病风险,这些综合征包括Ⅰ型神经纤维瘤病和Ⅱ型神经纤维瘤病、Von Hippel-Lindau(VHL)病、Li-Fraumeni 综合征、结节性硬化、Gorlin 综合征等。然而,这些遗传综合征十分少见,仅在人群中占有很小一部分。

第三节　颅内肿瘤的病理分类

一、分类历史

Bailey 和 Cushing 根据 Cohnheim 关于胚胎残留细胞形成肿瘤的假说,结合自己的临床实践和病理学研究,最早提出了中枢神经系统肿瘤的分类,包括神经外科初期胶质瘤类的分类。这一学说的基础是神经系统胚胎发育过程中某些细胞发育停滞,出生后由这些发育停滞的胚胎残留细胞发生肿瘤,这与现代的肿瘤发生理论十分矛盾。现代观点认为,肿瘤的发生是由于正常细胞的染色体受到遗传及外界因素的影响,发生二次基因突变而形成的。但 Bailey 和 Cushing 的分类法首先创立了神经系统肿瘤特别是胶质瘤的分类,能反映肿瘤的组织来源及其恶性程度,推动了早期神经外科发展。而后 Hortega 根据 Bailey 等学说,提出了自己的分类方法,但并未脱离胚胎残留学说的观念,还提出了"副胶质瘤"的概念。1949 年 Kernohan 等根据肿瘤细胞分化程度,以间变学说为基础,提出胶质瘤的Ⅰ～Ⅳ级分类方法:瘤细胞占 25%的肿瘤组织为Ⅰ级;25%～50%为Ⅱ级;50%～75%为Ⅲ级;75%以上为Ⅳ级。许多临床医师对此分类法很感兴趣,病理工作者却对此持不同观点,认为这种分类法往往不能全面地反映肿瘤组织的生长特点。以后 Russell 和 Rubinsteine 根据上述两种分类法,提出了神经外胚层肿瘤分类法。国际抗癌协会于 1965 年提出了全部神经系统肿瘤的分类,但未被人们所采用。1977 年世界卫生组织委托有关专家经过 15 年的研究,提出了新的比较全面系统的中枢神经系统肿瘤分类。

我国对中枢神经系统肿瘤分类法也缺乏一致的意见,多数学者受到 Bailey-Cushing、Kernohan 等的学术思想影响。国内较早对神经系统肿瘤进行系统统计的是赵以成教授,基本为 Bailey 和 Cushing 的分类法。王忠诚主编的《神经外科学》采用了北京市神经外科研究所自己的方法。张福林 1978 年发表的分类方法基本上是 Kernohan 的Ⅰ～Ⅳ级分类法。继世界卫生组织(WHO)的神经系统肿瘤分类公布以后,我国黄文清、吴在东等也发表了类似的分类方法。他们根据肿瘤发生的解剖部位、组织来源、形态学特点和生物学特性,将神经系统肿瘤分成 140 则细目,既照顾到临床不同专业(如眼科和鼻科),又照顾到形态学特点,同时辅助以分级对照,最后落实在良性、交界、恶性 3 个级别上。

二、WHO 中枢神经系统肿瘤分类

WHO 分别于 1979 年、1993 年和 2000 年出版了神经系统肿瘤分类。第 1 版、第 2 版称为《中枢神经系统肿瘤的组织学分型》,第 3 版为《WHO 肿瘤分类:神经系统肿瘤的病理学与遗传学》。2007 年的第 4 版改称为《WHO 中枢神经系统肿瘤分类》,增加了许多 2005－2006 年乃至 2007 年新文献中介绍的内容。例如,原发性和继发性胶质母细胞瘤的遗传学研究进展,不典型脉络丛乳头状瘤的研究、血管中心性胶质瘤的研究进展等。第 4 版对各个肿瘤的发病率、患者的年龄和性别分布、部位、临床表现、影像学特点、大体和组织病理形态、免疫表型、细胞增殖状况、遗传学和分子改变、预后因素等进行了细致的修订和更新,提供了大量新的信息。新增病种和亚型是第 4 版分类的一个显著特点,如毛黏液样星形细胞瘤、不典型脉络丛乳头状瘤、血管中心性胶质瘤、乳头状胶质神经元肿瘤、脑室外神经细胞瘤、神经垂体细胞瘤、腺垂体梭形细胞嗜酸性粒细胞瘤等。现将最新版 2007WHO 中枢神经系统肿瘤分类(第 4 版)的组织学分类分列如下。

1. 神经上皮组织肿瘤

(1)星形细胞肿瘤:①毛细胞型星型细胞瘤,黏液型毛细胞型星形细胞瘤;②室管膜下巨细胞星形细胞瘤;③多形性黄色星型细胞瘤;弥漫性星形细胞瘤(纤维型星形细胞瘤;肥胖细胞型星形细胞瘤;原浆型星形细胞瘤);④间变性星形细胞瘤;⑤胶质母细胞瘤(巨细胞胶质母细胞瘤;胶质肉瘤);⑥大脑胶质瘤病。

(2)少突胶质细胞肿瘤(少突胶质瘤;间变性少突胶质瘤)。

(3)少支星形细胞肿瘤(少支星形细胞瘤;间变性少支星形细胞瘤)。

(4)室管膜瘤:① 室管膜下瘤(黏液乳头型室管膜瘤);② 室管膜瘤(细胞型、乳头型、透明细胞型、脑室膜细胞型);③间变性室管膜瘤。

(5)脉络丛肿瘤(脉络丛乳头状瘤;非典型性脉络丛乳头状瘤;脉络丛乳头状癌)。

(6)其他神经上皮肿瘤(星形母细胞瘤;第三脑室脊索样胶质瘤;血管中心性胶质瘤)。

(7)神经元和混合神经元-神经胶质肿瘤(小脑发育不良性神经节细胞瘤;婴儿多纤维性星形细胞瘤/节细胞胶质瘤;胚胎发育不良性神经上皮肿瘤;节细胞瘤;神经节胶质瘤;间变性节细胞胶质瘤;中央性神经细胞瘤;脑室外神经细胞瘤;小脑脂肪神经细胞瘤;乳头状胶质神经元肿瘤;第四脑室菊形团胶质神经元肿瘤;副神经节瘤)。

(8)松果体区肿瘤:(松果体细胞瘤;中等分化的松果体实质瘤;松果体母细胞瘤;松果体区乳头状瘤)。

(9)胚胎性肿瘤:①髓母细胞瘤(多纤维性/结节性髓母细胞瘤、广泛结节性髓母细胞瘤、间变性髓母细胞瘤、大细胞髓母细胞瘤);②中枢神经系统原始神经外胚层瘤(中枢神经系统神经母细胞瘤、中枢神经系统节细胞神经母细胞瘤、髓上皮瘤、室管膜母细胞瘤);③非典型畸胎样/横纹肌样瘤。

2. 脑和脊神经肿瘤　①神经鞘瘤(神经膜细胞瘤),如细胞型、丛状型、黑色素型。②神经纤维瘤:丛状型。③神经束膜瘤,如非特指恶性神经束膜瘤。④恶性周围神经鞘瘤,上皮样型;伴有间质分化的;黑色素型;伴有腺样分化的。

3. 脑(脊)膜肿瘤　① 脑(脊)膜上皮细胞肿瘤;②脑(脊)膜瘤,如上皮型、纤维型(成纤维细胞型)、移行型(混合型、砂粒型、血管瘤型、微囊型、分泌型、淋巴浆细胞丰富型、化生型、脊索样型、透明细胞型、非典型性、乳头型、横纹肌样型、间变性(恶性));③脑膜间质肿瘤,如脂肪瘤、血管脂肪瘤、蛰伏脂瘤、脂肪肉瘤、孤立性纤维瘤、纤维肉瘤、恶性纤维组织细胞瘤、平滑肌瘤、平滑肌肉瘤、横纹肌瘤、横纹肌肉瘤、软骨瘤、软骨肉瘤、骨瘤、骨肉瘤、骨软骨瘤、血管瘤、上皮样血管内皮瘤、血管外皮瘤、间变性血管外皮瘤、血管肉瘤、卡波西肉瘤、Ewing 肉瘤-PNET;④原发性黑色素细胞病变,如弥漫性黑色素细胞增生症、黑色素细胞瘤、恶性黑色素瘤、脑膜黑色素瘤病;⑤与脑膜有关的其他肿瘤;⑥血管网状细胞瘤。

4. 淋巴瘤和造血系统肿瘤　①恶性淋巴瘤;②浆细胞瘤;③粒细胞肉瘤。

5. 生殖细胞肿瘤　①生殖细胞瘤;②胚胎性癌;③卵黄囊瘤;④绒毛膜癌;⑤畸胎瘤(成熟型、未成熟型、畸胎瘤恶变);⑥混合性生殖细胞肿瘤。

6. 鞍区肿瘤　①颅咽管瘤(釉质瘤型、乳头型);②颗粒细胞瘤;③垂体细胞瘤;④垂体嗜酸性纺锤形细胞瘤。

7. 其他　转移性肿瘤。

第四节　颅内肿瘤的基础科学概述

一、颅内肿瘤与免疫

由于脑组织对抗原不能产生经典的免疫反应,中枢神经系统既往一直被认为是一个免疫豁免器官。由于血-脑屏障和血-脑脊液屏障的存在,脑实质、脑间质液和脑脊液与血液隔离,内皮细胞之间的紧密连接限制了可溶性分子如病原体和免疫细胞从血液中进入中枢神经系统。尽管这些障碍的存在,脑实质内和脑脊液中仍可检测到免疫细胞,其中辅助性 T 细胞最为多见,说明中枢神经系统其实存在免疫监视机制。目前很多研究发现,在病理条件下,血-脑屏障和血-脑脊液屏障的完整性受到破坏，炎症细胞可能进入中枢神经系统，由此启动中枢神经系统的免疫反应。除此之外，中枢神经系统不同成分及细胞类型也表达招募免疫细胞的特殊配体，成为中枢神经系统免疫应答的前提条件。

众所周知，肿瘤可以通过免疫逃避或者免疫抑制等多种机制逃避或者减弱免疫反应，胶质瘤特别是胶质母细胞瘤（GBM）也不例外，GBM 可以表达多种抑制免疫的分子，如 VEGF、IL-10、IL-6、TGF-β 等细胞因子、蛋白、酶类等。这些脑肿瘤中上调的抗炎分子在一定程度上可抑制免疫功能。此外，由于遗传学和表观遗传学的修饰，肿瘤细胞表达的抗原与正常细胞表达的抗原迥然不同，这些抗原在肿瘤逃避免疫监视过程并维持自身恶性增殖表型中具有重要作用，因此也成为目前抗肿瘤中的重要分子靶点，如 Survivin、EGFR、WT1 等。在肿瘤免疫中，另一个重要发现是肿瘤细胞微环境中上调的抗炎因子可以下调一种重要的免疫调节细胞——NK 细胞的活化受体 NKG2D 的表达水平，从而抑制其功能。已有研究发现 GBM 患者及胶质瘤动物模型的外周血中 NK 细胞数量减少，这种下调的 NK 细胞功能已被认为是胶质瘤免疫逃逸的机制之一。

迄今为止已有多种免疫治疗应用于 GBM 的临床前期研究并证实具有一定效果，其中部分疗法已经转化为临床试验。在Ⅰ～Ⅱ期临床试验中发现复发及新诊断的 GBM 患者接受免疫治疗可以获益。最近设计并注册的这些试验将评估免疫治疗方法如单克隆抗体（抗 EGFR、抗 VEGFA 等）、免疫细胞因子（干扰素）、TLR 激动药、T 细胞或 NK 细胞过继治疗和肿瘤疫苗（多肽或 DC 为基础的疫苗）对提高标准治疗效果的作用。

二、颅内肿瘤与生长因子

生长因子是一类可以与细胞膜受体发生特异性结合，从而调节细胞生长与其他细胞功能等多效应的多肽类物质，可以通过自分泌和（或）旁分泌方式调节各种细胞的增殖和分化，对人体的免疫、肿瘤发生、炎症与感染、血管形成、细胞分化、细胞凋亡等方面具有重要的调控作用。

EGFR 是一单链跨膜糖蛋白，在组织生长发育和损伤修复中具有重要作用，并与肿瘤细胞的生长、恶性增殖和分化密切相关。EGFR 在恶性脑肿瘤特别是 GBM 中呈过度表达，提示与胶质瘤的恶性生物学特性关系密切。针对 EGFR 及其信号通路的靶向治疗可抑制肿瘤的生长，包括靶向 EGFR 的单克隆抗体（尼妥珠单抗）、酪氨酸激酶抑制药、生长因子拮抗药和受体抑制药等，其中部分治疗方案已进入临床试验。

VEGF 是已证实的直接作用于血管内皮细胞的生长因子，与肿瘤发生、肿瘤血管生成、瘤周水肿等生物学行为有密切相关。在 GBM 中 VEGF 的表达明显升高，与血管内皮细胞的通透性、肿瘤血管生成、血-脑屏障及胶质瘤的恶性表型密切相关，也与脑膜瘤的肿瘤血管生成和瘤周水肿相关。通过靶向抑制 VEGF 的基因表达、靶向 VEGF 单抗等方法阻止 VEGF 与其受体结合可减少肿瘤血管生成，从而抑制肿瘤生长，已成为目前胶质瘤靶向治疗的研究重点之一。

IGF 是胚胎发育期中枢神经系统重要的生长调控因子，包括 IGF-1 和 IGF-2 两种。IGF-1 通过与细胞表面受体 IGF-1R 结合发挥生物学效应，激活胞内 PI3K-AKT-mTOR 和 MAPK/Ras-Raf-Erk 等信号通路，从而促进细胞增殖、抑制凋亡和促进血管生成。研究发现，IGF-1 与胶质瘤恶性程度呈正相关，且拮抗 IGF-1 可抑制胶质瘤细胞的生长。在垂体瘤中，IGF-1 是肢端肥大症诊断的重要指标，也是评判其治疗效果的重要指标之一。IGF-1 被证实可以调节生长激素的分泌及其 mRNA 的表达，因此在肢端肥大症的发病机制中具有重要作用。

三、颅内肿瘤与血管生成

脑肿瘤血管生成是指从瘤周或瘤内血管形成新生毛细血管的过程，包括血管内皮细胞激活，细胞外基质和血管内皮基底膜降解，内皮细胞迁移和增殖，管腔结构形成，新的基底膜形成及最终新的血管生成等多个步骤。在胶质瘤中，缺氧诱导肿瘤细胞 VEGF 表达增高，从而造成血管通透性增加进而导致胶质瘤微血管生成。血管内皮细胞表达的 Ang-2 可与 VEGF 协同促进新生血管产生，某些缺氧相关转录因子可以直接与 VEGF 基因启动子结合从而启动基因表达。在脑膜瘤中，血管生成也被认为与脑膜瘤增殖活性、复发及生存时间关联。

针对新生血管生成的不同环节抑制肿瘤血管生成，可以遏制肿瘤生长和进展。目前临床常用的 VEGF 抑制药——贝伐单抗是重组人源性抗 VEGF 单克隆抗体，通过中和 VEGF 以阻断其与内皮细胞上的 VEGF 受体（Flt-1 和 KDR）结合而发挥抗血管生成作用。临床研究结果表明贝伐单抗单药治疗可明显延长复发高级别脑胶质瘤患者6个月的无进展生存期PFS,但中位生存期改善不明显;而对于新诊断的高级别脑胶质瘤患者,其PFS也可显著获益,但总体生存时间需更多大型前瞻性Ⅲ期临床研究的证实。

四、颅内肿瘤的基因组学与蛋白组学研究

(一)颅内肿瘤的基因组学研究

基因组学(genomics)是研究生物体全基因组DNA的序列和属性的学科,包括在DNA(基因型)、mRNA(转录物组)和蛋白质(蛋白质组)水平上研究细胞或组织的所有基因。也有人将其定义为是研究基因组的结构、功能及表达产物的学科。由于脑胶质瘤尤其是胶质母细胞瘤是颅内最常见的原发性恶性肿瘤,因而对其基因组学和蛋白组学的研究也最为重视,主要集中在以下几个方面。

1. *寻找颅内肿瘤特征性差异表达基因*　肿瘤的发生是一个多因素、多阶段的复杂过程。正常基因的突变或缺失、癌基因的异常扩增和表达、抑癌基因的失活及多基因协同作用导致的信号转导通路及信号调控网络异常,最终决定肿瘤表型。使用基因组学技术结合生物信息学方法可对肿瘤的基因表达谱进行比较和分析,寻找未知基因的功能信息或已知基因的未知功能。上海长征医院神经外科利用基因芯片技术对18例胶质瘤样本进行基因表达谱分析,发现脑胶质瘤相关基因438条,其中55条为未在GenBank登录的新基因。对其中12条进行克隆、生物信息分析和功能研究,发现与细胞信号转导、代谢、细胞骨架和运动、细胞周期、细胞凋亡等基因功能和胶质瘤侵袭性密切相关。

美国加州大学洛杉矶分校的研究者利用全基因组芯片研究发现,脑膜瘤绝大多数存在22号染色体长臂缺失,而在复发或间变型脑膜瘤中,6号染色体长臂和14号染色体长臂缺失更为常见。根据基因表达谱及拷贝数的不同,可将脑膜瘤分为五个亚组,分别对应不同的生物特性和治疗预后,为后续的个体化治疗提供了迄今为止最完整的全基因组研究资料。

一项由德国学者发起,多国研究者参与的研究发现,成人髓母细胞瘤的基因组学特点与儿童并不相同,根据基因组学研究,成人髓母细胞瘤可进一步细分为三个亚组,分别对应sonic hedgehog通路、Robust和Wnt/wingless通路激活,并提示不同的预后。

法国学者利用基因组学技术建立了泌乳素型垂体瘤的基因模型,可用来有效预测肿瘤的侵袭性及复发倾向性,为临床早期预测并治疗侵袭性垂体腺瘤提供了分子基础。

2. *寻找颅内肿瘤分子分型标记物*　目前临床上颅内肿瘤的病理诊断和分级主要依据显微镜下细胞形态学表现,但这种病理诊断常不能解释相同病理级别而临床归转和预后截然不同的现象。基于肿瘤不同基因表达谱分析的肿瘤分类法可建立新的颅内肿瘤分子分型标准,成为对光镜下组织学诊断的重要补充,有助于精确诊断和个体化治疗。目前可将GBM进一步细分为神经元前型、神经元型、经典型和间质型四种亚型。2015年即将更新的WHO中枢神经系统病理诊断指南也将首次把分子病理的内容纳入诊断依据。

北京神经外科研究所江涛教授等通过对大样本GBM的全基因组测序发现,中国人群的胶质瘤根据分子标记可分为三型,分别与TCGA分型中的神经元前型、神经元型和间质型对应,却未发现经典型的分子标记,为胶质瘤的个体化治疗进一步细化奠定了基础。

3. *寻找颅内肿瘤预后判断标记物*　基因表达与调控决定肿瘤细胞的生物学特性,基因型与临床疾病行为之间存在着必然的内在联系。通过基因芯片技术可对大量基因进行筛选、聚类、功能分析,结合生存期分析可在分子水平更客观、更准确地判断疾病的发展与转归。研究发现,存在1p/19q杂合性缺失的少突胶质细胞瘤患者,预后更为良好;存在MGMT启动子甲基化的恶性胶质细胞瘤患者,则对替莫唑胺辅助治疗的疗效较好。

(二)颅内肿瘤的蛋白组学研究

蛋白组学是对基因组学研究的重要延续和补充,目前人类蛋白组学组织(HUPO)主持的人类蛋白组计划也已启动,目标在于鉴定每条基因编码的蛋白序列,中枢神经系统疾病,特别是神经肿瘤已成为当前医学研究中最为活跃的领域,其目的也在于寻找肿瘤特异性标记物,明确病理信号途径和筛选治疗靶标。近年来已有较多采用不同蛋白组学方法对颅内肿瘤细胞系、患者血清、脑脊液和颅内肿瘤组织进行差异蛋白的筛选,找出了不少与颅内肿瘤发生发展、恶性进展、化疗相关以及预后相关的差异蛋白,并对部分差异蛋白的功能进行了研究,为在蛋白水平深入破解颅内肿瘤的发病机制和可能提供的干预措施奠定了一定的基础。

(三)目前存在的问题和展望

颅内肿瘤基因组学和蛋白组学尚处于初步阶段,目前大多数获得的数据结果还不能完全应用于临床。随着实验技术的不断进步,结合计算机生物学的应用,采用不同类型的微阵列技术,对癌细胞中来自基因组水平的基因表达谱、DNA 拷贝数、DNA、蛋白质相互作用和转录后调控作用等不同层次的数据资料进行整合,可为今后肿瘤患者个体化分子诊断和治疗提供坚实的基础。但尚需进一步研究明确其在肿瘤分子分型、个体治疗反应及预后判断中的作用与意义。此外,基于生物信息学的 meta 分析亦有助于遴选出在颅内肿瘤生物学行为中扮演重要角色的功能蛋白。

五、颅内肿瘤的分子标记物与靶向治疗

这方面的研究也多集中于胶质瘤尤其是胶质母细胞瘤,以下为临床上研究较多且具有一定应用前景的研究结果。

(一)颅内肿瘤的分子标记物

1. *MGMT 启动子甲基化*　O^6-甲基鸟嘌呤-DNA-甲基转移酶(MGMT)是一种 DNA 损伤修复酶,可使烷化剂造成的细胞 DNA 错配损伤得以修复,从而降低烷化剂疗效。MGMT 启动子甲基化可使其表达量降低,在 GBM 发生率为 20%～45%,在间变性星形细胞瘤中发生率为 40%～50%,MGMT 启动子甲基化提示替莫唑胺同步放化疗效果较好,比 MGMT 启动子非甲基化的患者预后生存期有延长。

2. *IDH 突变*　异柠檬酸脱氢酶(isocitrate dehydrogenase,IDH)是三羧酸循环中的一种关键性限速酶,其家族有三种异构酶(IDH1,IDH2 和 IDH3)。IDHI 和 IDH2 的突变在原发性 GBM 中发生率很低(5.0%),但是在继发性 GBM(84.6%)和 WHOⅡ级、Ⅲ级胶质瘤中发生率很高(星形细胞瘤 83.3%、少突胶质细胞瘤 80.4%、少突星形细胞瘤 100%、间变性星形细胞瘤 69.2%、间变性少突胶质细胞瘤 86.1%)。该突变发生在胶质瘤形成的早期,与较长的无进展生存期有关,是提示较好预后的标记物。

3. *染色体 1p/19q 缺失*　染色体 1p/19q 联合性缺失(codeletion)是指 1 号染色体短臂和 19 号染色体长臂同时缺失,最早发现于少突胶质细胞瘤样本中。1p/19q 联合性缺失在少突胶质细胞瘤中的发生率为 80%～90%,在间变性少突胶质细胞瘤中发生率为 50%～70%,在弥漫性星形细胞瘤中发生率为 15%,而在胶质母细胞瘤中发生率仅为 5.0%。对于有 1p/19q 联合缺失的少突或间变性少突胶质细胞瘤患者,推荐化疗或联合放、化疗,可改善预后生存期。1p/19q 联合缺失本身也提示有较好预后。

4. Ki-67　Ki-67 是一种增殖细胞相关的核抗原,其功能与有丝分裂密切相关,在细胞增殖中是不可缺少的。Ki-67 作为标记细胞增殖状态的抗原,其染色阳性说明癌细胞增殖活跃。Ki-67 蛋白存在于所有的有活性的细胞周期中(G_1、S、G_2、M),而不存在于静止期(G_0),已成为判定增殖细胞数比例的指标。然而至今为止,并没有确定的阈值可作为评定肿瘤级别的指标。Ki-67 表达水平均能较客观地反映脑肿瘤的增殖速度和恶性程度,Ki-67 阳性标记指数越高,则恶性程度(分级)越高,预后越差。该标记物已在胶质瘤、脑膜瘤和其他神经肿瘤的术后病理诊断中得到普遍应用。

(二)靶向治疗

靶向治疗是近年来在肿瘤治疗领域的研究热点,针对肿瘤发生发展通路中的一个或多个关键分子和通路,施以特异性较强的治疗。在乳腺癌、肺癌等实体肿瘤中均取得了较好的效果。

颅内肿瘤的靶向治疗研究主要集中在恶性胶质瘤特别是 GBM。GBM 的核心通路共有三条(分别是 RTK-PI3K-Akt 通路、TP53 通路和 RB 通路),其中有数十个起关键作用的调控因子。针对这些关键分子,研究者设计了单克隆抗体或抑制药等药物,目前部分已进入临床研究阶段。但截至目前,仅有针对血管内皮生长因子(VEGF)的单克隆抗体 Bevacizumab 获得 FDA 的批准,用于复发恶性胶质瘤的辅助治疗,然而最新的研究提示 Bevacizumab 应用于新诊断的 GBM 患者并无生存期获益。因此,寻求分子靶向药物与传统治疗方法结合或研发更具疗效的新药或寻找新的分子治疗靶点将成为未来研究的方向。

六、瘤周水肿

1. *定义*　是指中枢神经系统肿瘤所伴发的肿瘤周围神经组织内(主要是白质内)水含量增加。

多数研究者认为,瘤周水肿(PTBE)属于血管源性水肿,Klatzo 将其定义为毛细血管通透性增加引起的脑水肿,由液体通过不完整的血-脑屏障进入脑实质细胞外间隙所致。水肿液在动物模型中

证明类似于血浆成分，提示水肿液来源于血管内液体，电镜研究证实水肿液来源于肿瘤，而不是来源于脑实质。

2. *发生机制* PTBE的发生机制至今尚未完全阐明，主要由下列因素造成：①肿瘤细胞新生血管结构异常，导致血浆渗透到肿瘤细胞外间隙引起水肿；②肿瘤因子（如VEGF和扩散因子等）引起的局部炎症反应使瘤周组织中微血管通透性增加，血-脑屏障破坏，导致细胞外间隙液增加而形成脑水肿；③肿瘤压迫周围静脉，导致静脉回流受阻，产生瘤周水肿。

3. *PTBE的危害性* 已证明PTBE可引起神经元兴奋性下降，并破坏突触传递。Yamada的实验表明，瘤周水肿区的脑组织局部血流量及葡萄糖的利用率均有下降，可引起脑缺血，加重细胞毒性脑水肿。

临床上PTBE可导致或加重神经缺失症状，增加颅内压甚至导致发生脑疝。Ohnish i等认为，脑水肿渗出的蛋白为肿瘤生长提供了基质和空间，促进了肿瘤细胞的扩散，导致了肿瘤细胞的高度侵蚀性；胶质瘤、脑转移瘤等颅内恶性肿瘤瘤周水肿区内肿瘤细胞残留可能是手术后复发的原因之一。

4. *临床表现* PTBE的临床表现并无特异性，它可进一步加重肿瘤原有的占位效应，形成和（或）加重颅内高压，出现头痛、呕吐、眼底视盘水肿、意识障碍或在原有基础上的加重，可出现生命体征改变，严重者可诱发脑疝；累及功能区可出现相应的运动、感觉、语言、脑神经等神经缺失症状和癫痫；也可引起脑脊液循环通路的阻塞导致梗阻性脑积水，严重者可形成脑疝。

5. *影像学诊断* 头颅CT为最常用的影像学诊断方法，表现为病灶周围低密度水肿环。MRI能够提供更详细的病变信息，T_1WI图像呈现低或等信号，T_2WI呈高信号的区域，临床常采用MRI Flair成像技术对瘤周水肿进行精确判断。其他MRI衍生技术，如DSC-MRI、DT-MRI等也可以定量分析瘤周水肿变化情况。

6. *瘤周水肿的治疗* 肿瘤是导致瘤周水肿的根本原因，因此切除肿瘤是瘤周水肿治疗的根本方法。当颅内肿瘤及瘤周水肿导致患者颅内压增高并危及患者生命时，手术治疗（肿瘤切除、内外减压、脑脊液引流）仍是临床治疗的主要手段。

就瘤周水肿的药物治疗而言，目前推荐的一线药物是糖皮质激素，临床常用的为甲泼尼龙和地塞米松。其机制主要有：抑制炎性反应，主要通过抑制花生四烯酸通路的磷脂酶A2、稳定溶酶体膜、改善瘤周微循环（重建血-脑屏障以减少渗出）、减少肿瘤组织毛细血管的渗漏、减少脑脊液的产生，减少血管密度，对抗肿瘤的血管生成效应（下调VEGF或收缩血管）等。

甘露醇是通过全身脱水达到降低颅内压的目的，从而缓解颅高压症状。对于有明显颅内高压的肿瘤患者，术前仍主张联合应用甘露醇和糖皮质激素。

第五节 颅内肿瘤的临床表现

颅内肿瘤导致临床症状的主要原因有：①肿瘤累及功能区出现相应的神经功能缺失症状或癫痫；②肿瘤增大和瘤周水肿的占位效应，导致颅内高压症状和（或）精神症状；③肿瘤压迫周围回流静脉导致水肿加重，或压迫脑脊液循环通路导致脑积水，出现或加重颅内高压。

临床症状分为大体表现和局灶表现，两者可单独出现也可同时出现。

一、大体表现

大体表现多为颅内占位效应或特殊部位受累所致，包括精神症状、头痛、癫痫大发作、恶心、呕吐。大的占位可能导致精神迟滞，小的占位如颞叶的占位同样也会导致精神症状，部分失语综合征也可伴发精神症状。

二、局灶表现

局灶表现取决于肿瘤的累及部位，下表是颅内肿瘤的局灶症状、体征与肿瘤发生可能部位的关系（表25-1）。

表 25-1　颅内肿瘤的局灶症状、体征和可能的肿瘤发生部位

颅内肿瘤的局灶症状、体征	肿瘤发生的部位
癫痫	
局灶性癫痫	额叶、顶叶、枕叶
杰克逊癫痫	顶叶皮质
部分(精神运动性)发作	颞叶
视觉与眼球运动障碍	
视物模糊	眼球、视神经
视野缺损:偏盲、象限盲	外侧膝状体视束、视放射(颞叶、顶叶、枕叶)
双颞侧偏盲	视交叉
复视	第Ⅲ、Ⅳ、Ⅵ对脑神经
眼球震颤	额-桥-小脑束、小脑
言语困难、失语(感觉性、运动性)	
构音障碍	延髓、后组脑神经、小脑
言语困难	优势半球额叶语言中枢 颞顶叶
听力障碍	
听力丧失	第Ⅷ对脑神经
运动障碍	
肢体无力	对侧小脑半球皮质脊髓束、大脑脚、脑干
共济失调(笨拙、辨距不良)	颅后窝、小脑半球常见
感觉障碍	
感觉减退	脊髓丘脑束
本体觉障碍	脊髓后束、丘脑、丘脑顶叶联络纤维
麻木	丘脑、脊髓
皮质辨别觉障碍	顶叶皮质
步态障碍	
无力或者感觉障碍	皮质脊髓束和感觉通路
步态障碍(行走不能)	双额叶
括约肌功能	
小便障碍、尿失禁	额叶旁中央小叶

三、副癌综合征

副癌综合征也称肿瘤对神经系统及其他系统造成的远隔效应,并非由肿瘤直接侵犯所致。可引起中枢和外周神经系统、肌肉、神经肌肉接头等的受累,包括小脑退行性变、亚急性感觉性神经元病、边缘叶脑炎、脑脊髓炎、斜视性眼球阵挛、肌阵挛、Lambert-Eaton 肌无力(肌无力综合征)、多发性肌炎、皮肌炎、进行性多灶性脑白质炎。

副癌综合征临床少见,由于这些综合征也可能单独发生,因而常出现误诊。其机制尚不清楚,肿瘤导致的自身免疫反应可能是原因之一。神经系统有症状时原发肿瘤往往比较小,导致副癌综合征的肿瘤有小细胞肺癌、乳腺癌、卵巢肿瘤、淋巴瘤等。这类副癌综合征的总体发生率很低,如果肿瘤患者伴发恶病质,则发生非特异性的感觉、运动和周围神经病的副癌综合征概率就会升高。

第六节　颅内肿瘤的影像学特征

一、头颅平片

在有 CT 和 MRI 的单位,头颅 X 线平片的诊断意义和重要性逐渐下降,常被忽视,但头颅 X 线平片对颅内肿瘤的定位和定性诊断仍具有一定的价值。

颅内肿瘤常见的头颅平片异常包括:①局部钙化及颅内压增高引起的鞍背吸收;②脑外肿瘤,如脑膜瘤常可见颅骨内板甚至外板的过度增生,颅骨

密度增高；听神经瘤常见内听道扩大，眶内累及眶尖的肿瘤可出现一侧眶上裂扩大；③三叉神经纤维瘤可引起卵圆孔扩大；④垂体瘤和颅咽管瘤则可引起蝶鞍的扩大。

二、放射性核素检查

在 CT 和 MRI 十分普及的情况下，放射性核素（radio nuclide，RN）检查不是颅内肿瘤的常规检查项目。其结果显示，大部分（约 70%）肿瘤，尤其是颅内原发恶性肿瘤、转移瘤和恶性脑膜瘤，其摄取放射性核素的量明显增加。在诊断颅内肿瘤方面放射性核素检查优于头颅 X 线平片。

三、CT 和 MRI

脑肿瘤的 CT 和 MRI 征象可分为三类：一般征象、间接征象和直接征象。

1. 一般征象　包括肿瘤的大小、部位和数目。CT 和 MRI 常需在注射造影剂肿瘤出现增强之后才能大致区别肿瘤和瘤周水肿，因为某些肿瘤特别是胶质瘤可以呈现为不均匀增强现象，不增强的影像学信号可以与水肿相仿；此外，含有肿瘤细胞浸润的瘤周水肿也无增强效应。

2. 间接征象　包括中线结构向对侧移位、正常结构受推移和压迫而变形（如脑室、脑沟、脑池变形或闭塞，脑移位或变形）、正常钙化结构移位（如钙化松果体和脉络丛移位）、瘤周水肿（一般为血管源性水肿）、脑积水和脑疝。

水肿在 CT 上表现为低密度区，MRI 为 T_1WI 和长 TR 成像（PDWI 和 T_2WI 成像）分别显示为低信号和高信号区。CT 所显示的水肿范围常小于 MRI 所示，而水肿的显示以长 TR 成像者最佳。脑皮质受脑外肿瘤推压时，表现为脑灰质和脑白质交界面向内移位，据此可判断病灶位于脑外。脑皮质向内移位，其下方脑白质也随之内移和变形，即所谓的“白质塌陷征”，此外，还可以参考脑回、软脑膜血管、蛛网膜下腔、硬脑膜和颅骨位置和形态的变化，进一步对肿瘤做出更精确的定位诊断。

3. 直接征象　即肿瘤本身所引起的影像学特征。

脑肿瘤在 CT 平扫上常显示为低密度。几乎所有的肿瘤周围都存在水肿带，低级别肿瘤的水肿较轻，以至于 CT 片上无法显示；如肿瘤为等密度，且缺乏占位效应时很容易漏诊。快速生长的恶性肿瘤，尤其是转移瘤，其水肿程度较严重。

多数肿瘤，特别是恶性胶质瘤在 CT 上常呈稍低密度，而另有一些少见的良恶性肿瘤常呈稍高密度，而含脂肪的肿瘤则为明显的低密度。结合肿瘤中发生的钙化、出血、囊变和坏死等，进行综合分析常有可能做出较正确的诊断。肿瘤钙化可呈现高密度区，有些原发性肿瘤较常发生钙化，如颅咽管瘤、少突胶质细胞瘤、脑膜瘤等，有助于肿瘤的定性诊断；转移性肿瘤一般不发生钙化。较新鲜的肿瘤出血常表现为病灶内高密度区，随时间推移可呈现为等密度，继而出现低密度区。CT 往往难以鉴别肿瘤的坏死和囊变，它们均表现为肿瘤内的低密度区。含有脂肪或类脂质的肿瘤，CT 值可为负值。生长缓慢的肿瘤，如星形细胞瘤和少突神经胶质细胞瘤，由于血-脑屏障未完全破坏，肿瘤可以无增强效应。

MRI 影像可区分脑灰质和脑白质，根据肿瘤信号与正常脑灰质信号比较，分别描述为等信号、低信号和高信号病灶。一般肿瘤在 T_1WI 时为低信号，在 PDWI 和 T_2WI 时为高信号。肿瘤内含有脂类或类脂成分时，根据脂质的分子结构可呈不同信号，含游离脂肪酸较多者，T_1WI、T_2WI 均呈高信号，含结合脂肪酸较多者，T_1WI 可呈低信号或等信号，T_2WI 信号也会改变。肿瘤血管的流空效应在 T_1WI、T_2WI 均呈低信号。

四、脑血管造影诊断

在 CT 和 MRI 广泛应用后，脑血管造影在诊断和处理脑肿瘤中的作用逐渐下降。目前肿瘤患者的脑血管造影主要是了解肿瘤血供或做术前栓塞，为手术或活检提供必要的信息。

脑肿瘤的脑血管造影表现有以下三方面：①瘤周动脉和静脉的移位和变形；②中线血管（大脑前动脉和大脑内静脉）的移位有时是巨大肿瘤引起脑疝的证据；③肿瘤的异常血供（肿瘤染色丰富）和静脉的早期充盈。

缓慢生长的胶质瘤血管分布少，而恶性胶质瘤尤其是 GBM，其血管分布极为丰富，肿瘤染色明显且有粗大的回流静脉，且静脉早期即可充盈，表明血液循环经肿瘤后加速。立体定向肿瘤活检前行脑血管造影是明智的选择，如果肿瘤血供丰富，选择开颅活检会更安全些。几乎所有恶性肿瘤在血管造影中都提示肿瘤血管丰富。脑膜瘤也可以出现均一持续的肿瘤染色，血液循环极快或出现早期静脉充盈，这类肿瘤鉴别诊断时要考虑血管外皮瘤的可能性。

第七节　颅内肿瘤的诊断与鉴别诊断

颅内肿瘤的术前诊断有赖于对翔实的病史、客观的体征、影像学资料和实验室资料进行的综合分析，并提出初步诊断和需要鉴别诊断的疾病。颅内肿瘤的诊断包括定位诊断和定性诊断两部分，根据病史和影像学定位诊断一般困难不大，定性诊断需要进行详细的鉴别诊断，同时明确肿瘤的部位、大小、性质、累及范围以及血供等，以便对治疗方案的确定提供确切的依据。

颅内肿瘤有时需与以下疾病相鉴别。

一、颅内炎症

1. 慢性脑膜炎　常见的有结核性脑膜炎和新型隐球菌性脑膜炎等，一般均有全身症状和脑膜刺激征，视盘水肿早期少见，脑脊液检查有白细胞增多及糖含量减少，如脑脊液中发现致病菌则可确诊。影像学检查有助于鉴别。

2. 化脓性脑炎　常急性或亚急性发病，引起化脓性脑炎的感染病灶多由慢性中耳乳突炎、鼻窦炎、面部感染或盆腔感染所致，也可由颅脑外伤后继发感染及身体其他部位感染引起。早期多有全身感染症状，如发热、白细胞增高、脑膜刺激征、C反应蛋白增高等。少数患者局部感染灶和全身症状不明显。急性脑炎期的影像学表现类似低级别胶质瘤，脓肿形成期可类似高级别星形细胞瘤。但急性脑炎期的病灶常出现片状或脑回样强化，病变常不仅局限于白质；脓肿形成期的环状强化一般较规则，壁薄且均匀，囊壁无结节。MRS 有助于鉴别诊断。

二、慢性硬脑膜下血肿

多为老年患者，有颅脑外伤史，但有时外伤轻微不能回忆。临床表现有精神障碍者易被误认为老年性痴呆，也可表现为颅压增高及运动感觉障碍。CT 和 MRI 扫描可确诊。

三、脑囊虫病

患者有便绦虫或有皮下结节存在。常有癫痫、精神症状和颅内压增高等表现。血、脑脊液囊虫补体结合试验和酶联免疫吸附试验（ELISA）有助于本病的诊断，CT 或 MRI 有助于诊断。

四、癫　痫

原发性癫痫起病一般在 20 岁以前，无局灶性神经体征。颅内肿瘤以癫痫发病者其年龄一般较大，常为局限性发作，神经系统可能发现某些局灶体征呈进行性加重，并逐渐出现颅内压增高症状。对成年后发生癫痫者应做影像学检查。

五、脑血管病

少数颅内肿瘤患者由于瘤内出血或坏死，使症状发展迅速，需与脑血管意外相鉴别。脑血管意外一般年岁较大，既往有高血压、动脉硬化史。多为突然起病，很快出现意识障碍、偏瘫等症状与体征。出血性脑血管病及少数缺血性脑血管病都能引起颅内压增高，甚至脑疝，但眼底视盘水肿较少见。脑血管造影或 CT、MRI 检查帮助鉴别。

脑梗死一般多为高龄患者，亚急性起病，短期内进行性加重，约 1/3 急性起病，以大脑半球病变居多，表现为病灶对侧偏瘫、偏身感觉障碍，或合并偏盲、失语等。影像学多呈基底达皮质的三角形，与血管分布一致，梗死面积较大者有占位效应。起病隐匿者需与低级别胶质瘤鉴别。脑梗死发病 2～3 周或以后 CT 和 MRI 增强扫描常出现梗死边缘脑回状或环状强化。

六、多发硬化

为脱髓鞘疾病的常见类型，以轴索的弥漫性脱髓鞘及神经胶质增生为特征，好发于脑室周围、视神经、脑干、小脑白质、小脑脚及脊髓。具有下述特点可与胶质瘤相鉴别：①多见于中青年，女性居多；②病程中缓解与复发交替；③白质内可同时存在两个以上病灶，显示新旧不一，CT 扫描近半数可见局限性低密度灶，MRI 检查新病灶 T_1WI 为等或略低信号，老病灶T_1WI 为均匀低信号，T_2WI 为高信号，活动病灶可有增强。类固醇激素治疗可使强化密度减低者提示为活动性病灶。大多无占位效应。脑脊液琼脂糖凝胶电泳中可见 IgG 寡克隆带及髓鞘碱蛋白抗体放射免疫检测阳性。假瘤型炎性脱髓鞘病可以是多发性硬化的一种特殊类型，与胶质瘤不易鉴别，可试用甲泼尼龙试验性治疗或者进行组织活检，不应急于手术。

七、精 神 病

需与其有精神症状的颅内肿瘤相鉴别。后者

除精神症状以外，还有颅内压增高和(或)神经系统局限性体征。详细的神经系统检查及必要的影像学检查有助于鉴别诊断。

八、视神经炎

起病急，明显视力减退伴眼球后疼痛，多波及双眼。颅内高压所致的视盘水肿早期常无视力减退，晚期可出现继发性视神经萎缩伴视力下降。球后视神经炎所致的原发性视神经萎缩需与蝶鞍区肿瘤压迫视神经、视交叉所致的继发性视神经萎缩相鉴别。临床体征与影像学有助于诊断。

第八节　开颅手术基本原则

一、切口设计

颅内肿瘤手术的切口须根据肿瘤的部位、大小和累及范围进行设计，手术切口一般取决于手术入路，应符合以下原则：①到达病变的距离最近；②能获得肿瘤各部分最好的显露；③能避开重要功能区和重要神经结构；④皮瓣能获得充分血供。各部位手术切口的设计参见第一篇第12章神经外科手术基础。

二、体位摆放

患者的术中体位是手术显露病变的重要组成部分，体位摆放的原则应有利于：①病变的显露；②患者头部的静脉回流(头位应略高于心房水平)；③术者操作；④手术辅助设施的应用，如神经导航、神经内镜等。

体位摆放时注意头颈不能过度扭转，以免损伤颈椎小关节和引起静脉回流甚至通气障碍；受压部位须得到妥善保护，骨性突起部位应垫海绵或软垫；身体部位避免接触金属，以免皮肤电灼损伤；坐位时双下肢应绑以弹力绷带，并进行空气栓塞的监测。

三、手术过程中的注意事项

1\. *皮肤切开和止血*　以手指或砂条压迫切口两侧切开头皮，皮下动脉性出血应电凝止血，再用头皮夹止血。帽状腱膜下分离翻开皮瓣，皮瓣后需垫纱布卷以避免皮瓣锐角反折而引起缺血。用生理盐水纱布覆盖皮瓣。

2\. *骨瓣形成*　用电动或气动颅钻在颅骨上钻孔，避免用力过猛将颅钻陷入颅腔内，静脉窦附近钻孔时须防止损伤静脉窦。两骨孔之间导入线锯导板时应紧贴颅骨内面前行，若有阻碍时可从另一孔导入；采用铣刀锯开颅骨时须预先分离硬膜与颅骨之间的粘连以防撕破硬膜。骨瓣翻起后骨缘以骨蜡止血，额窦开放时需剥离黏膜并用骨蜡封闭。蛛网膜颗粒出血可用明胶海绵和脑棉轻轻压迫止血。骨窗边缘硬脑膜悬吊以免术后塌陷出血。

3\. *切开和关闭硬脑膜*　翻开骨瓣后应观察硬脑膜的色泽、张力及有无肿瘤侵犯。有明显颅内高压时切开硬脑膜前应采用脱水或脑室穿刺等措施降低颅压。硬脑膜切口一般距骨缘0.5～1cm，基底位于静脉窦方向。剪开硬膜时需注意保护皮质及血管。手术结束后须严密缝合硬脑膜，避免术后出现皮下积液或脑脊液漏。瘤腔较大时完成硬脑膜缝合前硬脑膜下注水。为防止术后硬膜外血肿的发生，可于骨瓣上钻孔进行硬脑膜悬吊。

4\. *伤口缝合*　消毒切口周围皮肤。皮瓣下放置引流管，切口外另做戳孔引出。丝线间断缝合帽状腱膜和皮肤。于术后24～48h拔除引流，再次消毒切口，外以敷料包扎。

第九节　颅底肿瘤外科的基本原则

由于颅底肿瘤的周围解剖结构十分复杂，常与重要的神经、血管相邻，并可能累及脑干，因而在大体神经外科时代其高死亡率和病残率而被认为是手术的禁区。随着显微外科技术的应用、麻醉和术后ICU系统的发展和建立、术中电生理监测的使用、颅底解剖和手术入路的研究和改良、神经导航和术中MRI等新技术的应用，颅底肿瘤得到了极大的发展，手术疗效不断提高，并逐步形成神经外科特殊的分支领域。近年来多学科协作完成复杂的颅底肿瘤手术也已逐步形成共识。

除了与其他部位肿瘤的手术一样须始终贯彻微创理念外，颅底肿瘤的手术尚须注意以下几个方面的原则。

一、多学科协作手术模式

颅底肿瘤常常会累及眼眶、颞下窝、岩骨、斜坡、颌面部等神经外科医生不太熟悉的部位，因此，以往常出现肿瘤不能全切除甚至放弃治疗的情况，也有因术后组织重建上的困难而影响手术的完整性。因此对于上述这类颅底手术有必要进行多学科的协作和联合进行手术。这种多学科联合协作的模式已极大地促进了颅底肿瘤手术的发展并取得了显著成绩。

二、选择恰当的手术入路

颅底肿瘤各种手术入路已相当成熟，并在颅底显微解剖研究的基础上不断得到改良和改进。颅底肿瘤手术入路的选择在手术治疗中占有十分重要的地位。一个良好的手术入路须具备以下条件：到达病变的距离最近、脑组织的牵拉最小、有利于病变的显露、沿途重要的神经血管结构最少、能避开重要功能区。同时应是术者最熟悉的入路。

三、术中电生理监测和新技术的应用

术中脑干诱发电位的监测和脑神经的监测可明显提高颅底肿瘤手术的安全性，目前已被广泛应用。

四、术中良好的显露

术中肿瘤的良好显露是手术成功最为重要的前提，这包含着众多的相关因素，如：合适的体位、恰当的手术入路、磨除颅底的某些颅骨、释放脑池脑脊液、沿脑回脑沟的自然间隙进入、手术器械的使用等，目的是为了能将肿瘤在不损伤神经血管的前提下获得充分显露并切除。

五、重视颅底重建

这是颅底肿瘤手术经常遇到的问题，包括颅底硬脑膜和骨质的重建，硬脑膜的重建尤其重要。颅底硬脑膜缺损时直接缝合常较困难，可采用骨膜、筋膜进行修补。颅底骨缺损面积较大者（至今大于3cm）须进行重建。值得注意的是在手术前就应确定是否需要用带蒂的骨膜进行颅底重建，以便在开颅时保留带蒂骨膜的完整性。

六、权衡肿瘤全切除的利弊

相当一部分颅底肿瘤依靠当前的外科技术很难达到肿瘤的全切除，因此手术过程中医生一直会面临肿瘤是否应该全切除的选择，也就是什么情况下肿瘤可全切除，什么情况下须终止手术。这个标准很难量化，以下一些原则可以作为终止手术的参考：肿瘤与重要神经组织（如脑干）之间因具有侵袭性而失去蛛网膜间隙者（分离时常可见肿瘤表面有胶样化脑组织）、牵拉或处理肿瘤时出现生命体征的严重不稳定、手术无法使残余肿瘤进入术者的视野。颅底肿瘤外科医生应永远记住我们治疗的不是肿瘤而是患者，保证术后的生活质量是手术成功最重要的指标。

七、重视显微外科技术的训练

颅底肿瘤的手术治疗自始至终都应贯彻微创理念，显微外科技术是微创理念实现最重要的前提。因此颅底肿瘤外科医生必须在实验室对颅底解剖和显微外科技术进行严格训练，包括磨钻技术和血管吻合技术。

第十节　颅内肿瘤特殊情况的临床处理

一、颅内肿瘤的血管内诊疗技术

血供丰富的颅内肿瘤手术时常出现术中止血困难、失血多、手术时间延长等问题。尽管对颅内肿瘤的术前栓塞尚存在不同意见，但临床上对一些血管供应特别丰富的肿瘤（如内皮型脑膜瘤、实体性血管网状细胞瘤和颈静脉球瘤等）进行术前栓塞，常能明显提高手术疗效，降低并发症。从 20 世纪 70 年代起，神经血管内技术伴随着微导管技术和栓塞剂的改进而迅速发展。

颅内肿瘤的 MRI 常能根据血管的流空效应和肿瘤的增强效应判断血供的丰富程度，对这类肿瘤术前 DSA 常能提供血供丰富程度、肿瘤供血来源、颅内外血管吻合、肿瘤和正常组织共干血供等更为确切的资料，也为是否需要和能否进行术前栓塞提供一定的依据。

栓塞方法有经股动脉途径和直接肿瘤穿刺两种方法。一般主张在栓塞后1～5d就进行肿瘤切除，也有学者主张1～2周或以后手术。与供血动脉近端阻断相比，直接将栓塞剂释放至肿瘤内可导致更显著的栓塞效果。如果单纯阻断供血动脉后超过一周则有血管再通和新生血管形成的可能。

理想的栓塞剂应具有永久性、容易放置和不影响肿瘤切除。目前用于栓塞的永久性或临时性的栓塞剂有α-氰基丙烯酸正丁酯（NBCA）、明胶海绵和聚乙烯醇（PVA）等。

脑膜瘤的术前栓塞主要用于体积较大且血供丰富的颅底脑膜瘤，尤其是颈外动脉供血的肿瘤，常用PVA进行栓塞，150～350μm的颗粒可进入肿瘤深部。脑膜瘤栓塞治疗的主要并发症有缺血、出血和脑神经麻痹等。

血管网状细胞瘤由于其肿瘤血供主要来源于小脑后下动脉（PICA）和小脑前下动脉（AICA），也可以来自小脑上动脉（SCA）的分支。这些血管多为软脑膜血管，使血管网状细胞瘤的栓塞具有很高的危险性，因此仅选择体积大于3cm、手术难度大、供血动脉结构清楚的肿瘤进行栓塞，常用栓塞剂为PVA或NBCA。

颈静脉球瘤的血供主要来自咽升动脉的分支，体积较大者需行术前栓塞，尤其是那些向颅内扩展的肿瘤。同时须评价横窦-乙状窦系统功能，以确定术中是否可以牺牲已经受累的静脉窦。

二、妊娠期间的颅内肿瘤

妊娠期合并颅内肿瘤常为意外事件，妊娠时的生理变化和肿瘤的病理过程常对疾病的诊断、治疗的时机和方式的选择产生一定的困难，需要根据两者之间的生理和病理过程决定治疗顺序、是否终止妊娠、分娩方式和麻醉方式等。

资料表明妊娠期间神经系统肿瘤的发生率并不高于一般人群，因而没有证据提示妊娠期间易发颅内原发性或转移性肿瘤。现就常见的妊娠合并垂体腺瘤、胶质瘤、脑膜瘤等颅内肿瘤的临床处理要点简述如下。

1. *垂体腺瘤*　有临床报道妊娠可以加快垂体腺瘤的生长速度，主要由雌激素介导的垂体增生、垂体血管增加和水肿所致，因而可以使临床症状加重。

虽然CT扫描的辐射剂量、MRI磁场和增强剂被认为对胎儿的影响不大，但多数学者建议妊娠4个月后进行MRI检查更为安全。临床内分泌检查中由于妊娠的胎盘可以分泌生长激素GH，因而对诊断肢端肥大会有一定困难，须检测特异性单克隆抗体进行鉴别。

尽管随访资料表明妊娠早期泌乳素腺瘤的高泌乳素血症使用溴隐亭治疗、甚至整个妊娠过程使用溴隐亭治疗，均未发现胎儿的并发症，但大多学者还是主张发现怀孕后最好停药，包括肢端肥大患者生长激素抑制药在内，以便将药物对胎儿的影响降到最低限度。

对于临床状况稳定、视力视野无进行性恶化的患者可以于分娩后进行垂体腺瘤的手术；只有一小部分大腺瘤的卒中、视力视野急剧恶化的患者须及时手术。对于妊娠的大腺瘤患者动态的临床观察和影像学观察十分重要。

2. *胶质瘤*　胶质瘤的颅内压增高症状易与妊娠的不适症状相混淆，仔细的神经系统检查有助于鉴别诊断。

脑胶质瘤由于瘤周水肿和癫痫常使用糖皮质激素和抗癫痫药，虽然皮质类固醇对胎儿的致畸作用尚不明确，但仍不主张在妊娠早期使用；抗癫痫药物的致畸作用是肯定的，卡马西平和丙戊酸盐较为明显，无癫痫发作者不主张预防性用药，单次的局灶性发作应尽可能推迟用药，全身运动性发作或多次发作危及母婴健康者宜用单药（苯巴比妥或卡马西平）控制。

对肿瘤较小、占位效应和颅内高压不明显的孕妇可以等待分娩后再行胶质瘤手术，但肿瘤较大、瘤周水肿明显、伴有梗阻性脑积水等明显颅内高压的孕妇应及时进行分流术或胶质瘤切除术。

在妊娠8～15周，1Gy以上的辐射剂量即可导致胎儿流产或胎儿高致畸率，必须进行放疗者应对胎儿进行必要的防护。妊娠早期禁用化疗。

3. *脑膜瘤*　临床常有妊娠期脑膜瘤体积增大的报道，被认为与孕妇的雌激素水平改变有关。脑膜瘤一般生长缓慢，除非肿瘤体积巨大已形成明显颅内高压者，一般都可以在分娩后再行脑膜瘤的切除术。

如果开颅手术和分娩同时进行，则应选择全身麻醉，对胎儿影响不大；如果准备在开颅术前分娩，提倡剖宫产，因为自然分娩可能加重颅内高压。有颅高压者不宜采用腰麻，以免脑脊液释放诱导脑疝形成。

第十一节　颅内肿瘤诊治的新技术

一、神经导航

神经导航又称无框架立体定向技术，是利用立体定向原理通过影像学定位及测算，确定脑内某一解剖结构或病变，即靶点在颅内的坐标，再借助立体定向仪，对靶点进行操作，以达到诊断及治疗的目的。这样导航可将数字化的术前图像与患者的具体解剖部位相对应，使患者的解剖定位能够在影像学的三维图像中进行“实时”定位。

由于解决了实时定位问题，神经导航下的手术便可以在精确定位下实施微创手术，提高肿瘤的全切除率和重要解剖结构的保护率，从而提升手术的整体疗效。

但是导航系统主要是根据术前的脑组织图像进行定位的，如果术中因脑脊液丢失、肿瘤切除和体位重力关系的影响使脑组织发生移位，导航系统的定位准确性就会发生偏移，成为神经导航临床应用的最大缺陷。下列措施可进行弥补。

1. *微导管定位技术*　打开硬脑膜前在导航指导下将直径为 1.5mm 的微管插入病变周边或病变所在部位，这样无论发生什么样的脑移位，微导管所示的部位均能指示病变的真实部位，被认为是比较经济、实用、可操作性强的技术。

2. *数字模拟更新图像*　运用数学模型模拟的非刚性配准图像技术，但准确度和可靠性并不高。

3. *术中图像*　术中 CT 可以有很高的分辨率，但对软组织成像较困难，而且对患者有大量的辐射；近年来术中超声技术可实现 2D 和 3D 的成像，但分辨率远不及 CT 和 MRI；目前术中 MRI 已成为弥补和纠正术中脑组织移位的主要技术手段。

二、功能磁共振成像

功能磁共振是指采用磁共振技术对脑组织的功能解剖结构进行显示和定位的一种技术，为颅内肿瘤手术中的神经功能定位和保护提供了良好的解剖学基础，极大地推动了脑功能区的肿瘤切除。

1. *弥散张量成像 DTI*　以组织内水分子运动的方向信息进行白质纤维成像，反映纤维束的完整性和方向性，可清晰显示出神经纤维束的走行及病变引起纤维束的位移、变形、中断和破坏。临床上可以利用 DTI 的量化指标进行肿瘤类型的鉴别、术式的选择、术中的监控及术后疗效的评价。

2. *磁共振波谱 MRS*　以化学位移现象作为成像基础，观察脑组织中相关代谢物频谱学参数，计算重复时间(RT)和回波时间(TE)，无创性反映活体组织中代谢和生化改变。如胶质瘤可表现为 N-乙酰天冬氨酸和肌醇的含量下降，而胆碱和乳酸的含量升高，有助于预测肿瘤的恶性程度、显示手术残留的肿瘤组织，也有助于放射性脑损伤、手术瘢痕及肿瘤复发的鉴别诊断。

3. *磁共振灌注 PMR*　主要通过检测对比剂灌注引起的信号变化，根据时间-浓度曲线计算参数，如相对性脑血流量(rCBF)、相对性脑血容量(rCBV)、平均通过时间(MTT)等，反映组织微血管结构和血供的改变，有助于显示肿瘤边界、肿瘤侵袭性和级别、鉴别肿瘤复发与放射性脑损伤等。

4. *血氧水平依赖的功能磁共振 BOLD-fMRI*　是目前应用最广的探测皮质功能区域的 MR 技术，以神经元活动对局部氧耗量和脑血流影响程度不匹配所导致的局部磁场性质变化为成像基础，较为敏感地定位脑功能活动区。因此术前 BOLD-fMRI 可显示患者相应激活区域的解剖学定位。但该技术在语言区肿瘤的手术中尚不能替代麻醉唤醒条件下皮质直接电刺激对语言功能区的定位。

三、间质内放疗

颅内肿瘤的间质内放疗是指将具有放射性的核素制作成为微粒，通过立体定向技术，将微粒植入到肿瘤组织间，以达到持续性放疗的目的。如今临床上常采用碘-125 粒子进行间质内放疗。间质内放疗的置入技术有两类，临时置入和永久置入，临床上多采用临时置入以避免增加长期脑组织水肿的风险。

该技术虽有 35 年的历史，但国内外尚无完整临床指南。一般认为间质内放疗的适应证为：①无法手术切除的界线清楚的小肿瘤；②经手术和外放射治疗后原位复发的肿瘤；③放疗已达最大剂量的复发肿瘤；④较大的残余肿瘤；⑤特定的儿童脑肿瘤。最好肿瘤直径＜3cm。对于弥漫性肿瘤、肿瘤瘤体直径＞4cm、肿瘤浸润胼胝体者视为禁忌证。

四、荧光技术的应用

荧光技术是指在脑肿瘤手术中采用荧光示踪药物以显示肿瘤边界的一种技术，目的在于提高肿瘤的全切除率。目前临床应用较多的是5-氨基乙酰丙酸(5-ALA)，为口服的非荧光前体药物，进入高摄取率的肿瘤组织后通过血红素合成途径代谢产生具有荧光性质的原卟啉Ⅸ(PpⅨ)，术中显微镜发出的蓝光将荧光分子PpⅨ可视化成红色以显示肿瘤边界，从而提供荧光导航。

一项多中心和一项单中心随机对照的Ⅲ期临床试验证实5-ALA荧光导航手术可明显提高肿瘤全切除率，延长患者的中位生存期和无进展生存率(PFS)，因此已获得美国FDA批准用于脑恶性肿瘤的手术治疗。

但近期英国沃尔顿神经中心研究报告却指出利用该技术追求最大化程度的肿瘤切除可导致不良事件频发，患者的生存时间及生存质量获益并不十分明确。因此未来5-ALA荧光导航治疗脑恶性肿瘤仍需更多临床试验证据的支持。

第十二节　颅内肿瘤术后并发症及防治

颅内肿瘤术后的各类并发症可直接影响患者的恢复和预后，它包括术后颅内高压、颅内出血、感染、脑积水、脑脊液漏、脑缺血、凝血功能障碍、代谢紊乱等，为减少并发症的发生，术前周密地评估和准备、术中贯彻微创理念、保护神经组织的前提下最大限度地切除肿瘤、努力提高操作技巧、努力落实操作常规和规范是减少术后并发症的重要措施。

一、术后颅内压增高

1. *二氧化碳潴留*　术后患者拔除气管插管后，由于麻醉药、镇痛药和肌松药等引起的中枢性或外周性呼吸抑制，可导致血二氧化碳浓度升高，脑血管扩张，颅内压升高。纠正通气不足是最有效的方法。

2. *术后颅内出血*　手术野、手术邻近部位和远隔部位均有可能出血和形成血肿(详见下文)。

3. *出血性梗死*　常由回流静脉损伤或受阻所致，影像学证实有明显占位效应且临床出现颅内高压者须及时进行手术减压。

4. *发热*　患者在发热时，脑血流和脑代谢增加，颅内压亦会随之增高。应及时寻找发热原因并进行病因治疗和对症治疗。

5. *脑积水*　局部脑室扩大和交通性脑积水都会使颅内压升高，须及时进行外引流或分流术。

6. *脑水肿*　术后脑水肿与肿瘤性质密切相关，也可由手术操作、不恰当使用脑压板、血管损伤等因素引起。尤其要注意有无可能加重脑水肿的因素，如低氧血症、电解质紊乱、酸碱平衡失调、低蛋白血症、癫痫等，应做相应纠正。

二、术后颅内血肿

1. *原因*　多见于：①术中止血不彻底；②术中损伤回流静脉；③术中过度牵拉脑组织，或不恰当使用脑压板导致皮质下挫伤和出血；④巨大颅内肿瘤术后出现远隔部位和邻近部位的桥静脉断裂出血；⑤凝血功能异常，脑动脉硬化，糖尿病等情况均可导致术中止血困难，易发生术后血肿。

2. *处理*　重视术中操作，合理应用脑压板、保护回流静脉、骨窗周围硬脑膜悬吊等预防措施可以避免相当一部分术后颅内血肿的形成。如术后患者不醒或意识出现障碍，或出现肢体瘫痪，瞳孔变化等，应及时进行CT扫描，发现血肿(一般幕上血肿＞30ml，幕下血肿＞10ml)应及时手术清除。

三、术后气颅

颅内肿瘤术后气颅较少见。少量积气很少造成脑损伤，几天后可自行吸收。但术后颅内积气过多，加上患者术后发热或合并脑水肿，可加重颅内高压。出现严重气颅时，需经骨孔穿刺将气体放出。注意在关颅缝合硬膜最后一针时用生理盐水填满硬脑膜下腔，充分置换出积气可作预防。

四、术后感染

开颅术后感染分为直接感染和间接感染，直接感染包括头皮感染、脑膜炎、脑脓肿等神经系统感染；间接感染指术后继发呼吸、泌尿等系统感染，以神经系统感染最严重。感染一般发生在术后30d以内，如体内有置入物如分流管、人工颅骨等，则术后1年内的感染均可认为与手术有关。

1. *切口感染*　早期不明显，数日后可出现头皮红肿，如皮下积脓应行穿刺抽吸或切开引流，并行细菌培养，给予适当抗生素。

2. 细菌性脑膜炎　多发生于术后 3d，表现为体温升高、周围血象和中性粒细胞升高、脑脊液细胞数增高伴糖降低、出现脑膜刺激征。应行脑脊液细菌培养，选用易透过血-脑屏障的抗生素。

3. 硬脑膜外积脓　积脓局限于硬脑膜外腔，多伴游离骨瓣骨髓炎，除应用抗生素治疗外，应去除骨瓣，清除硬脑膜外积脓，刮除炎性肉芽组织，彻底清创。

4. 脑脓肿　给予抗感染治疗，待脓肿局限后非功能区可手术摘除，伴有明显颅内高压或功能区的脑脓肿可行穿刺冲洗引流。

预防术后感染应严格无菌手术操作，对手术时间长、年龄较大者术中给予预防性抗生素，术后应尽早拔除引流管。

五、术后脑神经损伤

多发生于颅底肿瘤手术，术者在术前应对肿瘤与相关脑神经的解剖关系及可能造成的损伤进行充分研究和评估，采用蛛网膜间隙分离、锐性分离、术中电生理监测等措施最大限度地保护脑神经。术后出现周围性面瘫时应加强损伤侧角膜的保护。

六、术后脑脊液漏

术后出现脑脊液漏应首先排除颅内高压并解除病因，如系切口缝合不严密应及时进行缝合。脑脊液漏可导致切口和脑膜感染，脑脊液丢失过多还可引起颅内低压症状。

颅底手术颅底重建不完全者亦可引起脑脊液漏，在排除颅内高压的情况下应及时进行颅底硬脑膜的修补。

七、术后脑梗死

开颅术后脑梗死的原因较多，相关因素包括：①患者高龄、术前存在影响脑供血的因素；②术中控制性低血压；③不恰当长时间应用脑压板；④术中损伤脑动脉及其穿支；⑤术中回流静脉损伤，出现出血性梗死。

确诊为术后脑梗死者，应给予活血、抗脑水肿治疗。出现大面积脑梗死伴颅内高压者，应及时行去骨瓣减压术。

八、术后脑积水

开颅术后早期出现脑积水，大多系由脑脊液循环通路受阻所致，应及时行脑室外引流，短期内不能缓解者应行分流术；术后晚期出现的脑积水多为交通性，脑室外引流 1 周后仍无法拔除者应尽早考虑分流手术。

九、术后癫痫

术后癫痫是幕上肿瘤术后常见的并发症，癫痫的诊断主要依靠临床症状和脑电图。术前无癫痫发作的幕上肿瘤患者术后应预防性应用抗癫痫药物 1 周，多采用丙戊酸制剂；术前或术后有癫痫发作的患者应按照癫痫进行正规抗癫痫药物治疗，最少 1～2 年或以上无癫痫发作方可逐步减量。

十、术后凝血功能异常

手术创伤可促使凝血酶原激酶和血管收缩因子的释放促进凝血，长时间手术、术中输血、组织损伤严重时血液的高凝状态可诱发弥散性血管内凝血，从而消耗大量凝血因子，临床上可表现为出血倾向。治疗可补充新鲜冻干血浆，纤维蛋白原和血小板等。

十一、术后代谢紊乱

多见于鞍区肿瘤术后，可出现尿崩症、电解质紊乱（高钠高氯），采用垂体后叶素或精氨酸加压素控制尿崩，并根据尿量、尿比重、出入量、电解质进行药物和水入量的调整。出现低钠血症时须鉴别抗利尿激素分泌不当综合征抑或脑耗盐综合征，并进行相应处理。术后出现垂体功能低下时应及时进行替代疗法，补充皮质醇、甲状腺素以及性激素。

（胡国汉　卢亦成）

■参考文献

[1] 王忠诚.王忠诚神经外科学.武汉：湖北科学技术出版社，2004

[2] 赵继宗.神经外科学.2 版.北京：人民卫生出版社，2012

[3] 段国升，朱诚.神经外科手术学.北京：人民军医出版社，2004

[4] 中华医学会.临床诊疗指南：神经外科学分册.北京：人民卫生出版社，2006

[5] 中华医学会.临床技术操作规范：神经外科学分册.北京：人民军医出版社，2007

[6] 周良辅.现代神经外科学.上海:复旦大学出版社,2012

[7] 周定标,张纪.颅底肿瘤手术学.北京:人民军医出版社,2011

[8] Winn HR.YOUMANS Neurological Surgery.5th ed.SAUNDERS,2004

[9] Wrensch M,Minn Y,Chew T,et al.Epidemiology of primary brain tumors: current concepts and review of the literature.NeuroOncol.2002,4: 278-299

[10] Ryan P,Lee MW,North B,et al.Risk factors for tumors of the brain and meninges: results from the Adelaide Adult Brain Tumor Study.Int J Cancer,1992,51: 20-27

[11] Louis DN,Ohgaki H,Wiestler OD,The 2007 WHO classification of tumours of the central nervous system.Acta Neuropathol,2007,114: 97-109

[12] Mezger U,Jendrewski C,Bartels M. Navigation in surgery. Langenbecks Arch Surg,2013,398:501-514

[13] Yan W,Zhang W,You G,et al.Molecular classification of gliomas based on whole genome gene expression: a systematic report of 225 samples from the Chinese Glioma Cooperative Group.NeuroOncol,2012,14: 1432-1440

[14] Marsh JC,Goldfarb J,Shafman TD,et al.Current status of immunotherapy and gene therapy for high-grade gliomas.Cancer Control,2013,20: 43-48

[15] Chowdhary S,Chamberlain M.Bevacizumab for the treatment of glioblastoma.Expert Rev Neurother,2013,13: 937-949

[16] Remke M,Hielscher T,Northcott PA,et al.Adult medulloblastoma comprises three major molecular variants.J Clin Oncol,2011,29: 2717-2723

[17] Van Meir EG,Hadjipanayis CG,et al. Exciting new advances inneuro-oncology: the avenue to a cure for malignant glioma.CA Cancer J Clin,2010,60: 166-193

[18] Kloosterhof NK,Bralten LB,Dubbink HJ,et al.Isocitrate dehydrogenase-1 mutations: a fundamentally new understanding of diffuse glioma.Lancet Oncol,2011.12(1): 83-91

第 26 章

星形细胞瘤

星形细胞瘤顾名思义肿瘤形状呈“星状”，根据肿瘤的分化程度和侵袭性分为 4 个不同的级别，包括分化良好的（良性）星形细胞瘤（WHO Ⅰ级），弥漫性星形细胞瘤（diffuse astrocytoma，WHO Ⅱ级），间变性星形细胞瘤（anaplastic astrocytoma，WHO Ⅲ级）和恶性程度最高的胶质母细胞瘤（glioblastoma，WHO Ⅳ级）。星形细胞瘤多数位于大脑半球，当然只要有星形细胞成分的部位都可以发生，如脑干、视神经、小脑及脊髓。低度恶性的星形细胞瘤有进行性发展为高度恶性胶质瘤的趋势，如胶质母细胞瘤可来源于低级别胶质瘤，称为继发性胶质母细胞瘤（secondary glioblastoma），也可为原发，称为原发胶质母细胞瘤（primary glioblastoma）。本章将选择临床常见或具有代表性的胶质瘤类型进行叙述，胶质母细胞瘤将在另章单独叙述。

第一节　临床特征及诊断

一、大脑半球星形细胞瘤

1. *弥漫性星形细胞瘤*　弥漫性星形细胞瘤具有分化程度较高、生长缓慢、弥漫性浸润周围正常脑结构的特点，有恶性进展的倾向，为 WHO Ⅱ级肿瘤。弥漫性星形细胞瘤约占成人脑胶质瘤的 36%，主要见于青壮年，男性略占优势，可发生在中枢神经系统的任何部位，以大脑半球多见，多累及额、颞叶。

大脑半球星形细胞瘤发病缓慢，病程较长，所出现的临床症状体征，是由肿瘤对神经元和神经纤维的直接浸润和破坏、肿瘤压迫邻近结构、瘤周微环境的失衡及颅内高压引起。癫痫为本病常见症状，并常为首发症状，称为肿瘤相关性癫痫（tumor-related epilepsy），可以是部分性发作，也可以是复杂性发作，有部分患者被误认为原发性癫痫而治疗多年，直到发现颅内压增高症状才发现肿瘤。患者神经缺陷的症状和体征主要取决于肿瘤的部位，根据肿瘤累及的不同部位可以表现出不同的症状和体征。精神症状常见于额叶患者，尤其是广泛浸润、沿胼胝体向对侧额叶扩展者多表现为神经精神症状，以情感异常和痴呆为主。颅内压增高的症状主要包括头痛、呕吐、视盘水肿，视力视野改变，复视，头颅扩大（儿童患者）和生命体征的改变等，多出现较晚。

CT 扫描的典型表现为均一的等或低密度病灶，边界不清；15%～20%的病例中出现钙化，个别肿瘤中有囊变，偶有瘤内出血；瘤周水肿无或轻微；肿瘤没有或仅轻度对比增强。MRI 成像表现为 T_1WI为等或低信号，T_2WI 及 FLAIR 成像为均匀高信号，范围超过 T_1WI 上的低信号区；病变集中在白质区，受累半球可表现为轻度肿胀；出血和对比增强较少见。

组织病理上表现为瘤组织内有大量增生的胶质纤维，罕见有丝分裂，轻度核异形。此类肿瘤需要与胶质增生进行鉴别。星形细胞瘤呈弥漫性生长，瘤组织内微小囊性变，有核偏移。

2. *间变性星形细胞瘤*　间变性星形细胞瘤为 WHO Ⅲ级，是一种过渡型肿瘤，有发展为多形性胶质母细胞瘤的可能。一般源自低级别的星形细胞瘤，但是也有在初次活检时即为此诊断。间变性星形细胞瘤好发于 60 岁以前，男性发病率高于女性。好发部位与弥漫性星形细胞瘤相同，好发于大脑半球，易累及额、颞叶。

CT扫描表现为边界不清的混杂密度病灶伴瘤周水肿及占位效应，钙化少见，可有瘤内出血，约20%的病例会出现囊变，多数病例可有不均匀对比增强，有时表现为不规则强化环。MRI成像在T_1WI为等至低的混杂信号，可见出血灶；T_2WI为中心高信号，周围等信号，并伴有指状高信号的水肿带；肿瘤有中度占位效应。对比增强后可出现部分或环状不规则强化。

组织病理上表现为星形细胞密集、分化不一、明显核异形、多见核形状不规则、核分裂象较为多见。瘤组织内血管增多、血管内皮细胞增生。

由低级别星形细胞瘤进展而来的间变性星形细胞瘤，典型的症状为肿瘤切除后再度出现神经功能缺陷、癫痫和颅内压增高。但有时可以没有先前弥漫性星形细胞瘤的阶段，而是在病史存在6～24个月或以后，直接诊断为间变性星形细胞瘤。这样的患者头痛、精神症状、局灶性神经功能障碍更常见，而癫痫在快速生长的病变比前者发生率要低。

二、小脑星形细胞瘤

70%～80%的小脑星形细胞瘤发生于儿童，多为WHOⅠ～Ⅱ级，生长缓慢，病程相对较长，高度恶性者少见。肿瘤常为囊性，囊液含有较多的蛋白成分，50%以上囊壁上有1个或多个典型结节。

起源于小脑半球者，早期表现为一侧的小脑受累症状，随着肿瘤增大，可累及中线、四脑室，阻塞脑脊液通路，引起脑积水，表现为颅高压征。起源于小脑蚓部者，直接侵犯四脑室甚至脑干，临床上早期出现共济失调和脑神经麻痹等。由于儿童查体困难和表述能力有限，早期临床表现易被忽略，就诊时伴有梗阻性脑积水和明显的颅高压多见。

临床上可将小脑星形细胞瘤分为实性瘤体型、瘤在囊内型及囊在瘤体内型。在CT或MRI上，实性瘤体型主要表现肿瘤无明确的边界，无或有小的囊变，瘤体不均匀增强，瘤体周围可有轻度水肿；瘤在囊内型表现在一个巨大的囊腔边缘有较大的实体肿瘤结节，囊壁光滑，一般不增强，瘤体周围无水肿，实性结节强化较明显；囊在瘤体内型表现肿瘤有一个巨大囊变，囊壁较厚，有明确的增强，瘤体周围无明确水肿。在MRI上囊腔的信号依囊液蛋白含量而定。出血及钙化不多见，钙化的发生率<20%。

三、脑干星形细胞瘤

脑干胶质瘤95%以上是星形细胞来源。脑干胶质瘤是发生在脑桥、中脑和延髓的胶质瘤的统称。发病年龄有两个高峰，第一个高峰在5－10岁，第二个高峰在40－50岁，因此可分为儿童型和成人型。儿童相对较多见，占儿童所有中枢神经系统肿瘤的10%～20%，占儿童颅后窝肿瘤的30%。

根据影像学表现，脑干胶质瘤大致分为4型：①弥漫内生型，大多位于脑桥，是最典型的脑干胶质瘤，约占80%，也是预后最差的类型。②局灶型，占脑干肿瘤的5%～10%，肿瘤局限，境界清，无浸润及水肿。③背侧外生型，占脑干胶质瘤的10%～20%，肿瘤起源于四脑室底的室管膜下胶质组织，主体位于四脑室内，很少侵犯脑干，症状发生晚。④颈延髓交界型，占脑干肿瘤的5%～10%，类似延髓内或脊髓内起源的胶质瘤。肿瘤中心可位于延髓或颈髓内。

弥漫型大多是高级别星形细胞瘤，进展迅速，可有囊变、出血或坏死。局灶型和腹侧外生型组织学级别较低，多为纤维型或毛细胞型星形细胞瘤，进展相对缓慢。颈延髓型多为低级别星形细胞瘤，生长缓慢，高增殖及浸润性行为少见。

弥漫型MRI影像上，表现为以脑桥为中心弥漫浸润和膨胀，多数呈等、长T_1长T_2信号，增强情形不一致，可有较明显的瘤周水肿，MRI影像能精确地描述肿瘤的位置和浸润、扩展的程度，是否伴有梗阻性脑积水等。局灶型和背侧外生型MRI呈长T_1、长T_2异常信号，可有均匀、一致强化，边界相对清楚，区分于正常组织。

肿瘤的位置和生长方式决定了不同的临床表现，局灶型和背侧外生型相对进展缓慢，起病隐匿。脑干占位病变除中枢神经系统疾病常见症状，如高颅压症状、认知及行为改变外，还有其他三类表现：神经核团及脑神经体征，如吞咽障碍、面瘫及眼睑下垂等；长束征，如偏瘫、偏生感觉障碍等；共济失调体征。多数患者有颅内压力增高及枕颈部不适表现。

第二节　治疗和预后

一、基本治疗原则与预后

目前全球不同国家和地区已制订并实施了多种版本的中枢神经系统肿瘤的治疗指南，美国国立综合癌症网络(National Comprehensive Cancer Network，NCCN)集合多家世界顶级癌症研究中心制订了《NCCN 肿瘤学临床实践指南》成为全球肿瘤临床实践中应用最为广泛的临床指南。2012年，中国脑胶质瘤协作组(Chinese Glioma Cooperative Group，CGCG)成立，制订了《中国中枢神经系统恶性胶质瘤诊断和治疗共识》。

手术切除联合放射治疗、化学治疗及分子靶向治疗是目前公认的基本治疗原则，其中最大范围的安全切除是决定患者预后的主要因素之一。对于低级别星形细胞瘤手术后可辅以放射治疗，而对于高级别胶质瘤，特别是胶质母细胞瘤强调手术后替莫唑胺同步放、化疗及辅助化疗的标准治疗方案。

对于大脑半球弥漫性星形细胞瘤，肿瘤全切者5年生存率可达80%，而肿瘤部分切除或行肿瘤活检者5年生存率仅为45%～50%，对40岁以上肿瘤次全切除的患者，放射治疗可获得较满意的效果。肿瘤一旦复发一般预后不佳，约50%肿瘤复发后恶性进展，近1/3肿瘤复发后演变为胶质母细胞瘤，复发后肿瘤的快速生长是常见的死亡原因。

小脑星形细胞瘤瘤结节在囊内者，切除瘤结节即可，囊壁是非肿瘤性的，可以不切除。但须注意有些肿瘤具有所谓的“假囊”，囊壁厚且强化，应归为囊在瘤内型，这种囊壁含瘤细胞，也须进行切除。小脑星形细胞瘤总体性质偏良，5年中位生存期可达50%～88%，尤其是WHOⅠ级毛细胞型星形细胞瘤10年生存率达到了94%，甚至部分患者能够治愈。考虑到长期生存期内放射治疗并发症出现的比例很高，尤其是还可能影响儿童的生长发育，另外，许多未完全切除的肿瘤即使经过5年、10年也只是轻度增大或无变化，因此主张术后不进行放疗，术后定期随访(每隔6～12个月)，如果肿瘤复发，应再次手术。只有当复发肿瘤无法切除时，或组织学提示肿瘤恶性变时才考虑进行放疗。小脑星形细胞瘤呈实性且侵入脑干者生存期明显缩短。

对于弥漫性浸润脑干胶质瘤患者，由于手术无法改变治疗及预后，不宜选择切除手术(包括活检)，若合并有脑积水，可行分流术或三脑室底造口术缓解症状。因肿瘤多表现为放射治疗抵抗，放疗是否有助于延长生存期尚不肯定。目前尚无有效的化疗方案，儿童患者对替莫唑胺化疗有一定反应。大部分患儿在确诊后18个月之内死亡，只有少部分背侧外生型和脑桥局灶性肿瘤因为边界较清、通常呈良性和可以切除而预后相对较好。

二、预后相关分子标志物

一般认为，星形细胞瘤的恶性度级别、手术切除程度、发病年龄、病程、临床表现等均为预后相关因素。近年来，随着分子生物学技术的发展，不断发现一系列与胶质瘤预后相关的分子标记物，如G-CIMP亚型、IDH1/2基因突变、MGMT启动子甲基化、microRNA-181d等。

从肿瘤DNA甲基化谱来分析，属于G-CIMP特殊亚型的胶质瘤患者预后较好。IDH1/2基因突变由于位点非常集中，在各个级别的脑胶质瘤中均有诊断及预后价值，故易于临床应用，存在该基因突变的患者预后要明显优于该基因野生型的患者。O^6-甲基鸟嘌呤-DNA-甲基转移酶(O^6-methylguanine-DNA methyltransferase，MGMT)启动子甲基化，MGMT低活性或低表达，预示肿瘤对烷化剂如替莫唑胺较为敏感，预后也较好。miRNA-181d是一种微小RNA(microRNA，miRNA)，由于MGMT是miRNA-181d的直接靶点之一，其与启动子甲基化共同影响MGMT的表达，miRNA-181d高表达的GBM患者，相应MGMT的活性表达较低，因此，miRNA-181d既是一种预后性指标也是一种治疗反应相关的预测性指标。

(江　涛)

参考文献

[1] (德)Mark S Greenberg.神经外科手册.7版.赵继宗，译.南京：江苏科学技术出版社，2013：764-792

[2] 王忠诚.王忠诚神经外科学.武汉：湖北科学技术出版社，2005

[3] 赵继宗.神经外科学.2版.北京：人民卫生出版社，2007

[4] Yan W，Zhang W，You G，et al.Molecular classification of gliomas based on

whole genome gene expression: a systematic report of 225 samples from the Chinese Glioma Cooperative Group. Neuro Oncol, 2012, 14 (12): 1432-1440

[5] You G, Sha ZY, Yan W, et al. Seizure characteristics and outcomes in 508 Chinese adult patients undergoing primary resection of low-grade gliomas: a clinicopathological study. Neuro Oncol, 2012, 14(2): 230-241

[6] Wang Y, Jiang T. Understanding high grade glioma: Molecular mechanism, therapy and comprehensive management. Cancer Lett. 2013, 331: 139-146

[7] World Health Organization, International agency for research on cancer, WHO Classification of Tumours of the Central Nervous System. 4th ed. International Agency for Research on Cancer, Lyon, 2007

[8] A. Giese, R Bjerkvig, ME Berens, et al. Cost of migration: invasion of malignant gliomas and implications for treatment. J Clin Oncol, 2003, 21: 1624-1636

第 27 章

少突胶质细胞肿瘤

少突胶质细胞肿瘤(oligodendrocytic tumor)包括少突胶质细胞瘤(oligodendroglioma)(WHO Ⅱ级)和间变性少突胶质细胞瘤(anaplastic oligodendroglioma)(WHO Ⅲ级)。少突胶质细胞瘤主要由分化良好、形态学类似于少突胶质细胞的肿瘤细胞组成,呈弥漫浸润性生长;如果少突胶质细胞肿瘤局灶或弥漫性地具有恶性组织学特点,表现为细胞构成增加、细胞间变明显、细胞异形性及有丝分裂活跃、微血管增殖、伴或不伴栅栏样坏死,则为间变性少突胶质细胞瘤,预后差于少突胶质细胞瘤。间变性少突胶质细胞瘤可以由低级别的少突胶质细胞瘤进展而来,也可无先前低级别少突胶质细胞瘤的临床证据。少突胶质细胞肿瘤最常累及大脑半球,并多见于额叶和颞叶,偶见于脑干、小脑和脊髓等。

一、流行病学

少突胶质细胞肿瘤占原发性颅内肿瘤的4%～5%,占全部胶质瘤的5%～20%。就年发病率而言,少突胶质细胞瘤估计为每年0.27～0.35/10万人口,间变性少突胶质细胞瘤为每年0.07～0.18/10万人口。以人口为基础的流行病学调查表明,间变性少突胶质细胞瘤在少突胶质细胞肿瘤中占20%～35%。

多数少突胶质细胞肿瘤发生于成人,少突胶质细胞瘤发病的高峰年龄为40－45岁,而间变性少突胶质细胞瘤为45－50岁。儿童少突胶质细胞肿瘤很少,约占所有14岁以下儿童脑肿瘤的2%。男性发病率略高于女性,男∶女约为1.1∶1。少突胶质细胞肿瘤发病部位,额叶占50%～60%,然后是颞、顶、枕;累及1个以上脑叶或双侧播散也常见。少突胶质细胞瘤也可发生于颅后窝、基底核、脑干或脊髓;原发性软脑膜少突胶质细胞瘤和少突胶质细胞性大脑胶质瘤病也有报道。

二、组织起源

少突胶质细胞肿瘤,从称谓上就提示其组织起源为少突胶质细胞谱系,这主要基于肿瘤细胞的形态学类似于正常的少突胶质细胞。推测,少突胶质细胞肿瘤起源于发生肿瘤转化的成熟少突胶质细胞或是尚未成熟的前体细胞。转基因鼠的实验研究中,尽管转基因的目标事件和靶细胞不同,但转基因鼠所发生的脑肿瘤中,常能见到少突胶质细胞瘤的表型,提示少突胶质细胞肿瘤可能起源于祖细胞。与啮齿动物的双能祖细胞类同的人类前体细胞是O2-A祖细胞,而O2-A细胞可以分化为少突胶质细胞或2型星形细胞。许多少突胶质细胞肿瘤中具有混合胶质细胞成分,尤其是星形细胞,这支持了少突胶质细胞肿瘤可以起源于胶质前体细胞的推测。这些前体细胞是具有向星形细胞和少突胶质细胞分化潜能的多能细胞。当少突胶质细胞瘤中少突胶质细胞以外的胶质细胞成分所占比例不超过10%～25%时,仍只诊断为少突胶质细胞肿瘤。

三、分子遗传学特征与分子亚型

1. 分子遗传学特征

(1)Olig基因与GFAP:少突胶质细胞谱系特异性核转录因子(Oligodendrocyte lineage-specific basic helix-loop-helix transcription factors,Olig),包括Olig1和Olig2,为碱性螺旋-环-螺旋转录因子,调控少突胶质细胞发育和分化,主要表达在少突胶质细胞核。Olig2在少突胶质细胞瘤中表达明显高于星形细胞瘤和少突-星形细胞瘤,而在胶质母细胞瘤中低表达或不表达,在混有少突胶质细胞成分的胶质母细胞瘤中则出现高表达。胶质纤维酸性蛋白(glial fibrillary acidic protein,GFAP)抗体能特异性标记星形细胞。结合 Olig2 和 GFAP 在少突胶质细胞瘤和星形细胞瘤中的不同表达,可以对这两类胶质瘤进行鉴别。

(2)染色体 1p/19q LOH:少突胶质细胞瘤最常见的遗传学改变是 19 号染色体长臂(19q)杂合性缺失(loss of heterozygosity,LOH),其发生频率为 50%～80%;第二常见的遗传改变是 1 号染色体短臂(1p)LOH,发生率为 40%～92%。1p 和 19q 联合杂合性缺失是少突胶质细胞瘤的典型分子遗传学特征,发生率为 60%～70%,而这种缺失在其他类型胶质瘤,特别是星形细胞瘤中很少发生。根据 1p/19q LOH 在少突胶质细胞瘤与星形细胞瘤中的不同发生率,检测 1p/19q LOH 可以辅助传统的组织病理学诊断。须强调的是,1p/19q LOH 虽然是少突胶质细胞瘤中一种特异的分子遗传学改变,但这并不意味着没有这种改变就可以排除少突胶质细胞瘤的诊断。对于已经确诊为少突胶质细胞瘤的患者,1p/19q LOH 的检测可以给临床医师提供关于患者治疗反应与预后的有价值的参考信息。有研究报道,在 44 例间变性少突胶质细胞瘤中,存在染色体 1p/19q LOH 的平均生存期为 10 年,而无此种分子遗传学改变的平均生存期仅为 2 年。1p/19q LOH 还与间变性少突胶质细胞瘤的放/化疗敏感性相关。

(3)TP53 基因突变与 17p LOH:位于染色体 17p13.1 位点上的 TP53 基因突变是星形细胞瘤的典型分子遗传学特征,在少突胶质细胞瘤中很少发生(10%～15%);星形细胞瘤发生的 TP53 基因突变通常伴有染色体 17p LOH,而少突胶质细胞瘤 17p LOH 很少见(<10%)。少突-星形细胞瘤的分子遗传学改变与“纯”少突胶质细胞瘤不同,其没有与少突胶质细胞瘤和星形细胞瘤完全相同的遗传改变。有 30%～50%的少突-星形细胞瘤有 1p/19q LOH;而约 30%的少突-星形细胞瘤有在星形细胞瘤中常出现的遗传改变,如 TP53 基因突变/17p LOH。有意思的是,具有 TP53 突变和 17p LOH 的病例却没有 1p/19q LOH 的少突-星形细胞瘤,常以星形细胞瘤为主;而具有 1p/19q LOH 的少突-星形细胞瘤常以少突胶质细胞瘤为主。以上证据表明,组织形态诊断为少突-星形细胞瘤的肿瘤,却具有分子遗传背景的不均一性。

(4)IDH1 和 IDH2 突变:异柠檬酸脱氢酶(isocitrate dehydrogenase,IDH)是三羧酸循环中的一种关键性限速酶,催化异柠檬酸(isocitrate)氧化脱羧生成 α-酮戊二酸(α-KG)及 CO_2,为细胞新陈代谢提供能量和生物合成的前体物质。异柠檬酸脱氢酶(IDH)基因家族有三种异构酶(IDH1、IDH2、IDH3)。IDH 催化反应生成的产物包括 α-KG 和还原型辅酶Ⅱ(NADPH)。NADPH 作为体内还原性氢的供体,一方面参与细胞抵御氧化应激反应,另一方面还参与不饱和脂肪酸的氧化过程。IDH 基因的杂合性突变降低了 IDH 酶催化异柠檬酸氧化脱羧生成 α-KG 的能力,并且导致 α-KG 和 NADPH 含量的减少,使得这些细胞对氧化损伤更敏感。此外,突变的 IDH 还可获得一种新的酶活性,它能促进 α-KG 还原成右旋 2-羟基戊二酸[R(2)-2-hydroxyglutarate,2HG]。转换羟基戊二酸的过程需要消耗酮戊二酸和 NADPH,这就进一步降低了对氧化损伤的防护作用。IDH 突变与 HIF1α 的含量升高也有关,而缺氧诱导因子 1α(hypoxia-inducible Factor-1 alpha,HIF1α)是调节肿瘤发生过程(血管生成和细胞凋亡)的一种重要转录因子,可以在低氧条件下促进肿瘤生长。

IDH1 或 IDH2 突变在多数 WHO Ⅱ级或Ⅲ级胶质瘤和继发性胶质母细胞瘤中发现。IDH1 基因最常见的突变类型是 R132H(约 90%),其次是 R132C(4%);较少见的 IDH1 突变(R132S、R132G 和 R132L)出现在约 6%的肿瘤中。IDH2 突变约在 5%的胶质瘤中出现,其中多数是少突胶质细胞瘤。少突胶质瘤细胞和星形细胞肿瘤中都存在 IDH 突变,提示它们可能具有共同的细胞起源。在少突胶质细胞瘤中,几乎所有 1p/19q 联合缺失的少突胶质细胞瘤都具有 IDH1/2 的突变;尽管 1p/19q 缺失和 TP53 突变几乎是相互排斥的,但 IDH 突变在 1p/19q 联合缺失和 TP53 突变的胶质瘤中均可出现。IDH1 和 IDH2 突变在组织学同胶质瘤影像学相似的非肿瘤病变(反应性胶质增生、放射改变、病毒感染、梗死、脱髓鞘病变等)中不存在,参考这一重要特点可以提高活检诊断的准确性。

除了具有诊断价值外,存在 IDH1/IDH2 的突变也和低级别弥漫性胶质瘤、间变性星形细胞瘤以及胶质母细胞瘤的较好结局相关,并且是患者较长生存期的独立预后因素。所以,对星形细胞瘤的 IDH1/IDH2 突变检测在诊断和预后方面都具有重要意义。

(5)其他分子遗传学标记物:尽管少突胶质细胞瘤与星形细胞瘤典型的分子遗传学特征明显不

同，两者发生恶性进展的机制可能相同。间变性少突胶质细胞瘤与低级别少突胶质细胞瘤在 1p/19q LOH 上有相同发生率，但在染色体 9p 和 10q 缺失的频率明显提高，而后两种改变在恶性星形细胞瘤的进展中也常见。9p21 上的肿瘤抑制基因 CDKN2A 在约 25%的间变性少突胶质细胞瘤中有纯合性缺失，包括有或无 1p/19q LOH 的肿瘤，这与间变性星形细胞瘤相似。10q23.3 上肿瘤抑制基因 PTEN 的突变在胶质母细胞瘤中很常见，在星形细胞瘤中常检测到 10q LOH，但在间变性少突胶质细胞瘤中 PTEN 突变不常见。伴有 10 号染色体缺失和 7 号染色体扩增的间变性少突胶质细胞瘤通常没有 1p/19q LOH。这些肿瘤可能是间变性少突胶质细胞瘤的一个亚型，在遗传学上与胶质母细胞瘤相似，预后与伴有 1p/19q LOH 的肿瘤不同。也有报道，少数间变性少突胶质细胞瘤 EGFR 基因有扩增。在间变性少突胶质细胞瘤中出现的异常分子遗传学改变比 WHO Ⅱ级少突胶质细胞瘤增多。

2. *分子亚型*　分子分型的理念已经从星形细胞肿瘤延伸至少突胶质细胞肿瘤。研究发现，少突胶质细胞瘤与同级别的星形细胞瘤相比，通常具有较好的临床预后。1p/19q LOH 是一项独立的具有显著意义的预后影响因子，与少突胶质细胞瘤是否具有良好预后密切相关，也为其分子亚型分类奠定了分子遗传学基础。基于少突胶质细胞瘤的分子遗传学标记物，根据不同的预后和治疗反应，可尝试将少突胶质细胞瘤分成四种分子亚型。Ⅰ型，肿瘤包含 1p/19q LOH，没有其他的遗传改变；Ⅱ型，肿瘤有 1p LOH，没有 19q LOH，或者其他遗传改变合并 1p/19q LOH；Ⅲ型，肿瘤含有 TP53 突变；Ⅳ型，肿瘤既没有 1p LOH，也没有 TP53 突变，但是包含其他遗传改变，如 CDKN2A 丢失，10q LOH，PTEN 突变，以及 EGFR 突变和扩增。Ⅰ型患者对化疗敏感的持续时间最长（＞31 个月），且预后最好（中位生存期＞123 个月），Ⅱ、Ⅲ型患者预后中等（中位生存期 71 个月），且对化疗敏感的持续时间不长（分别为 11 个月、7 个月），而Ⅳ型患者预后最差（中位生存期 16 个月），对化疗敏感的很少（18%）。因此，同时具有染色体 1p/19q LOH，不伴有 PTEN 基因突变、CDKN2A 的纯合性缺失、EGFR 的扩增等基因改变的少突胶质细胞瘤对放/化疗敏感，预后较好。

四、病　理

1. *肉眼病理*　少突胶质细胞肿瘤一般发生在大脑半球的浅表，为边界清楚的灰粉色肿块。与同级别星形细胞瘤相比，更容易向皮质浸润，甚至可以呈蘑菇样生长，通过脑表与硬脑膜粘连而被误认为脑膜瘤。多数少突胶质细胞肿瘤生长缓慢，并可以出现囊变及坏死。自发性出血倾向可使临床症状突然恶化。50%以上肿瘤出现钙化，一般呈条索状，常发生在血管壁内，也见于瘤周脑组织中。肿瘤有时出现广泛的脑膜和脑室播散，而与病理级别无关，主要由于肿瘤邻近脑脊液循环通路，或由手术引发。

2. *组织病理*　少突胶质细胞瘤由均匀一致的细胞组成，无突起，细胞密度中等，细胞间存在神经纤维网。细胞核呈圆形或卵圆形，核深染，周围胞质清晰，描述为“煎蛋”样或“蜂巢”样形态。这种特征性的细胞形态是经甲醛溶液固定后、在切片制作过程中产生的，冷冻切片不能见到。肿瘤存在网状的薄壁毛细血管是另一个特征性表现(图 27-1)。枝芽状的血管结构将肿瘤细胞分隔成肿瘤细胞群，有时见到少突胶质细胞瘤同周围正常的白质有明显的边界，甚至被误认为转移瘤。其他组织学特点包括微钙化、囊/黏液样变性。

间变性少突胶质细胞瘤组织学上为恶性，可以出现中枢神经系统外转移。肿瘤具有可辨认的少突胶质细胞瘤成分，同时具有下述部分或全部间变的特点，即细胞密度增高、明显的细胞非典型性、有丝分裂活跃、微血管增殖和坏死。需要注意的是，在间变性少突胶质细胞瘤中出现微血管增殖和假栅栏样坏死，并不诊断胶质母细胞瘤。少突胶质细胞瘤出现间变并不意味着肿瘤迅速生长，这点不同于星形细胞肿瘤。如果肿瘤中出现明显的星形细胞成分，则需诊断间变性少突-星形胶质细胞瘤，这种背景下，如果出现坏死，则预示预后要差。间变性少突胶质细胞瘤比少突胶质细胞瘤更具有侵袭性。

胶质母细胞瘤伴有少突胶质细胞瘤成分：胶质母细胞瘤偶尔会包含类似少突胶质细胞瘤的灶性区域，但大小和多少有异。两项恶性胶质瘤的大宗研究提示，在同时含有少突胶质细胞和星形细胞两种成分的间变性胶质瘤中，如果出现坏死，则预后更差。在是否把这种组织学表现形式确定为新的肿瘤病种问题上，WHO 神经病理专家意见尚有分

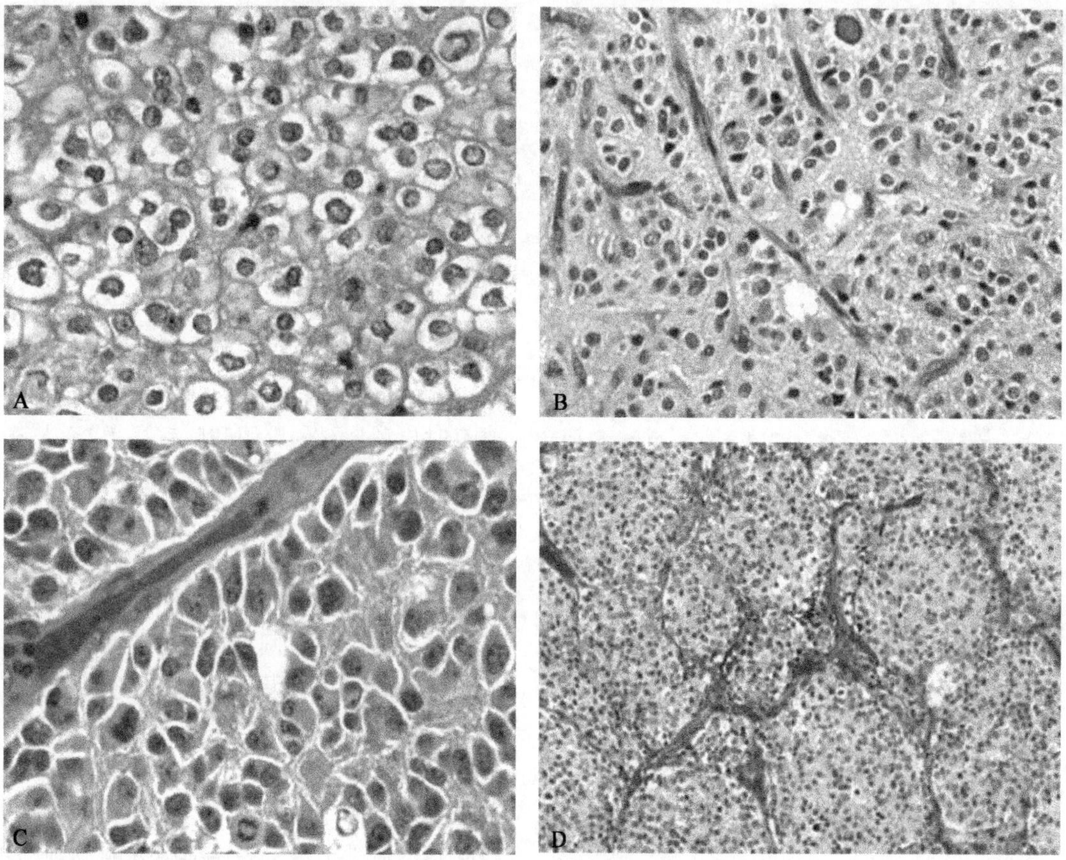

图 27-1　少突胶质细胞肿瘤组织病理

A-B. 少突胶质细胞瘤显示蜂巢样肿瘤细胞及薄壁羽毛样的肿瘤血管；C-D. 间变性少突胶质细胞瘤显示肿瘤细胞明显间变和有丝分裂，细胞密度明显增加

歧。有的学者建议使用“少突胶质细胞瘤 WHO Ⅳ级”或“多形性少突胶质细胞胶质母细胞瘤”的称谓；但多数病理学家认为，在将其确定为一个新的病种前还需要更多的临床和病理学数据，尤其需要确认这种肿瘤的预后是否好于经典的胶质母细胞瘤。2007 年 WHO 新分类建议将这种肿瘤称为“胶质母细胞瘤伴有少突胶质瘤成分”。

3. 分子病理　少突胶质细胞肿瘤尚无可靠的诊断性免疫组织化学标志，与其他生物标志物联合检测，对鉴别少突胶质细胞瘤及星形细胞来源的胶质瘤具有一定的参考价值。

Olig1 和 Olig2 虽然主要表达在少突胶质细胞核，但 Olig1 和 Olig2 也可表达在其他胶质瘤中，所以并非特异性地只在少突胶质细胞瘤中表达。SOX10，另一个少突胶质细胞分化的关键转录因子，在少突胶质细胞瘤和星形细胞肿瘤中也都表达。少突胶质细胞瘤细胞持续表达微管相关蛋白 2（microtubule-associated protein 2，MAP2），此蛋白和成熟中枢神经系统的神经元细胞骨架有关，也表达在发育中的胶质祖细胞。MAP2 免疫活性也常见于星形胶质细胞、神经元和神经细胞肿瘤。

少突胶质细胞和其他许多神经外胚层肿瘤都可以表达 S-100 蛋白和 HNK1（抗 Leu7、CD57）糖类表位。肿瘤中所包含的小肥胖细胞和胶质纤维性少突胶质细胞都可以表现为胶质纤维酸性蛋白（GFAP）阳性。所以，GFAP 阳性并不排斥少突胶质细胞瘤的诊断。

波形蛋白（vimentin）在低级别少突胶质细胞瘤中不常见，但在间变性少突胶质细胞瘤中常见。细胞角蛋白（cytokeratins）在少突胶质细胞瘤中呈阴性，但细胞角蛋白的某些抗体如 AE1/AE3 也可以与其他中间丝蛋白有交叉反应，包括与 GFAP 有交叉反应。

1p/19q 的缺失对区分少突胶质细胞瘤和神经细胞瘤有帮助。少突胶质细胞瘤很少有 TP53 基因突变。实际上，TP53 突变在少突胶质细胞瘤中与 1p/19q 的缺失几乎是相互排斥的。但出现 1p/19q 联合缺失的少突胶质细胞瘤几乎均具有

IDH1/IDH2 突变。

Ki-67 抗原为一种细胞增殖的核抗原，主要用于判断肿瘤细胞的增殖活性，Ki-67 抗原除 G_0 期以外，表达在所有的细胞活动周期（G_1、S、G_2 和有丝分裂期）中。研究表明 Ki-67 增殖指数与肿瘤的分化程度、浸润或转移及预后有密切关系，是判断肿瘤预后的重要参考指标之一。在少突胶质细胞瘤，Ki67 染色一般小于 5%。

五、临床表现

少突胶质细胞肿瘤的症状和体征主要取决于肿瘤的部位和进展速度。少突胶质细胞瘤可以是无症状性肿瘤，生长缓慢，病程甚至可以长达数十年，多数发生于大脑半球，偶见于脑干、小脑和脊髓等。少突胶质细胞瘤最常出现癫痫症状，且往往是首发症状，可以表现为部分性癫痫，也可以是复杂性癫痫。间变性少突胶质细胞瘤倾向表现出颅内压增高症状，如头痛和视盘水肿，归因于肿瘤的占位效应和脑脊液通路梗阻。根据肿瘤累及的不同部位可以出现相应的局限性神经功能障碍的症状与体征，以及认知或精神症状。少突胶质细胞肿瘤较少种植在中枢神经系统的其他部位，也很少出现颅外转移。

从少突胶质细胞瘤恶性进展为间变性少突胶质细胞瘤一般为 6～7 年，亦可以恶性进展为胶质母细胞瘤。少突胶质细胞瘤总体预后好于弥漫性星形细胞瘤，平均存活期为 5.1～7.5 年。

六、辅助检查

1. CT 扫描上少突胶质细胞瘤为低密度或等密度病灶，肿瘤内常见结节状、斑片状或簇状钙化（约 80%），钙化呈明显高密度，囊变呈低密度，肿瘤常伴有皮质受累，增强扫描后强化程度不一，从无明显强化至明显强化（图 27-2）。头颅 X 线平片上有时就可以见到钙化，但 CT 发现肿瘤钙化比头颅 X 线平片更敏感，对术前定性诊断有很大帮助。CT 骨窗有利于观察肿瘤邻近骨质改变情况。

2. MRI 平扫及增强扫描是术前诊断及术后随访的首选检查技术。肿瘤 MRI 信号常不均匀与肿瘤存在钙化、囊变等有关。实性肿瘤部分呈 T_1WI 稍低信号、T_2WI 稍高信号，钙化在梯度回波 T_2WI 呈明显不均匀低信号。增强扫描，约 50%的肿瘤呈不均匀强化（图 27-2）。MRI 平扫及增强扫描是术前诊断及术后随访的首选检查技术。多数间变性少突胶质细胞瘤在 MRI 上出现不均匀强化，但影像学不表现强化并不能除外间变性少突胶质细胞瘤。环状增强不常见，但如果出现则预后不良。

3. 其他可供选择的影像学检查：①DWI，肿瘤通常为低信号；②DTI，肿瘤周围的白质纤维束常被肿瘤侵犯，也可以被推移；③MRS，肿瘤内 NAA（N-乙酰天冬氨酸）下降，Cho（胆碱）略升高；④PWI，rCBV 升高；⑤fMRI，可以用来定位主要的功能区，并显示功能区与肿瘤的关系；⑥PET，FDG（^{18}F-脱氧葡萄糖）在少突胶质细胞瘤中的代谢与正常脑白质相似，而 MET（蛋氨酸）在少突胶质细胞瘤中呈高代谢；间变性少突胶质细胞瘤 FDG 可以表现高代谢。

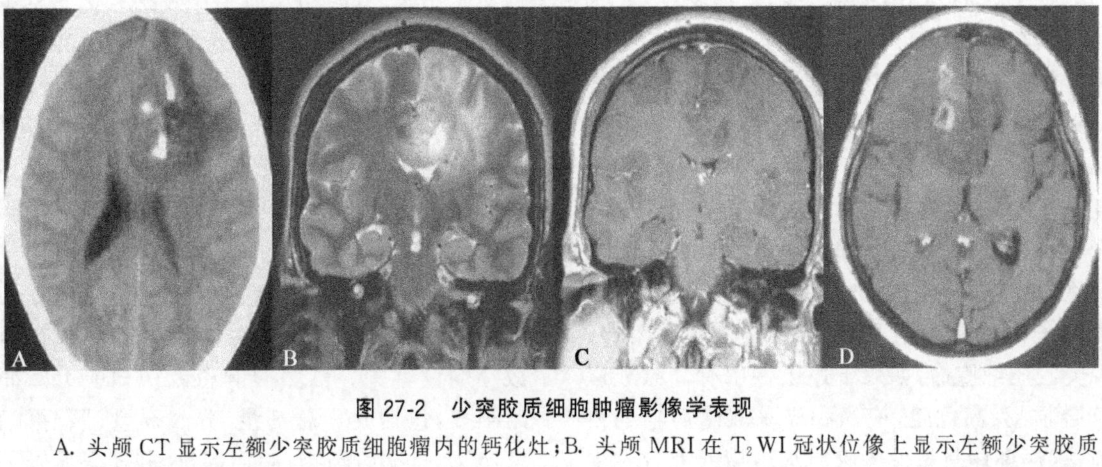

图 27-2　少突胶质细胞肿瘤影像学表现

A. 头颅 CT 显示左额少突胶质细胞瘤内的钙化灶；B. 头颅 MRI 在 T_2WI 冠状位像上显示左额少突胶质细胞瘤伴皮质增厚，已沿胼胝体播散；C. 病灶在 T_1 对比增强像上无对比增强；D. 右额间变性少突胶质细胞瘤在 T_1 对比增强像上显示斑片状强化及囊变

七、诊　断

中老年发病，癫痫常为首发症状，病史依肿瘤的组织级别而不同，可以出现颅压高和局限神经缺陷症状，或有先前确诊的少突胶质细胞瘤病史，病情再度出现进展。结合影像学检查一般可以做出初步诊断。确诊依靠肿瘤特征性的组织病理及分子病理诊断。

八、治　疗

少突胶质细胞肿瘤治疗的总原则是以手术为主的综合治疗，临床干预的目的是改善神经功能状况和延长患者的生存期。少突胶质细胞肿瘤对治疗效果应根据 RANO 标准对神经影像进行判断。

1. *手术治疗*　手术切除肿瘤可提供病理诊断并缓解症状，为下一步治疗提供依据；影像学全切肿瘤可以延迟和阻止少突胶质细胞瘤发生恶性进展，具有明显的生存获益。一般来说，对于可以实现最大限度地安全切除的少突胶质细胞瘤肿瘤，应当选择手术切除。

位于额极或颞极的少突胶质细胞瘤，体积较小时，可能通过全切或扩大切除而治愈。位于重要脑功能区的非症状性肿瘤，如果肿瘤体积尚小或仅存在癫痫且可被药物良好控制，患者担忧重要神经功能的缺失，可以严密随访观察，直至病情进展或癫痫不能控制时再行手术，但必须告知患者这种观察具有病情快速进展的风险，因为影像学上无强化的少突胶质细胞肿瘤，其中约 30％的肿瘤组织学其实已经发生间变。脑重要功能区的少突胶质细胞瘤的手术切除，可以采用多模态医学影像的三维融合技术、唤醒手术与直接电刺激及脑功能图标记、术中磁共振成像、术中超声检查、荧光介导的手术等技术进行辅助。手术后影像学复查应在 48～72h 进行，少突胶质细胞瘤采用 MRI 的 T_2WI 或 FLAIR 序列，间变性少突胶质细胞瘤加行对比增强检查。

对于少突胶质细胞瘤，如果完成了最大限度地安全切除，后续处理包括观察、分割外照射或化疗，患者预后危险性评估有助于决定临床处理策略。对于少突胶质细胞瘤，如果下述条件中有 3 条或以上不符合，视为高危险，应当积极采取术后辅助治疗措施：①病理诊断为少突胶质细胞瘤或混合性少突-星形细胞瘤；②年龄＜40 岁；③KPS≥70；④肿瘤大小＜6cm；⑤轻微或无神经功能缺陷；⑥染色体 1p 和 19q 联合缺失；⑦IDH1 或 IDH2 突变。不满足最大限度切除的少突胶质细胞瘤或是间变性少突胶质细胞瘤，在明确病理诊断后，建议给予辅助放射治疗和化疗。

2. *放射治疗*　少突胶质细胞瘤和间变性少突胶质细胞瘤放射治疗的靶区和剂量选择可分别参考弥漫性星形细胞瘤和高级别星形细胞瘤的处理方案。少突胶质细胞瘤放疗的总剂量推荐为 45～54Gy，间变性少突胶质细胞瘤放疗总剂量推荐为 54～60 Gy，分次剂量一般推荐为 1.8～2.0 Gy。少突胶质细胞瘤在 MRI 图像上一般无明显的增强效应，其大体肿瘤靶区主要是根据 MRI FLAIR 或 T_2 图像上的异常信号区来确定。对于已行手术切除的患者，应于术后行 MRI 复查以确定是否有肿瘤残留，并以此作为确定大体肿瘤靶区的依据，而术前 MRI 则作为参考。推荐对于 MRI 对比增强的少突胶质细胞瘤，最初的临床靶体积为强化的肿瘤加上 FLAIR 像或 T_2WI 像上异常显示并外扩 2cm，缩野推量时，仅包括强化肿瘤外 2cm。

与常规二维放疗相比，三维适形放疗(3DCRT)和调强放疗(IMRT)技术在靶区剂量的覆盖率、适形性及对正常组织和结构保护方面均具有明显的优势。尽管目前尚未有证据显示 3DCRT 和 IMRT 可提高少突胶质细胞肿瘤的疗效，但在剂量学上已有充分证据证明其能明显减少正常脑组织和敏感器官受照剂量，有利于减少放射并发症。

尽管有回顾性研究报告，应用立体定向放射外科(SRS)、立体定向放射治疗(SRT)和立体定向近距离治疗(SBT)技术治疗初发性或复发性低级别胶质瘤，对不能手术切除或治疗后复发的小体积肿瘤显示出较好的疗效，但其疗效是否优于标准分割的适形放疗尚不清楚。考虑到 SRS 或 SRT 的分次剂量大，以及 SBT 累积剂量效应持续时间较长(＞9 个月)，靶区周围正常组织和结构发生远期放射性损伤的潜在风险性较高，因此，临床上一般不推荐这些技术作为初发性低级别胶质瘤手术切除后的首选治疗手段。

放射治疗后的远期神经毒性主要表现为认知能力障碍和脑组织局灶性坏死。脑坏死被认为与放疗剂量有关。虽然影响患者认知能力障碍的因素很多，包括放疗总剂量、分次剂量、照射体积、化疗药物、抗癫痫药物、肿瘤部位、肿瘤复发及原先存在的神经系统病变等，这些因素之间是否存在相互作用还不清楚。但是，由于少突胶质细胞肿瘤患者的总生存期比星形细胞肿瘤要长，制订治疗计划时应充分考虑由放疗引起的远期风险。

3. 化学治疗 低级别少突胶质细胞瘤化疗效果仍不十分肯定。染色体 1p/19q 的联合缺失是少突胶质细胞肿瘤化疗敏感性生物标志物。1p/19q 联合缺失的间变性少突胶质细胞瘤、间变性少突-星形细胞瘤，可以在分割外照射基础上选择替莫唑胺序贯治疗或 PCV 方案，或者 PCV 或替莫唑胺的单独化疗。1p/19q 单缺失或无缺失的间变性少突胶质细胞瘤、间变性少突-星形细胞瘤可以直接进行分割外照射治疗，也可以分割外照射辅以替莫唑胺或 PCV 治疗，或者替莫唑胺或 PCV 单独化疗。对于 KPS 计分＜60 分的间变性少突胶质细胞瘤，可以采用低分割外照射或标准外照射，或 PCV/替莫唑胺化疗，或仅采取缓解及支持治疗。

对于复发肿瘤，根据患者状况可以选择二次手术、放射治疗、化疗和生物治疗。复发/补救治疗推荐：①替莫唑胺；②贝伐单抗（Bevacizumab）和依立替康（irinotecan）联合应用；③亚硝脲类化疗；④PCV 联合治疗方案；⑤依立替康；⑥铂类化疗药。

九、预后及随访

少突胶质细胞瘤属生长缓慢的肿瘤，患者的生存期相对较长。据美国脑肿瘤登记资料，10 年生存率和 5 年生存率分别为 71%和 54%。少突胶质细胞瘤恶性进展的间隔期比弥漫性星形细胞瘤要长。临床预后指标包括，接受手术时的年龄、是否为额叶肿瘤、术后 KPS 计分、影像学上有无对比增强和是否全切。组织学的不良预后指标包括坏死、高有丝分裂活性、细胞密度增加、胞核具非典型性、细胞多形性和微血管增殖。小肥胖细胞或胶质纤维型少突胶质细胞存在与否和患者生存期无关。Ki-67 阳性＞3%～5%是不良预后指标。染色体 1p 缺失和 1p/19q 联合缺失的患者具有较长的生存期。

少突胶质细胞瘤患者在诊断后的 3～5 年至少每间隔 6 个月进行一次临床及影像学随访，而间变性少突胶质细胞瘤每间隔 4 个月进行一次。如果病情一直稳定，以后的随访频度可以视病情减低。

（杨学军）

参考文献

[1] Louis DN, Ohgaki H, Wiestler OD, et al. WHO classification of tumours of the enteral nervous system. IARC, Lyon, 2007: 8-251

[2] 杨学军. 解读《世界卫生组织中枢神经系统肿瘤分类(2007 年)》. 中国神经精神疾病杂志, 2007, 33(9): 63-67

[3] 中国中枢神经系统胶质瘤诊断和治疗指南编写组. 中国中枢神经系统胶质瘤诊断和治疗指南. 中华医学杂志, 2013, 93(31): 2418-2449

[4] 7. Moliterno JA, Patel TR, Piepmeier JM. Neurosurgical approach. Cancer J, 2012, 18: 20-25

[5] 杨学军. 脑胶质瘤外科手术的进步. 中国现代神经疾病杂志, 2012, 12(6): 635-637

[6] 中国脑胶质瘤协作组，中国脑胶质瘤基因组图谱计划(CGGA). 中国脑胶质瘤分子诊疗指南. 中华神经外科杂志, 2014, 30(5): 435-444

[7] Hofer S, Rushing E, Preusser M, et al. Molecular biology of high grade gliomas: what should the clinician know? Chinese, J Cancer. 2014, 33(1): 4-7

[8] Grant R, Kolb L, Moliterno J. Molecular and genetic pathways in gliomas: the future of personalized therapeutics. CNS Oncol, 2014, 3(2): 123-136

第28章

室管膜瘤

室管膜瘤(ependymoma)是较为少见的神经上皮性肿瘤,来源于脑室与脊髓中央管表面室管膜细胞。室管膜瘤主要发生于颅内(含幕上、幕下)及脊髓(包括圆锥-马尾-终丝)等部位,本章主要讨论颅内室管膜瘤。

一、流行病学

室管膜瘤占所有成人颅内肿瘤发病率的2%～6%,幕上为主,男女间发病率无显著差异。儿童中发病率较成人高,约占所有儿童颅内肿瘤的10%,以幕下为主(表28-1)。室管膜瘤常引起脑积水和颅内压升高,部分第四脑室肿瘤还可导致脑神经功能障碍、共济失调、颈强直等脑干及小脑症状。此外,肿瘤细胞还可沿脑脊液在中枢神经系统中播散。鉴于室管膜瘤的低发病率与相关研究较少,其标准治疗方案仍存在争议。外科手术切除是目前室管膜瘤的主要治疗手段,放疗则作为重要辅助治疗手段,在术后肿瘤残余及复发的治疗中发挥作用。成人室管膜瘤预后好于儿童。

表28-1 成人与儿童颅内室管膜瘤比较

	成人	儿童
发病率	颅内肿瘤中占2%～6%	颅内肿瘤中约占10%
位置	主要位于幕上	主要位于幕下
脑脊液播散	较少见	较多见
5年生存率	55%～90%	40%～65%

二、分子生物学

尽管对室管膜瘤的分子生物学研究较少,但现有结果提示人体第22号染色体突变可能导致室管膜肿瘤形成。22号染色体长臂(22q)包含Ⅱ型神经纤维瘤病(neurofibromatosis type 2,NF2)基因,该基因是一种重要的抑癌基因。有50%～60%的成人室管膜瘤患者存在22q缺失。此外,约35%的室管膜瘤患者中发现存在鼠双微粒体-2(murine double minute 2,MDM2)基因扩增。第1、6、7、9、11、12、13、16、17、19和20对染色体异常与室管膜瘤发生间的关系也有少量报道。p53基因与室管膜瘤间尚未发现关联。

三、病理学

幕上室管膜瘤常起自侧脑室,亦可发生于第三脑室,幕下室管膜瘤则多起自第四脑室底。

2007年世界卫生组织(World Health Organization,WHO)中枢神经系统肿瘤分类将室管膜肿瘤(ependymal tumors)分为四个主要类型:①室管膜下瘤(subependymoma,WHO Ⅰ级);②黏液乳头状室管膜瘤(Myxopapillary ependymoma,WHO Ⅰ级);③室管膜瘤(ependymoma,WHO Ⅱ级),其中包括细胞型(cellular)、乳头型(papillary)、透明细胞型(clear cell)及伸长细胞型(tanycytic);④间变性室管膜瘤(anaplastic ependymoma,WHO Ⅲ级)。

室管膜瘤4个分型的区别主要体现在病理层面,与预后基本无关。肉眼观肿瘤呈灰红色,血供一般较为丰富,边界清,分叶,有时有囊变。幕上室管膜瘤钙化多于幕下肿瘤。镜下观肿瘤细胞形态不完全一致,细胞中度增殖,核大,呈圆形或椭圆形,核分裂象少见,可有钙化或坏死。镜下室管膜瘤有两种结构特征:①血管周假菊形团(perivascular pseudorosettes),由肿瘤细胞按突起的方向向肿瘤血管壁排列所形成的栅栏样结构,其中央血管周围为由长而内含胶质纤维的细胞突起所构成的无核区,外周由肿瘤细胞核所紧密围绕;②真菊形团(rosettes)，由少量形态一致的多角肿瘤细胞放射状排列所成，中央形成一管腔，为室管膜瘤所特有，较为少见，但有诊断价值。免疫组化染色常可见肿瘤细胞中神经胶质细胞标志物——神经胶质纤维酸性蛋白(glial fibrillary acidic protein，GFAP)阳性，提示肿瘤的神经上皮来源。

间变性室管膜瘤镜下可见肿瘤细胞增殖明显，形态多样，细胞核不典型，核内染色质丰富，分裂象多见。肿瘤丧失室管膜上皮细胞的排列结构，真菊形团罕见，假菊形团结构亦不典型，免疫组化染色见 GFAP 阳性率较低级别室管膜瘤低。肿瘤内血管增殖明显，可出现坏死。间变性室管膜瘤侵袭性强，易出现脑脊液播散并种植。

室管膜瘤尚无广泛接受的临床分期系统。

四、临床表现

室管膜瘤总体生长缓慢，其临床症状取决于肿瘤所在位置、大小及恶性程度，通常情况肿瘤阻塞脑脊液循环引起颅内压升高时病程已较长。间变性室管膜瘤恶性程度高，生长较快，因此病程相对较短。根据位置不同，室管膜瘤的主要临床表现如下。

1. *第四脑室室管膜瘤*

(1)颅内压增高症状：特点为出现早，呈波动性，可因头位或体位改变而诱发或加重。头痛常为首发症状，并多有头晕、呕吐，可有强迫头位，头多向前屈或前侧屈。变换体位可出现剧烈头痛、眩晕、呕吐，甚至意识丧失，以及由于展神经核受影响而产生复视、眼球震颤等症状。发作性颅内压增高对诊断有一定意义，为有活动度的肿瘤突然阻塞正中孔或导水管引起脑脊液循环急性梗阻所致。肿瘤累及上颈段时可有颈后部疼痛及颈部抵抗。常见视盘水肿、视力减退。在幼儿可导致头颅增大，叩之有破罐声。

(2)小脑症状：肿瘤增大侵及小脑蚓部及半球时，则出现小脑症状。主要表现为身体平衡障碍，走路不稳，严重者甚至不能站立。亦多有上肢共济运动失调及眼球震颤。

(3)脑干及脑神经症状：肿瘤侵入脑干或压迫脑神经时，可产生三叉神经、展神经、面听神经及后组脑神经症状。少数可有长传导束症状，个别的有排尿障碍。晚期可有强直性发作及枕大孔疝症状。

2. *侧脑室室管膜瘤*　肿瘤生长缓慢，在出现脑脊液循环障碍之前症状多不明显。另外，肿瘤在脑室内有一定活动度，可随体位产生发作性头痛伴呕吐，不易被发觉，当体积增大足以引起脑脊液循环受阻时，才出现头痛、呕吐、视盘水肿等症状和体征，急骤性颅内压增高，可引起昏迷或死亡。肿瘤侵及邻近脑组织时，依其所在部位产生相应的大脑半球症状，如轻偏瘫、偏侧感觉障碍、偏盲等。因肿瘤深，不易侵犯皮质，故癫痫发作少见。

3. *第三脑室室管膜瘤*　极少见，多位于第三脑室后部。由于第三脑室腔隙狭小，易阻塞脑脊液循环通路，早期出现颅内压增高症状，并呈进行性加重。位于第三脑室前部者可出现视神经压迫症状及垂体下丘脑症状。位于第三脑室后部者可出现两眼上视障碍等松果体区症状。

4. *大脑半球室管膜瘤*　多见于额叶和顶叶内，常位于大脑深部的邻近脑室，也有显露于脑表面者。由于影响了邻近脑组织的功能，产生癫痫及相应的临床症状。但由于肿瘤多系良性，生长较慢，故病程较长，所引起的局灶症状也较轻，术前难以确诊。

此外，发生脑脊液肿瘤细胞播散时，可出现脊髓症状及神经根性疼痛。

五、辅助检查

室管膜瘤的诊断主要依赖于 CT、MRI 等影像学检查。CT 平扫可见肿瘤形状不规则，呈等密度或混杂密度分叶状占位、肿瘤位于第四脑室时，肿瘤后方和侧方常可见残存的脑室，脑脊液的存在使肿瘤边界清晰，但前方常与脑干分界不清，50%的第四脑室室管膜瘤存在钙化，呈单发或多发点状。侧脑室室管膜瘤多位于三角区，早期不易出现脑积水，故发现时往往体积较大。幕上室管膜瘤钙化较幕下少见。肿瘤常有囊变。增强扫描肿瘤呈轻度强化，如强化较为显著，则考虑间变性室管膜瘤。当室管膜瘤影响脑脊液循环时，可发生阻塞性脑积水，表现为脑室扩大，脑室周围水肿。

室管膜瘤 MRI 典型 T_1 加权像表现为等信号或略低信号，T_2 加权像为稍高信号，且信号不均一，这主要是由于肿瘤钙化、囊变、出血及坏死。瘤周水肿较轻。给予钆强化剂后，室管膜瘤可不同程度强化，其中间变性室管膜瘤强化较为明显(图 28-1)。CT 和 MRI 是颅内室管膜瘤的有效检查方法，MRI 可三维成像，无颅底骨伪影，对于第四脑室的室管膜瘤的诊断上明显优于 CT；而 CT 对于肿瘤内钙化显示好，在肿瘤的鉴别诊断及肿瘤定性诊断

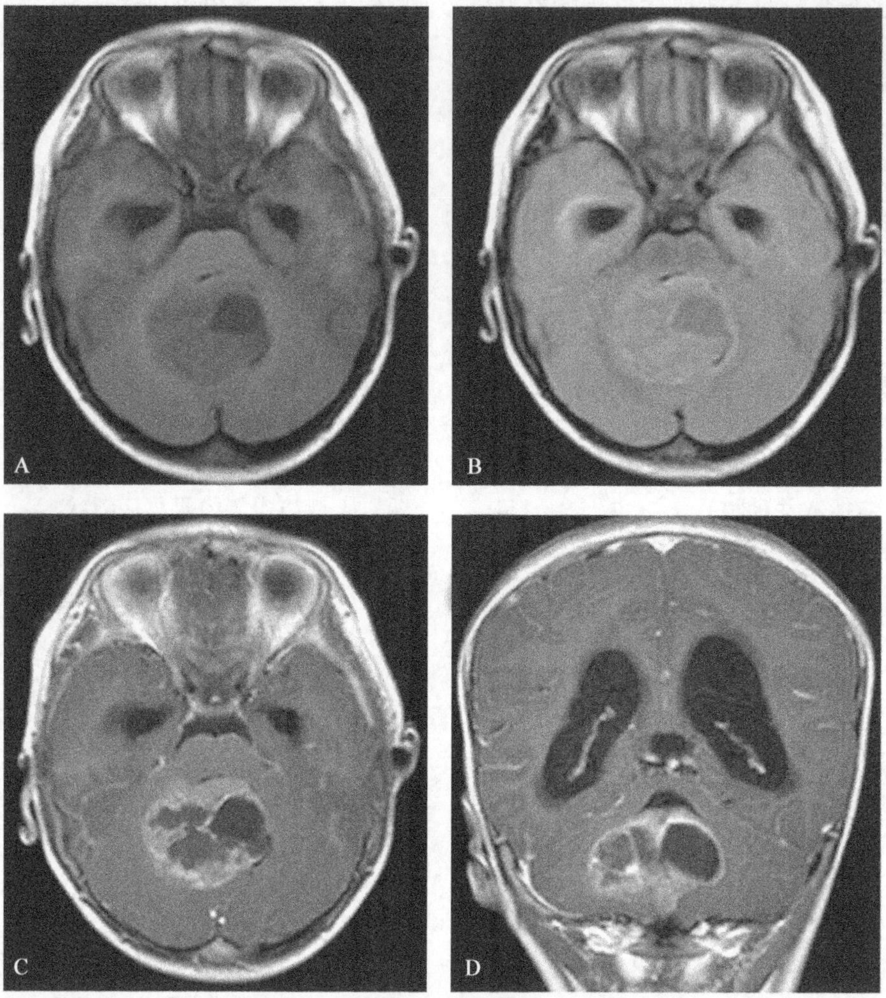

图 28-1　室管膜瘤 MRI 表现

A. T_1 加权像；B. T_2 加权像；C. 强化；D. 幕上脑室显著扩大

上大有帮助。临床上 MRI 的应用越来越广泛，结合 CT 及其他辅助检查手段，可以更好地指导诊断。

此外，颅骨 X 线平片能够大致提示颅内压升高程度，目前临床上已较少使用。腰椎穿刺细胞学检查有助于了解肿瘤细胞是否随脑脊液播散，对指导术后放化疗方案具有重要指导意义。但由于室管膜瘤常合并脑积水及颅内压升高，术前腰椎穿刺可能增大颅内外压力不均甚至诱发脑疝，应慎重进行。

六、诊断及鉴别诊断

室管膜瘤主要见于儿童及青年。患者病程较长，颅内压升高及脑积水症状明显，幕下病变出现脑干及小脑症状，幕上因累及脑室周围结构而出现大脑半球症状。影像学检查可见脑室内或脑室周围分叶状病变，CT 为等密度或混杂密度，T_1 加权像为等信号或略低信号，T_2 加权像为稍高信号。病变信号不均一，可合并钙化、囊变及出血，一般表现为轻中度强化。如强化较为显著，考虑为恶性室管膜瘤。室管膜瘤的确诊依赖术后病理诊断。

室管膜瘤应与其他脑室相关病变进行鉴别，主要包括以下几个方面。

1. 局限于第四脑室的室管膜瘤主要须与髓母细胞瘤鉴别，前者多为良性肿瘤，病程长，发展慢，病变多有囊性变及钙化；后者起源于小脑蚓部，常突向四脑室，与脑干间常有一间隙，含脑脊液，其表现较光滑，强化扫描较室管膜瘤更明显，因其为恶性肿瘤，病程短，发展快，小脑损害出现较早，囊性变及钙化少见，病变信号多均匀一致；另外，髓母细胞瘤发生于成人者少见，髓母细胞瘤的周围有一环形的水肿区，而室管膜瘤却不常见。

2. 脉络丛乳头状瘤好发于第四脑室，肿瘤呈现节状，边界清楚，悬浮于脑脊液中，脑积水症状出现更早也更严重，脑室扩大明显，其钙化与强化较室管膜瘤明显。

3. 侧脑室室管膜瘤应与侧脑室内脑膜瘤相鉴别，后者常位于侧脑室三角后，形状较规则，表面光整，密度均匀，强化明显。

4. 大脑半球伴有囊变的室管膜瘤需与脑脓肿鉴别，后者起病急，常有脑膜脑炎的临床表现，脑脊液白细胞数高，糖和氯化物降低，影像学提示病灶强化与周围水肿常较前者更显著。

5. 星形细胞瘤及转移瘤的发病年龄多在40岁以上，常为明显强化，瘤周水肿占位效应重。

6. 第四脑室囊虫的症状与室管膜瘤较为相似，多发生在成人，小儿少见，但很少有小脑体征和脑神经损害，血中嗜酸性粒细胞增多，有皮下结节等有助于鉴别。

七、治　疗

目前，尚无室管膜瘤治疗的大样本高级别循证医学证据。一般认为，外科手术是室管膜瘤最主要的治疗手段，也是影响预后的最主要因素。术后辅助放射治疗及化疗能够有效延长患者生存期。

1. *外科治疗*　手术目的在于在安全的前提下尽可能全切肿瘤，明确病理诊断，减轻占位效应并建立脑脊液循环。与星形细胞瘤不同，室管膜瘤呈膨胀性生长，与周围组织分界清楚，这为完全切除室管膜瘤提供了理论依据。Sutton等对比分析了45名儿童室管膜瘤患者预后，发现全切或近全切(切除瘤体≥90%)组5年生存率为60%，而部分切除组(切除瘤体在50%～90%)5年生存率仅为21%。其他临床分析也得到类似效果。因此，室管膜瘤的切除范围是一个明确的预后因素。应根据肿瘤的位置、生长方向及肿瘤质地等选择合理的手术入路。相比幕上肿瘤，幕下肿瘤全切更为困难，这是由于周围存在脑干、第四脑室底脑神经核、椎-基底动脉及穿支动脉等重要结构。在显微手术广泛应用后，室管膜瘤手术的致残致死率显著降低。近年来，神经导航、神经电生理监测、术中MRI等技术手段的发展进一步提高了室管膜瘤手术治疗的效果。推荐术后24～72h复查强化MRI有助于明确手术切除范围，并指导后期放疗照射区域。

对于绝大多数患者而言，室管膜瘤生长缓慢，颅内压升高症状逐步进展。随着手术切除肿瘤，脑脊液循环通路重建，颅内压升高与脑积水随之缓解，无须特殊处理。对于少数迅速出现恶心、呕吐、头痛甚至脑疝等急性脑积水症状的患者，可视情况考虑行第三脑室底造口术、透明隔造口术、脑室体外引流或脑室腹腔分流术。但术前分流存在感染、肿瘤细胞播散、过度引流、肿瘤出血及硬膜下血肿的风险。

随着神经内镜的不断发展，已有文献报道神经内镜下切除脑室内室管膜瘤等实体瘤。神经内镜辅助显微手术也已被用于脑桥小脑三角区室管膜瘤切除。

2. *放射治疗*　放射治疗在室管膜瘤的综合治疗中发挥重要作用，其目的在于杀灭脑脊液中瘤细胞，防止蛛网膜下隙的播散；杀灭术后残留肿瘤，防止复发和可能出现的转移。采用放疗应视患者年龄、切除范围、病理性质及其是否存在播散转移等因素而定。一般认为，间变性室管膜瘤及肿瘤存在术后残余的患者应采用放疗，但对于全切的Ⅱ级室管膜瘤患者，是否应用术后放疗仍存在争议。一项对手术全切的Ⅱ级颅后窝室管膜瘤患者的研究发现，辅助放疗有助于控制肿瘤，但对预后无显著影响。另一方面，放疗范围的选择亦存在争议。美国国立综合癌症网络(National Comprehensive Cancer Network，NCCN)建议：对于Ⅱ级肿瘤全切且脑脊液MRI及细胞学检查均为阴性的患者，考虑给予瘤床区分块外照射放疗；对于间变性肿瘤或部分切除且脑脊液MRI及细胞学检查均为阴性的患者，考虑给予有限区域分块照射放疗；对于脑脊液MRI或细胞学检查其中任一项为阳性，无论其病理性质或全切与否，均应给予全脑脊髓放疗。由于可能导致明显认知功能障碍及内分泌异常，3岁以下患儿一般不建议应用放疗，仅采用化疗。

3. *化疗*　室管膜瘤细胞对化疗不敏感。尚无证据提示相比单纯放疗，化疗辅助放疗能够改善预后。目前，化疗主要应用于肿瘤复发、姑息或支持治疗，以及幼儿术后患者。可选择的化疗药物主要包括顺铂、卡铂、依托泊苷、环磷酰胺、亚硝基脲、替莫唑胺及贝伐单抗等。

八、并发症的诊断、治疗和预防

术后可能发生以下并发症。

1. 颅内出血或血肿与术中止血不仔细有关。随手术技巧的提高，此并发症已较少发生。创面仔细止血，关颅前反复冲洗，可减少或避免术后颅内出血。

2. 脑水肿及术后高颅压可用脱水药物降低颅内压，糖皮质激素减轻脑水肿。

3. 神经功能缺失与术中损伤重要功能区及重要结构有关，术中尽可能避免损伤，出现后对症处理。

九、预　后

成人室管膜瘤预后好于儿童。根据不同报道，成人患者 5 年生存率为 55%～90%，儿童则为 40%～65%。预后因素包括患者年龄、手术是否全切、WHO 分级及肿瘤位置(幕上或幕下)等。术后肿瘤复发一般发生于肿瘤原有基底部位。肿瘤脑脊液播散较少见，主要发生于间变性室管膜瘤及未能全切患者。

附：室管膜下瘤

室管膜下瘤(subependymoma)是罕见的一种良性肿瘤，老年及中年男性多见，在所有颅内肿瘤中不超过 0.7%。室管膜下瘤起源于室管膜下细胞，主要包括室管膜下胶质细胞、星形细胞及室管膜细胞。室管膜下瘤好发于第四脑室(50%～60%)，其次为侧脑室(30%～40%)，少见部位包括第三脑室和透明隔。镜下见肿瘤细胞均一成簇，细胞簇间存在无细胞纤维基质间隙及囊变。患者多无症状，大部分室管膜下瘤为尸检时偶然发现。如出现症状，以颅内压升高、脑积水为主。

CT 上，室管膜下瘤表现为等或稍低密度，在较大的病变内可以看到囊变和钙化，常伴有脑积水。增强扫描多无强化。MRI 中，T_1 加权像呈等信号，肿瘤 T_2 加权像呈高信号，大多无强化。室管膜下瘤主要与下列疾病进行鉴别。

1. *室管膜瘤*　常见于年轻人及儿童，有钙化、好发于第四脑室，明显强化。虽然室管膜瘤可以见于任何年龄，亦无性别差异，但在 3 岁以下的脑肿瘤患者中更为常见。儿童多见于颅后窝，青年人多见于幕上。脑室内室管膜瘤，有 60% 是见于第四脑室。

2. *脉络丛乳头状瘤*　位于脉络丛，明显强化，富血管，高密度。多见于儿童，进展较快，常常导致脑积水。MRI 上脉络膜乳头状瘤表现为 T_1 等到低信号脑室内肿块，T_2 序列上信号不一。常见流空信号，反映肿瘤血管丰富。由于脉络膜乳头状瘤常发生远处种植，常需行脊髓成像。

3. *脑膜瘤*　明显强化，多见钙化、女性相对多见。脑室内脑膜瘤相对少见，不到所有脑膜瘤的 1%，但在成人是一种相对常见的脑室内肿瘤，通常位于侧脑室三角区。可出现脑室周围水肿。

4. *中枢神经细胞瘤*　多见于 40 岁以下成人，呈不同程度强化的囊性肿块，起源于侧脑室壁或透明隔，倾向于发生在侧脑室前角。较少见，在所有颅内肿瘤中不超过 0.5%。

2007 年世界卫生组织(World Health Organization，WHO)中枢神经系统肿瘤分类将室管膜下瘤归类于室管膜肿瘤，属 WHO Ⅰ级。室管膜下瘤可通过外科手术完全切除治愈。

(李新钢　徐　硕)

参考文献

[1] 王忠诚.王忠诚神经外科学.武汉：湖北科学技术出版社，2005：554-560

[2] 赵继宗.神经外科学.北京：人民卫生出版社，2007：386-388

[3] 王任直，译.尤曼斯神经外科学.5 版.北京：人民卫生出版社，2009：821-828

[4] HRichard Winn. Youmans neurological surgery.6th ed.Philadelphia：Elsevier Saunders，2011：1383-1388

[5] National Comprehensive Cancer Network. NCCN Guidelines for Central Nervous System Cancers，2014，v1：MS12-MS14

[6] Alfredo Quinones-Hinojosa. Schmidek and Sweet′s Operative Neurosurgical Techniques. 6th ed. Philadelphia：Elsevier Saunders，2012：385-387

第 29 章

脉络丛肿瘤

脉络丛肿瘤起源于脑室内的脉络丛上皮细胞，好发于儿童，是 1 岁时最常见的脑肿瘤。

主要有脉络丛乳头状瘤(papilloma of choroid plexus，choroid plexus papilloma)与脉络丛乳头状癌。脉络丛乳头状瘤是良性肿瘤，缓慢生长，常引起脑脊液的流动障碍，故常伴有脑积水。外科手术可治愈。脉络丛乳头状癌是脉络丛乳头状肿瘤的恶性亚型。显示间变特征，常侵及周围脑组织。常见 CSF 转移。

一、流行病学

脉络丛乳头状瘤可发生于任何年龄，但以儿童多见，主要见于 10 岁以下儿童，据文献报道，其发生占儿童颅内肿瘤的 1.47%～4.12%。儿童脉络丛乳头状瘤好发于 2 岁以下，约占总数的 72.1%，1 岁以下约占总数的 47.6%，平均发病年龄为 17.6 个月。有文献报道，男性发病率略高于女性。

脉络丛乳头状癌占脉络丛肿瘤的 11.3%～27.6%，文献报道略有差异。脉络丛乳头状瘤约有 10%可发生恶性变。

二、解 剖 学

脉络丛肿瘤的好发部位因年龄有所不同，在儿童多见于侧脑室，在成人多位于第四脑室，

肿瘤在侧脑室者多位于三角区，亦可发生在颞角、额角和体部。发生在颅后窝的脉络丛乳头状瘤除可见于第四脑室外侧隐窝或第四脑室内外，亦可见于小脑脑桥三角区，后者系肿瘤原发于第四脑室外侧隐窝或第四脑室内，经过外侧孔突向小脑角所致。发生在第三脑室者少见。由于脉络丛组织的胚胎残余异位发展，使得肿瘤偶尔发生在大脑凸面。例外的异位肿瘤可发生在软组织内或蝶鞍上。儿童期肿瘤位于侧脑室者约占总数的 67.4%，第四脑室约占 19.1%和第三脑室内占 13.6%。

三、分子生物学

脉络丛乳头状瘤和脉络丛乳头状癌曾出现在 Li-Fraumeni 综合征患者中。有 4 例报道，3 例有 TP53 密码子 248 的胚系突变。在散发的脉络丛乳头状肿瘤中没有检测到 TP53 的突变。细胞遗传学和分子遗传学经典的脉络丛乳头状瘤细胞遗传改变和 FISH 显示超二倍体，有 7、9、12、15、17 和 18 等染色体的获得。9 号染色体短臂的重复与脉络丛乳头状瘤和脉络丛异常增生相关。超单倍体可能是脉络丛乳头状癌的特征。

四、病因病理

猿病毒(SV40)DNA 序列是一种小的原始 DNA 病毒(乳多空病毒)，在脉络丛乳头状瘤、脉络丛癌和室管膜瘤的演化中起到作用。40 年前，广泛应用含减毒活性 SV40 的急性脊髓灰质炎疫苗致数百万人隐性感染。SV40 是啮齿类动物的致癌基因，表达 SV40 大 T4 抗原的转基因鼠发生了脉络丛乳头状瘤，接种新生啮齿动物也诱发了脉络丛乳头状瘤和室管膜瘤。但是，对人类的随访研究显示，急性脊髓灰质炎疫苗并不增加癌症的发病率。几项早期报道指出人脑肿瘤含 SV40 相关病毒 DNA。SV40 样病毒已从人胶质母细胞瘤中分离出来并从人脑肿瘤中克隆出来。然而许多报道称，分离 SV40 不能除外存在携带 SV40 的细胞株。用 PCR 方法再检测疑与人类肿瘤相关的 SV40 结果显示，SV40 样 DNA 可在 50%人类脉络丛肿瘤和大部分室管膜瘤中检测到。最近研究在不同的肿瘤包括中枢神经系统外肿瘤(间皮瘤、肉瘤)和正常组织(如精液、B 和 T 淋巴细胞)中检测到可信的序列，研究发现，这些细胞都可以作为携带者在人群

中播散 SV40。肿瘤中存在病毒并不意味其在肿瘤发生中起作用。

五、临床分期与临床表现

脉络丛乳头状瘤组织学相当于 WHOⅠ级，脉络丛乳头状癌相当于 WHO Ⅲ级。

脉络丛乳头状瘤主要表现为脑积水而产生的颅高压症状。这主要由于肿瘤过多地分泌脑脊液，阻塞脑脊液循环，或是由于肿瘤出血引起蛛网膜下隙粘连所致。病程长短不一，平均 1.5 年左右，2 岁以内患儿病程约 2 个月，2 岁以上可达 6 个月。可以有颅内压增高和局限性神经损害两大类表现，除头痛、恶心、呕吐等症状外，患者早期可有癫痫发作，之后可表现为易激惹、精神不适及视物模糊等，但局灶症状常不明显。部分患者可有淡漠，甚至意识改变，出现急性颅内压增高表现。

1. *脑积水与颅内压增高*　大部分病人伴有脑积水，其原因包括脑肿瘤的所在位置直接梗阻脑脊液循环所致的梗阻性脑积水及脑脊液的生成与吸收紊乱造成的交通性脑积水两种情况，脉络丛乳突状瘤病人临床所常见的颅内压增高征与脑积水的发生有直接关系，当然，肿瘤的占位效应亦是颅内压增高的重要原因。婴幼儿颅内压增高表现为头颅的增大和前囟张力的增高，精神淡漠，嗜睡或易激惹。在较大的儿童及成人则可表现为头痛、呕吐及视盘水肿，甚至可出现阵发性昏迷。重度脑积水使皮质抑制功能降低或肿瘤直接影响均可导致癫痫发作。

2. *局限性神经系统损害*　局限性神经系统损害的表现因肿瘤所在的部位而异。肿瘤生长在侧脑室者半数有对侧轻度锥体束征；位于第三脑室后部者表现为双眼上视困难；位于颅后窝者表现为走路不稳、眼球震颤及共济运动障碍等。个别位于侧脑室者可表现为头部包块。本病临床上可见有自发性蛛网膜下腔出血的病史。肿瘤多位于脑室内，有的可移动，故有些病人表现为头痛突然加剧或缓解少数有强迫头位，这可能因肿瘤移动后突然梗阻了脑脊液循环通路所致。

六、辅助检查

1. *实验室检查*　腰椎穿刺可见脉络丛乳突状瘤的脑脊液蛋白含量明显升高，有的甚至外观呈黄色，所有梗阻性脑积水均有颅内压增高。

2. *其他辅助检查*

(1)X 线平片：部分病人头颅 X 线平片表现为颅内压增高征，颅缝增宽、颅面比例失常、颅盖呈“银线”征等，在成人指压痕增多，儿童为颅缝分离 15%～20%，可见病理性钙化，侧脑室肿瘤钙化较正常脉络丛钙化增大，多为单侧。

(2)脑血管造影：脑血管造影示较深的肿瘤染色，并可显示来自正常脉络丛的增粗的肿瘤供血动脉，位于三角区内的侧脑室肿瘤常为外侧脉络膜后动脉，第四脑室内肿瘤常为小脑后下动脉的分支，而第三脑室脉络丛乳头状瘤为内侧脉络膜后动脉。

(3)CT 检查：肿瘤在 CT 平扫时脑室明显增大内有高密度影，增强扫描呈均匀强化，边缘清楚而不规则，可见病理性钙化，有时可见蛛网膜下腔出血。肿瘤多为单侧，极少为双侧，位于侧脑室内者以三角区居多，位于颅后窝者多伴有幕上脑积水。肿瘤多局限于脑室内，无明显中线结构移位。

(4)MRI 检查：肿瘤的 MRI 表现在 T_1 加权像中呈低信号，较脑实质信号低但较脑脊液信号高；T_2 加权像中呈高信号，与脑脊液分界清楚而肿瘤轮廓不规则，有些可见局灶出血、钙化与血管流空影；FLAIR 像中由于脑脊液渗出导致高亮的室周信号；T_1+C 像中肿瘤有显著的均匀强化，囊变和小的局灶性坏死也可清晰表现。

七、诊断及鉴别诊断

根据临床表现及辅助检查资料，一般可以做出明确诊断，但仅由影像学检查不能可靠区分脉络丛乳头状瘤与脉络丛乳头状癌。

许多肿瘤需与脉络丛肿瘤相鉴别。绒毛肥大为两个侧脑室的脉络丛弥漫增大，组织学形态正常，患者常出现高分泌性脑积水。脉络丛癌与转移癌的鉴别非常重要。脉络丛肿瘤共同表达波形蛋白、角蛋白和 S-100 蛋白，有助于与其他转移癌相鉴别。另外，IEAl25 和 Bm′EP4 也有帮助，因为它们标记 95%的脑转移癌，而脉络丛乳头状瘤和脉络丛癌仅 10%阳性。甲状腺运载蛋白与甲状腺素和维生素 A 的转化有关，是正常和肿瘤性脉络丛上皮的标记物。但是约 20%的脉络丛乳头状瘤阴性，而其他脑肿瘤和转移癌可以阳性。最近报道，正常脉络丛、脉络丛乳头状瘤和脉络丛癌突触素强阳性，但这一发现没有被其他人证实。一项研究显示，胰岛素样生长因子Ⅱ(IGFⅡ)可以在脉络丛乳头状瘤表达，但其他脑肿瘤阴性。由于先前的研究显示IGFⅡ可以在星形细胞瘤、脑膜瘤和癌中表达，所以IGF Ⅱ是否具有鉴别诊断意义还待证实。癌胚抗原(CEA)阳性提示转移癌，虽然偶尔脉络丛癌也阳性。非上皮性的间叶性肿瘤也可起源于脉络丛，包括脑膜瘤。

八、治　疗

全切肿瘤是治愈脉络丛乳头状瘤的唯一疗法。开颅前可行脑脊液外引流，以降低颅内压和减少对脑组织的牵拉损伤。由于肿瘤血供较丰富，有时肿瘤血管出血电凝较困难，因此应尽量避免分块肿瘤切除，宜找出肿瘤血管蒂，电凝后离断，争取完整切除肿瘤。

对发生在第四脑室的脉络丛乳突状瘤应颅后窝正中开颅；突向脑桥小脑三角者可做患侧耳后钩形切口，行单侧枕部骨窗开颅。第三脑室内肿瘤，肿瘤的蒂部多位于后上部的丘脑中间块或松果体隐窝处，采取胼胝体-透明隔-穹窿间入路进入第三脑室有明显优势，可以直接从上部暴露处理肿瘤蒂然后将肿瘤向前面翻转完整切除，侧脑室肿瘤血供多来自于肿瘤底部的脉络膜前动脉，可应用颞顶皮骨瓣开颅，在颞枕交界角回处皮质直切口进入侧室三角区，轻牵开皮质后先处理肿瘤底部的供血动脉，再分块切除肿瘤；但有学者认为此入路易损伤颞叶深部视放射和语言中枢，建议采用顶上小叶或顶间沟切开进入侧室。在儿童期，由于代偿能力强、皮质小直切口、术中牵拉轻微，可以减少颞枕入路术后失语和偏盲的发生，若瘤体过大，不必强求完整切除以防止损伤深部结构。

切除肿瘤前注意阻断供血动脉以利于手术中减少出血，对于未能完全切除肿瘤而不能缓解脑积水者，应当行分流手术，如为脉络丛乳突状癌术后应予放射治疗。术中出血是手术切除面临的主要问题，有学者建议术前采用导管技术行供血动脉栓塞，但因供血动脉走行较长且纡曲，使得选择困难，也有学者建议采用术前放射治疗或化疗来减少肿瘤供血。

对于未完全切除脉络丛乳突状瘤应行局部放射治疗，对降低复发率、延长生存期有效，全脑或脑脊髓放疗比起局部放疗并没有显著差异；对有复发征象或恶性变者也应做放射治疗。

九、并 发 症

可出现视力障碍、共济失调、强迫头位，自发性蛛网膜下腔出血等。手术并发症发生率8%～9.5%。术后最常见的并发症为脑室穿透引起的硬膜下积液，术后脑脊液分流术可增加硬膜下积液的发生率。

十、预　后

脉络丛乳头状瘤系良性肿瘤，全切除后效果良好。1977年Farwell报道儿童脉络丛乳头状瘤的5年生存率为67%；1989年Ellenbogen也报道此病预后极好，即使是脉络丛乳头状癌5年生存率也达到50%，该组随访的病例5年生存率为75%，而10年生存率为66.6%。近年来随着手术技术的提高及显微手术的开展，全切后5年无复发存活率已达100%。肿瘤近全切除后复发率为0%～7%。

（刘　宁）

参考文献

[1] 王忠诚.王忠诚神经外科学.武汉：湖北科学技术出版社，2015

[2] Safaee M，Oh MC，Bloch O，et al. Choroid plexus papillomas：advances in molecular biology and understanding of tumorigepesis. Neuro Oncol，2013，15(3)：255-267

[3] Gupta N. Choroid plexus tumors in children. Neurosurg Clin N Am，2003，14(4)：621-631

[4] Addo NK，Kamaly-Asl ID，Josan VA，et al.Preoperative vincristine for an inoperable choroid plexus papilloma：a case discussion and review of the literature. J Neurosurg Pediatr，2011，8(2)：149-153

[5] Hayashi Y，Mohri M，Nakada M，et al. Ependymoma and choroid plexus papilloma as synchronous multiple neuroepithelial tumors in the same patient：a case report and review of literature. Neurosurgery，2011，68(4)：E1144-1147

第 30 章

神经元及混合性神经元-神经胶质起源肿瘤

这一类肿瘤比较少见，含不同成分的肿瘤性神经元细胞，以及不同比例的肿瘤性神经元细胞和肿瘤性胶质细胞，往往为星形细胞所组成。仅占中枢神经系统原发性肿瘤的10%，该类肿瘤特点是多见于儿童及青年患者，常伴有癫痫病史，影像学上常为囊实性病变、占位效应轻，常不增强或轻度强化，组织学多为 WHO Ⅰ～Ⅱ级的肿瘤，单纯手术切除预后良好。2007 年 WHO 分类中，这类肿瘤包括节细胞胶质瘤或节细胞瘤、小脑发育不良型节细胞瘤、婴儿促纤维生成型星形细胞瘤/节细胞胶质瘤、胚胎发育不良性神经上皮瘤、中枢神经细胞瘤、小脑脂肪神经细胞瘤、副节瘤、下丘脑错构瘤、脑室外神经细胞瘤、乳头状胶质神经元肿瘤、第四脑室伴菊心团形成的胶质神经元肿瘤。

第一节　节细胞胶质瘤和间变性节细胞胶质瘤

节细胞胶质瘤(ganglioglioma)是一由神经胶质瘤细胞与神经元瘤细胞组成的混合性肿瘤，WHO Ⅰ级。由 Courville 于 1930 年首次报道，是一种少见的原发性中枢神经肿瘤。它含神经元细胞和胶质细胞两种成分而得名，间变性节细胞胶质瘤(anaplastic ganglioglioma)定为Ⅲ级。

一、流行病学

节细胞胶质瘤占脑肿瘤的 0.4%～2%。好发于儿童与青年患者，30 岁以上患者少见，平均发病年龄在 12 岁，占儿童脑肿瘤的 7.6%。男女比例约为 2∶1。肿瘤可发生于中枢神经系统的任何部位，其中以颞叶最多见，其次为顶叶，小脑半球及脊髓则偶有发病。

二、病　理

1. 节细胞胶质瘤质地较硬，分叶状，与周围脑组织边界清楚。切面呈灰色，钙化与囊变多见，有时肿瘤的实体部分仅为其壁结节。肿瘤常位于白质或灰白质交界区。

2. 光镜下可见大量节细胞，特别是含有不成熟的神经元，血管周淋巴细胞套、嗜酸小体及钙化等均高度提示节细胞性肿瘤。肿瘤性胶质细胞多为纤维型星形细胞，偶尔也以少突胶质细胞为主。肿瘤的间变或恶变主要源于肿瘤性胶质细胞。

3. 电镜下可见近突触处有致密核心的小泡。簇状的神经节细胞被结缔组织网状结构分隔，内有许多小血管。

4. 免疫组化可呈神经节细胞突触素(synaptophysin)阳性，酸性纤维蛋白(GFAP)染色阳性。

三、临床表现

1. 一般病程较长，平均为 1.5～1.8 年。

2. 肿瘤位于颞叶者，70%以上的病人临床表现为药物不能控制的顽固性癫痫发作，可呈现颞叶癫痫。其次为头痛、呕吐及肢体运动障碍，但比较少见。

3. 肿瘤位于第三脑室底部则表现为垂体及下丘脑的相关症状，如内分泌失调、视力障碍等；晚期还可出现头痛，呕吐等症状。

4. 位于下丘脑的肿瘤可出现脑积水与下丘脑损害表现，如垂体功能低下、早熟、饮食亢进、嗜睡、肢端肥大及糖尿病等。

5. 位于小脑半球及脊髓时，首发症状则为肢体运动障碍和共济失调。

四、辅助检查

1. *头颅 CT 检查*　大多数为低密度或等密度，少数为高密度。肿瘤边界清，钙化或囊变各约 1/3。瘤体内一般无出血及坏死，瘤周水肿及占位征象无或较轻。增强后，约半数肿瘤出现不均匀强化，部分肿瘤则无明显强化。位于大脑皮质表面的肿瘤可使颅骨内板受压而局部变薄。

2. *头颅 MRI 检查*　实体部分通常 T_1 呈低或等信号，囊性区表现为 T_1WI 低信号，信号强度可不均匀，略高于脑脊液的信号强度。T_2WI 囊性区为高信号。囊壁和附壁结节多呈等或略高信号。肿瘤与周围脑组织分界清楚，注射造影剂后，囊性肿瘤呈很弱的边缘性强化，实性者则表现为轻度的不均匀强化。

3. *头颅 X 线平片检查*　有 10%～20%显示絮状钙化。

4. *血管造影*　可见脑内有无血管区。

5. *其他*　间变性节细胞胶质瘤的 CT 和 MRI 表现与节细胞胶质瘤的表现大致相仿，不同之处在于，肿瘤常更大，瘤周水肿较明显，注射造影剂后增强的机会较多和可伴有软脑膜蛛网膜转移。

五、鉴别诊断

1. *节细胞瘤*　临床上和影像学上与神经节胶质瘤均难区分。需要靠组织病理学鉴别。

2. *少突胶质细胞瘤*　多分布在大脑半球(尤其是额叶)，囊变少见，钙化常见，边缘可清楚或不清楚，强化有或无，瘤周水肿有或无，但有较明显的占位征象。

3. *毛细胞型星形细胞瘤*　大脑型毛细胞型星形细胞瘤好发于颞顶叶。肿瘤边界清楚，多呈囊性，肿瘤壁结节强化。可有癫痫、颅内压增高和局灶性症状。

4. *胚胎期发育不良性神经上皮肿瘤*　20 岁以下好发，大多数位于颞叶，其次为额叶。顽固性复杂或局灶性癫痫。CT 发现颞或额叶有或无钙化、不伴水肿和不增强的低密度，MRI T_1WI 低信号，T_2WI 高信号和 PDWI 高或等信号病灶，以及密度/信号不均匀。

5. *多形性黄色瘤型星形细胞瘤*　多见于颞叶，多数为癫痫起病，病程较长。CT 位于脑表浅部位的带壁结节的囊性或实性肿块，囊性为低密度，实性部分为低、等、略高或混杂密度，实体部分明显强化。MRI T_1WI 呈不规则低信号，T_2WI 呈高信号。

六、治　疗

1. 手术切除是节细胞胶质瘤最佳的治疗方法。在肿瘤全切或近全切的病人中，50%～90%的癫痫发作能得到很好控制。全切肿瘤可使病人长期存活，并免于复发。

2. 肿瘤对放疗及化疗均不敏感，肿瘤如能完整切除，术后没有必要行放射治疗；手术不能全切时可考虑应用放疗。

3. 对间变性节细胞胶质瘤，手术切除后应行放疗、化疗等辅助治疗，预后亦较差。

七、预　后

决定预后的主要因素是肿瘤能否全切。

1. 大脑半球的肿瘤，多数可经手术全切，预后一般较好，不能全切者，术后放疗作用不明显，肿瘤易复发，预后较差。

2. 位于中线结构的节细胞胶质瘤，因手术一般难以全切，术后也无适当的治疗方法，所以预后差。

第二节　节细胞瘤

节细胞瘤(gangliocytoma)十分少见。这可能与上述节细胞胶质瘤属同一肿瘤，唯不含肿瘤性胶质细胞。神经元细胞发育较成熟。WHO Ⅰ级。

一、流行病学

节细胞瘤占脑内肿瘤 0.1%。发病年龄多较轻，但可见于年长者。好发于颞叶、下丘脑。

二、病　理

1. 节细胞瘤常呈脑回增大或单侧巨脑改变。肿瘤质地坚实，纤维样，边界清，可有囊变，偶尔呈胶冻样并伴有出血区。

2. 光镜下，病灶由纯粹神经元细胞包括节细胞构成，不含胶质成分。瘤细胞间为大量纤维间质。

大多数病理所见为发育不良性的脑组织。

3. 免疫组化染色可见，神经节细胞突触素阳性。GFAP 染色阴性。

三、临床表现

1. 节细胞瘤一般病程较长，生长非常缓慢。

2. 类似于节细胞胶质瘤，以癫痫起病。

四、辅助检查

1. *头颅 CT 检查*　呈等或略低密度，多为类圆形，少数呈弥散性，边界多清楚，可见囊变、钙化，瘤周无水肿，占位效应多较轻，增强后无强化。

2. *头颅 MRI 检查*　T_1WI 呈等或略低信号，发生钙化时，钙化部分可呈现为低信号区，T_2WI 呈等或略高信号。增强后无强化或局部有轻微强化。

五、鉴别诊断

1. *节细胞胶质瘤*　临床上和影像学上与节细胞瘤均难区分。需要靠组织病理学鉴别。

2. *其他*　偶尔节细胞瘤也可发生于鞍内，其中约 60%伴有垂体腺瘤，影像学上鞍内节细胞瘤与垂体腺瘤的发现相仿，无法区别。

六、治疗与预后

手术全切除后无须放疗、化疗，预后佳。

第三节　中枢神经细胞瘤

中枢神经细胞瘤(central neurocytoma，CN)由 Hassoun 于 1982 年首先报道，是一组有神经元分化特征的、大部预后良好的脑室内的肿瘤，WHO Ⅱ级。据认为起源于透明隔，然而它们的确切的起源还不清楚。关于其细胞起源的多种假说已提出，包括起源于神经细胞，神经元祖细胞和双潜能前体细胞。

一、流行病学

CN 占所有原发脑肿瘤的 0.1%～0.5%。常见于年轻人，平均发病年龄 30 岁(15－60 岁)，但 70%发病年龄在 20－40 岁，常见于侧脑室，特别是 Monro 孔、透明隔等处。男女发病率相近。

二、病　理

1. CN 好发于脑室内，以 Monro 孔附近多见，成球形，边界清楚。肿瘤质地软，灰红色，有钙化。

2. 光镜下，肿瘤由形态较为一致的小圆细胞所组成，部分有核周空晕或胞质透亮，酷似少突胶质细胞瘤。可见特征性岛状无细胞由纤细突起形成的神经毯区，有丰富的血管网、局灶钙化。部分肿瘤内含有类似室管膜瘤的血管周假玫瑰花形结构。

3. 电镜下呈典型的规则圆形核，匀质染色质，偶见核仁。突出的高尔基器和哑铃形溶酶体样包涵物也常见。超微结构组分包括平行排列的微管，亮小泡和膜结合致密核心的神经分泌颗粒也是典型的表现，用于确定肿瘤的神经元起源。

4. 免疫组化：在绝大多数 CN 中，突触素呈强阳性，而 GFAP 为阴性。神经元核抗原(NeuN)也是一个好的神经元标记物，因其高度特异性和敏感性。部分肿瘤有神经元特异性烯醇化酶(NSE)染色阳性。

三、临床表现

1. CN 平均病程为 3～7 个月。

2. 由于肿瘤位于 Monro 孔附近，临床上主要表现为梗阻性脑积水引起的颅高压症状、头痛、视力下降、恶心、呕吐。

3. 其他症状，包括力弱、平衡障碍、感觉异常、耳鸣、癫痫、记忆力下降、意识下降。

4. 大多数患者无定位体征，最常见的体征为视盘水肿和共济失调。此外，可有轻偏瘫、偏身感觉障碍。

四、辅助检查

1. *头颅 CT 检查*　肿瘤呈脑室内边界清楚的圆形等密度或略高而不均匀密度影，半数以上肿瘤有钙化。中度到明显强化。

2. *头颅 MRI 检查*　多数肿瘤与透明隔或侧脑室壁有关。T_1WI 呈不均一的等或轻度低信号，T_2WI 呈等到高信号。瘤内可见血管流空影。部分肿瘤常伴有出血。肿瘤呈轻到重度增强，通常为中度强化。

3. *磁共振波谱(MRS)*　MRS 呈高的甘氨酸峰，胆碱峰和丙氨酸峰增高，N-乙酰天冬氨酸和肌酸/磷酸肌酸峰减低。肿瘤也可见乳酸峰。而甘氨酸峰并不是CN所特有的，在室管膜瘤和胶质瘤也可见。

4. *血管造影* CN在静脉期可见血管染色。大多数肿瘤由脉络膜血管供血。其他血供可来自豆纹动脉和胼周动脉的分支。

五、诊断和鉴别诊断

1. 中青年病人，以颅内压增高为主要症状。CT或MRI检查在侧脑室Monro孔附近发现边界清楚的圆形肿块，呈等密度或混杂密度，可为对比剂增强，并伴有梗阻性脑积水者应考虑为中枢神经细胞瘤。如影像学检查显示有肿瘤钙化，附着于透明隔时，本病的可能性更大。

2. 此瘤在光镜下很难与少突胶质细胞瘤和室管膜瘤相鉴别。只有通过透射电镜观察到肿瘤细胞有神经细胞样结构，或经免疫组织化学显示特异性神经元标记蛋白呈阳性反应，才能最后确诊此瘤。

3. 室管膜下巨细胞瘤，CT检查为Monro孔区肿块，呈低、等或混杂密度，边缘光整。肿块内常见囊变及不规则或结节状钙化。增强后实体部分强化。MRI T_1WI呈等或低信号，T_2WI呈等或高信号。增强扫描呈不均一强化。此瘤常伴发结节性硬化。

六、治　疗

目前认为，手术切除结合术后放射治疗是中枢神经细胞瘤最佳的治疗方法。

1. *手术治疗* 手术目的在于切除肿瘤和解除梗阻性脑积水。手术入路须根据肿瘤部位来确定。侧脑室肿瘤，基本手术入路为经额叶侧脑室入路和经胼胝体入路。

(1)经额叶侧脑室入路：根据肿瘤在侧脑室内的位置，取左或右额叶皮质造口入侧脑室进行切除。如术后脑积水无缓解，则应进行脑脊液分流术。肿瘤血供丰富则术中只能切除部分肿瘤。

(2)经胼胝体入路：Yasargil等主张经胼胝体前部显微手术切除，此入路能减少手术对邻近脑组织的损伤，除向第四脑室的肿瘤生长外，可以做到完全切除。办法是在左或右额中线旁开颅，手术显微镜下于两根桥静脉之间暴露纵裂，分离胼周动脉，并局部应用罂粟碱预防血管痉挛，切开胼胝体前部中线旁长12～15mm。将脑脊液吸除，透明隔局部切开，显露并切除肿瘤。术中应注意保护大脑内静脉、丘纹静脉和穹窿。

2. *放疗* 多数学者认为CN对放射线敏感。许多学者推荐次全切肿瘤后行放疗以阻止肿瘤复发。放疗仅照射瘤床，而不包括周围的脑实质。放疗剂量以40～60Gy为宜，也可作为其他治疗无效或患者状态不适于手术患者的选择。

3. *立体定向放疗(SRS)* SRS首次用于CN治疗是在1997年。SRS的方式包括γ刀和直线加速器。γ刀治疗后肿瘤会缩小，但消退罕见。SRS至少与传统RT的疗效相同。总之，SRS是有前途的治疗选择，特别对小的残余肿瘤或肿瘤复发。

4. *化疗* 化疗也已被用于CN的治疗。然而，仅有少数病例应用化疗作为手术和放疗的辅助治疗的研究。而且，所用的化疗药较多，包括依托泊苷、顺铂、环磷酰胺、拓扑替康、卡铂、异环磷酰胺。然而，至今还没有一个统一的化疗方案。

七、预　后

全切肿瘤的3年和5年的局部控制率分别达95%和85%，而次全切肿瘤的3年和5年的局部控制率分别为55%和46%。全切肿瘤和次全切肿瘤的5年生存率分别为99%和86%。因此，全切肿瘤对CN患者的预后至关重要。放疗对次全切除者有效，可延长生存期。

第四节　促纤维增生性婴儿星形细胞瘤/节细胞胶质瘤

促纤维增生性婴儿星形细胞瘤/神经节胶质细胞瘤(desmoplastic infantile astrocytoma/ganglioglioma，DIA/DIG)是极少数良性的婴儿颅内肿瘤。由VandenBerg于1987年首先描述，发生于婴儿大的囊性肿瘤，多位于幕上皮质和软脑膜，常与硬膜相连。手术后预后良好，WHO Ⅰ级。

一、流行病学

DIG极少见，最近的一篇回顾性研究总结了94例，男性发病率明显高于女性。发病年龄从出生到5岁。近有非婴儿型的病例报道，年龄5－17岁。病灶以颞叶最常见，其次是额叶和顶叶，也见于蝶鞍上、脑干、丘脑。

二、病　理

1. 大体　肿瘤生长较快，典型的婴儿DIG呈一大囊，位于人脑半球浅表，有时可与硬膜相连。实质部分质地常不均一，部分较软，而另外部分较坚硬。肿瘤表面常有丰富的血管网。

2. 光镜下　明显的间质纤维增生伴神经上皮成分（肿瘤性的星形细胞，DIA）或与星形细胞一起含不等量的神经元成分（DIG），两种病变中可见分化差的细胞聚集。肿瘤性的神经上皮及节细胞成分主要存在于纤维增生区，是该病的一大特点。

3. 电镜下　可见神经上皮分化的两型细胞。一型为星形细胞样，含大量中间丝，中等数量的线粒体，核糖体，内质网。另一型为有少量微丝并具神经元特征，如少量内质网和神经分泌颗粒。

4. 其他　免疫组化染色是诊断此病的重要辅助手段，处于分裂象的细胞GFAP和S-100阳性。神经元烯醇酶染色神经丝突触，有时β-微管蛋白Ⅲ阳性。神经节细胞存在于DIG中。Ki-67指数通常在0.5%～15%。

三、临床表现

1. 患儿病程较短，最短者3d，最长不超过3个月。

2. 最常见的症状为快速的头围增大、前囟饱满，双眼呈“落日”现象。

3. 部分患儿有癫痫发作，反复呕吐，发育迟滞，动眼神经麻痹等。

四、辅助检查

1. 头颅CT　肿瘤最显著的特点为一巨大的囊，有的甚至可从前囟突出。周边实质部分呈稍高密度，增强后瘤结节异常强化。当肿瘤与硬膜相连时尤可与典型的节细胞胶质瘤相鉴别。

2. 头颅MRI　肿瘤囊性部分T_1WI为低信号，T_2WI为明显高信号，周边实质部分T_1WI为等信号，T_2WI信号呈多样。肿瘤实体部分呈明显强化。如肿瘤与硬膜相连，可见硬脑膜强化。

五、诊断和鉴别诊断

1. 多形性黄色星形细胞瘤　发病年龄在18岁以下。好发于颞叶，影像学也为囊实性病灶。常以癫痫起病。

2. 节细胞胶质瘤　发生钙化的机会较多，增强的机会也较多，多为实质与囊性部分同时存在。临床上以顽固性癫痫发作为主。癫痫好发于儿童与青年患者。

六、治疗与预后

DIG治疗以根治手术切除为主，手术能全切者一般可获得根治效果。婴儿一般不用放疗，有复发及恶变倾向的可化疗。

肿瘤全切可获良好预后，无复发间期为0.5～19年。

第五节　胚胎期发育不良性神经上皮肿瘤

胚胎期发育不良性神经上皮肿瘤（dysembryoplastic neuroepithelial tumor，DNT）是由神经元和胶质细胞混合构成的、皮质内、多结节肿块，常有不同阶段的少突胶质样细胞，常伴有皮质发育不良。WHOⅠ级。由Daumas-Duport于1988年对其进行了详细描述。

一、流行病学

DNT少见，至今约有100例被报道。常见于儿童及青年人，发病年龄为1－19岁。DNT约占20岁以下CNS上皮性肿瘤的1.2%，但在占位性难治性癫痫中其比例明显升高。男∶女＝1.5∶1。好发于幕上，大多数肿瘤位于颞叶，其次为额叶，但也可发生于其他大脑的各叶。

二、病　理

1. 大体　肿瘤多位于皮质内、伴囊性变，多结节，大体呈胶冻样，可伴有皮质的发育不良。

2. 结节区　特征性胶质神经元成分形成的与皮质表面垂直的柱形结构，由束状排列的周围轴突附以S-100阳性、GFAP阴性少突样细胞构成，柱形之间正常的神经元漂浮在其间隙，形成了DNT典型的结节状结构。

3. 结节外区　少突样细胞及星形细胞形成的

结节。可分为简单型(由单一特征性胶质神经元成分构成)和复杂型(除了结节状的特征性胶质神经元成分外,还伴有皮质发育不良及不典型型)。

4. 免疫组化　瘤内细胞密集区 MIB-1 染色阳性,血管周胶质鞘 GFAP 阳性。

三、临床表现

1. 病史常甚长,平均达 10.5 年之久。

2. 患者主要表现为复杂性的局灶性癫痫发作。癫痫常为顽固性而不易控制。少数为部分性单纯性癫痫,继之为头痛。

3. 大多数患者无局灶性体征。在病灶侧有时可有颅骨变形。脑电图常有病灶部位的癫痫波存在。

四、辅助检查

1. 头 CT　常能显示颅骨受压而变薄。CT 显示为局限性低密度区。钙化的机会较少(20%),呈点状或小的斑片状。病灶边界多数较清楚,少数不甚清楚。一般无瘤周水肿。占位效应不明显。多数不强化,少数有轻度不均匀强化。

2. MRI　T_1WI 大多呈低信号,一般信号强度低于脑皮质,高于脑脊液;T_2WI 往往为高信号,而 PDWI 多为高信号。钙化呈现为低或无信号的点状或片状区。边界清或不清,一般无瘤周水肿,占位效应较轻。肿瘤位于皮质内。多数不增强,少数部分区域有轻微增强。

3. PET-CT　Rheims 等报道 43% DNT 的 MET 呈正常摄取。48%DNT 的 MET 中度摄取。而节细胞胶质瘤和低级别胶质瘤几乎 100%呈中度到重度 MET 摄取。

五、诊断和鉴别诊断

20 岁以下病人长期发作部分性复杂性癫痫,CT 和 MRI 发现颞或额叶有或无钙化、不伴水肿和不增强的 CT 低密度,MRI T_1WI 低信号,T_2WI 高信号和 PDWI 高或等信号病灶,以及密度/信号不均匀时,应考虑可能是 DNT 的诊断。

1. 节细胞胶质瘤　发生钙化的机会较多,增强的机会也较多,多为实质与囊性部分同时存在,发病年龄可能较大。

2. 星形细胞瘤　一般不显示为囊性表现,发生于幕上者年纪多较大。

3. 胶质神经元畸形　一般也不显示为囊性病灶,钙化的机会较多,但也常不增强。

六、治疗与预后

手术是有效的治疗措施。手术目的是切除癫痫灶,控制癫痫发作。

DNT 预后良好,即使手术仅对病灶部分切除亦可满意控制癫痫发作。肿瘤本身一般不影响患者生存。

第六节　小脑脂肪神经细胞瘤

小脑脂肪神经细胞瘤(cerebellar liponeurocytoma)是一少见的肿瘤,由有不同程度脂化的神经元瘤细胞构成。Bechtel 等于 1978 年首次描述了这一肿瘤。WHO Ⅱ级。

一、流行病学

小脑脂肪神经细胞瘤已被报道超过 40 例。平均发病年龄 53 岁,常见于 58—60 岁。男女发病比例接近 1∶1。

二、病　理

1. 光镜下　由小神经元细胞组成。特征性表现为不同比例的瘤细胞有胞质内空泡,典型的空泡为大的单个空泡。在脂化区,瘤细胞的核移位,被推到细胞的一边,类似于成熟的脂肪细胞。细胞质内的脂质在冷冻切片上通过油红 O 染色识别。有丝分裂活性低。坏死和血管内皮增殖罕见。

2. 免疫组化　NSE、MAP-2、synaptophysin 及 GFAP 常为阳性。MIB-1 指数通常在 1%～3%。

3. 电镜　肿瘤胞质中大而无膜的脂质沉积。不过这种细胞保有神经元分化特征,包括致密神经分泌颗粒,微管和有透明小泡的突触连接。

三、临床表现

1. 最常见的是颅高压,包括头痛、呕吐、意识改变。

2. 其他症状包括头晕、烦躁不安、步态不稳、频繁跌倒、视觉症状和其他小脑或脑干的功能丧失。

四、辅助检查

1. 头 CT　最常累及小脑半球，但也可位于旁中央区或小脑蚓部，并可突入脑桥小脑三角或第四脑室。典型的肿瘤边界清楚，但有占位效应。肿瘤呈等或低密度，并有局灶性显著低密度区，对应于脂肪密度。

2. 头 MRI　T_1WI 呈等到低信号，其内有片状的高信号区。T_2WI 稍高信号，局灶性更显著的高信号区。肿瘤呈不均匀增强或轻微增强。无瘤周水肿或轻微水肿。抑脂像有助于此瘤的术前诊断。

五、诊断和鉴别诊断

1. 髓母细胞瘤　好发于儿童和青少年。组织学上有典型的髓母细胞瘤组分，缺乏类似于脂肪细胞瘤的空泡样肿瘤细胞，可作为鉴别的特征。

2. 小脑的少突胶质瘤和透明细胞室管膜瘤　这两种肿瘤组织学上缺乏突触素和 MAP-2 表达。

六、治疗与预后

标准治疗是手术全切。对局部复发的肿瘤可选择放疗，如选用放疗，一般也局限于颅后窝。

由于这种肿瘤少见且缺乏长期随访数据，所以判断预后较困难。目前认为其有相当的复发率(50%)。

第七节　小脑发育不良性神经节细胞瘤

小脑发育不良性神经节细胞瘤(cerebellar dysplastic gangliocytoma,)又称 Lhermitte-Duclos 病(Lhermitte-Duclos disease, LDD)，1920 年由 Lhermitte 与 Duclos 首先发现，被认为是小脑神经节细胞过度增生，而取代颗粒细胞与浦肯野细胞形成的错构瘤样病变。WHO Ⅰ级。

一、流行病学

LDD 极少见，目前文献报道的仅 71 例。其中有 11 例伴发 Cowden 综合征(全身黏膜、皮肤多发性错构瘤与肿瘤，包括肠息肉病、甲状腺肿、乳腺纤维囊性病、乳腺癌及甲状腺癌等)。近来发现部分 LDD 患者有家族史。发病年龄从出生到 60 岁，常见于 30—40 岁。大多数肿瘤位于小脑，也有报道见于下丘脑和脊髓。无性别差异。

二、病　理

1. LDD 外观　呈增大、肥厚变形的小脑叶。肿瘤边界欠清，表面呈黄白色，质地硬，血供不丰富。

2. 光镜下　见小脑半球白质减少，由颗粒层异常增生的神经节细胞构成，颗粒细胞与浦肯野细胞明显减少，分子层内含较多的有髓神经纤维。增生的神经节细胞的轴突朝着皮质方向平行的排列，少数细胞有核分裂。

3. 免疫组化　在神经节细胞内突触素为强阳性，而波形蛋白(vimentin)为阴性。

三、临床表现

1. 临床上主要以颅高压症状与脑积水为主要表现。

2. 后期可有小脑症状与脑神经受损表现。约 1/3 患者可有巨颅症。

3. 可合并其他的中枢神经系统畸形，如脊髓积水、脑灰质异位、巨脑症和Ⅰ型 Chiari 畸形。

4. 伴有 Cowden 综合征者另可伴发全身皮肤黏膜上的错构瘤及其他部位的肿瘤或肿瘤样病变。

四、辅助检查

1. 头颅 CT　呈低密度影，无强化，可有钙化。

2. 头颅 MRI　可见小脑半球异常增大。肿瘤无占位效应，T_1WI 为低信号，T_2WI 为高信号，无强化。

五、鉴别诊断

应与低级别胶质瘤和错构瘤鉴别，通过组织病理学鉴别。

六、治疗与预后

全切肿瘤可达到治疗目的，预后良好。

第八节 其他肿瘤

一、脑室外神经细胞瘤(WHOⅡ级)

发生在脑室外脑实质内,在形态上及生物学行为上与中枢神经细胞瘤类似,因此 2007 年新分类中增加了脑室外神经细胞瘤这一类型。与中枢神经细胞瘤相比,除了具有中枢神经细胞瘤的基本组织结构形态外,该肿瘤内常含有分化了的神经节细胞。

二、副神经节瘤(WHOⅠ级)

中枢神经系统的副节瘤几乎都位于脊髓的马尾、终丝部位,大部分见于成年人。

1. 镜下 肿瘤由大小一致的伴有神经分化的细胞构成团巢状结构,周边由间质细胞及血管分割。

2. 免疫组化 肿瘤细胞表达神经元标记物,支持细胞表达 S-100。

三、下丘脑错构瘤(WHOⅠ级)

先天性非肿瘤性的成熟的下丘脑组织。是一种中线神经管闭合不全综合征,约发生在妊娠期第 1 个月末。

镜下病变由大的神经元、少许胞质的反应性星形细胞组成,在不了解病史及影像的情况下,很难判定为不正常病理切片。

四、乳头状胶质神经元肿瘤(WHOⅠ级)

肿瘤多发生在近脑室旁的深部白质,伴显著的囊性变。由单层的核呈圆形或卵圆形立方细胞围绕玻璃样变的血管构成假乳头结构。另一成分为成片的或局灶的混合了成熟的节细胞,以及由神经元向节细胞过度的不同阶段的神经细胞,该肿瘤预后良好。

五、第四脑室伴菊心团形成的胶质神经肿瘤(WHOⅠ级)

该肿瘤曾被认为小脑发育不良性神经上皮瘤,由 Komori 等于 2002 年首先作为独立的疾病实体提出,肿瘤好发于中青年人,平均发病年龄为 32 岁,女性较为多见,主要临床症状为头痛及共济失调,肿瘤位于第四脑室及其周围组织。影像学上表现为界限清楚的实性或多囊性的占位病变,可见增强。镜下主要由两种结构构成,一种是由神经细胞围血管构成的假菊心团结构,另一种是中心由细胞突构成的 Homer-wringt 菊心团结构。

(黄 强)

参考文献

[1] Rheims S, Rubi S, Bouvard S, et al. Accuracy of distinguishing between dysembryoplastic neuroepithelial tumors and other epileptogenic brain neoplasms with [11 C] methionine PET. Neuro-Oncology, 2014: 1-10

[2] 杨树源,只达石.神经外科学.北京:人民卫生出版社,2008:530-536

[3] 赵继宗.神经外科学.北京:人民卫生出版社,2007:384-386

[4] 赵继宗.颅脑肿瘤外科学.北京:人民卫生出版社,2004:943-952

[5] 沈天真,陈星荣.神经影像学.上海:上海科技出版社,2003:711-721

[6] Zhang JG, Hu WZ, Zhao RJ, et al. Dysembryoplastic Neuroepithelial Tumor: A Clinical, Neuroradiological, and Pathological Study of 15 Cases. J Child Neurol, 2013, 10

[7] Patel DM, Schmidt RF1, Liu JK. Update on the diagnosis, pathogenesis, and treatment strategies for central neurocytoma. J Clin Neurosci, 2013, 20: 1193-1199

[8] Miguel GG, Ramón SG, Andrea AA. Desmoplastic infantile and non-infantile ganglioglioma. Review of the literature. Neurosurg Rev, 2011, 34: 151-158

[9] Wang M, Jia D, Shen J, et al. Clinical and imaging features of central neurocytomas. J Clin Neurosci, 2013, 20: 679-685

[10] Nishimoto T, Kaya B. Cerebellar liponeurocytoma. Arch Pathol Lab Med, 2012, 136: 965-969

第31章

胚胎性肿瘤

胚胎性肿瘤(embryonal tumors)是指一类瘤细胞与原始、未分化的神经上皮细胞相似的肿瘤，包括髓上皮瘤、髓母细胞瘤、大脑原始神经外胚叶肿瘤、神经母细胞瘤、室管膜母细胞瘤。此类肿瘤在病理学上都具有原始的组织学形态，并相对恶性程度高。其中髓上皮瘤、髓母细胞瘤及大脑原始神经外胚叶肿瘤与其他胚胎源性神经上皮肿瘤不同，其同时具有向神经母细胞与胶质母细胞分化的能力。2007年WHO中枢神经系统肿瘤分类将髓母细胞瘤、中枢神经系统原始神经外胚层肿瘤、非典型畸胎样/横纹样肿瘤均定义为WHO Ⅳ级。

第一节　髓母细胞瘤

髓母细胞瘤(medulloblastoma,MB)这一名词由Bailey和Cushing于1925年首先提出，指的是一种位于小脑中线部位明显高度恶性的小细胞肿瘤。直到1983年，Rorke、Becker和Hinton提出所有恶性小细胞肿瘤，包括髓母细胞瘤应统一命名为原始神经外胚层肿瘤(PNETs)，并应根据肿瘤所在部位进一步区分。之前，Hart和Earle曾使用PNET这个词来指起源于幕上的恶性小细胞肿瘤，并认为这些肿瘤来源于原始胚胎细胞。髓母细胞瘤是否应归于PNET还是应单列出来目前仍有争议。最新的WHO分型将髓母细胞瘤列为一种胚胎细胞性的肿瘤。一般来说，颅后窝PNET与髓母细胞瘤是同一个概念。2007年WHO中枢神经系统肿瘤分类将髓母细胞瘤分为如下四个亚型：促纤维增生型/结节型髓母细胞瘤、伴广泛结节的髓母细胞瘤、间变型髓母细胞瘤、大细胞髓母细胞瘤。

一、流行病学

髓母细胞瘤在全部小儿中枢神经系统原发肿瘤中约占20%。此病常见于儿童，极少见于成人，在成人中枢神经系统肿瘤中不到1%。髓母细胞瘤在3—4岁及8—9岁的儿童中呈现两个发病高峰。超过这一年龄段发病率则明显下降。另一发病高峰在20—25岁。男性更多见，据报道，男女之比为(1.5～2)∶1。髓母细胞瘤国内报道占颅内肿瘤的4.0%，神经上皮肿瘤的9.4%。

二、分子生物学

髓母细胞瘤可以是散发的，也可能是遗传性神经肿瘤综合征的一部分。与髓母细胞瘤相关的遗传性神经肿瘤综合征包括Gorlin综合征、Turcot综合征、Li-Fraumeni综合征及非常少见的Rubinstein-Taybi综合征和Coffin-Siris综合征。有关髓母细胞瘤的细胞遗传学和分子生物学研究发现。

1. 细胞遗传学　研究发现，髓母细胞瘤涉及多条染色体的异常，如染色体8、9、10、11和16的非随机丢失及染色体1、7和9的获得，以及17号染色体的异常。其中17号染色体异常是髓母细胞瘤细胞遗传学研究的主要结果。17q等臂染色体(isochromosome 17q,i17q)出现在约1/3的髓母细胞瘤病例中。30%～50%的髓母细胞瘤出现17p的丢失，其中位于17p的TP53基因最受关注，但TP53的突变只在不足10%的散发性髓母细胞瘤中出现。

2. 细胞信号通路的失调　髓母细胞瘤突变的基因涉及几个细胞信号通路，如Sonic Hedgehog、Wnt、Notch and Myc。

(1)Gorlin综合征是一常染色体显性遗传病，

以发育缺陷、易患基底细胞癌、横纹肌肉瘤和髓母细胞瘤为特征。在Gorlin综合征中，有PTCH1基因突变。PTCH1基因编码Sonic Hedgehog通路的细胞表面受体。Hedgehog/PTCH通路控制小脑外颗粒层的正常发育。此通路的突变见于30%的散发髓母细胞瘤，主要为促纤维增生型/结节型髓母细胞瘤。

(2)Wnt通路通过腺瘤性结肠息肉病(APC)基因参与胚胎脑发育。APC基因突变见于Turcot综合征，其与结肠癌相关。然而，此综合征患者也易患胶质母细胞瘤和髓母细胞瘤。APC与β-catenin形成复合物，激活Wnt通路导致β-catenin降解减少。活性Wnt突变也见于大量的髓母细胞瘤，并且大多数涉及β-catenin。它们与survivin水平的增高相关，survivin可导致不依赖于肿瘤分期或组织学因子的差的临床预后。

(3)第三个细胞信号通路是Notch，在小脑中主要是Notch2。Notch通路的激活导致螺旋基元转录因子HES1和HES5的增加，HES1表达与髓母细胞瘤的生存期缩短相关，在异种移植模型中，Notch抑制剂可诱导凋亡和抑制细胞增殖。

(4)Myc家族属于原癌基因，在细胞周期调控、细胞增殖和分化中起主要作用。c-Myc在许多癌症中表达异常，包括髓母细胞瘤，达40%的c-Myc过表达率。在髓母细胞瘤中c-Myc过表达与大细胞亚型和间变亚型相关，并使生存期缩短。n-Myc表达异常较少见，也与差的生存期相关，但其相关性不如与c-Myc的相关性强。不同髓母细胞瘤亚型与不同细胞信号通路异常相关的事实提示它们起源于不同的细胞。髓母细胞瘤的两个可能的细胞起源是小脑外颗粒层的干细胞(促纤维增生型/结节型)和脑室室管膜下基质的干细胞(典型)。

(5)最近几年，随着高通量方法应用于转录组学，关于MB生物学的知识进展更快。基于肿瘤标本的基因表达型，MB被分为不同的亚组。目前一致的意见，MB被分为四组：WNT、SHH、组3和组4。

①WNT组MB：在这组包括约10%的MB，编码β-catenin的CTNN1基因的体细胞突变导致WNT通路的超激活，使β-catenin抗降解，导致其在核内积聚，其下游增殖相关基因持续转录。少数患者有APC肿瘤抑制基因的种系突变，其导致Turcot综合征患者失去对WNT通路的抑制。WNT组MB患者常为年龄较大的儿童，组织学上一般为典型MB，大多数肿瘤无转移。这组的预后好，生存率达90%，适合于降阶梯治疗。

②SHH组MB：大多数有PTCH抑癌基因种系突变的Gorlin综合征的患者属于SHH组MB，大部分SHH组患者有SHH通路中几个基因之一的体细胞突变，如PTCH1，SUFU，SMO。SHH组MB大多数是促纤维增生亚型和广泛结节型肿瘤，典型MB、大细胞和间变型也可见到。许多SHH组MB无转移，年龄分布呈两个不同的阶段：主要是婴儿/幼儿，其次是成人。促纤维增生型/结节型和广泛结节型的婴儿和幼儿的预后好，这些患者适宜降阶梯治疗。

③组3MB：组3MB主要见于婴儿和儿童，罕有青少年，无成人。男性多于女性，确诊时转移高发。这组患者预后最差。多数大细胞型或间变型MB属于这组，这组中最常见的组织学亚型是典型MB。大多数有Myc扩增的病例归于此组。靶向Myc通路和TGF-β通路的药物可用于此组患者。

④组4MB：这组是最常见的MB，发生于所有年龄，部分有转移，预后中等。无遗传倾向。大多数病例发现17q等臂染色体。是分子生物学知识最缺乏的一组。

三、病因病理

1. *肿瘤部位*　髓母细胞瘤是一种极度恶性的神经上皮性肿瘤。在儿童髓母细胞瘤主要发生于小脑中线部位，起源于小脑下蚓部绒球小结叶或下髓帆，约占2/3。尤以婴幼儿位于中线者居多。其余1/3髓母细胞瘤发生于小脑半球和Ⅳ脑室。在青少年和成人，有50%～60%的髓母细胞瘤位于小脑半球外侧，充满小脑延髓池并经枕骨大孔突入椎管，或向脑桥小脑三角发展。有15%～36%的髓母细胞瘤可侵犯脑干。髓母细胞瘤细胞可随脑脊液在蛛网膜下腔播散种植。种植转移最常见的部位为脊髓马尾部，椎管其他部位及小脑半球、大脑半球亦可发生种植。另外，文献中有报道，髓母细胞瘤还可发生颅外转移，转移部位包括骨骼系统、腹腔、淋巴结和肺，但此类情况临床罕见。

2. *肿瘤起源*　目前认为，肿瘤细胞起源分为两种情况。

(1)起源于小脑胚胎的外颗粒层细胞。正常情况下，此层细胞约在出生后1年半内逐渐消失。

(2)起源于下髓帆室管膜下的原始细胞，这些细胞可能在出生几年后仍然存在。

成人及大龄儿童的肿瘤主要来源于前者，小龄儿童的肿瘤主要来源于后者。

3. *肿瘤的形态*　髓母细胞瘤位于小脑蚓部，通常起自下髓帆。肿瘤呈粉紫色，质软松脆，边界不清。可有出血坏死灶，但囊性变少见。促纤维增生型因有大量结缔组织成分而使肿瘤质地变得较坚硬。

4. *光镜下特点*　显微镜下病理典型的髓母细胞瘤细胞丰富，由核深染，核仁明显，胞质稀少的小圆形嗜碱性细胞构成。核分裂象多见，且可为异型分裂。可见到出血灶，坏死灶范围一般不大，内皮增生不明显，通常可见结节纤维背景。最常见的景象是层叠的细胞。可见 Homer-Wright 假玫瑰花结节(为成神经细胞分化的标志)。肿瘤似乎有假包膜，但显微镜下可见肿瘤细胞侵犯周围脑组织，常累及软脑膜和蛛网膜下腔。最常见的亚型为促纤维增生型/结节型髓母细胞瘤，特别多见于大龄儿童及成人。它与经典髓母细胞瘤的区别在于前者肿瘤组织内存在网硬蛋白和胶原构成的细胞间基质网络，该结构将成簇的典型髓母细胞瘤细胞分隔成小岛状。这种亚型在儿童髓母细胞瘤中占10%，在成人髓母细胞瘤中占20%。

四、临床分期

1969 年，Chang 等首次提出了基于最初的影像学和手术中评估的髓母细胞瘤的分期体系(表 31-1)。最近 10 年中，此分期系统中 T 因素已被证实与预后无相关性，这样就被舍弃。然而 M 因素仍很重要，因为有助于治疗策略的选择。

现行的分期方案将髓母细胞瘤患者分为标准危险及高度危险两类(表 31-2)：年龄<3 岁、术后肿瘤残余灶>1.5cm^2 或有任何肿瘤播散证据($M_{1\sim4}$)者被归为高度危险组，年龄≥3 岁、术后肿瘤残余灶<1.5cm^2、经颅脊髓 MRI 和 CSF 病理证实为 M_0 者被归为标准风险组。

表 31-1　髓母细胞瘤 Chang 分期法

T_1	肿瘤直径<3cm，局限于小脑蚓部中线位置，第四脑室顶部或小脑半球
T_2	肿瘤直径≥3cm，累及 1 个邻近的结构或部分充填于第四脑室
T_{3A}	肿瘤直径≥3cm，肿瘤进入导水管，枕骨大孔或侧孔，并因此引起脑积水
T_{3B}	肿瘤直径≥3cm，侵犯脑干
T_4	肿瘤直径≥3cm，穿过导水管，侵犯中脑以及第三脑室，或向下突破正中孔
M_0	无转移灶
M_1	脑脊液的肿瘤细胞学检查为阳性
M_2	肉眼可见的小结节播散于小脑、大脑的蛛网膜下腔或第三脑室及侧脑室
M_3	肉眼可见小结节播散至脊髓的蛛网膜下腔
M_4	出现中枢神经系统以外的转移

表 31-2　髓母细胞瘤的现代分期

影响因素	标准危险组	高度危险组
年龄	≥3 岁	<3 岁
手术切除程度	几乎全切；残余灶<1.5cm^2	次全切；残余灶>1.5cm^2
转移	M_0	$M_1\sim M_4$

五、临床表现

髓母细胞瘤恶性程度高，生长快，病程短，平均病程在 4 个月左右，年龄越小病程越短。主要表现颅内压增高症状和小脑损害症状。

1. *颅内压增高症状*　髓母细胞瘤生长迅速，可充满第四脑室，5%～10%的髓母细胞瘤因肿瘤自发出血造成急性脑脊液循环梗阻，引起梗阻性脑积水，不具有特异性的颅压高症状；不同年龄的病人症状有所不同，婴幼儿由于不能进行语言表达，可表现呕吐、精神淡漠或易激惹，精神运动发育(psychomotor development)受限甚至倒退。年龄大的儿童或成人可主诉头痛，晨起明显或睡眠中痛醒。早期的头痛常位于额部，渐转为枕部，或伴有颈强直和头部歪斜，可能与小脑扁桃体下疝有关。颅内压增高和肿瘤压迫延髓呕吐中枢均可导致呕吐，呈喷射性，与进食无关。头痛、呕吐是髓母细胞瘤最常见的早期临床表现。颅内压增高还可引起病人眼底视盘水肿，而出现视物模糊；展神经麻痹病人可出现复视。尚可因颅内压增高而出现发作性强直性痉挛及枕骨大孔疝，压迫和刺激上颈段神经根或出现保护性反射，而发生颈强直及强迫头位。

2. *小脑损害症状*　肿瘤主要破坏小脑蚓部，表现为身体平衡障碍，走路及站立不稳。因肿瘤侵犯下蚓部者更常见，所以多数患儿表现向后倾倒。肿瘤发生在小脑蚓部者或偏向一侧发展者，表现为有肢体共济运动障碍。肿瘤原发于小脑半球者可出现持物不稳，指鼻试验和跟膝胫试验阳性。有些患者尚有构音不良（小脑性语言）。肌张力和腱反射多数低下。眼球震颤。当肿瘤侵犯到脑干，病人可出现脑神经功能异常，如面瘫，吞咽和语言功能障碍。肿瘤自第四脑室侧孔向小脑脑桥三角发展时，第Ⅶ、Ⅷ对脑神经麻痹则是疾病的早期表现。

3. *其他症状*　慢性进行性颅内压增高可导致双侧展神经不全麻痹而出现复视，表现为双眼向内斜视，眼球向外侧注视时运动不到位。部分患儿可出现双侧锥体束征，这是肿瘤体积增大向前压迫脑桥所致。晚期患儿出现小脑危象，表现为意识突然丧失，呼吸缓慢，伴双侧病理征阳性，或去大脑强直等，其原因为颅内压急剧升高，发生小脑扁桃体下疝或肿瘤对脑干的直接压迫加重等。髓母细胞瘤的转移症状为本病的一个重要特点。常见的部位是脊髓，尤其是马尾部。髓母细胞瘤就诊前约 1/3 病人已有软脑膜转移，年龄越小发生率越高，如出现背痛或局部放射性疼痛则高度支持脊髓转移。确诊时，伴随中枢神经系统以外的转移少见。本病常见的神经系统以外的转移，骨骼转移占 80%，亦可转移至骨髓、淋巴结、肝和肺。

六、辅助检查

1. *头颅 X 线平片*　幼儿颅内压增高常出现头颅增大、颅骨变薄和颅缝分离，年龄较大者亦可有脑回压迹增加，蝶鞍后床突和鞍背骨质吸收，肿瘤发生钙化者罕见。

2. *头颅 CT*　位于中线的髓母细胞瘤的 CT 表现较典型，肿瘤一般边界清楚类圆形，呈略高密度影，部分病例可出现囊变、钙化、出血。瘤周有低密度水肿带。第四脑室受压变形，向前移位或闭塞、消失，幕上脑室不同程度扩大。如肿瘤发生脑室室管膜转移，脑室周边则出现完全或不全稍高密度病变影，注射造影剂后，肿瘤呈均匀强化，与瘤周组织界线更清楚。位于小脑半球的髓母细胞瘤 CT 表现很不典型，平扫可见病变呈稍高密度影，注射对比剂后病灶稍有增强，因很少发生梗阻性脑积水，故此部位的肿瘤易与幕下脑膜瘤及小脑半球星形细胞瘤混淆。

3. *头颅 MRI*　MRI 无特异表现，一般是长 T_1、长 T_2 信号，T_1 加权像肿瘤呈低信号，第四脑室受压前移；T_2 加权像呈类圆形高信号，肿瘤强化明显。由于肿瘤中心多位于小脑偏心侧的下蚓部，此特点有助于临床诊断。另外，矢状位像肿瘤一般位于第四脑室头端，这一点有别于自第四脑室尾端生长的室管膜瘤。

4. *脑脊液检查*　因多数髓母细胞瘤患者有明显颅内压增高，腰椎穿刺有相当的危险性，但对眼底检查无双侧视盘水肿者可谨慎施行，放出 1～2ml 脑脊液，常规化验检查及寻找瘤细胞。通常腰椎穿刺可证实颅内压增高，蛋白含量及白细胞数可增多，由于髓母细胞瘤的瘤细胞可经蛛网膜下隙随脑脊液播散转移，故可在脑脊液中检出瘤细胞。

七、诊断及鉴别诊断

儿童出现无明显诱因的持续性头痛，反复发作的呕吐或伴有走路不稳等症状，都应进一步检查。如发现眼球震颤、平衡障碍、走路不稳、强迫头位及 X 线平片有颅内压增高征象时，即应高度怀疑髓母细胞瘤的存在，可进一步采用头部 CT 或 MRI 检查，如表现为颅后窝中线部病变更有助于诊断。

髓母细胞瘤主要与以下疾病鉴别。

1. *第四脑室室管膜瘤*　发病年龄一般较髓母细胞瘤为晚，主要发生在儿童及青年。室管膜瘤病程较髓母细胞瘤长，起源于第四脑室的室管膜瘤，早期因刺激第四脑室底诸神经核而引起呕吐。小脑的实质性损害症状不如髓母细胞瘤严重。

2. *小脑星形细胞瘤*　多发生于儿童的小脑半球，病程较长，主要表现为小脑运动性共济失调，而髓母细胞瘤则以平衡障碍为主。颅骨 X 线平片钙化率较髓母细胞瘤高，常可见肿瘤侧枕骨鳞部骨质吸收变薄等。

3. *脉络丛乳头状瘤*　此肿瘤多发于第四脑室及侧脑室。发病年龄较髓母细胞瘤大。病程一般较髓母细胞瘤长。病人常以高颅压为主要表现，头颅CT可见肿瘤呈高密度影，边缘不规则，钙化较髓母细胞多。注射造影剂后，肿瘤增强明显。

八、治　疗

在过去几十年中，髓母细胞瘤患者的生存期不断提高。目前主要的治疗办法包括尽可能的全切肿瘤、脑脊髓放射治疗及化疗。

1. 手术是髓母细胞瘤的主要治疗手段，手术的目的在于：①明确病理诊断；②最大程度切除肿瘤；③恢复脑脊液循环通路。对于继发于髓母细胞瘤所致的脑积水，目前绝大多数作者认为，以大剂量皮质激素治疗，尽早手术切除肿瘤及术后脑室外引流为主，而不主张切除肿瘤之前行脑室分流术。真正需术后行分流术的占10%～30%。应注意，分流术后肿瘤有沿分流管播散的可能。

(1)手术体位：可采取坐位、俯卧位及侧卧位。坐位在儿童手术中的应用已经减少。因为坐位更易出现空气栓塞、幕上硬膜下出血及术后出现血肿。此外，儿童取坐位较为困难，还易出现低血压的情况。侧卧位在某些方面比俯卧位更有优势。术者操作更舒适，对手术野的出血和脑脊液更容易清理，气管内插管的通路更方便，减少胸部所受压力从而缓解颅内静脉的充血。由于俯卧位需要用头架固定，因此并不适合于婴幼儿。4岁以上的儿童则完全可以使用俯卧位。2—3岁儿童使用俯卧位需要比较小心，2岁以下的儿童可用马蹄形头托，侧卧位是这一年龄段患儿手术的最好选择。

(2)手术切口：自枕骨粗隆上方到颈2水平的垂直中线切口。沿着枕骨对枕部肌肉进行分离，但一般应避免分离肌肉与颈2的附着，我们应做开颅术而不是颅骨切除术，因为这样关颅后可避免肌肉与脑膜的粘连，更符合解剖学要求。颅骨的切开应到达枕骨大孔水平，极少情况下需要切除颈1后弓。硬脑膜采用标准的Y形切开。

术中见肿瘤位于中线，可突出于正中孔，小脑扁桃体常被挤向外侧，可辨别出上段颈髓、第四脑室闩及第四脑室底的尾端。在切除肿瘤之前的关键一步就是要首先探明肿瘤与脑干的关系。如果肿瘤尚未侵犯脑干的话，这时可轻抬肿瘤，在肿瘤下方垫入脑棉以保护第四脑室底部。即使肿瘤已侵犯脑干，这一步骤也有助于探明肿瘤与脑干的相对位置。然后确定肿瘤向侧方侵犯的情况及与小脑脚的关系。一般需要由下向上切开小脑蚓部，以探明肿瘤的上界。充分打开小脑延髓裂有时可减少小脑蚓部的切开。肿瘤与小脑的界面一般清晰可见，在肿瘤内减压前最好先沿肿瘤边界做最大限度的游离。肿瘤上极切除后，即可进入第四脑室上端。在分离肿瘤下极时应严格保护双侧小脑后下动脉及小脑上动脉进入脑干的返动脉，以免误伤后引起脑干缺血和功能衰竭。在处理肿瘤上极时，关键要打通中脑导水管出口。

2. 放疗：髓母细胞瘤对放射线高度敏感，因此无论肿瘤是否完全切除或有残留，都应在术后尽早进行全头颅及椎管的放射治疗。一般主张在术后的4～6周开始放疗，最迟不要超过50d，因放疗开始时间的延长会使预后变差。放疗部位应包括全脑、颅后窝和脊髓。放疗剂量根据患者年龄而定，剂量要足。对于标准危险组有两种放疗方案可供选择：标准方案为全脑脊髓剂量为30～60Gy，颅后窝剂量为54～55.8Gy，放疗期间不进行同步化疗；减量方案为全脑脊髓剂量为23.4Gy，颅后窝剂量为54～55.8Gy，放疗期间辅以同步化疗。对于高危险组只采用上述标准方案。3岁以内暂不放疗，可行化疗，待4岁后再行全脑脊髓放疗。

3. 化疗：目前化疗已作为大多数患者的辅助治疗策略，而过去化疗只针对婴儿(<3岁)患者延迟或不进行放疗的选择和高危险组患者的辅助治疗。对于标准危险组患者，在行放疗＋同步化疗(长春新碱)后，行8个周期的辅助化疗(洛莫司汀＋长春新碱＋顺铂)。对高危险组患者，推荐的辅助化疗方案为顺铂＋卡铂＋环磷酰胺＋长春新碱。为了进一步改善患者的生存率，目前正探索大剂量化疗＋自体干细胞移植的化疗策略，应用于传统脑脊髓放疗和化疗后或术后为了延迟放疗的婴儿。

九、并 发 症

(一)手术并发症

1. *小脑缄默症*　文献报道，小脑缄默症(cerebellar mutism)发生率约为12%，特征性表现是在术后24～48h病人突然停止说话，伴有明显的情绪不稳和小脑共济失调，伴有或不伴有偏瘫。病人情绪不稳和偏瘫可持续数周，小脑共济失调可持续数月。语言恢复之初可表现为语言节律不稳定，完全恢复语言功能需2～6个月。引起小脑缄默症的解剖部位尚有争议，可能位于齿状核、小脑脚和脑干。

2. *无菌性脑膜炎*　主要表现为手术后头痛、畏光、发热、颈强直等。可能与切除肿瘤过程中血性脑脊液进入蛛网膜下腔有关。故术中应严格止血，注意蛛网膜下腔和脑室系统的保护，严密缝合硬脑膜。

3. *其他*　随着显微神经外科技术的发展和麻醉技术的提高，髓母细胞瘤的手术死亡几乎为零。但手术后颅内血肿、气颅、小脑肿胀和脑神经损伤的发生率仍然很高，约为26%；术后最常见的并发症仍是小脑共济失调，多为暂时性，术后数周后可以恢复。手术后一过性同侧肢体辨距不良(dysmetria)和脑神经功能异常，如展神经麻痹、面瘫和声带麻痹与损伤第四脑室底有关。

(二)放射治疗后并发症

由于髓母细胞瘤放射野较广，放射量大。放射损伤可累及多器官。血液系统的变化常是急性或亚急性损伤后的表现；而精神运动发育迟缓，内分泌异常等常是放射治疗后迟发的并发症。3岁以下的儿童应避免放射治疗。

1. *血液系统*　放射治疗后的贫血常是暂时的，外周血中的淋巴细胞对放射治疗最为敏感，放射治疗后淋巴细胞可减少至放射治疗前的17%～35%，且恢复较慢，达正常水平计数需6年。在放射治疗中期血小板继中性粒细胞下降而迅速减少，血红蛋白亦逐渐下降。

2. *精神运动发育迟缓*　精神运动发育迟缓(psychomatar retardation)是儿童髓母细胞瘤放射治疗后最为引人关注的严重的后遗症，主要表现为智力退化，发现放射治疗后儿童的智商进行性下降。

3. *内分泌异常*　放射治疗后内分泌异常主要表现为下丘脑-垂体轴、甲状腺、生殖腺等功能的异常。当全脑照射量超过24Gy，50%的病人可出现生长激素分泌异常，有70%～80%患儿放射治疗后出现对生长激素的刺激反应不足。放射治疗后患儿可出现身材矮小，放射治疗对生长激素作用的影响可以是潜在性的，甚至在放射治疗后数年才表现出来。甲状腺功能异常多为亚临床型，发生率为43%～68%。早期测定甲状腺激素水平有助于发现这种异常。甲状腺激素水平异常使儿童放射治疗后甲状腺肿瘤的发生率增加。性腺功能异常是因放射对卵巢或睾丸的损伤所致，女孩比男孩多见，占青春期髓母细胞瘤病人的20%。

十、预　后

髓母细胞瘤预后欠佳。但近年来随着手术技巧的提高，肿瘤全切或次全切除的比例增高，由于术后常规脑脊髓放疗的实施，患者的生存率有明显提高。目前，髓母细胞瘤的5年生存率为50%～60%，10年生存率为28%～33%。在某些报道中，5年生存率甚至达到80%～100%。患者的发病年龄、肿瘤的临床分期与治疗措施与患者的预后有关。年龄愈小，预后愈差，儿童患者的5年生存率明显低于成人患者，分别为34%与79%，而10年生存率则较为接近，为25%～28%，无显著差别。

髓母细胞瘤的复发多见于术后第2～4年。对于复发髓母细胞瘤手术及放疗效果均不如初发肿瘤。复发后除个别患者可生存5年以上外，一般不超过2年。

第二节　中枢神经系统原始神经外胚层肿瘤

中枢神经系统原始神经外胚层肿瘤(primitive neuroectodermal tumor，PNET)为1973年Hart与Erle首先提出，用来描述一种原始未分化的儿童幕上肿瘤。肿瘤内的少量原始神经外胚叶细胞可分化成神经胶质或神经母细胞。之后有学者认为幕下的髓母细胞瘤在组织学上与原始神经外胚叶肿瘤相同。由于两者在起源及临床上不同，均有各自特点。因此将髓母细胞瘤专指幕下的原始神经外胚叶肿瘤。2007年WHO中枢神经系统肿瘤分类中，将PNET分为四个亚型：神经母细胞瘤、神经节母细胞瘤、髓上皮瘤、室管膜母细胞瘤。

一、幕上原始神经外胚层肿瘤

幕上原始神经外胚层肿瘤(PNET)的定义是位于大脑或鞍上的、由未分化或低分化的神经上皮细胞所构成的高度恶性的肿瘤，肿瘤细胞可沿神经元细胞、星形细胞、室管膜细胞、肌细胞或黑色素细胞谱系分化，如向神经元细胞分化十分明显，则构成神经母细胞瘤；如还有神经节细胞出现，则为节细胞神经母细胞瘤；如向室管膜细胞分化明显，则构成室管膜母细胞瘤等其他亚型肿瘤。

(一)流行病学

幕上原始神经外胚胎层肿瘤十分少见，仅占整个脑肿瘤的0.1%左右，占儿童幕上肿瘤的1%～5%。一般发生于10岁以下儿童，大多数发生于5岁以下儿童，但也可见于70岁以上老人，发病无性别倾向。多发生于额和颞叶，位置常较深。

(二)病理

1. 肉眼所见为巨大实质性肿块，边界清楚。常见坏死、钙化、囊变、出血，可见丰富的新生肿瘤血管。

2. 镜下，肿瘤为未分化小细胞密集排列而成，细胞核大呈高度异染性，细胞质少，有丝分裂多见。与上述髓母细胞瘤所见相仿。

(三)临床表现

1. 颅内压增高，头围增大异常迅速，巨颅。

2. 发生于大脑者多出现癫痫、意识障碍、颅内压增高和运动功能失常等表现。

3. 发生于鞍上者可出现视力和视野失常。

(四)辅助检查

1. *头颅平片*　可见头围增大和颅缝增宽等非特异性表现。

2. CT　显示的肿瘤常较大，一般都大于6cm，最大可达15cm之多。肿瘤边界常较清楚，占位效应常明显，但不伴或只伴有轻度瘤周水肿。病灶密度常不均匀。坏死、囊变和钙化较常见。注射造影后肿瘤几乎都有不均匀增强，一般表现为围绕坏死或囊变区的实质部分增强，呈环状或结节状。

3. MRI　T_1WI平扫信号强度甚不均匀，坏死和囊变为低信号区，钙化和呈流空现象的肿瘤血管为无信号区，亚急性出血为高信号区，肿瘤的实质部分为等或略低信号区。T_2WI往往为信号不均匀的高信号区，常见有代表钙化和含铁血黄素的低信号区。肿瘤较大者居多，占位较明显，瘤周水肿轻或无。注射造影剂后，肿瘤常呈不均匀性强化。增强后显示的各种形态的脑膜增强，提示为脑膜和蛛网膜下隙种植。

4. *脑血管造影*　可见局部占位征象，多为无血管病灶，偶尔也可见较丰富的肿瘤血管。

(五)诊断及鉴别诊断

1. 在10岁以下儿童，显示部位较深、巨大、含坏死、囊变、出血和钙化的占位病灶，而瘤周水肿又不甚明显时，应考虑本症的诊断。

2. 主要的鉴别诊断应包括其他幕上胚胎性肿瘤，室管膜瘤，星形细胞肿瘤和脉络丛肿瘤。

(六)治疗

手术、放疗、化疗等综合措施是肿瘤治疗原则。术后放疗剂量宜大，在55～60Gy，预防性脑脊髓放疗是必需的。对于3岁以下的幼儿，术后应先行化疗，待3岁后再行放疗。

(七)预后

幕上原始神经外胚胎层肿瘤预后差。

二、中枢神经系统神经母细胞瘤

中枢神经系统神经母细胞瘤(neuroblastoma)是由尚未分化的神经元母细胞组成。神经节母细胞瘤是神经母细胞瘤的变异型，在神经节母细胞瘤中含有相对成熟的大神经元。

(一)流行病学

颅内原发性神经母细胞瘤非常少见，以儿童患者为主，成人患者占15%。在成人患者中，平均发病年龄为28岁，男性居多，为女性患者的5倍。肿瘤几乎均位于幕上，并按各脑叶的大小分布。额叶和顶叶是最常见的部位。

(二)病理

1. *大体*　肿瘤通常体积较大，边界清，可为实质性，部分肿瘤呈囊性，囊性肿瘤有一壁结节。大部分肿瘤有钙化团，有时瘤内可见出血或坏死。

2. *光镜下*　可见所有肿瘤均细胞丰富，瘤内血管中度增生，瘤周为反应性胶质增生。肿瘤在组织学上可分为三型：一型瘤内细胞小而圆，胞质稀少，核深染，分裂象多见。可见有Homer-Wright玫瑰花结构与稍成熟的神经节细胞，此型占50%左右；二型瘤细胞大，形态不规则，胞核成泡状，瘤内结缔组织增生。Homer-Wright玫瑰花结构与分化成熟的神经元少见，此型约占25%；三型肿瘤组织学形态介于上述两型之间，肿瘤中成熟的与未成熟的神经元比例近乎相等，此型肿瘤又称为神经节神经母细胞瘤。

3. *免疫组化*　特异性的银浸镀染色及神经元相关细胞骨架蛋白(Ⅲ型β-微管蛋白)的免疫组化可更特征地检测神经突起。PTAH染色和GFAP免疫组化均有助于确定原始肿瘤内有无肿瘤性胶质成分。

(三)临床表现

1. 肿瘤生长迅速，患者病程短。

2. 癫痫、神经系统局灶症状及颅高压症状为主要表现。

3. 中枢神经系统内转移灶多见，可见38%患者。即使未手术的患者亦可发生中枢神经系统以外的转移灶。

4. 部分患者的脑脊液中可发现肿瘤细胞及肿瘤分泌的儿茶酚胺。

(四)辅助检查

1. 肿瘤在 CT 上可为低密度、等密度或高密度，瘤周水肿与瘤内钙化常见。

2. 在 MRI 上，肿瘤在 T_1W 为低信号，T_2W 为高信号，增强后肿瘤强化明显，部分肿瘤可有囊变。MRI 可发现肿瘤在颅内及脊髓的转移情况。

(五)治疗

手术加术后放疗是主要的治疗措施，手术应尽可能全切肿瘤，术后放疗范围及放疗剂量均应较大，剂量应>54Gy。

(六)预后

神经母细胞瘤预后差，肿瘤囊性者预后稍好。成人患者肿瘤恶性程度较低，少数存活可超过 5 年。肿瘤复发后死亡率高，几乎为 100%。

三、髓上皮瘤

中枢神经系统髓上皮瘤（meduloepithelioma）由 Bailey 和 Cushing 于 1926 年首先描述，瘤内结构形如原始神经管，并认为是最原始的多能神经上皮肿瘤。

(一)流行病学

髓上皮瘤较罕见，有完整报道的病例仅 30 例左右，但也有作者报道髓上皮瘤占同期儿童原发性脑瘤的 1%。髓上皮瘤见于婴儿与儿童，尤以 6 个月至 5 岁患儿多见，仅有 1 例报道为青少年。本肿瘤好发于大脑半球内脑室周围，以颞叶稍多，其次为顶叶、枕叶、额叶、小脑与脑干。此外，肿瘤可见于眶内。

(二)病理

1. 光镜下　肿瘤细胞呈乳头状、管状或结节状排列，如胚胎神经管构形。基质由小毛细血管与结缔组织纤维形成呈小梁状，并卷绕成结节。肿瘤在组织学上另一个显著的特点为瘤细胞形态原始，核分裂象多，胞质稀少，无纤毛或生毛体，并且瘤内有多种分化的细胞，包括神经元、神经胶质，甚至间质成分。

2. 免疫组化　染色可发现在原始瘤细胞区内某些呈 GFAP 阳性，而另一些呈突触素阳性。

(三)临床表现

髓上皮瘤病程短，仅 4～6 个月。根据发病部位的不同可有不同的神经系统局灶症状，如癫痫、偏瘫等，部分患者可出现意识障碍。肿瘤脑脊液播散与颅外转移灶常见。

(四)辅助检查

1. CT 上，为等密度或略低密度，边界清楚，增强后几乎不强化。

2. MRI 上，肿瘤 T_1W 呈低信号，T_2W 呈高信号，瘤内有灶性信号不均一。

(五)治疗

髓上皮瘤最合适的治疗方案仍未明确。有作者建议以手术为主，术后辅以放疗。

(六)预后

髓上皮瘤预后差，对放射敏感性较其他胚胎性神经上皮肿瘤低。生存期一般不超过 1 年，但也有报道肿瘤全切后生存 10 年以上的。

四、室管膜母细胞瘤

室管膜母细胞瘤（ependymoblastoma）是罕见的恶性中枢神经系统肿瘤，好发于儿童。1926 年，Bailey 与 Cushing 首先发现此肿瘤，并一度将其归入室管膜细胞肿瘤中恶性程度最高的一类。1989 年 Russell 和 Rubinstein 认为室管膜母细胞瘤来源于原始神经上皮细胞，具有胚胎细胞特性。

(一)流行病学

好发于小儿，平均发病年龄为 2 岁，但可见于出生至 36 岁成人。

(二)病理

组织学特征为丰富的、致密的未分化小细胞所构成，并组成较多空心玫瑰花瓣状物。

(三)临床表现

临床表现类似幕上 PNET。

(四)辅助检查

影像学上，CT 和 MRI 常显示为大脑半球巨大占位病变，占位效应明显而无或只有较轻瘤周水肿，CT 密度和 MRI 信号改变与上述幕上 PNET 相似，术前常误为其他肿瘤。

(五)治疗

手术、放疗、化疗等综合措施是肿瘤治疗原则。术后放疗剂量宜大，在 55～60Gy，预防性脑脊髓放疗是必需的。对于 3 岁以下的幼儿，术后应先行化疗，待 3 岁后再行放疗。

(六)预后

室管膜母细胞瘤预后差，术后 3 年生存率为 0%。

第三节　非典型性畸胎样/横纹样肿瘤

非典型性畸胎样/横纹样肿瘤(atypical teratiod rhabdoid tumour,AT/RT)是中枢神经系统一类少见的神经上皮来源的恶性肿瘤。1987 年 Rorke 等报道了第 1 例。由于肿瘤组织学特征类似于婴儿肾脏的恶性横纹样肿瘤,当时即命名其为"横纹样肿瘤"。Rorke 等认为该肿瘤内含有不同的组织成分如横纹样细胞、原始神经上皮、上皮及间叶成分等,故命名其为非典型性畸胎样/横纹样肿瘤。最近研究发现 90%的中枢神经系统 AT/RT 出现 22 号染色体丢失,进一步研究发现肿瘤的发生与 22q11.2 位点上的 INI1 基因突变有关。

一、流行病学

AT/RT 少见,占儿童脑肿瘤的 1%～2%,约占婴儿脑肿瘤的 10%。发病年龄,大多数在 1－4 岁,通常在 2 岁以下。幕上和幕下均可见,尤其是小脑脑桥三角。男性多见,男女比为 1.4∶1。

二、病　理

1. 肿瘤大体上与髓母细胞瘤相似,质地软,肉红色,与周围脑组织似有边界。肿瘤内有坏死灶,并常有出血。位于小脑脑桥三角的肿瘤常将附近神经血管包绕,并侵犯脑干。

2. 光镜下肿瘤具有独特表现,含有横纹样(杆状)细胞、原始神经上皮、间叶组织及上皮细胞。肿瘤具有横纹样细胞为其特征。典型的横纹样细胞呈中等大小、圆形或椭圆形。细胞核异形,核仁明显,核分裂象多见。细胞轮廓明显,胞质内含均匀细小的颗粒,或粉红色小体,如包涵体。电镜下见大量漩涡状微丝及核周体。肿瘤内原始神经上皮成分表现为小细胞胚胎性组织,有时可见 Homer-Wright 玫瑰花结构。肿瘤内间叶组织可为排列疏松的小棱形细胞,或紧密排列呈肉瘤样。此外,可见腺癌样排列的上皮细胞。

3. 免疫组化染色横纹样细胞呈上皮细胞膜抗原(epithelial membrane antigen,EMA),vimentin,平滑肌肌动蛋白(smooth muscle actin,SMA)阳性,原始神经上皮成分为 GFAP、NFP 等阳性。MIB-1 指数达 50%～100%。

三、临床表现

由于来诊时 1/3 患者的肿瘤已发生脑脊液播散,因此患者病程短。临床表现多样,取决于患者的年龄与肿瘤的部位。婴幼儿主要表现为嗜睡、呕吐、生长停滞、头围增大。3 岁以上的儿童则多为头痛与偏瘫,有时有以展神经及面神经为主的神经麻痹。

四、辅助检查

1. 头 CT　与髓母细胞瘤相似,平扫为高密度,增强后有不均匀强化,但囊变与出血多见。

2. 头 MRI　肿瘤实质部分 T_1W 为低信号,T_2W 为低或等信号,质子加权呈等信号。增强后呈不均匀明显强化。

3. MRS　类似于其他 PNET 肿瘤,胆碱峰增高,NAA 峰和肌酸峰低或无。

五、治　疗

AT/RT 以手术治疗为主,术后辅以放疗。3 岁以下患儿,可行化疗,常用的化疗药包括环磷酰胺、顺铂、依托泊苷、长春新碱、卡铂和异环磷酰胺。

六、预　后

AT/RT 预后差,绝大多数在 1 年内死亡。

(俞　凯)

■参考文献

[1] FBartlett, RKortmann, FSaran. Medulloblastoma. Clinical Oncology, 2013, 25: 36-45

[2] NUGerber, MMynarek, KvonHoff, et al. Recent developments and current concepts in medulloblastoma. Cancer Treatment Reviews, 2014, 40: 356-365

[3] HRichard Winn, Michel Kliot, Henry Brem, et al. Youmans Neurological Surgery. 5th ed. 2004: 82-820

[4] 杨树源,只达石.神经外科学.北京:人民卫生出版社,2008:530-536

[5] 赵继宗.神经外科学.北京:人民卫生出版社,2007:384-386

[6] 赵继宗.颅脑肿瘤外科学.北京:人民卫生出版社,2004:943-952

[7] 沈天真,陈星荣.神经影像学.上海:上

海科技出版社,2003:711-721

[8] Michael LC, J Gordon McComb, Mark DK. Atypical teratoid/rhabdoid tumors of the central nervous system: management and outcomes. Neurosurg Focus,2005, 18 (6a):E8

[9] Roger JP, Tobey M, Gilbert V. Medulloblastoma and primitive neuroectodermal tumors. Handbook of Clinical Neurology,2012,105: 529-548

[10] Li KK, Lau KM, Ng HK. Signaling pathway and molecular subgroups of medulloblastoma. Int J Clin Exp Pathol,2013,6(7): 1211-1222

第 32 章

脑膜瘤

第一节　概　述

脑膜瘤(meningiomas)占颅内原发性肿瘤的13%～26%,是颅内最常见的肿瘤之一。脑膜瘤可分为颅内脑膜瘤和异位脑膜瘤,前者起源于硬膜、软膜或蛛网膜细胞,以蛛网膜细胞为主,常生长于蛛网膜粒或蛛网膜绒毛较为丰富之处,如矢状窦旁、蝶骨嵴、嗅沟等处。后者指无脑膜覆盖的组织器官发生的脑膜瘤,主要由胚胎期残留的蛛网膜组织演变而成,可生长于头皮、颅骨、眼眶、鼻窦、腮腺、颈部、三叉神经半月节、硬脑膜外层等。

脑膜瘤按解剖部位命名可分为凸面脑膜瘤、颅底脑膜瘤及脑室内脑膜瘤三类。多数按肿瘤所在部位而命名,如矢状窦旁脑膜瘤、大脑镰旁脑膜瘤、蝶骨嵴(外、中、内)脑膜瘤、嗅沟脑膜瘤、大脑凸面脑膜瘤、斜坡脑膜瘤、小脑脑桥三角脑膜瘤、天幕脑膜瘤、枕大孔区脑膜瘤、侧脑室三角区脑膜瘤等,此种命名可反映不同部位肿瘤的临床表现、诊断检查及手术方法。世界卫生组织(WHO,2007)根据组织病理、复发倾向和侵袭性,将脑膜瘤分为:Ⅰ级,包括脑膜内皮细胞型、纤维型(成纤维细胞型)、过渡型(混合型)、砂粒型、血管瘤型、微囊型、分泌型、淋巴浆细胞丰富型、化生型脑膜瘤,这类脑膜瘤复发和侵袭的可能性相对较小。Ⅱ级,包括非典型、透明细胞型和脊索样型脑膜瘤。Ⅲ级,包括横纹肌样、乳头状型、恶性或间变性脑膜瘤,Ⅱ级和Ⅲ级脑膜瘤侵袭性强,复发可能性较大(表 32-1)。

表 32-1　脑膜瘤分类

按大体位置分	按解剖部位分	WHO 脑膜瘤分级(2007)
凸面脑膜瘤	矢状窦旁脑膜瘤	Ⅰ级
颅底脑膜瘤	大脑镰旁脑膜瘤	脑膜内皮细胞型
脑室内脑膜瘤	蝶骨嵴(外、中、内)脑膜瘤	纤维型(成纤维细胞型)
	嗅沟脑膜瘤	过渡型(混合型)
	大脑凸面脑膜瘤	砂粒型
	斜坡脑膜瘤	血管瘤型
	小脑脑桥三角脑膜瘤	微囊型
	天幕脑膜瘤	分泌型
	枕骨大孔区脑膜瘤	淋巴浆细胞丰富型
	侧脑室三角区脑膜瘤	化生型
		Ⅱ级
		非典型脑膜瘤
		透明细胞型
		脊索样型
		Ⅲ级
		横纹肌样
		乳头状型
		恶性或间变形

一、流行病学

脑膜瘤的发生率为(3～8)/10万人,儿童低于成人,罹患脑膜瘤的可能性随年龄增长而增加,男女比例约为1∶2。脑膜瘤可发生于颅内任何部位,但幕上较幕下多见,约为8∶1,在颅内不同部位的发生率为大脑凸面(35%)、矢状窦旁(20%)、蝶骨嵴(20%)、脑室(5%)、鞍结节(3%)、幕下(13%)、其他部位(4%)。脑膜瘤多以良性为主,约占90%,非典型脑膜瘤(WHO Ⅱ级)占5%～7%,或间变性脑膜瘤(WHO Ⅲ级)占1%～3%。

二、解剖学

脑膜包括三层组织,硬脑膜、蛛网膜和软脑,脑膜瘤最常起源于蛛网膜细胞。蛛网膜由两种细胞构成,一种形成蛛网膜的梁柱细胞,附着在软脑膜上,构成蛛网膜下腔,另一种为蛛网膜屏障细胞,与硬脑膜毗邻。蛛网膜细胞是一种网状内皮系统的细胞,受刺激时能转化为具阿米巴运动的吞噬细胞,在组织修复过程中可演变为成纤维细胞,与脑膜瘤的多种细胞形态类型相符。蛛网膜向硬脑膜里伸进许多突起,称蛛网膜绒毛,后者扩张而形成蛛网膜颗粒,主要分布于大静脉窦的壁(如上矢状窦、窦汇、横窦)和静脉窦的静脉分支附近,以及颅底的嗅沟、鞍区(鞍结节、鞍膈、鞍旁)、上斜坡、第Ⅲ～Ⅺ对脑神经进出颅腔的骨孔附近(特别是卵圆孔、内听道、颈静脉),而脑膜瘤也是好发于上述部位。蛛网膜绒毛细胞巢在显微镜下呈旋涡状排列,有钙化的砂粒小体,与脑膜瘤的结构相似。少数脑膜瘤发生于不附着脑膜的部位,如脑实质、脑室、松果体内,可能起源于异位蛛网膜细胞或脉络丛细胞。

三、分子生物学

(一)基因与遗传

一些脑膜瘤的发生表现为家族性,染色体的改变或基因突变与脑膜瘤的发生有关。

1. NF2基因 NF2基因定位于22号染色体,40%～70%散发脑膜瘤和大多数NF2基因相关的脑膜瘤在22q12.2染色体段会发生等位基因杂合性缺失,NF2基因突变可表现为插入、缺失或是无义突变。不同组织学分型的脑膜瘤具有遗传学差异,NF2等位基因失活较少见于内皮型脑膜瘤,多见于移行型、纤维型、砂粒体型或分泌型脑膜瘤。

2. DAL1基因 DAL1基因定位于18号染色体,是脑膜瘤较常见的突变基因。60%的各级别的脑膜瘤可见DAL1蛋白缺失,可能与脑膜瘤发生有关。超过3/4的脑膜瘤中DAL1蛋白与NF2基因缺失关系密切,多存在于恶性脑膜瘤。

3. 染色体改变 1p缺失是脑膜瘤较常见的染色体改变,随着脑膜瘤病理级别增高,1p缺失率逐渐增高:Ⅰ级脑膜瘤1p缺失率是13%～26%,Ⅱ级脑膜瘤1p缺失率是40%～76%,Ⅲ级脑膜瘤1p缺失率高达70%～100%,且与脑膜瘤复发有关。位于1p的CDKN2C(p18INK4c)、TP73、RAD54L和ALPL等基因与脑膜瘤的发生相关。其他常染色体,如6q、10、14q和18q的缺失及染色体1q、9q、12q、15q、17q和20q的结构重排都与非典型性和恶性脑膜瘤有关。

(二)激素与受体

脑膜瘤细胞表在达多种受体,包括黄体酮受体、雌激素受体、雄激素受体、糖皮质激素、生长激素受体、神经张力素受体、多巴胺受体、上皮生长因子受体、血小板衍生生长因子受体、胰岛素样生长因子受体、转化生长因子受体、干扰素α受体、成纤维细胞生长因子受体、内皮素受体等。

1. 性激素与受体 激素的旁分泌和自分泌作用也能影响脑膜瘤的生长,脑膜瘤在女性多见的原因可能与雌激素和雌激素受体有关。脑膜瘤中雌激素受体阳性率为26%,黄体酮受体阳性率为60%～90%,雄激素受体阳性率约为65%。脑膜瘤患者在月经或妊娠期神经症状可加重,此时黄体酮增高;恶性脑膜瘤患者黄体酮增高;CT显示瘤周水肿者黄体酮常增加。体外研究发现雄激素拮抗药可抑制脑膜瘤细胞增生。雄激素拮抗药对脑膜瘤的生长影响尚不明确,孕激素拮抗药米非司酮能够抑制脑膜瘤生长,延长患者生存期。

2. 生长因子与受体 脑膜瘤表达血管内皮生长因子A(vascular endothelial growth factor-A,VEGF-A)水平与瘤周水肿的程度密切相关,在非典型和恶性脑膜瘤内的表达水平较高,可能与脑膜瘤血管重塑及血管再生有关。脑膜瘤表达血小板衍生生长因子(platelet-derived growth factor,PDGF)-α和β,PDGF拮抗药,如Trapidil具有抑制肿瘤生长的作用,Trapidil与溴隐亭联合应用有协同作用。其他一些生长因子的表达及相关受体也可能与脑膜瘤发生及发展有关,如成纤维细胞生长因子(FGF)、胰岛素样生长因子(IGF)、白血病抑制因子(LIF)、白介素6(IL-6)、制癌蛋白M(OSM)及内皮生长因子(EGF)等。非甾体激素受体在脑膜瘤中也有表达，包括生长激素、生长抑素和多巴胺受体。生长激素受体拮抗药培维索孟，生长抑素拮抗药奥曲肽及多巴胺受体拮抗药溴隐亭都有抑制脑膜瘤增殖的作用。

四、病因病理

(一)病因

脑膜瘤的病因迄今不完全清楚，发生脑膜瘤的危险因素包括放射线、病毒感染、颅脑创伤等。

1. *放射线*　放射线可直接或间接机制损伤DNA，导致多种肿瘤发生，放射线暴露后脑膜瘤的发生率可增加6～10倍。接受放射线剂量越大、患者越年轻，发生脑膜瘤的可能性越大。

2. *颅脑外伤*　早在1884年Keen就报道脑膜瘤的发生与外伤有关，Cushing也指出脑膜瘤与外伤史有关。但也有反对意见，Annegrs等报道长期随访2953例头外伤者，亦未见有比一般人群更高的脑膜瘤发生率。近年来的研究结果也有不一致意见。

3. *病毒感染*　人类脑膜瘤中常发现大量乳多泡病毒的T抗原，但是这些病毒不能在实验动物身上产生脑膜瘤。另一种是Inoue-Melnick病毒(IMV)，Inoue等从脑膜瘤细胞培养中分离到IMV病毒，但从其他来源肿瘤细胞中未培养出，在26名脑膜瘤中，22例IMV抗体为阳性。有些DNA病毒可能在脑膜瘤发生上起一些作用，但确切因果关系仍有待阐明。

(二)病理

1. *大体病理*　脑膜瘤小者如米粒，CT及MRI等先进影像设备亦无法检测到，唯有手术发现或尸检所见；一般的脑膜瘤直径多为5～10cm。位于颅底的肿瘤多呈扁平型生长，且容易通过颅底孔洞或骨质破坏长到颅外；凸面脑膜瘤大多呈球形状；位于蝶骨嵴、大脑镰、小脑幕等骨嵴或硬脑膜游离缘的脑膜瘤也可呈马鞍状(哑铃状)。脑膜瘤多有一层由结缔组织形成的包膜，其厚薄不一。瘤表面光滑或呈结节状，常有血管盘曲。瘤质地坚韧，有时有钙化、骨化，少数有囊变。肿瘤多为灰白色，剖面有螺旋纹，少数由于出血或坏死，瘤质变软，色暗红，可呈鱼肉状。

2. *组织病理*　根据脑膜瘤的不同病理类型，组织学表现也不同。

(1)纤维型脑膜瘤：肿瘤细胞呈长梭形，多纵行排列，似栅栏状或旋涡状，细胞间可有砂粒小体。内皮型脑膜瘤主要有蛛网膜细胞与分界不清的合体细胞组成，瘤细胞呈向心性排列，形成团状或条索状，可见砂粒体而无胶原纤维。

(2)血管瘤型脑膜瘤：主要为小血管与毛细血管组成，内含血管窦，脑膜内皮细胞与纤维细胞较少，肿瘤浸润性较强，生长快。

(3)砂粒型脑膜瘤：瘤内含有大量砂粒体，细胞呈旋涡状排列，血管内皮细胞肿胀，玻璃样变或钙化。混合型脑膜瘤细胞成分比例差不多，不易分型。

非典型脑膜瘤和恶性脑膜瘤的肿瘤细胞常浸润瘤周组织，细胞核常有核分裂象，细胞成分增多、有丝分裂增多、核多形性、局灶性坏死、脑组织浸润及转移。根据WHO分型，确诊的恶性脑膜瘤的条件为具有明显的恶性细胞行为学，有丝分裂速度明显增高(≥20有丝分裂象/10个高倍视野)，或者两者兼备(图32-1)。

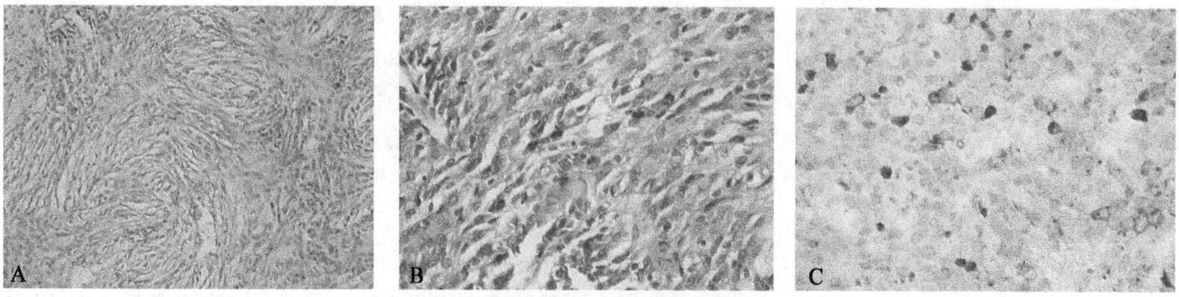

图32-1　非典型性脑膜瘤病理检查

A. 肿瘤呈层状排列，HE染色，×100；B. 肿瘤细胞核大深染，异型性明显；C. Ki-67阳性染色

3. 免疫组织化学 脑膜瘤的组织有时呈现细胞化生，如软骨、骨化生，黏液变性、脂肪变性等。当组织学诊断发生困难时，免疫组织化学染色有较大帮助。脑膜瘤免疫组织化学染色中，上皮膜抗原(epithelial membrane antigen，EMA)阳性率约为80%，波形蛋白(vimentin)和S-100的表达阳性率也较高。而Antileu 7、胶质纤维酸性蛋白(glial fibrillary acidic protein，GFAP)等则多为阴性。

五、临床表现

脑膜瘤通常生长缓慢、病程长，一般为2～4年，少数生长迅速，病程短。最常见的症状如下。

1. 颅内压增高，可表现为头痛、呕吐和视盘水肿，多由侧脑室内或颅后窝肿瘤导致的梗阻性脑积水引起，也可由肿瘤的占位效应引起。由于肿瘤生长缓慢，往往肿瘤长得相当大，症状却很轻微，当神经系统失代偿，才出现病情迅速恶化。

2. 局灶症状，多数患者最先出现刺激症状，如癫痫等，继以麻痹症状，如偏瘫、视野缺失、失语或其他局灶症状。视力视野障碍，可因肿瘤压迫视通路或梗阻性脑积水造成继发性视神经萎缩引起，侧室内的肿瘤可压迫颞叶深部的视放射引起同向性偏盲。肿瘤沿颅底匍匐生长时可造成脑神经的障碍，以面听神经最常见。

六、辅助检查

1. X线平片 脑膜瘤根基处的颅骨可增生形成颅骨内生骨疣，或使局部骨质增厚密度增高；脑膜瘤破坏颅骨可使局部颅骨变薄或局限性骨质破坏；凸面脑膜瘤由于颈外动脉供血为主，颅骨平片大多可见脑膜中动脉沟变粗、纡曲，有时见血管沟影越靠近病灶处越多越粗；砂粒型脑膜瘤的平片上可见结节状、团状或片状钙化影。X线平片出现上述特点时应考虑到脑膜瘤的可能，进一步行CT或MRI检查。

2. CT 脑膜瘤在CT的典型表现有：①瘤呈圆形或分叶状或扁平状，边界清晰；② 密度均匀呈等或偏高密度，少数可不均匀和呈低密度，出现瘤内囊变或坏死，也可见点状钙化；③增强后密度均匀增高；④瘤内钙化多均匀，但可不规则；⑤局部颅骨可增生或破坏；⑥半数患者在肿瘤附近有不增强的低密度带，提示水肿、囊变，可出现局灶性水肿或广泛水肿。CT图像三维重建对肿瘤部位、与周围血管、骨质的关系显示清楚，有利于手术入路的设计。

3. MRI 大多数脑膜瘤T_1与T_2值与脑灰质相似，T_1加权像上呈等信号，T_2加权像上呈等信号或高信号。囊性区呈长T_1长T_2异常信号；钙化区呈无信号斑点；出血区呈高信号；典型脑膜瘤压迫脑实质，在瘤组织与脑组织之间出现低信号带圈。少数脑膜瘤的MRI表现不均一，T_1与T_2值均增高，在T_1加权像上呈低信号，而在T_2加权像上呈高信号。恶性脑膜瘤呈明显的长T_1长T_2信号，瘤周伴有严重的脑水肿。脑膜肉瘤边界不清，信号混杂，脑水肿严重。大多脑膜瘤呈一致性强化，并且肿瘤附着的硬脑膜和邻近硬脑膜可增强(脑膜尾征)，反映该处硬脑膜的通透性增大。

4. 血管造影 血管造影可显示肿瘤血供，利于设计手术方案、术前瘤供血动脉栓塞等，以及了解静脉窦受累情况等。血管造影上脑膜瘤的特点：①瘤血管成熟，动脉期有增粗的小动脉，毛细血管期肿瘤染色，静脉期有粗大静脉包绕肿瘤；②颈外动脉(如颞浅动脉、枕动脉、咽升动脉、脑膜中动脉、脑膜垂体干、小脑幕动脉等)增粗、血流速度加快(正常时颈内动脉循环时间快于颈外动脉)。DSA、CT血管成像(CTA)、MRI血管成像(MRA)、磁共振静脉造影(MRV)等结合肿瘤增强扫描能清楚显示肿瘤与周围动静脉的关系(图32-2)。在需要时术前可进行DSA选择性栓塞肿瘤供应动脉。

七、治 疗

大多数脑膜瘤属良性肿瘤，手术切除可治愈。但手术存在一定的手术死亡率和病残率，不同的文献报道指出脑膜瘤的手术死亡率为7%～14%。根据肿瘤的部位和患者的状态，手术的目的可有不同。对于凸面、嗅沟、矢状窦前1/3和一些小脑幕、颅后窝脑膜瘤，力争全切肿瘤是手术的目的，而对于蝶骨嵴内侧、矢状窦后1/3脑膜瘤及斜坡脑膜瘤，有时为减小创伤不行肿瘤全切除。

(一)外科手术

脑膜瘤首选手术切除，能做到全切除者应争取做根治性手术，以减少复发。Simpson根据脑膜瘤切除程度分为5级(表32-2)。术前CT、DSA造影和(或)栓塞、MR多序列扫描、术中电生理监测、影像导航和(或)术中杂交MR/DSA手术室或显微技术、神经内镜技术与设备对脑膜瘤全切及神经功能保全十分重要。

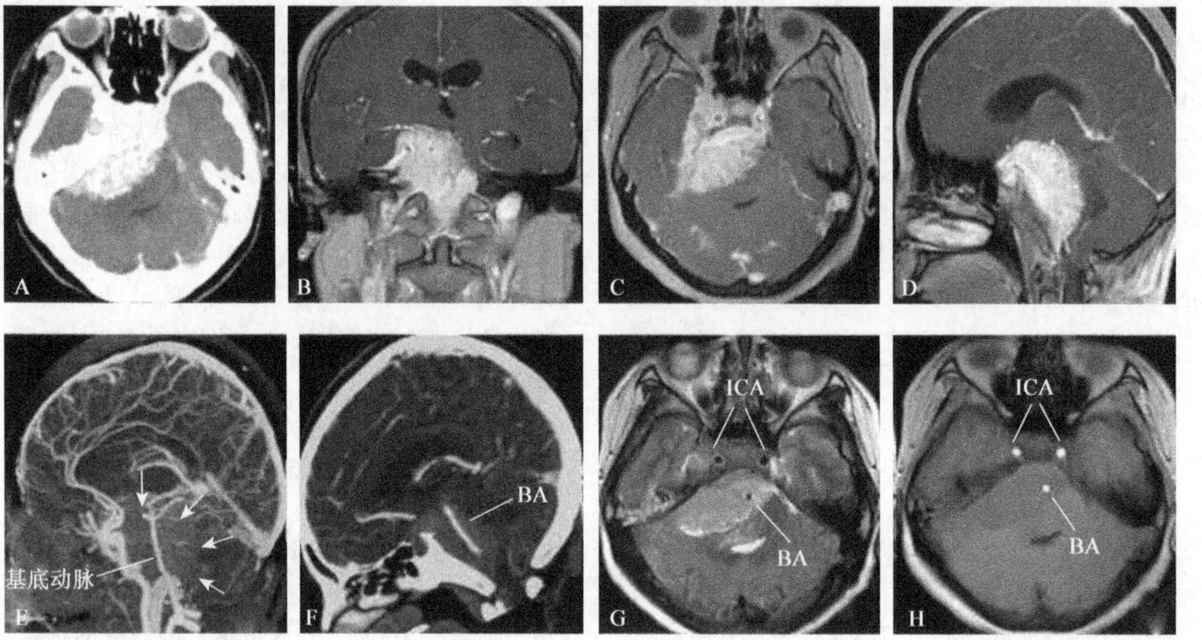

图 32-2　脑膜瘤的影像学表现

A 至 F. A 为 CT 增强扫描，B 至 D 为增强 MRI 扫描，E 和 F 为 CTA 检查，示基底动脉被肿瘤包绕；G 和 H. 显示双侧颈内动脉、基底动脉与肿瘤的关系

表 32-2　Simpson 脑膜瘤切除程度分级

分级	切除程度
Ⅰ	脑膜瘤及其附着的硬脑膜、受侵的颅骨均切除
Ⅱ	瘤体完全切除，但与其附着的硬脑膜没有切除，仅做电灼
Ⅲ	瘤体切除，但与之粘连的硬脑膜及颅骨未做处理
Ⅳ	次全或部分切除
Ⅴ	肿瘤仅活检

（二）非手术治疗

1. *立体定向放射外科*　包括伽马刀、X 刀和粒子刀。适用于：①恶性脑膜瘤术后；②肿瘤未完全切除；③复发脑膜瘤，再次手术风险大；④颅底和海绵窦内无症状肿瘤，直径≤3cm。

2. *栓塞治疗*　包括物理性栓塞和化学性栓塞两种。物理性栓塞阻断肿瘤供血动脉和促使血栓形成，物理栓子包括各种不同材料制作成的栓子，以硅橡胶钡剂小球（直径 1mm）最理想。化学性栓塞作用于血管壁内皮细胞，诱发血栓形成，从而达到减少脑膜瘤血供的目的，化学性栓塞有应用雌激素（如马雌激素），按每天 1.5～2.0mg/kg 给药，连续 6～12d。两法均作为术前的辅助疗法，根治性手术一般在栓塞 1 周后进行。

3. *药物治疗*　用于复发、不能手术的脑膜瘤。文献报道的药物有溴隐亭、枸橼酸他莫昔芬（Tamoxifen Citrate）、米非司酮（Mifepristone）、曲匹地尔（Trapidil）、羟基脲和干扰素 α-2b 等。溴隐亭可抑制体外培养的脑膜瘤细胞生长。Tamoxifen 是雌激素拮抗药，20mg/d，分 1～2 次服用。Mifepristone 为黄体酮拮抗药，每次 25～50mg，每日 2～4 次。Trapidil 有抑制血栓素 A_2 形成，抑制血小板衍生生长因子的致有丝分裂作用，口服，每次 50～100mg，每日 3 次。羟基脲可抑制核苷还原酶，选择性阻止 DNA 合成，每日口服 20mg/kg，连服 3 个月。

八、预　后

组织学上良性脑膜瘤术后 5 年复发率为 3%左右，25 年为 20%左右；不典型脑膜瘤术后 5 年复发率为 38%左右；而间变型脑膜瘤术后 5 年复发率则超过 70%。影响恶性脑膜瘤患者预后的主要因素包括性别、年龄、肿瘤细胞有丝分裂程度、手术切除程度、放射辅助治疗等，患者年龄大于 60 岁及高有丝分裂象提示恶性脑膜瘤患者预后不良。

第二节 不同类型脑膜瘤的治疗

一、大脑凸面脑膜瘤

大脑凸面脑膜瘤(convex meningioma)是指位于大脑凸面的脑膜瘤,不累及颅底和矢状窦,约占颅内脑膜瘤的15%,在大脑前半部的发病率比后半部高。大脑凸面脑膜瘤的症状与肿瘤的部位相关,出现症状时肿瘤往往已经比较大。当肿瘤压迫或刺激周围脑组织时,可出现运动障碍、感觉障碍、视野缺损均可出现。癫痫的发生率较高,并常为首发症状。不少病例是因为癫痫发作或者偶然检查发现。

CT片可见肿瘤所在部位有密度均匀、增强明显的团影块,边缘完整,肿瘤周缘常可见脑组织水肿带。MR水平位和冠状位摄片能清晰显示肿瘤与邻近结构的关系。脑血管造影可见额颞及中央区局部血供的特征性移位,枕区肿瘤血管表现不很明显,椎动脉造影可见大脑后动脉增粗,此外可见异常血管和肿瘤影(图32-3)。

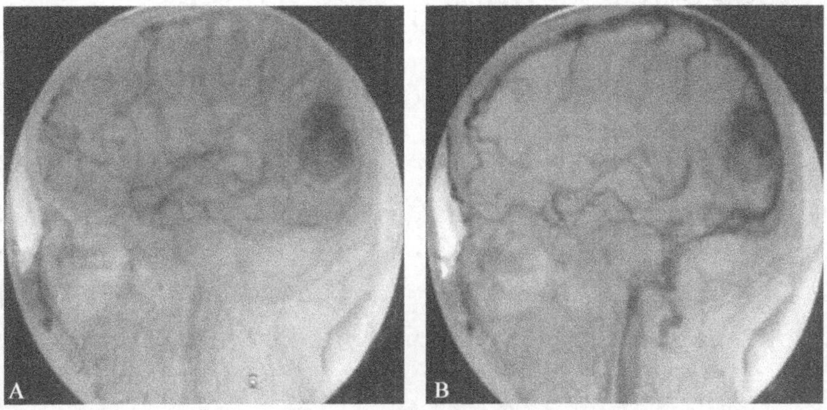

图32-3 凸面脑膜瘤血管造影

可见供血动脉和造影剂瘤内滞留

大脑凸面脑膜瘤的治疗以手术切除为主,应包括被肿瘤累及的硬脑膜、颅骨等一并切除,以减少术后复发。手术要点如下。

1. 准确定位肿瘤,设计皮瓣完全包括肿瘤,骨窗足够大,以能达到正常硬脑膜边缘为宜。
2. 离病变累及部位2cm环行切开硬脑膜。
3. 在显微镜下分离肿瘤边缘,尽量沿蛛网膜边界进行分离,以保护脑组织。
4. 注意保留肿瘤下面的脑皮质血管。
5. 尽量整块切除肿瘤。
6. 肿瘤体积较大,粘连较多时,可先行肿瘤内切除,减少肿瘤体积后切除。

二、矢状窦旁和大脑镰脑膜瘤

矢状窦旁和大脑镰脑膜瘤(parasagittal and falcine meningiomas)是最常见的颅内脑膜瘤,占总数的17%~32%。矢状窦旁和大脑镰旁脑膜瘤患者症状约60%患者有癫痫、50%左右患者有头痛、50%左右患者有对侧肢体无力、40%左右患者出现精神症状。按肿瘤与矢状窦或大脑镰附着部位分为前、中、后1/3三种。

生长在矢状窦中1/3段的脑膜瘤,由于累及旁中央小叶和位于中央沟前和后的前中央回和后中央回,可很快地表现出临床症状。表现为运动的或感觉的刺激症状,约半数以上的病人有不同程度的癫痫发作,临床表现为对侧肢体远端感觉性或者着运动性抽搐痉挛发作。

位于矢状窦前1/3段的脑膜瘤,由于处于"哑区",加之肿瘤生长缓慢,可能肿瘤生长得很大的时候还无临床症状。患者首发症状通常是颅内压增高症状,表现为长时间的头痛,伴有视神经萎缩和视盘水肿。一部分病人可以出现精神障碍,记忆力下降、性格改变、欣快临床表现等。

位于矢状窦后1/3段的脑膜瘤的主要症状是颅内压增高,神经症状和视力障碍,特别是同向性偏盲,但偏盲往往被病人忽视。症状的严重程度有赖于肿瘤生长的程度和肿瘤的位置，癫痫的发病率较少。

CT和MR片可显示肿瘤的前后位置，是否向两侧生长及形态、大小、血供状态，并显示肿瘤对矢状窦的影响。

处理上矢状窦时要了解术前窦的通畅情况，必须考虑肿瘤的位置、长入上矢状窦外侧角的程度，病人的年龄和一般状况，手术的特点(手术的耐受性和失血等)，医生的经验。肿瘤浸润生长而完全堵塞矢状窦时，可以将其切除，但应注意当矢状窦闭塞后，其功能被侧支吻合静脉代替，所以这些静脉必须加以保护。

矢状窦旁和大脑镰脑膜瘤均首选手术切除，但由于大脑皮质的静脉大多汇入矢状窦，损伤中1/3的矢状窦及其汇入静脉，均可能引起严重的神经功能障碍，所以术前必须明确肿瘤的位置，在矢状窦的一侧还是两侧，上矢状窦有无阻塞，阻塞是否完全，侧支循环与肿瘤的血供来源。术前段行脑血管造影、CTA、MRV等检查判明上述情况(图32-4)。手术要点如下。

1. 术前准确定位肿瘤。

2. 行跨中线皮瓣和骨瓣开颅，在矢状窦两侧钻骨孔有助于保护矢状窦并控制出血。

3. 肿瘤侵蚀颅骨，或者颅骨和硬膜分离困难时不能强行取下骨瓣，可以用咬骨钳咬除。如果骨质不能分离，可以留下薄层与肿瘤相连的骨片。

4. 骨窗边缘出血严重时可以用骨蜡堵塞，或以最快速度分离骨瓣与其下方的硬膜，使出血减至最少。

5. 硬脑膜瓣的基底部朝向矢状窦，在显微镜下分离肿瘤与脑膜粘连处有助于减少术中出血，注意保留汇入矢状窦的静脉。

6. 位于矢状窦中、后1/3的肿瘤，若已长入窦内，而窦尚未完全阻塞，宁可保留部分瘤组织，不做全切除。

三、嗅沟脑膜瘤和前颅底脑膜瘤

嗅沟脑膜瘤(olfactory groove meningioma)和前颅底脑膜瘤占脑膜瘤的8%～18%，位于颅前窝底中线，自筛板至鞍结节之间的脑膜长出，常呈双侧生长，少数偏侧生长。肿瘤供血主要来自筛前或筛后动脉(眼动脉的分支)。肿瘤早期常无症状，肿瘤增大后可出现：①缓慢进展的额叶精神症状；②头痛、恶心和呕吐等慢性高颅压征；③嗅觉丧失；④视力障碍，一侧视盘原发性萎缩，对侧视盘水肿，即Foster-Kennedy综合征。CT和MRI检查可明确诊断(图32-5)。

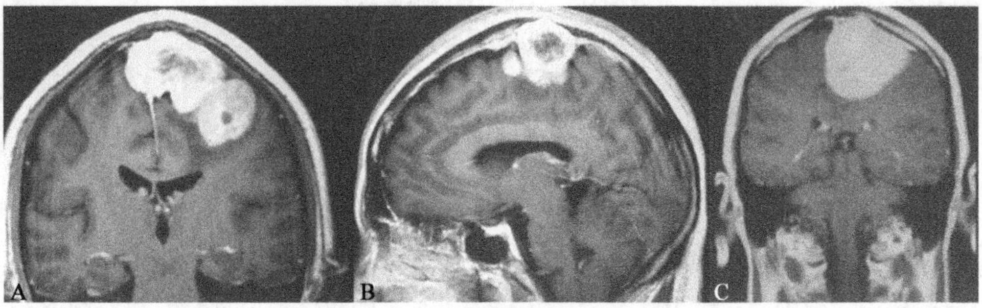

图32-4　矢状窦旁脑膜瘤

矢状窦被完全阻断(A、B)和部分阻塞(C)

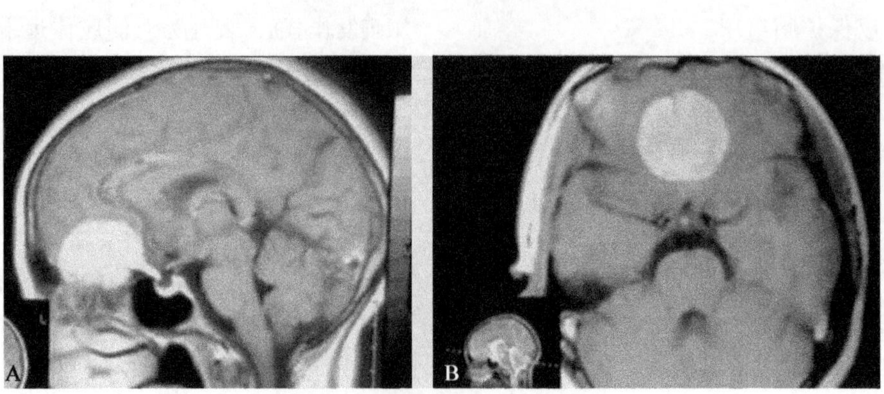

图32-5　嗅沟脑膜瘤MRI表现

嗅沟脑膜瘤和前颅底脑膜瘤可采用单侧或双侧额下入路进行切除，必要时可结扎该部矢状窦，剪开大脑镰以利显露，体积较小的也可以采用眶上锁孔手术。嗅沟脑膜瘤和前颅底脑膜瘤术中须注意肿瘤与大脑前动脉、视交叉的关系。

手术要点如下。

1. 尽可能用双极电凝，分离肿瘤与颅底硬脑膜的附着点，同时切断来自颅底的供瘤血管，对于较小的肿瘤可以整块切除。若肿瘤较大时，则应由前部开始分块切除。

2. 切除肿瘤后部包膜时，勿损伤大脑前动脉。

3. 切除肿瘤上后部分时，谨防损伤视神经。

4. 若硬脑膜受累切除后，应就近取材如骨膜或颞筋膜进行修补；若有骨质侵蚀或破坏，切除骨质后应行颅底重建。

四、鞍结节和鞍膈脑膜瘤

鞍结节脑膜瘤（tuberculum sellae meningioma）和鞍膈脑膜瘤（Diaphragma sellae meningioma）占手术脑膜瘤的5%～10%。鞍结节脑膜瘤附着于鞍结节，鞍膈脑膜瘤则附着于鞍膈。鞍结节脑膜瘤患者初期由于瘤体小，可无症状表现；当肿瘤体积增大压迫视神经和视交叉时，可有视力减退、视野缺损等；肿瘤继续增大压迫其他结构时，可出现尿崩、嗜睡（下视丘）、眼肌麻痹（海绵窦或眶上裂）、钩回发作（颞叶前内部）、不全瘫痪（颞叶深部的内囊或大脑脚）、脑积水和颅内压增高（第三脑室受压）等；最后视觉通路受压严重，视力完全丧失，颅内压增高明显。CT和MRI检查可明确诊断（图32-6）。

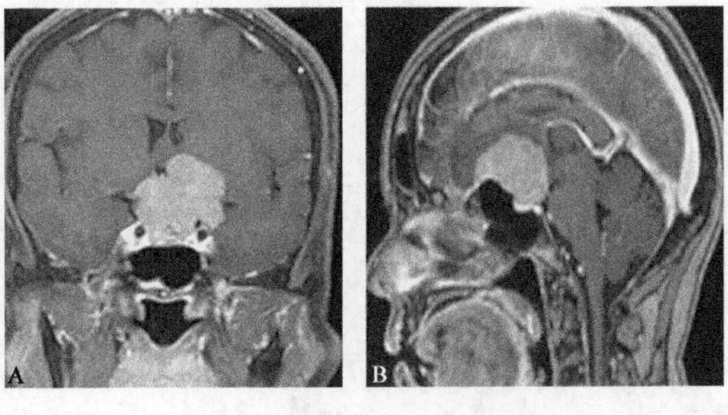

图32-6 鞍结节脑膜瘤MRI表现

鞍结节脑膜瘤手术入路的选择与肿瘤的位置、大小、生长方向有关，一般认为肿瘤直径＜3cm的小型肿瘤，手术全切除较为容易，疗效较好。肿瘤直径＞3cm，因与视路、垂体、下丘脑、海绵窦、颈内动脉及其分支关系密切，手术切除有相当难度。肿瘤向上生长，可选择经额入路，肿瘤较大时也可经双额开颅；肿瘤位于一侧向鞍外侧及鞍后发展，可选择翼点入路或扩大翼点入路；少数向纵裂内生长，可取纵裂入路；鞍旁脑膜瘤选经眶颧额颞下入路；向一侧小脑脑桥三角发展的鞍后脑膜瘤可选用枕下入路。

手术要点如下。

1. 经额入路骨窗前缘应尽可能低，直抵前颅底，保证术中不必过分地牵拉额叶底部。额窦开放时应注意封闭，以防鼻漏及感染侵及颅内。

2. 尽量放出脑脊液和逐渐牵开抬起额叶，减少额叶的牵拉损伤。

3. 尽可能只切除一侧嗅神经，以保留部分嗅觉功能。

4. 视神经、视交叉应在显露清晰的情况下仔细分离粘连，避免损害影响视力、视野。

5. 注意颈内动脉与肿瘤的关系，避免损伤造成不可控制的大出血。

6. 垂体和下丘脑等重要组织结构应仔细小心保护，不宜过分牵拉。

五、蝶骨嵴脑膜瘤

蝶骨嵴脑膜瘤（sphenoid ridge meningioma）发病率仅次于矢状窦旁脑膜瘤和大脑凸面脑膜瘤，占颅内脑膜瘤的12%～23%。根据肿瘤与脑膜的黏着部分可分为三种：蝶骨嵴内部（内1/3），称为床突型；蝶骨嵴中部（中1/3），称为小翼型；蝶骨嵴外部（外1/3），称为大翼型。床突型肿瘤深埋在大脑外侧裂的内侧部分，与颈内动脉和大脑中动脉粘连（有时包裹动脉）。常有较大分支进入肿瘤中。小翼型肿瘤部分暴露于大脑外表面，与大脑中动脉主干和主要分支粘连，大翼型肿瘤大部暴露于脑表面，仅与大脑中动脉分支粘连（图32-7）。

内1/3蝶骨嵴脑膜瘤常表现为渐进性单侧视力下降、头痛、癫痫，当肿瘤压迫眼静脉时可出现眼球突出，肿瘤侵犯海绵窦或眶上裂可导致眼外肌运动障碍或是前额、面颊部的麻木，侵犯海绵窦的蝶骨嵴脑膜瘤可以表现为海绵窦综合征，即第Ⅲ、Ⅳ、Ⅴ、Ⅵ对脑神经损伤的症状。中1/3蝶骨嵴脑膜瘤的患者，视力下降并不显著，当肿瘤巨大时，才会引起头痛、癫痫、人格改变等。外1/3蝶骨嵴脑膜瘤基底生长广泛，常成扁平状，多伴有颞骨及翼部骨

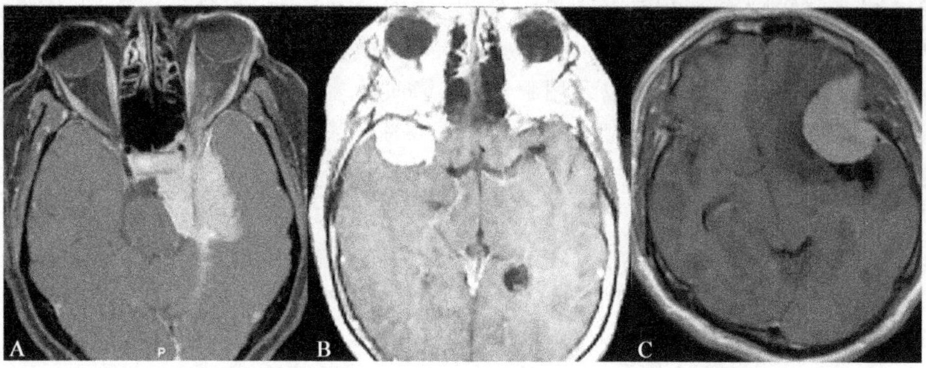

图 32-7　蝶骨嵴内侧 1/3(A)、中 1/3(B)和外 1/3(C)脑膜瘤

质增生或破坏，严重时可使颞骨隆起，眼球突出，肿瘤可压迫侧裂池，使脑脊液循环受阻，颅内压增高明显。

CT 检查可见蝶骨嵴处有均匀强化影，有骨质破坏或增生硬化征象。MRI 平扫及增强检查可显示肿瘤与邻近神经血管结构的关系。脑血管造影可见颈内动脉虹吸部拉直后移，大脑前动脉各分支略向对侧移位，大脑中动脉分支向后上方抬高。

手术可采用以翼点为中心的额颞部入路，根据肿瘤的生长方向，将皮瓣向中线或后下方扩大，使骨窗前缘和外侧缘尽可能接近颅底，并最大限度地磨除蝶骨嵴。外 1/3 蝶骨嵴脑膜瘤，切开硬脑膜后，如果肿瘤已侵及硬脑膜，可一并切除。中、内 1/3蝶骨嵴脑膜瘤，切开侧裂蛛网膜，用脑压板轻抬额叶，从颞下进入蝶顶窦的侧裂静脉电凝切断。此时可充分暴露肿瘤前部。显微镜下辨认肿瘤与脑组织之间的“蛛网膜界面”，并沿此界面分离，可减少术中出血和神经损伤。对于大、中型肿瘤应分块切除，待肿瘤缩小后再切除肿瘤包膜。

六、海绵窦脑膜瘤

海绵窦脑膜瘤(meningiomas of the cavernous sinus)是指发生于海绵窦壁的脑膜瘤。从广义上讲，凡是累及海绵窦的脑膜瘤均属海绵窦脑膜瘤范畴，如蝶骨嵴内侧脑膜瘤、鞍旁脑膜瘤、颅中窝底脑膜瘤、岩斜脑膜瘤等，都可能侵及海绵窦。

原发海绵窦脑膜瘤症状出现较早，累及走行于海绵窦的脑神经可出现相应的症状和体征，常见第Ⅲ、Ⅳ、Ⅴ和Ⅵ对脑神经麻痹，如眼外肌麻痹、三叉神经的第一或第二支分布区疼痛。肿瘤压迫视神经可出现视力视野障碍等海绵窦综合征。

CT 和 MRI 检查根据肿瘤的部位和脑膜瘤的典型表现可早期诊断海绵窦脑膜瘤(图 32-8)，脑血管造影可了解颈内动脉与肿瘤的关系，如颈内动脉移位或被包绕、虹吸弯增大等，同时有助于了解肿瘤的供血情况。此外，脑血管造影还有助于与海绵窦血管瘤相鉴别。

海绵窦脑膜瘤生长较缓慢，就诊时症状往往较

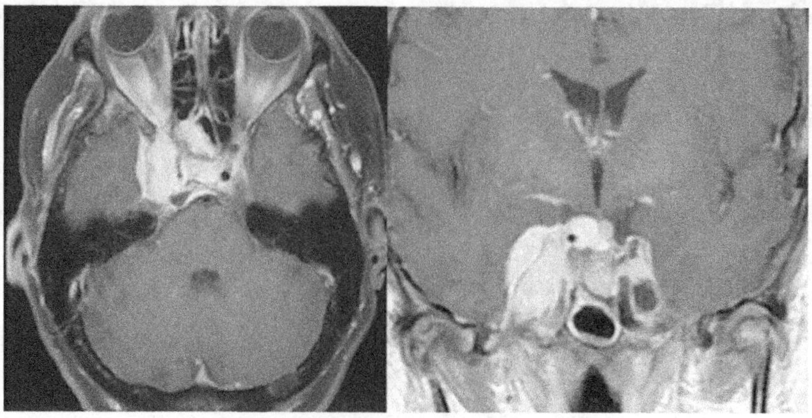

图 32-8　海绵窦脑膜瘤

轻微。而手术治疗因涉及复杂的神经和血管等重要结构，危险性较大，肿瘤难以完全切除，原有的脑神经功能障碍多数加重，且极易出现新发的脑神经受损，故应慎重选择手术治疗。一般而言无论病人的年龄，只要症状轻微，均可暂时予以观察，定期做临床和影像学 CT、MRI 随访。一旦发现肿瘤有进展变化，再考虑放射治疗或手术治疗。症状明显的老年病人和手术后复发肿瘤建议行放射治疗。若病人一般状况许可且海绵窦症状逐渐加重，在病人对病情、手术治疗目的以及手术后可能发生并发症表示理解和接受的前提下，可考虑手术治疗。

手术入路可选择翼点入路或颅眶颧入路，经翼点入路时可通过切断颧弓来减小对脑组织的牵拉。手术时不强求完全切除肿瘤，如果手术中解剖结构不清楚，或肿瘤与脑神经和颈内动脉等重要结构粘连紧密，全切肿瘤会不可避免地造成损伤，可行肿瘤次全或大部切除，手术后再辅以放射治疗。切除海绵窦内的肿瘤时如发生出血，应注意判断出血来源，静脉窦的出血使用明胶海绵、止血纱布等止血材料或肌肉填塞不难控制；若系颈内动脉破裂出血，则需设法修补。

七、颅中窝和鞍旁脑膜瘤

位于颅中窝的脑膜瘤按肿瘤与脑膜的附着部位分为四种：①鞍旁脑膜瘤位于颅中窝的内侧部，影响海绵窦内结构，与床突型蝶骨嵴脑膜瘤的症状相似。②眶上裂脑膜瘤，位于颅中窝内侧，影响眶上裂结构，与小翼型蝶骨嵴脑膜瘤的症状相似。③岩尖脑膜瘤，位于颅中窝后内部，在三叉神经半月节窝附近。肿瘤来自半月节包膜，也称半月节脑膜瘤。④颅中窝外侧脑膜瘤。颅中窝脑膜瘤较少有局灶症状，可手术全切除。鞍旁脑膜瘤的手术难度较大，全切除机会较少。

八、脑室内脑膜瘤

脑室内脑膜瘤（intraventricular meningioma）发生于脑室脉络丛的蛛网膜细胞，占颅内脑膜瘤的 4%～5%，其中以侧脑室脑膜瘤常见，左侧略多于右侧，多位于三角区，偶尔也见第三或第四脑室脑膜瘤。

侧脑室脑膜瘤早期症状不明显，就诊时肿瘤多已较大，病人已出现颅内压增高的表现。第三、四脑室内脑膜瘤早期即可引起脑脊液循环障碍导致梗阻性脑积水，因此颅内压增高症状出现较早。肿瘤侵及内囊纤维束时可出现对侧肢体偏瘫，图 32-9 中 DTI 检查显示肿瘤破坏白质纤维束。肿瘤位于优势半球时，还可以出现感觉性或运动性失语。图示视觉通路还可出现同向性偏盲。

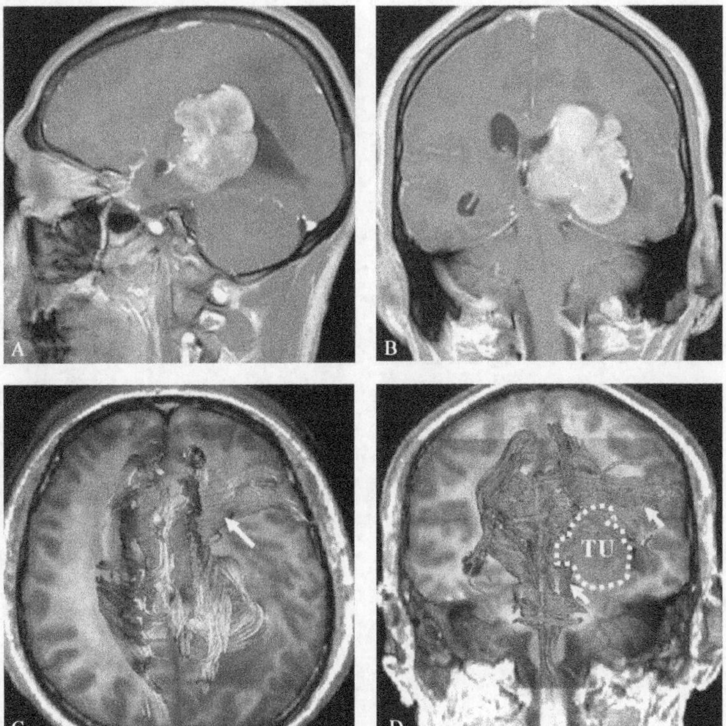

图 32-9　侧脑室脑膜瘤 MRI

A 和 B 为矢状位及冠状位增强，C 和 D 为 DTI 显示的受损白质纤维束（↑）与脑膜瘤（TU）

CT和MRI是诊断脑室内脑膜瘤最可靠的方法，血管造影可以显示肿瘤的供血动脉。侧脑室脑膜瘤的供血动脉为脉络膜前动脉和脉络膜后动脉。

脑室内脑膜瘤被发现时往往较大，应及早确诊尽快手术治疗。侧脑室三角区脑膜瘤常采用顶上小叶(顶间沟)入路，位于侧脑室颞角者可采用颞中回入路，但该入路易造成视放射损伤，优势半球手术可导致语言功能障碍，术前可行功能MRI检查，术中可在唤醒麻醉下行语言区定位，以确定皮质造口(图32-10)。侧脑室前部的肿瘤可采用纵裂胼胝体入路。第四脑室脑膜瘤可采用枕下正中入路。第三脑室脑膜瘤可采用Poppen入路。

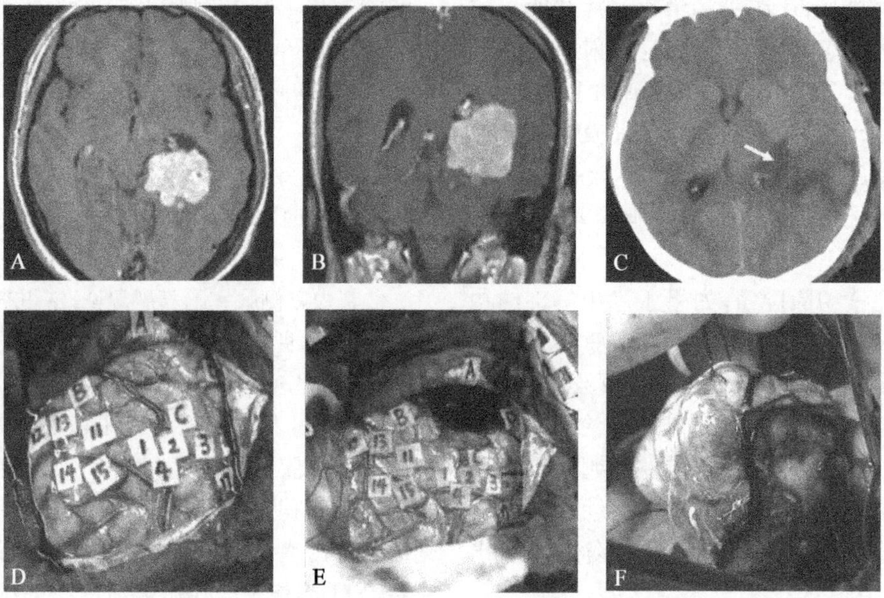

图32-10　术中唤醒麻醉下确定语言区，选择皮质造口切除脑室内脑膜瘤

A和B为MR增强，C为CT平扫，图中A、B、C、D为肿瘤脑表面投影，D为术前，E为脑膜瘤切除后，F为标本，图中数字为术中皮质电刺激所显示的语言区标记

九、颅后窝脑膜瘤

颅后窝脑膜瘤(posterior fossameningioma)占颅内脑膜瘤的14%，按肿瘤与脑膜黏着的部位可分为如下几种。

1. 小脑凸面脑膜瘤附着于小脑表面的硬脑膜，起源于横窦和乙状窦附近，或两静脉窦的交接处，可侵入静脉窦内，有时侵犯颅骨。临床上主要表现为颅内压增高症状和小脑征。CT、MRI检查小脑处有均匀增强影，治疗是手术切除，效果较好。

2. 小脑幕脑膜瘤包括幕上型、幕下型和穿透型。肿瘤黏着点常在小脑幕的后半部接近横窦和窦汇，肿瘤可侵入静脉窦中，症状以颅内压增高为主，大部分患者可见小脑征。大脑镰小脑幕汇合点的脑膜瘤直接压迫脑干，引起局灶症状，CT、MRI检查可见小脑幕区有均匀可增强的肿块。

3. 小脑脑桥三角脑膜瘤(cerebellopontine angle meningioma)起源于岩骨后面(内听道后方)的脑膜瘤。肿瘤生长缓慢，早期症状不明显。后期肿瘤较大时可出现颅内压增高。局部神经功能障碍以第Ⅴ、Ⅶ、Ⅷ对脑神经损害和小脑功能障碍常见。听神经损害表现为：①耳鸣和听力下降；②可出现面肌抽搐或轻、中度面瘫；③面部麻木，角膜反射消失，颞肌萎缩；④小脑症状和体征，包括走路不稳、粗大水平眼震及患侧肢体共济失调；⑤后组脑神经功能障碍，包括声音嘶哑、饮水呛咳、吞咽困难等。

诊断小脑脑桥角脑膜瘤首选MRI，MRI可清晰显示肿瘤与周围结构的关系，特别是对脑干和基底动脉的压迫情况。CT可显示肿瘤内钙化，岩骨骨质破坏或增生。脑血管造影可以显示大脑后动脉及小脑上动脉向内上移位；侧位像可见小脑后下动脉向下移位，同时可见肿瘤染色。

肿瘤较小(<3cm)，或病人不能耐受全身麻醉手术，或病人拒绝手术时，可考虑立体放射外科治疗；肿瘤较大(>3cm)，病人症状明显或肿瘤增长较快，出现进展性神经功能损失时，建议手术治疗。手术可采用枕下乙状窦后入路或颞底经小脑幕入路。手术时自后向前电凝分离肿瘤与小脑幕岩骨后的附着处，阻断肿瘤的供血。当第Ⅸ、Ⅹ对脑神经包绕肿瘤时，应仔细分离避免损伤。如肿瘤较大，与附近的神经或动脉粘连紧密，应先做肿瘤内分块切除（使用超声吸引器），待肿瘤体积缩小后再继续分离，最后将肿瘤壁取出。术中神经电生理监测有助于面、听神经和三叉神经的辨认和保护。

4. 枕骨大孔区脑膜瘤（meningioma of the foramen magnum）是指发生于枕骨大孔四周的脑膜瘤。多发生于枕骨大孔前缘，向后可造成对延髓和上颈髓的压迫。女性多见。患者病程较长，发展缓慢，早期可出现颈部、肢体力弱和（或）麻木，声音嘶哑、饮水呛咳、吞咽困难等后组脑神经功能障碍，以及步态不稳等小脑症状。后期肿瘤增大，影响脑脊液循环可出现颅内高压症状。

MRI是诊断枕大孔区脑膜瘤首选和必要的检查，必要时可行脑血管造影，显示肿瘤与椎动脉及其分支的关系。

对于肿瘤位于延髓背侧和背外侧者手术可选择枕下正中入路。远外侧入路可直视延髓腹侧和枕大孔前缘，适合位于延髓腹侧和腹外侧的脑膜瘤。手术应在手术显微镜下先进行瘤内分块切除，得到充分的空间后利用双极电凝处理肿瘤基底，仔细分离和保护脑神经和重要血管。如果肿瘤与延髓或椎动脉等重要结构粘连紧密，可残存少量肿瘤组织，不要为全切肿瘤而损伤这些重要结构，造成术后严重的并发症。

5. 岩斜区脑膜瘤（petroclival meningiomas）约占颅后窝脑膜瘤的11%，肿瘤附着于斜坡，可偏于一侧。根据肿瘤的发生部位、生长方向、临床表现和手术入路的不同，将该区肿瘤分成三型（图32-11）：①斜坡型，瘤体主要位于中上斜坡，将中脑、脑桥向后压迫。由脑膜垂体干、脑膜中动脉脑膜支、椎动脉斜坡支参加供血。②岩斜型，肿瘤由岩骨斜坡裂长出向一侧扩延，瘤体主要位于中斜坡及小脑脑桥三角，肿瘤主要由脑膜垂体干、椎动脉枕支和斜坡支 枕动脉岩骨支供血。③蝶岩斜坡型肿瘤由蝶骨斜坡裂长出，向外侧延伸至蝶鞍旁、颅中窝、岩骨尖，经小脑幕裂孔向鞍背发展。脑膜垂体干、脑膜中动脉脑膜支、咽升动脉斜坡支参加供血。岩斜区脑膜瘤症状以脑神经障碍为主，三叉神经和听神经最常受累。颅内压增高症状，眼球震颤和共济失调都很常见。头颅平片多无颅骨改变，椎动脉造影见基底动脉向背侧移位，或被推向对侧。CT、MRI示斜坡处有均匀的能增强的块影。

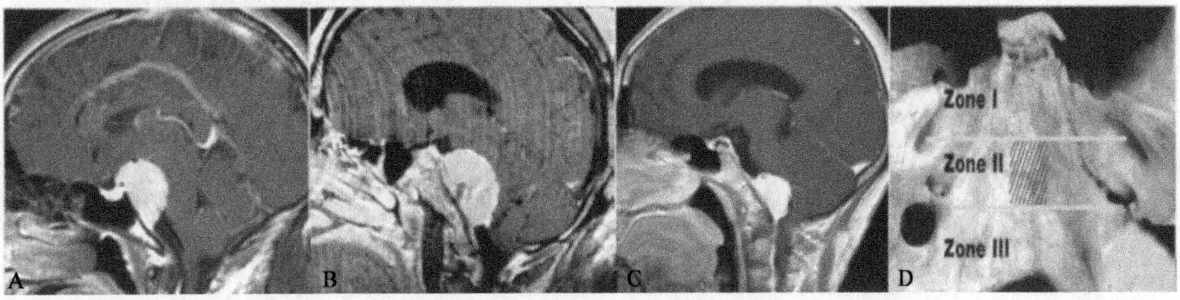

图32-11 不同岩斜区部位的脑膜瘤

A为岩斜区上段脑膜瘤；B为岩斜区中段脑膜瘤；C为岩斜区下段脑膜瘤；D为岩斜区的分段标志，ZoneⅠ、Ⅱ、Ⅲ分别代表岩斜上段、中段、下段

岩斜区脑膜瘤是最困难的神经外科手术之一，肿瘤位置深在，周围有基底动脉、脑干、脑神经等重要结构，加之肿瘤生长缓慢、病史长、常被误诊为其他非器质性病变，致使得到诊断时已经很大，对周围结构的粘连甚为紧密。因而肿瘤全切除困难，多数报道切除率为40%～70%，手术致残率较高，术后脑神经损害超过50%。

术前评估对于选择合适的手术入路、采用恰当的手术技术、判断手术难度和预后有重要作用。MRI检查有助于了解肿瘤的大小、位置及肿瘤侵及的范围，与周围结构的关系，有无脑干受压水肿，脑干软膜是否完整等，以便选择手术的入路。MRA、CTA及DSA检查可以观察颅底重要血管与肿瘤的关系，如基底动脉、颈内动脉等是否包裹。术前神经电生理检查亦有助于发现神经功能的损伤，可以发现神经系统查体不明显的功能障碍，可为病情判断提供客观证据。另外，对患者全身基本情况和治疗决心的充分了解也是选择治疗方式和策略的重要依据，伴有肺、心、造血等重要系统器官功能障碍及治疗决心不坚定等因素往往影响术后治疗效果。

与其他颅底脑膜瘤一样，选择正确的手术入路是降低并发症和提高患者生存质量的重要环节。入路的选择须根据肿瘤的生长情况和医生对入路的熟悉程度而定。在充分考虑肿瘤大小、部位、邻近结构（如脑干、海绵窦、颅中窝、基底动脉等）受累情况和术前神经功能损伤程度等因素下，可选择颞枕乙状窦前入路、颞下经颅中窝入路、枕下乙状窦后入路等。乙状窦后入路主要用于脑桥小脑三角肿瘤的切除，为大多数神经外科医生所熟悉，可暴露岩斜区后下外侧的病灶。但是该入路也存在不可避免牵拉小脑，在不同程度上造成小脑的损伤，很多时候需要切除小脑外侧；另外位置较深，对脑神经影响较大；对于突出到幕上的肿瘤部分往往难以切除；较小的上斜坡区脑膜瘤，可采用颞下入路，该入路操作简便，损伤小，大多数医生熟悉，但是暴露范围有限，对于岩骨下方的肿瘤存在视野盲区；颞枕乙状窦前入路利用岩骨磨除的空间，缩短手术距离和减少脑干牵拉，从脑干腹侧进行手术，对颞叶和小脑的干扰小，适合于多数岩斜区脑膜瘤，尤其是巨型肿瘤的手术，但是该入路操作复杂，手术时间长，术后脑脊液漏的发生率较高，出现 Labbe 静脉变异时，将明显限制手术操作。

尽可能多的切除肿瘤是岩斜区脑膜瘤手术的目标，但仍应以病人神经功能保存和术后生存质量为首要考虑因素，根据术前、术中情况衡量是否全切肿瘤（图 32-12），如肿瘤与脑干粘连太紧，蛛网膜间隙消失，剥离可能导致术后严重并发症；肿瘤将基底动脉包裹程度重、距离长，全切可能影响术后血供；侵犯海绵窦，包绕颈内动脉的肿瘤往往全切除也相当困难，但有时肿瘤血供丰富，不全切无法止血，这种情况对神经功能的损伤可能较重，因此术前检查发现血供丰富的病人也可行供血动脉的栓塞；术中神经电生理监测对指导手术也有极大的意义，听觉脑干诱发电位及体感诱发电位可以对所监测的神经损伤起来很好的预警作用，若术中监测无明显异常，术后即使出现相应功能障碍，也多可自行恢复。

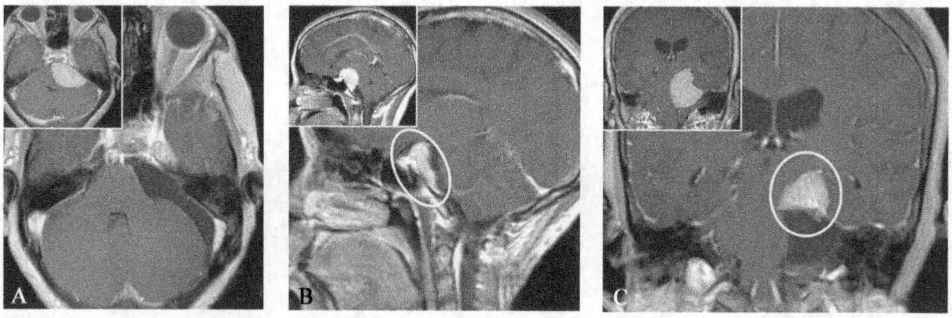

图 32-12　岩斜区脑膜瘤的切除程度

A 为全切；B 为大部切除；C 为次全切除

十、非典型性和恶性脑膜瘤

非典型性脑膜瘤（atypical meningiomas）和恶性脑膜瘤（malignant meningioma）是指某些脑膜瘤具有恶性肿瘤的特点，表现为肿瘤在原部位反复复发，并可发生颅外转移。良性脑膜瘤患者中女性占大多数，非典型性和恶性脑膜瘤则男性患者占 54%～60%。非典型性和恶性脑膜瘤多位于大脑凸面及矢状窦旁，癫痫、运动与感觉障碍的发生率较良性脑膜瘤低，但可能发生颅外转移。

非典型性和恶性脑膜瘤患者的临床表现并不具有独特性，而影像学检查常与良性脑膜瘤、胶质瘤、血管外皮细胞瘤等难以区分，因此术前诊断十分困难（图 32-13）。但邻近骨质破坏，脑组织受侵、轮廓不规则，以及远处转移等征象多为恶性表现。目前认为，影像学检查出现以下几点则需要高度警惕恶性脑膜瘤的可能：①包膜不完整，与周围正常脑组织界线不清；②形态不规则，呈分叶状、蘑菇状等；③信号不均匀，增强后呈现不均匀强化；④脑膜尾征呈现为粗短、不规则、边缘不整齐的状态；⑤邻近骨质破坏，颅外形成软组织肿块；⑥钙化少，瘤周水肿明显；⑦脑血管显示存在动静脉分流。

非典型性和恶性脑膜瘤的诊断最终有赖于病理组织学检查，具有以下病理学特征需要高度警惕：细胞成分增多；有丝分裂增多；核多形性；局灶性坏死；脑组织浸润以及转移。WHO 将≥4 分裂象/10个高倍镜视野作为非典型性脑膜瘤病理学分级的标准。确诊的恶性脑膜瘤的条件为：具有明显的恶性细胞行为学，有丝分裂速度明显增高（≥20有丝分裂象/10个高倍视野），或者两者兼备。近年来也发现了一些与恶性脑膜瘤相关的分子标志物，如凋亡抑制基因survinin就被证实与脑膜瘤的恶性程度相关，随着恶性程度增高，survivin蛋白的表达量也逐步增高。另外，某些基因的缺失可能是导致恶性脑膜瘤发生的原因，包括1p36、9p31等，这些分子标志有望成为恶性脑膜瘤诊断的辅助指标。

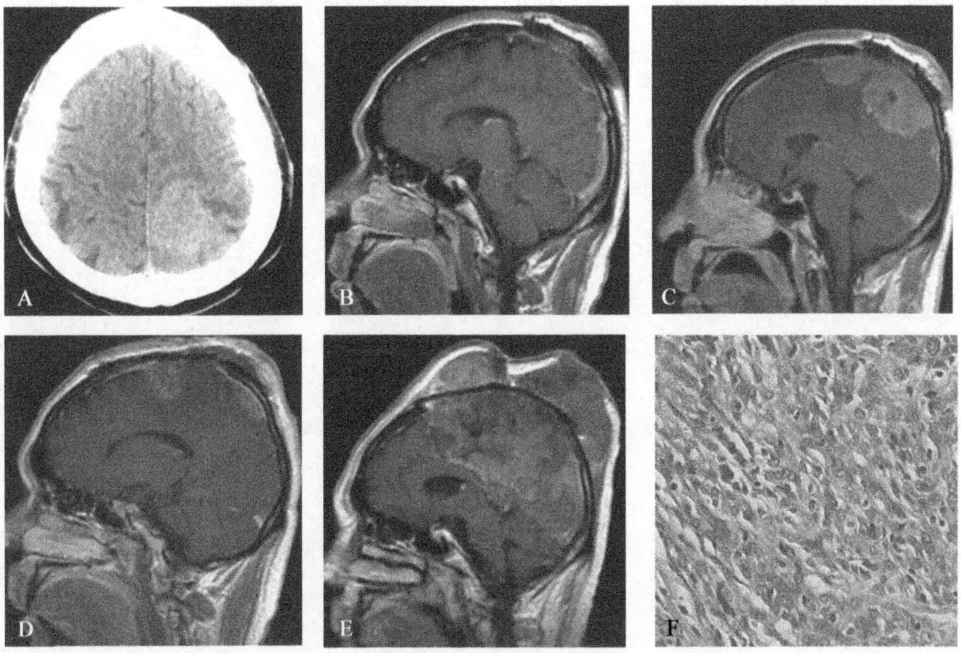

图32-13 患者，男，52岁

术前CT检查考虑左侧顶部脑膜瘤（A），行手术治疗，术后MRI示肿瘤全切，并行去骨瓣，颅骨修补（B），术后行30Gy全脑X线放射治疗；术后12个月，肿瘤复发（C），再次手术切除（D），术后行γ刀治疗；术后9个月（E），肿瘤持续增大；病理为非典型脑膜瘤（F）

目前，手术切除并术后放疗仍然是治疗非典型性和恶性脑膜瘤的首选方式。由于恶性脑膜瘤的高复发性，初次手术应力争达到全切，但如果肿瘤位于重要的功能区，则在切除肿瘤时需注意保留神经功能。影响非典型性和恶性脑膜瘤复发的主要因素包括性别、年龄、肿瘤细胞有丝分裂程度、手术切除程度、放射辅助治疗等，但目前并无统一的意见。非典型性脑膜瘤手术后的放射治疗和化疗也是重要的辅助治疗手段。肿瘤大部切除后不行放射治疗其复发率很高，并且多在手术后5年内复发，而术后行放射治疗的病人，复发率要低得多。有研究发现应用替莫唑胺等化疗可以延长病人的生存期。

（李 飞 冯 华）

参考文献

[1] Bethke L, Murray A, Webb E, et al. Comprehensive analysis of DNA repair gene variants and risk of meningioma.J Natl Cancer Inst, 2008, 100(4):270-276

[2] Chourmouzi D, Papadopoulou E, Kontopoulos A, et al. Radiation-induced intracranial meningioma and multiple cavernomas. BMJ Case Rep, 2013: 2013

[3] Clark VE, Erson-Omay EZ, Serin A, et al.Genomic analysis of non-NF2 meningiomas reveals mutations in TRAF7, KLF4, AKT1, and SMO. Science,2013,339(6123):1077-1080

[4] Claus EB, Bondy ML, Schildkraut JM, et al. Epidemiology of intracranial meningioma. Neurosurgery, 2005, 57(6):1088-1095; discussion-1095

[5] Yao L, Pandit A, Yao S, et al.Electric field-guided neuron migration: a novel approach in neurogenesis. Tissue Engineering Part B: Reviews, 2011: 110130042806078

[6] Han J, Yan X-L, Han Q-H, et al. Integrin β1 Subunit Signaling Is Involved in the Directed Migration of Human Retinal Pigment Epithelial Cells following Electric Field Stimulation. Ophthalmic Research, 2011, 45(1): 15-22

[7] Riemenschneider MJ, Perry A, Reifenberger G. Histological classification and molecular genetics of meningiomas. Lancet Neurol, 2006, 5(12): 1045-1054

[8] Whittle IR, Smith C, Navoo P, et al. Meningiomas. Lancet, 2004, 363(9420): 1535-1543

[9] Wiemels J, Wrensch M, Claus EB. Epidemiology and etiology of meningioma. J Neurooncol, 2010, 99(3): 307-314

[10] Li F, Lin J, Zhu G, et al. Neuroimaging and functional navigation as potential tools to reduce the incidence of surgical complications of lateral ventricular meningiomas. Clinical neurology and neurosurgery, 2011, 113(7): 564-569

第 33 章

听神经瘤

听神经瘤(acoustic neuroma)起源于前庭神经鞘膜,更准确的命名为前庭神经鞘瘤(vestibular schwannoma),是常见的颅内肿瘤之一,占颅内肿瘤的 8%～10%。女性略多。做出诊断时的年龄以50—60 岁多见。国外报道发病率为(0.78～1.3)/100 000,据尸检推算的患病率为 0.8%,而据 MRI 检查意外发现的听神经瘤为 7/10 000,因非对称性听力症状至耳鼻咽喉科就诊并最终诊断为听神经瘤者占 3%～7.5%。其组织学上为良性,呈缓慢生长,文献报道年增长通常为 1～3mm,但也有年增长超过 5mm 者。早期可出现听力损害,但易为患者疏忽或漏诊。如持续生长最终可压迫脑干,并可引起颅内压增高。早期诊断和治疗可明显降低死、残率。

一、病理学

通常认为肿瘤起源于前庭神经的中枢神经系的胶质和外周髓鞘相交部位的施万细胞(Obersteiner-Redlich 区,距离脑干 8～12mm,贴近内耳门)。肿瘤基底一般以内耳门为中心,分别向脑桥小脑三角方向和内听道内生长,但有少数患者(不足 5%)内听道内并无肿瘤生长。肿瘤有完整的包膜,中小型肿瘤多呈实体性,大型肿瘤囊性变很常见(图 33-1)。肿瘤组织呈灰黄色,因纤维成分较少,多数质地偏软,也有质地较韧者。如肿瘤内有过出血,瘤内可见含铁血黄素沉积;如果出血向周围渗漏,在肿瘤周围因血性物的刺激而出现蛛网膜增厚和粘连。肿瘤供血主要来自小脑前下动脉发出的分支,引流静脉主要流向岩静脉。有的病例术中肿瘤创面出血非常明显,分别来自供血动脉和从岩静脉倒流的引流静脉,直到供血动脉和肿瘤引流静脉均被阻断,才见出血明显减少或停止。较小的肿瘤与脑干和周围神经血管之间可能有蛛网膜相隔。大型肿瘤与周边的神经、血管直接粘连,面神经在角池内和内耳门附近常被直接挤压而成“薄膜”状并呈“吊床”样改变。面神经紧贴于肿瘤包膜上,尤其在内耳门处面神经与肿瘤粘连最紧,成为术中分离面神经最困难的部位。95%以上的病例,肿瘤向内听道内生长;有些病例内听道虽无明显增宽,但肿瘤充填内听道的全长(图 33-2);而有的病例,由于内听道内肿瘤的生长膨大,使内听道显著增宽,甚至与颈静脉孔融合在一起,这种病例,内听道内面神经受压变形较明显。肿瘤向前生长可挤压三叉神经,向后生长则可挤压后组脑神经。大型或巨大型肿瘤患者,脑干和第四脑室受压明显,由于脑室受压而出现不同程度的脑积水。Samii 等根据肿瘤与内听道的关系,向颅内扩展的范围,脑干及第四脑室受压的程度,将听神经瘤分成六级(表 33-1)。这对于设计治疗方案和评价治疗效果有一定的参考意义。

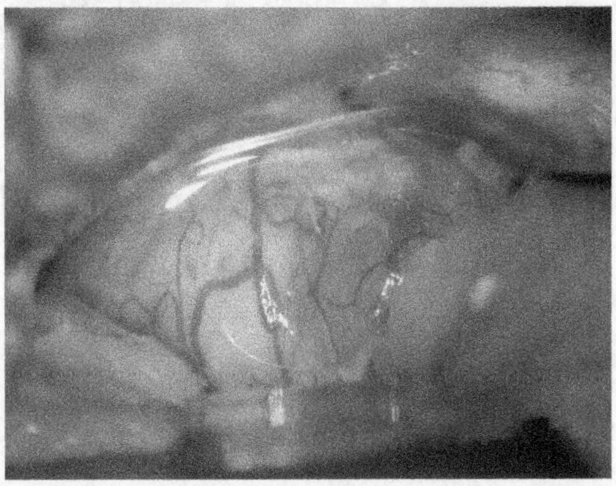

图 33-1 肿瘤包膜完整而光滑,有丰富的病理血管,瘤内部分囊性变

供血主要来自小脑前下动脉分支。静脉回流主要经过岩静脉

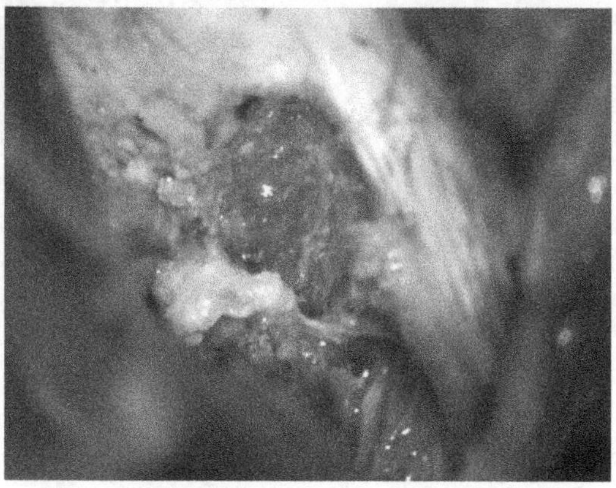

图 33-2 内听道扩大并不明显，但肿瘤向内听道生长，充填内听道的全长

表 33-1 Hannover 听神经瘤扩展程度分级

分级	肿瘤扩展程度
T_1	局限于内听道内
T_2	突破内听道进入小脑脑桥角池
T_{3A}	充满小脑脑桥角池
T_{3B}	累及脑干
T_{4A}	压迫脑干
T_{4B}	脑干明显移位，第四脑室受压

听神经瘤的典型镜下形态由两个主要组织类型构成：Antoni A 区和 Antoni B 区。前者为细胞致密区，后者为细胞松散区。在一个肿瘤中，总有某个类型的细胞区占主要成分（图 33-3）。多数听神经瘤主要由 Antoni A 区成分组成，但囊性变的肿瘤则多见 Antoni B 区成分。它们在影像上的表现也有差异。

2 型神经纤维瘤病（NF2）是一种常染色体显性遗传疾病，其 22 号染色体长臂上 NF-2 基因丢失和突变。该基因编码肿瘤抑制蛋白。本病的特征为双侧听神经瘤，常合并多发性神经纤维瘤和脑膜瘤。文献上常纳入单独的讨论范畴。

二、临床表现

临床表现与肿瘤大小紧密相关。听神经瘤的主要临床表现为小脑脑桥角综合征。包括以蜗神经、面神经和三叉神经受累为主的脑神经功能障碍，小脑，脑干受累的所致的神经功能障碍。多数病人早期出现耳鸣、同侧神经性聋，这是蜗神经受激惹或损伤所致。由于三叉神经受压，可出现面部麻木或疼痛。尽管肿瘤对面神经的直接挤压，能引起患者足够重视的面肌无力却少见，但仔细神经系统检查，往往可发现患侧眼轮匝肌肌力减退，外耳道痛觉减退等面神经受损的表现。大型肿瘤可压迫小脑、脑干而出现共济失调、锥体束征和后组脑神经受损表现。如脑脊液循环受阻还可出现脑积水和颅内压增高表现，眼底检查可见视盘水肿。

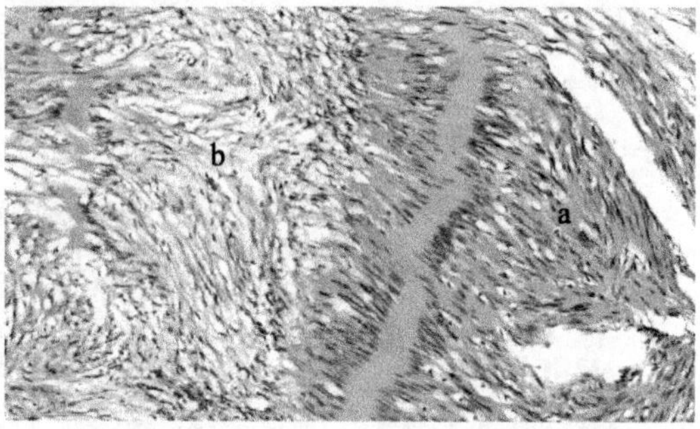

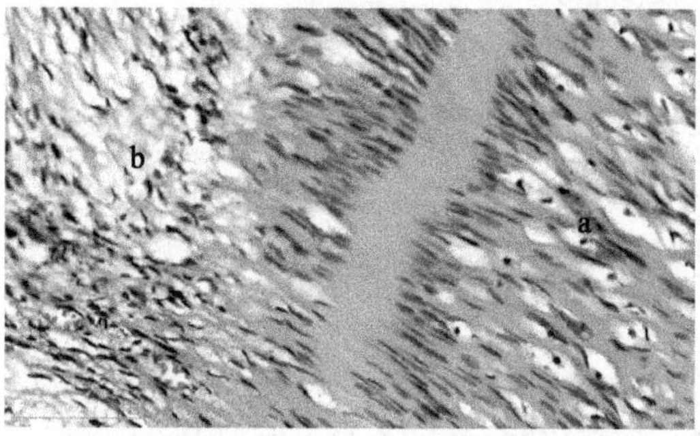

图 33-3 瘤细胞呈小栅栏状排列，细胞的原纤维相互平行，有明显的泡沫细胞，有明显的细胞致密区和松散区

a. Antoni A 区；b. Antonin B 区

三、听神经瘤的诊断

不能以其他原因解释的单侧或不对称性听力损害或耳鸣，应考虑到听神经瘤的可能。对出现面部感觉异常及某些平衡障碍的患者同样要想到听神经瘤的可能。

（一）听力学检查

对于诊断和治疗决策及手术前、后的听力对比有重要意义。

1. *电测听* 多数（约 95%）表现为单侧或不对称性高频听力损害。

2. *语言分辨测试* 传导性耳聋对语言分辨试验无明显影响，耳蜗病变一般表现为中等程度损害，耳蜗后病变损害最为明显。听神经瘤属耳蜗后病变。

参照 Gardener-Robertson 修订听力分级（表 33-2），50/50 分别为此两项检查代表有用听力的界限（即纯音测试小于或等于 50dB，语言分辨测试大于或等于 50%）。

表 33-2 Gardner-Robertson 听力功能分级

分级	描述	纯音听力(dB)	语言分辨率(%)
1	优良	0～30	70～100
2	有用听力	31～50	50～69
3	无用听力	51～90	5～49
4	差	91～100	1～4
5	无听力	无法测量	0

3. *听觉脑干诱发电位* 根据肿瘤大小而有不同的表现。常见Ⅴ波波幅变小或消失。Ⅰ～Ⅴ波的潜伏期延长超过 4.2ms，与健侧相差超过 0.2ms。

4. *眼震电图* 可帮助判断肿瘤在前庭神经上的起源部位。如肿瘤侧的前庭反应减少 30%以上，表明前庭上神经受累，提示肿瘤与蜗神经的距离可能较远，可看成有可能得到听力保留的预测指标之一。但眼震电图结果与听力保留并不一定相关。

(二)影像学检查

1. *颅骨平片* 眼眶后前位上观察内听道有无扩大和骨质破坏。

2. *CT 检查* 平扫与增强扫描可对听神经瘤做出诊断。借助骨窗观察可明确肿瘤对内听道骨质的侵蚀(图 33-4)。若直径≤10mm 位于内听道内的微小听神经瘤，需要使用薄层(2mm 层距及层厚)扫描。若体内遗留金属或装有心脏起搏器而不适合 MRI 检查的患者，可采用 CT 检查。

3. *MRI* 与 CT 比较，MRI 图像不受颅骨伪影干扰，还具有多维成像，不产生电离辐射等优点，是诊断听神经瘤的首选方法，已在很大程度上取代了 CT 检查。一般常规磁共振扫描技术包括各个成像平面的 T_1WI 和 T_2WI 成像及 Gd-DTPA 增强 MRI。在 T_1 加权序列，听神经瘤呈等信号；而在 T_2 加权序列呈高信号。静脉注射 Gd-DTPA 后，肿瘤明显强化(图 33-4)。强化呈三种类型，即均匀强化、不均匀强化、囊性变。听神经瘤的 MRI 表现依肿瘤大小和组织成分不同而异。均匀强化的小型肿瘤主要由 Antoni A 类细胞区组成，而大型，不均匀强化的肿瘤则由 Antoni A 类细胞区和 Antoni B 类细胞区混合而成或仅由 Antoni B 类细胞区组成。有时为了更好显示位于内听道内的微小听神经瘤，可采用特殊扫描如薄层 3D-CISS 技术，这是水成像序列，内淋巴液、外淋巴液和脑脊液呈明显高信号，而脑组织、骨性结构、内听道内的神经则呈明显的低信号。3D-CISS 序列是三维容积采集，可从任意方位成像，结合 MPR 及 MIP 重建对内耳迷路及内听道内神经及血管显示清晰，还能清晰显示肿瘤与周围结构的关系，甚至能分辨出肿瘤的起源神经，以及内听道壁与肿瘤间的脑脊液间隙，对于设计手术方案具有重要参考意义。有的已将其作为听神经瘤切除术后听力能否保留的预后指标之一。

四、听神经瘤的治疗

听神经瘤的治疗在于控制肿瘤并保存患者的生存质量，力争保留面神经和听力。治疗方式有显微手术切除、立体定向放射外科或分次立体定向放射治疗及非手术治疗几方面。每一治疗方式均有其优缺点。实际上目前尚缺少系统比较这些治疗方法的研究报告。临床上须结合肿瘤体积、患者的年龄、健康状况及其对手术的耐受力、对侧耳的听力以及保留听力的可能性等因素全面衡量，做出合理选择。以下几点可供考虑：远期肿瘤控制率以显微手术治疗为佳；小型肿瘤（直径小于 2.5cm）显微手术切除后远期面神经功能的保留率高于立体定向放射外科治疗；直径大于 3cm 的肿瘤如采用立体定向放射外科治疗，治疗后由于肿瘤增大及脑水肿等原因可加重脑干受压并使颅内压增高，而且放射性脑干损伤的危险性也会增加。另外，立体定向放射外科或分次立体定向放射治疗后须终身随访，反复 MRI 检查，也增加了经济负担。

五、显微外科治疗

利用显微外科技术切除听神经瘤的效果确切，是听神经瘤治疗的主要方式，适合大多数听神经瘤患者。尤其对于肿瘤体积大于 3cm 者，不少文献认为显微外科手术切除是最为合理的治疗方式。普遍报道显微外科手术肿瘤全切除率高于 95%，远期肿瘤控制率最好。肿瘤全切除后，患者随访方式也相对简单，不需要反复多次 MRI 检查。但手术治疗的风险也显而易见。手术死亡率为 1%左右或更低。尽管显微手术的长足进步，加上术中神经监测

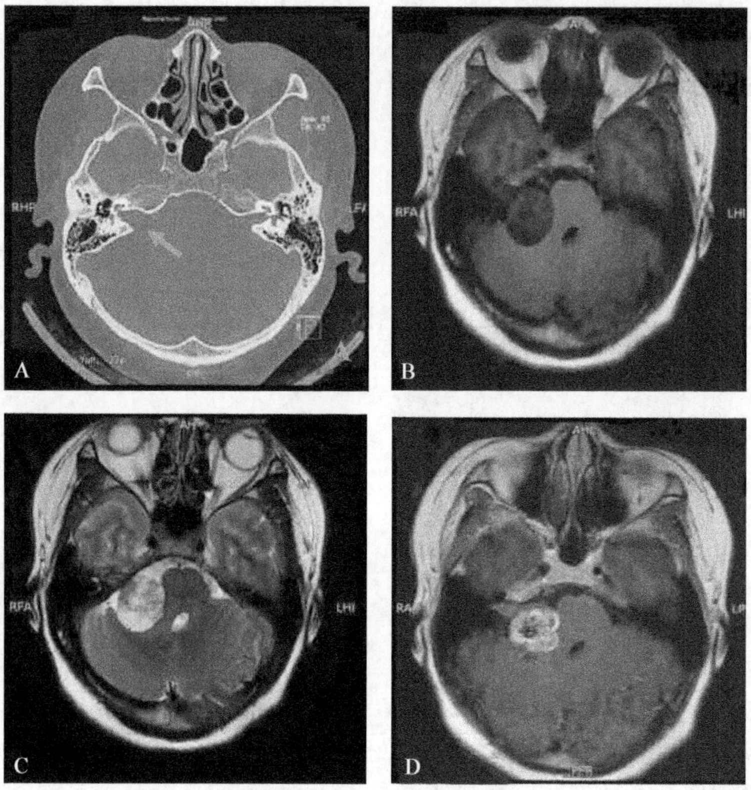

图 33-4　听神经瘤的 MRI 诊断

A. 箭头所指为右侧内听道因肿瘤侵蚀而明显扩大；B. T_1 加权呈等信号；C. T_2 加权呈高信号；D. 增强后显示不均匀强化

技术，手术的安全性显著提高，但术中仍存在着面、听神经或其他脑神经损伤的危险，还可产生脑脊液漏及颅内感染等并发症。

不可否认手术治疗效果与术者的技术水平、手术理念及手术经验直接相关。神经外科医师的成长过程与手术效果间存在着所谓的“学习曲线”。这也意味着年轻医师必须在有经验或较高水平的医师指导下获得相当的经验后方能施行听神经瘤显微手术。

听神经瘤显微手术过程中神经功能监测对于术中识别和保留面、听神经有重要价值，应作为手术治疗的必备条件之一。神经监测内容主要有：①面神经肌电图监测，包括连续的自发肌电监测和触发肌电监测，前者记录手术操作产生的面神经肌电反应，实时掌握手术操作平面与面神经的关系，还可反映术者的技术操作精度，如果手术操作幅度大，面神经的肌电反应强烈（图 33-5）；后者则用电极直接刺激面神经疑似组织诱发面肌动作电位，以确认面神经及其行走路径。②眼轮匝肌和口轮匝肌 F 波的连续监测（图 33-6），面神经 F 波的潜伏期波幅，出现率有个体差异，潜伏期的大致范围在 11～19ms，波幅从 30～80μV 不等。F 波记录的是一个逆向传导的神经冲动，在术中可以作为一个反映神经传导通路的完整性的指标，但其出现存在不稳定性和滞后性。③脑干听觉诱发电位和蜗神经动作电位监测（图 33-7），前者监测Ⅰ、Ⅲ、Ⅴ波波形分化及波幅潜伏期的改变，了解从蜗神经到中脑水平的听觉传导通路的完整性；后者通过记录电极在疑似蜗神经组织上记录的直接诱发电位波形，用以识别蜗神经及其走行。④术中三叉神经和后组脑神经肌电监测，实时自发肌电提醒术者保护神经，触发肌电进一步明确神经走行。在脑神经监测期间必须停用肌松药。

六、手术入路选择

各手术入路均有其优缺点。须根据病人的具体情况如，患者的全身状况，肿瘤体积与听力状况等，并结合术者对各手术入路的熟悉程度做出选择。

1. 乙状窦后入路　此为神经外科医生所熟悉。

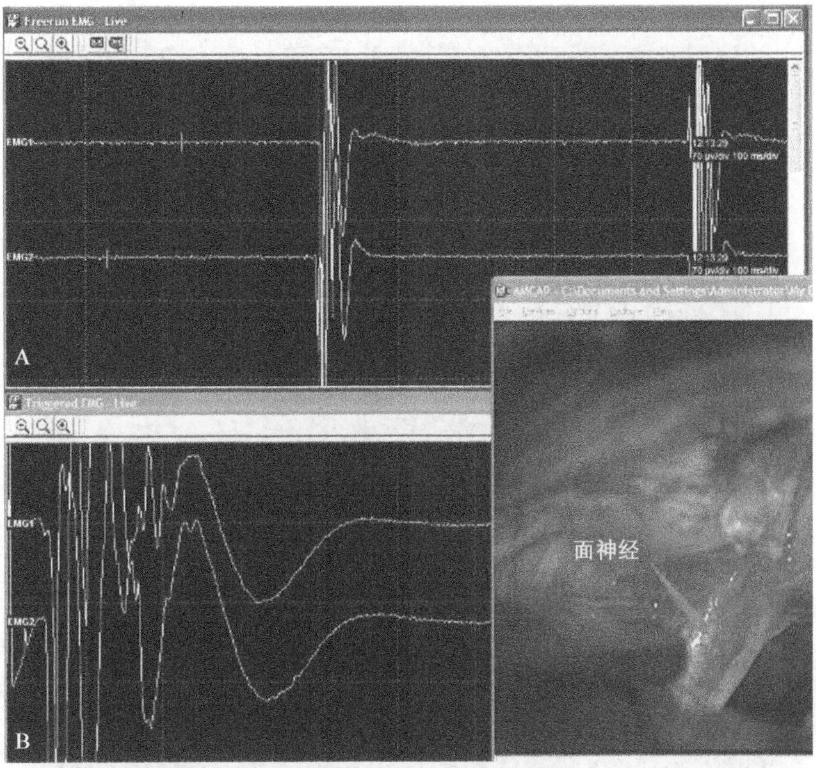

图 33-5　面神经肌电反应

A. 连续肌电图监测见手术操作产生的面神经肌电反应；B. 电极直接刺激面神经诱发的面肌动作电位

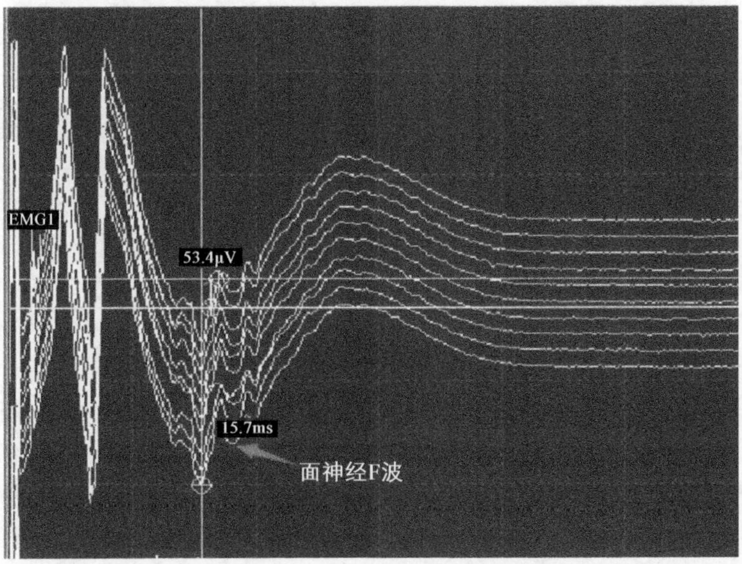

图 33-6　面神经 F 波检测

可用于切除各类听神经瘤。因能提供足够的手术空间，对切除大型听神经瘤尤为有利。术中识别面神经后，也常能分辨出蜗神经。在分离保留面神经时，可同样力争保留蜗神经。但本入路有时对显露和分离向内听道外侧端生长的肿瘤可能会有一定的困难。术中对小脑的牵拉，偶尔可造成不同程度的损伤。

2. *颅中窝入路*　适于内听道内小型听神经瘤

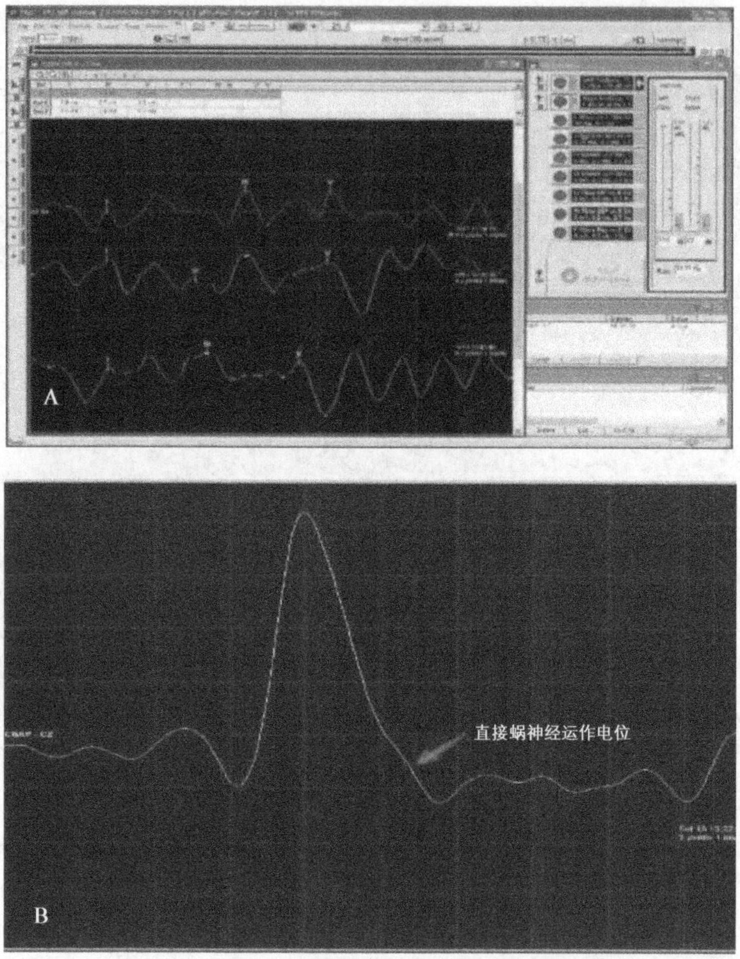

图 33-7　脑干听觉诱发电位和蜗神经动作电位

A. 脑干诱发电位的Ⅰ、Ⅲ、Ⅴ波；B. 蜗神经动作电位

（小于 1.5cm），尤其向小脑脑桥角扩展不超过 0.5cm 者。如肿瘤向小脑脑桥角扩展超过 1cm，面神经损伤的机会增加。另因颞叶受牵拉损伤，术后还可出现癫痫，甚至轻偏瘫，优势侧颞叶受损还可发生失语。

3. 经迷路入路　为耳科医生所熟悉。对小脑的牵拉最小，进入小脑脑桥角的途径较宽。入路完成并开始切除肿瘤时即能在迷路附近的内听道侧部识别面神经，有利于面神经保留。但此为听力损毁性手术。而我们的经验是部分患者术前即便听力完全丧失，由于术中对蜗神经的保留，术后听力得到了恢复。对这类患者保留或挽救听力并非完全不可能。

（一）乙状窦后入路听神经瘤切除术

一般采用侧卧位（图 33-8），头颈部伸展后前屈并向地平面旋转 20°～30°，以便经乙状窦后间隙显露病变和处理内听道病变。也可采用坐位，但须警惕静脉内空气栓塞问题。头架固定后，面部安置神经监测电极。我们常采用耳后枕下倒立 L 形切口，切口前支平乳突后缘线并止于乳突尖平面，上支平上项线水平，也可采用旁正中切口。在邻近乳突尖操作时应警惕从茎乳孔出颅的面神经，以免造成其颅外损伤。

骨瓣的大小依肿瘤体积而定。基本要求为前方显露乙状窦后缘，上方显露横窦下缘，下方以不妨碍分离处理肿瘤后下极为度。特别注意封闭乳突气房，以免脑脊液漏。设计的硬脑膜瓣基底应朝向乙状窦和横窦，以致牵开硬脑膜瓣后能最大程度显露脑桥小脑三角区。

显露肿瘤后，先用电极探测肿瘤后上壁，可明确面神经是否行走于肿瘤后壁上，以免开始切除肿瘤时即将后位行走的面神经误伤。在内耳门的上缘、后缘与下缘探测有时能了解面神经与肿瘤的大致关系。多数情况下面神经在脑池内被肿瘤推向

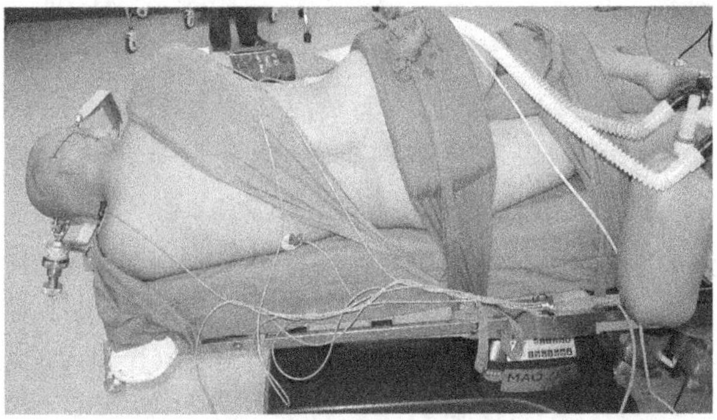

图 33-8　侧俯卧位

头前屈并向对侧旋转约 30°，位于上位的下肢不置于下位的下肢之上，以免因压迫所致的静脉回流受阻

前面，少数情况被推向上面或下面，推向后面者较少见，为 5%左右。术中观察面神经脑干端比较恒定的位置为第四脑室侧孔脉络丛的腹侧，小脑前下动脉主干附近。当显露这些结构时即表明已接近面神经脑干端。术中观察面神经脑干端常位于蜗神经和前庭神经的腹侧(图 33-9)。

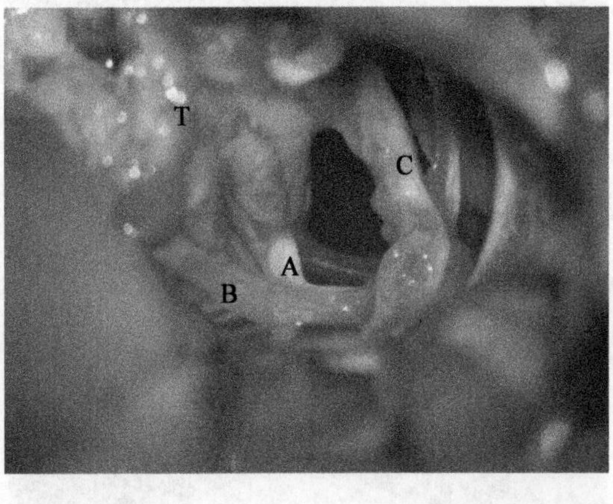

图 33-9　术中所见面神经与蜗神经和前庭神经的相对位置

A. 面神经；B. 庭神经；C. 蜗神经；T. 肿瘤

对于大型听神经瘤，一般宜首先切除位于小脑脑桥角内的肿瘤主体。应严格保持在瘤壁内切除肿瘤组织，不可盲目穿破肿瘤包膜，以免行走于肿瘤表面的神经受损。此过程使用超声吸引不仅能显著提高肿瘤切除的效率，还能有效避免对神经的损伤。为此应根据肿瘤的质地设定合适的使用功率和相关参数，使术者在切除肿瘤过程中能准确掌控超声刀的作用范围，主动避开有关神经的大致行走路径，计划有序地切除各部肿瘤组织。严格避免超声吸引和其他操作对神经的直接影响。在排除假阴性的情况下，如能做到在切除肿瘤的过程中肌电图上不出现任何肌电反应，表明手术操作本身对神经无任何损伤和刺激。当超声刀的作用范围偶尔接近面神经行走平面时，肌电图会立即出现反应，提示术者应立即离开这一平面，以免进一步深入会将肿瘤包膜穿破而导致神经的直接损伤。待瘤体各部均匀而充分减压后，才将肿瘤壁与周围血管、神经分离。我们常常先将岩静脉与肿瘤后上壁自然分离后予以保留并电凝剪断进入岩静脉的肿瘤引流静脉，这样可明显减少肿瘤组织内的出血。此后进一步将三叉神经与肿瘤腹内侧壁分离，同时将所分离的肿瘤切除，使瘤体再度缩小，对面神经的挤压和黏附力最大程度的减轻(图 33-10)，最后将贴附着面神经和蜗神经的肿瘤残部向后外方牵引，用近似于锐性分离的显微剥离子紧贴肿瘤包膜先分离蜗神经至内耳门后缘，在蜗神经的前腹侧方分离面神经脑干段和角池段至内耳门腹侧缘。分离面神经时手法一定要轻巧，以致在监测器上也不至于诱发出肌电图反应，这样也就表明因分离所造成的面神经损伤非常轻微。当面神经角池段已分离，最后剩下内耳门部和内听道内肿瘤时，根据影像资料所显示内听道的长度和宽度磨开内听道，然后在内耳门处剪开硬脑膜环，并纵行剪开内听道内蛛网膜，再用显微剥离子紧贴内听道硬脑膜下抵达内听道肿瘤的外侧缘，将肿瘤向内耳门方向剥离，同时与位于内听道前腹侧壁上的面神经分离。对于大型或巨大型肿瘤患者，面神经与内耳门处的肿瘤粘连最为紧密，需要相当的耐心和努力才可以将面神经与肿瘤分离，否则肿瘤残留或面神经离断均属可能。有的患者肿瘤体积大，在内耳门附近的脑池内将面神经挤压成薄膜状，并相互紧贴，此时也不急于从脑池一侧强行分离至内耳门，而先将内听道磨开，从内听道侧部向内耳门方向剥离出肿瘤后，有助于在内耳门腹侧缘识别面神经与肿瘤壁的界面，沿此界面，再分别从小脑脑桥三角池侧和内耳门侧“双向分离”，切除肿瘤，完整保留面神经，甚至耳蜗神经。在分离面神经和蜗神经时还应充分注意对其血供的保护。对于小脑脑桥角池内肿瘤体积尚小的病例，可先磨开内听道后，再用双向分离法切除肿瘤(图 33-11，图 33-12)。有些病程较长，尤其曾经手术与 γ 刀治疗的病例，往往面神经与肿瘤间的瘢痕明显，难以全切除肿瘤，若勉强全切除肿瘤有可能造成面神经严重损伤甚至完全离断。

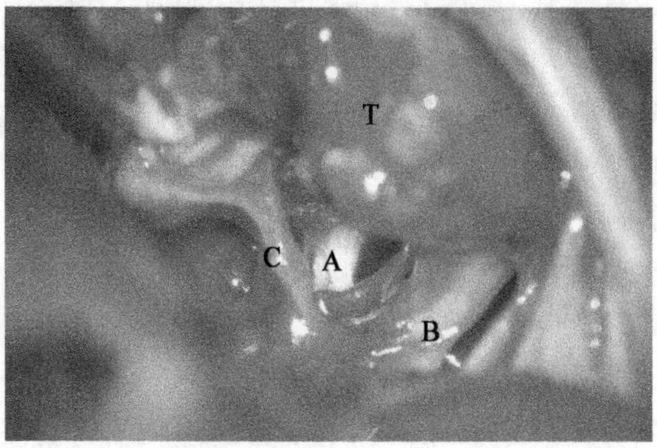

图 33-10　肿瘤充分减压后才有可能将神经血管分离

A. 面神经；B. 蜗神经；C. 前庭神经；T. 肿瘤

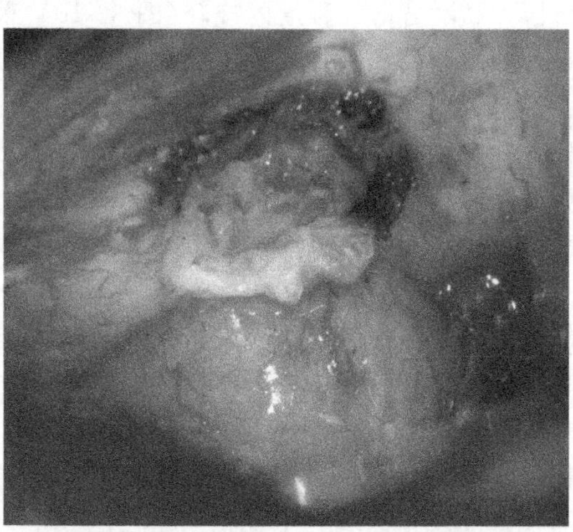

图 33-11　切除小型听神经瘤前先磨开内听道

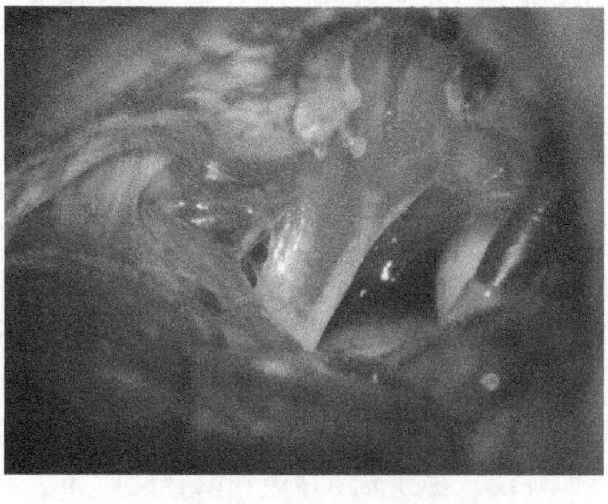

图 33-12　将肿瘤切除后显示保留完好的面神经等结构

(二)手术并发症及其处理

1. 面神经与相邻脑神经损伤　为术中牵拉、机械损伤或热损伤所致，也可能与术后血供障碍有关。术后给予一定的改善循环等方面的治疗对面神经功能恢复有一定帮助。吞咽困难者应尽早留置胃管鼻饲。术中面神经完全断裂者，可通过桥接、粘贴、吻合等法使其断端连接或行颅外面-副神经吻合。如眼睑严重不能闭合，宜尽早行睑缘缝合，以免角膜溃疡等眼部并发症发生。

2. 颅内出血　可发生于手术部位，甚至远隔部位。对小脑的牵拉过重或岩静脉受损后同侧小脑出血的机会明显增加，多发生于术后 24h 内，如血肿较大可表现为意识障碍。术后当日常规 CT 检查常能早期发现，并予以积极处理。对术后蛛网膜下腔出血的有效治疗措施为经腰椎穿刺释放血性脑脊液。合并脑积水的巨大听神经瘤患者于术中或术后还可发生天幕上血肿(图 33-13)，如术中发现不能用其他原因解释的小脑张力增加，术野缩小，甚至天幕下陷时，即要考虑到天幕上血肿的可

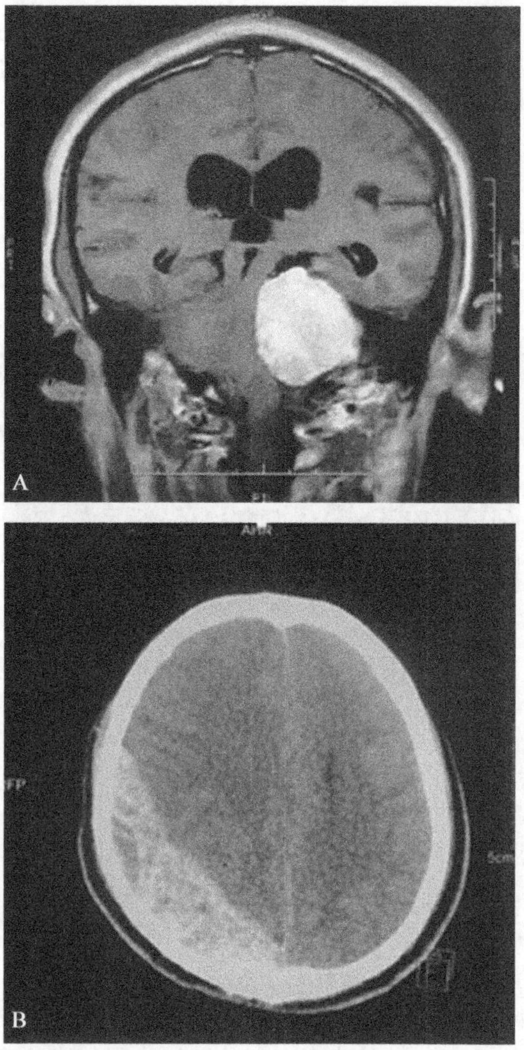

图 33-13　巨大听神经瘤

A. 巨大肿瘤致脑干受压和轻度脑积水；B. 术后出现远隔的天幕上硬脑膜外血肿

能，立即做出相应的处理。

3. *脑脊液漏*　可为皮肤切口漏、鼻漏、耳漏。鼻漏较为常见。经乙状窦后入路术后脑脊液鼻漏的发生率并不高。最常见的发生原因为开放的乳突气房填塞不够完密。对其往往只需将肌皮瓣适当包扎，使之与可能开放的乳突气房紧贴，待瘢痕形成后，脑脊液漏通道自然消除。因磨开内听道所致的脑脊液漏少见，笔者600余例听神经瘤手术患者中仅遇1例。非手术治疗措施还包括适当抬高头位，使漏口所在部位处于最高位置，甚至有些病例还可在严格无菌技术条件下经腰椎穿刺行脑脊液持续引流，确保脑脊液不经漏口流出，同时改善营养，以促进漏口的愈合。仅少数经非手术治疗无效，应考虑手术修补，以免发生颅内感染。

七、立体定向放射外科和分次立体定向放射治疗

为控制肿瘤生长并保留神经功能，有一些神经外科医师对小于3cm直径的肿瘤或手术残留肿瘤可能会考虑采用立体定向放射外科或分次立体定向放射治疗。在某种意义上，这些治疗方法对病人的创伤相对小，治疗后病人可迅速恢复日常活动。但远期肿瘤控制率较显微手术切除为低，该治疗方法本身也存在着一定的风险，还可出现放射性损伤反应。另因治疗后肿瘤周围纤维化，如治疗失败需手术补足时，为术中分离保留面、听神经带来更大困难，术后面神经和听力损害的危险性也成倍增加。这些均为治疗上必须考虑的因素。目前也仍然需要能足以说明立体定向放射外科或分割立体定向放射治疗是否优于未予治疗的对照研究。对于全身状况较差或年老体弱的患者，并无法排除肿瘤进展的情况下，或许考虑立体定向放射外科治疗有一定意义。

八、其他治疗

有相当数目的听神经瘤病例在明确诊断后经过一定时期的观察，并未见肿瘤进一步增长，甚至有的还出现退化征象。显然对这样的病例可采取等待和定期MRI检查的处理方法。但对具体病例肿瘤是否进展却无法预先做出判断。

一般而言，对年老体弱，不能耐受手术治疗的中、小型听神经瘤患者或具有良好听力，而对保留听力具有迫切愿望的小型听神经瘤患者可采用非手术治疗。观察期间须定期MRI检查，一旦发现肿瘤增长，应考虑积极处理。

九、听神经瘤的生存质量与随访

外科手术后影响患者生存质量的主要因素包括面神经功能状况、听力的保留与否、耳鸣、三叉神经症状、平衡障碍及后组脑神经功能状况。面神经功能评价多采用House-Brackmann分级法。

1级：面神经功能完全正常(图33-14)。

2级：面神经功能轻度障碍——仔细检查面肌轻度无力，眼睑能完全闭合。

3级：面神经功能中度障碍——面肌无力，可见前额轻到中度运动，眼睑能完全闭合，未毁容，属于可接受的功能状况。

4级：面神经功能中度至重度障碍——面肌明显无力，面容不对称，前额无运动，眼睑不能闭合。

5级：面神经功能重度障碍——几乎觉察不到面肌运动。

6级：面神经完全麻痹。

如术中面神经得以保留，不少患者在术后1年内可能会经历先期面神经功能减退，然后逐渐恢复改善的过程。此过程中有必要进行相应处理。可考虑使用改善神经血运循环的治疗，如中药制剂复方丹参滴丸、钙通道阻滞药尼莫地平和复合维生素等。然而，面神经功能恢复的速度及程度与面神经损伤程度有关，出院时面神经功能评级为4、5级的患者后期恢复不如出院时2、3级的患者。听力的保留与肿瘤的体积密切相关，但即便术前听力丧失的大型听神经瘤患者，如术中完整保留蜗神经，仍见到了术后恢复至有效听力的病例。少数患者术后耳鸣，但多较术前为轻。术后永久性三叉神经症状、永久性平衡障碍和后组脑神经受损症状不多见。

立体定向放射外科治疗后也可出现脑神经损害、脑水肿、脑积水及脑干损伤等并发症而影响患者的生存质量。

肿瘤复发率与肿瘤切除程度最为相关。每个患者术后均应定期行MRI检查。肿瘤次全切除后肿瘤进展率为20%左右。即便认为肿瘤全切除的病人还存在着某些复发的可能性。肿瘤"全切除"患者局部控制率为94%。最近有报道随访3～16年，肿瘤复发率为7%～11%。对复发的病例，可按具体情况谨慎考虑手术或放射外科治疗或严密观察。如第一次手术切除比较彻底，复发实际上为某些未能发现的很小的肿瘤残片增长所致，这样的病例肿瘤周边的瘢痕或粘连往往不明显，手术效果好，如患者的全身情况允许，主张积极手术治疗。

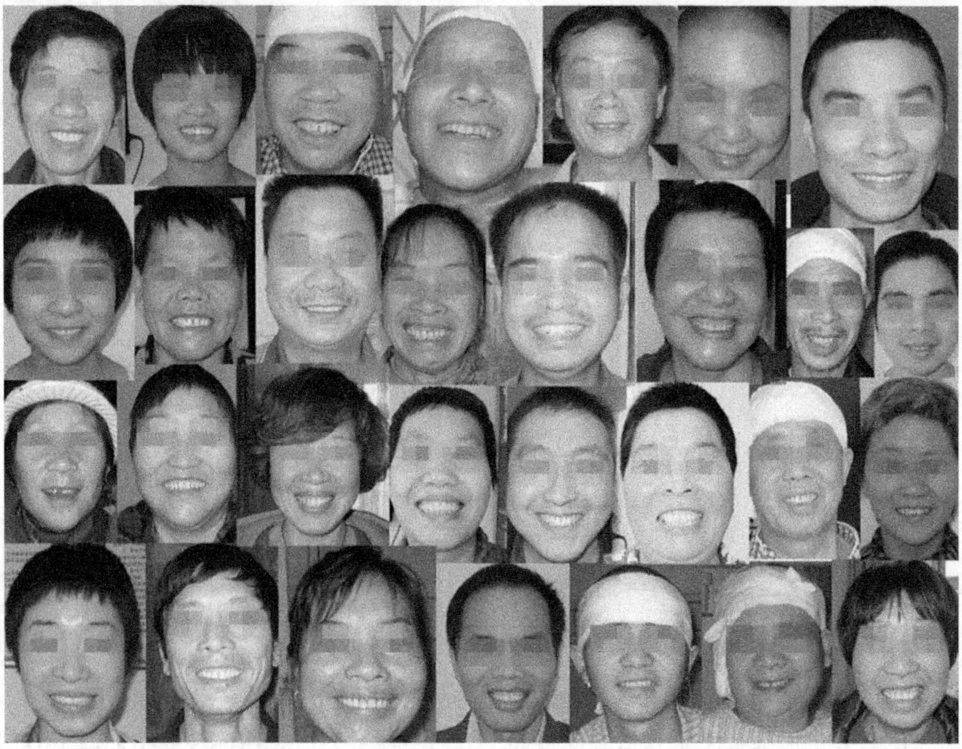

图 33-14　肿瘤全切除后所见面神经功能完全正常(1 级)的部分患者

（袁贤瑞）

■参考文献

[1] Anderson TD, Loevner LA, Bigelow DC, et al. Prevalence of unsuspected acoustic neuroma found by magnetic imaging. Otolaryngol. Head and Neck Surgery, 2000, 122: 643-646

[2] Clinical Effectiveness Guidelines Acoustic Neuroma (Vestibular Schwannoma) British Association of Otorhinolaryngologists Head and Neck Surgeons. At The Royal Colllege of Surgeons of England BAO-HNS Document 5. Spring: 2002

[3] Sade B, Mohr G, Dufour JJ. Vascular complications of vestibular schwannoma surgery: a comparison of the suboccipital retrosigmoid and translabyrinthine approaches. J Neurosurg, 2006, 105(2): 200-204

[4] Doherty JK, Friedman RA. Controversies in building a management algorithm for vestibular schwannomas. Curr Opin Otolaryngol Head Neck Surg, 2006, 14(5): 305-313

[5] Yomo S, Tamura M, Carron R, et al. A quantitative comparison of radiosurgical treatment parameters in vestibular schwannomas: the Leksell Gamma Knife Perfexion versus Model 4C. Acta Neurochir (Wien), 2010, 152(1): 47-55

[6] Hillman T, Chen DA, Arriaga MA, et al. Facial nerve function and hearing preservation acoustic tumor surgery: does the approach matter? Otolaryngol Head Neck Surg, 2010, 142(1): 115-119

[7] Franzin A, Spatola G, Serra C, et al. Evaluation of hearing function after Gamma Knife surgery of vestibular schwannomas. Neurosurg Focus, 2009, 27(6): E3

[8] Youssef AS, Downes AE. Intraoperative neurophysiological monitoring in vestibular schwannoma surgery: advances and clinical implications. Neurosurg Focus, 2009, 27(4): E9

[9] Noudel R, Gomis P, Duntze J, et al. Hearing preservation and facial nerve function after microsurgery for intracanalicular vestibular schwannomas: comparison of middle fossa and retrosigmoid approaches. Acta Neurochir (Wien), 2009, 151(8): 935-944

[10] Wanibuchi M, Fukushima T, McElveen JT Jr, et al. Hearing preservation in surgery for large vestibular schwannomas. J Neurosurg, 2009, 111(4): 845-854

[11] Di Maio S, Akagami R. Prospective comparison of quality of life before and after observation, radiation, or surgery for vestibular schwannomas. J Neurosurg, 2009, 111(4): 855-862

[12] Pollock BE, Driscoll CL, Foote RL, et al. Patient outcomes after vestibular schwannoma management: a prospective comparison of microsurgical resection and stereotactic radiosurgery, 2006, 59(1): 77-85; discussion 77-85

[13] Gerganov VM, Klinge PM, Nouri M, et al. Prognostic clinical and radiological parameters for immediate facial

nerve function following vestibular schwannoma surgery. Acta Neurochir (Wien), 2009, 151(6):581-587

[14] Samii M, Gerganov V, Samii A. Hearing preservation after complete microsurgical removal in vestibular schwannomas. Prog Neurol Surg, 2008, 21:136-141

[15] Gharabaghi A, Samii A, Koerbel A, et al. Preservation of function in vestibular schwannoma surgery. Neurosurgery, 2007, 60(2 Suppl 1):ONS124-127

[16] Samii M, Gerganov V, Samii A. Improved preservation of hearing and facial nerve function in vestibular schwannoma surgery via the retrosigmoid approach in a series of 200 patients. J Neurosurg, 2006, 105(4):527-535

[17] Samii M, Matthies C. Management of 1000 vestibular schwannomas (acoustic neuromas): the facial nerve--preservation and restitution of function. Neurosurgery, 1997, 40(4):684-694; discussion 694-695

[18] Samii M, Matthies C. Management of 1000 vestibular schwannomas (acoustic neuromas): hearing function in 1000 tumor resections. Neurosurgery, 1997, 40(2):248-260

[19] Samii M, Matthies C. Management of 1000 vestibular schwannomas (acoustic neuromas): surgical management and results with an emphasis on complications and how to avoid them. Neurosurgery, 1997, 40(1):11-21; discussion 21-23

[20] Greenberg M. Acoustic Neuroma in Handbook of Neurosurgery. 6th Edition. New York: Thieme, 2006: 429-438

[21] Scott A Meyer, Kalmon D. Post. Acoustic Neuroma in Youmans Neurological surgery. 6th Edition. Elsevier Saunders, 2011, 2(133):1460-1475

第34章

垂体腺瘤

一、流行病学

垂体腺瘤是颅内常见的良性肿瘤，人群发病率为(3～7.5)/10 万人。其年发病率女性为 7/10 万人，男性为 2.8/10 万人。据国外文献报道，尸检和影像学检查提示垂体腺瘤的人群发生率为 17%～23%。在颅内肿瘤中，垂体腺瘤的发病率仅次于脑胶质细胞瘤，居第二位，约占颅内肿瘤的 20%。

二、解剖学

垂体由腺垂体(垂体前叶)和神经垂体(垂体后叶)两部分构成，腺垂体由外胚层的拉克(Rathke)囊分化而来，神经垂体来自前脑底部的神经外胚层。

(一)垂体的位置和形态

脑下垂体呈卵圆形，位于蝶鞍内，约 1.2cm×1.0cm×0.5cm，平均重量为 750mg (男 350～700mg，女 450～900mg)。青春期及女性妊娠时垂体呈现生理性肥大。垂体具有复杂而重要的内分泌功能，解剖学上分为腺垂体和神经垂体，但其功能完全不同。腺垂体可分为远侧部、中间部和结节部，神经垂体由神经部和漏斗组成，漏斗上部连于正中隆起，下部为漏斗，腺垂体的结节部包绕漏斗，共同构成垂体柄，垂体凭借垂体柄与第三脑室底和侧壁的下丘脑有密切的联系。

(二)垂体血液供应

来自垂体上动脉和垂体下动脉，都发自颈内动脉海绵窦段，组成垂体门静脉系统。

1. 垂体上动脉　至垂体柄处分成很多分支，围绕垂体柄根部形成动脉环，由动脉环发出许多小分支，称为垂体柄短动脉或漏斗动脉。垂体柄短动脉进入下丘脑的正中隆起和垂体柄上部，并在其内形成第一微血管丛，与神经末梢有密切接触，然后汇集成数支长门静脉，向下进入腺垂体，形成第二微血管丛，供应垂体前叶细胞血液。另外，垂体上动脉自垂体动脉环处左右各发一下行支称为垂体柄长动脉，进入垂体前叶微血管丛，亦有部分分支返回参与上部微血管丛。

2. 垂体下动脉　主要分布神经垂体，在其内形成微血管丛，排成小叶状，便于下丘脑垂体神经末梢的内分泌激素进入血液内，部分血管再汇集成多支短门静脉，进入垂体前叶的微血管丛。

3. 静脉　腺垂体、神经垂体的微血管丛汇集数个输出静脉再形成垂体侧静脉和漏斗静脉，将垂体的血液引流至海绵窦中，于是腺垂体和神经垂体分泌的多种激素进入体循环的血液中。垂体两侧为海绵窦。垂体前有前海绵间窦，较大；后有后海绵间窦，较小，实际上垂体前、下、后面都与海绵窦相连，称为环窦。大的海绵间窦称基底窦，向后至基底斜坡，与两侧海绵窦相连，汇至两侧岩上窦和岩下窦，然后汇至乙状窦。

(三)垂体的比邻结构

1. 蝶鞍　蝶鞍前界为鞍结节，后界为鞍背，前外为前床突，后外为后床突。蝶鞍形态因人而异，正常人多为椭圆形，少数为圆形或扁圆形。蝶鞍正常前后径 7～16mm，深径 7～14mm，宽径 9～19mm，体积为 346～1337mm^3。鞍底骨质通常超过 1mm 厚者占 60%。有的可至 3mm。垂体腺瘤可使蝶鞍膨胀性扩大，鞍底变成菲薄甚至缺如，可以侵蚀破坏硬膜和和海绵窦内侧壁。

2. 鞍膈　垂体窝为硬膜所覆盖，是颅底硬膜的延续。鞍膈是颅底硬膜的反褶，在蝶鞍上方，前后床突之间，鞍膈中央较薄，有 2～3mm 的鞍膈孔，有的大至 5mm，垂体柄通过其中。蛛网膜和软脑膜环绕垂体柄通常不进入鞍内，其间形成视交叉池，有的蛛网膜随鞍膈孔入鞍内，形成空泡蝶鞍，经蝶窦入路手术可能使之损破而导致脑脊液漏。鞍内肿瘤可通过此孔向鞍上发展。鞍膈、鞍壁均由 V_1 支分布，有大量神经末梢，鞍内肿瘤未突破鞍膈之前，由于鞍内压力的增加可以引起剧烈的头痛、怕光、流泪等三叉神经刺激症状。

3. 海绵窦　垂体两侧为海绵窦，前起眶上裂，后达岩骨尖水平。海绵窦长约 2cm，颈内动脉及第Ⅲ、Ⅳ、V_1、V_2、Ⅵ对脑神经穿行其中，有时颈内动脉穿过海绵窦壁进入蝶鞍内。海绵窦外侧壁有第Ⅲ、Ⅳ、V_1、V_2、Ⅵ对脑神经经过。

4. 视交叉　视交叉距垂体鞍膈上方约 10mm，与鞍膈之间形成视交叉池。视交叉为扁平形态，宽约 12mm、长 8mm、厚 4mm，在第三脑室前下部，与水平面形成 45°倾斜面。视交叉上有终板、前连合，后为垂体柄、灰白结节、乳头体和动眼神经，下为鞍膈和垂体。鞍内肿瘤向鞍上发展压迫视交叉，出现视力视野障碍。视交叉的位置变异较多，约 79%在鞍膈中央上方，为视交叉正常型；12%在鞍结节上方，为视交叉前置；9%在鞍背上方，称为视交叉后置。视交叉前置者增加经额入路的垂体肿瘤切除术的难度。垂体区肿瘤向鞍上发展较大时除压迫视交叉外，亦可压迫或突入第三脑室，引起脑脊液循环梗阻和颅内压增高。视神经，视交叉和视束，穿过脑底动脉环，在大脑前动脉及前交通动脉的下面，大脑后动脉、基底动脉的上面。视交叉上面的血液供应来自大脑前动脉的分支，下面的血供来自垂体上动脉的分支，侧面血供来自颈内动脉分支。

由于视交叉位置的变异及其内神经纤维排列特点，病变从不同方位压迫视交叉，可产生不同的视野改变，因此观察视力，视野障碍出现的先后及其发展的动态变化，对垂体区病变的诊断和鉴别诊断具有重要的参考意义。

5. 视神经　视神经从视神经孔到视交叉约 15mm 长，视神经管长约 5mm，动眼神经在视神经的内下方行走。有些变异为视神经管缺损，视神经直接暴露在颅前窝，亦可直接突向蝶窦内，该部仅有一层蝶窦黏膜覆盖。

6. 蝶窦　蝶窦在蝶鞍前方和下部，蝶窦自 3—4 岁时开始气化，一般至 12 岁时向后扩大，12—20 岁时有的气化向前上至蝶骨平板、前床突，向后至鞍背，斜坡。蝶窦平均长 22mm、宽 20mm、高 20mm，总容积 $8800mm^3$。蝶窦呈全鞍型 86%，鞍前型为 11%，呈甲壳型者 3%。

蝶窦内纵隔多为单发，位在中线的约 66%，无纵隔约 28%，少数为多发纵隔，且不规则。蝶窦纵隔位置的辨认，可帮助确定鞍底开骨窗的位置和大小。

蝶窦腔内，视神经无骨质覆盖约占 6%，覆盖骨板厚度少于 1mm 的占 66%。颈内动脉突向内壁并位于垂体上的约占 28%，两颈内动脉之间的距离平均为 12mm，偶有比这距离更近，甚至相互接触着。覆盖颈内动脉的蝶窦壁厚度少于 0.5mm 的占 50%多，偶见蝶窦壁骨质完全缺如，仅为一层黏膜。在手术时应注意这些特点和解剖变异。

三、病因病理

1. 病因　垂体腺瘤自 19 世纪末和 20 世纪初才逐渐被人们所认识；垂体作为一个神经内分泌器官，其组织学构成就较为复杂，加之下丘脑分泌的激素，各个垂体靶腺分泌激素及调节，使得的垂体腺瘤病因学研究复杂困难。经过科学家们的不懈努力，目前已在分子、细胞、组织和动物水平证实，多种因素可能导致垂体腺细胞获得持续增殖的活力而导致肿瘤发生。这些因素可总结分为以下几类：①垂体腺瘤相关癌基因的激活和相关抑癌基因的失活；②腺垂体细胞周期蛋白的功能变异；③细胞信号通路缺陷。

(1)垂体腺瘤相关癌基因的激活

①Ras 基因：Ras 是原癌基因家族，包括 H-ras、K-ras 和 N-ras，编码的蛋白具有 GTP 酶活性。Ras 的突变一般发生在侵袭性垂体腺瘤中，Lin 等在 7%的侵袭性垂体腺瘤中检测出 Ras 的突变，而在非侵袭性垂体腺瘤中未检测出 Ras 的突变，因此推测，Ras 的突变可能和垂体腺瘤的发生和侵袭发展有关。

②垂体肿瘤转化基因(pituitary tumor-transforming gene，PTTG)：1997 年 Pei 等首先报道了 PTTG 基因，这是一种促垂体血管生成因子，它的过表达可导致体外培养的细胞发生癌变。在雌激素诱导垂体腺瘤的动物模型中，可看到 PTTG1 上调；PTTG1 转基因小鼠，可产生垂体增生和肿瘤。因此，染色体的稳定依赖于细胞内 PTTG1 的水平，PTTG1 的上调或下调都会导致细胞从 G_2 到 M 期的调控紊乱，从而引起染色体的不稳定和肿瘤发生。敲除 PTTG 可以抑制细胞增殖和促进细胞提早衰老。PTTG 在约 90% 垂体腺瘤中高表达，而在正常的垂体组织不表达或低表达。因此，目前公认 PTTG 在垂体腺瘤生成和发展中发挥着重要

作用。

(2)垂体相关抑癌基因失活

①P21:P21是P53的转录靶点，DNA损伤和癌基因的表达能诱导P21，导致细胞不可逆的细胞周期停滞。P21通过细胞内蛋白抑制和促进细胞增殖，细胞核内的P21可以使不稳定的和非整数倍的细胞停止增殖。P21缺失可以提高Rb+/−，PTTG−/−小鼠垂体细胞增殖率，促进垂体腺瘤生成。PTTG的过度表达可促使垂体细胞非整数分裂，诱导P21，促进P53/P21依赖的衰老，抑制垂体腺瘤生长。

②生长停滞和DNA损伤诱导基因(growth arrest and DN A damage-inducible gene，GADD)45γ:GADD45γ属于GADD家族，GADD45γ又称CR6，是一个P53调节的人类基因。GADD45γ和$P21^{WAF/CIP1}$、增殖细胞核抗原相互作用，参与损伤DNA的修复。GADD45γ可能通过阻滞细胞的G_1/S期来抑制细胞生长，还有促进细胞凋亡的功能。NFPA中GADD45γ的mRNA表达水平显著低于正常垂体组织，而且在大多数垂体GH腺瘤和PRL腺瘤中不表达，人垂体腺瘤来源的细胞系转染GADD45γ后，可以显著抑制肿瘤细胞生长，从而推断GADD45γ可能是垂体腺瘤抑制基因，GADD45γ的丢失可能是垂体肿瘤发生的原因之一。

③母本印记基因3(matemal expressed gene 3，MEG3):MEG3的亚型MEG3α有抑制细胞生长的功能。MEG3在正常垂体组织较高表达，而在NFPA中不表达。MEG3启动子两个重要的功能区甲基化，造成MEG3沉默，可能是NFPA中MEG3不表达的重要原因，认为MEG3的甲基化可能和NFPA的生成有关。

另外，还有p16(1NK4a)、p15(INK4b)、RB1、死亡相关蛋白激酶、垂体肿瘤凋亡基因、锌指蛋白多形性腺瘤样基因等肿瘤抑制基因在垂体腺瘤中异常表达，也与甲基化相关，造成基因的后天沉默，可能在散发性垂体腺瘤的生成和发展中发挥一定作用。

(3)信号转导:越来越多的学者，通过比较正常腺垂体与垂体腺瘤蛋白表达谱的差异，来研究垂体腺瘤发生相关的信号转导通路的变异，包括线粒体功能、氧化应激、分裂素相关蛋白激酶和细胞周期调控等。通过这些研究，将会促进我们对垂体腺瘤发生机制的进一步理解。

①细胞周期调控:细胞周期的调控是通过细胞周期素CDK激活相关细胞周期素依赖激酶实现的。当这些细胞周期素依赖激酶被激活后，它们会使Rb发生磷酸化从而使之失活，而抑癌蛋白Rb是最常见的细胞周期负调控因子。当Rb未被磷酸化时，它处于激活状态，可以与细胞转录因子E2F结合，从而抑制细胞从G_1期向S期的过渡，可以阻止受损的DNA进行复制。但是当CDK和细胞周期素复合物磷酸化Rb使之失活时，Rb就会释放E2F，从而细胞可以顺利从G_1期过渡到S期。Rb1基因杂合缺失的转基因小鼠，常常发生高侵袭性的垂体腺瘤;而那些E2F过表达的转基因小鼠中，多发生垂体过度增生，而不是腺瘤，这可能与细胞的早期衰老有关。

最常见的CDK抑制剂家族包括INK4a/ARF(p16、p15和p18)和cip/kip家族(p21、p27和p57)。这些蛋白能抑制CDK的功能，从而抑制Rb的磷酸化失活，抑制细胞由G_1期到S期的进展而行使抑癌蛋白的功能。有研究发现，p16基因在部分垂体腺瘤的标本上发生过甲基化而失活，而p16可以通过抑制CDK4使Rb磷酸化失活。在p18基因敲除小鼠中，常常发生垂体中叶的过度增生和肿瘤，小鼠发生巨人症、器官肥大等症状;而p18蛋白水平在人垂体腺瘤中亦下调。在p27基因敲除小鼠中，常常发生垂体中叶肿瘤，小鼠发生肥胖、体重增加和多器官肥大等。进一步，在p27基因敲除和细胞周期素E双转基因小鼠中，常常发生促肾上腺激素垂体腺瘤。原因可能是细胞周期素E的高表达使p27缺失导致的细胞G_1向S期的过渡变得更加容易。糖皮质激素抵抗是促肾上腺激素细胞腺瘤的特殊病症。当高水平糖皮质激素不能负反馈抑制POMC基因表达时，ACTH持续被合成和释放，从而导致库欣病的发生。转录激活剂Brg1，是染色质重塑复合体SW1/SNF的关键组分，可以抑制POMC的表达。有研究发现，在ACTH腺瘤中，Brg1的缺失常导致促肾上腺细胞的糖皮质激素抵抗。在大多数的促肾上腺激素细胞腺瘤和腺癌中，p27和Brg1的水平较低或不表达。

②细胞信号通路缺陷:GNAS基因编码的G蛋白α亚单位，是细胞信号传导通路上的关键组分。它可以激活腺苷酸环化酶，从而进一步激活cAMP和PKA信号通路。但是GNAS基因gsp的突变，可导致蛋白GTPase的功能失活。约有30%的生长激素腺瘤发生这种突变，从而导致了生

长激素细胞中 cAMP 水平的升高及 GH 的过度合成和分泌。有报道发现，获得性 gsp 基因突变可导致侵袭性泌乳素腺瘤向生长激素腺瘤的转变。由此我们可以推测，cAMP 通路可能是部分垂体腺瘤病人发生肿瘤的原因之一。

另外，多种生长因子及其受体，包括成纤维细胞生长因子、表皮生长因子、神经生长因子、骨形态生成蛋白、血管内皮生长因子和 Akt 信号转导通路等，都被发现与垂体腺瘤的发生有关。ER 受体 alpha 亚型在大腺瘤中的表达水平要远高于小腺瘤中的表达。骨形态生成蛋白，过去被认为是促肾上腺细胞生长抑制因子，在泌乳素腺瘤中高表达。

(4)转录因子：垂体转录因子、锌指蛋白转录因子、致癌基因蛋白 C-MYC、致癌基因 Elkl、原癌基因 c-Fos 和细胞周期蛋白 D_1 等转录因子都可能与垂体腺瘤有关。转录因子锌指蛋白转录因子可能通过脱乙酰基作用、组蛋白去乙酰化酶、非组蛋白去乙酰化酶和甲基化作用调节多个启动子，介导染色体重建，间接促进促生长激素细胞数量增加，选择性地调节 GH 和 PRL 激素基因的表达。

(5)垂体腺瘤相关 microRNA：microRNA 是在基因转录后起调节 mRNA 翻译和降解的非编码小 RNA。虽然这类 RNA 既作用于癌基因又作用于抑癌基因，但是其在垂体腺瘤发生中的具体作用仍不清楚。研究发现，miR145、miR21、miR15 和 miR16 在 ACTH 腺瘤中下调，而 miR122 和 miR493 在 ACTH 腺癌中上调。let-7miRNA 家族及 miR15a/miR16，在绝大多数的垂体腺瘤中下调。在无功能垂体腺瘤和生长激素腺瘤中，miR128a、miR155 和 miR516a-3p 共同调节作为抑癌蛋白的 Weel-like 蛋白激酶。因此，microRNA 在垂体腺瘤发生发展中扮演的角色有待进一步研究。

2. 病理　结合尸检材料，在光镜下，垂体腺瘤外有边界，但无包膜。部分垂体腺瘤向邻近的正常垂体组织浸润生长。肿瘤细胞的特点为，细胞形态较一致，细胞丧失正常的短索状排列，细胞的基膜也发生变化。瘤细胞可呈圆形、立方形或多角形，细胞的大小差异可以很大：小的与淋巴细胞相似，仅在核外有少量胞质，这些多是未分化的干细胞；大的胞质较多，其中可充满一些颗粒或呈泡沫状，瘤细胞的大小较一致，亦常见大核和双核，偶尔环状核即核凹入，把一部分胞质包入核内，很少看到核分裂。

多年来，根据光学显微镜下垂体腺细胞胞质对苏木精-伊红染色的不同，将垂体细胞分为嗜酸性、嗜碱性细胞和嫌色性细胞。因此，传统上把垂体腺瘤分为嗜酸性细胞腺瘤、嗜碱性细胞腺瘤、嫌色性细胞瘤和混合性细胞瘤。实际上这种分类法不能把形态和功能结合起来，不能反映腺瘤的性质。因为嗜酸性细胞可以是生长激素(GH)、泌乳素(PRL)和大嗜酸性细胞(oncocyte)，嗜碱性细胞可包括促肾上腺皮质激素(ACTH)细胞、促甲状腺素(TSH)细胞、促黄体激素(LH)细胞和促卵泡激素(FSH)细胞；而嫌色细胞则可包括 GH 细胞、PRL 细胞、TSH 细胞、LH 和 FSH 细胞等。

近些年来，内分泌激素测定技术的进步和电子显微镜下观察超微结构及染色方法的改进，把形态(组织化学和电镜)和功能(临床表现)相结合的垂体腺瘤的分类已经形成。

(1)泌乳素细胞腺瘤(PRL 腺瘤)：细胞多为嫌色性，呈乳头状排列，瘤内可有小钙化灶。少数瘤细胞为嗜酸性。在电镜下，分泌颗粒多少不等。大多数肿瘤细胞内分泌颗粒较少，体积较小，在 120～300nm；体积较大的，最大长径达 1200nm。形状不规则，可为圆形、卵圆形、短杆状、泪滴状。电子密度大而均匀，在核旁 Golgi 氏体附近与粗面内质网一起形成泌乳素小体。少数分泌颗粒可在胞膜外，为分泌颗粒错位胞溢。免疫组织化学染色呈 PRL 阳性。长期溴隐亭治疗后可导致肿瘤钙化，淀粉样变沉着，血管周围和间质纤维化，可影响手术疗效。泌乳素细胞增生引起高泌乳素血症，极罕见于外科标本中，偶在肿瘤周围可见到。

(2)生长激素细胞腺瘤(GH 腺瘤)：占分泌性腺瘤的 20%～30%。在 HE 染色中，肿瘤细胞可呈强或弱嗜酸性橘黄 G 染色(+)，PAS(－)。在电镜下，根据细胞分泌颗粒的多少分为：①浓密颗粒型，颗粒直径大多为 200～350nm，颗粒多而密集、圆形、密度大而均匀，其他细胞器很少；②稀疏颗粒型，颗粒直径大多在 100～250nm，颗粒少而散在，胞核形态变异较大，在核凹入部有圆形纤维小体。所含数目不等、长短不一的微纤维。核旁常见中心粒。用免疫组化染色，细胞质内 GH 阳性，其染色深浅与肿瘤细胞内 GH 分泌颗粒的多少成正比。

(3)促肾上腺皮质激素细胞腺瘤(ACTH 腺瘤，库欣病)：占 5%～15%，微腺瘤体埋在腺垂体中后部，有些腺瘤伴有 ACTH 细胞增生(结节性，弥漫性，多数为混合性)。肿瘤细胞可为嗜碱性或嫌色性。PAS(＋)，橘黄 G(－)，红素(－)。肿瘤细胞常呈筛网状排列。在电镜下,细胞内分泌颗粒多少不等,直径为150～450nm,电子密度极不均匀,深浅不等,或有中心空泡,核旁有成束的平行排列的微纤维积聚,可伴Crooke透明变性细胞。免疫组织化学染色细胞呈ACTH阳性。

(4)促甲状腺素细胞腺瘤(TSH腺瘤):此类型肿瘤少见,不足垂体腺瘤的1%。瘤细胞较小,PAS(+)。在电镜下瘤细胞颗粒小而圆、直径为50～150nm,密度不均匀。胞质中散在平行排列的微小管。用免疫细胞化学染色呈TSH阳性。

(5)促性腺激素腺瘤(GnH或FSH/LH腺瘤):少见。分泌颗粒圆而小,直径为150～250nm。用免疫细胞化学染色示LH和FSH阳性。

(6)多分泌功能细胞腺瘤(poly-hormone secreting adenoma):在临床上腺瘤内含有2种或2种以上的分泌激素细胞,有多种内分泌功能失调症状的混合症候。最常见的是GH+PRL,此外还有GH+ACTH、PRL+ACTH、PRL+LH或FSH、GH+ACTH+TSH。这些细胞可用免疫细胞化学染色法显示出。

(7)无内分泌功能细胞腺瘤(无功能腺瘤):占垂体腺瘤的20%～35%,包括大嗜酸性细胞腺瘤(oncocytoma)和未分化细胞瘤,后者又称裸细胞腺瘤(null cell adenoma)。胞质较丰富,染色较淡,无特殊染色颗粒。瘤细胞围绕血管及间质,呈乳头状排列,有的可见腺样分化,或弥散生长,胞核圆,染色质丰富。瘤内血或血窦较丰富,易发生出血。若用免疫细胞化学方法,肿瘤内可含GH、PRL或GnH细胞,分泌颗粒小而稀疏,直径为50～200nm,无细胞排粒作用。所测激素多为糖蛋白类激素,为α亚单位,部分亚单位激素因无生物活性而无临床症状。

(8)恶性垂体腺瘤(pituitary carcinoma,垂体腺癌):罕见,尚无一致看法,有些学者将瘤细胞有明显异形性、易见到核分裂,并侵及邻近脑组织或颅内转移者,视为恶性垂体腺瘤。仅见垂体腺瘤细胞内有异形性,而无远处转移,不能诊断为腺癌。

四、临床分型

(一)按激素分泌类型分类

1. 功能性垂体腺瘤　根据激素分泌产物可以分为以下几种。

(1)垂体GH腺瘤。

(2)垂体PRL腺瘤。

(3)垂体ACTH腺瘤。

(4)垂体TSH腺瘤。

2. 垂体无功能性垂体腺瘤　分泌产物不产生明显的内分泌学症状。

(二)按垂体腺瘤大小分类

1. 垂体微腺瘤是指肿瘤直径<1cm的垂体腺瘤。

2. 肿瘤直径≥1cm者称为大腺瘤。

3. 肿瘤直径≥3cm者称为巨大腺瘤。

(三)按病理HE染色分类

1. 常规HE染色　嗜酸性、嗜碱性、嫌色性腺瘤。

2. 免疫组化染色　GH、PRL、ACTH、TSH、FSH/LH及混合性激素分泌腺瘤。

五、临床表现

垂体腺瘤的临床表现较为复杂,一般可以分为两大类。

1. 垂体腺瘤的占位效应

(1)头痛:头痛可以是由于分布在鞍区的痛觉纤维受压引起。多数无分泌功能的腺瘤可以有头痛的主诉,早期系肿瘤向上发展牵拉鞍膈所致,当肿瘤穿破鞍膈后症状减轻或消失。

(2)视觉障碍:当肿瘤将鞍膈顶起,或穿破鞍膈向鞍上生长时,可以压迫视神经和视交叉而产生视力及视野改变,典型的表现为双颞侧偏盲,还可以导致视力下降。

(3)下丘脑和垂体功能低下

①甲状腺功能低下:怕冷、黏液性水肿、毛发粗。

②肾上腺皮质功能低下:直立性低血压,易疲倦。

③性腺功能低下:停经(女性),性欲低下,甚至消失、不孕。

④尿崩症:非常少见(寻找其他病因,包括下丘脑垂体腺瘤、鞍上生殖细胞瘤)。

⑤高泌乳素血症:PRL分泌受到下丘脑分泌激素的抑制,垂体柄受压可使部分抑制作用消失。

(4)海绵窦受累及相应脑神经麻痹症状

①脑神经受压(Ⅲ、Ⅳ、V_1、V_2、Ⅵ):眼睑下垂,眼球活动受限、面部疼痛、复视等。

②侵袭海绵窦:突眼、结膜水肿等。

③颈内动脉被肿瘤包绕:可以致轻度狭窄,但完全堵塞罕见。

(5)脑积水：肿瘤向鞍上发展可以压迫第三脑室，阻塞室间孔，从而造成脑积水。此时病人可以出现相应的头痛、呕吐、视盘水肿、嗜睡或昏迷。

2. 垂体腺瘤的内分泌功能表现

(1)泌乳素(PRL)腺瘤：最常见的内分泌腺瘤，可以导致女性病人闭经-泌乳综合征(Forbes-Albright 综合征)；男性病人性欲减退、阳萎及无生育功能。

(2)促肾上腺皮质激素(ACTH)腺瘤：即库欣病。典型库欣外貌的表现为满月脸、水牛背、锁骨上脂肪垫、痤疮、多毛、皮肤菲薄、紫纹、高血压、糖尿病、骨质疏松。

(3)生长激素(GH)腺瘤：导致成人肢端肥大，表现为手、足肥大、前额隆起、巨舌、高血压、软组织肿胀、周围神经卡压综合征、头痛、出汗过多(尤其是手掌)及关节痛。儿童(在骨骺闭合前)GH 水平的升高可导致巨人症。

(4)促甲状腺素(TSH)腺瘤：导致垂体性甲状腺功能亢进症。

(5)促性腺激素(LH/FSH)腺瘤：通常不引起临床症状。

六、辅助检查

1. 一般实验室检查　包括血生化检查，注意伴发糖尿病等内分泌疾病。

2. 内分泌学检查(垂体功能检查)　所有垂体腺瘤病人应该进行全面的内分泌学检查，包括 PRL、GH、ACTH、TSH、FSH、LH、MSH、T_3、T_4 及 TSH。由于垂体激素分泌有昼夜节律的改变，应按照规定时间多次、多点抽血检查，必要时行激素分泌刺激或抑制试验。对疑为 ACTH 腺瘤病人，常需检测血浆皮质醇、24h 尿游离皮质醇(UFC)及行地塞米松抑制试验和 ACTH 刺激试验。

(1)肾上腺轴：晨 8 时皮质醇的正常参考值为 6~18μg/100ml。24h 尿游离皮质醇更精确(特异性和敏感性几乎达 100%，除应激和慢性酒精中毒外，假阴性结果很少)。如果结果均正常者，至少应复查 2 次；对仍有疑问的病人，行小剂量地塞米松过夜抑制试验。

(2)甲状腺轴

①筛选：T_4 水平(总体或游离)，促甲状腺素(TSH)。

②进一步检查：促甲状腺素释放激素(TRH)兴奋试验(如 T_4 水平低或位于临界水平应考虑行此检查)，检查 TSH 的基础水平，静脉注射 TRH 500μg，分别于 30min、60min 测定 TSH。正常反应，峰值出现在 30min 时，且为基础水平的 2 倍。反应受损且 T_4 水平低的病人提示垂体功能不足。反应过度提示原发性甲状腺功能低下。

(3)性腺轴

①筛选：血浆促性腺激素(FSH 和 LH)和性激素(女性测雌二醇，男性测睾酮)。

②进一步检查：没有任何一种化验检查可以区分病变是垂体性的还是下丘脑性的。

泌乳素水平：PRL 小于 200ng/ml，约 80%为微腺瘤，且 76%术后 PRL 可以正常；如果 PRL 大于 200ng/ml，只有约 20%是微腺瘤。

生长激素(GH)和 IGF-1：空腹或随机血清 GH 水平＜2.5ng/ml 时可判断为 GH 正常；若≥2.5ng/ml 时需要进行口服葡萄糖耐量试验(OGTT)确定诊断。通常使用口服 75g 葡萄糖进行 OGTT。分别在 0min、30min、60min、90min 及 120min 取血测定血糖及 GH 水平，如果 OGTT 试验中 GH 谷值水平＜1ng/ml，判断为被正常抑制。肢端肥大病人无此抑制，个别有反常升高。肝脏疾病、糖尿病及肾衰竭也可无 GH 抑制。

GH 的作用主要经 IGF-1 介导来完成，血清 IGF-1 水平与肢端肥大患者病情活动的相关性较血清 GH 更密切。活动期肢端肥大患者血清 IGF-1 水平升高。由于 IGF-1 水平的正常范围与年龄和性别显著相关，因此测定结果应与年龄和性别相匹配的正常值范围(正常均值±2 个标准差)对照。当患者血清 IGF-1 水平高于与性别和年龄相匹配的正常值范围时，判断为血清 IGF-1 水平升高。

3. 视力及视野的检查　当垂体腺瘤压迫视交叉时，典型的视野改变为双颞侧偏盲。

4. 影像学检查

(1)头颅 X 线平片或蝶鞍断层检查：要求有正、侧位，了解蝶鞍大小、鞍背、鞍底等骨质破坏的情况，对考虑经蝶窦入路的病人有帮助。

(2)CT 检查：现已经被 MRI 取代。在不宜行 MRI 检查时(如心脏起搏器)可以行 CT 检查。应行轴位及冠状位重建，薄层扫描更有意义。脑 CT 可以了解额窦及蝶窦发育状态，蝶窦纵隔的位置及蝶鞍区骨质破坏的情况，肿瘤与蝶窦的关系等。为显示鞍旁颈内动脉和除外脑动脉瘤时应行脑血管造影。CT 平扫可见有低密度改变；蝶鞍局部骨质破坏；腺垂体表面局部膨隆；垂体柄移位(不可靠，正常情况下也可以向对侧偏移)。增强扫描(静脉内注射强化)可见：正常垂体明显强化(无血脑屏障)；大型腺瘤强化较正常垂体明显；微腺瘤强化少(可能更慢)。

(3)MRI检查：是垂体腺瘤影像学首选的检查方法。通常情况下神经垂体在T_1像表现为高信号，缺乏此征象常伴有尿崩症。通过MRI可以了解肿瘤与脑池、海绵窦、颈内动脉、视神经视交叉、第三脑室的关系，如肿瘤侵犯海绵窦情况，显示颈内动脉和(或)颈内动脉受累情况等。75%的病人T_1像表现为低信号，T_2像表现为高信号(25%的表现不典型，可以与上述情况相反)。肿瘤强化情况时间依赖性很强，MRI必须在注药后5min成像才能显示微腺瘤。垂体柄的移位也提示垂体腺瘤。

5. *其他检查*　对于垂体GH腺瘤，即使患者无心脏疾病，仍需行超声心动图检查；因25%～60%的患者存在阻塞性呼吸睡眠暂停综合征，需要行呼吸睡眠监测；结肠镜排除结肠息肉等病变。

临床上主要依据各种垂体腺瘤的临床表现、内分泌学检查和影像学检查结果，以及垂体腺瘤占位所产生的相关症状等情况，进行全面分析后做出相应诊断。对早期的垂体微腺瘤，尤需进行细致的检查和对不典型症状的分析，以确定肿瘤的有无及其部位、类型、性质、大小等。

七、鉴别诊断

1. *颅咽管瘤*　小儿多见，首发症状常为生长发育迟缓、多饮多尿等内分泌异常表现，CT扫描显示鞍区肿瘤呈囊性、实性或囊实相间，可伴钙化，钙化斑为其特征，MRI可见垂体信号，蝶鞍扩大不明显，肿瘤通常向鞍上生长。

2. *脑膜瘤*　多见成年人，内分泌学检查正常，CT及MRI检查为均匀密度或信号强度的病变，明显强化，可以见脑膜尾征，囊性变少见，可以见垂体信号。

3. *床突旁动脉瘤*　无明显内分泌障碍。CT及MRI可见正常垂体信号，鞍旁可以有或无钙化，病变呈混杂信号。明确诊断需DSA或CTA检查。

4. *视神经胶质瘤*　多见于小儿，主要表现为视力下降明显，无内分泌异常表现，可以合并神经纤维病变的表现。

5. *脊索瘤*　好发于颅底中线部位的肿瘤，常有多数脑神经损害的表现，CT及MRI示肿瘤主要位于斜坡，可以侵及蝶窦，但较少向鞍上生长，可以见到骨质破坏及垂体信号。

6. *表皮样囊肿*　常易于鉴别，通常在CT及MRI分别表现为低密度及低信号强度病变，边界锐利，沿脑沟及脑池生长。

7. *生殖细胞瘤*　多见少儿，首发症状为多饮多尿，垂体激素水平正常或低下。

8. *空泡蝶鞍综合征*　有时在临床表现上与垂体腺瘤无法鉴别。但CT及MRI可以见同脑脊液样信号强度相同病变局限于鞍内，无鞍上发展。

9. *拉克囊肿*　系颅咽管的残留组织，多表现为囊性病变，内分泌异常表现少见。

10. *垂体脓肿*　少见。CT或MRI可以见明显的环状强化影像。可以有或无手术史、全身感染史。

八、治　疗

(一)外科手术治疗

1. *外科手术适应证*

(1)垂体泌乳素腺瘤：药物治疗效果欠佳；不能耐受药物治疗；拒绝服用药物治疗；肿瘤巨大伴明显视力视野障碍。

(2)垂体ACTH腺瘤：明确诊断后，手术治疗是首选方法。

(3)肢端肥大症：外科手术是首选治疗方法。

(4)垂体无功能微腺瘤：可以随诊观察。

(5)大腺瘤：垂体泌乳素腺瘤，伴垂体卒中或囊性变，药物治疗效果不佳者；有视神经视交叉受压者，即使没有内分泌异常或视野缺损，但视觉结构可能会受到损伤，也需要手术治疗。

(6)急性和迅速的视力或其他神经功能恶化。可能意味着视交叉缺血、出血或肿瘤梗死(垂体卒中)，失明通常需要急诊手术减压。

(7)对于诊断不明确的患者，手术治疗可以获得病变组织用于病理诊断。

2. *外科手术入路*

(1)经颅入路：大多数垂体腺瘤可以采用经蝶窦入路手术，但在某些情况下应该考虑开颅手术，蝶鞍扩大不明显，肿瘤主要位于鞍上，尤其是肿瘤被鞍膈孔束紧，肿瘤呈“哑铃形”；向前、中颅底生长，且大于鞍内部分的肿瘤。

①经额底入路：临床上常用的开颅入路包括经额下入路、经翼点入路、眶上锁孔入路等，优点是术中肿瘤及周围结构显露清楚。与经蝶窦入路手术

相比，并发症发生率及死亡率相对较高，病人难以接受。对于那些肿瘤质地坚硬、血供丰富或呈哑铃状生长的肿瘤及鞍外扩展明显的巨大肿瘤常常需要经颅入路手术治疗。

Schwartz 等分析 3470 例手术并进行系统评价（system review），比较内镜经鼻蝶窦入路手术、显微镜经鼻蝶窦入路手术、开颅手术的优劣。内镜经鼻蝶窦手术全切率高，复发率低，但脑脊液漏的发生率高于后两者；经蝶窦入路手术癫痫、刀口感染的发生率非常低。当然，本研究也有明显的选择性偏倚。经蝶窦手术、经颅手术患者肿瘤的大小、侵袭性有差异，影响了结果的判断。随着内镜技术和手术器械的发展，其在垂体腺瘤手术尤其侵袭性巨大腺瘤中会有越来越多的应用。

手术并发症：下丘脑功能障碍；颅底血管损伤；腺垂体及神经垂体功能暂时或永久障碍；术后视功能障碍加重。

②经纵裂入路：适于肿瘤大部位于第三脑室前部，充满鞍上池，未侵入第三脑室者。

③经胼胝体入路：适于肿瘤侵入第三脑室和（或）侧脑室，脑积水明显。视交叉下方和鞍内部分肿瘤显露不佳。

④经侧脑室入路：适于肿瘤侵入侧脑室，室间孔明显梗阻。对鞍内显露不好。

⑤经翼点入路：适于肿瘤向鞍旁、颅中窝底生长，并向鞍后发展者。

手术并发症：下丘脑功能障碍；颅底血管损伤；腺垂体及神经垂体功能暂时或永久障碍；术后视功能障碍加重。

(2)经蝶窦入路：约 95％的垂体腺瘤（垂体微腺瘤及绝大多数垂体大腺瘤）手术可以通过此入路完成，是目前最常用的手术入路。与传统经颅入路手术相比，经蝶窦入路手术除了可以彻底切除肿瘤外，还降低术中对脑组织、脑神经和血管的损伤、耗时短、不影响外貌，患者容易接受，以及并发症少、病死率低等优点。对于向鞍外侵袭性生长的肿瘤，可采用扩大经蝶窦入路切除。内镜下经蝶窦入路切除垂体腺瘤具有微创、手术视野开阔、并发症少、病人恢复快等特点，近年来被广泛应用于临床。结合神经导航技术、术中磁共振（iMRI）技术、术中多普勒技术、术中荧光造影技术、神经电生理监测技术等可以更安全、有效地切除肿瘤。

绝大多数神经外科医师采用单鼻孔入路，通过扩大蝶窦开口或者于鼻中隔根部与蝶窦结合处切开进入蝶窦腔，不建议过多的分离鼻黏膜，因后者术后需要鼻腔堵塞和术后较长的住院时间。

近年来，有学者在经蝶窦入路的基础上提出了沿垂体腺瘤假包膜包膜外切除肿瘤的方法，可以提高肿瘤的全切率、保护正常垂体功能、减少术后复发率及并发症。文献报道 70.9％ 的 PRL 腺瘤、55.0％ 的 GH 腺瘤、40.0％ 的 ACTH 腺瘤、50.7％ 的无功能腺瘤存在假包膜，平均 55.7％。微腺瘤的假包膜多是完整的，包绕整个肿瘤，而大腺瘤的假包膜常有缺损，无法完整包绕肿瘤，肿瘤会向正常的腺垂体组织中浸润生长。肿瘤可穿透假包膜向周围正常结构，呈侵袭生长，这是肿瘤复发和难以全切的原因。手术中辨认并沿假包膜可全切肿瘤，复发率低，避免损伤正常垂体功能。

对于侵袭性或一般情况较差的垂体 GH 腺瘤，术前可使用生长抑素类似物，以提高手术疗效和安全性。

对于库欣病患者，术中可疑病变可送冷冻病理检查，如证实为肿瘤可利用显微外科技术切除肿瘤；如未发现肿瘤，应探查整个蝶鞍，如仍未发现肿瘤，可根据 BIPSS 提示的肿瘤侧别切除同侧半的垂体，即使 BIPSS 对肿瘤位置提示的准确率只有 65％；如仍未控制高皮质血症或复发的患者，可考虑全垂体切除、双侧肾上腺切除、放射治疗及药物治疗。术后几个月多有肾上腺功能低下，需要补充糖皮质激素。有关库欣病的治愈判定标准，目前尚存有争议。文献报道有采用术后早期（24～48h）晨 8 时血 F、ACTH、24h 的 UFC 及地塞米松抑制试验来判断愈后，如术后早期（24～48h）晨 8 时血 F ＜2μg/dl 提示治愈，ACTH＞20ng/L 预测术后复发可能性增加。但是，根据长期随访的结果显示即使再严格的标准也无法 100％的判断肿瘤是否治愈及预测肿瘤的复发，仍然需要终身的随访。关于库欣病术后长期疗效的判断仍然需要规范的前瞻性研究来建立标准。

经蝶窦入路的手术死亡率＜1.5％，多个中心报道无死亡病例。常见的术后并发症包括术区局部血肿、脑脊液漏、尿崩症、鼻出血、脑膜炎、静脉血栓、低钠血症、感染、永久性尿崩和垂体功能低下。

3. 术后并发症（经蝶窦入路）　手术并发症主要有术后垂体功能低下、脑脊液鼻漏、鞍内血肿、鼻出血（假性动脉瘤破裂出血）、尿崩症（绝大多数为一过性）、水电解质紊乱、眼肌麻痹、鼻中隔穿孔、嗅觉下降等。

(二)放射治疗

在垂体腺瘤治疗过程中,由于放射治疗起效较慢而且常常会引起垂体功能低下,所以目前主要是作为辅助治疗手段,用于那些手术治疗后激素水平仍未达到正常水平或仍有肿瘤残余的患者,主要目的是抑制肿瘤细胞生长,同时减少分泌性肿瘤激素的分泌。放疗也可作为首选治疗方法用于那些有明显手术禁忌证或拒绝手术治疗的患者。

1. 常规放射治疗　通常垂体腺瘤实施分次放射治疗,总剂量 4000～5000cGy,每周为 180cGy,持续 6 周。更高剂量的辐射在控制肿瘤及提高生存率方面没有更好效果,相反带来更多的不良反应。对于 GH 腺瘤,治疗 10 年后约 50%可达到内分泌治愈(GH<2μg/L,IGF-1 正常)。主要并发症为垂体功能低下和视功能下降。

2. 立体定向放射外科治疗　应用立体定向三维定位方法,把高能射线准确地汇聚在颅内靶灶上,可以在较短时间和有限范围内使辐射线达最大剂量,一次性或分次毁损靶灶组织,而对靶灶周围正常组织影响很小。目前常用的方法是 γ 刀和 X 刀。由于 X 刀是直线加速器作放射源,其准确性和疗效较 γ 刀差。立体定向放射外科是近年来发展较快的放射治疗手段。放疗一般起效慢,治疗后至少 1～2 年才能达到满意效果,对那些需要迅速解除对邻近组织结构压迫方面效果不满意。如 GH 腺瘤经 γ 刀治疗 5 年后,约 50%患者 OGTT 试验 GH 水平可小于 1μg/L。按照 GH<2μg/L 和 IGF-1 下降至年龄和性别相匹配正常范围内的标准,γ 刀治疗 24～36 个月后 17%～35%的患者可治愈。不良反应有急性脑水肿、脑组织放射性坏死、肿瘤出血、脱发和垂体功能减退等。

有关放射治疗仍有许多问题需要研究。比如放射治疗潜在的安全性问题,与脑血管病的关系仍不清楚,与继发肿瘤是不是有关系,长期的并发症如神经认知改变,常规放射治疗与立体定向放射治疗的比较等。

以下情况考虑放射治疗。

(1)作为外科手术的替代治疗方法:当病人一般状况差或合并有其他系统疾病,不能承受全身麻醉手术时,或病人拒绝手术时。

(2)作为外科手术的辅助治疗方法

① 复发、残余肿瘤无法再次手术切除且继续增长。

②肿瘤巨大或侵袭性垂体腺瘤,外科手术切除难度较大时,可考虑术前进行放射治疗,待肿瘤缩小后在进行外科手术治疗。

(三)药物治疗

1. 垂体 PRL 腺瘤的药物治疗　垂体 PRL 腺瘤的首选治疗方案是多巴胺受体激动药治疗。溴隐亭对腺瘤的作用是基于对泌乳素 mRNA 生成的抑制,进而抑制泌乳素的生成。在应用溴隐亭进行治疗时,肿瘤细胞结构逐渐退化、肿瘤体积变小,最终破碎和纤维化,能有效降低血清泌乳素水平,抑制泌乳,纠正月经失调。尽管没有资料显示多巴胺受体激动药会对胎儿有危害,但如果发现妊娠还是要根据具体情况建议停药或继续服用药物治疗。与溴隐亭相比,卡麦角林能更有效地降低血清泌乳素浓度至正常水平。同时卡麦角林的不良反应很小,患者的耐受性更好。卡麦角林在缩小肿瘤体积上也是非常有效的。非常遗憾的是此药目前仍未进入国内市场。妊娠前和妊娠妇女不推荐使用卡麦角林。在有更多证据之前,这类患者的首选依然是溴隐亭。

2. 垂体 GH 腺瘤的药物治疗　目前治疗 GH 腺瘤的主要有三类药物,如多巴胺受体激动药(DAs)、生长抑素受体类似物(SRLs)、生长激素受体拮抗药(GHRA)。对于药物治疗过程中妊娠的患者,建议停药,因为目前没有足够的证据证明怀孕期间用药的安全性。

SRLs 主要作用于生长抑素受体亚型 2 和 5,减少肿瘤分泌生长激素。适应证为外科手术难以治愈的患者,如肿瘤向蝶鞍外生长但没有压迫视神经;术后未达到内分泌治愈;术前用药以避免立即手术可能发生的严重并发症;在放射治疗未起效的过程中控制病情。长效 SRLs(善龙,Sandostatin-LAR)是临床上最常用的药物之一,可以有效治疗垂体生长激素腺瘤(GH),对 TSH 腺瘤也有一定疗效,可以降低血 GH 和 TSH 水平并使肿瘤缩小。长期随访表明 70%患者 GH 可下降至 2.5ng/L 以下,IGF-1 正常,但一般 SRLs 治疗 10 年后才能达到最佳效果。75%的患者肿瘤体积缩小可超过 20%,平均为 50%。药物不良反应主要包括腹胀、胆囊结石(很少引起胆囊炎)、胰腺炎。

目前临床上应用的 GHRA 只有 pegvisomant,适应证为其他药物治疗过程中 IGF-1 仍持续升高;单独或与 SRLs 联合用药,目前尚缺乏足够的证据比较两者优劣。2%的患者肿瘤会继续生长,25%患者暂时性肝功能异常。

临床上常用的 DAs，包括溴隐亭和卡麦角林，文献报道仅卡麦角林对 10％的 GH 腺瘤患者有效。适应证为患者要求口服药物；部分患者术后 PRL 明显高于正常，GH 及 IGF-1 中度升高；SRLs 已达最高剂量但效果不佳者作为联合用药。高剂量、长时间用药有引起心脏瓣膜疾病的风险，应监测超声心动图。

对 GH 腺瘤的药物治疗，尚有许多问题有待研究，如各种 SRLs 疗效的比较、GHRAs 单独用药及联合 SRLs 的比较、各种药物的经济学比较等。

3. *垂体 ACTH 腺瘤的药物治疗* 垂体 ACTH 腺瘤首选治疗为手术，术后未愈的病人可以接受放射治疗，但治疗时间较长，药物治疗是重要的辅助手段。

类固醇生成抑制药：此类药物为临床常用的药物之一，可缓解高皮质血症，但不能使肿瘤体积缩小。酮康唑可抑制多种类固醇酶，降低皮质醇水平，对 70％～80％患者有效。注意监测肝酶。甲吡酮为 11-羟化酶抑制药，可使 70％～80％患者皮质醇水平正常，如与其他类固醇生成抑制药联合应用，可以提高其药效。

多巴胺受体激动药：文献报道应用卡麦角林治疗 2 年后，40％的库欣病 患者有效。

生长抑素类似物：Pasireotide 作用于 SSR 1、2、3、5，而垂体 ACTH 腺瘤多表达 SSR5。近期一项Ⅱ期临床试验表明应用 Pasireotide2 周后，16％的库欣病患者 24h 的 UFC 降为正常。常见的不良反应为胃肠道反应、高血糖等。Ⅲ期临床试验目前正在进行。

糖皮质激素受体拮抗药：米非司酮是 2 型糖皮质激素受体和孕酮受体，可应用各种原因引起的高皮质醇血症，包括库欣病。常见的不良反应为低血钾、高血压、子宫内膜增生、流产等。

4. *促甲状腺素(TSH)腺瘤* 此类肿瘤首选治疗为手术，术前要控制甲状腺功能亢进状态，目前常采用善龙治疗作为术前准备。对于手术未治愈者，药物可作为辅助治疗措施。大多数 TSH 腺瘤表达 TSH 和生长抑素受体(SSTR2、SSTR5)，多巴胺受体在有些肿瘤上表达。溴隐亭最早用来治疗 TSH 腺瘤，研究也较早，但是结果有争议。此外，生长抑素类似物也用来治疗 TSH 腺瘤。在大多数病例中，长效生长抑素类似物可以减少 TSH 的分泌。除内分泌作用外，近 50％的病例可以缩小肿瘤体积。

九、预 后

垂体腺瘤手术效果良好率一般是 60％～90％，但也有较高的复发率。术后需定期随诊观察临床症状，做内分泌学和放射学检查。垂体腺瘤的复发与手术切除不彻底、肿瘤侵蚀性生长，累及硬膜、海绵窦或骨组织、垂体细胞增生等因素有关。垂体无功能微腺瘤即使不进行治疗预后仍良好。

（冯 铭 王任直）

参考文献

[1] Katznelson L, Atkinson JL, Cook DM, et al.American Association of Clinical Endocrinologists medical guidelines for clinical practice for the diagnosis and treatment of acromegaly--2011 update. Endocrine practice ; official journal of the American College of Endocrinology and the American Association of Clinical Endocrinologists, 2011, 17(Suppl 4):1-44

[2] Giustina A, Barkan A, Casanueva FF, et al.Criteria for cure of acromegaly: a consensus statement.J Clin Endocrinol Metab, 2000, 85(2):526-529

[3] Melmed S, Colao A, Barkan A, et al. Guidelines for acromegaly management: an update. J Clin Endocrinol Metab, 2009, 94(5):1509-1517

[4] Tritos NA, Biller BM, Swearingen B. Management of Cushing disease. Nature reviews. Endocrinology, 2011, 7(5):279-289

[5] Monteith SJ, Starke RM, Jane JA, et al. Use of the histological pseudocapsule in surgery for Cushing disease: rapid postoperative cortisol decline predicting complete tumor resection. J Neurosurg, 2012, 116(4):721-727

[6] Lee EJ, Ahn JY, Noh T, et al. Tumor tissue identification in the pseudocapsule of pituitary adenoma: should the pseudocapsule be removed for total resection of pituitary adenoma? Neurosurgery, 2009, 64(Suppl 3):62-69; discussion 69-70

[7] Kawamata T, Kubo O, Hori T.Surgical removal of growth hormone-secreting pituitary adenomas with intensive microsurgical pseudocapsule resection results in complete remission of acromegaly.Neurosurg Rev, 2005, 28(3): 201-208

[8] Oldfield EH, Doppman JL, Nieman LK, et al.Petrosal sinus sampling with and without corticotropin-releasing hormone for the differential diagnosis of Cushing′s syndrome. N Engl J Med, 1991, 325(13):897-905

[9] Krikorian A, Abdelmannan D, Selman WR, et al. Cushing disease: use of perioperative serum cortisol measure-

ments in early determination of success following pituitary surgery. Neurosurgical focus, 2007, 23(3): E6

[10] Abdelmannan D, Chaiban J, Selman WR, et al. Recurrences of ACTH-secreting adenomas after pituitary adenomectomy can be accurately predicted by perioperative measurements of plasma ACTH levels. J Clin Endocrinol Metab, 2013, 98(4): 1458-1465

[11] Barker FG, 2nd, Klibanski A, Swearingen B. Transsphenoidal surgery for pituitary tumors in the United States, 1996-2000: mortality, morbidity, and the effects of hospital and surgeon volume. J Clin Endocrinol Metab, 2003, 88(10): 4709-4719

[12] Komotar RJ, Starke RM, Raper DM, et al. Endoscopic endonasal compared with microscopic transsphenoidal and open transcranial resection of craniopharyngiomas. World neurosurgery, 2012, 77(2): 329-341

[13] Melmed S. Acromegaly pathogenesis and treatment. J Clin Invest, 2009, 119(11): 3189-3202

[14] Maiza JC, Vezzosi D, Matta M, et al. Long-term (up to 18 years) effects on GH/IGF-1 hypersecretion and tumour size of primary somatostatin analogue (SSTa) therapy in patients with GH-secreting pituitary adenoma responsive to SSTa. Clin Endocrinol (Oxf), 2007, 67(2): 282-289

[15] Bevan JS. Clinical review: The antitumoral effects of somatostatin analog therapy in acromegaly. J Clin Endocrinol Metab, 2005, 90(3): 1856-1863

[16] Sonino N, Boscaro M, Paoletta A, et al. Ketoconazole treatment in Cushing′s syndrome: experience in 34 patients. Clin Endocrinol (Oxf), 1991, 35(4): 347-352

[17] Godbout A, Manavela M, Danilowicz K, et al. Cabergoline monotherapy in the long-term treatment of Cushing′s disease. European journal of endocrinology/European Federation of Endocrine Societies, 2010, 163(5): 709-716

[18] Castinetti F, Taieb D, Kuhn JM, et al. Outcome of gamma knife radiosurgery in 82 patients with acromegaly: correlation with initial hypersecretion. J Clin Endocrinol Metab, 2005, 90(8): 4483-4488

[19] Erfurth EM, Hagmar L. Cerebrovascular disease in patients with pituitary tumors. Trends in endocrinology and metabolism: TEM, 2005, 16(7): 334-342

[20] Minniti G, Traish D, Ashley S, et al. Risk of second brain tumor after conservative surgery and radiotherapy for pituitary adenoma: update after an additional 10 years. J Clin Endocrinol Metab, 2005, 90(2): 800-804

[21] Nomikos P, Buchfelder M, Fahlbusch R. The outcome of surgery in 668 patients with acromegaly using current criteria of biochemical ′cure′. European journal of endocrinology/European Federation of Endocrine Societies, 2005, 152(3): 379-387

[22] Kreutzer J, Vance ML, Lopes MB, et al. Surgical management of GH-secreting pituitary adenomas: an outcome study using modern remission criteria. J Clin Endocrinol Metab, 2001, 86(9): 4072-4077

[23] Shimon I, Cohen ZR, Ram Z, et al. Transsphenoidal surgery for acromegaly: endocrinological follow-up of 98 patients. Neurosurgery, 2001, 48(6): 1239-1243; discussion 1244-1235

[24] Valassi E, Biller BM, Swearingen B, et al. Delayed remission after transsphenoidal surgery in patients with Cushing′s disease. J Clin Endocrinol Metab, 2010, 95(2): 601-610

第35章

颅咽管瘤

一、流行病学

颅咽管瘤(craniopharyngiomas)是沿胚胎颅咽管的发生路径生长的颅内先天性上皮性肿瘤。Zenker在1857年即描述了在腺垂体远侧部及结节部的鳞状上皮细胞巢。Saxer在1902年描述了一例由这些细胞成分组成的肿瘤。1903年,奥地利病理学家Erdheim确认了肿瘤的基本病理学特点,而"颅咽管瘤"这一名称由Cushing在1932年最终确定并沿用至今。从发现至今的一百多年来,其先后被称为拉克囊肿瘤、垂体管肿瘤、颅咽管囊肿瘤、Erdheim肿瘤、釉质瘤、表皮瘤、垂体柄肿瘤、髓样癌等。从名称的演变反映了人们对该肿瘤的认识过程,其确切细胞起源至今仍存在争论(见肿瘤的细胞起源学说章节)。

现有的资料表明颅咽管瘤占原发性颅内肿瘤的2%～5%,儿童颅内肿瘤的5.6%～15%,是儿童最常见的鞍区肿瘤,也是儿童中非胶质细胞来源肿瘤中发病率最高的颅内肿瘤。其发病有两个显著的年龄高峰:5－14岁和50－74岁。国内2587例颅咽管瘤的年龄分布中,0－10岁586例,占22.7%;11－20岁778例,占30.1%。胎儿及新生儿期诊断颅咽管瘤的报道也屡见不鲜。

颅咽管瘤的人群发病率目前了解不多。Bunin GR统计全美1990－1993年135例患者年人群的年发病率为0.13/10万,而儿童人群发病率略高于全年龄组,在5－9岁以及10－14岁儿童中的年发病率为(0.18～0.20)/10万。美国每年新发病例300余例,无种族差异。个别西方国家脑肿瘤注册机构资料显示该病人群的年发病率约0.14/10万,而亚洲与非洲发病率略高于西方国家。国内尚缺乏基于人口学的颅咽管瘤流行病学资料。

二、颅咽管瘤的病理

颅咽管瘤病理学上表现为WHO Ⅰ级的良性肿瘤。颅咽管瘤病理学上主要被分为两类:成釉细胞型颅咽管瘤和鳞状乳头型颅咽管瘤,但介于两者之间的混合型颅咽管瘤也屡有报道。成釉细胞型肿瘤多见于20岁以内儿童或青少年,但可见于各个年龄组,肿瘤囊性变多见,同时钙化是其特征性表现,见于超过90%的病例。纤维结缔组织增生、坏死碎屑及钙化是镜下特征性表现。而鳞状乳头型颅咽管瘤几乎均见于成年人,囊性变少见,罕见钙化。颅咽管瘤恶性变十分罕见,多存在于经过放疗等多次治疗的患者。

三、颅咽管瘤的起源

目前,就颅咽管瘤的细胞学发生机制主要有以下三种学说较为可取。

(一)起源于颅咽管残留细胞

在胚胎早期外胚层牙板附近处口凹向内凹陷形成颅颊囊,它将形成以后的腺垂体。之后颅颊囊形成一囊泡,其于口凹之间由闭塞的颅咽管相连。颅颊囊细胞生长速度不同,前壁细胞生长迅速,压向颅底(以后的蝶鞍)后,即向前上旋转,并将已闭塞的颅咽管残余细胞带至新的部位,即垂体上方,甚至第三脑室前部(图35-1)。该学说认为颅咽管瘤即起源于残余的颅咽管细胞。

据前面垂体发生过程的描述(图35-1),我们可以发现,颅咽管瘤残余细胞存在于从口咽部到第三脑室之间的任何位置,该学说也解释了鼻咽部颅咽管瘤、源于蝶骨的颅咽管瘤和第三脑室内颅咽管瘤的发生;同时该学说认为肿瘤和胚胎时期口凹与牙板所在部位关系十分密切,而牙板将形成牙齿的釉质器,这样也就解释了颌部牙釉质细胞癌、角质化,

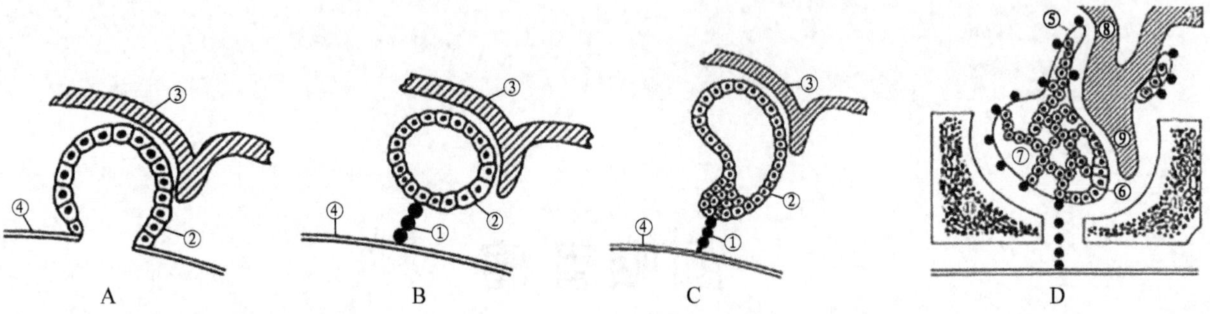

图 35-1　颅咽管瘤起源机制

A. 胚胎发生早期，口凹内陷形成颅颊囊；B. 颅颊囊进一步内陷和封闭，形成一囊泡，以闭塞的颅咽管与口凹外胚层相连；C. 颅颊囊在发育为腺垂体过程中，前下部细胞增生较快，并且整个生长过程为一旋转过程，腹侧的细胞最后构成垂体结节部；D. 因前下部细胞大量增生，达鞍底后继而向上旋转，从而将闭塞的颅咽管的残余细胞带向鞍上。颅咽管瘤可能源于这种颅咽管残余细胞。间脑向尾侧凹陷，形成神经垂体。另外，腺垂体内残留的未分化的颅颊囊细胞也可能是颅咽管瘤的来源

①颅咽管细胞；②颅颊囊细胞；③间脑；④牙板；⑤腺垂体结节部；⑥腺垂体中间部；⑦腺垂体远侧部；⑧漏斗柄；⑨神经垂体后叶神经部（引自参考文献[21]）

以及钙化性齿源囊肿和牙釉质型颅咽管瘤在组织学上甚为相似的原因；另外，有文献报道颅咽管瘤内曾发现有牙齿的存在。

（二）起源于颅颊囊的残余细胞

有学者在对新生儿垂体进行研究时，发现在 4 例新生儿的腺垂体结节部有鳞状上皮细胞巢，他们认为这些鳞状上皮细胞是颅颊囊的残迹，并认为大多数新生儿垂体内由于颅颊囊细胞分化完全，这些残迹将消失。有很多研究支持颅咽管瘤即来源于颅颊囊残余的鳞状上皮的学说，这些残余细胞以结节部为最多，因此这些研究认为来源于中胚层的软脑膜（结缔组织）正常情况下在妊娠第 5 周，在垂体结节部旋转之前插入到颅颊囊和脑泡之间，这样残余的 Rathke 囊细胞就不可能位于软膜下。而腺垂体和神经垂体之间的软膜，也就最终演变成为两者之间的薄层结缔组织分隔。但是如果该结缔组织延迟生长，这些 Rathke 囊残留细胞就会直接和脑泡相接触，这些细胞可能是软膜下第三脑室内肿瘤的发生来源（图 35-2）。

（三）细胞化生学说

正如前面所说，颅颊囊发育成腺垂体的各个部分，在对垂体的组织细胞学研究中，很多学者发现结节部中存在有鳞状上皮细胞，这种鳞状上皮巢在成人更常见。1955 年，Hunter 从组织学上证明这种鳞状上皮肿瘤是由垂体腺细胞鳞状化生而成，并且认为这就是鳞状上皮小岛更常见于成年人的原因所在。部分学者观察到鳞状上皮细胞小巢常常与垂体腺细胞混合并存，因此他们指出鳞状上皮细胞小巢与其说是胚胎组织残留，倒不如说是垂体腺细胞的鳞状上皮化生。还有人不仅见到垂体腺细胞和鳞状上皮细胞的混合，并直接见到两者间有过渡，所以提出了肯定的化生学说。另有学者发现腺垂体结节部的鳞状上皮细胞巢内和其周围含有促性腺激素和促皮质激素颗粒，从而推测这些鳞状上皮细胞是由腺垂体中正常的具有分泌功能的细胞分化而来。进而有学者就推测鳞状乳头型颅咽管瘤可能就来源于这种化生的鳞状上皮。鳞状上皮细胞小巢在成年人更为常见，儿童基本未见明显的鳞状化生，认为这也是成釉细胞型颅咽管瘤多见于儿童，而鳞状乳头型颅咽管瘤多见于成人的原因。

近年来有学者认为两种病理类型（成釉细胞型与鳞状乳头型），应作为鞍区两种不同类型的肿瘤来看待，甚至有学者认为鳞状乳头型颅咽管瘤是否可以看作垂体腺瘤的一种特殊类型。

随着对颅咽管瘤认识的深入，人们发现临床上颅咽管瘤的生物学特性差异较大，儿童和成人肿瘤特点也有很大的不同。故也有不少学者提出了“多元论”的学说。在临床上，颅咽管瘤发病率有两个高峰，第一个高峰是 5－14 岁的儿童，另外一个是 50－74 岁。也就是说，在儿童和成年人都会出现发病高峰，而儿童颅咽管瘤多以釉质细胞型为主，钙化多见，且囊变部分常较大；成人肿瘤多以鳞状乳头型为主，钙化少见，囊变区较小。故有学者认为

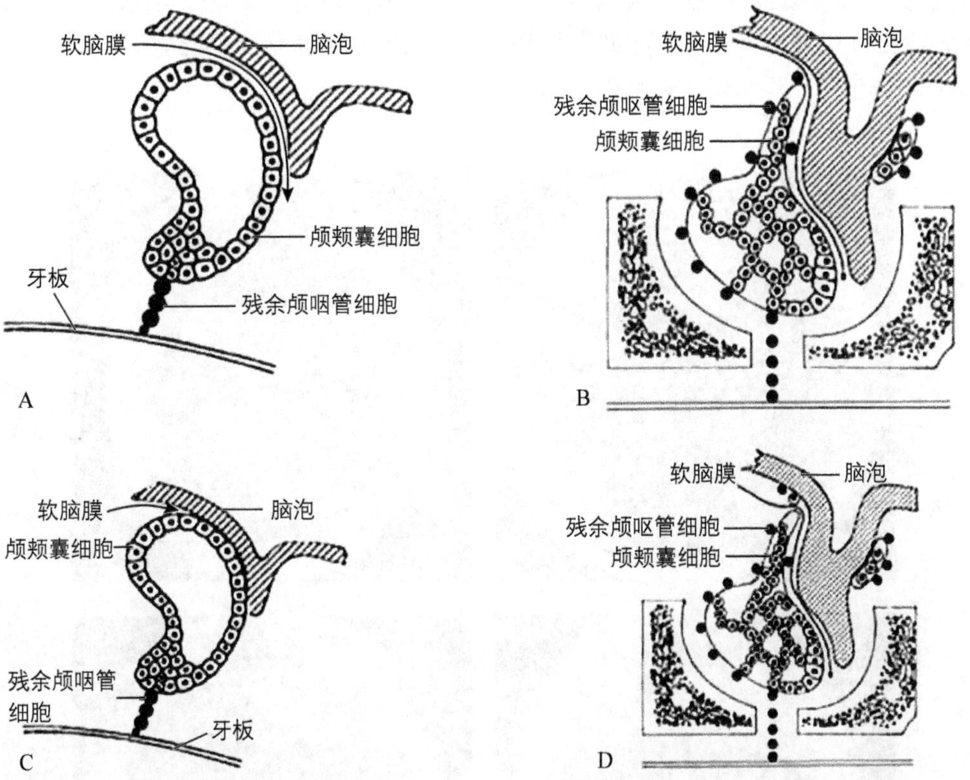

图 35-2　胚胎发育过程中软膜延迟发育，所造成肿瘤的位置不同（引自参考文献[3]）

A. 软脑膜正常插入颅颊囊和脑泡之间；B. 正常发育，软脑膜下无残余原始细胞；C. 软脑膜延迟发育，并造成颅颊囊和脑泡直接接触；D. 最终造成软脑膜下有残余的颅咽管细胞和颅颊囊细胞

儿童颅咽管瘤多来源于颅咽管残留细胞，而成人肿瘤多来源于细胞化生的鳞状上皮细胞岛。

四、颅咽管瘤的临床表现

由于影响患者的下丘脑-垂体柄-垂体轴，因此颅咽管瘤的临床表现十分复杂，总体上可以归结为两大类：①肿瘤导致的内分泌改变；②肿瘤导致的鞍区占位表现。

1. *颅咽管瘤导致的内分泌改变*　最常见的内分泌改变为腺垂体功能障碍，在儿童主要表现为生长发育迟缓，青春期患儿第二性征发育迟钝；而在成年人主要表现为男性性功能障碍或缺失，女性月经紊乱、闭经或不孕，少数女性患者可表现高泌乳素血症临床改变。虽然颅咽管瘤是一种沿垂体柄长轴生长的肿瘤，但术前尿崩的发生率却不高，文献报道术前尿崩发生率在 15%左右。少数患者由于肿瘤累及第三脑室壁下丘脑结构，可以出现认知功能障碍、昏睡、精神障碍等，多见于成人。也有少数患者可以出现肥胖、摄食过度或消瘦、恶病质等表现，可能为垂体功能障碍与下丘脑结构受损综合表现。

2. *肿瘤导致的鞍区占位表现*　肿瘤占位可导致头痛、呕吐等高颅压表现，颅咽管瘤导致的高颅压表现在儿童更为常见。当肿瘤阻塞脑脊液循环通路导致梗阻性脑积水时，可表现剧烈头痛、喷射性呕吐，甚至昏迷，需要急诊手术处理。肿瘤占位导致的另一类临床表现为视力、视野障碍，约见于半数颅咽管瘤患者。值得注意的是，儿童患者特别是幼儿期患者常无法早期发现视野缺损，因此病史可能较长，就诊时视力已严重损害。

五、颅咽管瘤的影像表现

影像学检查手段包括颅骨 X 线平片、头颅 CT 扫描及 MRI 扫描。尽管颅骨 X 线平片已很少使用，但对于钙化及蝶鞍骨性结构改变仍有一定价值。

CT 扫描对于骨质改变及钙化有很好的使用价值，同时对肿瘤囊变及实质部分、脑积水的判断也有意义。肿瘤钙化可以是碎屑样、也可见大块钙化，一般位于鞍上池内（图 35-3A）。钙化碎屑沿肿瘤囊壁被覆则更为常见。鞍膈下肿瘤常常形成沿肿瘤囊壁被覆的蛋壳样钙化（图 35-3B）。鳞状乳头型颅咽管瘤通常无钙化，以实质为主（图 35-3C 和 D）。

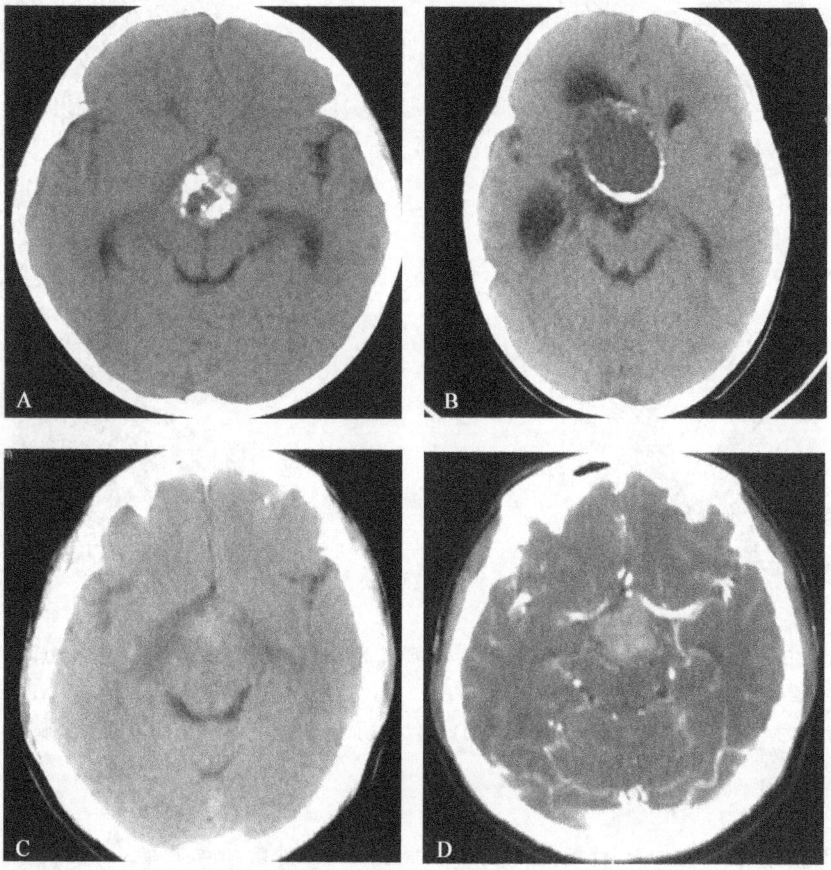

图 35-3　颅咽管瘤钙化

A. 典型鞍上池内"爆米花"样钙化；B. 鞍膈下起源颅咽管瘤"蛋壳样"钙化；C 和 D. 鳞状乳头型颅咽管瘤头颅 CT 扫描平扫（C）和增强扫描（D）表现，可见肿瘤呈实质性，无钙化表现

MR 扫描可更清晰地显示肿瘤解剖部位及与周边结构间的关系，是目前最重要的影像检查手段。

成釉细胞型颅咽管瘤：MR 扫描肿瘤质地常常表现为囊实混合性，完全实性及完全囊性者少见。肿瘤实质和（或）钙化通常位于肿瘤前下部（第三脑室前部结节漏斗部），而囊腔向后上方扩展（而事实上是沿第三脑室壁的神经组织层内扩展）并占据第三脑室空间，因此典型肿瘤呈倒置的"梨形"（图 35-4），由于占据第三脑室空间，因此肿瘤较大时，常导致梗阻性脑积水。

由于肿瘤在第三脑室底神经组织层内扩展生长，目前大多数的 MR 扫描无法分辨肿瘤囊壁与第三脑室底的神经组织。尽管有学者认为 MRI 重 T_2 成像及三维真稳态快速成像序列（3D FIESTA MRI sequences）有助于区分肿瘤及第三脑室底的神经组织，但这样的肿瘤仅占少数，多数肿瘤特别是肿瘤向第三脑室外扩展的或沿漏斗柄扩展时，肿瘤与第三脑室底神经组织的区分仍存在困难。一个有益的认识是颅咽管瘤在第三脑室壁内的扩展有时是有优势侧的，即肿瘤可能对一侧脑室壁侵袭严重而对侧第三脑室壁侵袭较轻（图 35-5），对于术中处理肿瘤有一定帮助。

鳞状乳头型颅咽管瘤：相较于成釉细胞型颅咽

管瘤，鳞皮型颅咽管瘤生长方式较为单一，肿瘤通常呈实质性或实性为主的混杂性质地，主要位于第三脑室前部漏斗结节部，钙化罕见，肿瘤增大时可充满第三脑室空间并导致梗阻性脑积水（图 35-6A）。鳞状乳头型颅咽管瘤一般肿瘤外形较规律，多数呈类圆形，肿瘤受到第三脑室空间塑性特征明显。鳞状乳头型颅咽管瘤有时也发生囊性变，囊变方式与成釉细胞型颅咽管瘤显著不同（图 35-6B）。

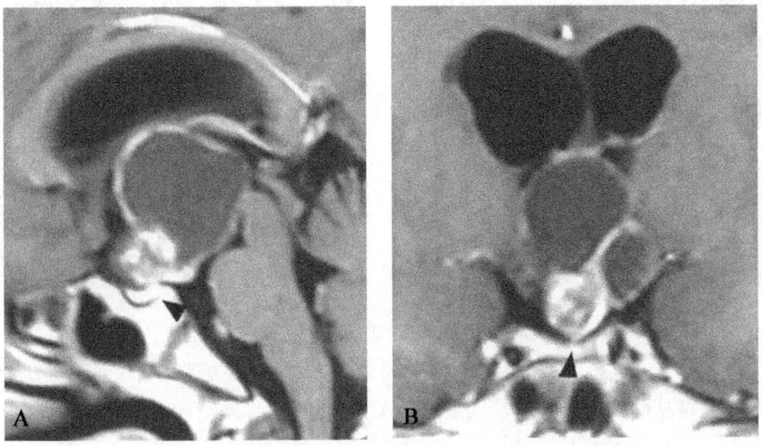

图 35-4　典型成釉细胞型颅咽管瘤 MRI 扫描

肿瘤呈倒置的“梨形”，肿瘤实质及钙化位于下方基底部，肿瘤囊腔向第三脑室扩展，并导致梗阻性脑积水。肿瘤下方可见垂体柄（黑色箭头）

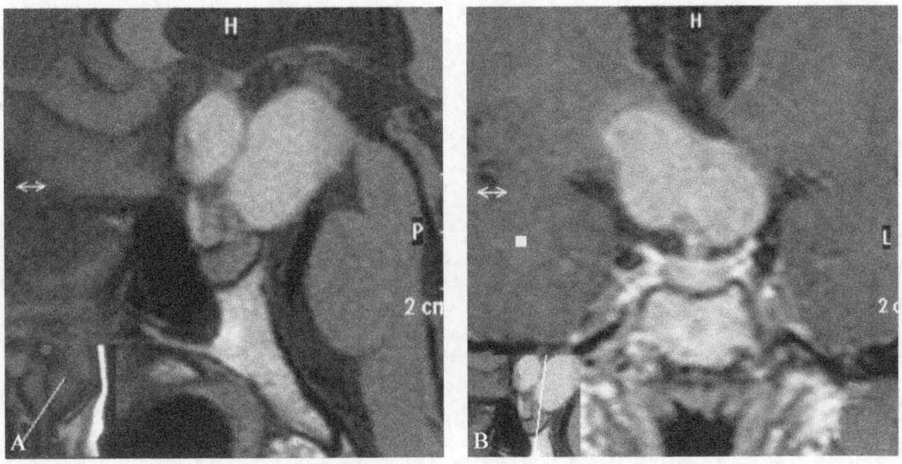

图 35-5　一例成釉细胞型颅咽管瘤 MR 扫描

可见肿瘤主要从结节漏斗部累及第三脑室右侧壁，第三脑室前部左侧壁受肿瘤侵袭较右侧小

六、诊断与鉴别诊断

（一）诊断

当患者有鞍区肿瘤的临床表现时，颅咽管瘤是重点考虑的疾病之一。颅咽管瘤导致的临床表现的特点（例如视力障碍的特点、内分泌改变的特点等）对于正确诊断该病有十分重要的意义，但相关的研究十分少见，值得提出的是 Defoort-Dhellemmes 等及 Hopper 等的研究，Defoort-Dhellemmes 等分析了颅咽管瘤导致的视力障碍的特点，提出中央型视野障碍是其特征性改变，而这种视力障碍表现在儿童患者容易被忽视，因此对于眼科学检查中央型视野缺损的患者特别是儿童患者行 MR 扫描是十分必要的。Hopper 等强调了对于颅咽管瘤术前术后内分泌功能评价的必要性，并认为这对于减少术后严重的并发症及降低死亡率有

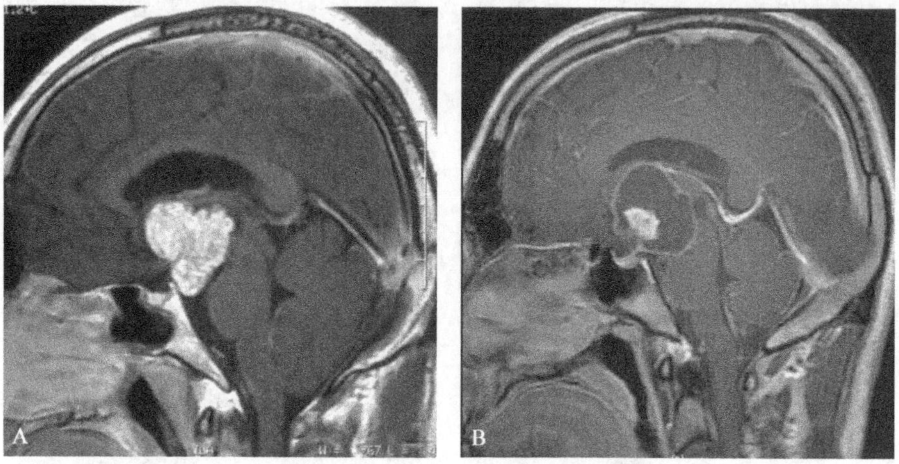

图 35-6　鳞状乳头型颅咽管瘤 MR 扫描

A. 肿瘤呈完全实性，占据第三脑室空间，并导致梗阻性脑积水；B. 鳞状乳头型颅咽管瘤囊性变，可见肿瘤实质与囊性变形态学关系，与成釉细胞型颅咽管瘤囊变不同

重要的意义。

根据典型的临床及影像学表现，颅咽管瘤的诊断一般不难，主要的诊断要点包括：①好发年龄。②典型的鞍区肿瘤临床表现，如视力视野损害，颅高压表现，复杂的内分泌功能障碍(儿童生长发育异常、病态肥胖；成人性功能障碍及月经紊乱、闭经、不孕，乏力、力弱、肤色苍白、细腻等皮质功能低下表现，其他少见的表现，如癫痫、脑神经麻痹、复视、步态不稳、平衡功能障碍等)。③特征性的影像学表现，如 CT 扫描鞍区病变合并钙化、囊变，MRI 扫描鞍内和(或)鞍上第三脑室区域囊性和(或)实性占位，基本沿垂体柄长轴生长。

(二)鉴别诊断

尽管绝大多数颅咽管瘤均可在术前得到明确诊断，但仍有少数特殊的鞍区病变需要与颅咽管瘤鉴别，主要包括以下几种。

1. 垂体腺瘤　垂体腺瘤好发于成年人，而且女性多见，儿童及青少年垂体腺瘤的发病率很低。临床表现方面，不同类型垂体腺瘤表现复杂，无功能腺瘤年龄偏大，多以视力障碍及视野改变及高颅压为主要表现，功能垂体腺瘤有特征性的内分泌表现，如 PRL 腺瘤所致的月经紊乱、闭经、不孕及性功能障碍；GH 腺瘤导致的体端肥大症或巨人症；ACTH 腺瘤所致的 Cushing 综合征；TSH 腺瘤所致的甲状腺功能亢进等；混合型腺瘤多数表现为 PRL 腺瘤及 GH 腺瘤的混合表现。影像学诊断常成为两者鉴别的最终手段，总体上讲，垂体腺瘤影像学上总是表现为鞍内鞍上病变，肿瘤囊性变较少见，而多数颅咽管瘤位于鞍上，不累及或者仅轻度累及鞍内，肿瘤常常合并囊性变，鞍内正常垂体影像是否可见是区别两者的重要依据。少数鞍内鞍上生长的颅咽管瘤(正常垂体受压不能明确辨认)与囊性变的垂体腺瘤鉴别存在困难，此时需要根据肿瘤钙化、发病年龄、形态、肿瘤的增强方式等综合考虑。有文献报道 MRI 扫描时垂体腺瘤“雪人症”、实性、增强扫描更为均匀一致的强化是有统计学意义的差异。

2. 拉克囊肿　拉克囊肿是由于拉克裂隙未闭导致的上皮细胞来源的鞍区囊肿性变，预后良好。尸检结果表明该类解剖变异在正常人群中的发生率高达 30%，由于来源方面的特点，小的囊肿位于垂体窝内腺垂体、神经垂体之间的原始拉克裂隙部位，但当囊肿增大时可能形成鞍内鞍上囊性占位，并出现相应的症状(如视路受损表现甚至垂体功能受限等)，与部分囊性颅咽管瘤可能需要鉴别。拉克囊肿囊腔内容物在 MRI 扫描时可能是高或低信号，与颅咽管瘤不易鉴别；拉克囊肿形态以椭圆形多见，囊肿壁较薄而且常常十分锐利，无增强或仅轻度增强，以上影像学特点有助于与颅咽管瘤的鉴别。文献报道肿瘤体积小、椭圆形较规则的外形、不易被增强的菲薄的囊壁等特点更多见于拉克囊肿。两者在病理学方面有着典型的区别，拉克囊肿囊壁为单层立方或纤毛柱状上皮。也有学者认为两者不论病理学表现还是临床特点方面都存在很多过渡，有时绝对的区分存在困难，也有颅咽管瘤与拉克囊肿合并存在的文献报道，对其处理目前仍存在争议。

3. 鞍区蛛网膜囊肿及空蝶鞍综合征 鞍区蛛网膜囊肿沿扩大的鞍膈孔进入鞍内将出现所谓的空蝶鞍综合征，该病可以导致高颅压、垂体功能损害、视力障碍的表现，与囊性颅咽管瘤及拉克囊肿需要鉴别。病变在影像学上完全为脑脊液特征，与拉克囊肿的鉴别点除了可能的囊液性质不同外，空蝶鞍导致的正常垂体受压扁平，移位方向总是向垂体窝后下方，垂体柄一般多清晰可辨且形态正常。该病增强扫描不强化。

4. 炎症性疾病 主要包括：①淋巴细胞性下垂体炎是以淋巴细胞浸润为主要表现的慢性炎性改变，好发于女性，男女发病比率 1∶8.5，尤其多发于妊娠后期或生产后早期的年轻女性(70%)。该病目前认为是自身免疫性疾病，有超过 25%病例合并有其他自身免疫性疾病。在少部分该疾病中可以检测到抗垂体抗体可以帮助诊断。虽然发病率较低，该病可导致尿崩、垂体功能障碍，甚至下丘脑功能障碍、肥胖、视力损害及头痛的一系列鞍区病症。其自然病史不详，目前对该病的病理学表现有明确认识，治疗主要依靠皮质激素治疗，手术效果不佳。该病有时与实性颅咽管瘤需要鉴别，MRI 扫描该病常常有腺垂体明显增大及向鞍上沿垂体柄的扩展，典型患者肿瘤形态呈从鞍内垂体到垂体柄的舌形或分叶状肿大，不伴有囊性变及钙化等，增强扫描后可见明显增强效应。②肉芽肿性垂体炎的发生与系统性肉芽肿疾病和感染有关，如结核病、梅毒、类肉瘤病、组织细胞病 X、Wegener 肉芽肿、克罗恩病。对腺瘤、Rathke 囊肿破裂、囊肿、甚至是以前的手术的异物反应，也可导致肉芽肿性垂体炎。在排除所有的系统性疾病后，仍有少部分没有明确的病因，通常称为巨细胞性肉芽肿性垂体炎。一些学者认为在抗生素时代，继发于系统性肉芽肿疾病的垂体肉芽肿已变得非常罕见。目前除了克罗恩病外，尚没有其他已知自身免疫疾病能导致肉芽肿性垂体炎的报道。③黄瘤样垂体炎。鞍区黄色瘤在病理学上以胆固醇结晶、异物巨细胞反应、淋巴细胞浸润、含铁血黄素沉积等为特征，缺乏上皮细胞，在部分颅咽管瘤标本中可发现局限性黄色瘤样变，因此在以往的文献中与颅咽管瘤常常一并描述，在 2006 年版的 WHO 神经系统肿瘤分类中将其单独列出，该病可认为是慢性炎症反应性改变，在许多单位该类的病理学改变仍然给出颅咽管瘤的病理学诊断，因此在国内文献中对该病罕有报道。事实上该病与颅咽管瘤在临床特点及影像学表现方面有显著区别：鞍区黄色瘤几乎均见于成年人，多以垂体功能障碍(如月经紊乱、性功能障碍等)为主诉就医，影像学表现方面，该病一般病变体积较小，多数局限于垂体窝内，手术治疗后罕见复发，该病预后良好。

5. 表皮样囊肿与皮样囊肿 皮样囊肿与表皮样囊肿是多见于儿童的颅内上皮细胞来源的囊性肿瘤。表皮样囊肿病理学特点主要为角化上皮及鳞状上皮细胞，在颅内有两个好发部位：小脑脑桥三角区及鞍区，由于有特征性的影像学表现(如沿蛛网膜下腔扩展、CT 扫描特征性的低信号等)一般不难与颅咽管瘤鉴别。而发生于鞍区的皮样囊肿一般严格按中线生长，病理学上同时有毛发、汗腺等皮肤附属结构，临床上可以有不同程度腺垂体功能障碍、神经垂体及垂体柄受压表现、视力障碍及其他非特异性的神经功能障碍，有时与颅咽管瘤的鉴别存在困难。

6. 视路-下丘脑胶质瘤 下丘脑胶质瘤一般呈恶性病程，其临床表现与视交叉后颅咽管瘤特别是实性为主的颅咽管瘤常常难以鉴别，下丘脑胶质瘤钙化罕见，但其囊性变屡见不鲜，因此囊性变不能成为两者的鉴别依据。视路胶质瘤多见于儿童及青少年，常与神经纤维瘤病或 Beckwith-Wiedemann 综合征等并发，该病视力障碍表现常显突出，可作为与颅咽管瘤鉴别点之一。但该病进展时仍然会出现垂体功能障碍、尿崩症、性早熟等内分泌方面症状，与颅咽管瘤鉴别可能存在困难。发生于儿童或青少年的视路胶质瘤常常级别较低(WHO Ⅰ～Ⅱ级)，预后较好，而发生于成年人的视交叉胶质瘤常常呈恶性进展。发生在鞍区的胶质瘤由于没有特征性的影像学表现，在临床上与颅咽管瘤甚至垂体瘤术前鉴别常常存在困难，最终的诊断在部分患者来源于病理诊断。

7. 生殖细胞来源肿瘤 颅内生殖细胞来源肿瘤占颅内肿瘤不到 1%，但在儿童其发病率占到儿童颅内肿瘤的 6.5%，除了松果体区，鞍区也是生殖细胞肿瘤的好发区域之一，生殖细胞瘤病理类型十分复杂，但有一些共同的特点可供与颅咽管瘤鉴别。该病好发于 20 岁以下的人群，男性略多于女性；临床表现方面，80%患儿合并有术前中枢性尿崩症，有部分患者即以尿崩症起病，明显高于颅咽管瘤的术前尿崩发生率，可作为两者鉴别的主要点之一。肿瘤可导致垂体功能低下、视力障碍等一般表现，当肿瘤增大时可出现高颅压的系列表现。部分患儿表现为性早熟，其产生原因可能为下丘脑损害后的性征抑制丧失，也可能为肿瘤细胞分泌过量β-chorionic gonadotropin（β-hCG）所致。部分患儿伴有AFP的升高，因此怀疑该病患者应常规行β-hCG及AFP的监测，同时也是术后监测复发的一项指标。影像学表现方面，生殖细胞瘤一般表现为界线清晰的实质性占位病变，增强均匀而明显，钙化及囊性变少见，可作为与颅咽管瘤鉴别的要点；而畸胎瘤可伴有钙化，同时表现出脂肪等多种成分的混杂信号，与颅咽管瘤鉴别十分困难，部分患者其鉴别需要依据术后病理检查。对于生殖细胞瘤而言，术前明确诊断有着十分重要的意义，因为生殖细胞瘤对放射治疗十分敏感，文献报道规范的放射治疗后影像学治愈率达到70%。但由于肿瘤病理成分复杂，混合性的肿瘤常常导致放射治疗失败。因此，手术治疗仍然占有十分重要的地位。

8. *脊索瘤*　脊索瘤是来源于脊索残余物的中线部位肿瘤，最常见的发生部位在骶区，也可发生于斜坡、蝶骨、垂体窝等，肿瘤通常生长缓慢，多见于小儿或青年人。在大于30岁的成人常常更倾向于侵袭性生长。典型的斜坡、蝶鞍区脊索瘤通常表现为头痛、动眼神经麻痹、小脑脑桥三角区症状及高颅压表现，当病变巨大并向垂体窝鞍上扩展时可出现垂体功能低下改变。影像学上肿瘤通常特征性的位于骨膜下顶起骨膜生长，是区别于颅咽管瘤的主要特征，同时囊变少见，局部骨质破坏明显也是其特点。脊索瘤通常形状不规则，分叶状肿瘤多见，时有钙化表现，手术治疗是首选治疗手段，由于常常不能全切除，因此术后辅助性放疗也是主要的治疗手段。脊索瘤平均生存期4～5年，肿瘤向肺、肝、骨骼及淋巴结转移也有零星报道。

9. *下丘脑错构瘤*　错构瘤是指先天性残余组织或正常组织生长在异常部位，表现为局部组织细胞的异常聚集。下丘脑错构瘤目前认为是附着于下丘脑灰结节、第三脑室底部的先天性异位的中枢性脑组织，常包含有促性腺激素释放激素神经内分泌细胞，好发于儿童，临床上较为罕见，其有两个特征性的临床表现，即痴笑样癫痫和性早熟，因此有着典型临床表现的下丘脑错构瘤较易确诊。影像学上下丘脑错构瘤表现为灰结节部为第三脑室底的实质性占位，Valdueza根据MRI扫描特点将其分为四型。I_a和I_b型为有蒂附着在灰结节或乳头体，向下突入桥前池内，一般体积较小，多数表现为单纯性早熟，手术效果良好；II_a和II_b型则是无蒂的错构瘤，前者下丘脑底部无变形而后者下丘脑底部明显变形，临床上常表现为痴笑样癫痫或混合性癫痫，治疗效果不佳。由于是正常神经组织的聚集，增强扫描时下丘脑错构瘤一般不会被增强。极少数的下丘脑错构瘤可能存在囊性变，此时影像学表现上需要与颅咽管瘤进行鉴别，临床表现以及MRI增强扫描以及钙化等特点有助于两者的鉴别。

10. *神经垂体细胞来源的肿瘤*　如垂体细胞瘤，典型的垂体区颗粒细胞瘤通常很小，生长于神经垂体或垂体柄下部，这种质地较硬、圆形的肿瘤与周围结构边界清楚。其组织学来源仍有争论，但神经垂体内主要的构成细胞——垂体细胞（一种特化的星形细胞）最有可能是鞍区颗粒细胞瘤的来源。颗粒细胞瘤的影像学没有特异性，此类肿瘤边界清楚，位于轴外，以鞍上池为中心生长，常恰在鞍背上，可以发现鞍背顶部的侵蚀，并且周围脑组织没有水肿。CT上病变呈等或稍高密度（与脑灰质相比），典型者呈中等程度强化，强化较为均匀，极少数可有钙化。MRI上常为T_1等信号、T_2等信号病变，中等程度强化，强化均匀或不均匀，没有脑组织侵犯或血管包裹的表现。

七、颅咽管瘤的分型

虽然肿瘤的确切细胞学起源仍未有定论，但上述广泛接受的发生学说为肿瘤的生长方式提供了形态学依据，也即从鼻咽部—蝶鞍—鞍上垂体柄漏斗—第三脑室底（沿着胚胎拉克囊的发生路径）的任何部位，均可发生颅咽管瘤，除了最多见的鞍上第三脑室前部的颅咽管瘤外，鞍膈下颅咽管瘤、累及蝶窦、筛窦、上颌窦、鼻咽部、眶内等部位的颅咽管瘤均屡见报道，这些肿瘤可以累及上述单个部位，也可随着肿瘤或其囊腔的增大而累及多个部位，但无论如何，颅咽管瘤起源部位都是沿着从蝶鞍到垂体柄漏斗部这样一个路径分布（图35-2）。

目前对颅咽管瘤的分型主要依据两点。①肿瘤累及的解剖部位：可将其分为鞍内、鞍内鞍上及完全鞍上；Sammi等根据肿瘤累及鞍上结构的严重程度对颅咽管瘤进行了分类。②根据肿瘤与鞍区重要结构间的形态学关系进行分类：根据肿瘤与视交叉的关系将其分为视交叉前型、视交叉后型及广泛累及型；根据肿瘤与鞍膈、第三脑室底的关系将其分为鞍膈下、鞍上脑室外、脑室内外型及脑室内型；最近有学者针对经蝶窦行颅咽管瘤切除术将肿瘤分为垂体柄前、穿垂体柄及垂体柄后型。以上各种分类各有其优缺点，其中 Hoffman 等根据肿瘤与视交叉的相对位置关系进行的分型得到较为广泛的接受，但总体来讲目前尚缺乏一种合理的、能够涵盖全部颅咽管瘤复杂多变的生长方式的分类方法。

漆松涛等通过成人及胎儿标本的解剖学研究，根据围绕垂体柄的蛛网膜袖套将垂体柄分为四段：鞍膈下段、鞍上蛛网膜袖套内段及蛛网膜下漏斗结节段。不同节段起源的肿瘤与鞍上膜性结构形成不同的形态关系，根据这种关系将颅咽管瘤分为①鞍膈下起源颅咽管瘤；②鞍上脑室外蛛网膜下隙型肿瘤；③鞍上漏斗结节型颅咽管瘤。对于神经外科医生而言，这种由肿瘤的起源部位决定的肿瘤的生长方式，对于手术方法的选择及预后判断可能更为重要。与成釉细胞型颅咽管瘤不同，成人鳞状乳头型颅咽管瘤生长方式相对单一，多发生于第三脑室前端靠近腺垂体结节部的部位(图 35-6)。下面对不同起源部位颅咽管瘤的形态学特点进行简要描述。

1. *鞍膈下起源颅咽管瘤*　鞍膈下起源颅咽管瘤主要见于儿童患者，为一种幼稚性肿瘤。该类型肿瘤文献少有报道，主要是因为对该类型颅咽管瘤目前定义仍然不甚明确。文献中对于鞍膈下颅咽管瘤的描述主要来源于少部分适合经蝶窦手术的病例，本章节中将所有起源于鞍膈下的颅咽管瘤包括在内，因此包括了累及鼻咽部、鼻旁窦区及蝶鞍部位的所有颅咽管瘤(图 35-7A)，其中大部分病例向鞍上累及。当鞍膈孔完整时，累及鞍上区域的颅咽管瘤由于有鞍膈的覆盖，与周边结构(包括 Willis 环血管、第三脑室底、视交叉等)无明显粘连或仅轻度粘连，术中肿瘤与鞍上结构连接最密切的部位在垂体柄进入鞍膈孔的位置，由于鞍膈明显上抬，部分病例垂体柄仅剩少量残迹与顶起的肿瘤上方连接(图 35-7B)。当鞍膈孔发育存在缺陷而明显增大时，鞍膈下的肿瘤可经扩大的(或发育缺陷的)鞍膈孔累及鞍上结构(如第三脑室底、视交叉腹侧等)，一般情况下该类型颅咽管瘤与鞍上第三脑室底、视交叉等结构间仍然有蛛网膜结构的隔离，成为手术全切除肿瘤并保护重要结构的解剖基础(图 35-7C)。少数情况下肿瘤沿垂体柄长轴扩张，导致垂体柄近端扩张，术中保留垂体柄将更为困难(图 35-7D)。

2. *鞍上脑室外蛛网膜下隙型肿瘤*　从垂体柄漏斗起源部位主要向围绕垂体柄的蛛网膜下腔(主要为视交叉池)扩展的肿瘤，该类型肿瘤大部分瘤体与周边结构(如视交叉、Willis 环血管及其分支、第三脑室底等)存在蛛网膜界面，只有在漏斗柄周围肿瘤与神经组织存在不同程度粘连及软膜下联系，这些部位也被认为是肿瘤的起源部位，术中需要锐性分离。根据肿瘤在蛛网膜下腔池内的扩展方向，该型肿瘤可以大致分为两类。①柄前型：主要向视交叉前池扩展的肿瘤(图 35-8)。②颅后窝型：主要向垂体柄后脚间窝、颅后窝扩展的肿瘤(图 35-9)。由于肿瘤轴外特性，该型肿瘤全切除后，下丘脑-漏斗-垂体轴结构可能得到最大限度地保留，因此该型肿瘤总体预后良好。

3. *漏斗结节部起源的颅咽管瘤*　该类型颅咽管瘤占全部颅咽管瘤的 50%左右，Pascual 等回顾性分析了已发表的颅咽管瘤的文献资料，挑选了资料较为完备的 67 个病例组，共 3571 例颅咽管瘤，其中认为属于结节漏斗型者 1494 例，占 42%；其中 122 例为既往未手术死亡患者的尸检结果，这些结果雄辩地证实了结节漏斗型肿瘤是颅咽管瘤中的主要类型。其主要特征是肿瘤主体占据第三脑室空间，实际上肿瘤包埋于第三脑室壁的神经组织层内，因此，该型肿瘤总体与第三脑室底下丘脑神经组织间无膜性结构分界，手术切除需要特别留意。围绕垂体柄漏斗部，该类肿瘤主要有 3 种生长模式：A 型，主体主要在第三脑室壁(主要是第三脑室底内)扩展、占据第三脑室空间的肿瘤(软膜内 CP，图 35-10A)；A+B 型，除了第三脑室壁内的肿瘤主体，部分肿瘤下极向蛛网膜下腔扩展并最终穿透第三脑室底的神经组织层，形成脑室内外型肿瘤(蛛网膜下软膜内、外 CP，图 35-10B)；A+C 型，肿瘤下极穿漏斗垂体柄生长的肿瘤(穿垂体柄漏斗 CP，图 35-10C 和 D)。单纯 A 型肿瘤部分可在影像学上表现为完全第三脑室内肿瘤(即文献描述的 intraventricular craniopharyngioma)，事实上从术中观察表明该型肿瘤上极均存在不同厚度的第三脑室壁神经组织层及完整的室管膜层，因此该型肿瘤称为第三脑室底内型颅咽管瘤可能更为恰当；而 A+C 型肿瘤可认为是 A 型肿瘤的一种特殊生长模式，其产生可能与围绕垂体柄的蛛网膜袖套结构个体差异有关。

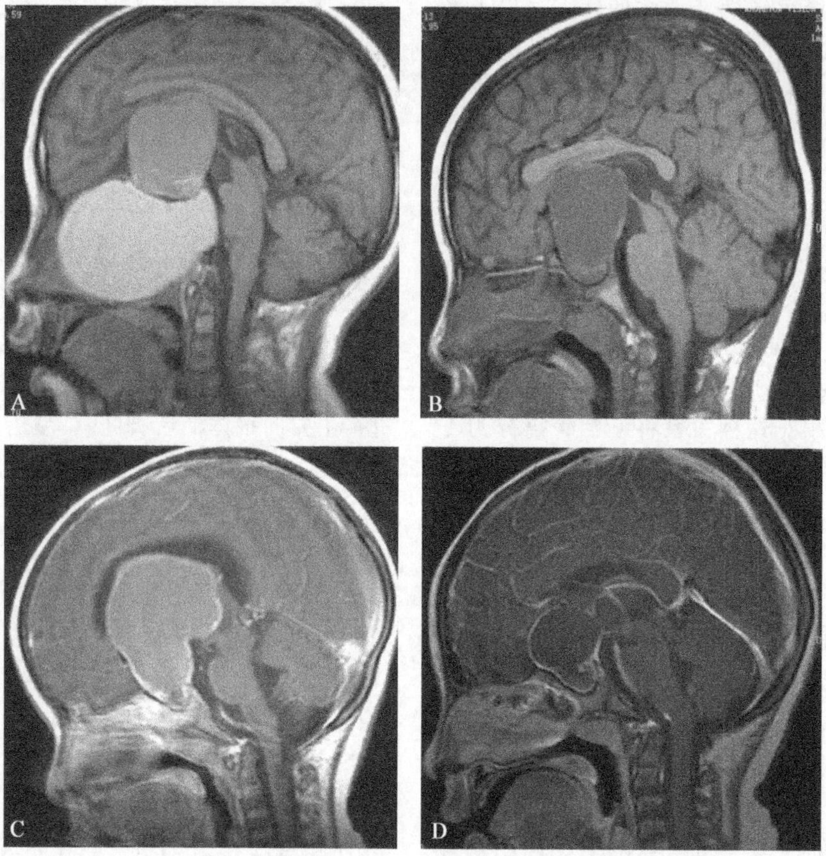

图 35-7　鞍膈下起源颅咽管瘤的 MR 扫描特征

A. 一例累及鼻咽部、鼻旁窦区、蝶鞍及鞍上颅内广泛区域的巨大幼稚性颅咽管瘤；B. 典型儿童鞍膈下颅咽管瘤 MR 表现，患者鞍膈孔发育完整，累及鞍上区域的肿瘤囊由于有鞍膈的覆盖，与周边结构（包括 Willis 环血管、第三脑室底、视交叉等）无明显粘连或仅轻度粘连；C. 一例鞍膈孔发育存在缺陷的鞍膈下起源儿童颅咽管瘤，鞍膈下的肿瘤经扩大的（或发育缺陷的）鞍膈孔累及鞍上结构（如第三脑室底、视交叉腹侧等），一般情况下该类型颅咽管瘤与鞍上第三脑室底、视交叉等结构间仍然有蛛网膜结构的隔离，成为手术全切除肿瘤并保护重要结构的解剖基础；D. 鞍膈下起源颅咽管瘤，肿瘤沿垂体柄长轴扩张，导致垂体柄近端扩张

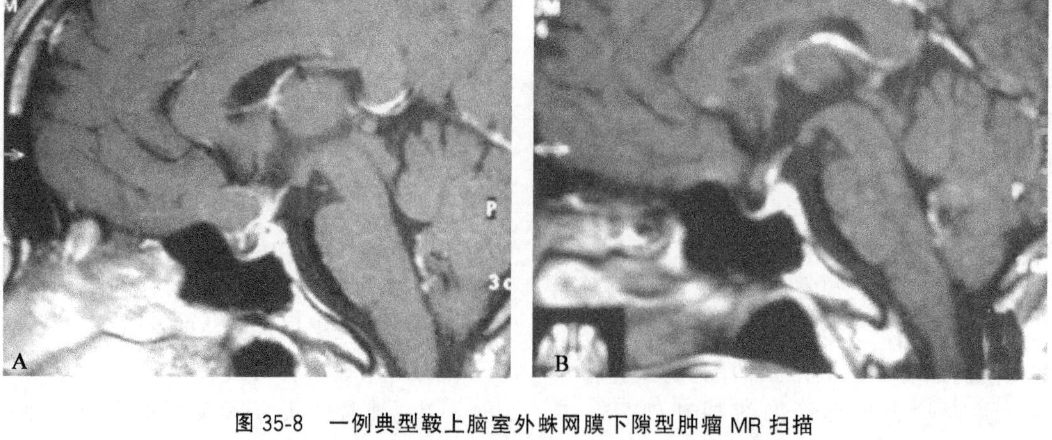

图 35-8　一例典型鞍上脑室外蛛网膜下隙型肿瘤 MR 扫描

A. 术前扫描提示肿瘤主要向视交叉前池扩展；B. 术后 MR 扫描提示肿瘤全切除，下丘脑-漏斗-垂体轴结构得到保留

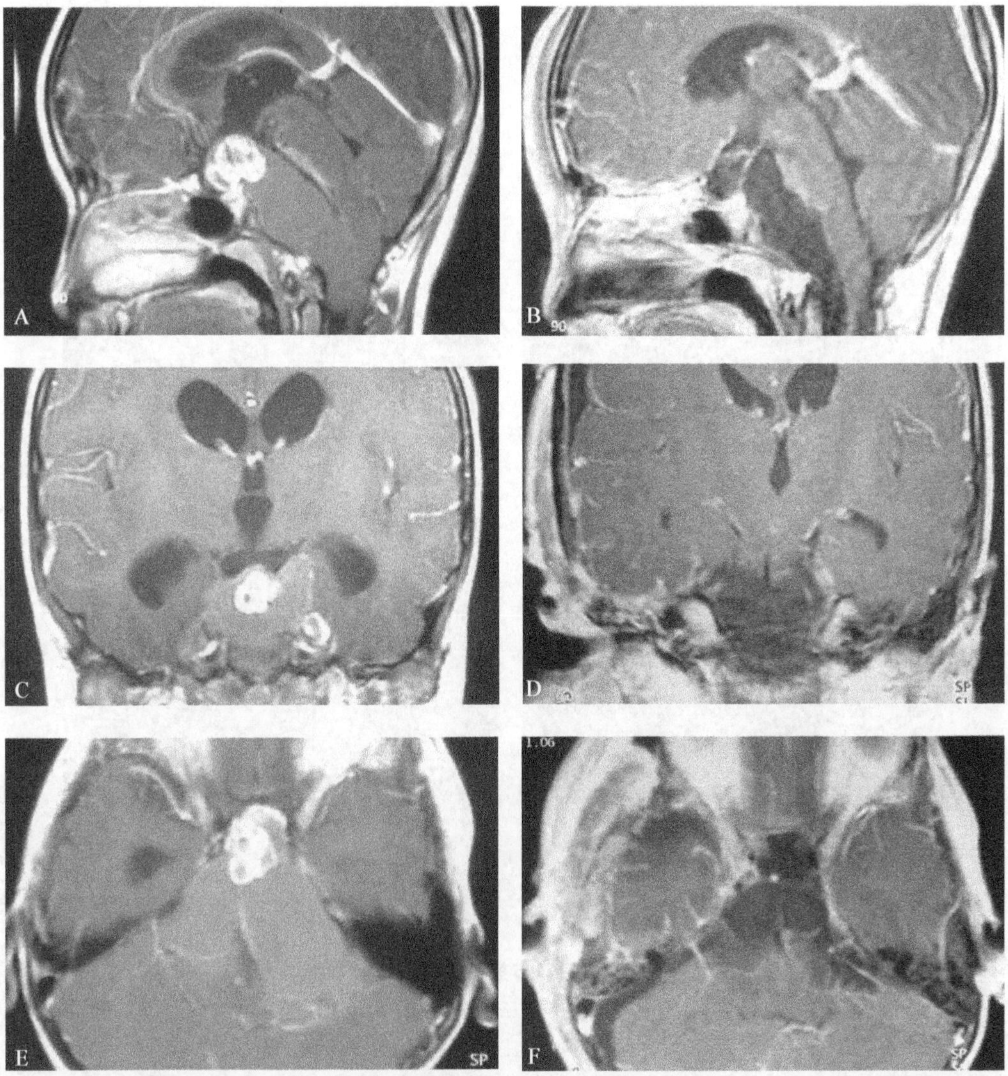

图 35-9　一例向垂体柄后脚间窝、颅后窝扩展脑室外颅咽管瘤术前（左侧列）及术后（扫描），可见肿瘤全切除，垂体柄连续性得以保留

八、颅咽管瘤治疗中存在的困难和争论

尽管经过了近一个世纪的探索，对于颅咽管瘤最佳处理方案仍存在争论，特别是对于儿童颅咽管瘤最佳治疗方案的争论仍在继续。早期颅咽管瘤的治疗效果主要集中在如何提高患者的长期生存率，随着显微外科技术、激素代替治疗等技术的进步，目前大宗病例报道的 5 年、10 年总体生存率已经分别达到 90%、80%以上，因此目前对于颅咽管瘤患者预后的关注点已经从提高生存率转为如何提高患者的远期生活质量。争论的焦点在于到底是积极的手术全切除，还是保留下丘脑结构的有限切除＋术后辅助性放疗使患者更为获益。

颅咽管瘤患者主要的临床表现包括：①肿瘤占位及脑积水等导致的高颅压；②视路结构的损害；③内分泌功能障碍，垂体功能低下、尿崩及水电解质紊乱等；④下丘脑功能障碍：主要包括肥胖、记忆力、认知功能损害及睡眠障碍、性格改变等。积极的手术切除可以迅速缓解高颅压、视力障碍等症状，是公认的首选治疗方式。但手术治疗对于缓解患者的内分泌病作用有限。从大宗病例临床研究结果看，激进的手术全切除后大部分患者内分泌病并未得到好转，大部分患者远期随访中，垂体功能低下有加重的趋势，而严重肥胖、激惹、情绪不稳定、认知功能下降、记忆力障碍等下丘脑功能障碍将显著影响患者的远期生活质量。目前比较公认的看法是手术全切除带来的垂体功能低下、尿崩等相较于肿瘤复发导致的内分泌功能进一步损害而

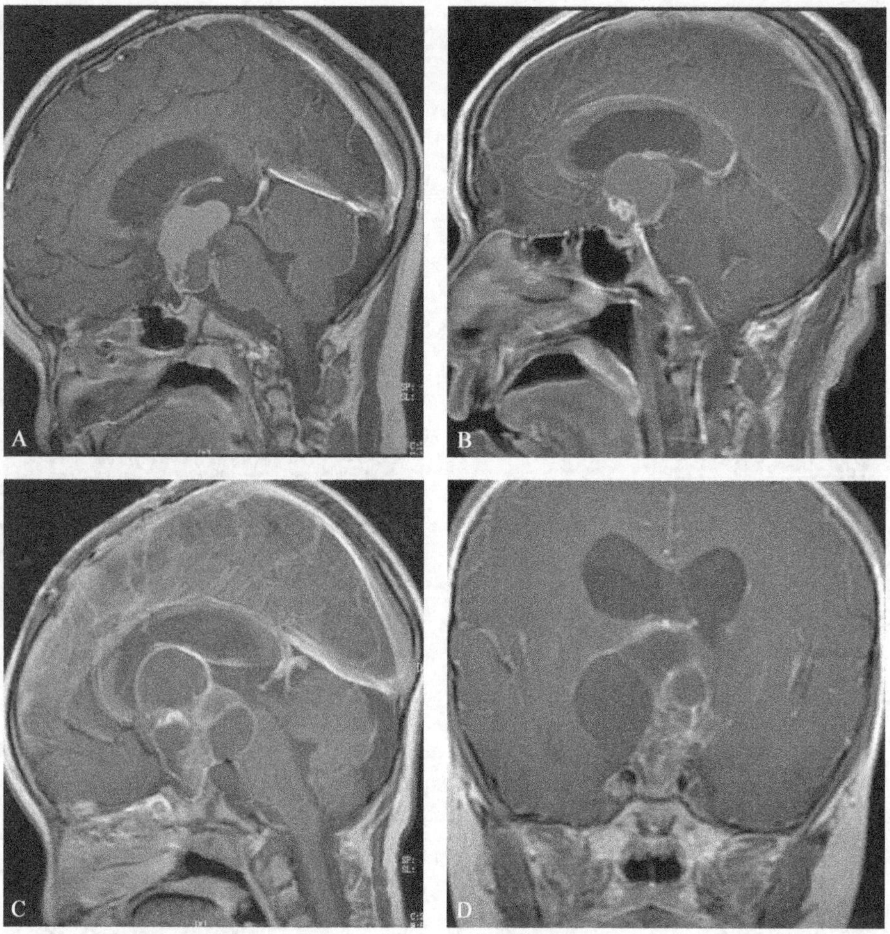

图 35-10　结节漏斗型颅咽管瘤与第三脑室底垂体柄漏斗形态学关系

A. 主体主要在第三脑室壁(主要是第三脑室底内)扩展、占据第三脑室空间的肿瘤(软膜内 CP);B. 除了第三脑室壁内的肿瘤主体,部分肿瘤下极向蛛网膜下隙扩展并最终穿透第三脑室底的神经组织层,形成脑室内外型肿瘤(蛛网膜下软膜内、外 CP);C 和 D. 肿瘤下极穿漏斗垂体柄生长的肿瘤(穿垂体柄漏),可见鞍上池内垂体柄明显增粗并延续进入鞍内。

言是可以接受的,但手术激进切除可能导致严重的下丘脑反应,应尽量避免。

目前主流的观点认为,对于颅咽管瘤这样一个多点起源、生长方式复杂多变的肿瘤,应该根据肿瘤生长方式给予个体化分层治疗,最近已有学者提出根据术前肿瘤累及下丘脑程度分级给予个体化治疗可减少术后严重下丘脑反应的发生。

九、颅咽管瘤的手术治疗

颅咽管瘤虽然组织学上良性,但术后复发率高,文献中未能手术全切除的病例复发率高达 70%～100%,而在得到影像学全切除的病例远期复发率将明显降低(10%～20%)。因此颅咽管瘤手术原则是在尽量减少重要结构损害的前提下追求肿瘤的全切除。

(一)手术入路选择

总体来讲,可以将手术入路根据术中分离肿瘤时采用的手术间隙分为轴外路径以及轴内路径两大类。而轴内路径主要包括经终板第三脑室路径及经胼胝体前部-侧脑室-室间孔或透明隔-穹窿间第三脑室入路。手术治疗时应考虑肿瘤大小、质地、累及部位及肿瘤与鞍上膜性结构的形态学关系等因素来选择手术入路。

对于鞍膈下及鞍上脑室外肿瘤手术入路选择以轴外路径为主,包括经蝶窦路径、额颞部路径(包括翼点、额下、颞下等及各种联合入路)等;而结节漏斗型肿瘤几乎无一例外需要使用轴内第三脑室入路,根据肿瘤扩展范围可能单纯或联合轴内、轴外路径进行切除。肿瘤切除过程中肿瘤与鞍上蛛网膜的关系是决定手术操作间隙最重要的因素。图35-11总结了不同分型颅咽管瘤手术入路选择时总的原则。

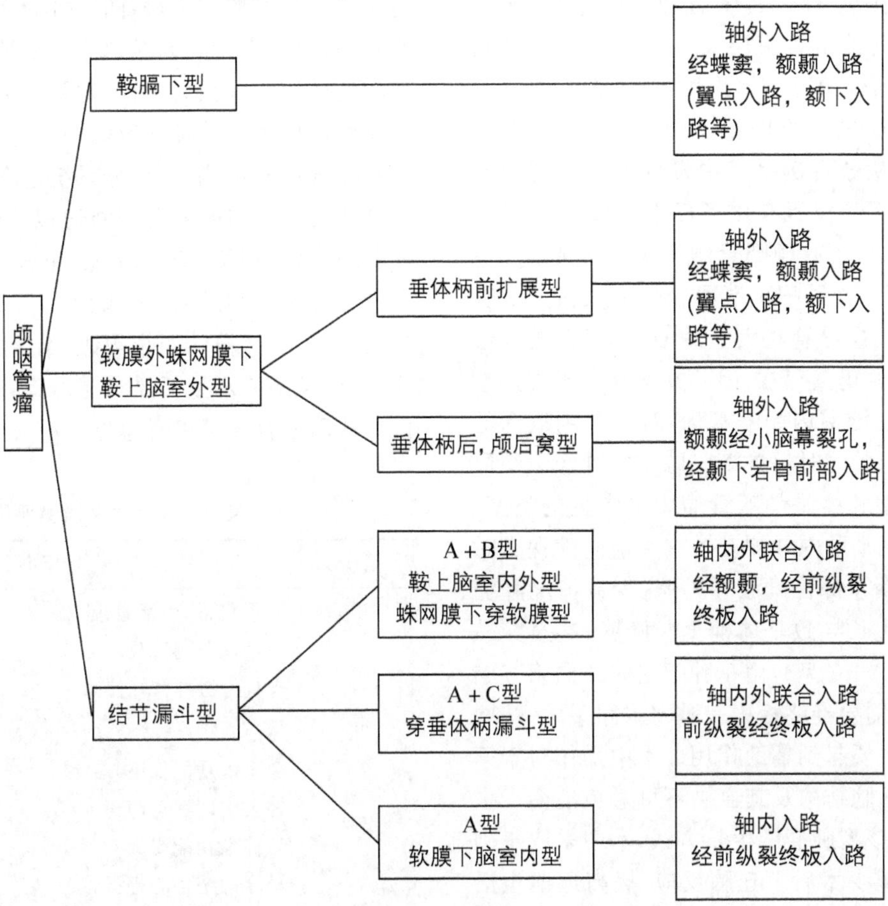

图35-11　不同分型颅咽管瘤手术路径选择

(二)不同分型肿瘤的手术原则

1. *鞍膈下起源颅咽管瘤*　根据肿瘤大小、累及的部位及肿瘤质地等可选择经面、经口、经鼻蝶窦等入路;累及颅内部分较小时可经蝶窦手术,当颅内部分较大,位置较高时目前仍多选择经颅切除,巨大肿瘤常常需要联合入路。鞍膈下起源颅咽管瘤与鞍上结构,特别是第三脑室底下丘脑结构常常为推挤毗邻关系,手术切除对下丘脑功能的损害较小,因此应该追求激进的手术全切除。从我们的经验看,该类型肿瘤的复发部位总是位于鞍内特别是胚胎颅咽管在鞍底的遗迹,因此鞍内肿瘤的全切除是减少复发、追求远期疗效的关键。

2. *鞍上蛛网膜下腔颅咽管瘤*　由于上述起源部位及生长方式的特点,一般与第三脑室底下丘脑结构粘连不十分紧密,肿瘤起源于鞍膈上垂体柄的蛛网膜下腔段,该类型肿瘤多数为Hoffman分型视交叉前型,视交叉及前交通动脉常常推挤抬高,多数肿瘤有向视交叉前间隙突出的部分,该类型颅咽管瘤成人多见,手术全切除率高,治愈率高,随访结果表明该类型颅咽管瘤得到全切除者术后很少复发。手术入路一般选择轴外蛛网膜下腔入路即可满足肿瘤暴露及切除的要求,可选用额颞部入路,骨瓣的开放根据肿瘤大小、质地及累及方向给予改良,术中操作空间均在蛛网膜下腔,部分病例处理肿瘤在垂体柄的生长根基时可能对垂体柄产生部分损害,但只要垂体柄的形态、连续性存在,术后反应常常轻微,尿崩也多为一过性容易恢复。

3. *鞍上向第三脑室腔或第三脑室旁脑实质内生长的颅咽管瘤*　主要向第三脑室内或第三脑室旁脑实质内累及的颅咽管瘤其起源部位在垂体柄正中隆起、灰结节,肿瘤实质常常位于第三脑室底内,其顶端被覆第三脑室室管膜层及神经组织层,而底端是漏斗柄与第三脑室底神经组织层的延续部,其蛛网膜下腔面被覆软脑膜层,位于第三脑室底、侧壁神经组织层的下丘脑核团在术中无明确的解剖定位，为该型肿瘤切除时下丘脑结构损伤的主要原因。尽管有学者认为，随着肿瘤的生长，颅咽管瘤可以向上突破室管膜层及神经层突入第三脑室腔内而形成假性第三脑室内肿瘤（A 型）；向下可以突破软脑膜层进入脚间池、斜坡等蛛网膜下腔（A＋B 型），但从数百例手术中发现垂体柄延续至第三脑室底的后壁在所有该型颅咽管瘤中均保持完整，这可能也是所有颅咽管瘤均未真正突破 Lilidqus 膜的原因。而肿瘤顶端覆盖的第三脑室室管膜层及神经组织层尽管在大型肿瘤呈菲薄、萎缩形态，但其解剖结构仍然存在，因此并没有发现真正意义上的真性第三脑室内颅咽管瘤，对该解剖概念的认识是术中处理肿瘤时保护第三脑室底神经组织层的关键。该类型肿瘤是颅咽管瘤中最常见的类型，经轴外入路颈内动脉内外侧及视交叉前间隙探查时常见第三脑室漏斗部位蛙腹样扩张，少数情况肿瘤穿垂体柄漏斗生长导致垂体柄全长膨胀，甚至穿鞍膈孔累及鞍内（A＋C 型），由于肿瘤主体突向第三脑室方向，因此常需要经终板第三脑室入路手术，蛛网膜下隙的操作主要起到辅助作用。术中操作对于第三脑室前部下丘脑结构及其血供不可避免地会产生损伤，充分认识该型肿瘤的生长方式，术中采取正确的操作技巧是减少术后下丘脑反应，提高远期生活质量的关键。文献中对于颅咽管瘤是否应该追求全切除的争论主要集中在该类型的肿瘤。

总之，颅咽管瘤是一种组织学表现良性的肿瘤，只有真正意义上的全切除才有可能使患者获得治愈的机会，今后研究的重点应着重于降低手术难度和手术风险、改善术后患者生活质量（如内分泌功能方面）。

十、预　后

1. *颅咽管瘤患者的预后评价*　由于颅咽管瘤发病率低，大量的病例分散在不同认识及治疗水平的医疗单位，因此客观的 QOL 预后评价标准可以在不同治疗团队、不同治疗方法之间进行对比，对于颅咽管瘤特别是儿童颅咽管瘤这样一种最佳处理方式仍存在争论的疾病就显得至关重要。尽管有大量的研究尝试对患者的生活质量进行系统、客观的评价，但目前仍缺乏公认的预后评价系统。Wen 等提出了一个综合不同方面的 4 级预后评分系统（表 35-1）。该评分系统包含了神经系统、视力、垂体功能、下丘脑功能等不同领域的预后总的评价，这个评分系统的主要优势是简单明了，但总体来讲仍显粗糙。Duff 等通过分析 121 例病例，提出一种二分类的方法，试图区分患者远期独立生活能力的好坏（表 35-2），凡是未达到所有 8 条标准的患者均被认为是预后不良，这种二分类的方法可能将有些评价生活质量的数据丢失。De Vile 等提出一种综合评分系统，该评分系统包含 5 个不同的反映生活质量并与颅咽管瘤密切相关的领域，包括神经系统功能、视力、垂体功能、下丘脑功能，以及儿童受教育能力和成人工作能力 5 个方面，每个方面分别给予 0～3 分的四个等级，给予共计 15 分的评分（得分越高表示生活质量越低下，如 15 分代表死亡），从而综合评价患者总体生活质量（表 35-3）。

表 35-1　Wen 生活质量评价表

预后分级	评价标准
Ⅰ	大致正常、生活自理 轻度内分泌障碍 癫痫药物可良好控制
Ⅱ	生活自理 全垂体功能低下 轻至中度视力障碍 脑神经功能受损 轻度的精神心理异常
Ⅲ	部分自理能力 严重视力受损 严重神经系统并发症（如偏瘫、难治性癫痫等） 学习能力丧失或严重精神心理障碍
Ⅳ	生活完全不能自理，依靠辅助生活

表 35-2　Duff 关于颅咽管瘤远期生活质量评价

预后	评价标准
生活质量佳	随访期存活 无手术及肿瘤相关性的运动功能障碍 保留有用视力 Katz 评分 A（能够完成日常穿衣、吃饭等活动） Karmofsky 评分≥80 学习能力正常或落后不超过正常学龄儿童 1 级 成人能够从事工作 无严重的心理、精神障碍
生活质量差	凡未完全达到以上 8 条者

总之，对于颅咽管瘤而言，综合评价患者的生活质量是一项复杂、综合的工作，对于视力、垂体功能、下丘脑功能、神经系统并发症的评价相对客观，易行；但对于认知、记忆力及学习工作能力的评价有时是困难的，尤其是对于儿童患者。

表35-3 De Vile等颅咽管瘤术后随访期生活质量评价系统

临床表现		评分
垂体功能		
	全垂体功能低下＋渴感异常	3
	全垂体功能低下	2
	部分垂体功能低下	1
	垂体功能正常	0
视力		
	视敏度双眼≤6/60	3
	双眼视敏度6/18～6/60或者单眼失明	2
	单眼或双眼视敏度6/9～6/18	1
	视力正常	0
神经系统功能		
	严重肢体运动功能障碍(偏瘫)±癫痫	3
	轻度肢体运动功能障碍±癫痫	2
	脑神经等功能障碍，无癫痫	1
	神经系统功能正常	0
受教育或工作能力		
	严重的学习、工作能力障碍＋行为异常	3
	中度学习、工作能力障碍(IQ:71～79)	2
	轻度学习、工作能力受限(IQ:80～89)	1
	学习、工作能力无影响(IQ>90)	0
下丘脑功能		
	严重的下丘脑综合征(病理性肥胖＋摄食过度＋行为异常)	3
	中度下丘脑功能障碍(肥胖)	2
	轻度下丘脑功能障碍(超重)	1
	下丘脑功能正常	0
死亡		15

2. *颅咽管瘤患者的预后* 几乎所有的研究均观察到颅咽管瘤中腺垂体功能受到明显损害。与术前相比，术后垂体功能障碍普遍加重。文献报道垂体功能低下发生率在GH轴为88%～100%；FSH/LH轴80%～95%；ACTH轴55%～88%；TSH轴为39%～95%；ADH功能障碍25%～86%。值得注意的是，相对于腺垂体功能障碍，尿崩对患者及其家庭是更大的负担，特别是无渴感尿崩的发生。因此对于颅咽管瘤患者术前需要与家长或患者明确术后将出现很高的垂体功能低下及尿崩的可能性，而且需要终身替代治疗。另外，颅咽管瘤患者一般术后可能出现的其他并发症包括：①下丘脑功能障碍导致的肥胖、食欲旺盛、记忆力障碍、体温调节失衡、情绪不稳及行为异常、睡眠周期紊乱等，一般多见于严重累及下丘脑结构的结节漏斗型颅咽管瘤，并且在儿童患者表现更为明显；②视力视野受损；③神经心理学功能紊乱等，常见于下丘脑功能严重紊乱者。文献报道的易导致下丘脑功能紊乱的因素包括：①大型肿瘤；②肿瘤累及下丘脑结构；③术前存在下丘脑功能障碍的表现(如肥胖等)；④患者年龄<5岁。

十一、颅咽管瘤的其他治疗方式

由于颅咽管瘤常常累及第三脑室前部、周边下丘脑等结构功能重要，手术全切除困难，而次全切除、大部切除及部分切除后绝大多数患者肿瘤将复发，可选择其他治疗手段，包括放射治疗(普通放疗、适形调强放疗、立体定向放疗等)、囊内近距离放、化疗(P^{32}、I^{131}及博来霉素等)、干扰素治疗等,这些姑息性治疗方法其长期疗效仍待进一步研究与评价。

十二、颅咽管瘤的基础研究进展

颅咽管瘤为鞍区最常见的肿瘤之一,其基础研究进展缓慢,究其原因,与它本身为良性肿瘤及发病率低,对其认识不足有关;其次,与没有稳定传代的细胞系作为基础研究的对象有较大关系。

目前,颅咽管瘤分为成釉细胞型和鳞状乳头型两大类,前者占所有颅咽管瘤的90%以上。因此,相比鳞皮型颅咽管瘤,临床医师和病理学家对成釉细胞型颅咽管瘤的发病机制及基础研究有着更为透彻的理解。21世纪初开始,已有临床病理学家通过免疫组织化学的方法观察到在WNT通路的关键蛋白β-catenin核转移在成釉细胞型颅咽管瘤中出现,且这种现象并不在鳞状乳头型颅咽管瘤及其他鞍区囊性病变,如Rathkes囊肿中出现。之后的分子遗传学的研究也证实了编码β-catenin蛋白的CTNNB1基因exon 3突变,是成釉细胞型颅咽管瘤常见的基因改变。Gaston-Massuet等通过敲除exon 3构建的小鼠,最终在鞍区长出类似釉质型颅咽管瘤的肿物,进一步验证了WNT通路在成釉细胞型颅咽管瘤发生中的作用,被认为是颅咽管瘤近年来最有意义的发现之一。然而,β-catenin蛋白核转移主要发生在成釉细胞型颅咽管瘤组织中的前沿细胞和指纹状细胞中,其他类型的细胞没有看到这种现象。Annett Hölsken比较了成釉细胞型颅咽管瘤中β-catenin蛋白核转移的细胞和无核转移的细胞,发现两类细胞均出现exon 3突变。因此,他认为成釉细胞型颅咽管瘤中β-catenin蛋白核转移并非仅仅由exon 3突变引起,可能还存在其他机制。目前认为,存在β-catenin蛋白核转移的细胞有着更大的组织侵袭性和增殖活性,甚至出现EMT改变。

2013年,Priscilla K Brastianos等通过全基因组测序,进一步证实了釉质型颅咽管瘤上述改变,同时发现鳞皮型颅咽管瘤存在BRAF基因(V600E)突变,其后他们根据测序结果,检测了39例鳞皮型颅咽管瘤该位点的突变,结果发现36例存在这种突变,且这种突变仅仅见于鳞状乳头型颅咽管瘤,不出现在成釉细胞型颅咽管瘤中。目前,BRAF突变在鳞状乳头型颅咽管瘤中的意义尚不明确,它到底参与了肿瘤的起源,还是参与了进展,或两者兼有,需要进一步研究。值得提出的是,在乳头状甲状腺癌及食管上皮鳞皮化生中,均出现了该基因的突变,因此,该基因可能和鳞皮型肿瘤的进展,即鳞状上皮化生,有较大的联系。BRAF突变在黑色素瘤中,也常出现,目前已经有针对V600E的靶向药物治疗黑色素瘤,取得了一定的效果。该药物是否能应用在鳞状乳头型颅咽管瘤,需要进一步研究。

(漆松涛 潘 军)

参考文献

[1] Abe T, Ludecke DK. Recent results of primary transnasal surgery for infradiaphragmatic craniopharyngioma. Neurosurg Focus, 1997, 3: e4

[2] Arai T, Ohno K, Takada Y, et al. Neonatal craniopharyngioma and inference of tumor inception time: case report and review of the literature. Surgical neurology, 2003, 60: 254-259; discussion 259

[3] Bunin GR, Surawicz TS, Witman PA. The descriptive epidemiology of craniopharyngioma. Journal of neurosurgery, 1998, 89: 547-551

[4] Ciric IS, Cozzens JW. Craniopharyngiomas: transsphenoidal method of approach--for the virtuoso only? Clin Neurosurg, 1980, 27: 169-187

[5] De Vile CJ, Grant DB, Kendall BE, et al. Management of childhood craniopharyngioma: can the morbidity of radical surgery be predicted? Journal of neurosurgery, 1996, 85: 73-81

[6] Defoort-Dhellemmes S, Moritz F, Bouacha I, et al. Craniopharyngioma: ophthalmological aspects at diagnosis. Journal of pediatric endocrinology & metabolism: JPEM, 2006, 19(Suppl 1): 321-324

[7] Gaston-Massuet C, Andoniadou CL, Signore M, et al. Increased Wingless (Wnt) signaling in pituitary progenitor/stem cells gives rise to pituitary tumors in mice and humans. Proceedings of the National Academy of Sciences of the United States of America, 2011, 108: 11482-11487

[8] Ghirardello S, Hopper N, Albanese A, et al. Diabetes insipidus in craniopharyngioma: postoperative management of water and electrolyte disorders. Journal of pediatric endocrinology & metabolism: JPEM, 2006, 19 (Suppl 1): 413-421

[9] Haupt R, Magnani C, Pavanello M, et al. Epidemiological aspects of craniopharyngioma. Journal of pediatric endocrinology & metabolism: JPEM, 2006, 19(Suppl 1): 289-293

[10] Hoffman HJ, De Silva M, Humphreys RP, et al. Aggressive surgical management of craniopharyngiomas in children. Journal of neurosurgery, 1992, 76: 47-52

[11] Holsken A, Kreutzer J, Hofmann BM, et al. Target gene activation of the Wnt signaling pathway in nuclear beta-catenin accumulating cells of adamantinomatous craniopharyngiomas. Brain pathology, 2009, 19: 357-364

[12] Janisch W, Flegel HG. [Craniopharyngioma in a fetus]. Zentralbl Allg Pathol, 1989, 135: 65-69

[13] Karavitaki N, Brufani C, Warner JT, et al. Craniopharyngiomas in children and adults: systematic analysis of 121 cases with long-term follow-up. Clinical endocrinology, 2005, 62: 397-409

[14] Karavitaki N, Cudlip S, Adams CB, et al. Craniopharyngiomas. Endocrine reviews, 2006, 27: 371-397

[15] Karavitaki N, Wass JA. Craniopharyngiomas. Endocrinol Metab Clin North Am, 2008, 37: 173-193, ix-x

[16] Karavitaki N, Wass JA. Non-adenomatous pituitary tumours. Best practice & research. Clinical endocrinology & metabolism, 2009, 23: 651-665

[17] Kolen ER, Horvai A, Perry V, et al. Congenital craniopharyngioma: a role for imaging in the prenatal diagnosis and treatment of an uncommon tumor. Fetal Diagn Ther, 2003, 18: 270-274

[18] Pan J, Qi S, Lu Y, et al. Intraventricular craniopharyngioma: morphological analysis and outcome evaluation of 17 cases. Acta neurochirurgica, 2011, 153: 773-784

[19] Pascual JM, Prieto R, Carrasco R. Infundibulo-tuberal or not strictly intraventricular craniopharyngioma: evidence for a major topographical category. Acta neurochirurgica, 2001, 153: 2403-2425; discussion 2426

[20] Prabhu VC, Brown HG. The pathogenesis of craniopharyngiomas. Child's nervous system: ChNS: official journal of the International Society for Pediatric Neurosurgery, 2005, 21: 622-627

[21] Puget S, Garnett M, Wray A, et al. Pediatric craniopharyngiomas: classification and treatment according to the degree of hypothalamic involvement. Journal of neurosurgery, 2007, 106: 3-12

[22] Qi S, Lu Y, Pan J, et al. Anatomic relations of the arachnoidea around the pituitary stalk: relevance for surgical removal of craniopharyngiomas. Acta neurochirurgica, 2011, 153: 785-796

[23] Qi S, Pan J, Lu Y, et al. The impact of the site of origin and rate of tumour growth on clinical outcome in children with craniopharyngiomas. Clinical endocrinology, 2012, 76: 103-110

[24] Sainte-Rose C, Puget S, Wray A, et al. Craniopharyngioma: the pendulum of surgical management. Child's nervous system: ChNS: official journal of the International Society for Pediatric Neurosurgery, 2005, 21: 691-695

[25] Samii M, Tatagiba M. Surgical management of craniopharyngiomas: a review. Neurologia medico-chirurgica, 1997, 37: 141-149

[26] Sartoretti-Schefer S, Wichmann W, Aguzzi A, et al. MR differentiation of adamantinous and squamous-papillary craniopharyngiomas. AJNR. American journal of neuroradiology, 1997, 18: 77-87

[27] Sato K, Oka H, Utsuki S, et al. Ciliated craniopharyngioma may arise from Rathke cleft cyst. Clinical neuropathology, 2006, 25: 25-28

[28] Song-tao Q, Xi-an Z, Hao L, et al. The arachnoid sleeve enveloping the pituitary stalk: anatomical and histologic study. Neurosurgery, 2010, 66: 585-589

[29] Wen BC, Hussey DH, Staples J, et al. A comparison of the roles of surgery and radiation therapy in the management of craniopharyngiomas. International journal of radiation oncology, biology, physics, 1989, 16: 17-24

[30] Yasargil MG, Curcic M, Kis M, et al. Total removal of craniopharyngiomas. Approaches and long-term results in 144 patients. Journal of neurosurgery, 1990, 73: 3-11

第36章

Rathke囊肿和胶样囊肿

垂体胶样囊肿为一种先天性疾病,起源于垂体Rathke囊的良性上皮性囊肿,又称Rathke囊肿(Rathke cleft cysts,RCCs)、垂体囊肿、上皮黏液囊肿、上皮样囊肿等。囊肿增大会影响周围的结构组织,如垂体、下丘脑、视交叉,因而其常见的症状有头痛、视力障碍及垂体功能异常等。

一、胚胎发生和病理

Rathke囊肿是Rathke囊的胚胎残余,是由外胚层发育而来。Rathke囊袋通常是妊娠第4周形成,在第8周时尾端与漏斗融合形成颅咽管。颅咽管产生神经垂体(或者垂体后叶),Rathke囊袋形成蝶鞍的远侧部和结合部,以及鞍上池的结节部。在蝶鞍,远侧部构成(腺垂体即垂体前叶);在鞍上池,Rathke囊袋发育成结节部。在此期间,出现一个裂缝,通常称为Rathke裂,出现在结合部。Rathke裂未能退化即形成成人Rathke裂的胚胎残余。随着里面液体的增多逐渐增大,进而形成Rathke囊肿。Rathke囊肿组织学上来源于胚胎残余的Rathke囊(Rathke pouch),因而它是位于腺垂体与神经垂体之间的囊性病变,它占据蝶鞍,但也会向鞍上生长。Rathke囊肿与颅咽管瘤是相同疾病过程的延续,均源自外胚层。Rathke囊肿的壁被覆单层立方纤毛柱状上皮,内含黏液,囊液为清亮无色,也可为含有胆固醇结晶的棕色或陈旧白色黏液样黏稠或胶冻样。胚胎期的垂体Rathke囊大多数退化消失,只有个别的没有退化,形成Rathke囊肿。在13%～22%的尸检中,垂体远部和中间部可发现Rathke囊肿,但只占症状性蝶鞍及鞍上病变的6%～10%。

二、临床表现

Rathke囊肿的发病平均年龄为30岁左右,也有70－80岁年龄段老年人发病的报道。Rathke囊肿的临床症状主要是局部占位压迫邻近重要结构所致,典型的症状包括头痛、视力下降及内分泌功能紊乱。在Rathke囊肿中头痛可能是唯一的症状,占有症状患者的44%～81%,多为局限性前额部头痛。突然性的剧烈头痛出现在约16%的患者中,尽管还没有影像学或组织病理学与这种头痛表现相联系,这也许是囊壁的梗死、囊内的出血或是炎性囊内容物的外漏造成的。也有人提出,炎症普遍存在于Rathke囊肿的患者中,而与是否为急性起病无关。很多学者认为,垂体的炎症是由于Rathke囊肿内容物的外漏造成的,而不是Rathke囊肿的扩大形成的占位效应引起的。视力下降者占11%～67%,患者均有鞍上池的受压。内分泌功能紊乱的患者占30%～60%,临床表现与患者的年龄及性别密切相关。在男性中,一种普遍的症状是性腺功能低下,表现为易疲劳,性欲减退。在绝经前的女性中,表现为月经不调及溢乳,而在绝经后的女性中则表现为全垂体功能减退,如疲劳、精神状态的改变等。与垂体腺瘤相比,尿崩症也是Rathke囊肿的患者中一种较为常见的临床表现,发病率为2.3%～37%。

大部分的Rathke囊肿是无症状的,在常规尸检的发生率为13%～22%,而有症状的Rathke囊肿所占不到脑内原发肿瘤样病变的1%。

三、影像学

Rathke囊肿在头颅X线平片及蝶鞍体层像上一般不会出现蝶鞍的扩大,偶可出现鞍底双边征,鞍底轻度骨质侵蚀、蝶鞍膨隆等轻度膨胀改变。

在CT图像上,Rathke囊肿多表现为鞍内低密度肿物,部分向鞍上的延伸,增强扫描时小部分病变有增强,呈环形或边缘增强,增强的部分是受压迫的正常垂体组织。Rathke 囊肿的这种 CT 表现与鞍区的其他病变如颅咽管瘤、垂体腺瘤或蛛网膜囊肿不能准确区分。

MRI 表现为鞍区边界清楚的囊性肿物，T_1 多呈低信号，T_2 多呈高信号。其不同的信号变化是由于囊肿内容物的蛋白含量不同所致。Rathke 囊液内含胆固醇、黏多糖、坏死的细胞碎片和含铁血黄素。当囊肿内容物与脑脊液相类似或蛋白质含量<100 000mg/L 时，T_1 显示低信号，T_2 高信号。当蛋白质含量 100 000～170 000mg/L 时，出现 T_1 和 T_2 均为高信号。当蛋白质含量>170 000mg/L 时 T_1 呈高信号，T_2 呈低信号。各种表现如下：①以 T_1WI 呈低信号，T_2WI 呈高信号为代表，其囊性部分代表脑脊液；② T_1WI 呈高信号，T_2WI 信号各异，T_1WI 高信号主要与囊壁黏液分泌细胞所分泌的黏多糖含量的增多有关；③ T_1，T_2 均高信号，其原因主要与囊内黏多糖含量的增加、慢性出血、高胆固醇含量及囊壁的细胞碎屑等多种成分的共存有关。Rathke 囊肿 MR 增强扫描时呈环形或边缘增强，增强的部分是受压迫的正常垂体组织。Rathke 囊肿内囊内结节 T_1 加权像上的高信号，以及 T_2 加权像上的低信号，在 Rathke 囊肿患者中所占比例超过 75%。手术中所见这些结节通常是黄色的蜡状固体，病理报告通常是黏蛋白团块。

四、实验室检查

Rathke 囊肿患者需要完善眼科和内分泌激素检查。那些有视力改变或者囊性病变向鞍上池内扩大的病人需要视野检查，从中可以找到细微的视野缺损。临床化验检查包括垂体功能、甲状腺功能、早晨空腹血皮质醇、尿 24h 皮质醇、血电解质。Rathke 囊肿患者垂体激素多数无明显增高，少部分患者泌乳素（PRL）和促肾上腺皮质激素（ACTH）可轻度增高。部分患者会出现垂体功能低下，临床上表现为甲状腺功能和肾上腺皮质减退，需要在手术前进行激素替代治疗，将激素水平调整到正常水平。

五、治疗原则

对于无症状的垂体区微小肿物或囊性肿物，怀疑为垂体 Rathke 囊肿的，不急于手术，可采取动态随诊观察的方法，3～6 个月后复查蝶鞍区 MRI，当垂体区肿物无明显变化时，可继续临床随诊观察。

目前治疗有症状的 Rathke 囊肿多采取经鼻蝶入路手术，这是比较安全有效的方法，不仅创伤小、术野暴露清晰、术后愈合快，而且有利于保护囊肿周围的正常组织。只要术中注意保护鞍上蛛网膜的完整性，则不必进行鞍底重建。手术原则是彻底清除囊肿内容物及囊壁部分切除，缓解囊肿对垂体组织、鞍膈、视神经、视交叉的压迫，尽量减少手术对周围垂体组织的损伤。对于月经紊乱、不育或停经泌乳症状就诊的年青女性为缓解症状更应保护好周围的垂体组织。

少数对于囊肿明显鞍上、鞍旁扩展或瘤体巨大的患者可选择经颅手术，尤其是术前 MRI 扫描显示垂体组织被囊肿向前或向下压迫移位者。手术应清除囊腔内容物，缓解囊肿对周围组织的压迫，并反复冲洗囊腔，避免囊液流入蛛网膜下隙，引起无菌性脑膜炎，减少周围正常结构的副损伤。

Rathke 囊肿患者有垂体功能低下症状的需要激素替代治疗，包括甲状腺轴、肾上腺轴和性腺轴的激素替代治疗。

六、预　后

一般 Rathke 囊肿的手术死亡率很低，大多数患者术后头痛、视力、视野损害多可迅速好转。个别病例术后可有内分泌功能改善，血激素水平恢复正常，尿崩症缓解。但对于术前表现为腺垂体功能低下、性功能减退及尿崩症者，手术后症状较难改善。因此，许多学者强调此病应及早发现，以便早期经蝶窦行囊肿引流，争取更好的治疗结果。术后 Rathke 囊肿总的复发率较低，因此没有必要对每例患者进行长程的规律的 MRI 随诊，但对于有可疑复发症状者，应及时复查 MRI。

七、鉴别诊断

Rathke 囊肿需要与垂体腺瘤、颅咽管瘤、蛛网膜囊肿、垂体脓肿、表皮样囊肿和动脉瘤等鞍区囊性病变相鉴别。

1. Rathke 囊肿与垂体腺瘤鉴别　Rathke 囊肿 MR 显示为鞍内或鞍内向鞍上发展的圆形或椭圆形囊性肿物，边界清楚，信号均匀，增强扫描时无强化，仅周边有环形强化，增强的部分是受压迫的正常垂体组织。最为重要的是垂体柄在中线上无偏移。当 Rathke 囊肿<10mm 并位于鞍内时，T_1 加权像上呈低信号者应与垂体微腺瘤区别。前者的边缘更光滑锐利，信号更低。如果小的囊肿在 T_1 加权像上呈高信号，则更提示为 Rathke 囊肿。

当 Rathke 囊肿直径>10mm 时，T_1 加权像上低信号者与垂体腺瘤的鉴别同前，而在 T_1 加权像上呈高信号，应与垂体腺瘤卒中进行鉴别。Rathke 囊肿的信号一般均匀，较少出现蝶鞍的扩大；垂体腺瘤伴卒中的信号多不完全均匀，可有液平，部分患者鉴别诊断困难，需要手术才能确诊。

2. Rathke 囊肿与颅咽管瘤的鉴别　Rathke 囊肿多在成年发现，而颅咽管瘤最常见于 20 岁以下；颅咽管瘤患者的内分泌症状常比 Rathke 囊肿患者严重；Rathke 囊肿一般较小，平均直径<10mm，而颅咽管瘤直径一般都>10mm。Rathke 囊肿虽然可有向鞍上的延伸，但主体在鞍内，而颅咽管瘤的主体在鞍上。在 CT 上，颅咽管瘤钙化常见(87%)，而 Rathke 囊肿(13%)则少见。当 CT 和 MRI 显示鞍内或鞍内向鞍上发展的圆形或内圆形肿物，边界清楚，密度或信号均匀，没有强化，而周边较易强化，尤其当肿物大小在 1cm 左右，与周围垂体组织存在较明显边界时，应考虑垂体 Rathke 囊肿。

3. Rathke 囊肿与蛛网膜囊肿的鉴别　蛛网膜囊肿内含与脑脊液近似的液体，囊肿壁更薄，囊液信号为均匀的长 T_1、长 T_2，与脑脊液信号完全相同，而 Rathke 囊液的信号则多样。

（张大建　张　川）

参考文献

[1] Binnings MJ, Gottfried ON, Osborn AG, et al. Rathke cleft cyst intracystic nodule：acharacteristic magnetic resonance imaging finding. Neurosurg, 2005, 103(5)：837-840

[2] Noh SJ, Ahn JY, Lee KS, et al. Pituitary adenoma and concomitant Rathke′s cleft cyst. Acta Neurochir (Wien), 2007, 149(12)：1223-1228

[3] Zada G. Rathke cleft cysts：a review of clinical and surgical management. Neurosurg Focus, 2011, 31(1)：E1

[4] Schittenhelm J, Beschorner R, Psaras T, et al. Rathke′s cleft cyst rupture as potential initial event of a secondary perifocal lymphocytichypophysitis：proposal of an unusual pathogenetic event and review of the literature. Neurosurg Rev, 2008, 31(2)：157-163

[5] Trrifansecu R, Ansorge O, Wass JA, et al. Rathke's cleft cysts. Clin Endocrinol, 2012, 76(2)：151-160

[6] Kim E. A Rathke′s Cleft Cyst Presenting with Apoplexy. J Korean Neurosurg Soc, 2012, 52(4)：404-406

[7] Han SJ, Rolston JD, Jahangiri A, et al. Rathke′s cleft cysts：review of natural history and surgical outcomes. J Neurooncol, 2014, 117(2)：197-203

[8] 杨树源. 神经外科学. 北京：人民卫生出版社，2008：600

第37章

血管网状细胞瘤

血管网状细胞瘤(hemangioblastomas,HBs),又称血管母细胞瘤,是中枢神经系统少见的良性肿瘤,该瘤组织来源于血管周围的间叶组织,属血管源性肿瘤。曾被称为血管网织细胞瘤(angioreticuloma)、毛细血管母细胞瘤(capillary hemangioblastoma)、海绵状血管内皮瘤、Lindau 囊肿(Lindau cyst)、Lindau 瘤。

1904 年,德国眼科医生 Eugen von Hippel 首先报道了 2 例视网膜 HBs,并在 1911 年发表了该疾病的解剖学基础,命名为"视网膜血管瘤"。1926 年瑞典病理学家 Arvid Lindau 第一个报道了视网膜、小脑和内脏器官囊肿或肿瘤的一种疾病叫"中枢神经系统的血管瘤"。1928 年,Cushing 和 Barley 提出 hemangioblastoma 来命名这一类疾病。因此,将发生于视网膜的 HBs 称为 Von Hippel 病;将发生于小脑的 HBs,称为 Lindau 瘤;如 Lindau 瘤伴发视网膜 HBs 或其他内脏肿瘤,则称 von Hippel-Lindau 综合征(VHL 综合征)。

一、流行病学及自然史

迄今缺乏大型流行病学调查。大多数 HBs 为散发性(65%～70%);少数表现为家族遗传性疾病——VHL 综合征(25%～35%)。本病男性好发,男女患病比例为(1.3～2)∶1,可见于各种年龄,两个发病高峰期分别为 25－29 岁和 40－44 岁,前者多与 VHL 综合征有关,而后者多为散发。

HBs 约占颅内肿瘤的 2%,最多见于小脑、脊髓和脑干,分别占颅后窝肿瘤的 10%和脊髓肿瘤的 2%～3%,也可偶发于幕上(脑实质内、垂体柄、脑神经、颞叶海马回、侧脑室、脉络丛、脑膜)、脊髓圆锥、终丝、神经根和外周神经等处。幕上血管网状细胞瘤临床上非常罕见,占所有血管网状细胞瘤的 1%～6%。10%～40%的原发症状性血管网状细胞瘤伴有 VHL 综合征,但事实上,VHL 综合征相关性血管网状细胞瘤比例可能被低估,因为并不是所有无家族史或无其他脏器肿瘤的血管网状细胞瘤病人均进行了分子遗传学分析。约 25%的中枢神经系统 HBs 与 VHL 综合征有关,80%以上 VHL 综合征患者会发生中枢神经系统 HBs。多发性血管网状细胞瘤较单发血管网状细胞瘤发病年龄更年轻,VHL 相关性 HBs 实性者为多,散发性 HBs 囊实性者为多,VHL 相关性、年轻患者 HBs 更易复发、进展。中枢神经系统血管网状细胞瘤以小脑多见,但 VHL 相关性 HBs 较散发性 HBs 更易发生于脑干和脊髓。脊髓血管网状细胞瘤多见于实质性,发生于脊髓背侧,多位于髓内,以胸段多见,其次位于颈段。妊娠可促进 VHL 综合征患者的小脑血管网状细胞瘤生长并增加 VHL 综合征相关性并发症。

HBs 通常呈现生长和静止两个状态交替进行,生长模式也是多变的。一般来说,HBs 生长极其缓慢,特别是实质性 HBs 可数年处于静止状态。Lonser 等用 MRI 对 250 例 VHL 综合征病人进行前瞻性随访研究显示,51%(1278 个血管网状细胞瘤)呈静止状态,49%(1227 个血管网状细胞瘤)呈生长状态,随着随访时间延长,出现增长肿瘤比例增加,在生长状态肿瘤中,72%呈跳跃式生长,22%呈指数生长,6%呈线性生长。

二、分子生物学

VHL 综合征是一种罕见而危害严重的常染色体显性遗传病,表现为家族性多发性多器官性良恶性肿瘤症候群,发病率为 1/(36 000～45 000),患者多在 18－30 岁出现症状,其表现复杂多样,目前已发现位于 14 个脏器的 40 种不同病变,其中包括中枢神经系统血管网状细胞瘤、视网膜血管网状细胞瘤、嗜铬细胞瘤、肾细胞癌、肾囊肿、胰腺内分泌肿瘤、胰腺囊肿、内淋巴囊肿瘤、附睾囊腺瘤等。

VHL综合征诊断，一般按照Glasker等提出的诊断标准，患者存在中枢神经系统血管网状细胞瘤，以及视网膜血管瘤、透明细胞性肾细胞癌/肾囊肿、胰腺囊肿/肿瘤、嗜铬细胞瘤、内淋巴囊肿瘤、附睾囊腺瘤，或任何一级亲属表现VHL病的损害，或基因检查结果阳性。

VHL综合征是由于VHL基因的突变引起的，突变类型包括等位基因缺失、插入、置换、错义突变及内含子突变、甲基化等。VHL基因是一种重要的抑癌基因，位于染色体3p25-26，它通过VHL蛋白(pVHL)对elongin ABC的抑制作用来发挥对相关细胞生长基因的调控。VHL基因有两种转录产物：一种含3个外显子，有两个翻译起始位点，翻译成相对分子质量为24 000～30 000和18 000～19 000的两种蛋白，为具有肿瘤抑制作用的功能蛋白；另一种转录产物仅含外显子Ⅰ和Ⅲ，翻译的蛋白没有抑制肿瘤形成的功能。VHL基因通过其编码的蛋白质即pVHL发挥生理功能。pVHL主要定位于胞质，但也存在于细胞核、内质网和线粒体中。它包括α和β_2个结构域，157～189位氨基酸残基属于α结构域，由外显子Ⅲ编码；64～154位氨基酸残基属于β结构域，由外显子Ⅰ和Ⅱ编码。α结构域特别是157～172位α_2螺旋是与elongin C结合的部位，此部位的突变将破坏它们之间的结合，而β结构域是底物蛋白的结合位点，此处氨基酸突变将破坏VHL与底物蛋白的结合。pVHL有两种亚型：pVHL30和pVHLl9。pVHL30为包含3个外显子的213个氨基酸残基，表观分子量24～30kDa，主要存在于细胞质。pVHL19由第54位密码子的框内起始密码子(ATG)起始翻译，表观分子量约19kDa，定位于细胞核。这两种亚型都具有抑制肿瘤的活性。

正常mRNA合成是一复杂的生化过程，由一系列转录因子调控RNA多聚酶的活性。其中elongin A、B、C是重要的延长因子，参与转录过程，它们在转录过程中的作用不同。正常情况下elongin B、C形成复合体，elongin C提供与elongin A或pVHL结合的结构域，elongin A单独存在，但它们单独存在并不具有转录调控的作用，需要形成elongin ABC复合物结合才能发挥调节转录的作用。研究发现，VHL基因编码的pVHL与elongin A极其相似，导致pVHL与elongin A竞争性结合C单位的结合区。pVHL可与elongin B、elongin C和Cullin 2(CUL2)形成VCB 2CUL2复合物，pVHL蛋白并不与CUL2直接结合，需要先与elongin C和elongin B形成的复合物结合，再通过它们再与CUL2形成VCB 2CUL2复合物。该复合物类似酵母中的SCF复合物(Skpl2Cdc53 2F2box)，起泛素连接酶作用，最终降解各种底物蛋白。最近研究还发现血管网状细胞瘤中基质细胞、内皮细胞均表达Notch受体和下游效应分子，而HIF与Notch信号通路存在一定关系。此外，pVHL还具有维持微管的稳定性、参与细胞外基质的组成、参与细胞分化等功能。

在VHL病发病机制中研究比较多的HIF-1α通路。VHL基因突变后，造成降解HIF-1α功能的损失，HIF-1α表达水平上升，HIF-1α转录激活下游靶基因大量表达，如血小板衍生生长因子(platelet-derived growth factor，PDGF)基因、血管内皮生长因子(vascular endothelial growth factor，VEGF)基因、转化生长因子(transforming growth factor，TGF)基因、促红细胞生成素(EPO)基因等。这些基因作用涉及新生血管形成、红细胞增多、细胞增殖和凋亡等方面它们的异常表达可能是VHL综合征形成的关键。

三、病因和病理

本病确切病因尚不明确，但已有的研究表明VHL综合征和部分散发性HBs均存在VHL基因的功能失活，甚至还发现部分HBs患者染色体22q13.2也存在杂合子丢失，表明除VHL基因外还有其他基因的失活参与了肿瘤的发生。

HBs可呈囊性或实质性两种形态。囊性占总数的2/3～3/4，呈脑内生长，肿瘤与周围组织边界清楚，尽管可侵犯软脑膜、硬膜，但仍为良性肿瘤。囊肿壁光滑，囊液为透明、淡黄色、高蛋白含量液体。囊壁可见一个或多个肿瘤结节，呈樱桃红色，血供丰富，质地柔软。实质性肿瘤由丰富的血管和血窦构成，切面可见孤立或成簇的较粗血管及网状分布的薄壁血管。显微镜下肿瘤由内皮细胞、周细胞和基质细胞构成，可见大小不等的血管腔隙，囊变多见，但坏死少见。基质细胞是肿瘤细胞，呈泡沫样或毛玻璃样，胞质丰富，胞核圆形或卵圆形，大小多变，甚至可有异形核，但有丝分裂象罕见(图37-1)。电镜下基质细胞胞质丰富，胞质内富含脂滴，并含中间丝、滑面内质网和糖原颗粒，胞核呈圆形或卵圆形。在血管内皮细胞和周细胞区含有丰富的网状纤维，为本瘤的一大特征，“血管网织细胞瘤”之名由此而来。

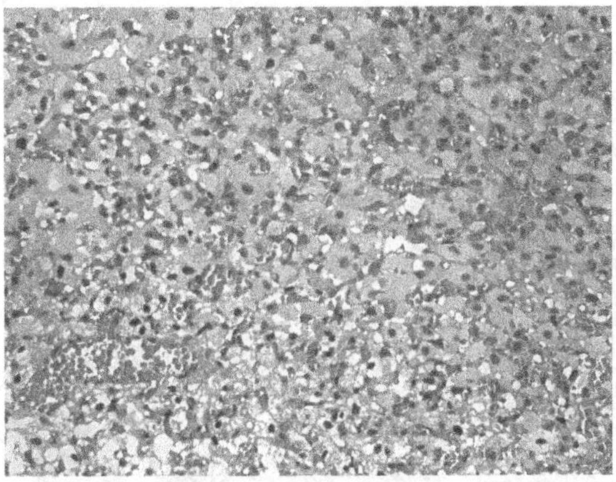

图 37-1　显微镜下表现（HE 染色，×400）

四、临床分型

临床上 HBs 分为散发型和 VHL 综合征相关型，后者有家族史或中枢神经系统外的相关肿瘤。VHL 基因检测能进一步完善当前临床分型。根据 2007 年 WHO 标准，VHL 综合征按无/有肾上腺嗜铬细胞瘤分为Ⅰ/Ⅱ。Ⅰ型，除嗜铬细胞瘤外，病人存在各种临床表现；Ⅱ型，以嗜铬细胞瘤为主要临床表现；ⅡA 型，肾细胞癌和神经内分泌性胰腺肿瘤发生可能性低；ⅡB 型，发生肾细胞癌和神经内分泌性胰腺肿瘤可能性大。

五、临床表现

中枢性 HBs 临床症状取决于它的部位和大小，无特异性。临床表现主要为病变的占位效应和（或）影响脑脊液循环所致颅内高压症。头痛为常见症状，以后枕部多见，晨间加重。呕吐也较常见，与梗阻性脑积水、肿瘤起源于或压迫第四脑室底有关。位于颅颈交界和脑干时，可引起颈项僵硬、眩晕和呕吐等症状。肿瘤位于小脑半球或脑桥，可表现步态不稳、平衡障碍。脊髓 HBs 表现为相应节段的感觉、运动和括约肌障碍，发生于脊神经时，还可有根性疼痛。少数情况下，可出现瘤内出血或蛛网膜下腔出血，使病情突然恶化，但直径小于 1.5 cm 者出血危险较小。不到 25%的患者可伴发红细胞增多症，其原因为肿瘤细胞产生促红细胞生成素，使红细胞合成增加，肿瘤切除或放疗后红细胞计数可恢复正常，肿瘤复发又出现网状红细胞增多。实质性肿瘤者生长缓慢，可长达数年处于静止状态。囊性者病史较短，也可急性起病。女性患者因妊娠或口服避孕药可引起囊肿短期内增大而加重病情，可能与激素介导的肿瘤生长有关。

六、辅助检查

1. *头颅 CT*　CT 扫描实质性肿瘤显示为类圆形高密度影像，密度常不均匀，囊性者显示为低密度，但一般较囊肿密度为高，边缘欠清晰，有时可见高密度。增强扫描，实质性肿瘤表现均匀强化，难与脑膜瘤鉴别；囊实性肿瘤表现为光滑囊壁的囊腔，其内有明显强化的瘤结节（图 37-2）。

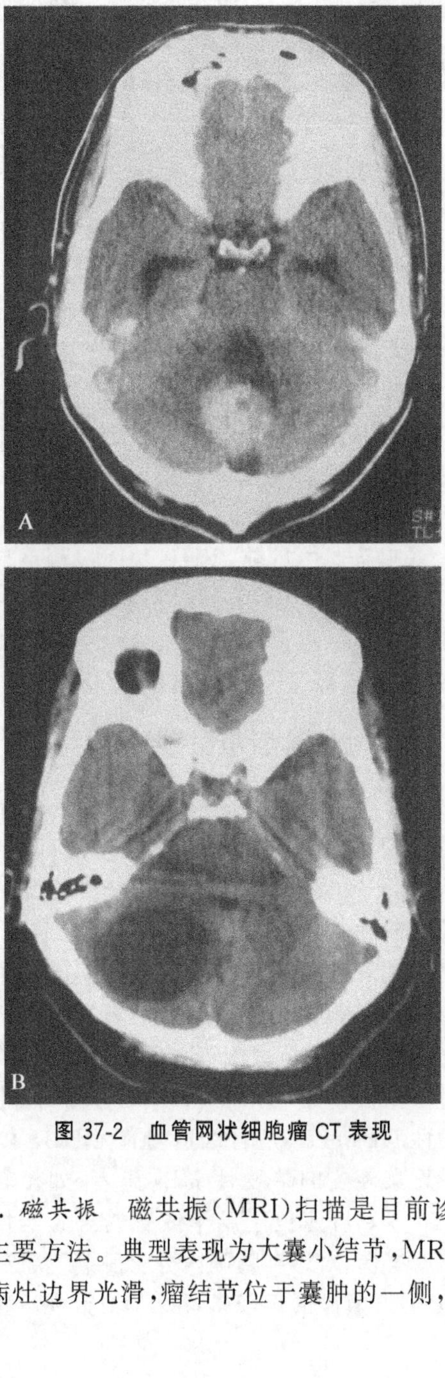

图 37-2　血管网状细胞瘤 CT 表现

2. *磁共振*　磁共振（MRI）扫描是目前诊断本病的主要方法。典型表现为大囊小结节，MRI 平扫囊性病灶边界光滑，瘤结节位于囊肿的一侧，T_1WI

呈略高于脑脊液低信号、T_2WI 高信号，瘤结节 T_1WI 呈略低信号，增强后囊壁略强化，瘤结节明显强化，瘤周无或轻度水肿。实质性者表现为圆形或卵圆形占位，T_1WI 呈略低信号、T_2WI 高信号，中央可有坏死或伴囊变而呈等、低混合信号，有时可见蛇形、纡曲的血管流空影，增强后实质部分明显强化（图 37-3）。

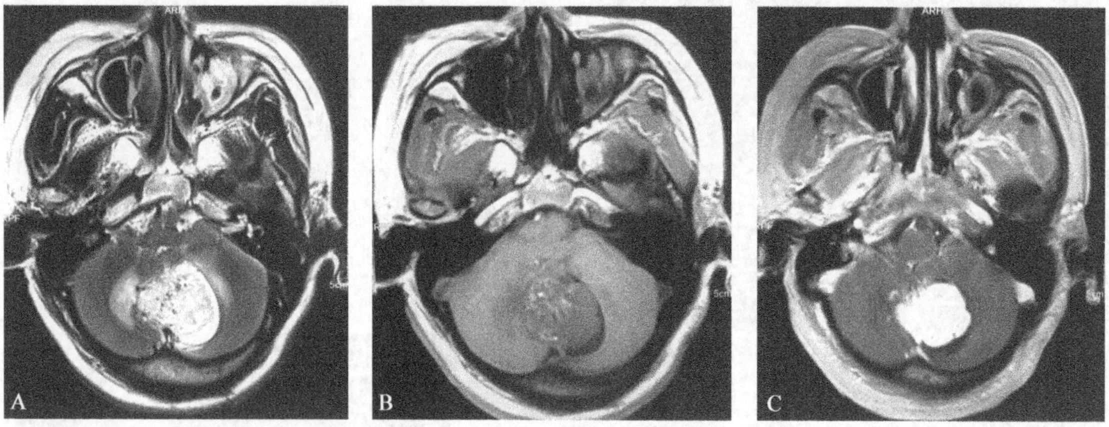

图 37-3　实质性血管网状细胞瘤 MRI 表现

3. 血管造影　不常用，但有利于判断肿瘤供血动脉。囊性 HBs 血管造影表现为瘤结节或实质部分致密染色，可见早期引流静脉和血管充盈，囊性部分为无血管区，囊性 HBs 行血管造影可与小脑囊性胶质瘤等非血管性肿瘤鉴别。对于血供丰富的实质 HBs，血管造影能确认肿瘤深部供血动脉的位置，辅以超选择性血管栓塞，可减少术中出血，利于手术全切肿瘤。

4. 基因检测　目前，VHL 基因检测已应用于临床。有研究显示，基因检测可用于早期确诊或排除 VHL 综合征，故很多学者认为对于中枢神经系统 HBs 患者应常规进行 VHL 基因检测。

七、诊断与鉴别诊断

根据肿瘤好发部位及影像学特征一般不难做出术前诊断。如伴有视网膜血管瘤、内脏肿瘤或 VHL 综合征家族史者，则本病可能性更大。随着神经外科技术进步，颅内血管网状细胞瘤致残率、致死率明显下降，对 VHL 病颅外疾病的诊治显得尤为重要。脑干 HBs、脊髓 HBs、多发性 HB 及有家族史患者应高度怀疑 VHL 综合征。

对多发性 HBs，诊断 VHL 综合征并不困难。对单发性 HBs 患者，应仔细追问有无 HBs 家族史。强调对无家族史的单发性 HBs 患者，如年轻患者（小于 40 岁）、肿瘤位于脑干或脊髓且为实性病灶时应高度警惕；对患有胰腺内分泌肿瘤、胰腺囊肿、肾细胞癌/肾囊肿的年轻患者要尤为重视。建议对可疑患者行眼底检查、腹部 B 超、腹部增强 CT、脑和脊髓 MRI 增强扫描、尿儿茶酚胺等全面筛查以确诊，必要时行 VHL 基因遗传学检查。

HBs 确诊依赖于它的病理诊断，主要依赖于免疫组织化学，如 HBs 基质细胞表达 S-100β、抑制素-A、神经元特异性烯醇化酶、神经细胞黏附分子、巢蛋白和一些神经肽（突触、羟色胺、P 物质、血管活性肠肽、神经肽 Y 等），而不表达胶质纤维酸性蛋白（GFAP）、上皮膜抗原（EMA）、Ki-67。

HBs 的病理鉴别诊断包括转移性透明细胞肾细胞癌、血管外皮细胞瘤、神经内分泌肿瘤、透明细胞型室管膜瘤、动静脉畸形等。HBs 与转移性透明细胞肾细胞癌在形态学上有惊人的相似，组织学上极难区别，但预后和治疗意义则完全不同。两者鉴别上主要依赖于免疫组织化学：转移性透明细胞肾细胞癌表达上皮膜抗原、角蛋白 AE1/AE3 和 CD10，而 HBs 是阴性的。Weinbreck 等报道抑制素-A 和水通道蛋白-1 可作为 HBs、转移性透明细胞肾细胞癌鉴别诊断；Carney 等报道抑制素-A 与 PAX2、PAX8 联合应用对 HBs、转移性透明细胞肾细胞癌鉴别诊断作用并有很高的特异性和敏感性。马德选等报道 SSEA1 表达于中枢神经系统 HBs，而 SSEA1 并不表达于中胚层起源的所有良性和恶性肿瘤，因此可用 SSEA1 来区别 HBs 和其他血管性肿瘤。神经内分泌肿瘤具有丰富的血管网和网间呈巢的小细胞，胞质呈细颗粒样，HBs 基质细胞胞质为泡沫样，免疫组织化学标记神经内分泌肿瘤

CK、CsA、突触素阳性，HBs 则为阴性。

小脑囊性 HBs 应与下述疾病鉴别：①毛细胞型星形细胞瘤，囊壁厚薄不均，瘤结节较大、基底宽、可伴钙化，增强后强化程度不如 HBs 明显，镜下均有血管瘤样改变，但毛细胞型星形细胞瘤镜下呈双相结构，部分瘤细胞梭形细长，HBs 间质细胞胞质为泡沫样；②蛛网膜囊肿，为脑外占位，增强扫描无强化瘤结节。小脑实质性 HBs 应与颅后窝脑膜瘤、转移瘤和室管膜瘤相鉴别：①脑膜瘤为脑外肿瘤，极少发生囊变，多数可见“脑膜尾征”，血管造影显示颅内外双重供血，呈静脉期迟发染色；②转移瘤通常位置表浅、多发，瘤周水肿明显；③室管膜瘤一般无蚓状、纡曲血管流空影，强化程度不及 HBs，血管造影无明显肿瘤染色及粗大血管影。

八、治　疗

HBs 的治疗以外科手术治疗为主。

长期以来对手术指征、手术时机及如何最大限度地减少神经功能损伤等诸多问题上存在着争论。HBs 外科治疗适应证：①所有症状性 HBs 应尽早手术；②对无症状 HBs 应进行定期随访，如随访发现肿瘤生长，则建议手术治疗。

1. *外科手术*　显微外科手术为本病首选治疗，肿瘤全切者可达根治。囊性病变一般易于切除，但瘤结节较小或多个时，术中应仔细寻找，避免遗漏结节而致肿瘤复发。囊壁常是被压缩的胶质组织，不必要切除。实质性 HBs 常位于脑干、脊髓等重要功能区，且血供丰富，手术较囊性困难，应遵循切除脑 AVM 原则，严格沿肿瘤周边正常脑组织分离并电凝供血动脉，最后才离断引流静脉，将肿瘤完整摘除。任何分块切除或活检等瘤内操作均是危险的。

实质性血管网状细胞瘤的手术常遇到困难：①肿瘤血供丰富，供血动脉又常位于肿瘤深面，粗大的引流静脉常位于肿瘤的表面；②为减少术中出血，要求完整切除肿瘤而不能分块切除，这在肿瘤巨大，位于小脑脑桥三角或第四脑室底时，常增加手术困难和对重要神经血管结构的损伤；③肿瘤常位于脑干、脊髓，邻近有重要神经血管结构。

近年来，国内外提倡对巨大型实质 HBs 综合应用术前供血动脉栓塞、术中电生理监测、术中吲哚菁绿造影和亚低温等技术措施，有利于降低致残率，提高全切除率。对于巨大实质性 HBs 术前栓塞不应追求全部彻底堵塞所有供血动脉，只栓塞手术不易控制的肿瘤腹侧供血支。理想的术前栓塞对象是病灶位于脑干、第四脑室等危险区域，血管造影显示肿瘤染色浓密，单根供血动脉者。手术应在栓塞后 1 周内进行。

术后处理：脑干血管网状细胞瘤术后常有呼吸中枢暂时性失去对 CO_2 的反应，易发生呼吸抑制。因此本病术后除开颅术后常规处理外，应特别注意保持呼吸道通畅和正常氧气交换，必要时应用呼吸机同步辅助呼吸。另外，也应加强肺炎及应激性溃疡的防治。

2. *放射治疗*　常规放射治疗对本病不敏感，但立体定向放射（SRS）是一种治疗中小型实质性 HBs 有效的方法。立体定向放射治疗适用于手术不能切除或多发肿瘤。术后常见并发症是放疗后水肿、坏死。Moss 等回顾性研究显示，31 例 92 个血管网状细胞瘤进行立体定向放射治疗的 3 年和 5 年局部肿瘤控制率分别达 85%、82%，甚至有报道 γ 刀治疗局部肿瘤控制率高达 96%。脊髓血管网状细胞瘤有同样疗效，但囊性血管网状细胞瘤控制率不如实质性血管网状细胞瘤。

近年来前瞻性研究显示放射治疗 HBs 的短期控制率较好，但长期控制率并不理想，同时，考虑到 HBs 大多数呈静止生长或跳跃式生长模式，这种短期结果可能是肿瘤处于静息期而不是实际的治疗效果。因而，对放射治疗 HBs 的疗效提出了质疑。此外，放射治疗也可能导致暂时性增加瘤周水肿和加剧肿瘤相关症状的产生。因此建议放射治疗不应当预防性治疗无症状 HBs，仅作为一种难以外科切除患者的辅助治疗。

3. *药物治疗*　至今尚无治疗该病的特效药物。抗血管生成药物和分子靶向治疗有望控制 HBs，特别是对多发性 HBs，它可能是一种新颖、具有光明前景的治疗选择。如 SU5416 在治疗多发性 HBs 的病例中取得了一定的疗效，贝伐珠单抗和雷珠单抗也已开始应用于治疗视网膜 HBs，沙利度胺可作为控制脑、脊髓 HBs 进展等。

九、并发症与预后

中枢神经系统 HBs 引起的偏瘫和视网膜 HBs 导致的失明或视力显著下降，是 VHL 综合征的重要致残原因。肾细胞癌转移和中枢神经系统 HBs 的神经功能障碍是 VHL 综合征致死主要原因。

大多数 HBs 可完全切除获得根治。原发肿瘤全切除后复发率为 16%～31%，无症状间隔时间平均为4.5年。复发的相关因素有患者年龄较轻(<30岁)、VHL综合征、多发性肿瘤、实质性HBs和病理组织类型。建议每1～2年应对VHL综合征确诊患者进行一次全面检查(体格检查、血压、血细胞分析、24h尿液儿茶酚胺/间甲肾上腺素检测、眼底检查、上腹部B超、腹部增强CT扫描、中枢神经系统MRI增强扫描等),以便早期发现、早期治疗,终身随访。对于下列情形也应考虑定期随访观察:

①年龄少于50岁的中枢神经系统HBs患者,或任何年龄的中枢神经系统多发HBs患者,应进行全脑、全脊髓增强MRI检查、眼科检查、腹部增强CT扫描和24h尿液儿茶酚胺检测随访。

②出生于VHL综合征家族患者,应常规进行全脑、全脊髓MRI扫描(10岁前即开始)、眼底检查、腹部增强CT扫描(20岁左右即开始)随访。

(洪　涛　曾而明)

参考文献

[1] 周良辅.现代神经外科学.上海:复旦大学出版社,2004:502-506

[2] 赵继宗.神经外科学.2版.北京:人民卫生出版社,2012:455-457

[3] 马德选,周良辅.中枢神经系统血管母细胞瘤.中华神经外科杂志,2014,30(2):206-208

[4] 尚寒冰,赵卫国.中枢神经系统血管母细胞瘤的现代诊断和治疗.国际神经病学神经外科学杂志,2006,33(6):570-574

[5] 贾建文,杨卫忠,陈春美.VHL基因与家族性血管母细胞瘤研究进展.国际神经病学神经外科学杂志,2008,35(6):545-548

[6] 周婧,李南云,周晓军,等.yon Hippel-Lindau综合征及散发性中枢神经系统血管母细胞瘤的临床病理观察.中华病理学杂志,2010,39(3):145-150

[7] Beckner ME,Sasatomi E,Swalsky PA, et al. Loss of heterozygosity reveals non VHL allelic loss in hemangioblastomas at 22 q13.Hum Pathol,2004,35(9):1105-1111

[8] Deng X,Wang K,Wu L,et al.Intraspinal hemangioblastomas: analysis of 92 cases in a single institution.J Neurosurg Spine,2014,16:1-10

[9] Kassardjian CD,Macdonald RL,Munoz DG.Hemangioblastomas in the elderly: Epidemiology and clinical characteristics.J Clin Neurosci,2014,21(7):1205-1208

[10] Lonser RR,Butman JA,Huntoon K,et al.Prospective natural history study of central nervous system hemangioblastomas in von Hippel-Lindau disease.J Neurosurg,2014,120(5):1055-1062

[11] Kanno H,Kuratsu J,Nishikawa R,et al.Clinical features of patients bearing central nervous system hemangioblastoma in von Hippel-Lindau disease. Acta Neurochir (Wien),2013,155(1):1-7

[12] Ye DY,Bakhtian KD,Asthagiri AR,et al. Effect of pregnancy on hemangioblastoma development and progression in von Hippel-Lindau disease. J Neurosurg,2012,117(5):818-824

[13] Mills SA,Oh MC,Rutkowski MJ,et al. Supratentorial hemangioblastoma: clinical features, prognosis, and predictive value of location for von Hippel-Lindau disease.Neuro Oncol,2012,14(8):1097-1104

[14] Peyre M,David P,Van Effenterre R,et al.Natural history of supratentorial hemangioblastomas in von Hippel-Lindau disease.Neurosurgery,2010,67(3):577-587

[15] Sayer FT,Nguyen J,Starke RM,et al. Gamma knife radiosurgery for intracranial hemangioblastomas——outcome at 3 years.World Neurosurg,2011,75(1):99-105

[16] Moss JM,Choi CY,Adler JR Jr,et al. Stereotactic radiosurgical treatment of cranial and spinal hemangioblastomas. Neurosurgery,2009,65(1):79-85

[17] Weinbreck N,Marie B,Bressenot A,et al. Immunohistochemical markers to distinguish between hemangioblastoma and metastatic clear-cell renal cell carcinoma in the brain: utility of aquaporin1 combined with cytokeratin AE1/AE3 immunostaining. Am J Surg Pathol,2008,32(7):1051-1059

[18] Carney EM,Banerjee P,Ellis CL,et al. PAX2(-)/PAX8(-)/inhibin A(+) immunoprofile in hemangioblastoma: A helpful combination in the differential diagnosis with metastatic clear cell renal cell carcinoma to the central nervous system. Am J Surg Pathol,2011,35(2):262-267

[19] Doyle LA,Fletcher CD.Peripheral hemangioblastoma: clinicopathologic characterization in a series of 22 cases.Am J Surg Pathol,2014,38(1):119-127

第38章

中枢神经系统淋巴瘤

一、流行病学

中枢神经系统淋巴瘤(central nervous system lymphoma,CNSL)包括原发于中枢神经系统的淋巴瘤和全身性淋巴瘤侵入中枢神经系统的继发性淋巴瘤。本章重点讨论原发性中枢神经系统淋巴瘤(primary central nervous system lymphoma, PCNSL)。

PCNSL以前被认为是一种少见病,发病率约占原发性颅内肿瘤的1%～1.5%。在近20年中,随着艾滋病(AIDS)和其他免疫缺陷患者的增多,PCNSL的发病率有明显上升趋势。现在PCNSL的发病率在普通人群中约1/100万,在接受移植器官的患者中约占1%,在AIDS人群中是1/50。本病可发生于任何年龄组,高峰在40—50岁。

PCNSL分为非AIDS相关和AIDS相关的两类。

(一)非AIDS相关的原发性中枢神经系统淋巴瘤

自1960年以来,对非AIDS相关的PCNSL的诊断逐渐增多。据马萨诸塞州中心医院的报道,1975年以前非AIDS相关的PCNSL占脑肿瘤的0.6%,但自从免疫抑制药的使用、免疫缺陷患者的增多及诊断标准的改变,其发病率已达到2.3%。此病的平均诊断年龄为55岁,男女比例为(1.4～1.7)∶1。女性诊断年龄比男性稍大。

PCNSL在接受肾移植人群中发生的危险因素是1/1000,在接受心脏移植的人群中还要稍高。危险程度随免疫抑制药的使用剂量和时间而升高。从移植到肿瘤发生的中位时间大约为9个月。

几种先天性免疫抑制综合征包括Wiskott-Aldrich综合征、严重的复合性免疫缺陷症和IgA缺乏症等都与PCNSL发病率升高相关。这些综合征使患者易于感染,产生异常的免疫球蛋白。尽管在IgA缺乏症患者中T细胞的功能通常是正常的,但是在其他几种情况下,T细胞的功能也表现出异常。有研究显示Wiskott-Aldrich综合征患者中,PCNSL的发病率可达18%。

PCNSL也与许多引起免疫功能改变的疾病相关。这些疾病包括系统性红斑狼疮、先天性血小板减少性紫癜、Sjögren综合征、结节病、进行性多灶性脑白质病、结核、结肠癌、EB病毒感染、多发性硬化及多形性胶质母细胞瘤等。

(二)AIDS相关的原发性中枢神经系统淋巴瘤

有研究报道AIDS相关的PCNSL的发生率是2.5%。在这类患者中,有6%～16%的患者其首发临床表现是PCNSL。绝大多数患者为男性,平均发病年龄为35岁。

二、病　因

在以前,PCNSL多被认为发源于网状内皮系统、血管周细胞及小胶质细胞。因此以往常被称为"网状内皮系统肉瘤""小胶质细胞瘤"。

近年的免疫细胞化学研究发现肿瘤源于淋巴细胞,所以目前称为恶性淋巴瘤。中枢神经系统淋巴组织缺乏,肿瘤如何发生于中枢神经系统尚无定论。

目前的研究提出两种学说:一种学说认为,由于感染及炎症过程,病毒诱导使非肿瘤性淋巴细胞聚集于中枢神经系统并演变为肿瘤。另一种学说认为,淋巴结和淋巴结以外的B淋巴细胞被激活并发生间变形成肿瘤,在血液内迁移进入中枢神经系统形成淋巴瘤。

已发现EB病毒与非AIDS相关性及AIDS相关性PCNSL相关。但是EB病毒是肿瘤发生的原因,还是仅仅在B细胞恶性转化中发挥作用还不清楚。

有研究已证明，非霍奇金淋巴瘤、EB病毒及c-myc原癌基因重新排列之间存在联系。研究者通过Southern印迹法、原位杂交和PCR强化Southern印迹法等方法证实，EB病毒的DNA序列存在于PCNSL患者中，但其意义尚需进一步研究。

有限的研究表明，PCNSL在免疫功能正常的患者和有免疫缺陷的患者中发病机制是不同的。

三、解剖学及病理

由于长期以来对PCNSL的组织发生意见不一，所以过去对其命名十分混乱。曾被称为网状内皮系统肉瘤、血管外膜细胞肉瘤、血管周围细胞肉瘤、血管外皮细胞肉瘤、免疫细胞瘤和免疫母细胞瘤等。近年来免疫细胞学研究证明肿瘤来源于淋巴细胞，多源于B淋巴细胞，罕见来自T淋巴细胞。

将PCNSL归为淋巴组织肿瘤的依据如下：①病程短，恶性度高；②对放射治疗敏感；③有时可与颅外淋巴瘤共存且细胞型相同；④可以与Walderstron巨球蛋白血症和Wiskott-Aldrich综合征伴发，血浆IgA可升高；⑤超微结构和细胞化学证实其与颅外淋巴瘤一致。

PCNSL可以原发于脑的任何部位，60%发生于大脑半球，脑室旁多发。主要累及脑白质及胼胝体附近，其次为基底核及下丘脑。肿瘤可经脑脊液播散累及脑神经、脊髓和脊神经。

PCNSL大体上可分为四种类型：①颅内单发或实质性肿块型（30%～50%）；②弥漫性脑膜或脑室周围浸润病变型（10%～25%）；③眼脉络膜和玻璃体种植型（10%～20%）；④经脑脊液种植播散型（较少见）。

PCNSL肉眼观通常与恶性胶质瘤难以区分。肿瘤多与周围脑组织界线不清，少部分有清楚边界类似转移瘤。局部呈弥漫性浸润生长，灰白或灰红色，血供丰富。多中心生长是其特点，可广泛分布于脑实质及软膜上，肉眼不易辨认。多与软脑膜粘连，有时可与硬脑膜粘连，瘤周水肿明显。少有肿瘤出血、坏死和钙化，偶见囊性变。

PCNSL镜下观其边界多超出肉眼所见范围。光镜下组织形态与颅外的非霍奇金淋巴瘤相同。肿瘤细胞弥漫分布于脑组织内，可见血管周围瘤细胞套和丛簇状排列倾向，可聚集呈多层环状向心排列。肿瘤可沿血管外周间隙浸润生长，由大细胞或小细胞组成，可见核分裂。肿瘤细胞存在于血管壁内，小淋巴细胞充塞管腔或渗入脑实质及网状支架内，可见增生反应的胶质细胞。B淋巴细胞瘤细胞表面可见微绒毛突起。吞噬现象是肿瘤的突出特征之一。

PCNSL的组织学类型有以下特点：①B淋巴细胞型占多数，约占98%（图38-1），极少数为T淋巴细胞型（图38-2）；②血管周围形成瘤细胞套和丛簇状排列，是有价值的形态学特征；③吞噬现象；④结节型（滤泡型）极少见；⑤中枢神经系统原发性霍奇金淋巴瘤极罕见；⑥真性组织细胞性淋巴瘤极罕见。

目前通过免疫表型可以更好地了解PCNSL临床与病理的关系。Camilleri-Broet等通过免疫组化将CD-10、BCL-6、BCL-2和MUM1抗原标记到石蜡切片，发现阳性表达比例分别为2.4%、64.2%、55.5%和92.6%。

PCNSL与增殖指数的关系有助于我们了解其恶性程度，目前多以Ki-67抗原作为检测指标，对判断预后有重要指导意义。

四、分子生物学

有研究显示，在AIDS相关性PCNSL患者中，EB病毒序列是存在的，但没有c-myc原癌基因的重排，所有肿瘤都是单克隆的。相比之下，大部分（70%）周围性AIDS相关性非霍奇金淋巴瘤的EB病毒是阴性的，而且通常是多克隆的，并可见c-myc原癌基因的重排。患AIDS的PCNSL患者中并没有证实或是提取出人类免疫缺陷病毒。他们与周围性非霍奇金淋巴瘤患者的临床表现有很大的不同。Ziegler发现40%有周围性非霍奇金淋巴瘤的AIDS患者存在有弥漫性的淋巴结病。在AIDS相关性PCNSL的病例中并没有发现普遍的淋巴结病。临床及分子学数据显示，AIDS患者中，PCNSL与周围性非霍奇金淋巴瘤患者的发病机制是不同的。MacMahon等通过原位杂交发现在21例AIDS患者中都存在非蛋白编码的EB病毒转录。

在非AIDS相关性PCNSL患者中，EB病毒序列的出现与免疫抑制史相关。Nakhleh等发现在1例非AIDS相关性PCNSL接受肾移植患者及有免疫抑制史的8例患者中有1例患者中存在EB病毒序列。Rouah等通过PCR和原位杂交的方法发现没有免疫抑制史的9例PCNSL患者中只有2例存在EB病毒序列。不论原发或是继发免疫抑制史（糖尿病或是酗酒），Bashir发现有免疫抑制史的4

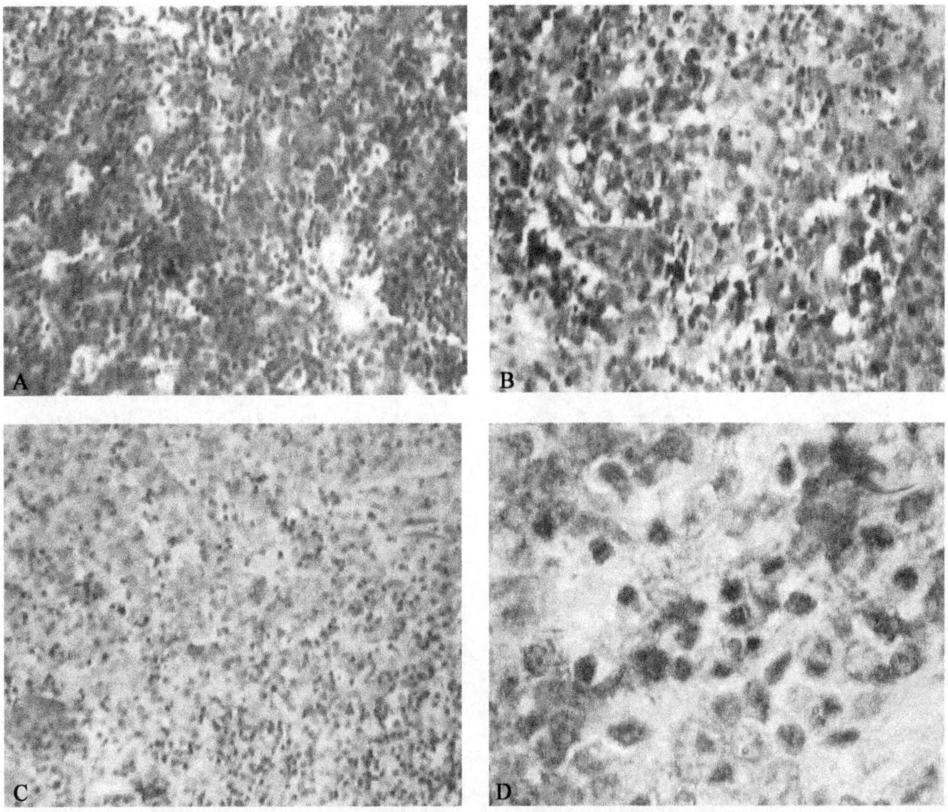

图 38-1　中枢神经系统 B 淋巴细胞型淋巴瘤的组织切片

A. 肿瘤细胞体积小，大小较一致，胞质少，核深染，染色质粗，细胞密集且弥散分布，有“星空现象”（HE，×100）；B. 肿瘤细胞有围绕血管分布趋势（HE，×100）；C. 免疫组化染色，LCA 阳性，呈膜性分布（×100）；D. 免疫组化染色，L26 阳性，呈膜性分布（×400）

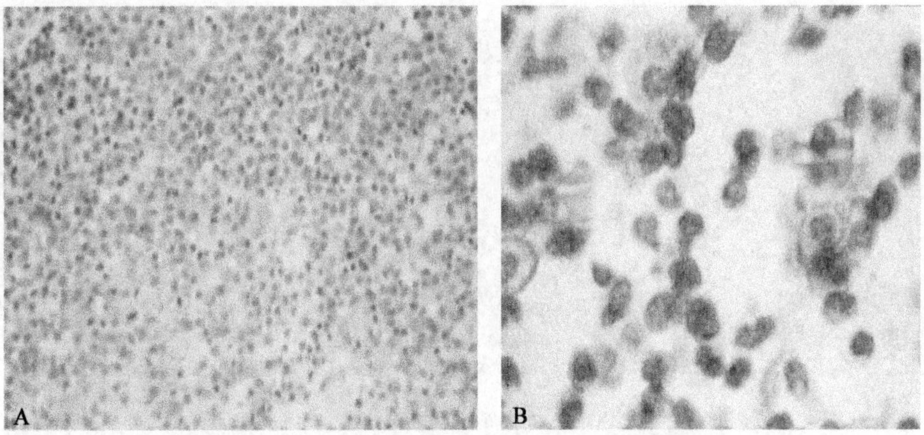

图 38-2　中枢神经系统 T 淋巴细胞型淋巴瘤的组织切片

A. 肿瘤细胞体积小，大小一致，胞质较丰富，核染色质细，粉染，弥散分布，间质薄壁血管丰富（HE，×100）；B. 免疫组化染色，UCHL1 阳性，呈膜性分布（×400）

例非 AIDS 相关性 PCNSL 患者中都存在 EB 病毒序列，而没有免疫抑制史的 4 例患者中没有 1 例有 EB 病毒序列。很难说 EB 病毒是没有免疫抑制史的非 AIDS 相关性 PCNSL 的病因或是其相关因素。c-myc 基因在肿瘤单克隆性中的作用尚未清楚。对于新发生的非 AIDS 相关性 PCNSL 患者做进一步的 Southern 印迹法研究也许对于分析这些肿瘤有作用。

五、临床表现

PCNSL 在临床症状和体征上缺乏特征性表现。根据肿瘤在颅内的具体部位可出现相应的神经功能缺失现象。累及大脑半球的 PCNSL 临床经过与多形性胶质母细胞瘤相似，但治疗反应不同。

（一）非 AIDS 相关的原发性中枢神经系统淋巴瘤

大部分的 PCNSL 是单个或是多个散在的颅内肿块。病变 67％位于幕上，33％位于幕下；30％～45％为多发，18％同时位于幕上和幕下。Helle 及其同事在 1980 年以前的系列报道中发现多发病变发生率较低，报道的数据从 0％～33％不等。这可能是因为早期的神经影像技术较差。与多发性颅内病变相关的症状有头痛、癫痫、运动感觉功能减退、大脑功能缺陷、视野缺损、人格和记忆的改变等。

Hochberg、Helle 和 Jiddane 分别发现弥漫性脑膜或脑室周围病变占 24％、23％和 13％。其中部分病例可能是从外周淋巴某个未知的地方转移而来。侵犯脑膜时的症状为假性脑膜炎、展神经麻痹、颈或胸神经根病。脑室周围病变，包括侵犯丘脑或胼胝体，可引起人格改变、抑郁、记忆丧失和精神异常。

PCNSL 在脉络膜或是玻璃体沉积可引起视物模糊或视敏度下降。病变累及脉络膜或玻璃体通常是在中枢神经系统受侵犯后 7 个月，多发生在 PCNSL 诊断之后。出现临床表现的年龄及男女发生比例与其他的非 AIDS 的 PCNSL 相同。

病变位于脊髓内的情况不到非 AIDS 相关的 PCNSL 的 1％，多发生在胸段或低位颈髓。首发症状为不对称的下肢无力，很快出现完全的感觉平面。脑脊液淋巴细胞增多的情况并不常见。

（二）AIDS 相关的原发性中枢神经系统淋巴瘤

AIDS 相关的 PCNSL 病变的分布与非 AIDS 相关的 PCNSL 相近。AIDS 相关的 PCNSL 引起的病变肿块多数位置深在。已发表的研究也难以确切统计脑室周围病变发生的百分率。PCNSL 侵犯硬脑膜不多见，只是当颅内淋巴瘤接近蛛网膜下隙时可能发生。引起 AIDS 患者发生症状的硬脑膜淋巴瘤通常都是系统性淋巴瘤转移所致。并没有关于 AIDS 相关的 PCNSL 在脉络膜和玻璃体淋巴瘤沉积的大宗报道。

六、辅助检查

（一）影像学检查

影像学对于 PCNSL 只有提示意义（图 38-3，图 38-4），而没有诊断价值。在治疗前需要进行组织学诊断。

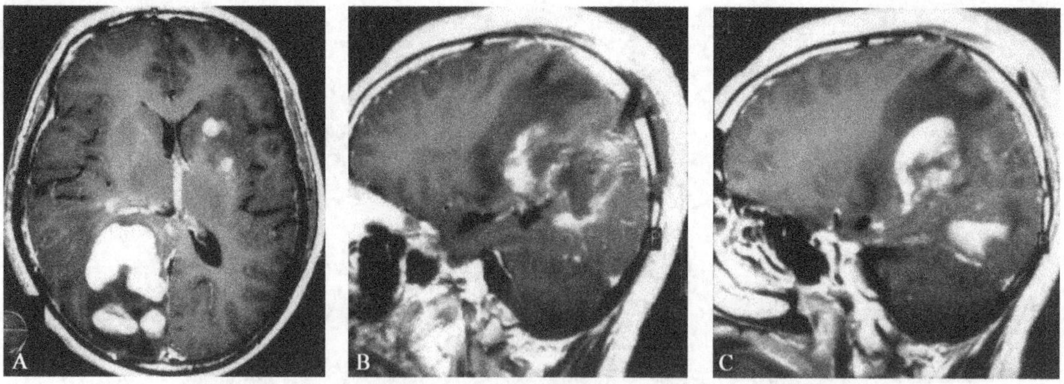

图 38-3　原发性中枢神经系统恶性淋巴瘤（B 淋巴细胞型）

磁共振扫描见右顶叶及左基底核多中心生长的实质性结节状肿瘤，增强效应明显

PCNSL 在 CT 平扫表现为高密度或是等密度的病变，偶见混杂密度。周围有明显的指状水肿及占位效应。病变位置深在，多单发，也可多发。增强后典型病例表现为病灶均匀的强化，但也可见到环状强化。病变在室管膜下生长并呈蝴蝶状，通过胼胝体侵犯对侧均强烈，提示为 PCNSL。蛛网膜下隙和玻璃体淋巴瘤一般难以显示。

非 AIDS 相关的 PCNSL 在磁共振成像上表现为 T_1 加权像是不均匀略低信号或等信号区，T_2 加权像为高信号肿瘤及水肿区。注射 Gd-DTPA 增

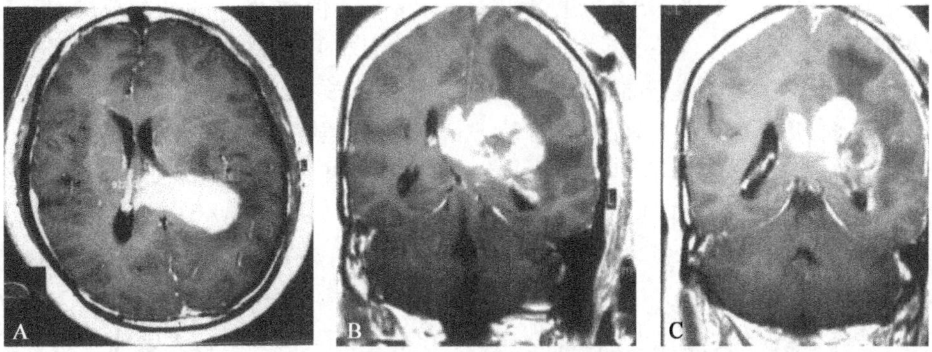

图 38-4　原发性中枢神经系统恶性淋巴瘤(T 淋巴细胞型)
磁共振扫描见左侧脑室三角旁实质性肿瘤，累及胼胝体，增强效应明显

强剂后均匀强化。病变直径多大于 2cm。有时位于脑表面的病变影像学表现类似于脑膜瘤。

血管造影表现为均匀一致的血管染色，在动脉晚期或静脉早期表现为脑膜瘤样方式染色，或是像中线区内无血管的团块。

AIDS 患者与一般患者中枢神经系统病变的影像学上的信号特点不同。其中的几个特点可提示为 AIDS 相关性 PCNSL。AIDS 相关性 PCNSL 在 CT 扫描上的典型表现是低密度病灶，周围有轻至中度的水肿。病变表现出比强化区域要小的占位效应，可能与其弥漫浸润过程相关。CT 增强通常表现为环行或是不规则的强化。磁共振 T_2 加权像表现为中央高信号，周围低信号的病变，形成环形或靶征。病变直径多小于 2cm。若病变发生出血或坏死，可表现为环形增强，沿瘤周的线性增强常提示 PCNSL 的可能。磁共振扫描找到的病变数目也有助于诊断。在对 275 例 AIDS 患者的报道中，Ciricillo 和 Rosenblum 发现磁共振上显示为单发病灶的患者中 57%有淋巴瘤，35%有弓形虫病，8%有进行性多灶性脑白质病。另外，皮质激素治疗可对影像检查造成干扰，因此在诊断之前不宜给予皮质激素治疗。但当用激素治疗后肿块明显缩小或消失，而后迅速复发则高度提示本病。

PCNSL 在弥散加权成像(diffusion weighted image，DWI)表现为高信号；在弥散张量成像(diffusion tensor image，DTI)表现为低信号；在磁共振波谱(MR spectroscopy，MRS)常表现为脂质峰增高，胆碱/肌酐(Cho/Cr)比值亦高。

SPECT 和 PET 能区分 AIDS 相关的 PCNSL 和其他常见感染。PET 能用于评估 PCNSL 的临床疗效及术后有无残留。

(二)实验室检查

当 PCNSL 累及脑膜或脑室周围，可引起脑脊液变化并有可能检测到肿瘤脱落细胞，但多为反应性改变，如蛋白及细胞数增多，蛋白超过 1g/L。瘤细胞检出率低，特异性差。脑脊液离心后进行细胞表面标记物标记可增加其细胞学分析的敏感性。但是，在脑脊液中确认了单克隆的 B 细胞群还不足以诊断淋巴瘤。

七、诊断及鉴别诊断

(一)诊断

PCNSL 缺乏特异性临床表现，当检查发现颅内性质不明的占位性病变，患者属于 PCNSL 的好发人群(AIDS 等免疫缺陷患者)时，应高度怀疑本病。毫无疑问外科活检对确立 PCNSL 的诊断是必要的。这可通过开颅暴露肿瘤或 CT、MRI 及超声导向的立体定向活检办到。开颅可直接得到肿瘤标本，当肿瘤的位置比较表浅时，有时全切或次全切除肿瘤也是有可能的。切除深部的肿瘤在围术期会有严重的并发症，主要与术后难以控制的脑水肿有关。开颅对 AIDS 相关性 PCNSL 诊断的准确率是 87%。然而，肿瘤切除与单纯立体定向活检相比，并没有明显增加患者治疗效果及生存率。因此，有学者认为在治疗 PCNSL 时，因为开颅的高并发症，很难判定开颅要优于单纯的立体定向活检。

对于不论有无 AIDS 的患者，CT 或 MRI 导向的立体定向活检对诊断 PCNSL 是一种有效的方法。它只需要局部麻醉，并发症小，而诊断准确性在 84%以上。选择肿块边缘区域可增加诊断的准确性，因为中心部位经常发生坏死而失去诊断价值。CT 导向的立体定向活检特别适用于深部病变，很多学者也更愿意对怀疑为 PCNSL 的患者采用这种方法取得标本。

超声导向术适用于不愿意或是不能行 CT 或 MRI 导向的立体定向活检患者，如轻度躁狂的 AIDS 患者不能忍受立体定向头架。这种方法允许实时成像活检，但需全身麻醉及切开颅骨以放置超声探头（直径约 5cm）。有研究报道准确率几乎 100%，而且围术期几乎没有并发症。

总之，只有当神经系统症状为首发症状，经全身检查包括淋巴结、血液、骨髓的详细检查，排除继发性淋巴瘤后，经病理检查确诊。最后确诊需要手术后或立体定向活检后的病理诊断。

PCNSL 的诊断依据如下：①特定的好发人群，当然本病也可发生于免疫功能正常的人群。②可有颅内压增高表现及神经功能缺失症状。③缓慢起病。④病程波动大。糖皮质激素对淋巴细胞凋亡有影响，可使瘤体一过性明显萎缩甚至消失，但复发后迅速恶化是本病的特征性表现。⑤影像检查较少有特征性改变。⑥脑脊液检查可见蛋白升高，淋巴细胞增高少见，不易找到瘤细胞。⑦全身检查未发现其他部位淋巴瘤。⑧确诊依赖手术或定向活检后的病理诊断。

（二）鉴别诊断

AIDS 患者中枢神经系统占位病变的鉴别诊断包括弓形虫病（50%～70%）、原发性中枢神经系统淋巴瘤（20%～30%）、进行性多灶性白质脑病（10%～20%）及其他少见的疾病。

八、治　疗

PCNSL 的治疗原则为综合性治疗，包括手术（或活检）、立体定向放射外科治疗、放射治疗（放疗）和化学治疗（化疗）。

（一）一般治疗选择

1. 单发或大型包块型　手术治疗＋放疗＋化疗。

2. 小于 3cm 单发或 4 个病灶以内者　立体定向放射外科治疗。

3. 多发结节型　定向活检确诊后立体定向放射外科治疗或放疗＋化疗。

4. 脑室或硬膜下匍匐生长者　化疗。

（二）手术治疗

近半数病例肿瘤呈多中心生长，且肿瘤位置多深在，手术切除效果常不满意。立体定向活检是常用的方法以确定病理诊断。因为肿瘤的浸润生长和多中心性，外科手术切除范围大小对治疗预后意义不大。但手术切除病灶同时可行内外减压，缓解症状，为放疗和化疗提供条件。

（三）放射治疗

PCNSL 对放疗敏感，是明确诊断后的首选治疗方法。对于直径小于 3cm 肿瘤，可选用立体定向放射外科治疗。其余则选用普通放疗，应用 X 线，^{60}Co 或直线加速器治疗。单纯全脑放疗理想放疗剂量是 40～50Gy，无须额外增加剂量。中位生存期为 12～18 个月。5 年生存率 3%～4%。联合方案（放疗＋化疗）中位生存期 42 个月，5 年生存率 34%。放疗总剂量为 45～55Gy。但是采用联合方案（放疗＋化疗）也有明显的不良反应，特别是认知功能障碍。为减少不良反应，倾向于增加化疗药物的比重以减少放疗剂量。对于瘤腔内放疗现在还存在争议。

（四）化学治疗

PCNSL 化疗常选择糖皮质激素和影响细胞增殖的抗肿瘤药。

糖皮质激素可选择泼尼松或地塞米松，皮质激素治疗可取得戏剧性效果。无 AIDS 患者通过皮质类固醇治疗后，CT 异常可部分缓解或完全缓解。Hochbreg 等发现在 48 例患者中 37% 的患者经过地塞米松（24mg/d）治疗 10d 后会出现这种情况。即使在术前的当晚使用地塞米松也可以使 CT 增强减弱，以及术中的活检准确性降低。这种现象被认为是因为它导致了血管通透性的下降，以及糖皮质激素使淋巴细胞的毒性作用下降，从而使 CT 增强减弱，但这种作用通常是短暂的，只能持续数月。随着肿瘤的复发，这种现象可以最多出现 5 次。对于已接受了糖皮质激素治疗的患者，增加激素的用量，以及复发的病变也可以显示增强的减弱。对于 AIDS 相关性的 PCNSL，使用糖皮质激素也可看到相似的效应。但单独使用糖皮质激素治疗并不能增加患者的生存时间，所以使用糖皮质激素以小剂量为妥，以减少发生严重的不良反应。

关于恰当的化疗用药方案、剂量、给药方法及放化疗主次，先后顺序各家意见不一，并无统一方案。在此推荐一种使用较多的 CHOP 方案，即环磷酰胺 750mg/m^2，多柔比星 50mg/m^2，长春新碱 1.4mg/m^2，静脉给药。泼尼松 75mg，每 6 小时口服 1 次。

大剂量甲氨蝶呤是目前治疗 PCNSL 的常用药物。甲氨蝶呤具有较强的穿透血脑屏障能力和杀肿瘤活性，大剂量（3.5g/m^2）静脉注射能获得较好疗效。有学者采用动脉给药加渗透性血脑屏障开放方法（动脉给甘露醇和甲氨蝶呤）提高脑内药物浓度10～100倍。为使药物直接杀灭肿瘤，也有学者采用鞘内给药以作用于软膜，脑脊液等最易复发部位。但也有学者认为，PCNSL本身已损害血脑屏障，血脑屏障已经不完整，静脉1g/m^2给药足以使脑内达到有效药物浓度，除非脑脊液检出瘤细胞，否则无须鞘内给药。鞘内用药可引起迟发性神经毒作用。全脑放疗后大剂量的甲氨蝶呤化疗，还可引起急性毒性反应，包括致死性肺栓塞、急性肾衰竭，还会引起继发性脑病，以痴呆、持续性癫痫，同时伴有脑白质病及MRI上可见的颅内小动脉的钙化为特点。

此外，还有甲基卡肼＋洛莫司汀＋长春新碱（PCV）方案和高剂量阿糖胞苷方案。

另外在AIDS患者中，因为存在其他病变的鉴别诊断，怀疑为PCNSL的患者是否进一步进行活检是很复杂的。约有50％的占位性病变是弓形虫病，25％是PCNSL，另外有10％是进行性多灶性脑白质病。颅内的这种肿块样病变最可能考虑为弓形虫或是PCNSL。最开始的治疗是在假定大部分的肿块样病变是弓形虫的基础上进行的。一旦发现这种肿块样病变，马上就要抽血行弓形虫抗体滴定，开始进行乙胺嘧啶和磺胺嘧啶的诊断性治疗。虽然皮质类固醇激素可降低CT扫描时的增强效应，但若有危及生命的脑水肿，还是要使用它。如果肿块在综合治疗后控制，要逐渐减少激素的用量。

保持治疗效果要取决于病变是否是弓形虫病。如果抗弓形虫抗体滴定为阴性或是患者的病情恶化，除非患者因为系统性AIDS相关性疾病已经相当虚弱，都要立即进行立体定向活检。如果弓形虫抗体滴定为阳性，则继续行抗弓形虫治疗，同时每周复查CT或是MRI。如果病变增大或患者的症状恶化，就要进行活检。选择功能最少、最易达到的脑区域病变进行活检。如果活检为PCNSL阳性，就要开始全脑放疗（40Gy）及激素治疗了。当存在多个病变时，多数对治疗的反应是很好的。如果病变在放疗期间增大，那么这很可能不是PCNSL，这时就要考虑重新进行立体定向活检了。放疗后出现的临床症状恶化通常是因为AIDS相关性的机会性感染。这时要根据感染的部位及类型进行治疗。

对于复发的PCNSL患者，目前认为替莫唑胺（Temozolomide）、拓扑替康（Topotecan，TPT）和CD20的抗体利妥西单抗等新药有一定疗效。还有研究认为，自体干细胞移植支持下的大剂量化疗对复发的PCNSL患者有一定疗效。

九、预　后

PCNSL通常进展迅速，治疗效果不佳，预后较差。如果未经治疗，非AIDS患者出现临床表现后的平均生存期是4.6个月，AIDS患者活检后的平均生存期只有6周。研究显示肿瘤的迅速增大与神经功能下降相关。在一些非AIDS及大部分的AIDS患者中，肿瘤在颅内呈多发性发展。单纯手术治疗的患者多死于肿瘤演进，而相当一部分AIDS患者则是死于相关的机会性感染，而不是肿瘤的演进。有报道单纯手术切除组生存期平均为3.5个月。手术切除＋放疗＋化疗组生存期平均为12.5个月。美国麻省医院的资料显示，孤立包块型生存期平均45个月，多发性肿瘤型生存期平均9个月，脑膜脑室旁型生存期平均7.5个月。目前有报道综合治疗最好疗效5年生存率可达31％～34％。

以下相关综合因素决定了原发性中枢神经系统淋巴瘤的预后。

1. *就诊时间的早晚*　早期确诊后及时综合治疗者预后较好。

2. *病理类型*　小细胞型最好，大细胞型（免疫母细胞和淋巴母细胞型）最差。

3. *生长类型*　单发肿瘤预后好于多发或弥漫生长型。

4. *治疗方法*　综合治疗组预后明显优于单一治疗组。

5. *免疫系统功能*　具有免疫抑制状态的患者预后明显差于免疫功能正常患者。

国际结外淋巴瘤研究组（international extranodal Lymphoma study group，IELSG）关于PCNSL的评分方法为：①年龄≥60岁；②Karnofsky评分法（Karnofsky performance scale，KPS）评分≥70；③血清乳酸脱氢酶水平增高；④CSF蛋白水平增高；⑤病变位于脑深部。此系影响PCNSL患者预后的5个主要危险因素。

（注：本章节采用的所有图片均来自华中科技大学同济医学院附属同济医院神经外科病例资料和公开出版物，版权所有）

（牛洪泉　雷　霆）

参考文献

[1] 雷霆.脑肿瘤学.北京:中国医药科技出版社,2005,340-349
[2] 王忠诚.神经外科学.武汉:湖北科学技术出版社,1998:564-566
[3] 黄文清.神经肿瘤病理学.北京:军事医学科学出版社,2001:593-613
[4] 黄一容,严庆汉,石木兰,等.恶性淋巴瘤现代诊断与治疗.郑州:河南医科大学出版社,1997
[5] 田钧,侯双兴,林伟,等.原发性中枢神经系统淋巴瘤的诊断和治疗.中华神经外科疾病研究杂志,2010,9(6):570-572
[6] 程岗,章翔.原发性中枢神经系统淋巴瘤.中华神经外科疾病研究杂志,2013,12(4):382-384
[7] 向超,李茂.MRI 对原发性中枢神经系统淋巴瘤的诊断.实用放射学杂志,2011,27(5):666-670
[8] Ferreri AJ, Abrey LE, Blay JY, et al. Summary statement on primary central nervous system lymphoma from the Eighth International Conference on Malignant Lymphoma, Lugano, Switzerland, June 12 to 15, 2002. J Clin Oncol, 2003, 21(12):2407-2414
[9] Eichler AF, Batchelor TT. Primary central nervous system lymphoma: presentation, diagnosis and staging. Neurosurg Focus, 2006, 21(5):E15
[10] Barajas RF Jr, Rubenstein JL, Chang JS, et al. Diffusion-weighted MR imaging derived apparent diffusion coefficient is predictive of clinical outcome in primary central nervous system lymphoma. Am J Neuroradiol, 2010, 31(1):60-66
[11] Batchelor T, Loeffler JS. Primary CNS lymphoma. J Clin Oncol, 2006, 24(8): 1281-1288
[12] DeAngelis LM, Seiferheld W, Schold SC, et al. Combination chemotherapy and radiotherapy for primary central nervous system lymphoma: Radiation Therapy Oncology Group Study. J Clin Oncol, 2002, 20: 4643-4648
[13] Abrey LE, Yahalom J, DeAngelis LM. Treatment for primary CNS lymphoma: The next step. J Clin Oncol, 2000, 18: 3144-3150
[14] Alizadeh AA, Eisen MB, Davis RE, et al. Distinct types of diffuse large B-cell lymphoma identified by gene expression profiling. Nature, 2000, 403: 503-511
[15] Henson JW, Yang J, Batchelor T. Intraocular methotrexate level after high-dose intravenous infusion. J Clin Oncol, 1999, 17: 1329
[16] Graber JJ, Omuro A. Primary entral nervous system lymphoma: is there still a role for radiotherapy? Curr Opin Neurol, 2011, 24(6):633-640
[17] Thiel E, Korfel A, Martus P, et al. High-dose methotrexate with or without whole brain radiotherapy for primary CNS lymphoma (G-PCNSLSG-1): a phase 3, randomised, noninferiority trial. Lancet Oncol, 2010, 11(11): 1036-1047
[18] Ferreri AJ, Blay JY, Reni M, et al. Prognostic scoring system for primary CNS lymphomas: the International Extranodal Lymphoma Study GROUP experience. J Clin Oncol, 2003, 21(2):266-272
[19] Basso U, Brandes AA. Diagnostic advances and new trends for the treatment of primary central nervous system lymphoma. Eur J Cancer, 2002, 38: 1298-1312
[20] Goetz P, Lafuente J, Revesz T, et al. Primary low-grade B-cell lymphoma of mucosa-associated lymphoid tissue of the dura mimicking the presentation of an acute subdural hematoma. Case report and review of the literature. J Neurosurg, 2002, 96: 611-614

第 39 章

脊索瘤

脊索瘤(chordoma)是一种相对少见的骨肿瘤，其生长缓慢但具有局部侵犯的特性。早在1846年，Virchow首先描述了位于斜坡上的小结节性病变，当时认为它起源于软骨，因此在1857年将其命名为“空泡细胞外生软骨瘤”(ecchondrosis physalophora)。后来，Luschka、Henker及Hasse等亦相继报道了类似的肿瘤。同时，Muller曾提出该肿瘤起源自脊索细胞而非软骨细胞。1894年，Ribbert的病例报道支持了Muller的观点并开始使用“脊索瘤”一词。1909年，Harvey Cushing为一位35岁男性患者进行了脊索瘤切除术(当初被描述为畸胎瘤)，这是脊索瘤手术治疗可追溯的最早报道。

病理上，脊索瘤起源于胚胎残留的脊索组织，可发生于神经轴上具有脊索残余物的任何部位。根据早年的一项单中心研究，35%脊索瘤位于颅内蝶骨和斜坡，50%发生于骶尾部，而15%发生于其他椎骨，这一结论后来被广泛引用。近期的一项多中心研究则发现位于颅内的脊索瘤约占32%，位于骶尾部的占29.2%，发生于其他椎骨者为32.8%。本章主要介绍颅内脊索瘤。

一、流行病学

颅内脊索瘤约占所有颅内肿瘤的0.2%。脊索瘤的年总体发病率在(0.08～0.5)/10万，颅内脊索瘤的年发病率为1/200万。脊索瘤的发病年龄范围为10－90岁，发病高峰在50－60岁，男女比例为2∶1。颅内脊索瘤发病较骶尾部脊索瘤平均早10～15年，故年轻人较多，常发生于20－50岁，男性比女性多见，其比例为3∶2。

二、病因病理

脊索在进化上是相对保守的一个结构，在胚胎发育早期起源自原肠背壁，后与原肠脱离而形成。它在胚胎发育中起着重要的作用。首先，脊索的出现构成了支撑躯体的主梁；另外，它还决定着个体发育的左右不对称性及早期血管的动静脉分化。脊索主要由高度空泡化的细胞(空泡细胞)组成，内含水合蛋白基质，并被厚基底膜包绕。蛋白基质可通过吸收水分而使细胞膨胀，进而在基底膜上产生压力，通过膨胀压迫的方式，使脊索既具弹性又有硬度，为发育中的胚胎提供结构上的支持。在具有骨性脊柱的动物中，脊索内卷发育成椎体，有些脊索细胞组成椎间盘的髓核，而其他的则作为静止细胞留存于斜坡、骶骨和其他脊椎。这些静止的细胞与此后脊索瘤的发生之间关系是相当复杂的。根据尸检结果，在2%的人中这些细胞在斜坡有良性生长，极少数可生长成为脊索瘤的良性肿瘤前体，它可进展并成为典型的脊索瘤。这些良性肿瘤前体在免疫组化上不同于胚胎型的静止脊索细胞。但是，目前仍不知道是否所有的典型脊索瘤都源自良性肿瘤前体。

在肉眼下，脊索瘤常呈灰白、暗灰或者微红色，常向周围侵袭，边界清楚，但无明确的包膜，表面呈分叶状或者粗大结节状。瘤组织半透明，鱼肉样或黏液状，瘤内可有出血、囊变或者钙化。

在显微镜下脊索瘤可分为三型，即普通型、软骨样型和间变型。

1. 普通型　又称典型型，最常见，占总数80%～85%。多见于40－50岁患者，20岁以下者少见。无性别差异。瘤内无软骨或其他间充质成分。由黏液性基质中具有嗜酸性胞质细胞排列成片状或束状。这些细胞的形态多样，从完全缺乏空泡而具有均质胞质者到胞质充满空泡者(空泡细胞)都可见到。细胞角蛋白和上皮膜抗原的免疫染色阳性，电镜见核粒。这些特征有助于本病与软骨肉瘤区别，后者免疫染色阴性，电镜无核粒。

2. 软骨样型 占脊索瘤的5%～15%。其镜下特点除普通型所见外尚含有多少不等的透明软骨样区域，甚至有时可见骨样细胞。虽然有些学者通过电镜观察后将其归类为低度恶性的软骨肉瘤，但是大量的免疫组化研究却发现软骨样脊索瘤的上皮性标记抗原呈阳性反应。本型发病年龄较轻，过去认为其预后普遍较普通型好，现在认为两者预后差不多。

3. 间变型或非典型型 约占脊索瘤的10%，含普通型成分和恶性间充质成分，镜下表现为肿瘤增殖活跃，黏液含量显著减少并可见到核分裂象，可见明显的有恶性纺锤形细胞的肉瘤样改变。少数肿瘤可经血流转移和蛛网膜下隙种植性播散。本型可继发于普通型放射治疗后。常在诊断后6～12个月死亡。

在遗传学上，文献报道脊索瘤中染色体1p、9p、10q及17p的杂合性丢失。虽然脊索瘤常为散发，但仍有一些家族性病例，且在这些家系中发现其最常见的遗传学异常为1p36的缺失，后来也发现该异常可存在于85%的散发和家族性脊索瘤中。另外，文献还报道10q、17p及9p的杂合性丢失分别存在于57%、52%及21%的颅内脊索瘤中，其中9p的杂合性丢失常提示更短的生存期。

三、临床表现

颅内脊索瘤起病常较缓慢，病史较长，平均病史3～4年，个别也有急性发病者。早期症状常为头痛，颅内压增高症状较少，程度也较轻。神经系统症状随肿瘤主体所在的部位不同而不同。

1. 向鞍区生长者常累及视交叉、视神经和垂体，故多出现视力减退、视野缺损（常为双颞侧偏盲），继之出现原发性视神经萎缩，少数可有垂体功能减低的表现，个别尚有丘脑下部受累，表现为肥胖、多饮多尿及嗜睡等。

2. 肿瘤向鞍旁颅中窝发展，主要出现同侧第Ⅲ～Ⅵ对脑神经受累症状，其中由以动眼神经和展神经受累多见，有时表现为海绵窦综合征，肿瘤向下发展可突入鼻咽腔，鼻咽检查易发现肿瘤。

3. 瘤体主要位于斜坡向颅后窝发展者，有时突向小脑脑桥三角而表现为小脑脑桥三角综合征，肿瘤向后方生长者易压迫脑干及邻近的脑神经和血管，早期症状除头痛外，常有两侧锥体束征及眼球震颤、共济失调、第Ⅴ～Ⅷ对脑神经受累，晚期甚至出现后组（第Ⅸ～Ⅻ对）脑神经的不同程度瘫痪，以及引起延髓性麻痹症状，少数尚有感觉障碍。

需要指出的是，虽然缺乏特异性，但患者的最常见症状仍然是头痛，主要是直接侵犯硬脑膜、压迫三叉神经或者颅内压升高所致。

四、影像学检查

计算机断层扫描（computed tomography，CT）及磁共振成像（magnetic resonance imaging，MRI）检查对评估脊索瘤的骨侵犯及其与周围邻近软组织结构的关系意义重大，因此这两项检查对脊索瘤患者都是必需的。

在高分辨率CT上，斜坡脊索瘤位于中线附近，为边界较清楚的圆形或不规则的略高密度软组织团块影。其起源于斜坡，可有广泛的溶解性骨破坏。瘤内松散的钙化常代表骨质的破坏而非肿瘤自身的钙化。但是，在软骨样型肿瘤中可具有真正的肿瘤内钙化（图39-1）。含碘显影剂增强后常有增强。

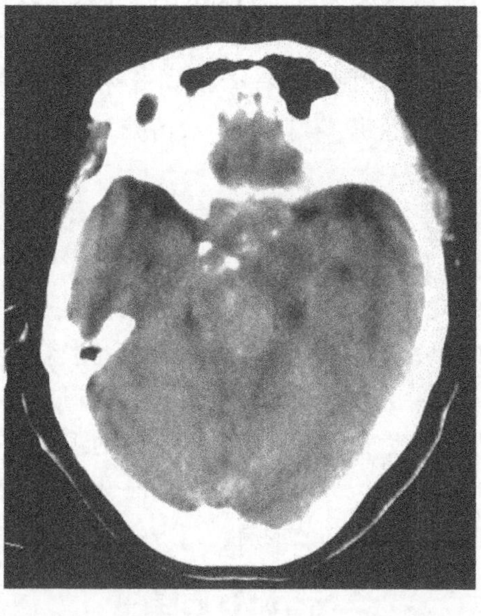

图39-1 头颅CT平扫可见肿瘤为略高密度的团块影，中间有散在的高密度钙化

MRI是影像学评估脊索瘤的最佳方法。在常规的T_1加权像上，脊索瘤呈中低信号强度，在斜坡脂肪的高信号中极易被发现。T_2加权像上为高信号，这反映了其液体含量高。增强后大多数脊索瘤可见中度增强。增强的模式可为不均一蜂巢样（图39-2）。脂肪抑制对从邻近的脂肪骨髓中区分增强的肿瘤边界非常有用，这一技术也可用于诊断小的

斜坡内脊索瘤。软骨样脊索瘤在 T_2 加权像不如普通型脊索瘤的信号高。此外，T_2 加权像对于区分肿瘤与周围神经结构也是极其有帮助的。

在颅内脊索瘤患者中，偶有同时发现多个肿瘤或发生种植转移者，因此对颅内脊索瘤的患者应进行全脊髓扫描。

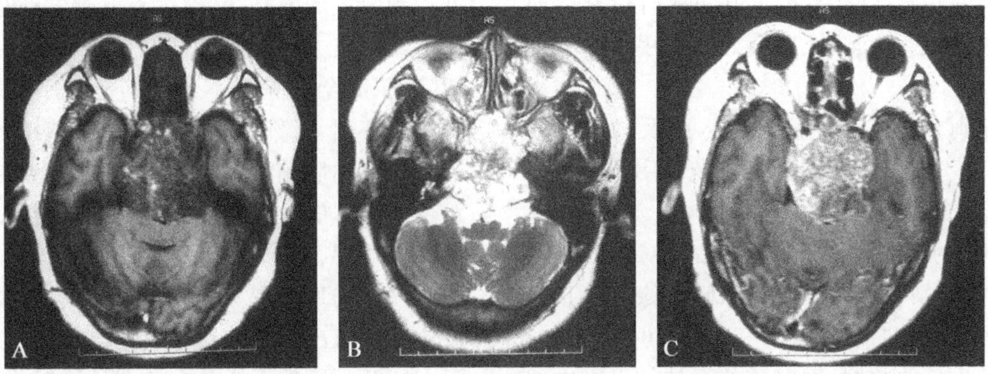

图 39-2 MRI 检查可见斜坡长 T_1 长 T_2 异常信号影，增强后可见不均一的“蜂巢样”强化

五、治 疗

脊索瘤的主要治疗方式就是手术切除。脊索瘤患者的最大致死、致残原因是原位复发而非远处转移，因此完全切除肿瘤是最理想的治疗方法。但是，真正的肿瘤全切除在现实条件下常常是比较困难的，而且可能招致很高的并发症发生率。以前曾一度追求强行全切除肿瘤，导致并发症高；现在大家认识到合适的治疗方案应该是，安全的手术切除减压后辅以放射治疗，这样可使患者获得长期存活率并具有更高的生活质量。目前，对脊索瘤有三种基本治疗选择，即单独手术、手术＋放射治疗、活检＋放射治疗，医生必须根据患者及肿瘤的个体差异来加以权衡以决定采用其中何种治疗方案。

(一)手术治疗

1. 解剖　颅内脊索瘤起源于斜坡但可生长至多个颅底区域，偶尔也可侵入硬膜内包绕重要的神经血管结构并直接压迫脑干。手术入路的选择取决于肿瘤的位置及其与颈内动脉、椎动脉、基底动脉、海绵窦及脑干的关系。在斜坡的矢状面上，根据手术需要可将颅底脊索瘤起源的位置分为 3 个区域。

(1)上斜坡：三叉神经根与斜坡的交叉点的上方部分，包括鞍背和后床突。其边界在前方为蝶鞍和蝶窦，后方为基底动脉和中脑，侧方为海绵窦、颞叶及动眼、滑车神经。

(2)中斜坡：三叉神经根下方至舌咽神经平面。其前方为鼻咽上部及咽后组织，后方为基底动脉和脑桥，侧方为岩尖及面、听神经。

(3)下斜坡：舌咽神经到枕大孔。其边界前方为鼻咽下部和咽后组织，后方为椎动脉和延髓，侧方为乙状窦、颈静脉球和舌咽、舌下神经。

颅底脊索瘤有时可突破斜坡范围，向前方发展至颅前窝，向下方发展至上颈段。

同样对手术很重要的是肿瘤在冠状面上的定位，脊索瘤可能发展至蝶岩斜结合处、岩尖、枕骨髁及颈静脉孔。

2. 入路　采用何种手术入路主要取决于肿瘤的位置和大小。如果肿瘤很大，可采用两种手术入路联合以便安全地切除大部分肿瘤。在任何时候，仔细的术前计划都是很重要的。需仔细辨别肿瘤占据了哪些解剖结构，自然结构和间隙存在与否，肿瘤与周围重要结构，如脑神经、海绵窦及脑干的关系。基于这些特征，医生可选择合适的手术入路以获得最大的手术视野，把术后并发症的发生率减到最低。

多种不同的颅底手术入路可用于治疗脊索瘤。对于那些位于中上斜坡或肿瘤突入筛窦和蝶窦者，采用前方入路，如经蝶入路(使用或者不使用内镜)、扩大的额下入路、经口咽经腭入路；若肿瘤侵入侧方海绵窦或斜坡旁区域，采用前外侧入路，如翼点入路(行或者不行眶颧骨切除)；若向后方和侧方突入更多，则需要采用颅中窝或经岩骨入路；若肿瘤位于下斜坡或枕大孔，则采用远外侧(经颈静脉孔或经髁入路)或经口入路更为合适。

有时改良或联合应用这些手术入路对肿瘤切除非常有必要，这取决于肿瘤位置和大小的个体差异，以及患者的其他伴随状况。如患者听力完好而肿瘤从中斜坡突入后方，经迷路经岩骨入路更为合适，因为经迷路入路伤及面神经和听神经的概率更低并可提供足够的手术视野。手术时所选择的手术入路必须提供最大的手术通道和视野以减少对脑和神经的牵拉，从而最大限度地减少手术并发症发生率。

下面分别介绍 4 种经颅手术入路及内镜下经鼻入路，均为不同方向切除脊索瘤最常使用的手术入路，可单独或联合应用。

(1)扩大的经额底入路：额底入路是 Derome 首先介绍的，后来在此基础上移除眶上缘和眶顶等而成为扩大的经额底入路。这一入路可显露同时向上和向下生长的肿瘤，而对脑的牵拉较小。中线位置的肿瘤，自上斜坡到下斜坡，包括向枕骨髁、枕大孔、海绵窦内侧、岩尖生长的肿瘤，都可通过该入路达到。这一入路无法直接达到鞍背，也不能切除向外侧广泛生长的肿瘤。侧方的限制主要来自于视神经、颈内动脉、展神经和面神经的阻碍。同样的，该入路最可能损伤的是视神经、海绵窦颈内动脉和展神经。

(2)额颞经海绵窦入路：这一入路提供良好的硬膜内经海绵窦的入路以切除向外侧侵犯海绵窦的脊索瘤，如需获得更大的暴露可切除眶颧骨。联合颞下入路，可到达上斜坡和岩尖。但该入路不能切除和颅骨相关联的肿瘤部分，因此要全切除肿瘤，需行二次手术。最可能受损伤的结构包括面神经额颞支、眶上神经和血管、视神经。在切除后床突时可能损伤动眼神经和滑车神经。

(3)颞下和颞下-颞下窝入路：颞下入路可达到颅中窝、岩尖、上斜坡、岩骨内颈内动脉水平段和海绵窦后方。联合使用颞下窝入路可提供更多的暴露直至枕骨大孔、海绵窦、蝶骨、上颌骨、筛窦、颞下窝、咽后及咽旁间隙、眶部等，在斜坡后方低于岩骨内颈内动脉水平段的骨质被侵犯时可采用。一部分向颅中窝生长的肿瘤，亦可通过切除颞极的方法来扩大显露、减少牵拉及对重要神经的损伤。脑脊液漏和脑膜炎是这些入路的最常见并发症。在颞下-颞下窝入路中几乎所有的脑神经都可被暴露或损伤，在磨除骨质时也可能损伤颈内动脉。

(4)远外侧经髁入路：这一入路对于生长至背侧上部颈髓、下斜坡、枕大孔和枕骨髁的脊索瘤是最有用的。硬膜外肿瘤较多时，常需完全磨除枕骨髁以扩大显露，但这样需在手术结束时进行寰枕融合以保证枕颈交界的稳定性。该入路常见的并发症包括后组脑神经障碍、脑脊液漏、椎动脉及其分支损伤而导致的脑干及小脑梗死。

(5)内镜下经鼻入路：内镜下经鼻入路是从前方达到斜坡的入路，是到达斜坡脊索瘤最直接的路径。随着技术发展，目前内镜下经鼻入路的肿瘤全切除率、次全切除率不低于其他开颅手术。Fraser 等的报道中，17%患者术后有脑脊液漏。用带血管的鼻中隔黏膜瓣修复颅底可明显减少脑脊液漏的发生。所有的神经都可能损伤，展神经是损伤风险最高的，因其位于进入海绵窦的 Dorello 管，导致该神经损伤的原因是切开硬膜的位置偏高。使用导航技术辨认出基底动脉-椎动脉交界并在其平面的下方切开硬膜就可避免在切开硬膜时损伤展神经。这一入路的禁忌证是肿瘤生长至视神经的外侧缘，这时需采用其他的手术入路。

选择了合适的手术入路，肿瘤也得以足够充分的显露，但这只是开始，更重要的是如何在避免周围重要结构损伤的前提下切除肿瘤。脊索瘤中心多为松软的胶样组织，易于吸除，因此一般来说肿瘤切除相对较容易。但是，有时因为钙化和分隔的存在需要用取瘤钳等工具，极端情况下瘤内存有大块骨结构，需高速磨钻协助切除。一旦肿瘤主体被切除，剩下的肿瘤纤维性外层结构需尽量一并切除，需要格外注意勿伤及周围神经结构。因为脊索瘤有侵犯骨松质的倾向，尽可能清除被侵犯的骨松质直至正常骨质。

3. *术后并发症、生存率和复发*

(1)术后并发症：KPS 评分常被用于评价患者术前和术后的身体功能障碍，这是衡量患者术后病情是否加重的有效工具，也可用于监测肿瘤复发或残留肿瘤的再生长。Gay 等在一项共 60 例患者的临床研究中发现，40%的患者术后出现病情加重，其程度为 KPS 评分系统的 10 分左右。Sen 等也报道，减少 10 分以上是疾病进展的标志，这些患者很多会因疾病的进展而最终死亡。

在另一项研究中，超过 40%的患者在首次手术做到了肿瘤全切除，死亡率 5%左右，其中 1/5 是因脑脊液漏所致；在这项研究中还发现，二次手术的脑脊液漏发生率高达 51%，是一次手术的近 3 倍。其他手术并发症包括脑神经障碍、发音困难及脑膜炎等，所有这些发生率都要低于脑脊液漏。

(2)术后生存率：虽然一些脊索瘤患者在全切除并进行了合适辅助治疗后成为长期存活者，但对很多脊索瘤患者来说预后并不十分乐观。最近的研究报道其5年生存率为75%。有文献总结了1973—1995年的数据，发现颅底脊索瘤的5年和10年生存率分别为65%和47%。研究还指出，肿瘤全切除后其5年生存率可上升至80%多以上，多次手术切除者较单次手术切除者生存率要差。所有文献中一致的观点是：最好的预后来自于首次手术最大限度地切除肿瘤。

(3)复发：文献中强调肿瘤的切除程度与颅底脊索瘤的复发率明显相关。全切和近全切除后10年的复发率分别为16%和45%。另一项颅内脊索瘤治疗的meta分析发现总体复发率可达到68%。

(二)放射治疗

放射治疗在脊索瘤治疗中有着较为重要的地位，是控制肿瘤生长的有效方法。传统的放射治疗对脊索瘤的作用不大，脊索瘤对70～80Gy高剂量常规放射治疗的敏感性有限。同时，因颅内脊索瘤常邻近重要结构，如视器、颈髓、脑干等，高剂量放射治疗损伤这些结构的危险较大。目前，最常用的脊索瘤放射治疗包括光子放射治疗(如射波刀、γ刀)和质子治疗(proton therapy)。质子治疗比其他放射治疗效果更好，可高剂量照射肿瘤而不伤及周围神经结构。最近有系统性总结质子治疗及其他放射治疗技术治疗颅底脊索瘤的综述发现，质子治疗后平均的5年局部控制率为69.2%，5年生存率为79.8%，而传统放射治疗的5年局部控制率和5年生存率分别为36%和53.5%，在立体定向分次放射治疗则为50%和82%，在一般放射外科治疗则分别为56%和75%。质子治疗的急性期并发症未见报道，但是其远期并发症发生率为8%～17%，主要包括视力缺陷、垂体功能低下、颞叶放射性坏死。在质子治疗及其他放射治疗中，肿瘤体积较小并与脑干和视器等重要结构有适当距离者可取得更好的效果。但目前只有有限的医疗中心可提供质子束治疗，其他放射治疗形式目前仍然作为不可能切除或多处复发的脊索瘤治疗选择。

(三)化疗

系统的文献回顾发现，脊索瘤对传统化疗不敏感，这也增加了脊索瘤治疗的难度。最近研究发现，多个因子在脊索瘤中存在高表达，这可能成为未来开发脊索瘤化疗药物的目标。

有研究在一些患者中发现酪氨酸激酶KIT和BCR-ABL及血小板源性生长因子受体(platelet-derived growth factor receptor，PDGFR)A、PDGFRB等因子存在过表达，甲磺酸伊马替尼(一种抑制酪氨酸激酶的化疗药物)可抑制上述这些因子，被较多应用于脊索瘤治疗研究中。舒尼替尼是另一种被证实对脊索瘤有效的酪氨酸激酶抑制药，George等在一项多中心的关于舒尼替尼Ⅱ期临床试验中发现，44%的脊索瘤患者在使用舒尼替尼后16周时取得一定疗效。

表皮生长因子受体(epithelial growth factor receptor，EGFR)是一个备受研究者关注的可能成为脊索瘤潜在治疗靶标的因子。Shalaby等研究发现，脊索瘤中存在EGFR的信号转导异常，且通过分析EGFR的激活情况可用于可使用EGFR拮抗药的候选适宜患者。在Singhal等的一项研究中发现，厄洛替尼(EGFR酪氨酸激酶抑制药)对1例抗血管生成药物及甲磺酸伊马替尼治疗无效患者有一定效果。

除了PDGFR和EGFR之外，脊索瘤中高表达的目前可作为分子靶标治疗的受体及信号分子包括肝细胞生长因子受体c-Met和下游的效应分子PI_3K/AKT、mTOR等。针对这些分子的治疗已在脊索瘤患者和(或)体外模型中显示有一定的疗效，相关的联合治疗也正在研究中。

六、预　后

脊索瘤的5年总体生存率在52%～90%。发病年龄、切除程度、辅助放射治疗、组织学特征及细胞遗传学异常等都是影响脊索瘤预后的因素。最近的meta分析发现年轻患者、组织学分型上的软骨样型、进行手术切除并行辅助放射治疗的相对复发率最低。

(王汉东　周梦良)

参考文献

[1] 王忠诚.王忠诚神经外科学.武汉：湖北科学技术出版社，2005：670-673

[2] Winn HR.Youmans Neurological Surgery.6th edition.Philadelphia：Saunders/Elsevier，2011：1587-1593

[3] Bydon M，Papadimitriou K，Witham T，et al.Novel therapeutic targets in chordoma.Expert Opin Ther Targets，2012，16(11)：1139-1143

[4] Diaz RJ，Maggacis N，Zhang S，et al.Determinants of quality of life in patients with skull base chordoma.J Neurosurg，2014，120(2)：528-537

[5] Ferraresi V，Nuzzo C，Zoccali C，et al.Chordoma：clinical characteristics,

management and prognosis of a case series of 25 patients. BMC Cancer, 2010, 10:22

[6] Gagliardi F, Boari N, Riva P, et al. Current therapeutic options and novel molecular markers in skull base chordomas. Neurosurg Rev, 2012, 35(1): 1-13; discussion-4

[7] Jahangiri A, Jian B, Miller L, et al. Skull base chordomas: clinical features, prognostic factors, and therapeutics. Neurosurg Clin N Am, 2013, 24(1): 79-88

[8] Koutourousiou M, Snyderman CH, Fernandez-Miranda J, et al. Skull base chordomas. Otolaryngol Clin North Am, 2011, 44(5): 1155-1171

[9] Ptaszynski K, Szumera-Cieckiewicz A, Owczarek J, et al. Epidermal growth factor receptor (EGFR) status in chordoma. Pol J Pathol, 2009, 60(2): 81-87

[10] Sagit M, Kuran G, Saka C, et al. Endonasal endoscopic approach for the resection of chondroid chordoma with skull base involvement. J Craniofac Surg, 2011, 22(5): 1720-1721

[11] Shalaby A, Presneau N, Ye H, et al. The role of epidermal growth factor receptor in chordoma pathogenesis: a potential therapeutic target. J Pathol, 2011, 223(3): 336-346

[12] Stacchiotti S, Tamborini E, Lo Vullo S, et al. Phase Ⅱ study on lapatinib in advanced EGFR-positive chordoma. Ann Oncol, 2013, 24(7): 1931-1936

[13] Walcott BP, Nahed BV, Mohyeldin A, et al. Chordoma: current concepts, management, and future directions. Lancet Oncol, 2012, 13(2): e69-e76

[14] Wiacek MP, Kaczmarek K, Sulewski A, et al. Unusual location of chordoma metastasis. Pol Orthop Traumatol, 2014, 79: 47-49

[15] Williams BJ, Raper DM, Godbout E, et al. Diagnosis and treatment of chordoma. J Natl Compr Canc Netw, 2013, 11(6): 726-731

第40章

松果体区肿瘤

松果体区肿瘤(pineal region tumor)是指起源于松果体及其邻近组织的肿瘤,在颅内肿瘤中发病率较低。松果体区肿瘤病理类型繁多,现多根据其组织来源将其分为四类,主要包括起自松果体实质的肿瘤、生殖细胞源性肿瘤、神经上皮源性肿瘤及其他细胞源性肿瘤。起源自松果体实质细胞的肿瘤占松果体区肿瘤的15%~20%,主要包括松果体细胞瘤(pineocytoma)和松果体母细胞瘤(pineoblastoma)。其中松果体细胞瘤占松果体实质细胞瘤的55%左右,松果体母细胞瘤占松果体实质肿瘤的45%左右。中分化松果体实质肿瘤最近也被提及。生殖细胞源性肿瘤主要包括生殖细胞瘤(germ cell tumor,GCT)、畸胎瘤(teratoma)及胚胎细胞癌(embryonal carcinoma)等。神经上皮来源肿瘤主要为星形细胞瘤、室管膜瘤、少突胶质细胞瘤等。其他来源肿瘤包括胶质瘤、转移瘤等。

松果体为红褐色小体,因形如松果而得名,直径为10~14mm。松果体位于中线区,附着于第三脑室后方上部,下方为中脑顶盖与上丘,上方为胼胝体压部与Galen静脉。松果体在胚胎2个月时以憩室的形式起源于间脑第3脑室顶部。成年人的松果体悬挂于第三脑室顶后部的柄上。松果体分泌褪黑素,并与生物节律有关。组织学上,松果体由95%松果体细胞与5%星形胶质细胞构成,这些细胞由纤维血管间质分隔成小叶。松果体细胞为与视网膜杆、球细胞相关的特化性神经元。松果体无血脑屏障,增强扫描可强化。成年人松果体多钙化,可作为影像学定位标志。

关于松果体区解剖范围在文献中有多种界定。Ringertz定义松果体区上界为胼胝体压部和中间帆;下界为四叠体板;前界为第三脑室后缘;后界为小脑上蚓部。Olivecrona则认为,起源于四叠体板甚至基底核后部的病变也属于松果体区肿瘤。Koos将松果体区肿瘤和中脑肿瘤归为一类,而Stein则认为第三脑室肿瘤也属于松果体区肿瘤。

现在一般认为,松果体区解剖学上主要由以松果体区中心,包括缰三角、缰连合及周围血管等组成。由于这些结构细小而且与大脑大静脉池、四叠体、丘脑后上部和第三脑室后部关系密切,该区发生肿瘤时,影像学难以明确原发部位,因此常将该区域的肿瘤统称为松果体区肿瘤。

第一节　松果体细胞瘤

一、流行病学

松果体细胞肿瘤中,以低级别的松果体细胞瘤最为多见,占松果体实质细胞肿瘤的55%左右。肿瘤生长缓慢,WHO分级Ⅰ级。松果体细胞瘤可以发生于任何年龄,但以成年人多见(平均年龄38岁),男女间发病无差异,5年生存率为86%~100%,肿瘤完全切除后复发的病例尚未见报道,脑脊液播散罕见。中分化松果体实质细胞瘤在2000年WHO关于中枢神经系统肿瘤分类中被提到,并被定为WHO分级Ⅱ或Ⅲ级。该肿瘤占所有松果体实质细胞肿瘤的20%以下,发病于任何年龄,但发病高峰为成人早期,女性稍多于男性,5年生存率为39%~74%。中枢神经系统或其他转移病变确有报道,但较罕见。松果体母细胞瘤为高度恶性的肿瘤,WHO分级为Ⅳ级,是松果体实质细胞肿瘤中最原始的一类肿瘤,占松果体实质细胞肿瘤45%。松果体母细胞瘤是胚胎性肿瘤,被称为成松果体腺原始神经外胚层肿瘤。

该肿瘤可发生于任何年龄，最常见于20岁以前，无性别差异。脑脊液播散种植较常见，也是其最常见死亡原因。5年生存率为58%。

二、病因病理

1. *松果体细胞瘤*　肿瘤色泽灰红，质地柔软，略呈半透明状。肿瘤可向周围侵袭性生长，肿瘤基底呈浸润性生长，也可见退行性变，如囊变、出血等，与周围境界不清。镜下观察细胞总体较为稀疏，分布不均，或松散分布，或聚集成小团。细胞直径较大，富胞质，分化良好，核浓染，多呈不规则形，肿瘤细胞之间有少量血管分布，有时可见肿瘤细胞形成典型和不典型的环状排列。肿瘤恶变后分隔以无数纤细而交错的突起，核周质丰富，核周质与突起均呈疏电子性，其中有神经分泌颗粒，核圆形，无边界的核仁结构。

2. *松果体母细胞瘤*　发生于儿童的原始胚胎性松果体实质细胞，松果体母细胞瘤细胞密度高，瘤细胞同其他中枢神经系统小细胞胚胎性和原始神经外胚层肿瘤一样，表现为高核质比例，核圆或不规则形，深染，偶见小核仁，胞质少，细胞边界不清，弥漫分布，其中偶见 Homer-Wright 菊形团或 Flexner-Wintersteiner 菊形团。后者提示视网膜母细胞瘤分化。偶见乳头状结构。松果体实质细胞银染显示少许胞质和细胞突起。少数松果体母细胞瘤中存在黑色素软骨和横纹肌母细胞分化，有些肿瘤双向分化很像松果体细胞瘤和松果体母细胞瘤相互转变。

三、临床表现

松果体肿瘤病程长短不一，其临床表现主要取决于肿瘤的组织学类型、位置和体积大小。一般病程较短，多在1年以内，自10d至2.5年，平均约为6个月。肿瘤的发展过程所产生临床症状主要有三个方面。

1. *颅内压增高*　肿瘤压迫第三脑室后部或中脑导水管使其狭窄或闭锁，早期即可引起梗阻性脑积水致使颅内压增高。患者表现为不同程度的头痛、恶心、呕吐、视盘水肿、视力下降和视野缩小、记忆力减退等。脑积水或肿瘤挤压小脑可产生平衡能力障碍、肌张力降低或共济失调的表现。婴幼儿可有头围增大、癫痫发作、发育迟缓等。

2. *邻近脑受压症状*

(1)眼征：Parinaud 综合征(上凝性共轭麻痹)或四叠体上丘综合征，患者表现为眼球向上运动障碍、瞳孔散大或不等大、瞳孔对光反应迟钝或消失等。主要由肿瘤压迫四叠体上丘引起。

(2)听力障碍：肿瘤体积较大时可压迫四叠体下丘及内侧膝状体而出现双侧耳鸣和听力减退。

(3)小脑征：肿瘤向后下发展可压迫小脑上脚和上蚓部，故出现躯干性共济失调及眼球震颤、肌张力降低等。

(4)丘脑下部损害：当肿瘤侵犯第三脑室底部时，可影响患者内分泌功能，除尿崩症外，还可出现腺垂体功能减退症状。当肿瘤累及下丘脑时可出现嗜睡、多食、肥胖或厌食、消瘦等症状，也可出现烦渴、多饮或少饮，导致高钠血症。

3. *内分泌症状*

(1)性征发育或不发育：肿瘤压迫正常的松果体细胞使褪黑激素分泌减少，去除了褪黑激素对性腺激素分泌的抑制，可导致性早熟，也有少数表现为性征发育停滞。性早熟在男性表现为声音变粗、长阴毛、阴茎增大；在女性表现为乳腺发育、月经提前。

(2)尿崩症：肿瘤损害下丘脑影响抗利尿激素的分泌。

4. *其他症状*　部分患儿可出现癫痫发作，双侧锥体束受压的症状。可因肿瘤细胞脱落发生椎管内转移，出现脊髓受损的表现。

四、辅助检查

1. *实验室检查*

(1)脑脊液脱落细胞学检查：脑脊液脱落细胞学检查对诊断生殖细胞瘤、松果体母细胞瘤最有价值，此两种肿瘤细胞易脱落，可出现脑脊液内种植。如脑脊液脱落细胞学检查发现病理细胞，即可明确诊断。脑内种植可刺激脑室脉络丛分泌过多脑脊液，导致交通性脑积水，故肿瘤很小即可合并显著脑积水。

(2)羟基吲哚-氧-甲基转移酶：羟基吲哚-氧-甲基转移酶是褪黑素生物合成最后步骤的关键酶。Tsumanuma 等对3例松果体母细胞瘤与5例松果体细胞瘤进行原位杂交分析后发现这两类肿瘤细胞保存了表达羟基吲哚-氧-甲基转移酶 mR-NA 的功能，因此认为羟基吲哚-氧-甲基转移酶水平升高有助于诊断松果体实质肿瘤。

2. *影像学检查*

(1)松果体细胞瘤：在 CT 上，松果体细胞瘤边界清晰，常小于 3cm，圆形或类圆形（图 40-1），境界清楚，轮廓光整，均质稍高密度或等密度，可有散在钙化。松果体正常结构消失，松果体正常钙斑爆破并向周边移位。在 MRI 上，病变边界清晰，呈 T_1 低或等信号，T_2 高信号。增强扫描后，轻度到中度均质强化。

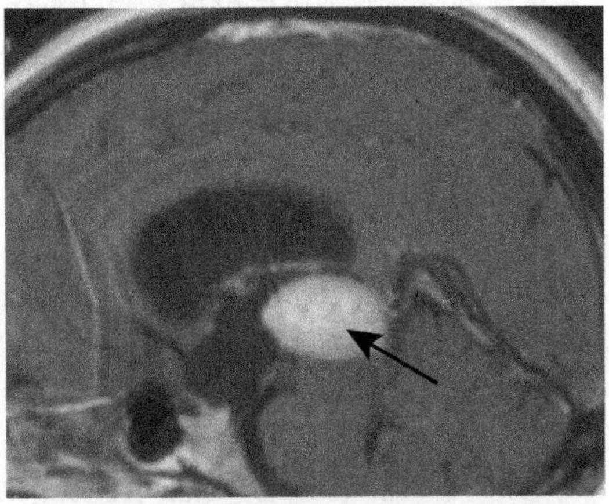

图 40-1　松果体细胞瘤（箭头所示）

（2）松果体母细胞瘤：在 CT 上，病变为大（典型者≥3cm）、分叶状肿块，呈典型高密度，此表现反映其细胞密集的组织学特征（图 40-2）。如果可见松果体钙化，那么钙化斑通常被爆破并移位至病变周边。几乎 100％患者有阻塞性脑积水表现。在 MRI 上，肿瘤信号不均，T_1 像上实性部分呈低至等信号、T_2 像上相对于皮质呈等至稍高信号，增强扫描，肿瘤不均质强化。

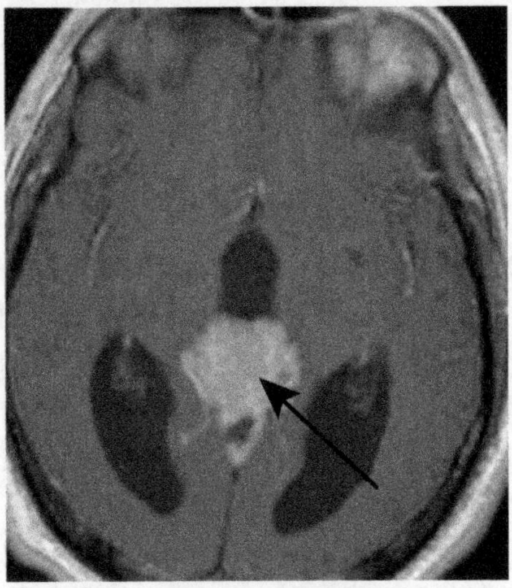

图 40-2　松果体母细胞瘤（箭头所示）

五、诊断及鉴别诊断

松果体区肿瘤的诊断必须以病理组织学诊断为准，因为各型肿瘤的治疗方案和预后差别很大，而最大的困难还是组织学标本的获取，因而强调立体定向松果体区病变活检的重要性。

鉴别诊断应注意区分位于松果体区以外部位发生的肿瘤，如脑膜瘤、血管瘤；邻近部位，如脑干、小脑蚓部等的肿瘤；此外，还有松果体囊肿等。这些疾病与松果体肿瘤的区别主要依据影像学检查若有性早熟则生殖细胞瘤可能性大。最后确诊有赖于病理学检查。

1. *瘤的起源定位*　若肿瘤起源于松果体外的组织如脑干、丘脑或第三脑室壁，正常松果体被推移、侵犯，应考虑其他细胞来源的肿瘤，如星形细胞瘤。若肿瘤以松果体为中心而邻近的脑干、丘脑被推移或侵犯，则考虑为生殖细胞或松果体实质细胞来源的肿瘤。

2. *肿瘤的密度或信号*　表皮样囊肿、畸胎瘤它们的成分较特殊，相对较具特征性，畸胎瘤内含脂肪、钙化、软组织及液体等，呈混杂密度信号肿块，增强扫描多为不均匀强化。生殖细胞瘤本身一般没有钙化，松果体钙斑被肿瘤包绕则支持生殖细胞瘤的诊断。

3. *肿瘤的边界、形态和有否分叶*　松果体细胞瘤为良性肿瘤，部分可有包膜，边界清楚。松果体母细胞瘤、生殖细胞瘤没有包膜，可侵犯邻近结构，呈明显的不规则和分叶。

4. *肿瘤的种植性转移*　生殖细胞瘤更为常见，且常转移至鞍上，肿瘤可沿脑脊液播散，累及脑室及蛛网膜下隙。

5. *其他*　结合临床资料，生殖细胞瘤占松果体区肿瘤的 40％～50％，男性多见。

六、治　疗

（一）手术治疗

应当以手术治疗为主，因为该肿瘤的病理性质决定了它对放射治疗不敏感，而部分病人在脑室腹腔分流术后虽然颅内压不高，但中脑受压的体征却更明显，只有直接手术切除肿瘤才能解除对脑干的压迫。由于肿瘤的具体生长部位不同，手术有多种入路可供选择。

过去，松果体区肿瘤常采用非手术治疗，在行脑室-腹腔分流术后即行颅外放射治疗。其原因为:①肿瘤直接手术切除危险性大。②75%的肿瘤为恶性,不能达到根治的目的,术后病人依然需放射治疗。③60%~80%松果体区肿瘤对放疗有效,且部分可达放射治愈。④有报道肿瘤切除术后放疗与直接行放射治疗相比较,病人5年生存率无明显差别。⑤肿瘤切除术还可增加肿瘤远距离蛛网膜下腔播散。但近年来随着显微手术技术的运用,松果体区肿瘤的手术死亡率下降到5%以下,更多学者主张放宽手术适应证。

1. 松果体区肿瘤分型　Poppen曾将松果体区肿瘤按蔓延情况分为4种类型。A型,肿瘤位于小脑幕裂孔上方,向前突入到第三脑室,压迫上丘阻塞中脑导水管。B型,肿瘤向后生长,部分阻塞小脑幕裂孔并压迫小脑。C型,肿瘤较大,骑跨小脑幕裂孔,压迫上丘和小脑,完全阻塞中脑导水管。D型,为恶性病变浸润第三脑室壁并破坏胼胝体。

2. 手术入路的选择　准确把握肿瘤的生长部位及周围重要神经结构和血管间的解剖关系,对选择合理的手术入路则是至关重要的。

松果体区肿瘤手术入路大致分为5种,即经顶枕胼胝体(Brunner-Dandy)入路、枕叶切除(Horrax)入路、经侧脑室(Van Wagenen)入路、枕部经小脑幕(Poppen)入路及幕下小脑上(Krause)入路。其中枕叶切除入路和经侧脑室入路对神经功能损伤较大、术后并发症多,现已较少使用。

(1)经顶枕胼胝体后部切开入路:主要用于肿瘤向第三脑室内生长者(肿瘤生长A型)。需切开胼胝体,术后并发症为偏瘫、大脑失连合综合征。

(2)经枕小脑幕切开入路:病人采用俯卧位,手术较为安全。此入路视野宽敞,对脑深部静脉暴露较为清楚,尤有利于切除较大肿瘤。

(3)经幕下小脑上入路:此入路现在较为通用,它具有以下优点。①病人坐位下手术,手术者操作时较为舒适、方便;②小脑因重力关系自然下垂而远离小脑幕,提供一定的手术操作空间;③松果体区肿瘤常位于正中位,且多为中等大小,故从解剖角度看,中线方向接近肿瘤更为合理;④此入路便于施行陶氏分流术,尤其是肿瘤切除不全时。但该入路在坐位下手术,易发生心血管空气栓塞和因脑脊液丧失过快,大脑皮质塌陷而致幕上出血和积液、积气发生。有时小脑因牵拉伤术后发生小脑性共济失调。

3. 术后并发症

(1)术后偏瘫:多因损伤中央静脉所致,恢复多不完全。

(2)昏迷:大脑内静脉和大脑大静脉损伤所致,预后不佳。

(3)脑积水:肿瘤切除后脑积水未解除,或由于术后脑组织肿胀导致梗阻性脑积水,需行分流手术,病情危重时急症行快速钻颅侧脑室体外引流术。

(4)言语及书写困难:胼胝体切开所致,术中切开胼胝体不应过多,3~4cm即可。对于大脑交叉优势患者应避免采用经胼胝体入路。

(5)同向偏盲:因损伤视放射及视皮质所致。

(6)下丘脑损害:表现为体温异常、意识障碍及应激性溃疡等,给予制酸药物及促醒药物、对症处理等。

(7)脑室内积血:手术创面大,术中止血不彻底所致。术中严密止血,术后病情变化时应及时复查CT,对症处理。

(二)放疗与化疗

1. 化疗　松果体母细胞瘤对化疗敏感。长春新碱、卡铂、依托泊苷与环磷酰胺可用于放疗前的松果体母细胞瘤。

2. 放疗　尽管松果体肿瘤对放疗不很敏感,但考虑到松果体部位肿瘤手术治疗有14%~37%的死亡率,放射治疗依然可被接受。然而,对于该种肿瘤标准放射治疗还没有统一意见。松果体母细胞瘤患者需给予头颅脊柱轴照射30~35Gy(分20次),另加松果体区强化照射20Gy(分12次)。另外,γ刀对后残余肿瘤有较好效果。

七、预　后

松果体母细胞瘤患者的预后较差。Jouvet等根据松果体实质肿瘤的组织学特征将其预后分为4级:松果体细胞瘤为Ⅰ级;光学显微镜下发生有丝分裂的细胞少于6个且神经丝免疫标记为阳性的松果体实质瘤为Ⅱ级;光镜下发生有丝分裂的细胞大于或等于6个,或神经丝免疫标记为阴性的松果体瘤为Ⅲ级;松果体母细胞瘤预后最差,为Ⅳ级。通过不同形式治疗的松果体母细胞瘤患者1年、3年和5年的存活率分别为88%、78%和58%。

松果体细胞瘤:本病远期疗效不佳,1970年以前,手术死亡率高达30%~70%,病残率65%。随着显微外科手术技术的应用,手术死亡率和病残率目前已下降到5%～10%，手术疗效明显改善，Schild于1993年报道了18例松果体细胞瘤的随访，其5年生存率高达67%。

第二节 生殖细胞瘤及畸胎瘤

一、流行病学

松果体区肿瘤中以生殖细胞肿瘤最常见，占所有松果体区肿瘤40%～50%。亚洲国家发病率明显高于欧美国家，多发生于30岁以前，患者中男性占80%以上，发病率明显高于女性，可同时伴发脑内其他部位肿瘤。畸胎瘤为松果体区占第二位的常见肿瘤，颅内畸胎瘤的50%位于松果体区。儿童最多见，平均发病年龄12岁左右，多数为部分囊性病变，囊内含脂质、毛发和牙齿，肿瘤内钙化常见。

二、病因病理

1. *松果体区生殖细胞瘤* 生殖细胞瘤由原始的生殖细胞衍生而来，好发于松果体区，其次为鞍上池。肿瘤多发生于男性青少年，位于鞍上生殖细胞瘤则以女性多见。生殖细胞瘤对放射线非常敏感。

生殖细胞瘤通常无包膜、无钙化、出血、坏死或囊性变，属低度恶性肿瘤，多呈浸润性生长，常有不同程度和形式的转移，易向蛛网膜下隙及脑室系统种植、播散。组织学上，肿瘤主要含有两种细胞成分：上皮样细胞和淋巴样细胞。

2. *松果体区畸胎瘤* 起源于人体胚胎发育过程中多能干细胞，正常胚胎发育情况下，多能干细胞发展和分化成各胚层的成熟细胞。如果在胚胎不同时期，某些多能细胞从整体上分离或脱落下来，使细胞基因发生突变，分化异常，则可发生胚胎异常。一般认为，这种分离或脱落发生于胚胎早期，则形成畸胎；而如果发生于胚胎后期，则形成了具有内胚层、中胚层和外胚层三个胚层的异常分化组织，即形成了畸胎瘤。

畸胎瘤的病理特征为肿瘤组织由外、中、内三个胚层组织构成，常含有成熟或未成熟的皮肤、牙齿、骨、软骨、神经、肌肉、脂肪、上皮等组织，少数亦可含有胃黏膜、胰、肝、肾、肺、甲状腺及胸腺等组织成分。恶性畸胎瘤常表现为未成熟的不易定形和分辨的组织。

畸胎瘤的病理分类包括：①成熟型畸胎瘤，即良性畸胎瘤，由已分化成熟的组织构成；②未成熟型畸胎瘤，即恶性畸胎瘤，由胚胎发生期的未成熟组织构成，多为神经胶质或神经管样结构，常有未分化、有丝分裂增多的恶性病理表现。过去有将精原细胞瘤、无性细胞瘤、胚胎癌、内胚窦瘤等生殖细胞恶性肿瘤统称为恶性畸胎瘤，事实上它们是胚胎学上生殖细胞自卵黄囊向生殖腺移行的各个区域中发生异常分化的结果，在病理上常无三胚层结构，不应归为畸胎瘤。

三、临床表现

1. *性早熟* 肿瘤中的合体滋养层细胞能够向脑脊液中分泌β-HCG而产生黄体样激素的作用导致生殖细胞瘤患者出现性早熟。

2. *脑积水表现* 压迫中脑导水管导致阻塞性脑积水，此区生殖细胞瘤较早引起颅内压增高症状。几乎所有患者均有典型的脑积水症状和体征，头痛、呕吐、嗜睡、记忆障碍，婴儿还伴有头围异常增大和癫痫发作等。

3. *Parinaud综合征* 部分患者可出现Parinaud综合征，即双眼向上运动麻痹，但不伴有眼汇聚运动麻痹。

4. *小脑症状* 瘤体较大压迫小脑患者还可出现耳鸣、听力障碍和步态不稳、共济失调、眼球水平震颤等小脑压迫体征。个别因瘤体卒中而出现意识障碍。

四、辅助检查

1. *肿瘤标记物* 血液和脑脊液的肿瘤标记物检查，如人绒毛膜促性腺激素(human chorionic gonadotropin，HCG)和甲胎蛋白(α-fetoprotein，AFP)对于生殖细胞肿瘤的诊断有一定帮助。AFP的升高主要见于内胚窦瘤和卵黄囊肿瘤，也可出现于胚胎性癌和不成熟畸胎瘤。HCG的升高可见于绒毛膜癌及胚胎性癌。对于肿瘤标记物阳性的患者，术后监测肿瘤标记物的变化，对于判断疗效及复发等有重要作用。目前认为AFP、HCG、β-HCG是生殖细胞瘤非常有意义的标志物，在诊断、治疗、随访中有重要的价值。有学者认为，在所有松果体区肿瘤中均应检查AFP、HCG、β-HCG，一旦出现一项或两项指标升高，则提示恶性生殖细胞瘤的可能性大。这部分患者通常不需要通过活检明确病理诊断即可直接行放化疗。

2. 脑脊液脱落细胞学检查　对诊断生殖细胞瘤、松果体母细胞瘤最有价值，因这两种肿瘤细胞易脱落，可出现脑脊液内种植，如脑脊液脱落细胞学检查发现病理细胞，即可明确诊断。脑脊液内种植可刺激脑室脉络丛分泌过多脑脊液，导致交通性脑积水，故肿瘤很小即可合并显著脑积水。

3. 影像学检查　生殖细胞瘤位于松果体区，类圆形，境界清楚，CT 扫描呈稍高密度或等密度，MR 上 T_1 等或稍低信号，T_2 高信号，质地均匀。增强扫描呈均质显著强化。肿瘤沿第三脑室两侧缘生长较具有特征性，肿瘤不钙化，钙化的松果体偏离中线(图 40-3)。

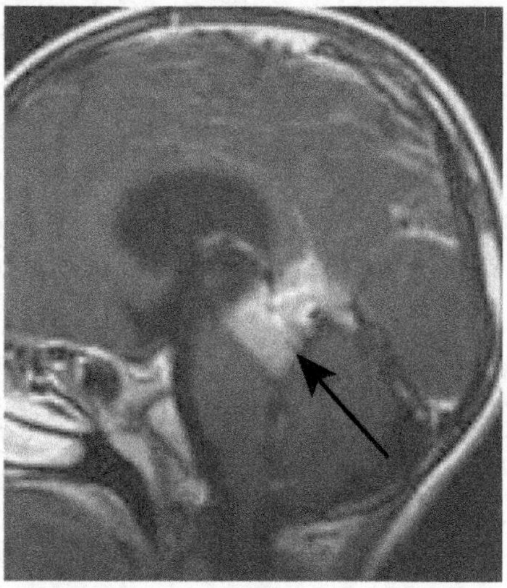

图 40-3　生殖细胞瘤(箭头所示)

松果体区畸胎瘤 CT 平扫可见肿物形态不规则，结节状及明显分叶状和密度不均的占位性病变，通常有实性成分(高密度)、囊性(低密度)及钙化和骨化等，多囊者较为常见。全部患者皆可见到脂肪成分，瘤内出血少见。畸胎瘤破溃入脑室后可见脑室内油脂状液体随体位变化而游动。畸胎瘤与恶性畸胎瘤在平扫 CT 很难区别，但后者囊变成分、钙化和脂肪相对较少，实质部分较多，而瘤周水肿则常可出现。畸胎瘤良性者常已生长多年，肿物发现时通常较大，在松果体区者几乎皆有不同程度的幕上脑室扩大。注药后实性部分明显强化，密度极不均匀，囊壁强化可呈多个环状影。

MRI 检查时，由于畸胎瘤由多种成分组成，故 T_1 及 T_2 像出现的信号也极为混杂，但边界较清楚，呈结节状或分叶状，良性畸胎瘤因生长缓慢边界无水肿。如有周边水肿，提示肿瘤为恶变成分或恶性畸胎瘤，肿瘤在注药后瘤壁和实质部分明显强化(图 40-4)。

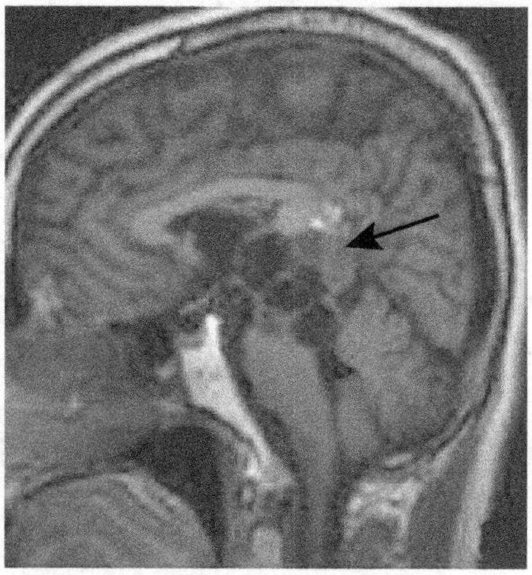

图 40-4　畸胎瘤(箭头所示)

五、诊断及鉴别诊断

1. 诊断　对于出现颅内压增高及伴有眼部症状，性早熟的小儿与青少年应高度疑诊为该病。结合影像学检查及实验室辅助检查多能诊断此病，尤其是上视不能、性发育障碍和瞳孔对光反应异常对该病有重要的诊断意义，但最终确诊仍要依靠病理学诊断。

2. 鉴别诊断　主要与以下疾病鉴别。

(1)松果体区囊肿：良性病变，多数较小，只有在 MRI 检查时偶然发现。多数在 MRI 上松果体区有小而圆的囊肿，注药后轻度环形强化。有时囊肿较大可稍压迫四叠体上丘，CT 示囊内液体与脑脊液比呈等至高密度，多无临床症状，也不引起脑积水，绝大多数无须手术治疗。

(2)松果体细胞瘤：包括松果体细胞瘤和松果体母细胞瘤，前者多为边界清楚的圆形病变，很少通过脑脊液播散；松果体母细胞瘤为恶性，局部浸润，通常体积较大、质地不均匀。松果体细胞瘤周边可有钙化，注药后可有均匀或不均匀增强，有时神经影像上不易与松果体区生殖细胞瘤区别。

(3)神经胶质瘤：多起源于四叠体或第三脑室后壁，多数星形细胞瘤，极少数为室管膜瘤。早期引起梗阻性脑积水。MRI 见肿物及四叠体融为一体，压迫导水管，使其狭窄或闭塞。注药后多不强化或轻度强化，有时可见受累的丘脑和脑干出现肿胀，在 T_2 像上可见高信号。

(4)脑膜瘤：松果体区脑膜瘤少见，多为成人(常发生于 40－60 岁)，常起源于小脑幕切迹游离缘，故常不在正中。肿瘤常为圆形或椭圆形，CT 为均匀密度，MRI 在 T_1 像为均匀高信号，注药后可明显均匀强化，并可显示在小脑幕上有脑膜尾征(冠状扫描显示更为清楚)。

(5)脂肪瘤：先天性病变，胎儿生长发育过程中脂肪组织异位所致的结果，多数很小，不引起症状，更无须手术。MRI 上 T_1 及 T_2 像上均为均匀一致的高信号。

(6)上皮样囊肿或皮样囊肿：CT 值低于脑脊液；MRI 在 T_1 像为低信号，T_2 像可变化较大，从低信号到不均匀信号皆可。上皮样囊肿边界可不规则，部分边界可呈虫蚀状。

(7)蛛网膜囊肿：囊液内密度或信号与脑脊液相似，囊壁薄，注药后可轻度强化。

六、治　疗

1. *放疗*　生殖细胞瘤对放疗敏感。生殖细胞瘤患者需给予头颅脊柱轴照射 25.5Gy(分 17 次)，另加松果体区强化照射 19.5Gy(13 次)，治疗效果良好。畸胎瘤对放疗不敏感，放疗不作为首选治疗方式。

有学者认为，由于此区肿瘤手术难度大，开颅手术风险极高，直接开颅手术死亡率为 5%～10%；且 75%的肿瘤为恶性，不能全切(即便良性肿瘤全切率亦较低)，同样 75%的病患对 γ 射线敏感；手术增加了肿瘤发生脑脊液播散的可能。因此 γ 刀可作为首选治疗。

总体来讲，γ 刀治疗该部位肿瘤治疗效果良好，尤其是生殖细胞瘤和松果体母细胞瘤。Backlund 等应用伽马刀治疗 19 例不同性质的松果体区肿瘤，收效满意，患者的高颅压症状完全消失，肿瘤缩小或消失，死亡率与病残率为 0。

2. *化疗*　畸胎瘤和生殖细胞瘤对化疗敏感。如 CEB 方案为卡铂、依托泊苷、平阳霉素用于治疗畸胎瘤与生殖细胞瘤；依托泊苷和顺铂治疗放疗后的畸胎瘤，ECOMB 方案治疗畸胎瘤等。

3. *手术治疗*　松果体区肿瘤因压迫中脑导水管而早期即可出现脑积水表现，如考虑为典型的生殖细胞瘤，可先行脑室-腹腔分流术，使颅内压缓解后再行试验性放疗或试验性化疗。如考虑为畸胎瘤，则应在脑室-腹腔分流术后 7～10d 直接开颅切除肿瘤。

(1)脑室-腹腔分流术：为缓解脑积水，避免术后导水管梗阻带来的潜在风险，可先行脑室-腹腔分流术，但此手术有引起肿瘤扩散至腹膜腔的可能，部分患者在分流术后出现肿瘤对局部压迫加重的表现，此时应直接行肿瘤切除术以解除压迫。

(2)脑室脑池造口术：近年来，随着神经内镜技术的发展，脑室-脑池造口术越来越多地被用来治疗梗阻性脑积水。与脑室-腹腔分流术相比，可避免术后感染、分流管阻塞及种植转移等并发症。

(3)肿瘤直接切除术：松果体区肿瘤位置深，周围毗邻重要结构，早年因手术死亡率高而一度成为神经外科的禁区。近 20 年来，随着显微神经外科的发展，此区手术死亡率降至 5%以下，故直接切除手术再次被重视。常用手术入路有顶枕部经胼胝体入路(Dandy 入路)、侧脑室三角区入路(Van wagenen 入路)、额部经侧脑室入路(Egolov 入路)、幕下小脑上入路(Krause 入路)、枕部经小脑幕入路(Poppen 入路)、胼胝体-透明隔-穹窿间入路、经侧脑室脉络膜下入路(Subchoroida 入路)。

以上术式各有优缺点，手术入路的选择应根据肿瘤大小、生长方式及术者的个人习惯来选择。目前，幕下小脑上入路、枕部经小脑幕入路及经胼胝体入路应用较为广泛。

对肿瘤的切除应根据其病理而有所不同，对已行脑室-腹腔分流手术、无脑干受压表现而术中证实为生殖细胞瘤者，手术可以随时停止，因经术后放化疗，全切肿瘤与活检的效果并无明显差异。而对畸胎瘤，因其对放化疗的敏感性差，手术应力争全切肿瘤。此区手术应注意保护大脑大静脉、大脑内静脉及四叠体，避免出现严重的术后并发症。

七、预　后

近年来，由于治疗理念的革新，综合治疗方案的改进，生殖细胞瘤生存率有很大提高，其 5 年、10 年生存率分别为 96%、93%。但非生殖细胞瘤则不然，除良性畸胎瘤 5 年、10 年生存率均为 93%外，其他恶性非生殖细胞瘤的预后远较生殖细胞瘤差，其 3 年生存率分别为恶性畸胎瘤 50%、胚胎癌 20%、内胚窦肿瘤 33%、绒毛膜上皮癌几乎全在 1 年内死亡。种植播散是影响生殖细胞瘤生存质量的主要原因。据报道，生殖细胞瘤复发率为 6%～

40%,脊髓转移的发生率为10%～15%,生殖细胞瘤合并合体滋养层巨细胞比单纯生殖细胞瘤更易复发。

第三节　松果体区胶质瘤及其他组织来源肿瘤

松果体区胶质瘤指来源于松果体区及其邻近区域神经上皮组织的肿瘤,据天坛医院资料,神经上皮样肿瘤占松果体区肿瘤的27.94%,主要为星形细胞瘤(9.52%)、胶质母细胞瘤(5.40%)、室管膜瘤(2.54%)、少突胶质细胞瘤(1.27%)、脉络丛乳头状瘤(0.32%)、黑色素瘤(0.32%)。

其他来源肿瘤组织成分复杂,包括脑膜瘤、皮样囊肿、蛛网膜囊肿、松果体囊肿、转移癌、恶性淋巴瘤、脂肪瘤等。发病率占整个松果体区肿瘤的29.2%左右。临床表现上与松果体区其他肿瘤表现相似。

松果体区胶质瘤及其他组织来源肿瘤的诊断主要依靠影像学检查,而确诊则仍需依靠组织病理分型,因为各型肿瘤的治疗方案和预后差别很大。在影像学上,肿瘤组织包绕钙化的松果体往往提示肿瘤来自于松果体外组织。

治疗上,部分囊肿性病变往往无明显症状体征,可观察。其他肿瘤往往需手术治疗或活检明确病变性质后给予手术或对症放化疗。

(庞　琦　杨洪安)

参考文献

[1] Heim S, Beschorner R, Mittelbronn M, et al. Increased mitotic and proliferative activity are associated with worse prognosis in papillary tumors of the pineal region. Am J Surg Pathol, 2014, 38(1): 106-110

[2] Magrini S1, Feletti A, Marton E, et al. Gliomas of the pineal region. J Neurooncol, 2013, 115(1): 103-111

[3] Hernández-León O, Rodríguez-Villalonga OL, Pérez-Nogueira FR. Endoscopic approach to ventricular atrium for biopsy of pineal region tumour: case report. Neurocirugia (Astur), 2014, 25(1): 43-47

[4] Dinc C, Iplikcioglu AC, Ozek E. Pineal epidermoid tumors: report of five cases. Turk Neurosurg, 2013, 23(4): 446-450

[5] Zhang Z1, Wang H, Cheng H, et al. Management of hydrocephalus secondary to pineal region tumors. Clin Neurol Neurosurg, 2013, 115(9): 1809-1813

[6] Fauchon F1, Hasselblatt M, Jouvet A, et al. Role of surgery, radiotherapy and chemotherapy in papillary tumors of the pineal region: a multicenter study. J Neurooncol, 2013, 112(2): 223-231

[7] Riis P1, van Eck AT, Dunker H, et al. Stereotactic radiosurgery of a papillary tumor of the pineal region: case report and review of the literature. Stereotact Funct Neurosurg, 2013, 91(3): 186-189

[8] Choi JU1, Kim DS, Chung SS, et al. Treatment of germ cell tumors in the pineal region. Childs Nerv Syst, 1998, 14(1-2): 41-48

[9] Blakeley JO1, Grossman SA. Management of pineal region tumors. Curr Treat Options Oncol, 2006, 7(6): 505-516

[10] Edwards MS1, Hudgins RJ, Wilson CB, et al. Pineal region tumors in children. J Neurosurg, 1988, 68(5): 689-697

[11] 韩仰同,王雅洁,等.松果体区肿瘤的影像诊断.中华放射杂志,2001,17(5):472-473

第 41 章

副神经节瘤

副神经节瘤起源于副神经节，属神经外胚叶肿瘤。与神经外科有关的副神经节瘤主要有颈静脉球瘤、颈动脉体瘤和马尾区副神经节瘤等。本章主要阐述副神经节瘤中的颈静脉球瘤、颈动脉体瘤的相关知识。

第一节　颈静脉球瘤

一、病因病理

病因不明。神经节细胞来源于神经嵴的神经母细胞，既有神经元细胞的特征又有分泌功能，属于神级分泌细胞。经细胞化学和超微结构的研究已证实颈静脉球瘤有化学感受器的功能，其细胞质内有典型的儿茶酚胺分泌颗粒。1%～3%的颈静脉球瘤有神经分泌功能活性，血浆中儿茶酚胺水平升高，产生相应症状。部分病例可见全身多病灶多中心性生长。与发生于其他部位的副神经节瘤并无差别。本病恶性发生率为 3%～50%，肿瘤组织学类型多为良性，但病灶几乎均呈局部浸润性生长，极少数可向远处转移。

二、临床表现

颈静脉孔区副神经节瘤，不论起源何处，随着病灶进行性生长，可引起耳科及神经系统症状和体征。

1. *耳鸣*　进行性听力下降；耳鸣，可为搏动性、传导性或感音性聋均可能。耳镜检查可见，鼓膜呈充血膨隆，外耳道可见灰红色肿块，伴随脉率而搏动，甚至出血。有些病例，反复出血可致慢性中耳炎、脑膜炎及耳源性脑脓肿，产生相应的症状及体征。

2. *面瘫*　面神经受累提示肿瘤侵及小脑脑桥三角、内听道、中耳、乳突、面神经管或茎乳孔等。

3. *眩晕*　肿瘤侵及迷路或直撞压迫前庭神经，体检可发现眼震，水平性眼震多见。

4. *颈静脉孔区综合征*　第Ⅸ～Ⅺ对脑神经受累，表现为声音嘶哑、饮水呛咳、咳嗽无力及吞咽困难等。体检发现咽部感觉减退、咽反射消失、声带及软腭肌瘫痪、舌后 1/3 味觉缺失，斜方肌萎缩伴垂肩等。上述症状体征出现提示病灶侵及颈静脉孔区。

5. *后破裂髁综合征*　第Ⅸ～Ⅻ对脑神经同时受累，除上述症状体征外，还伴舌肌萎缩和伸舌偏向病侧等，提示肿瘤同时侵及颈静脉孔和枕骨髁区。

6. *霍纳综合征*　提示病变进一步生长，侵及咽旁间隙内的颈交感干或颈内动脉周围的颈内动脉交感丛。脑神经受累的程度提示肿痛侵袭的范围。除上述脑神经症状外，还可出现头痛、呕吐等颅高压症状，步态不稳、共济失调等小脑症状，锥体束征阳性，以及颞叶癫痫等颅中窝受累的临床表现。功能性颈静脉球瘤患者血浆中儿茶酚胺水平升高，亦可出现高血压、心悸烦躁等临床表现。

三、辅助检查

1. *X 线片*　早期可无明显改变，晚期可见以经颈静脉孔区为中心的骨质破坏。

2. *CT 平扫*　显示颈静脉孔区等密度或略高密度占位灶。病灶向前可侵入颞骨岩部、颈动脉管、中耳，向上可侵入小脑脑桥三角、颅中窝，向外延及外耳道，向下突入颅外咽旁间隙等。CT 增强扫描，病灶呈均一强化，骨窗位扫描，可显示颈静脉孔及其邻近骨质破坏。

3. *MRI平扫*　T_1加权像病灶为等信号，T_2加权像病灶较脑组织为高信号。较大的肿瘤由于富于血供，在T_1、T_2加权像上均可见点状或线状流空信号，特别在T_1加权增强像出现显著“黑白相间现象”，此为特征性表现。静脉注射Gd-DTPA造影后，病灶呈均一强化。MRI可清晰显示病灶与颅内脑组织、脑神经、静脉窦及颅内外颈内动脉和颈内静脉的相邻关系。病灶与相邻骨结构的关系还需结合CT检查。MRI血管成像技术（MRA）结合MRI可以更清晰地显示病灶血供来源，MRI静脉成像技术（MRV）除了显示大型肿瘤的静脉回流外，更有助于判断病灶与乙状窦、颈静脉球和颈内静脉的关系。如MRV显示颈内静脉受肿瘤侵入，甚至完全闭塞，手术切除病灶时可以结扎切除受累的颈内静脉和颈静脉球，以期全切肿瘤。

4. *血管造影*　多应用于病灶较大或术前介入肿瘤栓塞的患者。数字减影技术的发展（DSA）则更有助于排除颈静脉孔区骨质的影响，能清晰显示肿瘤的血供及相邻的颈内动脉、静脉窦和颈内静脉的受累程度。双侧颈、内外动脉均需造影。如病灶侵入颅后窝，则应双侧椎动脉造影。血管造影动脉期可见多支异常的病理性血管包绕病灶，供血动脉可来源于颈外动脉系统，如咽升动脉（下鼓室支、脑膜支）、颌内动脉（前鼓室支、脑膜中动脉）、枕动脉或耳后动脉等，亦可源于颈内动脉系统，如颈内动脉的岩骨段、海绵窦段和椎动脉系统颅外支（脑膜支）等。肿瘤血管染色常介于脑膜瘤和AVM之间。静脉期常可见同侧乙状窦末端、颈静脉球及颈内静脉近段不显影。

四、诊断及鉴别诊断

依据病史、症状、临床体征，结合现代影像学技术，临床诊断多不困难。切忌活检，以防病灶大出血。鉴别诊断需排除涉及颈静脉孔区的以下疾病：①神经鞘瘤；②脑膜瘤；③骨源性肿瘤；④表皮样瘤；⑤慢性乳突炎；⑥转移性肿瘤等。

五、治　疗

手术全切除肿瘤为治疗首选方案，介入栓塞可以作为术前辅助手段，对于无症状小肿瘤、有系统性病变不宜手术或术后残留病灶可采用放疗或放射外科治疗。化疗效果不确切。

1. *介入栓塞治疗*

（1）适应证：①大型颈静脉球瘤术前辅助治疗；②年老体弱无法接受开颅手术者或复发病例的姑息性治疗。

（2）栓塞治疗的主要目的：减少肿瘤血供，为手术创造有利条件。术前栓塞可明显减少术中出血量，利于肿瘤边界的分离和分块切除，提高脑神经等周围结构的保护，缩短手术时间。术前栓塞与手术时间间隔不宜过长，以免血管再通或侧支循环开放，降低疗效。颈静脉球瘤主要由颈外动脉系统供血。大型颈静脉球瘤多呈分叶状生长，各叶供血动脉来源于颈外动脉的不同分支。肿瘤前叶还可有颈内动脉的颈鼓室支参与供血。

2. *放疗*

（1）适应证：①手术后残留肿瘤灶；②老年患者或全身情况差不能耐受手术的患者；③病灶小未产生临床症状；④复发或转移性肿瘤病灶；⑤双侧颈静脉球瘤，一侧术后残留严重后组脑神经功能障碍的患者，对侧肿瘤灶无法手术者；⑥患者拒绝手术。

（2）并发症：①脑组织及颞骨放射性坏死；②延迟性中耳炎、耳道积液；③喉头狭窄；④下颌骨放射性坏死；⑤外耳道狭窄等。

3. *放射外科治疗*　如γ刀、X刀和质子刀。其适应证和并发症基本同常规放疗。由于手术全切颈静脉孔区肿瘤仍存在相当的技术难度，γ刀治疗适用于颈静脉球瘤术后残留、复发者及多发者。据本单位γ刀治疗的个例随访，近期疗效较好，可控制肿瘤生长，不加重脑神经损伤，远期疗效还有待观察。γ刀治疗对于拒绝手术或不能耐受手术者亦值得推荐。

4. *手术*　颈静脉球瘤的手术难度在于其涉及的颅底部位深、结构复杂、邻近大量重要神经血管。传统解剖学将颈静脉孔区分为神经部（含舌咽神经、岩下窦、咽升动脉脑膜支）和静脉部（含乙状窦、迷走神经和副神经）。颈静脉孔是由颞骨岩部和枕骨髁部构成的裂孔，右侧一般略大于左侧。从颅内观察颈静脉孔为后外侧较大的椭圆形乙状窦部和较小的前内侧岩部，两者之间存在纤维性或骨性间隔，分别通过乙状窦和岩下窦。从颅外观察颅底，颞骨形成了颈静脉球穹窿。颈静脉内嵴始于颞骨颈静脉内突，构成颈静脉球穹窿内侧缘，其上有一狭窄的舌咽神经凹槽，为舌咽神经通道。颈静脉窝是一骨性结构，构成颈静脉球的顶壁和外侧壁，一般右侧稍大。其内壁穹窿状光滑，以容纳颈静脉球，尖端通常不规则，有颞骨颈静脉内嵴，与锥形窝相邻。锥形窝内有耳蜗管外口、舌咽神经、舌咽神经上神经元及耳蜗静脉等。经过颈静脉孔区的结构包括乙状窦、颈静脉球、岩下窦、咽升动脉及枕动脉的脑膜支，第Ⅸ～Ⅺ对脑神经、舌咽神经的鼓室支（Jacobson 神经）、迷走神经的耳支（Arnold 神经）和耳蜗管等。乙状窦向颈静脉孔的乙状窦部回流，进入颈静脉窝，汇入此处的颈静脉球。颈静脉孔区位置深，周围邻近结构重要，如前方的颈内动脉、外侧的面神经、内侧的舌下神经、后方的椎动脉等。颈静脉孔区手术一直是神经外科、头颈外科及耳科的手术难点。随着现代显微颅底外科手术技术的发展，颈静脉球瘤的手术全切除已成为可能。

（1）适应证：肿瘤进行性增大产生神经系统症状体征者均应首选手术治疗。

（2）手术方法选择：局限于鼓室内的小型肿瘤可采用耳科手术入路，如耳道入路或耳后入路（与乳突入路的鼓室成形术相仿）。肿瘤体积较大且涉及颈静脉孔区则需采用颅底手术入路，分为以下三类。

①外侧经乳突入路：后侧经颅后窝入路，前侧经岩骨鼓室部。

外侧径：耳后颞下入路联合颈部切口，可以理想地暴露颈静脉孔区、乳突气房、鼓室、颅外颈动脉鞘及周围结构。采用耳后C形切口，依据肿瘤向前扩展范围切断或保留外耳道，依据肿瘤向颅外扩张的范围延长颈部切口，以充分暴露肿瘤及供应血管为宜。暴露颈动脉鞘及其内的颈内动脉、颈外动脉、颈内静脉和后组脑神经。乳突切除范围局限于茎乳孔及面神经乳突段后，磨除颈静脉突至迷路，从后外侧暴露颈静脉孔区。如需增加侧方显露，术中可切断头侧直肌，切除茎突，使面神经前移位，术野可抵达颈内动脉岩骨部。如需增加前侧方显露，术中可以向前牺牲外耳及中耳结构，但需保留迷路。如患者术前已有听力丧失，向内侧磨除迷路可以进一步扩大术野。切除枢椎横突及枕骨髁后，肿瘤颅外部分大多可充分显露并切除。肿瘤侵入颅内部分可以联合外侧枕下乙状窦前或乙状窦后开颅以切除。经颞叶迷路下入路适用于肿瘤局限于岩骨，术中需切除乳突，岩骨磨至迷路下，面神经保护是手术中的关键。如患者术前已丧失听力，可联合经迷路入路以扩大术野。

②后侧入路：包括枕下乙状窦后入路、远外侧入路及远外侧经髁入路。适用于肿瘤颅内部分优势的病例。传统的枕下乙状窦后入路通过牵开小脑半球可以显露小脑脑桥三角和颅内颈静脉孔区，但无法显露枕骨大孔区和下斜坡区。远外侧经髁入路则可以弥补上述不足。侧卧位，枕下-上颈部马蹄形或C形皮肤切口。

③前侧入路：耳前颞下入路，从外耳道前，经岩骨鼓室，暴露牵开颈内动脉岩骨段，抵达颈静脉孔区及中上斜坡前侧。在此基础上联合外侧入路，称为颞下窝入路，特别适用于肿瘤顺着颈动脉岩骨部或咽鼓管侵及岩尖并长入中颅底的病例。耳前颞下入路，紧贴耳屏前头皮切口。头部切口同改良翼点，下缘绕耳垂向后至胸锁乳突肌前缘，并根据肿瘤颅外延伸范围决定切口下缘长度。注意保护颞浅动脉及面神经主干及分支。按颧弓-翼点或眶-颧入路开颅，颞下窝关节脱位下移。骨窗平中颅底，岩骨磨除至打开颈动脉管，牵开颈内动脉岩骨段，可显露颈静脉孔和中上斜坡的前外侧。

六、并发症

1. *脑神经损伤*　包括面瘫、听力丧失、吞咽困难、声音嘶哑、呛咳等。

2. *重要血管痉挛或损伤*　包括颈内动脉、椎动脉及颈外动脉等，可导致大脑半球或脑干缺血，严重者可死亡。当肿瘤包绕颈内动脉，椎-基动脉及后组脑神经或侵犯斜坡、枕大孔前缘及海绵窦内时，病灶全切除与术后并发症之间需反复权衡。

七、预　后

肿瘤全切除后复发率低，术后后组脑神经损伤、椎动脉缺血及脑脊液漏并发颅内感染往往是导致术后严重致残甚至致死的主要原因。

第二节　颈动脉体瘤

一、病因病理

病因不明，有报道高原居民、慢性心肺疾病的患者，由于慢性缺氧，可导致颈动脉体增生、肥大，易发颈动脉体瘤。本病散发型多见，双侧病灶发生率只有5%。家族型少见，为常染色体显形遗传，双侧病灶发生率为32%。一般颈动脉体瘤为边界清楚、光滑的肿块，平均大小为4.5cm×3.5cm×3cm。个别可达直径15cm，重达200g。质似橡胶，呈灰红色，血管丰富。虽然颈动脉体瘤多为良性，但其恶性变发生率为2.6%～50%，多向邻近结构浸润性生长，也可发生远处转移(5%)，主要表现为周围淋巴结浸润，臂丛、小脑、肺、骨骼、腹腔、胰腺、甲状腺、肾脏及乳房受累均有报道。颈动脉体瘤的良恶性难以用组织学标准衡量，即有些肿瘤出现核分裂和细胞异形，却不发生侵袭或转移；相反，一些组织学仍保持良性的肿瘤灶却发生转移。10%无家族史病人可有多发副神经节瘤，可同时或先后出现。

二、临床表现

颈动脉体瘤患者多因颈部无痛性肿块而就诊，其他症状还包括声音嘶哑、吞咽困难、呛咳或舌肌萎缩等。体检发现位于下颌角处的颈部肿块，垂直向固定，侧方可活动。肿块表面可扪及搏动感，但听诊血管杂音常常不明显。脑神经受累比例高达20%，包括迷走神经和舌下神经，部分病人可出现霍纳综合征。吞咽困难和呛咳多继发于迷走神经受累，或咽部受肿瘤局部压迫所致。少数因肿瘤巨大推移或侵袭扁桃体、软腭或腭垂而引起口咽出血。少数肿瘤无症状，仅因血管造影或尸检时发现。

远隔症状：①颈动脉窦综合征，表现为心搏减慢、低血压和意识丧失，可自发或继发于头颈活动或压迫颈颈部肿块；②高血压综合征，可阵发性或持续性心搏加快、血压升高头痛头晕、恶心呕吐、面色苍白、四肢厥冷等。提示肿瘤具有分泌儿茶酚胺的活性，或存在全身多中心嗜铬细胞瘤的可能。

三、辅助检查

股动脉穿刺血管造影是本病的最佳诊断方法。颈内外动脉分叉处卵圆形的增强团块影是本病的特征性表现。肿瘤供血动脉多源于颈动脉分叉处和颈外动脉，部分可源于颈内动脉、椎动脉及甲状颈干等。双侧颈动脉造影有助于判断对侧颈动脉血流情况，排除其他部位多发性副神经节瘤，如对侧颈动脉体瘤或颈静脉球瘤等。增强CT和MRI有助于判断肿瘤向四周侵犯的程度，如有无侵及咽部等。典型的颈动脉体瘤在MRI的T_1加权像为等信号，T_2加权像为高信号增强后信号明显提高。由于瘤内血供丰富及血管流空现象，可在增强灶内出现无信号区而呈现“黑白相间现象”。可是此征并非本病特有，也可见于肾和甲状腺癌转移、血管瘤等。MRA技术有助于判断载瘤颈动脉的通畅程度，可部分代替传统DSA。本病影像学表现有时与颈动脉瘤鉴别困难，应注意识别。多普勒超声检查具有安全、可靠、无侵袭、廉价等优点，对于有家族史或既往有颈动脉体瘤的高危人群可应用此技术筛查。

四、诊断及鉴别诊断

依据典型的临床症状、体征，结合神经影像学检查，本病诊断多可以成立。如有家族性副神经节瘤病史，或全身其他部位副神经节瘤病灶，更支持本病。鉴别诊断需除外腮裂囊肿、颈动脉瘤、原发或转移性肉瘤、神经鞘瘤、颈静脉球瘤等。术前详细的全身影像学资料有助于诊断多发性副神经节瘤。有报道采用细针穿刺活检技术来确诊本病，但多数学者认为，此技术应用于病灶周围转移性淋巴结活检更为合适，原发肿瘤病灶切忌盲目活检，以免引起不可控制的大出血。患者是否存在高儿茶酚胺分泌的临床表现(如高血压)，是功能性或非功能性肿瘤确诊的重要依据。对可疑病人应查血和尿中儿茶酚胺及其代谢产物，如香草基扁桃酸。

五、治　疗

外科手术为该病主要治疗方法，肿瘤不全切除者，虽然可术后辅以放疗，但疗效不确切。化疗效果也不确切。双侧颈动脉体瘤，主要一侧肿瘤术后如有舌咽、迷走神经麻痹，则对侧肿瘤手术需慎重。因为如果出现双侧舌咽、迷走神经损伤会导致呼吸吞咽障碍。手术方法有肿瘤剥除、肿瘤切除伴血管重建和肿瘤切除伴颈动脉结扎等。以前两法较好和多用。

手术切除肿瘤要点如下。

1. 脑缺血的预防　颈动脉体瘤手术的主要并发症是脑缺血损伤，严重者可危及病人生命。下列措施有助减少此并发症的发生。

(1)术前颈动脉球囊阻断试验并结合^{133}Xe脑血流量测定技术，以了解对侧颈内动脉代偿功能。

(2)术中脑血流监测或脑皮质功能监测、如术侧脑皮质激光多普勒血流监测或脑电图监测等。

(3)应用脑保护药。

(4)巨大型颈动脉体瘤者，术时需行颈动脉暂时阻断或血管重建者，可采用亚低温麻醉和(或)动脉内置管引流术。

2. 脑神经损伤的预防　舌下神经和迷走神经最易损伤，次之为舌咽神经和副神经及交感神经。庆幸这些脑神经损伤多呈暂时性。熟悉颈部神经血管解剖，术时细心辨识和精细操作是避免神经损伤的关键。

3. 手术操作的注意事项

(1)充分暴露肿瘤：纵行切口起自颧弓上缘，紧贴耳屏向下，绕耳垂下缘至乳突，再沿胸锁乳突肌前缘向下止于胸骨上切迹。水平切口可沿通过肿瘤中心的颈部皮肤褶纹切开。前者暴露肿瘤充分，后者有利于美观。

(2)暴露肿瘤远心端：腮腺后缘和乳突之间切开颞腮筋膜，解剖面神经主干并以此为上界整块游离腮腺，向上牵开，注意保护面神经各支。于乳突和茎突处分别切断二腹肌后腹和茎突舌骨肌，充分显露颈内动脉远心端。沿胸锁乳突肌前缘切开颈深筋膜，小心地自近心端向远心端解剖总动脉，分离至颈动脉分支处。此时肿瘤外侧缘已分离，颈内外动脉起始端分别绕置血管带备用。

(3)肿瘤内侧常有面静脉分支参与肿瘤静脉回流，需一一结扎切断分离肿瘤内侧面。

(4)肿瘤深面附着于颈动脉，由颈动脉分叉及颈外动脉发出供血动脉也由深面进入肿瘤。肿瘤与动脉外膜层间存在解剖间隙，故应严格循此间隙，自下而上分离，逐一电凝切断供血动脉。这样可以减少载瘤动脉管壁损伤，在保持术中级动脉血流通畅的状况下分离肿瘤深面。同时严格在颈动脉外膜层外分离肿瘤还可防止损伤喉上神经和喉返神经。

(5)巨大型颈动脉体瘤供血动脉流量高且复杂，考虑行临时阻断颈动脉术。对于部分术前或术中脑电图或脑血流量监测提示不能耐受临时动脉阻断术的患者，可以考虑行颈动脉分流术，术中尽可能保留载瘤动脉。但如肿瘤无法与动脉分离，可将肿瘤连同载瘤动脉体一并切除，并行大隐静脉移植术。

(6)保护术侧颈外动脉同样很重要，因为它可能是对侧侧支循环的来源。

(7)与肿瘤相邻的脑神经包括迷走神经(主干或喉上神经、喉返神经)、舌咽神经、面神经(主干或下颌支)及副神经等，它们大多位于肿瘤深面下颌角处。术中需仔细显露并保护好。

(8)如肿瘤向上侵入枕骨大孔或者岩骨，可联合颅底手术入路。参见颈静脉球瘤手术方法。

六、预　后

姑息治疗颈动脉体瘤年死亡率为 8%，死因主要包括后组脑神经麻痹、气道阻塞、肿瘤颅内转移压迫脑干等。手术全切肿瘤可有效缓解症状，防止肿瘤复发，预后良好。

(钟　跃)

参考文献

[1] 周良辅，现代神经外科学.上海：复旦大学出版社，2001：556-575

[2] Kallel H, Hentati H, Baklouti A, et al. Retroperitoneal paragangliomas: Report of 4 cases. World J Gastrointest Surg, 2014, 6(4): 70-73

[3] Dupin C, Lang P, Dessard-Diana B, et al. Treatment of head and neck paragangliomas with external beam radiation therapy. Int J Radiat Oncol Biol Phys, 2014, 89(2): 353-359

[4] Beigi AA, Eshaghian A. Supraglottic paraganglioma originated from superior laryngeal nerve. Adv Biomed Res, 2014, 24(3): 46

[5] Riffat F, Dwivedi RC, Palme C, et al. systematic review of 1143 parapharyngeal space tumors reported over 20 years. Oral Oncol, 2014, 50(5): 421-430

第42章

脑转移瘤

脑转移瘤(intracranial metastasis)是指非中枢神经系统原发恶性肿瘤经各种播散途径转移至脑组织的肿瘤,是颅内最常见的恶性肿瘤。随着人均寿命的延长,检查手段的进步,颅内转移瘤的检出率逐年增高,是值得神经外科医生关注的一个疾病,颅内转移瘤的发生率较高,但在神经外科接受治疗的患者比例较低,主要是因为颅内转移瘤的治疗策略需要考虑到原发疾病的性质、全身转移情况、患者身体功能状态、颅内转移数量等,因此颅内转移瘤的最佳治疗策略仍需要在很长一段时期辩证摸索,改进治疗方案,提高患者的生存期和生存质量。希望通过本章的介绍,神经外科医生能够为颅内转移瘤患者提供最佳的治疗方案。

一、流行病学

恶性肿瘤约有30%发生颅内转移,经神经外科诊治的脑转移瘤多为颅内单发脑转移瘤,医生、患者、家属对颅内多发脑转移瘤的治疗均持消极态度,因此难以统计脑转移瘤的确切发病率,但能够确定的是脑转移瘤的发病率要远远高于颅内原发肿瘤,人群年发病率为(8.3～11)/10万。随着人类寿命的延长,癌症患者生存率的提高及诊疗手段的发展,颅内转移瘤的发生率也会相应增加。脑转移瘤患者发病年龄大多在40－60岁,发病率居前三位的分别是肺癌、乳腺癌和黑色素瘤,其他常见脑转移的肿瘤还有肾癌、大肠癌等,发病比率各家报道不一。儿童实质性肿瘤脑转移率仅为成人的1/4～1/2,好发脑转移瘤的疾病依次为白血病、淋巴瘤、骨源性肿瘤、横纹肌或平滑肌肉瘤、类癌瘤、肾肉瘤及卵巢癌等。脑转移瘤的发病率男性多于女性,男女之比为2.1∶1。男性以肺癌脑转移的发病率最高,63%来自肺癌,黑色素瘤也容易发生脑转移。女性以乳腺癌脑转移的发病比率最高,50%以上来自乳腺癌。脑转移瘤患者自然病程的中位生存期约为1个月,使用激素治疗能延长至2.5个月,接受手术治疗的患者生存期为10.9～16.4个月,手术加全脑放疗(whole brain radiotherapy, WBRT)患者的生存期可达1～2年。影响脑转移瘤患者预后的因素包括年龄、KPS评分、原发病灶治疗情况。KPS评分≥70分、年龄<65岁、原发病灶控制良好的患者中位生存期长。

二、转移途径

脑转移瘤的主要转移途径是血源性转移,肿瘤细胞脱落进入受侵袭的小静脉,随血液回流至心脏,进入颈内动脉和椎动脉系统,多栓塞于大脑动脉系统的分水岭区。常见的经血液转移原发性肿瘤为肺癌、乳腺癌、绒毛膜上皮癌、黑色素瘤、消化道癌和肾癌等。一些位于头颅外周和邻近器官的恶性肿瘤可经直接浸润转移至颅内,常见的有鼻咽癌、视网膜母细胞瘤或骨肉瘤等,这些肿瘤破坏颅骨、硬脑膜、软脑膜,或经颅底的孔隙进入颅腔内蔓延至颅内。

一些中枢神经系统原发的肿瘤可经脑脊液途径转移,常见的可发生颅内转移的中枢神经系统肿瘤包括髓母细胞瘤、高级别胶质瘤、间变型室管膜瘤、松果体区肿瘤(生殖细胞瘤、松果体细胞瘤和松果体母细胞瘤)。

三、解剖学特征

脑转移瘤可位于脑内任何部位,但大多数发生在脑实质,大脑中动脉供血区的皮质与白质交界处,中动脉供血末端颞顶枕交界区最常见,常见的脑回有中央前后回、角回、颞上中回后部。肿瘤可位于单个脑回,也可横跨相邻脑回,位于脑沟深面;表浅的位于皮质下,深部的可达白质深部,少数转移瘤位于脑室内；小脑也可发生转移瘤。除脑实质外脑转移瘤还可发生于颅骨、硬模、软脑膜、蛛网膜等结构。

四、病理学特征

在这里简单介绍一些具有特点的大体所见，希望对术中诊断有帮助。目前的病理最终诊断均由病理科完成，镜下表现对神经外科医生帮助不大，故本章不对镜下所见做介绍。

1. 转移至脑实质的肿瘤位于脑组织外，和周边脑水肿带边界清，浸润生长的肿瘤浸润程度一般不超过瘤周5mm。

2. 肿瘤多数呈实质性团块，肿瘤内可伴有坏死、出血，少数呈囊性改变，肺癌、前列腺癌、结肠癌、肾癌、绒癌脑转移易伴有肿瘤卒中，囊变肿瘤囊液可呈透明黄色液体或黏液状，囊液内可有黄色渣样颗粒，有的浓稠似脓状，一些囊液与空气接触后凝固。

3. 绒毛膜上皮癌为特有紫红色，瘤心可见软化或坏死；黑色素瘤脑转移时脑膜黑染；转移至蛛网膜时，可见蛛网膜增厚，呈灰白色不透明，有瘤结节散布，蛛网膜上的血管增多增粗，呈网状。转移瘤位于脑表面时可与硬脑膜相连，一般易于分离。

4. 脑转移瘤周边常伴有明显的水肿带，瘤周水肿主要是血管源性水肿。

五、辅助检查

头颅X线平片、CT和MRI是诊断颅内转移瘤最常用的影像学检查方法，由于不同来源的转移瘤影像学特点有所差异，因此结合多种影像学检查方法有助于提高转移瘤的诊断率。

1. *颅骨X线检查* 脑转移瘤侵及颅骨时多呈溶骨或出芽性病灶，多发性骨髓瘤多引起的溶骨性破坏，原发性前列腺癌多引起出芽性病灶，原发性的腺癌、骨肉瘤、肺癌和乳腺癌的转移灶可呈现钙化现象。颅骨出现多发性溶骨或出芽性病灶时应怀疑颅骨转移性瘤。

2. *CT扫描* 脑皮质或灰白质交界区圆形或类圆形单发或多发占位，边界清，多呈现低密度改变，可有混杂密度改变，增强扫描不均匀强化（图42-1），可出现环形强化，环形强化壁薄厚不均，壁周有时可见瘤结节。肿瘤可呈囊性低密度改变，囊内伴有出血时可显示为高密度影或液平面。肿瘤周边常出现明显的低密度水肿带，水肿带较颅内原发肿瘤引起的水肿带重。（图42-1）蛛网膜或软脑膜转移时表现为脑池（特别是颅底脑池）、脑沟密度增高，增强扫描脑池、脑沟弥散性强化。颅骨受侵时CT骨窗可见多个囊泡状低密度灶或局部骨质高低度改变。癌性脑膜炎头CT增强可见脑膜或脑沟、脑池强化。

3. *MRI扫描* 可见单发或多发的圆形或类圆形占位影像（图42-2），T_1加权像多呈低信号或等信号，T_2加权像呈高信号或等信号，也有呈混杂信号改变者，由于转移瘤周边有明显的水肿带，瘤周常有明显的长T_1、长T_2信号，一些部位如第三脑室内的脑转移瘤可无瘤周水肿（图42-3）。T_2加权像上受水肿长T_2信号的衬托，常可发现T_1加权像不易发现的一些较小病变。当瘤内有出血时T_1加权像表现为高信号或混杂信号，T_2加权像表现为瘤内低信号（图42-4）。肿瘤呈囊性（图42-5）或伴有坏死时呈现出更加明显的低信号T_1加权像和高信号T_1加权像。增强扫描可见肿瘤不均匀强化或环形强化，环形强化带薄厚不一，可有明显强化的瘤结节。癌性脑膜炎者MRI增强可见脑膜或脑沟、脑池强化。

4. *放射性核素扫描* 放射性核素可在肿瘤内浓集，优点在于能够鉴别良性和恶性占位病变，且能发现微小病灶，但对诊断脑转移瘤缺乏敏感性和特异性，高度怀疑脑转移瘤的患者可用其做全身原发灶排查，发射性核素骨扫描对骨痛患者或容易引起骨转移的肿瘤尤为适用。对原发疾病及脑转移瘤已明确诊断，对患者做全身评估时，可使用该技术做全身筛查。

5. *肿瘤标记物检查* 一些肿瘤具有特殊的肿瘤标记物，颅内单发肿瘤根据影像学检查或手术活检组织高度怀疑为转移瘤时，全身检查未发现原发病灶时，可使用肿瘤标记物检查，对明确诊断具有一定的指导作用。如绒毛膜促性腺激素对绒癌脑转移具有诊断价值；甲胎蛋白（AFP）对肝癌的早期诊断具有意义；癌胚抗原（CEA）升高主要见于结/直肠癌、胃癌、肝癌、肺癌、胰腺癌、乳腺癌、卵巢癌、子宫及子宫颈癌、泌尿系统肿瘤等；糖类抗原125（CA125）主要用于诊断卵巢癌；糖类抗原15-3（CA15-3）对乳腺癌有较高敏感性；胰腺癌、胆囊癌、胆管壶腹癌，CA19-9明显升高；糖类抗原72-4（CA72-4）在胃癌中的阳性率为65%～70%，有转移者更高；前列腺特异抗原（PSA）是目前广泛应用于前列腺癌的肿瘤标志物，这些肿瘤标记物增高有助于诊断原发病和脑转移瘤。

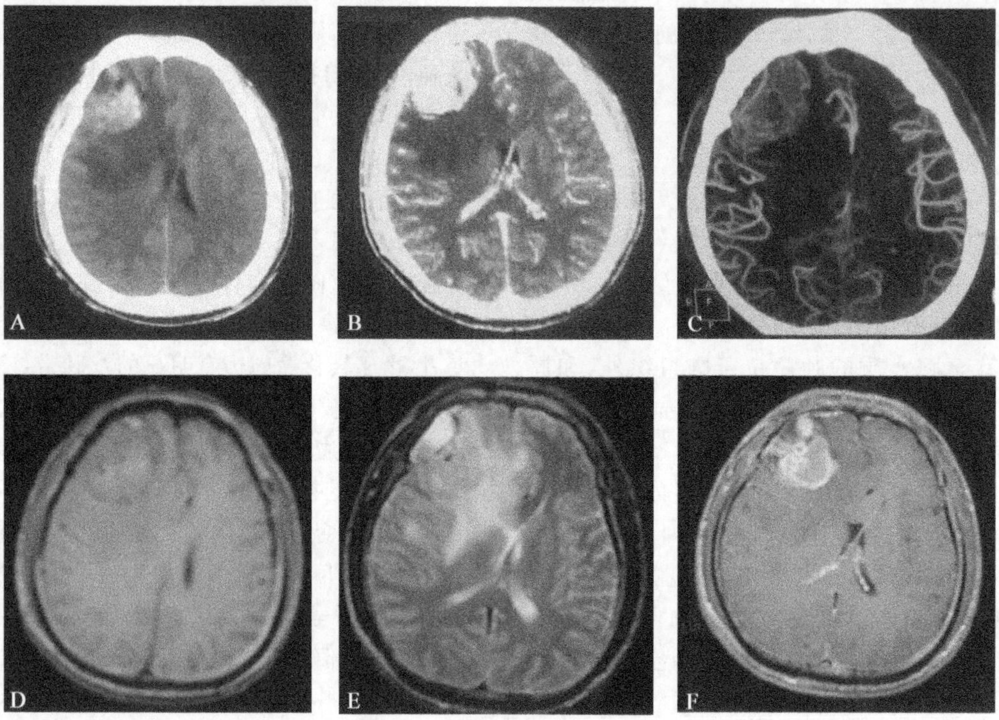

图 42-1　肺癌脑转移的影像学

A. 头部 CT 扫描可见右额肺癌转移病灶，以高密度为主的混杂信号影，周边伴有明显的水肿带；B. 增强 CT 扫描肿瘤均匀强化；C. 增强 CT 血管影像显示与对侧相比肿瘤周边有异常增生的血管；D. 头部 MRI T_1 加权像显示肿瘤已等 T_1 信号为主；E. T_2 加权像显示肿瘤已等 T_2 信号为主，伴有局部长 T_2 信号影，周边明显长 T_2 水肿带；F. 增强 MRI 显示，肿瘤不均匀强化，有相对清晰的边界

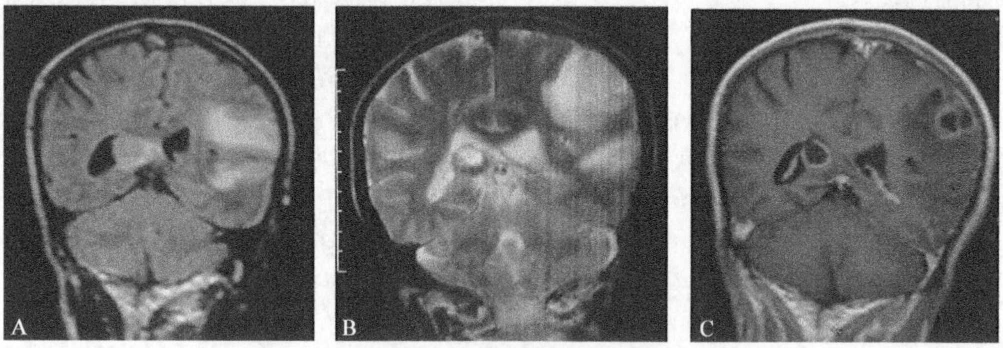

图 42-2　多发脑转移瘤的影像学

A. 头部 MRI FLARE 像扫描可见左侧额顶交界、颞叶和右侧脑室内等 T_1 信号占位；B. T_2 加权像扫描可见瘤周伴有明显的长 T_2 水肿带；C. 增强 MRI 扫描可见肿瘤环形强化

脑脊液中一些肿瘤标记物有助于诊断脑膜转移瘤，当怀疑脑膜转移瘤时，可行相关的脑脊液肿瘤标记物检测，如碱性磷酸酶（AKP）在肺癌脑膜转移中增高，磷酸激酶 BB 在乳腺癌脑膜转移中增高。

6. 其他检查　未对原发病做出明确诊断而怀疑脑转移瘤时，应行系统检查评估原发病灶，常用的检查手段包括胸、腹、盆腔 CT，妇女乳房 X 线片，便隐血或脱落细胞学及上面提到的肿瘤标记物和放射性核素扫描等。

六、临床表现

脑转移瘤的中枢神经系统临床表现与其他颅

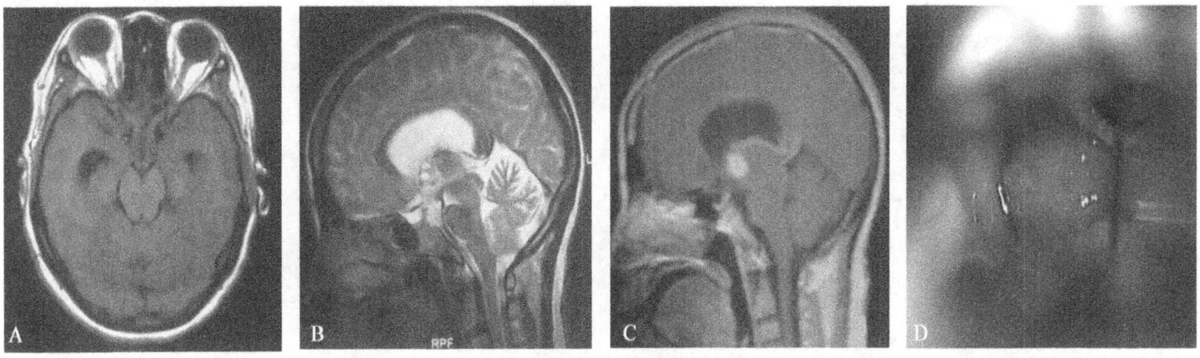

图 42-3　第三脑室内肾癌脑转移的影像学

A. 头部 MRI T_1 加权像可见第三脑室内肿瘤以等 T_1 信号为主的混杂信号影；B. T_2 加权像矢状位可见肿瘤信号不均，周边无明显水肿带；C. 增强 MRI 扫描可见肿瘤均一强化；D. 术中从门室孔上方看肿瘤，肿瘤呈红色，与周边脑组织界线清楚

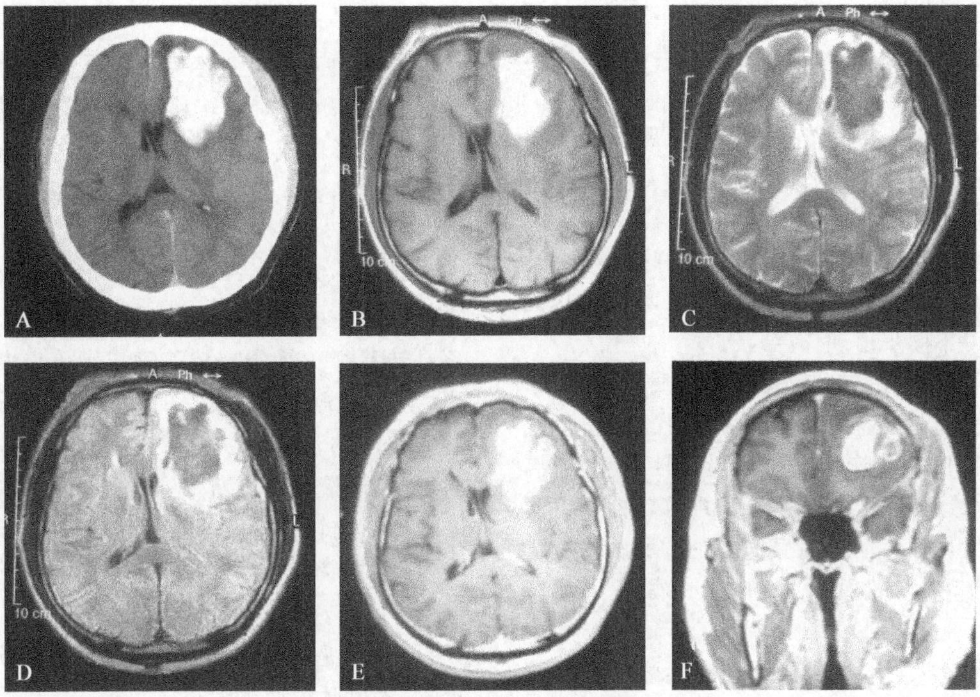

图 42-4　肺癌脑转移伴卒中的影像学

A. 头部 CT 扫描可见右额高密度影；B. 头部 MRI T_1 加权像显示右额内高密度影；C. T_2 加权像呈低密度改变；D. MRI FLAIR 像显示为低密度改变；E 和 F. 增强 MRI 扫描可见病灶外侧环形强化结节

内肿瘤的临床表现大同小异，因脑转移瘤可单发或多发，发生于颅内任何部位，因此病程、首发症状及定位体征均不具有特异性。首发症状以头痛（颅内压增高或瘤卒中导致的突发剧烈头痛）最为多见，其他首发症状包括肢体无力、感觉障碍、癫痫、精神障碍、语言障碍、脑神经症状等。脑转移瘤因多发或瘤周水肿严重病程常比颅内原发肿瘤进展快；以卒中起病者，常在 48h 内出血昏迷，需要紧急处理；绒毛膜上皮癌、黑色素瘤脑转移等病情发展迅速，一般病程较短。常见症状如下。

1. *颅内压增高症状*　常导致头痛、呕吐、视物模糊、记忆力减退、精神障碍或局灶性神经功能缺失等症状。头痛为最常见的症状，常是转移瘤患者的首发症状，头痛的程度与瘤周水肿的程度和颅内

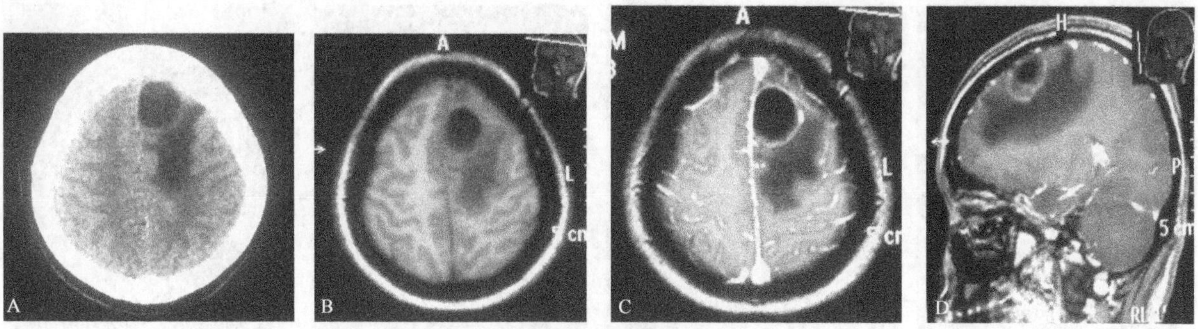

图 42-5　肺癌脑转移囊性影像表现

A. 头部 CT 显示左额低密度病灶；B. 头部 MRI T_1加权像显示左额长 T_1信号病灶；C. 增强 MRI 扫描可见病灶周边环形强化；D. 增强 MRI 扫描矢状位可见环形强化内有不均匀密度改变

转移病灶的多少有关，瘤周水肿越重、转移病灶越多，头痛越重，进展越快，瘤周水肿引起的头痛给予甘露醇和激素类药物治疗后症状缓解明显。早期头痛常出现于晨间，开始为患侧局限性头痛，以后发展为弥漫性头痛，伴恶心与呕吐。

2. *局灶性症状*　脑转移瘤常位于颞顶枕交界区，中央前后回附近，特别是多发病灶，易于出现局灶性神经功能缺失。最常出现偏瘫、偏身感觉障碍、失语、也可出现视野改变、脑神经麻痹、小脑性共济失调等。局灶性症状可与颅内压增高症状同步出现，也可不同步出现。

3. *癫痫发作*　脑转移瘤多位于皮质下，或位于皮质和白质交界区，易于出现癫痫症状，发作形式多样，以全身强直性阵挛发作和局灶性癫痫多见，不具有定性诊断意义。早期出现的局灶性癫痫具有定位意义，局灶性运动性癫痫往往提示病灶位于运动区附近，局灶性感觉发作提示病变累及感觉区。

4. *精神症状*　常见于额叶和脑膜弥漫性转移者，部分可为首发症状，表现为抑郁、淡漠、痴呆、意识混浊或攻击行为等。

5. *脑膜刺激征*　多见于弥漫性脑转移瘤的病人，尤其是脑膜转移和室管膜转移者。转移灶出血或合并炎症反应时也可出现脑膜刺激征。有很大一部分肿瘤患者以癌性脑膜炎(CM)症状起病，最常见的原发肿瘤是乳腺癌、肺癌、黑色素瘤。

6. *TIA 发作*　可因肿瘤细胞阻塞血管造成“肿瘤性 TIA”。

七、诊断与鉴别诊断

(一)定性诊断要点

1. 有颅内压增高症状和(或)局灶性神经功能缺失，头部 CT/MRI 可见灰白质交界处单个或多个病灶，影像学有时可见病灶边界，周边伴有明显水肿。

2. 既往有中枢神经系统以外恶性肿瘤病史；或虽无病史高度怀疑脑转移瘤，行全身检查发现其他部位肿瘤影像或中枢神经系统以外肿瘤活检证实为恶性肿瘤者。

3. 年龄 40 岁以上患者。

具备上述前两点基本能够明确诊断，但是既往有癌症病史的患者出现颅内单发肿瘤，7%～11%不是转移瘤。部分脑转移瘤患者没有相关肿瘤病史，全身系统检测也未发现原发病灶。定性诊断对脑转移瘤的治疗至关重要，考虑采用非手术治疗时，建议活检明确诊断。

除对脑转移瘤做出定性诊断外，还应对患者做全身评估以确定治疗方案，评估内容如下。

1. 脑转移瘤是多发还是单发；肿瘤的部位，如果是多发，是否位于同侧颅腔，单次手术能否一次处理；多发肿瘤瘤体大小。

2. 原发病灶的组织学类型，原发病灶是否处理，肿瘤是否有复发，有无全身其他器官转移。

3. 患者 KPS 评分。

4. 患者年龄，是否有全身恶病质。

(二)鉴别诊断

1. *脑胶质细胞瘤*　大脑表浅的胶质瘤与单发脑转移瘤需要鉴别，两者 CT 和 MRI 的信号相似，不同点在于：①胶质瘤边界不清，形态不规则，脑转移瘤多呈圆形或类圆形，边界清；②胶质瘤周边水肿一般没有脑转移瘤重；③转移瘤一般有既往肿瘤病史，或全身检查可发现原发病灶。

2. *脑膜瘤*　伴周边脑组织有明显水肿的凸面

脑膜瘤应与表浅单发的转移瘤鉴别，两者都有边界，伴有水肿，不同点在于：①CT或MRI平扫脑膜瘤密度一般高于转移瘤，多数密度均一；②增强MRI扫描脑膜瘤可见脑膜尾征或硬膜密度增高，转移瘤无硬脑膜转移时，一般硬膜密度无改变；③增强MRI扫描脑膜瘤均一强化，转移瘤不规则强化。

3. 脑脓肿　脑脓肿需要与囊性转移瘤鉴别。两者相似之处在于：①影像学可见囊性改变，密度相近；②增强MRI扫描可见环形强化壁，强化壁薄厚不一；③囊腔内均可有液平。不同点在于：①脑脓肿患者可有感染病史，转移瘤多无感染病史；②脑转移瘤环状强化壁可有瘤结节；③部分脑脓肿患者试验性应用抗生素治疗有效，脓肿壁较厚者抗生素治疗可能无效。少数癌症患者可发生脑脓肿，在诊断时需要注意。

4. 脑梗死或脑出血　脑转移瘤可以出现TIA症状或以卒中症状为主要表现。单纯从临床和CT表现来区别转移瘤和脑卒中，有时较困难，特别是转移瘤内出血，如黑色素瘤、绒毛膜上皮癌、支气管肺癌和肾上腺癌瘤的出血者。

八、治　疗

脑转移瘤的治疗主要包括一般对症治疗、手术切除、全脑放射治疗(WBRT)、立体定向放射外科(SRS)及化疗等。采用联合治疗患者的生存期要明显高于单独治疗方案，联合治疗方案的选择要根据肿瘤病理类型、转移部位、病灶数量等多方面因素确定，以手术切除为主的联合治疗方案逐渐得到大家的共识。

治疗方案的选择直接关系到患者的生存期和预后，要考虑转移瘤数量、部位、原发病灶组织学类型、全身状态等多方面因素，2011年美国国立综合癌症网络(national comprehensive cancer network，NCCN)制订了第2版中枢神经系统转移瘤治疗指南，可作为治疗方案选择的借鉴(图42-6)。

(一)一般对症治疗

主要目的是降低颅内压，为手术和放疗等提供条件，可也作为姑息治疗的主要手段。20%甘露醇与类固醇激素配合是对症治疗的有效手段，地塞米松是效能最高、生物效能半衰期最长的类固醇激素，常用剂量为首次10～20mg，静脉注射，随后4～6mg，每6～8小时1次，首次使用后6～8h显效，3～7d达到最大作用。其他治疗包括给予抗惊厥药、镇吐药、质子泵抑制药等。

(二)手术治疗

手术切除是治疗脑转移瘤的主要手段，手术能够解除占位效应，去除周围脑水肿的根源，达到局部治愈，又能明确病理诊断，特别是对单发的脑转移瘤，手术结合全脑放疗的疗效明显优于单纯放疗，以手术切除为主的综合治疗方案可明显延长患者生存期，因此手术治疗越来越受到神经外科医师的重视，但并不是所有脑转移瘤都适合手术切除。

1. 手术适应证　手术切除的参考适应证如下。

(1)单发病灶，原发病变得到理想治疗，病变已切除或处于静止状态。

(2)未见全身其他器官有转移病灶，或转移病灶已治疗，脑部转移瘤引起的症状明显或威胁生命，是影响生存期的主要矛盾。

(3)病变位于手术可到达部位，预计术后不会引起明显的并发症者。

(4)颅内压增高症状明显或瘤卒中等导致急性发病、病情危重，需急诊开颅手术，手术能延长生存期、改善预后者。

(5)不能明确诊断者，需采用立体定向活检或开颅手术，用以确定诊断。

(6)原发肿瘤对放疗不敏感，排除对放疗敏感的淋巴瘤、小细胞肺癌等，行放射治疗后复发的小细胞肺癌可考虑手术治疗。

(7)未发现原发病灶，诊断不明确，考虑立体定向活检明确诊断。

(8)病人全身情况较好，能耐受开颅手术，且无其他手术禁忌证者。

(9)多发病灶符合下列条件。

①肿瘤位于单侧，能够通过一次手术完全切除多发病灶。

②单个特定病灶是引起症状和威胁生命的主要原因，病变位于手术可到达部位，切除该病灶能为其他治疗创造条件。

以上适应证可作为参考，之所以作为参考是因为是否选择手术是一个复杂的辩证哲学，有众多的不确定因素参与其中，既要考虑到肿瘤数量、大小、部位、手术风险，又要考虑到肿瘤的组织学类型、患者的全身病变进展情况等；脑转移瘤与原发病灶同时诊断的患者，脑部症状经一般治疗能够缓解患者，建议先行原发病灶治疗，原发病灶稳定后根据情况再行脑部手术治疗，脑转移瘤症状明显，不经积极治疗无法行其他部位病变治疗者，先行脑转移瘤手术治疗，估计生存期超过3～4个月的患者，手

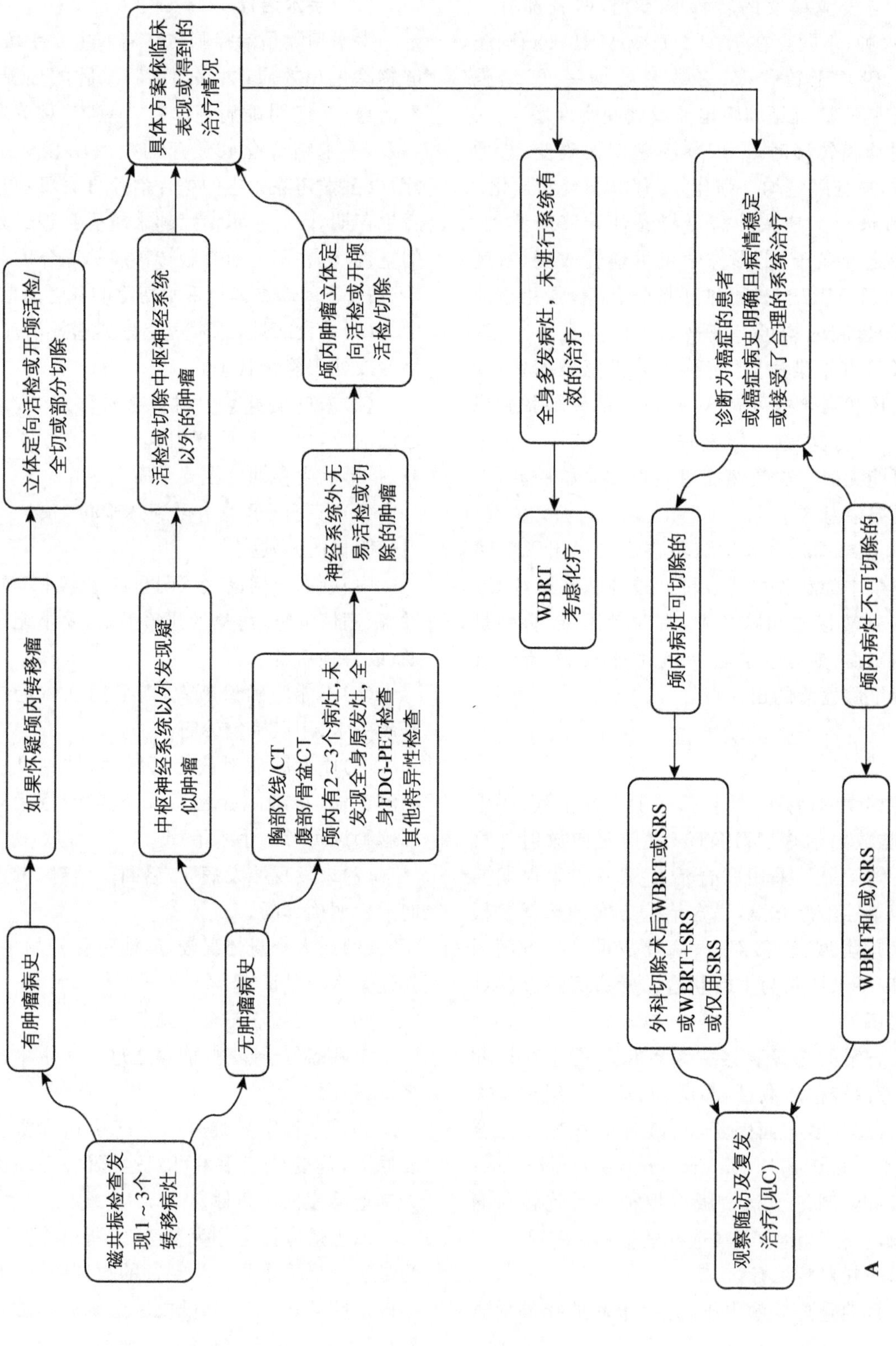
磁共振检查发现1～3个转移病灶
有肿瘤病史
如果怀疑颅内转移瘤
立体定向活检或开颅活检/全切或部分切除
无肿瘤病史
中枢神经系统以外发现疑似肿瘤
活检或切除中枢神经系统以外的肿瘤
胸部X线/CT
腹部/骨盆CT
颅内有2～3个病灶，未发现全身原发灶，全身FDG-PET检查
其他特异性检查
神经系统外无易活检或切除的肿瘤
颅内肿瘤立体定向活检或开颅活检/切除
具体方案依临床表现或得到的治疗情况
全身多发病灶，未进行系统有效的治疗
WBRT
考虑化疗
诊断为癌症的患者或癌症病史明确且病情稳定或接受了合理的系统治疗
颅内病灶可切除的
外科切除术后WBRT或SRS或WBRT+SRS或仅用SRS
颅内病灶不可切除的
WBRT和(或)SRS
观察随访及复发治疗(见C)
A

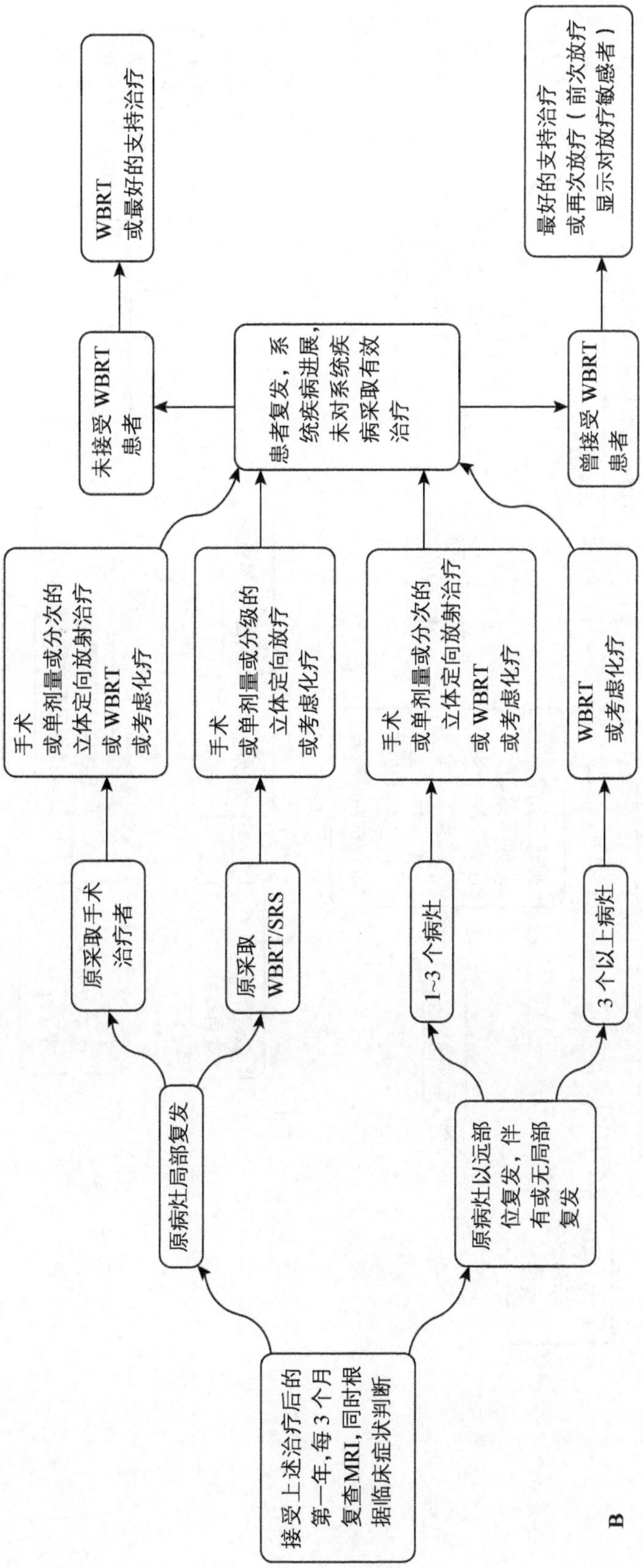
接受上述治疗后的第一年，每 3 个月复查MRI，同时根据临床症状判断
原病灶局部复发
原病灶以远部位复发，伴有或无局部复发
原采取手术治疗者
原采取 WBRT/SRS
1~3 个病灶
3 个以上病灶
手术
或单剂量或分次的立体定向放射治疗
或 WBRT
或考虑化疗
手术
或单剂量或分级的立体定向放疗
或考虑化疗
手术
或单剂量或分次的立体定向放射治疗
或 WBRT
或考虑化疗
WBRT
或考虑化疗
患者复发，系统疾病进展，未对系统疾病采取有效治疗
未接受 WBRT 患者
曾接受 WBRT 患者
WBRT
或最好的支持治疗
最好的支持治疗
或再次放疗（前次放疗显示对放疗敏感者）

B

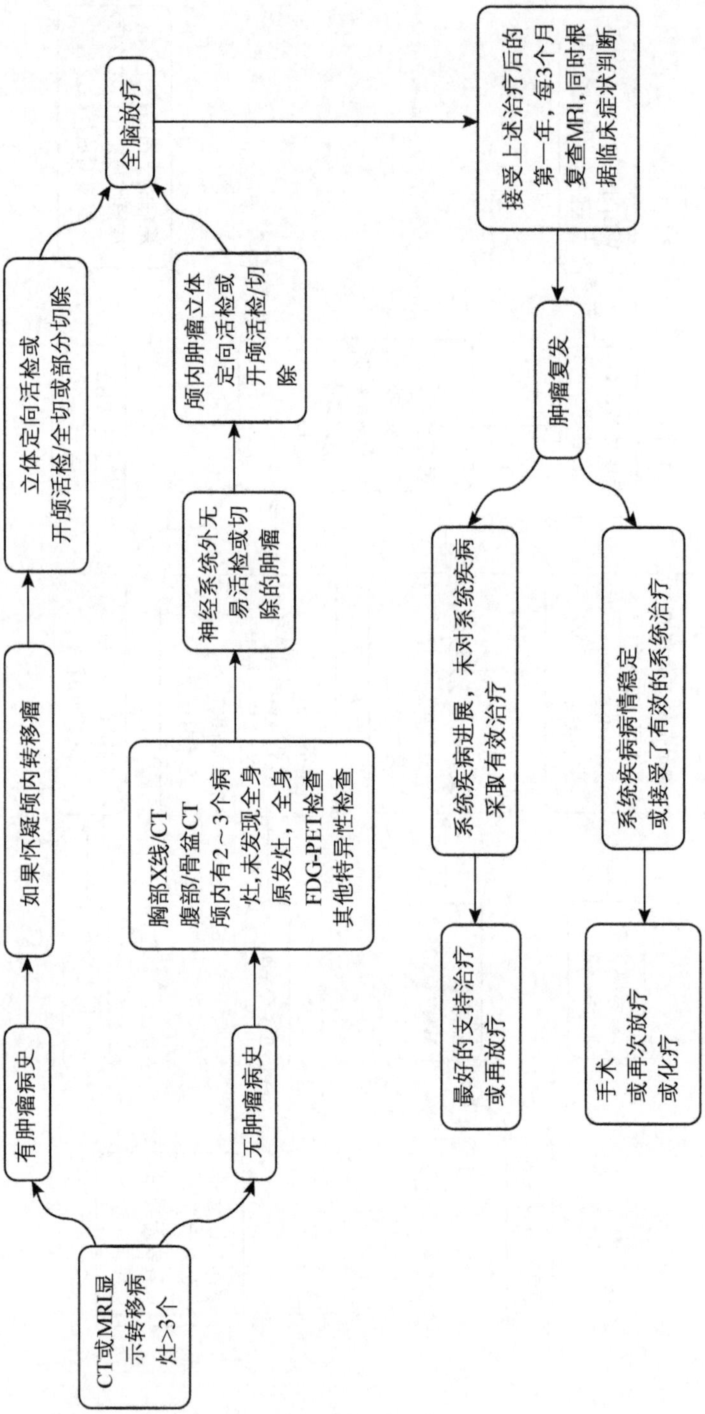

C

图 42-6　美国 NCCN 脑转移瘤治疗指南

术治疗会带来更大的益处；原发病灶及全身其他病灶得到良好控制的患者，手术的意义更大。有对颅内不超过 3 个的多发脑转移瘤研究表明，若能手术完全切除转移灶，能获得与单发脑转移瘤一样的治疗效果。对于手术后复发的脑转移瘤，再次手术能够改善生存质量和生存期，手术适应证的选择与初发脑转移瘤相同。

2. *手术入路的选择*　主要根据肿瘤解剖部位选择手术入路，达到全切肿瘤，损伤最小的目的。

(1)皮质下肿瘤一般选择经皮质入路，纵向切开皮质，显露肿瘤。

(2)脑沟深部肿瘤选择经脑沟入路，打开脑沟，在脑沟侧面或底面做切口显露肿瘤。

(3)脑白质深部肿瘤根据情况选择经皮质入路或经脑沟入路。

(4)岛叶肿瘤选择经侧裂入路。

(5)小脑肿瘤选择经小脑皮质或蚓部的最短路径入路。

脑转移瘤的边界一般较清楚，瘤周水肿可形成假性包膜。浸润边界一般在 5mm 内，非功能区应尽可能切除肿瘤，功能区可沿肿瘤相对边界切除。囊性肿瘤可先吸除囊液后，在切除囊壁，无论有无边界均应切除达到正常脑组织，正常脑组织的特点是瓷白色，有弹性，有黏度。

(三)全脑放射治疗

全脑放射治疗(WBRT)也是治疗脑转移瘤的主要手段，意在控制脑内已发现的转移瘤和潜在发生的转移瘤，RTOG 组织对脑转移瘤的前瞻性研究结果显示单纯使用 WBRT 可使脑转移瘤的中位生存期达到 4～6 个月。症状缓解率可达到 70%～90%。WBRT 的最佳剂量目前还存在争议，最常采用的放射剂量为 2 周，10 次，总量为 30Gy。研究表明每周剂量超过 20Gy 并无益处，快速超分割放疗(1.6Gy，每天 2 次，总量 54.4Gy)与总量为 30Gy，10 次相比，生存期无任何提高。由于总剂量 50Gy 才能对微转移灶达到控制大于 90%，有学者提出总剂量 55Gy，每日剂量 1.8～2.0Gy。考虑到并发症和神经毒性，认为日分割剂量 1.8～2.0Gy，总计量 40～45Gy 较为合理。

对 WBRT 的适应证可以简洁概括为已行手术治疗或不适合手术(或 SRS 治疗)的患者，组织学类型对放疗敏感或中度敏感的肿瘤均适合做 WBRT。脑转移瘤对放疗的敏感性如下(表 42-1)。

表 42-1　不同来源脑转移瘤对放疗敏感性

放疗敏感性	组织学来源
敏感	小细胞肺癌
	淋巴瘤
	白血病
	生殖细胞瘤
	多发性骨髓瘤
中度敏感	乳腺癌
中度抵抗	非小细胞肺癌
	结肠癌
高度抵抗	肾细胞癌
	甲状腺
	腺癌
	恶性黑色素瘤
	肉瘤

WBRT 会出现一些并发症，包括放疗常见的疲劳、脱发、色素沉着、厌食等，这些症状一般会在 6 周内自行缓解；神经毒性并发症包括痴呆、共济失调、尿失禁等，甚至导致死亡。因此对小细胞肺癌的预防性颅脑放疗存在争议，小细胞肺癌易发生脑转移，预防性颅脑放疗可以减少脑部转移和复发，但对生存率不大，需要权衡对生存率的提高和带来的并发症。

(四)立体定向放射外科

立体定向放射外科(SRS)是通过高能射线稳固性照射病变区域，达到对病变组织的毁损和灭活，使之缩小或消失。常用的射线装备有 γ 刀、X 刀和粒子束刀，因 γ 刀精度高(机械误差±0.1mm)、能量大、费用适中，而得到广泛应用。NCCN 推荐根据肿瘤的大小选择放射剂量，一般最大剂量为 24Gy、18Gy 或 15Gy。肿瘤最大径≤3cm，肿瘤非囊性，肿瘤瘤周水肿不重，或水肿得到较好控制者，SRS 治疗效果较好。

对是否采取 SRS 治疗的建议如下。

1. 新诊断的癌症患者或癌症病史明确的患者，发现脑转移，患者病情稳定，接受了合理的系统治疗，无论脑转移瘤是否手术切除，均可行 SRS 治疗。

2. 局部脑转移瘤复发者，无论首次接受的是手术和(或)WBRT，均可行 SRS 治疗。远端复发患者，无论脑转移瘤局部是否复发，复发病灶不超过 3 个者，均可行 SRS 治疗。

3. 转移病灶大于 3 个，不建议性 SRS 治疗，建议 WBRT。

(五)化疗

脑转移瘤的化学药物治疗受到原发病灶性质，血脑脊液屏障，病灶数量等影响，不是治疗的首选策略，常作为辅助巩固手段或姑息治疗的选择，单纯使用化疗药物对延长脑转移瘤患者生存期无明显效果，将化疗作为一种协同治疗手段可优于其他单一的治疗措施。选择治疗脑转移瘤的化疗药物既要考虑到药物透过血脑屏障的能力，又要考虑到药物对原发病种类的特异性，对患者是否采用化疗建议如下。

1. 全身多发病灶，原发癌症或全身病灶未得到控制者可选用化疗。

2. 脑转移瘤经手术或 WBRT 治疗后复发者，无论复发病灶数量多少，均可考虑化疗。

3. 脑转移瘤数量大于 3 个者，可考虑化疗。

4. 癌性脑膜炎者可采用化疗，化疗可鞘内注药。

(赵世光　韩大勇)

参考文献

[1] 王忠诚.王忠诚神经外科学.武汉：科学技术出版社，2005：741-744

[2] 周良辅.现代神经外科学.上海：复旦大学出版社，2004：583-595

[3] 王任直，译.尤曼斯神经外科学.5 版.北京：人民卫生出版社，2009：849-864

[4] Liepa Z, Auslands K, Apskalne D, et al.Initial experience with using frameless image-guided radiosurgery for the treatment of brain metastases. Exp Oncol,2012,34(2):125-128

[5] Lu-Emerson C, Eichler AF.Brain metastases.Continuum (Minneap Minn), 2012,18(2):295-311

[6] Yoo H, Jung E, Gwak HS, et al.Surgical outcomes of hemorrhagic metastatic brain tumors.Cancer Res Treat, 2011,43(2):102-107

[7] Cochran DC, Chan MD, Aklilu M, et al. The effect of targeted agents on outcomes in patients with brain metastases from renal cell carcinoma treated with Gamma Knife surgery. J Neurosurg,2012,116(5):978-983

[8] Scoccianti S, Ricardi U.Treatment of brain metastases: review of phase III randomized controlled trials.Radiother Oncol,2012,102(2):168-179

[9] Davies MA.Targeted therapy for brain metastases.Adv Pharmacol, 2012, 65 (1):109-142

[10] Peacock KH, Lesser GJ.Current therapeutic approaches in patients with brain metastases. Curr Treat Options Oncol,2006,7(6):479-489

[11] Olson JJ, Paleologos NA, Gaspar LE, et al.The role of emerging and investigational therapies for metastatic brain tumors: a systematic review and evidence-based clinical practice guideline of selected topics.J Neurooncol, 2010,96(1):115-142

[12] Xu Z, Elsharkawy M, Schlesinger D, et al.Gamma Knife Radiosurgery for Resectable Brain Metastasis.World Neurosurg,2012,3:21

[13] Lo SS, Sahgal A, Ma L, et al.Advances in radiation therapy of brain metastasis.Prog Neurol Surg,2012,25:96-109

[14] Koay E, Sulman EP. Management of brain metastasis: past lessons, modern management, and future considerations.Curr Oncol Rep, 2012, 14(1): 70-78

[15] Mut M.Surgical treatment of brain metastasis: a review.Clin Neurol Neurosurg,2012,114(1):1-8

第 43 章

黑色素瘤

黑色素瘤是一种少见的恶性肿瘤，其恶性程度高，发展快，病程短，诊断和治疗相对困难。一般分为原发性黑色素瘤和转移性黑色素瘤两大类。前者罕见，转移性黑色素瘤多为皮肤黑色素瘤经血行转移到颅内。资料表明原发性黑色素瘤颅内转移高达 75%。

一、流行病学

黑色素瘤国内较为少见，颅内原发黑色素瘤占颅内肿瘤的 0.07%～0.17%，而转移性黑色素瘤为 0.11%～0.39%。国外转移性黑色素瘤较为多见。

本病男性多发，男女发病比例约为 2∶1。在男性人群中，黑色素瘤脑转移发生较多。颅内黑色素瘤可发生于任何年龄段，但以 40 岁以下为多见，原发性黑色素瘤更多见于儿童。

二、病因病理

Pilliet 于 1887 年提出的黑色素瘤这一名称，是指起源于黑色素细胞的恶性肿瘤，与恶性黑色素瘤同义。颅内的蛛网膜、软脑膜和脑实质都有黑色素细胞的存在，且黑色素细胞在脑底部、延髓下部腹侧面、视交叉及大脑各叶的沟裂处分布密度较大。软脑膜上还有黑色素母细胞存在，这些细胞都可以成为黑色素瘤的起源。在某种条件下，正常的黑色素细胞转变成肿瘤细胞，并沿脑膜向四周扩散，向脑组织内蔓延，呈浸润性生长。肿瘤细胞可脱落于蛛网膜下隙，沿蛛网膜下隙播散，在软膜上形成数个大小不等的瘤结节。肿瘤也可侵蚀表面的小血管，造成蛛网膜下腔出血，恶性度高的肿瘤还可侵蚀颅骨和脊椎骨。

原发性黑色素瘤可分为弥漫性侵犯脑膜的黑色素瘤和在脑实质中形成占位的黑色素瘤，多位于神经轴外或脑表面，并且常有软脑膜的累及，可发生于颅内各处，且以单发多见。转移性黑色素瘤多为多发病灶，可弥散于大脑各处，位于灰质和白质交界处，软脑膜转移少见，可由皮肤的黑色素痣恶性变或内脏及视网膜等处黑色素瘤转移而来。

大体观，脑组织、脑膜及颅骨被黑色素肿瘤组织浸润，肿瘤边界清楚，血供较为丰富，肿瘤体积差异较大。镜下观，肿瘤细胞大都含有丰富的黑色素颗粒，呈多角形或梭形，大小形态一致，可聚集成堆或层状，或沿血管四周延伸，细胞核大，多为椭圆形，核分裂象多见。

三、临床表现

因肿瘤生长迅速，累及范围广，所以一般病程较短。由于原发性黑色素瘤多位于颅底，常出现脑神经受累症状，肿瘤也可因侵入脑干或脑叶而出现相应临床表现，如癫痫、偏瘫、失语、精神症状等。也可因肿瘤转移至蛛网膜下隙造成脑脊液循环通路受阻，而产生颅内压增高的症状，如头痛、呕吐和视盘水肿。

肿瘤代谢产物的刺激可引起剧烈的蛛网膜反应，脑脊液中细胞数和蛋白的含量可增高。当肿瘤细胞发生坏死时，其胞质中的黑色素进入脑脊液循环，之后进入血液循环，经肾脏排出体外，故可出现黑色素尿。此种情况下，临床上可出现反复的蛛网膜下腔出血，也可形成脑实质内血肿。

四、辅助检查

1. CT 检查　CT 平扫约 70%的肿瘤表现为均匀高密度病灶，也可出现混杂密度灶，出血的病人可见到出血灶，也有部分病人表现为蛛网膜下腔出血或脑内血肿。增强扫描多数强化，其形态多为圆形，边界清，亦可多发。因颅内黑色素瘤 CT 表现与“脑出血”和“胶质瘤”表现非常相似，因此单独依靠 CT 检查容易误诊。

2. MRI 检查　黑色素瘤的 MRI 表现较为复杂，主要取决于肿瘤中黑色素的含量和瘤内的出血量，多数颅内黑色素瘤的黑色素含量丰富，常伴出血，故表现为 T_1 为高信号，T_2 为低信号。非黑色素性黑色素瘤和瘤内无出血的黑色素瘤则多表现为 T_1 呈等或低信号，T_2 呈中等高信号。增强后颅内黑色素瘤的 MRI 可表现为均匀强化。

五、诊　断

继发性颅内黑色素瘤因皮肤上的黑色素瘤已被发现多能在术前做出诊断，而原发性黑色素瘤由于临床表现上无明显特征性表现，故诊断十分困难。

Willis 提出诊断原发性黑色素瘤的 3 个基本条件：①皮肤及眼球未发现有黑色素瘤；②上述部位以前未做过黑色素瘤切除术；③内脏无黑色素瘤转移。

尽早发现黑色素瘤在体检时，除详细的皮肤科和眼科检查外，还要做胸部和腹部的 CT 及超声检查，以排除颅外存在黑色素瘤的可能。

对蛛网膜下腔出血的患者，行腰椎穿刺术脑脊液检查如能发现黑色素瘤细胞，即可明确诊断。

六、治疗及预后

颅内黑色素肿瘤的治疗以手术切除为主。肿瘤全切是首选方案，突入脑叶内的肿瘤，连同脑叶一并切除，根据情况可去骨瓣减压以缓解症状。扩大全切在不影响重要功能的前提下可以考虑。但是由于黑色素肿瘤起病隐匿，多数血供丰富，肿瘤生长、侵及范围广，并且很多位于重要功能区和小脑脑桥三角附近，与重要结构粘连紧密，则不应盲目追求全切，以免产生严重的并发症，影响患者生存质量。因此，对不能全切除者，强调综合治疗。

黑色素瘤对放化疗均不敏感，目前多提倡综合治疗，可辅以放疗、化疗、基因治疗等，有一定疗效，但整体治疗效果较差。黑色素瘤被认为是对放疗不敏感肿瘤，全脑放疗对其治疗作用存在争议。立体定向放射治疗颅内不能全切的黑色素瘤的疗效及治疗后生存质量明显高于全脑普通放疗。黑色素瘤细胞对化疗药物相对不敏感，但据报道替莫唑胺有一定治疗效果，而且不良反应较少，在病程中、晚期或具有高危因素的早期病变可以应用。有报道称，内皮抑素和多西环素具有不同的抑制肿瘤血管生成的机制，联合使用可有效地抑制肿瘤生长。基因治疗也有一定效果。

黑色素瘤预后较差，生存期一般不超过 1 年。

（赵　刚）

参考文献

[1] Krathen M, Malignant melanoma: advances in diagnosis, prognosis, and treatment. Semin Cutan Med Surg, 2012, 31(1): 45-49

[2] Moros Garcia M, et al. Primary melanoma of the leptomeninges: An optical and ultrastructural study. Arch Neurobiol (Madr), 1987, 50(6): 397-404

[3] Isiklar I, et al. Intracranial metastatic melanoma: correlation between MR imaging characteristics and melanin content. Am J Roentgenol, 1995, 165(6): 1503-1512

[4] Kano H, et al. Outcome predictors of gamma knife radiosurgery for renal cell carcinoma metastases. Neurosurgery, 2011, 69(6): 1232-1239

第44章

颅骨肿瘤

颅骨肿瘤的发病率从临床发生来看不占少数，是一种比较常见的肿瘤。发生在颅骨的肿瘤多数是良性的，生长于颅盖部者居多，骨瘤多起源于外板，向外生长，不引起颅内压增高，或不引起颅内占位性病变的症状。但也可起源于板障与内板，并向颅内生长，压迫脑组织，引起颅内压增高和脑的局灶症状，但临床上少见。

颅骨肿瘤大致分三类：①颅骨良性肿瘤；②颅骨恶性肿瘤；③颅骨类肿瘤疾病。颅骨良性肿瘤包括颅骨骨瘤、颅骨骨化性纤维瘤、颅骨软骨瘤、颅骨巨细胞瘤、板障内脑膜瘤、血管瘤等；颅骨恶性肿瘤包括颅骨多发性骨髓瘤、颅骨成骨细胞瘤、颅骨网织细胞肉瘤、颅骨纤维肉瘤、颅骨软骨肉瘤、颅骨转移瘤等；颅骨类肿瘤疾病颅骨嗜酸性肉芽肿、黄质瘤病、颅骨纤维异常增生症（颅骨纤维结构不良）、颅骨皮样囊肿和表皮样囊肿、畸形性骨炎等。

第一节　颅骨良性骨瘤

一、颅骨骨瘤

颅骨骨瘤是一种最常见的颅骨肿瘤，生长缓慢，早期易被忽略，病程多较长，有的可自行停止生长。多数骨瘤位于颅顶部，以板型多见，呈突出于颅顶外板的圆形或圆锥状隆起，大小自直径数毫米至数厘米不等，与头皮无粘连，无压痛，多无不适感。除引起外貌变形外，一般不引起特殊症状。板障型多呈膨胀性生长，范围较广，颅骨突出较圆滑，可出现相应部位的局部疼痛；内板型多向颅内生长，临床上少见，但当骨瘤突入鼻旁窦、眼眶等部位，如骨瘤较大时可引起相应的症状，鼻旁窦内骨瘤常有峡蒂与窦壁相连，骨瘤增大阻塞鼻旁窦出口使其成为鼻旁窦黏液囊肿的原因之一，筛窦骨瘤突入眼眶可引起突眼及视力障碍。

（一）病因病理

具体发病机制尚不明确。颅骨骨瘤分为骨密质性骨瘤和骨松质性骨瘤。骨密质性骨瘤起源于骨外板，内板多保持完整。骨松质骨瘤起源于板障，在其内含有较多的纤维组织，有时也含有红骨髓或脂肪性骨髓。

（二）临床表现

多数病人生长在外板，可从蚕豆大小到鸡蛋大小。局部隆起与头皮无粘连，无压痛。多数无不适感，生长缓慢，有的可自行停止生长。板障型多呈膨胀性生长，范围较广，可有局部压痛。少见的内板性骨瘤向颅内生长，可引起颅内压增高及局灶性神经功能障碍。

（三）辅助检查

X片上，骨瘤表现为圆形或椭圆形、局限性高密度影。发生在额窦和筛窦内的骨瘤常呈分叶状。CT和MRI均提示骨瘤为占位性病变，中心可不均匀，周围组织和颅骨为未受影响（图44-1）。

（四）鉴别诊断

内板向内生长的骨瘤应与脑膜瘤鉴别，脑膜瘤多累及颅骨全层，骨瘤一般累及内板。脑膜瘤可见脑组织受压及颅内压增高改变。CT检查可成等密度，增强明显强化，MRI可明确诊断。

（五）治疗

直径小于2cm的骨瘤一般无须处理。对于生长快、有症状、影响美容的骨瘤给予手术。颅骨外板的小骨瘤可用骨凿或磨钻去除颅骨内板可完整保留。大的骨瘤，尤其累及颅内的骨瘤，需行开颅

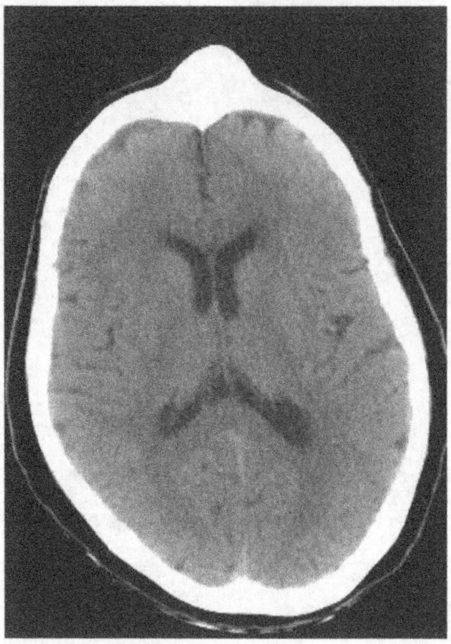

图 44-1　颅骨骨瘤

手术切除，并行颅骨修补术。对于鼻窦内的骨瘤，可联合耳鼻咽喉科经颅或鼻手术切除骨瘤（图44-2）。

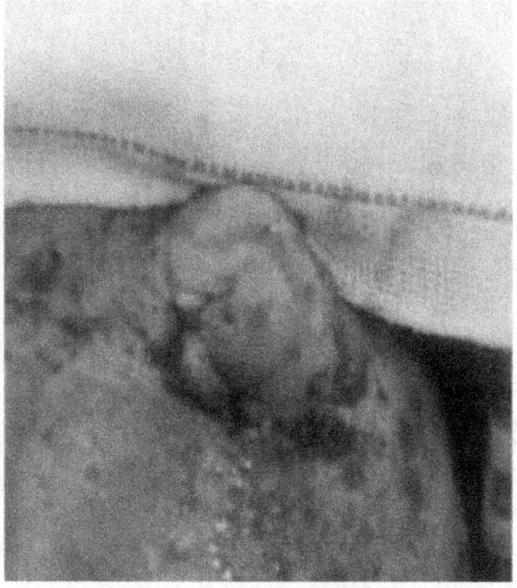

图 44-2　颅骨骨瘤术中

二、颅骨骨化性纤维瘤

颅骨骨化纤维瘤亦称纤维性骨瘤，临床上罕见，多起源于颅底，亦可发生在上颌骨及额部。

（一）病理生理

颅骨骨化性纤维瘤病周表现如纤维瘤，但有骨小梁，骨小梁周围有少量成骨细胞，形似骨纤维异常增生症，但与周围骨组织有明显界线。

（二）临床表现与诊断

此病多起源于颅底，可产生相应部位的神经系统症状，常见脑神经受压。X线平片可见蛋壳样圆形肿瘤组织，边界比较局限。可与颅骨纤维异常增生症鉴别。

（三）治疗

此肿瘤常见于颅底，虽属良性肿瘤，因部位局限很难切除，且此肿瘤对放疗不敏感。

三、颅骨软骨瘤

骨软骨瘤临床少见。常起源于颅底，可影响蝶骨、筛骨及枕骨。生长缓慢，体积大者可累及颅中窝和小脑脑桥三角。

（一）病理

表面与骨膜延续，为胶原结缔组织，中层为骨组织，基层为肿瘤主体部分，与颅骨相连，内含脂肪组织，血管较少。

（二）临床表现

因肿瘤多位于颅中窝底，岩骨尖、蝶枕骨的软骨结合部和颅骨裂孔部，压迫邻近结构而产生相应的症状，如视觉障碍、动眼神经麻痹和三叉神经痛等。1%～2%可恶变为软骨肉瘤，主要表现为生长加快，另外良性软骨肉瘤内也可有局灶性的软骨肉瘤样改变。

（三）辅助检查

颅骨X线平片可见密度增高的骨性肿块，边界多不规则，在其周围多有骨破坏。瘤内散在的钙化或骨化是诊断主要依据，CT示颅底低或高密度肿块，分叶状，边界不清，有钙化，基底较宽。肿瘤非钙化部分可有增强效应。

（四）鉴别诊断

本病须与颅底脑膜瘤，脊索瘤鉴别，脑膜瘤血管造影可见供血动脉及肿瘤染色，软骨瘤血供不丰富。脊索瘤多位于斜坡区和鞍区，钙化呈散在不定形。

（五）治疗

软骨瘤的治疗是尽可能手术切除，然而肿瘤多位于颅底且基底较广，故全切困难。部分切除后可缓解脑神经压迫症状。

四、颅骨巨细胞瘤

骨巨细胞瘤又称破骨细胞瘤。颅骨骨巨细胞瘤少见，好发于颞骨和蝶骨。

(一)病理

颅骨骨巨细胞瘤与长骨的骨巨细胞瘤相同，一般认为来自中胚叶组织的破骨细胞，也有学者认为它不属于真正的肿瘤，而是由炎症、出血、外伤等引起的破骨细胞增生。肿瘤无包膜，暗红色，质脆而软。显微镜下主要为基质细胞和多核巨细胞。根据细胞形态可分为 3 级：Ⅰ级，基质细胞胞体大小均匀，胞核为梭形或椭圆形，巨细胞量多，胞体大。Ⅱ级，基质细胞排列呈旋涡状，可见核分裂象。Ⅲ级，基质细胞数量多，核分裂象多，巨细胞胞体小且核少，属恶性。

(二)临床表现

好发于 20－40 岁青壮年。早期无临床症状，局部可有胀感和疼痛感。较大肿瘤可引起脑神经障碍和颅高压表现。

(三)辅助检查

颅骨 X 线片上可有三种表现。一种是多囊型，可见边缘锐利，周围有密度增高的线状阴影，可见多房状骨质破坏区，内有残存的粗大骨梁。病变位于板障可表现为内外板分离。二是单囊型，有一边缘锐利的骨破坏，周围有高密度硬化带，区内无骨小梁间隔，病变呈膨胀性生长，使囊外板分离，X 线片表现如骨囊肿。三是单纯骨破坏型，只表现为颅骨破坏，无囊肿样表现。CT 扫描成均匀一致高密度影，无明显强化。

(四)治疗

治疗上要求大范围全切除，但该肿瘤常位于颅底并侵犯邻近骨质，难以全切，术后 2 年内复发较为常见，但很少恶变。复发肿瘤可再次局部手术切除。放射治疗只用于难以手术及恶性变的肿瘤，有一定效果。

五、板障内脑膜瘤

脑膜瘤是最常见的累及颅骨内板的肿瘤。脑膜瘤一般起源于蛛网膜细胞，因此，它们常常是继发性地累及颅骨内板，但也有部分脑膜瘤可直接起源于颅骨板障。原发或继发性脑膜瘤均可导致局部颅骨的增生和破坏。

(一)病理

脑膜瘤的病理一般分为内皮细胞型、成纤维细胞型、血管瘤型、化生型和恶性脑膜瘤。板障内脑膜瘤多属于内皮细胞型内的砂粒型。瘤组织内血供丰富，组织较脆质软。也有的板障内脑膜瘤为内皮型或软骨化生型。

(二)临床表现

本病多发生在青壮年，肿瘤生长缓慢，多向颅骨外板方向发展。除局部有骨性肿块外，一般无疼痛及神经系统症状。

(三)辅助检查

颅骨 X 片提示板障和外板骨化，增厚或有放射状骨针形成。CT 扫描表现为密度均匀，部分钙化者有明显强化的病灶影。同时可见局部颅骨内板的吸收或增厚。

(四)鉴别诊断

本病累及颅骨基底部时应与颅骨纤维异常增生症鉴别，颅骨纤维异常增生症累及范围广，血管造影无明显血供及肿瘤染色。

(五)治疗

治疗以手术为主。部分肿瘤切除后可行颅骨修补术。对于颅底肿瘤多数只能部分切除，行减压术。

六、颅骨血管瘤

颅骨血管瘤较常见，约占颅盖部良性肿瘤的 30%。多发生于中青年，女性发病率为男性的 2 倍。好发于顶骨和额骨。

(一)病理

根据血管瘤内血管成分不同，分为海绵状血管瘤、毛细血管瘤。海绵状血管瘤最常见，主要成分是扩张的血窦，窦内壁衬以发育良好的内皮细胞。毛细血管瘤由大量毛细血管组成。

(二)临床表现

开始时血管瘤均位于板障内，逐渐增大，使颅骨内板和外板膨隆，一些患者表现为头痛。肿块也可以无痛生长。

(三)辅助检查

X 片上典型病变为圆形或椭圆形骨质缺损区、边界清楚，但参差不齐。外部常有骨侵蚀，内板多保留完整。CT 表现为颅骨圆形或梭形低密度区、中心呈蜂窝样改变，骨质变薄，增强后明显强化。

(四)治疗

手术完整切除肿瘤，连同正常颅骨骨缘一并切除是治疗血管瘤最有效的方法，术后复发很少。

第二节　颅骨恶性肿瘤

一、颅骨多发性骨髓瘤

本病可单发，多发者常见。可同时发生在颅骨、肋骨、椎体、骨盆、胸骨、锁骨等处。是来自骨髓组织浆细胞的肿瘤，又称浆细胞肉瘤。约占骨肿瘤的3%，多发生中老年人。

（一）病理

肿瘤为实质性，较脆软，暗红色或灰色，富于血管。显微镜下主要成分为圆形或椭圆形，间质少，胞核偏位，核膜清晰的未成熟的浆细胞即肿瘤细胞。胞质为嗜酸性染色。

（二）临床表现

临床症状由骨髓破坏和异常免疫球蛋白所致。局部疼痛为最常见症状。另外，还存在高球蛋白血症、高钙血症、肾衰竭、贫血和反复出现的感染等。70%的病人尿中出现本-周蛋白。2/3的病人颅骨具有多发病变。病变局部常变现为头部稍隆起的扁平肿块，无波动感，可有压痛。

（三）辅助检查

骨髓检查可见细胞生长活跃，未成熟浆细胞可增多。X线及CT扫描肿瘤表现多数散在、大小不一、边界清楚的圆形低密度区，向外挤压。

（四）治疗

目前对骨髓瘤尚无根治的方法，除颅骨上较大肿瘤外，一般不主张手术。治疗以化疗和局部放疗为主。

二、颅骨成骨细胞瘤

颅骨成骨细胞瘤即成骨肉瘤，是颅骨较常见的一种原发性恶性肿瘤。但发生于颅骨的还不到2%，好发于青少年，肿瘤多发生在颅盖部，少数可在颅底。肿瘤生长速度快，血供丰富，局部可见静脉曲张，故有学者称为“骨性动脉瘤”，恶性程度高，预后差。

（一）病理

肿瘤内还有骨母细胞，细胞分化不良，大小不一，细胞界线不清，胞核大染色深，可见核分裂。在肿瘤内有散在的新骨形成，并有坏死出血和毛细血管扩张，血管十分丰富，可汇合成血窦。

（二）临床表现

在颅盖部可发现肿块，常有疼痛。肿瘤主要向外生长，颅内延伸也有发生。肿瘤血供丰富，有时可有血管搏动和血管杂音，皮温增高。肿瘤常转移至肺部，预后差。

（三）辅助检查

影像学检查可见大小不等、边缘不清的溶骨区，骨皮质不规则并且常增厚，有放射状的骨针进入骨皮质周围的软组织。MRI表现为病灶成膨胀性，边界不清，但很少侵及硬膜下。T_1加权像为等高混杂信号，T_2加权像为高信号，甚至超过脑脊液信号。增强后常常不均匀强化。

（四）治疗

成骨细胞瘤的治疗比较棘手，以手术切除联合放疗及化疗综合治疗，但疗效不佳。

三、颅骨网织细胞肉瘤

此肿瘤由颅骨板障骨髓网细胞发展而成，临床上少见。一般多发生于青壮年，此肿瘤多数穿破颅骨外板向外生长，早期治疗预后好。

（一）病理

肿瘤内以网织细胞为主，胞质甚多，HE染色成浅红色，具有吞噬能力。胞核多成圆形或椭圆形。

（二）临床表现

早期在颅骨上可见一小肿物，局部可有疼痛感。外板穿破后可有一质韧、基地固定，与皮肤无粘连肿物。

（三）辅助检查

颅骨X片可见不规则的骨破坏区，一般无放射状骨针。

（四）治疗

治疗以手术为主。术后需要联合放疗及化疗。

四、颅骨纤维肉瘤

颅骨纤维肉瘤是起源于骨髓结缔组织的恶性肿瘤，好发于青壮年。位于颅盖骨或颅底部。多数患者有Paget病、骨纤维结构不良、骨巨细胞瘤、骨折和慢性骨髓炎等。

（一）病理

肿瘤主要成分为梭形瘤细胞，比正常纤维细胞大，大小形态较一致，胞膜不清，胞质较丰富，间质中有较多的胶原纤维。胞核细长，染色较淡。

(二)临床表现

早期表现为疼痛性肿块，生长迅速，侵入颅内时可引起相应的神经系统症状和颅内压增高征。

(三)辅助检查

X线片表现为进行性的溶骨性病变，很少伴有骨硬化或骨膜反应。CT检查提示无特征性的颅骨破坏病灶边缘不清，病灶内城均匀、囊性扩张的软组织影，增强不明显。

(四)治疗

采用手术切除肿瘤和术后的化疗，放疗不敏感。此肿瘤科远处转移，因此彻底切除肿瘤不仅有助于防治肿瘤复发也可减少远处转移机会。

五、颅骨软骨肉瘤

骨软骨肉瘤罕见，多见于30－40岁男性，是原发于骨的恶性肿瘤。可发生于骨髓的间叶组织或骨膜，亦可由软骨瘤、骨软骨瘤恶变而来。颅骨软骨瘤好发于颅底，尤其是蝶骨和斜坡。

(一)辅助检查

CT扫描可见位于颅底较大的肿瘤，常侵及颅内外，蝶骨和蝶窦常受累，向后可长入颅后窝，其密度较肌肉低而较脂肪高，内有钙化。增强扫描有明显不规则强化。MRI表现为T_1呈高低不等信号，T_2呈高信号影。增强后呈不均匀强化。

(二)临床表现

绝大多数软骨肉瘤生长缓慢，病程长，表现为颅骨局部肿块及疼痛。当软骨肉瘤发生在颅内时，病人常有进行性发展的局灶性症状和体征。

(三)治疗

大范围手术切除是唯一可能有效的治愈方法，但往往难以全切，复发常见预后较差。

六、颅骨转移瘤

颅骨转移瘤多数经血行转移。是常见的颅骨肿瘤。全身各个部位的恶性肿瘤均可转移至颅骨，颅骨转移瘤60%来自乳腺癌和肺癌。

(一)临床表现

临床可见颅骨出现1个或数个生长迅速的疼痛性肿块，多数质地较硬，基底较宽。病变以溶骨型最多见，常单发，多来自肺、子宫、胃肠道、甲状腺的癌瘤及黑色素瘤，而成骨性多来自前列腺癌。

(二)治疗

转移瘤的治疗取决于原发肿瘤的情况。对于原发肿瘤已切除或较小者，颅骨转移为单发并在颅盖骨者，可行手术治疗。对于多发颅骨转移瘤，一般根据原发肿瘤的性质决定放射治疗和化疗。

第三节　颅骨类肿瘤疾病

一、颅骨嗜酸性肉芽肿

颅骨嗜酸性肉芽肿是一种原因不明的全身性疾病，不是肿瘤。本病多发生在儿童和青年，偶见老年人。全身除指骨和趾骨外均可被侵犯，但多见于扁平骨，颅骨为好发部位，多数病例为多发，单发于颅骨者预后佳。

(一)病理

病理特点为颅骨骨质被破坏，成肉芽肿样改变，内有大量嗜酸粒细胞浸润，同时有结缔组织生成的新骨。可分为4个阶段：①早期，有大量组织细胞出现，其间尚有少量浆细胞、淋巴细胞和嗜酸性细胞。②肉芽期，出现富有血管的肉芽，有大量的嗜酸性粒细胞集大单核吞噬细胞，有时可见泡沫细胞，同时有局限性坏死或出血。③黄色肿块期，特点是出现大量含有脂质的细胞。④晚期，肉芽组织被结缔组织所代替，有纤维化现象和新骨形成。

(二)临床表现

在短时间内出现头部疼痛性肿块，以颅顶部最多见，伴有乏力、低热和体重减轻。

(三)辅助检查

实验室检查可发现白细胞总数略高，嗜酸性粒细胞增多，血沉加快。CT检查见病灶局部颅骨内外板及板障均破坏，呈圆形或椭圆形，密度不均匀，内有小的新骨形成，边缘为凿齿状，周围有增厚的骨反应。

(四)治疗

本病对放射治疗敏感。范围较小可手术切除，较大的病灶可行手术刮除术，术后行放射治疗，效果较好。

二、黄脂瘤病

黄脂瘤病又称汉-许-克病，是遗传性脂质沉淀病，属于网织内皮系统疾病之一，不是肿瘤，病因尚不明确。多见于儿童，偶发成人。多发生在颅骨，也可累及其他扁骨如骨盆、肩胛骨、肋骨、脊椎骨等。

(一)病理

病理特点为肉芽肿样病变，肉芽肿组织为黄色或灰黄色的肿块，内有油灰样组织。显微镜下可见大量含胆固醇结晶的网状内皮细胞，呈圆形或多角形，胞体大，胞质为泡沫状，称之为泡沫细胞。此外，还有嗜酸性粒细胞、淋巴细胞和浆细胞。晚期多有结缔组织增生。

(二)临床表现

该病病程缓慢，病人可有 Christian 三主征(尿崩、眼球突出、颅骨地图样缺损)。此外，还可有低热、乏力、贫血、牙龈炎、淋巴结肿大、脾大、侏儒症、肢端肥大症、高血糖、高血脂等。

(三)辅助检查

X 线片可见颞顶部多发或单发的地图样缺损，边缘清楚，锐利而无硬化带。在骨缺损区有时可见残留的骨片。头颅 CT 和 MRI 可见颅骨缺损区内软组织肿块，常穿透外板或内板扩展至帽状腱膜下或硬膜外，若病变仅破坏一侧骨皮质，其形状如香槟瓶塞；如果内外板同时破坏，病变则呈纽扣状。

(四)治疗

本病的治疗方法是手术切除病灶，术后辅助放射治疗，放射治疗可消除和缓解病变的发展。另外，还需对症处理，控制伴发症状。婴幼儿预后不良，大龄儿童预后尚可。

三、颅骨纤维异常增生症

颅骨纤维异常增生症是由成骨细胞的分化缺陷，使颅骨成熟障碍，导致纤维组织替代骨质，引起的颅骨增厚、变形。颅骨纤维异常增生症并非肿瘤。病因尚不明确。有学者认为是由于胚胎期形成骨质的间质生长异常所致，也有认为是与代谢和内分泌障碍有关。

(一)病理

骨质被破骨细胞破坏，破坏部分由纤维结缔组织填充。有未成熟的骨小梁和纤维性间质所构成。骨小梁的大小不一。纤维间质主要为梭形细胞呈囊状排列，有胶原形成。本病恶变者少，恶变时出现大量软骨组织，而转变为软骨肉瘤。

(二)临床表现

病人多为青年或儿童，女性多于男性。除颅骨外四肢骨骼亦可受累。主要症状是由颅骨的增厚引起的，表现为头部骨质畸形、突眼、视力下降、头痛及其他脑神经麻痹。80%为单发，没有全身骨质疏松和钙磷代谢紊乱。女性伴有内分泌紊乱，如性早熟、甲状腺功能亢进、肢端肥大、Cushing 病等，则称为 Albright 综合征。

(三)辅助检查

CT 检查可分为三种类型，即囊肿型、硬化型、混合型。①囊肿型，多见于早期或颅盖病变，板障层增厚。病灶内密度不均匀，有圆形或卵圆形的骨破坏区，外板变薄，增强不明显。②硬化型，多见于颅底，表现为骨质致密区增厚，有“毛玻璃”状表现，无增强。③混合型，很少见，多位于颅底。

(四)治疗

该疾病是自限性疾病，如无明显功能障碍，可不手术。早期可使用钙剂及维生素 D。如病变进行性发展，出现明显症状时须行手术。尽可能全切病变，部分切除只用于减轻脑神经症状。该病对放疗不敏感，化疗亦无益。

四、颅骨皮样囊肿和表皮样囊肿

表皮样囊肿和皮样囊肿均来自外胚层，是良性先天性肿瘤，常发生于中线。表皮样囊肿又称胆脂瘤、表皮样瘤，只有上皮成分，鳞状上角化脱落产生的角蛋白和胆固醇混合物填充入囊内，形成缓慢增长的囊。皮样囊肿同时具有上皮和真皮成分(包括毛囊、皮脂腺和汗腺等皮肤附件)，脂类成分比表皮样囊肿更多。皮样囊肿男女发病均等，好发于儿童。有学者认为外伤可能是该病发生的原因之一，是由于外伤时上皮组织种植在颅骨内，以后逐渐形成囊肿。

(一)病理

囊肿由复层上皮和一层结缔组织构成。上皮层在囊内，表面附有角化细胞，在其间有淋巴细胞和巨细胞浸润。囊内为脱落的角化上皮细胞。皮样囊肿内含有汗腺、皮脂腺、毛发等皮肤其他结构。

(二)临床表现

表皮样囊肿主要生长在颅盖骨，皮样囊肿主要生长在前囟周围和前颅底中线部，肿瘤呈膨胀生长，生长缓慢，颅骨为破坏前多无症状。长发生于板障内，向外板生长者可发现橡胶样肿物，外板有不同程度骨质变薄和破坏，有干酪样组织流出，继发感染而形成一窦道。向内生长着压迫脑组织，可出现癫痫和颅内压增高及相应的神经系统症状。

(三)辅助检查

颅骨皮样囊肿和表皮样囊肿在 X 线上表现为

颅骨局部骨质呈圆形或不规则、边界清楚的低密度区，CT扫描见局部颅骨内有脑脊液状低密度影，边界清楚，偶有钙化，增强扫描无增强。MRI检查T_1、T_1加权像为高低混杂信号，增强后瘤内部分强化。

(四)治疗

以手术为主，尽可能全切肿瘤。肿瘤切除后使用10%甲醛或75%乙醇涂抹瘤床，再用生理盐水冲洗，避免肿瘤复发。如肿瘤与硬膜粘连紧密者可切除硬膜，然后修补硬膜。

五、畸形性骨炎

畸形性骨炎又称为Paget病，是骨更新和重塑异常引起。发病率随年龄的增长而增高，男女比例相当，多见于中老年，可有家族倾向。病变可影响颅骨、髋骨及其他骨骼组织。

(一)病理

早期见血管和破骨细胞增多，骨小梁有不规则破坏。之后成骨细胞活动生成类骨质及骨化。因此，可见到骨破坏和骨再生现象。

(二)临床表现

早期一般无症状。畸形性骨炎可导致颅骨增厚，刺激骨膜和硬膜，对局部脑组织产生压迫，引起相应的神经系统症状。在病变的颅骨、骨膜、硬膜上血供非常丰富，严重的患者出现高输出量充血性心力衰竭。血清钙在不同时期可有不同程度的升高。

(三)辅助检查

在病变不同期，X线表现不同，可分为硬化型、溶骨型和混合型。①硬化型表现为骨皮质和骨小梁均匀增厚。②病灶处有明显透光区。③混合型最常见，其特征为溶骨、修复和硬化混合存在，表现为不匀均的高低混杂密度病灶。

(四)治疗

目前尚无特效疗法，早期可试用放射治疗。必要时可行手术减压。

(孙 涛 张庆华)

■参考文献

[1] 王忠诚.王忠诚神经外科学.武汉:湖北科学技术出版社,2005:889-898

[2] 周良辅.现代神经外科学.上海:复旦大学出版社,2001:660-666

[3] 张方成,史建涛,王鹏.原发性颅骨内脑膜瘤的诊断与治疗(附4例报告并文献复习).中国临床神经外科杂志,2008(2):69-71

[4] 汪秀玲,马喜娟,权强.颅骨脑膜瘤及其鉴别诊断.中国CT和MRI杂志,2010(2):2-3

[5] Erefio C, Izquierdo AP, Basurko JM. Temporal bone secretory meningioma presenting as a middle ear mass. Pathology Research and Practice, 2006 (6): 481-484

第四篇　中枢神经系统血管病

第 45 章

脑血管病概述

脑血管病是指脑血管病变或血流障碍所引起的脑部疾病的总称。广义上，脑血管病变包括血管破裂、血管壁损伤或通透性发生改变、血栓或栓塞引起的血管腔闭塞、凝血机制异常、血液黏度异常或血液成分异常变化导致的疾病。脑血管病是目前造成人类死亡和残疾的主要疾病，其分类和发病形式多种多样，熟悉和掌握其病因、发病机制、诊断及鉴别诊断，对预防和治疗脑血管病至关重要。

一、流行病学

脑血管病的发病率、死亡率及致残率均高，脑血管病与心脏病、恶性肿瘤构成了人类的三大死因。全球每年 5500 万死亡者中，10%死于脑卒中。其中 1/3 在工业化国家，其余发生在发展中国家，患病和死亡主要在 65 岁以上的人群。日本是脑卒中发病率、死亡率最高的国家之一。我国属于脑卒中高发国家，脑卒中年发病率约 250/10 万。脑卒中的危险因素很多，由于脑梗死与脑出血的发病机制不同，不同类型脑卒中的危险因素可能存在差异。脑卒中的危险因素可分为可干预性因素，如高血压、心脏病、糖尿病、吸烟、酗酒、无症状颈动脉狭窄、抗凝治疗等；不可干预因素，如年龄、性别、种族/民族、遗传因素等。近年来我国的流行病学发现，脑血管病在人口死因顺序中居第 2 位。我国城市脑卒中的年发病率、年死亡率和时间点患病率分别为 219/10 万、116/10 万和 719/10 万；农村地区分别为 185/10 万、142/10 万和 394/10 万。据此估算，全国每年新发脑卒中患者约为 200 万人，每年死于脑卒中的患者约 150 万人，存活的患者人数 600 万～700 万。

我国脑血管病的地理分布表明，除西藏自治区外，呈现北高南低、东高西低的发展趋势。在性别上，男性多于女性，男女之比为(1.1～1.5)∶1。发病具有明显的季节性，寒冷季节发病率高，尤其是出血性卒中的季节性更为明显。

与西方发达国家相比，我国脑血管病的发病率和死亡率明显高于心血管病。西方国家出血性脑卒中占全部脑卒中的 8%～15%，而我国则高达 21%～48%。值得注意的是当前我国高血压患者的数量正在快速增长，发病有年轻化趋势，多数患者有高血压且血压控制不良，这可能是导致脑血管病高发的主要原因。随着社会的进步和人民生活水平的提高，以及人口的老龄化，脑卒中的总体发病率呈明显上升趋势。还有研究表明，脑血管病的分布与社会经济地位、职业及种族等有关。其致残率高，约有 3/4 的患者遗留有严重的残疾，丧失劳动能力，给社会及家庭带来沉重的负担。

二、分　类

脑血管病的分类方法对临床进行疾病诊断、治疗和预防有很大的指导意义，长期以来分类方法较多：①按病程发展可分为短暂性脑缺血发作、进展性卒中和完全性卒中；②按脑的病理改变可分为缺血性卒中和出血性卒中。

缺血性脑卒中临床较多见，多系动脉硬化等原因，使脑动脉管腔狭窄，血流减少或阻塞，脑血流循环障碍使脑组织受损而发生的一系列症状，包括：①短暂性脑缺血发作(TIA)，又称小卒中或一过性脑缺血发作，与脑动脉硬化有关，是脑组织短暂性、缺血性、局灶性损害所致的功能障碍；②脑血栓形成，常由动脉粥样硬化、动脉炎、外伤及其他物理因素、血液病引起脑血管局部病变，形成凝血块堵塞重要血管发病；③脑栓塞，可因多种疾病所产生的栓子进入血液阻塞脑部血管而诱发，临床上以心脏疾病为最常见的原因，其次是骨折、外伤后脂肪入血、寄生虫卵、细菌感染、气胸致空气入血或静脉炎形成的栓子等因素，堵塞脑血管所致。

出血性脑血管疾病包括：①脑出血，脑实质血管自发性破裂导致出血，多由高血压、脑动脉硬化、肿瘤卒中等引起；②蛛网膜下腔出血，脑表面和脑底部的血管破裂，血液直接流入蛛网膜下腔所致，常见原因有动脉瘤破裂、脑血管畸形、高血压、动脉硬化、血液病等。此外，20世纪70年代以来，由于CT和磁共振的广泛应用，临床上又发现一些出血和梗死并存的脑血管病，即混合性卒中，这种病，有学者报道占同期各种脑血管病的3%左右。

三、诊 断

详细询问病史了解病人的发病情况（突发、缓慢发作、反复发作），出现的症状及先后程序（头痛、意识状况、瘫痪、失语、大小便失禁、癫痫等），既往史（高血压、糖尿病、心脏病、高血脂等），存在的危险因素（家族史、烟酒嗜好、肥胖、避孕药等），在查体中发现阳性神经系统体征后，对病人的病情有初步的印象。可对以下问题进行初步判断：①有无脑部病变；②病变的病理性质（出血、梗死、混合性病变）；③病变部位（大脑、小脑、脑干、蛛网膜下隙、脑实质内）；④累及的血管（颈部、颅内、颈动脉系、椎-基底动脉系等）；⑤可能的病因（高血压、心源性、先天性、代谢性、脑损伤等）。在此基础上再进行实验室和影像学的辅助检查。

1. *实验室检查* 血常规、生化、凝血、肝肾功能、血脂等的检查。

2. *心血管系的检查* 病情许可条件下可做胸部摄片、心电图检查，如发现异常可再行其他仪器或机械性检查。

3. *脑脊液检查* 对CT未能查到的轻型蛛网膜下腔出血病例，需要做腰穿取液来确定诊断。有的病例脑脊液中红细胞已经消失，但其引流液的黄染可作为诊断的依据。另外，有些脑血管性疾病有炎症表现，如结核、梅毒、真菌及感染性静脉炎引起的脑梗死病例中，脑脊液检查对病因诊断具有较大的帮助。

4. *眼底检查* 眼底动脉（视网膜中央动脉）是颅内颈内动脉的第一分支眼动脉的终末支，因此临床上常把它作为观察颈内动脉病变的一个窗口，通过检眼镜观察视网膜动脉可以获得脑出血和脑缺血的诊断。在蛛网膜下腔出血的病例中，眼底常可见到有玻璃体膜下片状出血。其消退缓慢，在蛛网膜下腔出血消失后1～2周，仍可见有出血痕迹，可作为曾有出血的有力证据。在长期视网膜缺血的情况下，视网膜的神经纤维层表现像松散的棉花，可于眼底检查见到，是反映颅内动脉有供血障碍的间接证据。脑栓塞性病变中，乳白色发亮的栓子可在视网膜血管内找到，其内含有胆固醇结晶，表明它是来自颈动脉的粥样硬化斑块。

5. *影像学检查*

（1）CT扫描：是脑血管疾病病人首选的成像检查。脑出血表现为高密度灶，常呈圆形或椭圆形。蛛网膜下腔出血表现为脑沟、脑池的密度增高。对于脑缺血性病变，CT表现为有低密度变化，但密度变化和发病时间有直接联系，这最主要依赖于缺血后病理改变，如TIA和刚刚发病的脑梗死，CT表现为正常，如分辨率高，则在发病后6h，可见到低密度改变。在发病后10余天内，脑梗死区的密度逐渐降低，接近脑脊液的密度。这是由于吞噬细胞将坏死组织移去，使病变组织越发疏松。至2～3周后，梗死区的密度又可稍稍升高，因为周围有血管性肉芽形成。

（2）磁共振成像（MRI）：MRI是一项无创的放射诊断技术。对早期出血性脑卒中不如CT敏感，但对于早期缺血性脑卒中则比CT敏感。但是，在急诊情况下应用MRI存在困难，MRI对运动伪影比较敏感，同时检查时间较长也限制了MRI在急性期应用。MRI优势在于可以获得更多大脑情况，明确有无肿瘤性脑卒中等导致出血的原因，同时，MRI可以对血管畸形等进行定位，利于术中准确暴露切除。另外，磁共振波谱（magnetic resonance spectroscopy，MRS）分析来研究脑血管性疾病的病理生理情况。尤其用MRS对脑梗死区进行评估，不但能测知梗死区范围并能对梗死区的破坏程度做出判断。

（3）单光子发射计算机断层（single photon emission computed tomography，SPECT）：通过给病人灌注核素，用多架γ照相机记录病人靶器官内的放射信号分布，通过计算机处理后得到三维层图

像。主要功能是测定脑局部血流量，还可以了解脑血流灌注情况、代谢、神经受体等的功能变化，

(4)正电子发射断层扫描(positron emission tomography，PET)：又称神经功能性成像。PET能检测脑病变部位的血流量、代谢及其他生理学指标，并与脑缺血的病因及病程进展相关联。

(5)经颅多普勒超声(transcranial Doppler，TCD)：穿入颅内的Doppler超声仪，采用的发射探头能发射2～5MH_Z超声波，能从双侧颞部、双侧眶板及颈后枕骨大孔共5个“骨窗”处将声波射入颅内。对双侧MCA、双侧ACA、双侧PCA、基底动脉、双侧椎动脉进行单独的检测。可应用于诊断各种脑血管疾病、鉴定治疗效果、筛选治疗药物、研究脑血流变学等。与SPECT、PET、XeCT合称为研究脑血管疾病的四大技术。

(6)氙增强CT(Xe/CT system)：先让病人吸入Xe气和O_2混合气体，然后在连续时间内获取氙增强CT。从取得的图像可计算出脑各区的CBF。这种技术可对脑血管病进行诊断、判断预后、观察治疗效果等。

(7)脑血管造影(cerebral angiography)：这是观察脑部血管最直接的方法，能了解血管的形态、分布、狭窄、粗细、移位、闭塞等，还可以观察到血管本身的病变，如脑动脉瘤、脑动静脉血管畸形等。数字减影血管造影(digital subtraction angiography，DSA)，图像解析度高，可排除颅脑软组织和骨质的干扰，可完整全面地反映颅内血管解剖和可能存在的动脉瘤，因此选择性DSA是目前公认的诊断颅内动脉瘤的“金标准”。但DSA的敏感性无法达到100%，20%～25%的脑血管造影不能发现出血的来源。发生此类假阴性，可能与血管痉挛造影剂充盈不佳有关，另外，一些特定部位的动脉瘤，如前交通动脉瘤因其解剖的特殊性，(双向顺行供血)发生假阴性的概率最高，若高度怀疑动脉瘤，对这部分病例，在1周后重复进行DSA造影能在1%～2%的病例中发现先前未能识别的动脉瘤。考虑到DSA是一种有创检查，而且有诱发动脉瘤再破裂出血的风险，DSA与其他动脉瘤检查手段相比仍有其不足之处。碘过敏者，有出血疾病者，严重心、肝、肾功能不全者等都是DSA检查的禁忌证。造影操作中导管对血管壁的机械刺激可能会诱发血管痉挛，短期内不宜重复。相比其他几种检查方式，DSA的费用较高、操作较复杂、X射线辐射和对比剂用量较大，有损伤瘤体、动脉内膜、血栓脱落等危险，难以作为普查手段。DSA显示的是动脉瘤腔内径，无法显示腔内血栓、动脉瘤瘤体的实际大小及脑实质方面的信息。

除DSA外尚有两种微创性血管造影，包括MRA和CTA。它们是颅内动脉瘤筛查的常用手段，当颅内动脉瘤大于15mm时，MRA诊断的敏感性达到85%～100%，而在检测小于5mm的颅内动脉瘤时，MRA的敏感性下降到只有56%，但是MRA的优势在于不需要碘对比剂而且无电离辐射，这可能有助于妊娠患者动脉瘤的诊断。但如病人装有起搏器或颅内有金属异物时，MRA不能应用，可选用CTA。CTA的优势是图像采集速度快和普及性广，适用于危重症患者的紧急检查，而且越来越多的资料显示，仅仅根据CTA中的阳性发现就进行手术也是可行的。当然CTA的应用也存在缺点，它不能反映血流动力学的准确信息，无法显示远端小血管的影像，而且易受骨质伪影干扰。同时因必须使用碘对比剂，使碘过敏患者应用受到限制。

四、治　疗

(一)血管性疾病的非手术治疗

本组疾病分类很多，有缺血性、出血性、先天性等。其病因有血液性、高血压、血栓栓塞性、血管壁缺陷性等。有关本组疾病的处理将在后面章节介绍。这里只对处理的基本原则做一说明。

1. 适合于全组的治疗原则

(1)治疗的主要目的是为受损的脑组织提供正常的或有足够的营养的血液，使脑能维持正常的功能及活力，并从脑移去堆积的代谢产物。

(2)治疗中应根据不同的临床类型、病因、危险因素、发病机制、发病时间等确定治疗方案，实施个体化和整体化治疗原则。有条件的医院，应建立卒中单元，卒中病人应收入卒中单元治疗。

(3)降颅压治疗：颅内压增高是脑血管病常见的并发症，是死亡的主要原因。常用的降颅压药物有甘露醇、呋塞米和甘油果糖，其他还有白蛋白。

(4)强调绝对的卧床休息，严密观察患者的意识、瞳孔、血压、呼吸等生命体征的改变，避免病人精神心理上的压抑和刺激。

(5)加强并发症的防治：吸入性和坠积性肺炎、上消化道出血、水电解质紊乱、尿路感染、深静脉血栓、皮肤褥疮等。

2. 适合于脑内出血的治疗原则　基本治疗原则：①脱水降颅压，减轻脑水肿；②调整血压；③防止继续出血；④减轻血肿造成的继发性损害；⑤促进神经功能恢复；⑥防治并发症。

(1)调控血压：脑出血时血压升高，是在ICP增高情况下，为保证脑组织供血出现的脑血管自动调节反应，当ICP下降时血压也随着下降，所以首先应进行脱水、降颅压治疗，暂不使用降压药。脑出血患者血压的控制并无一定的标准，应视患者的年龄、既往有无高血压、有无颅内压增高、出血原因、发病时间等情况而定。一般可根据下列原则。

①脑出血患者不要急于降血压，因为脑出血后的血压升高是对颅内压升高的一种反射性自我调节，应先降颅内压后，在根据血压情况决定是否进行降血压治疗。

②血压＞200/110mmHg时，在降颅压的同时可慎重平稳降血压治疗，使血压维持在略高于发病前水平或180/105mmHg左右；收缩压在170～200mmHg或舒张压在100～110mmHg，暂时可不必使用降压药，先脱水降颅压，并严密观察血压情况，必要时再用降压药。血压降低幅度不宜过大，否则可能造成脑低灌注。收缩压＜165mmHg或舒张压＜95mmHg，不能行降血压治疗。

③血压过低者应升压治疗，以保持脑灌注压。

(2)给予止血药：可选用巴曲酶(立止血)，每支1ml，含2kU，供皮下注射。也可使用氨甲苯酸(止血芳酸)或氨基己酸静脉滴注。

(3)亚低温治疗：局部亚低温治疗是脑出血的一种新的辅助治疗方法，能够减轻脑水肿，减少自由基生成，促进神经功能缺损恢复，改善病人预后，且无不良反应，安全有效。初步基础与临床研究认为亚低温是一项有前途的治疗措施，而且越早应用越好。

3. 适合于有蛛网膜下腔出血的治疗原则　治疗目的是防治再出血、血管痉挛及脑积水等并发症，降低死亡率和致残率。

(1)防治再出血：包括安静休息、调控血压和抗纤溶药物应用。

(2)防治脑血管痉挛

①维持血容量和血压：避免过度脱水。必要时使用升压药。3H疗法即高血容量、升高血压和血液稀释疗法在国外较多应用于治疗SAH后的脑血管痉挛。

②早期使用钙通道阻滞药：常用尼莫地平注射液微量泵泵入，也可尼莫地平口服，40～60mg，每日4～6次，共服21d，但注意其低血压等不良反应。

(3)防治脑积水：轻度急、慢性脑积水可药物治疗，给予乙酰唑胺0.25g，每日3次，减少CSF分泌，还可选用甘露醇、呋塞米等药物。严重的可选用脑室穿刺CSF外引流术。

4. 适合于有脑缺血性卒中的治疗原则　TIA是卒中的高危因素，需对其积极进行治疗，遵循个体化和整体化原则。

(1)药物治疗：抗血小板聚集药物如阿司匹林50～300mg，每日1次或氯吡格雷75mg，每日1次，其与阿司匹林相比上消化道出血的发生率显著减少，在预防血管性事件发生方面优于阿司匹林；抗凝治疗不作为TIA常规治疗，对于伴发心房颤动、风湿性心脏病、有人工机械瓣膜的缺血性脑卒中和TIA患者，建议使用华法林口服抗凝治疗。钙通道阻滞药尼莫地平20～40mg，每日3次，可防止血管痉挛，增加血流量，改善微循环。

(2)病因治疗：针对可能存在的脑血管病危险因素，如高血压、糖尿病、血脂异常、心脏疾病等，进行积极治疗是预防TIA复发的关键。

(二)血管性疾病的手术治疗

本组疾病中有些很明显需做外科治疗的病种，如脑动脉瘤、动静脉血管畸形等，在各专题章节中另有介绍。本章拟予从略。现仅将有关脑卒中等外科治疗做简单介绍。

1. 缺血性脑卒中的手术治疗　脑缺血性卒中主要是由于脑血管的粥样硬化引起的管腔狭窄及栓子脱落所造成。根据病情程度可分为短暂性脑缺血发作(TIA)、可逆性脑缺血发作、进行性卒中、完全性卒中。根据病情，可选择不同手术。

(1)去骨瓣减压术：减压术可使颅内压明显减低，限制梗死区的扩大。颅内压和机械压力的下降使脑灌注压升高，导致脑血流增加。手术时机的选择至关重要。临床研究显示，发病后平均21h内手术与发病后39h手术比较，前者死亡率明显减少。

(2)颈动脉内膜切除术：是切除增厚的颈动脉内膜粥样硬化斑块，以预防由于斑块脱落引起的脑卒中。手术适应证包括：①多发TIA，相关颈动脉狭窄；②单次TIA，相关颈动脉狭窄＞50%；③颈动脉软性粥样硬化斑或有溃疡形成；④抗血小板治疗无效；⑤术者以往对此类患者手术的严重并发症(卒中和死亡)率＜6%；⑥轻、中度卒中相关颈动脉狭窄；⑦无症状颈动脉狭窄，包括狭窄＞70%，软性粥样硬化斑或有溃疡形成，术者以往对此类患者手术的严重并发症率<3%。

(3)颅内外架桥手术：颅外-颅内旁路手术分为颅外-颅内动脉吻合术和颅外-颅内血管移植吻合术。前者是将颅外供血动脉与颅内受血动脉直接吻合，后者是指在颅外与颅内动脉之间移植一段血管，以完成颅外-颅内动脉吻合。

(4)颞肌脑贴附术：借颞肌内的血管床来改善缺血脑皮质的血供。先做颞肌下减压术，切开硬脑膜，将脑表面的蛛网膜撕开，然后将带血管的颞肌贴附于缺血的脑表面。

(5)血管内介入治疗手术

①血栓形成的动脉内溶栓术：适应证包括以下几种。a. 发病至溶栓治疗时间小于8h或最近4h内卒中症状恶化，椎-基底动脉系统梗死可放宽至24h。b. 有明显神经功能障碍，瘫痪肢体肌力(指最小肌力)3级。c. 头颅CT无低密度灶，且排除脑出血或其他明显的颅内疾病。d. 年龄<75岁，无严重的心脏、肝、肾疾病。迅速昏迷者，可将年龄上限放宽。e. 无出血倾向病史，初步检查无出血倾向。f. 家属同意进行溶栓治疗并愿承担相关风险。

②血管内成形术：也称经皮腔内血管成形术(PTA)，经皮穿刺，使球囊导管到达血管狭窄部位，通过膨胀球囊压迫狭窄处扩展管腔，然后在扩张部位置入支架，维持已扩张的动脉管壁。适应证包括以下几种。a. 血管狭窄>50%。b. 相关脑组织缺血。c. 侧支循环不良。d. 狭窄血管结构适合血管成形(狭窄段长度<10mm，成角不明显)。e. 无一般神经介入治疗的禁忌证。

2. 出血性脑卒中的手术治疗

(1)手术的适应证和禁忌证

①经CT证实的幕上>30ml，幕下>10ml的病例，特别是出现瞳孔不等大，意识障碍加深的病人应尽快手术治疗。

②外侧型血肿，因血肿表浅的致残率及死亡率均较低，应及时手术。内侧型血肿(基底核区、内囊型、丘脑型、脑干型)血肿，因手术效果不佳应慎重选择。

③年龄>70岁，有明显心、肺、肝、肾功能障碍者手术难以达到预期目标，一般不推荐手术。

④深度昏迷、双瞳散大甚至生命体征不稳定者，一般不做手术治疗。

(2)手术方法

①开颅血肿清除术：根据血肿部位设计手术入路，直视下清除血肿，充分减压。

②钻孔血肿引流术：对于情况紧急或不能耐受全身麻醉手术者，可考虑此法引流血肿的液性成分。局部使用尿激酶或链激酶等溶栓药可以促进血肿溶解以利引流，但该法减压不彻底，盲目穿刺可致出血，应慎用。

③脑室穿刺引流：适用于脑室出血或颅后窝出血引发梗阻性脑积水者。

(游　潮　司马秀田)

参考文献

[1] 杨树源，只达石.神经外科学.北京：人民卫生出版社，2008：983-1198

[2] 游潮，毛伯镛.脑脊髓血管外科学.北京：人民卫生出版社，2012：2-15

[3] 吴江.神经病学.北京：人民卫生出版社，2013：150-190

[4] Kyaw KM，Thu PP.Stroke in Myanmar：attitudes and treatment.Int J Stroke，2011，6：241-243

[5] Weimar C，Benemann J，Terborg C，et al.Recurrent stroke after lobar and deep intracerebral hemorrhage：a hospital-based cohort study.Cerebrovasc Dis，2011，32：283-288

第 46 章

颅内动脉瘤

颅内动脉瘤是一种较为常见的脑血管性疾病。虽然颅内动脉瘤是一种良性疾病，但动脉瘤一旦破裂出血，则具有极高的致残率和死亡率，因而严重威胁人类健康。对颅内动脉瘤的及时诊断和治疗，可以显著降低其致残率和死亡率。

第一节 自发性蛛网膜下腔出血

蛛网膜下腔出血(subarachnoid hemorrhage，SAH)是指各种原因引起的脑血管破裂，血液流至蛛网膜下隙而出现的一组临床症状。SAH 分为自发性蛛网膜下腔出血和外伤性蛛网膜下腔出血两类，最常见的是外伤性蛛网膜下腔出血，本节仅介绍自发性 SAH。西方国家自发性 SAH 年发生率为(6～8)/10 万，颅内动脉瘤破裂是自发性 SAH 最主要的病因。

一、病 因

自发性 SAH 的首要病因是颅内动脉瘤破裂，占 75%～80%，其他中枢神经系统疾病也可造成自发性 SAH，包括脑、脊髓动静脉畸形，动静脉瘘、动脉粥样硬化、脑底异常血管网症(烟雾病)、脑干前非动脉瘤性 SAH、颅内肿瘤卒中、硬脑膜静脉窦血栓及动脉炎等；全身性疾病，如血液病、口服抗凝药物治疗等也可造成自发性 SAH。有 14%～22%的自发性 SAH 的原因不明。

二、临床表现

1. **出血症状** SAH 起病急骤，可有先兆症状。主要表现是突发的、剧烈的"爆炸性"头痛，通常可合并呕吐、面色苍白、全身冷汗和畏光，还可出现项背疼痛。病人也可出现精神症状，如烦躁不安、意识模糊和定向力障碍等。严重时可合并意识水平下降，昏迷，甚至出现脑疝而死亡。20%～30%的病例合并脑积水。

2. **神经功能损害** 以一侧动眼神经麻痹最常见，有 6%～20%，提示同侧颈内动脉-后交通动脉瘤或大脑后动脉动脉瘤。颈内动脉海绵窦段或眼动脉段巨大动脉瘤可压迫走行于周围的神经，出现神经受损症状，如三叉神经分部区的疼痛和麻木、视力和视野的障碍。出血后约 20%出现肢体偏瘫，为病变或出血累及运动区皮质及其传导束所致。

3. **癫痫** 约 3%的病人在出血急性期发生癫痫，以大发作为主。5%的病人手术后近期出现癫痫，5 年内癫痫发生率占 10.5%，尤其是大脑中动脉动脉瘤夹闭手术后。

4. **迟发性脑缺血** 多发生在 SAH 后 3～6d，7～10d 为高峰，可表现为暂时性或进展性的定位体征和意识水平下降，这常常是由于 SAH 后脑血管发生痉挛所致。临床症状和体征的程度同脑血管痉挛的程度和相应区域的循环代偿程度有关，但应注意同脑积水、脑出血等所致意识水平下降相鉴别。脑血管痉挛是 SAH 后死亡原因之一。脑血管痉挛的发生可能同细胞内大量钙粒子聚结有关。

5. **心律失常** 部分病人在 SAH 后出现心电图改变，表现为 T 波增宽倒置，ST 段升高或降低，室性期前收缩、心室颤动，其具体机制尚不明了，可能与下丘脑缺血、交感神经兴奋性提高、冠状动脉反射性缺血有关。

6. **眼出血** 20%～40%患者可以发生眼出血，可以为视网膜前出血、视网膜出血和玻璃体内出血三种类型，也可表现为混合型。玻璃体内出血的患者死亡率明显增高。眼出血的机制可能因中央静脉及脑脊液压力升高，引起静脉高压导致视网膜静脉破裂所致。

三、诊 断

对所有临床怀疑自发性SAH的患者，均应首先进行头部CT平扫，如果头部CT扫描阴性，可进行腰椎穿刺检查脑脊液，除外SAH或进行鉴别诊断。

1. *头部CT扫描* 高分辨率CT平扫是诊断急性SAH的首选检查，迅速安全可靠，48h内检出率可达95%以上。CT扫描显示脑沟与脑池密度增高（图46-1）。此外，CT也可显示脑（室）内出血或血肿、脑积水、脑梗死和脑水肿等。约70%的患者可根据头部CT显示的出血部位确定动脉瘤可能存在的位置，如出血主要集中于侧裂，提示中动脉动脉瘤或后交通动脉瘤可能性大；出血主要集中于前纵裂和鞍上池，提示前交通动脉瘤可能性大。对多发动脉瘤患者出血位置的确定，有助于临床医生确定责任动脉瘤的位置。SAH的Fisher分级是根据出血的厚度和位置分成4级（表46-1）。

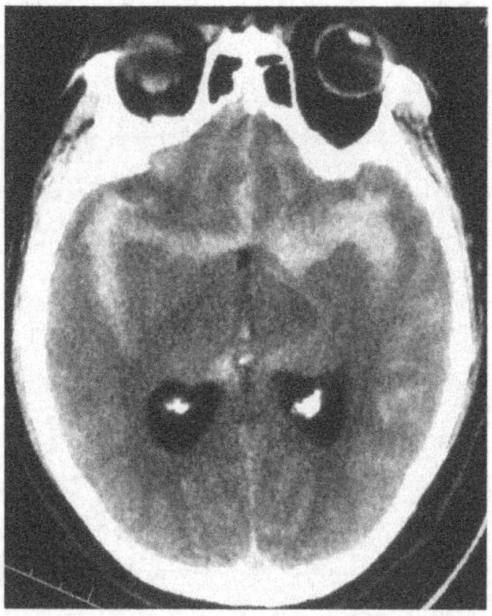

图46-1 CT平扫，蛛网膜下腔出血

表46-1 蛛网膜下腔出血的Fisher分级

Fisher分级	CT出血表现
1级	无出血
2级	弥散出血或脑室出血厚度<1mm
3级	局部凝血和（或）脑室出血厚度≥1mm
4级	脑内或脑室内血肿伴弥散或无蛛网膜下腔出血

计算机断层扫描血管造影（CT angiography，CTA）是一种通过静脉快速注射碘对比剂，对CT扫描中动脉期的图像进行采集和重建脑动脉的成像方法。CTA可以通过三维图像多角度观察动脉瘤位置以及同载瘤动脉之间的关系，同时可以显示颅底脑血管同颅骨的解剖关系。因CTA检查快速简便，创伤性小，在临床中得到越来越广泛的应用。

2. *头颅MRI* 急性SAH在发病后24～48h，常规MRI扫描很难查出，可能由于血液被脑脊液稀释，去氧血红蛋白表现为等信号所致。而SAH后10～20d时MRI显示最好，这可能有助于确定陈旧性出血和多发性动脉瘤中责任动脉瘤的位置。现在由于脑磁共振成像技术的改进，特别是液体衰减反转恢复序列、质子密度成像、弥散加权成像和梯度回波序列等的应用，使其在自发性SAH的诊断敏感性有所提高。MRI对确定颅内或脊髓内AVM、海绵状血管畸形和颅内肿瘤十分有帮助。磁共振血管显影（MR angiography，MRA）是一种无创性脑血管成像方法，可以显示颅内不同部位的动脉瘤，可以通过旋转图像显示动脉瘤颈和载瘤动脉的关系。

3. *脑血管造影* 目前是SAH病因诊断的“金标准”，85%的患者可确定出血的原因，同时可了解是否存在脑血管痉挛及程度和评价侧支循环。脑血管造影应在急性SAH患者病情允许的情况下尽早实施。脑血管造影应常规包括双侧颈内动脉和双侧椎动脉造影，防止遗漏多发动脉瘤的存在，必要时加做双侧颈外动脉造影，防止遗漏供血来自颈外动脉的硬脑膜动静脉瘘。对怀疑脊髓动静脉畸形者还应行脊髓动脉造影。

4. *腰椎穿刺* 是诊断SAH的最敏感的检查方法，但可能因穿刺损伤而出现假阳性。对怀疑SAH而CT扫描阴性患者，应进行腰椎穿刺检查。发病1周后，由于出血逐渐被吸收，CT扫描可能显示不清或阴性，可腰椎穿刺行脑脊液检查。颅压高者应慎用。

四、鉴别诊断

自发性SAH的鉴别诊断见表46-2。

表 46-2　常见自发性 SAH 病因鉴别

	动脉瘤	动静脉畸形	动脉硬化	烟雾病	脑瘤卒中
发病年龄	40—60 岁	35 岁以下	50 岁以上	青少年多见	30—60 岁
出血前症状	无症状，少数动眼神经麻痹	可有癫痫发作	高血压史	可见偏瘫	颅压高和病灶症状
血压	正常或增高	正常	增高	正常	正常
复发出血	常见且有规律	年出血率 2%	可见	可见	少见
意识障碍	多较严重	较重	较重	有轻有重	较重
脑神经麻痹	第Ⅱ～Ⅵ对脑神经	无	少见	少见	颅底肿瘤常见
偏瘫	少见	较常见	多见	常见	常见
眼症状	可见玻璃体积血	可有同向偏盲	眼底动脉硬化	少见	视盘水肿
CT 检查	蛛网膜下隙高密度影	增强可见 AVM 影	脑萎缩或梗死灶	脑室出血铸型或梗死灶	增强后可见脑瘤影
脑血管造影	动脉瘤和血管痉挛	动静脉畸形	脑动脉粗细不均	脑底动脉异常血管团	有时可见肿瘤染色

五、治　疗

1. *观察生命体征*　出血急性期应严密观察生命体征，控制血压。同时卧床休息，镇静、镇痛、避光，保持排便通畅。

2. *脱水治疗*　伴颅内压增高时，应用甘露醇脱水治疗，给予激素减轻脑水肿。意识障碍患者如合并脑室内出血或脑积水者，可行脑室穿刺外引流。

3. *防治癫痫发作*　对自发性 SAH，可预防性应用抗癫痫药物。

4. *维持电解质平衡*　SAH 后可能发生低钠血症，应注意监测中心静脉压，并及时纠正低钠血症。

5. *防治脑血管痉挛*　可用尼莫地平或其他钙通道阻滞药等。

自发性 SAH 的治疗主要是为进一步病因的治疗提供时机。对所有自发性 SAH 患者，在病情允许下，应尽早行脑血管造影或 CTA 检查，明确出血原因，从而为进一步的病因治疗提供时机，如开颅动脉瘤夹闭、动静脉畸形或脑肿瘤切除。

六、病程与预后

自发性 SAH 后的病程及预后主要取决于其病因，其次是出血程度。动脉瘤性 SAH 致残率和死亡率高，预后较差。脑血管畸形所致的 SAH 常较易于恢复。中脑周围出血的预后比较好。

第二节　颅内动脉瘤

颅内动脉瘤(intracranial aneurysm)系颅内动脉壁的局限性异常突起。尸检发现率为 0.2%～7.9%。其发病率为 5%。儿童动脉瘤占 2%。

动脉瘤性蛛网膜下腔出血(subarachnoid hemorrhage,SAH)发病多见于 40—60 岁，大约 20% 的 SAH 病例发生在 15—45 岁。动脉瘤破裂出血是 SAH 的首位病因，占 SAH 的 75%～80%。在脑血管意外中，颅内动脉瘤破裂出血仅次于脑血栓和高血压脑出血，居第三位。

一、病　因

颅内动脉瘤的形成病因目前尚不十分清楚。动脉壁本身的先天性缺陷和(或)后天性损伤与血流动力学因素应是动脉瘤形成、发展和破裂的主要因素。颅内动脉同身体其他部位动脉相比，其外膜和中膜缺乏弹性纤维，中膜肌纤维少，外膜薄，内弹力层更加发达。同时大的脑动脉位于蛛网膜下隙，没有支撑组织。而后天因素，如颅内动脉粥样硬化、动脉炎等破坏动脉内弹力板，在血流动脉学作用下缺损的动脉壁渐渐膨出形成囊性动脉瘤。另外，身体的感染性病灶，如细菌性心内膜炎，栓子脱落流至脑动脉侵蚀动脉壁，形成细菌性动脉瘤(infectious aneurysm)；同样一些肿瘤，如心房黏液瘤，也可形成肿瘤栓子性动脉瘤；头部外伤也可能导致外伤性动脉瘤形成；还有一种因外伤、动脉硬化、高血压等因素造成动脉内膜损伤，血液进入动脉壁中层而形成夹层动脉瘤(dissecting aneurysm)，临床均少见。

二、病理学

颅内动脉瘤最常见的是囊性动脉瘤，常常呈球形或浆果状，外观紫红色，瘤壁比较薄，术中可见瘤内的血流旋涡。瘤顶部更为薄弱，98%动脉瘤出血位于瘤顶，破口处与周围组织粘连。其次为梭形动脉瘤，好发于椎-基底动脉或颈内动脉。巨大动脉瘤内常有血栓形成，甚至钙化，血栓分层呈"洋葱"状。组织学检查发现部分动脉瘤壁仅存一层内膜，缺乏中层平滑肌组织，弹性纤维断裂或消失。瘤壁内有炎性细胞浸润。电镜下可见瘤壁弹力板消失。

三、动脉瘤的分类

1. *按动脉瘤位置分类*　分成颈内动脉系统动脉瘤和椎-基底动脉系统动脉瘤，也分别称为前循环动脉瘤和后循环动脉瘤。颈内动脉系统动脉瘤占颅内动脉瘤的85%～95%，主要分成颈内动脉动脉瘤、大脑中动脉动脉瘤和前动脉动脉瘤。椎基底动脉系统动脉瘤占颅内动脉瘤的5%～15%，主要分为椎动脉动脉瘤、基底动脉动脉瘤、大脑后动脉动脉瘤、小脑上动脉动脉瘤、小脑前下动脉动脉瘤和小脑后下动脉动脉瘤。多发动脉瘤占20%～30%。

前循环动脉瘤常见的部位：①前交通动脉瘤，约占30%；②后交通动脉瘤，约占25%；③大脑中动脉动脉瘤，约占20%。后循环动脉瘤最常见的部位是基底动脉顶端分叉处。

2. *按动脉瘤的大小分类*　动脉瘤直径小于5mm者属小型，5～15mm为一般型，15～25mm为大型，直径大于25mm者为巨大型。

3. *按病因分类*　可分成先天性动脉瘤、感染性动脉瘤、动脉硬化性动脉瘤和外伤性动脉瘤。

四、临床表现

一般动脉瘤在破裂出血前无症状，少数病例可因体积大压迫周围神经结构而出现相应的神经症状。

1. *出血症状*　动脉瘤破裂出血时，病人往往出现突发性剧烈头痛、呕吐、大汗淋漓和项背部疼痛，可出现意识水平下降，甚至昏迷。约50%的病人在出血前6～20d有"警兆症状"，如偏头痛或眼眶痛和(或)动眼神经麻痹，头痛侧多与动脉瘤侧相符，此时应警惕随之而来的SAH。出现警兆症状动眼神经麻痹可能是动脉瘤扩张或瘤壁内出血或膨大压迫动眼神经所致。

动脉瘤破裂的危险因素有高血压、口服避孕药、妊娠和分娩、吸烟等，此外，情绪激动，排尿排便等可诱发动脉瘤破裂，冬春季动脉瘤破裂出血比例高。动脉瘤破裂出血以蛛网膜下腔出血最常见，可伴有脑(室)内或硬脑膜下出血。

动脉瘤破裂出血有着很高的死亡率和致残率，文献报道动脉瘤性SAH患者在院前死亡率10%～15%，在初次出血未经手术治疗的而活下来的患者中，再出血是致残和致死的主要原因，2周内危险性为15%～20%，总死亡率约45%，存活患者约30%有中、重残疾。成功夹闭动脉瘤的患者，约66%不能恢复到SAH前的生活质量。所以SAH后及时的诊断和治疗是降低动脉瘤致残和死亡的关键。

2. *局灶症状*　取决于动脉瘤的部位、毗邻解剖结构及动脉瘤大小。颈内动脉-后交通动脉瘤和大脑后动脉动脉瘤，常出现同侧动眼神经麻痹，表现为单侧眼睑下垂、瞳孔散大、眼球内收、上下视不能，直接、间接光反应消失。前交通动脉瘤可表现为一侧或双侧下肢一过性轻偏瘫及缄默症状。大脑中动脉动脉瘤破裂出血形成颞叶血肿，或因脑血管痉挛所致脑缺血或脑梗死，而出现肢体偏瘫或和失语。巨大动脉瘤压迫脑干可产生偏瘫。颈内动脉海绵窦段和床突上动脉瘤可以出现视力、视野障碍和三叉神经痛。

3. *脑血管痉挛症状*　除动脉瘤破裂出血外，SAH后脑血管痉挛也是影响患者预后的关键，在SAH后红细胞破坏产生5-羟色胺、儿茶酚胺等多种血管活性物质，可以造成脑血管痉挛，一般发生在出血3d以后，可以持续2周左右。症状性脑血管痉挛发生率为20%～30%，主要表现为脑缺血症状，可为暂时性或进展性的定位体征和意识水平下降。但应注意同脑积水、脑出血等所致意识水平下降相鉴别。

4. *癫痫*　急性SAH病人可以出现癫痫发作，多以癫痫大发作为主。

五、影像学检查

1. *头部CT扫描*　对所有临床怀疑自发性SAH的患者，首选头部CT平扫。头颅CT可确定SAH、血肿部位及血肿量、脑积水和脑梗死等。此外根据头部CT，约70%患者可预测破裂动脉瘤的部位，如纵裂、鞍上池和额内侧面的出血提示前交通动脉瘤可能性大，侧裂出血则提示中动脉动脉瘤可能性大，第四脑室及小脑蚓部出血则小脑后下动脉动脉瘤可能性大。对多发性颅内动脉瘤，根据 CT 的主要出血位置可能判定责任动脉瘤的位置。

计算机断层扫描血管造影（CT angiography，CTA）是一种通过静脉快速注射碘对比剂，对 CT 扫描中动脉期的图像进行采集和重建脑动脉的成像方法。CTA 可以多角度观察动脉瘤以及动脉瘤同载瘤动脉之间的关系，同时可以显示脑血管同颅骨的解剖关系。因 CTA 操作简便，创伤性小，而且准确性比较高，已成为动脉瘤的初步检查方法（图 46-2）。

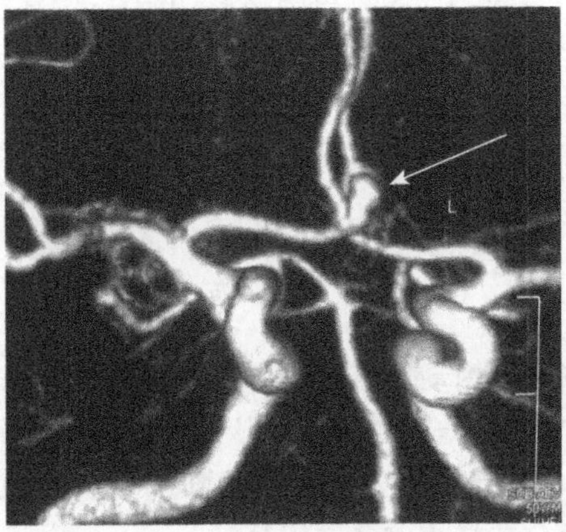

图 46-2　CTA 显示前交通动脉瘤

2. MRI　颅内动脉瘤多位于颅底 Willis 环。MRI 优于 CT，较大动脉瘤内可见流空。MRA 可提示不同部位动脉瘤，常用于颅内动脉瘤筛查，从不同角度了解动脉瘤与载瘤动脉的关系（图 46-3）。

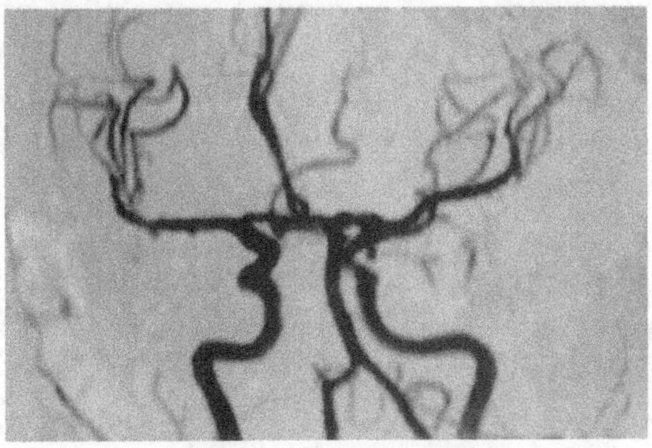

图 46-3　MRA 显示颈内动脉后交通动脉瘤

3. *数字减影血管造影*（DSA）　目前是 SAH 病因诊断的“金标准”，对确定动脉瘤的位置、形态、大小、蒂宽、数目、有无血管痉挛和确定手术方案十分重要。85%的患者可以确定出血的原因，同时了解是否存在脑血管痉挛及痉挛程度，评价侧支循环。对自发性 SAH 患者应在病情允许的情况下尽早实施脑血管造影。脑血管造影应常规包括双侧颈内动脉和双侧椎动脉，防止遗漏多发动脉瘤的存在，必要时行双侧颈外动脉造影。如果 SAH 患者首次造影阴性，应在 2～4 周后重复进行脑血管造影，特别是在合并脑动脉痉挛情况下。如仍造影阴性，可能是小动脉瘤破裂后消失，或内有血栓形成，患者一般预后较好（图 46-4）。

4. *腰椎穿刺*　是诊断急性 SAH 最敏感的方法。但可能因穿刺损伤而出现假阳性，再就是腰椎穿刺有可能诱发动脉瘤破裂出血，故对怀疑 SAH 而 CT 扫描阴性患者，应进行腰椎穿刺检查。发病 1 周后，由于出血逐渐被吸收，CT 扫描可能显示不清或阴性，可腰椎穿刺行脑脊液检查。颅压高者应慎用。

5. *经颅多普勒超声*（TCD）　脑血管痉挛是影响患者预后的重要因素之一。在血容量一定的情况下，血流速度与血管的横截面积呈反比，故用 TCD 技术测量血管的血流速度可以间接地测定血管痉挛的程度。

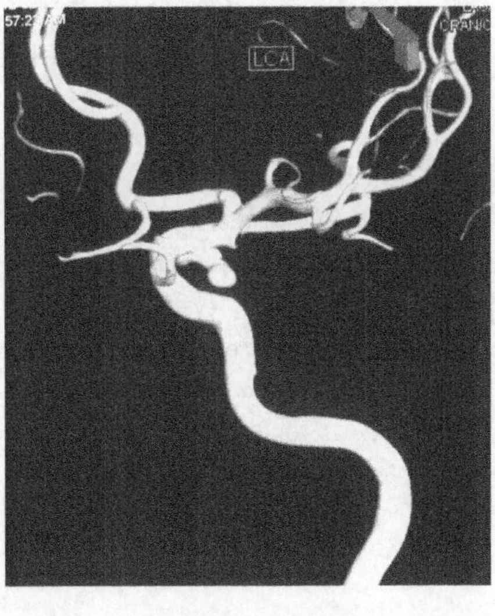

图 46-4　3D-DSA 显示颈内动脉后交通动脉瘤

六、治　疗

因动脉瘤破裂出血具有很高的致残率和死亡率，以及易反复出血的特性，所以对动脉瘤性 SAH 患者，在病情允许条件下，应尽快进行外科治疗，防止动脉瘤再次破裂出血，降低患者致残率和死亡率。外科治疗包括手术治疗和血管内栓塞治疗。

1. *手术治疗时机*　颅内破裂动脉瘤的治疗时机同患者的病情分级，动脉瘤的位置、形态和直径等密切相关。手术前分级便于判断动脉瘤病情，选择造影和手术时机，评价疗效。目前国际上对SAH常采用Hunt和Hess分级方法（表46-3）。对Ⅰ级、Ⅱ级和Ⅲ级病人应及早进行脑血管造影和手术治疗；Ⅳ级和Ⅴ级病人只行CT除外血肿和脑积水，待病情稳定后，再行造影检查和治疗。

表46-3　蛛网膜下腔出血Hunt和Hess分级

分级	描述
0级	未破裂动脉瘤
Ⅰa级	无急性脑膜/脑反应，但有固定神经功能缺失
Ⅰb级	无症状，或有轻微头痛和颈强直
Ⅱ级	头痛较重，颈强直，除脑神经麻痹外无其他神经症状
Ⅲ级	嗜睡或有局灶性神经功能障碍
Ⅳ级	昏迷、偏瘫，早期去脑强直和自主神经功能障碍
Ⅴ级	深昏迷、去脑强直，濒危状态

注：若有严重的全身性疾病（如高血压、糖尿病、严重的动脉硬化、慢性阻塞性肺疾病）及动脉造影上显示严重的血管痉挛则增加1级

2. *围术期治疗*　动脉瘤破裂出血和脑血管痉挛是动脉瘤的主要死亡原因。为预防动脉瘤再次破裂出血，病人最好置于ICU监护下，绝对卧床，尽量减少不良的声、光刺激。便秘者给缓泻药，维持正常血压，适当镇静治疗。为防治脑血管痉挛，可以预防性早期应用钙通道阻滞药等扩血管治疗方法。可以考虑预防性应用抗癫痫治疗。

3. *手术方法*　动脉瘤颈夹闭是动脉瘤最理想的治疗方法。这种方法既将动脉瘤排除在循环之外，防止了动脉瘤破裂出血，同时保证正常的血液循环。孤立术是在动脉瘤两端夹闭载瘤动脉，在未证明侧支循环良好时应慎用。动脉瘤壁加固术疗效不肯定应尽量少用。临床不适宜手术、导管技术可达部位的动脉瘤，可选电解可脱性微弹簧圈（GDC）栓塞术。无论何种治疗，手术后应复查脑血管造影，证实动脉瘤是否消失。

4. *脑积水处理*　SAH后急性脑积水占15%。手术前有症状应行脑室外引流术。慢性脑积水需行侧脑室-腹腔分流。

七、预　后

影响颅内动脉瘤预后的因素是多方面的，包括发病前患者的全身状态、动脉瘤破裂的程度和动脉瘤的本身特性、手术前患者的临床分级、治疗时机及是否合并严重的并发症等。

（王　硕）

参考文献

[1] de Rooij NK, Linn FH, van der Plas JA, et al. Incidence of subarachnoid hemorrhage: a systematic review with emphasis on region, age, gender and time trends. J Neurol Neurosurg Psychiatry, 2007, 78: 1365-1372

[2] van Gijn J, Rinkel GJ. Subarachnoid hemorrhage: diagnosis, causes and management. Brain, 2001, 124(Pt 2): 249-278

[3] Priebe HJ. Aneurysmal subarachnoid hemorrhage and the anaesthetist. Br J Anaesth, 2007, 99: 102-118

[4] Memon M Y, Neal A, Imami R, et al. Low grade glioma presenting as subarachnoid hemorrhage. Neurosurg, 1984, 14: 574-577

[5] Manschot W A, Subarachnoid hemorrhage. Intraocular symptoms and theirs pathogenesis. Am J Ophthalmol, 1954, 38: 501-505

[6] Garfinkle A M, Danys I R, Nicolle D A, et al. Terson's syndrome: A reversible cause of blindness following subarachnoid hemorrhage. J Neurosurg, 1992, 76: 766-771

[7] Consensus Conference: Magnetic resonance imaging. JAMA, 1988, 259: 2132-2138

[8] Wiebers D O, Whisnant J P. Sundt T M, et al. The significance of unruptured intracranial saccular aneurysms. J Neurosurg, 1987, 66: 23-29

[9] Almeida G M, Pindaro J, Plese P, et al. Jntracranial arterial aneurysms in infancy and childrenhood. Child Brain, 1977, 3: 193-199

[10] Fang H. A comparison of blood vessels of the brain and peripheral blood vessels. In cerebral vascular diseases, Wright IS and Millikan CH (eds.). Grune and Stratton, New York, 1958: 17-22

[11] Youmans J Neurological surgery. 3rd ed. W.B.Saunders, Philadelphia, 1990

[12] Nehls D G, Flom R A, Carter L P, et al. Multiple intracranial aneurysms: Determining the site of rupture. J, Neurosurg, 1985, 63: 342-348

[13] Suarez JI, Tarr-RW, Selman WR. Aneurysmal subarachnoid hemorrhage. N Engl J Med, 2006, 354: 387-396

[14] Keedy A. An overview of intracranial aneurysms. McGill J Med, 2006, 9: 141-146

[15] Ostergaard JR. Headache as a warning symptom of impending aneurysmal subarachnoid hemorrhage. Cephalalgia, 1991, 11: 53-55

[16] Verweij RD, Wijdicks EF, van Gijn J.

Waming headache in aneurysmal subarachnoid hemorrhage. A case-control study. Arch Neurol, 1988, 45: 1019-1020

[17] Ritz R, Reif J.Comparison of prognosis and complications afier warning leaks in subarachnoidal hemorrhage-experience with 214 patients following aneurysm clipping.Neurol Res,2005,27:620-624

[18] Beck J, Raabe A, Szelenyi A, et al. Sentinel headache and the risk of rebleeding after aneurysmal subarachnoid hemorrhage. Stroke, 2006, 37: 2733-2737

[19] Nahed BV, DiLuna ML, Morgan T, et al. Hypertension, age and location predict rupture of small intracranial aneurysms. Neurosurgery, 2005, 57: 676-683

[20] Juvela S. Prehemorrhage risk factors for fatal intracranial aneurysm rupture. Stroke,2003,34:1852-1857

[21] Taylor CL, Yuan Z, Selman WR, et al. Cerebral arterial aneurysm formation and rupture in 20,767 elderly patients: hypertension and other risk factors. J Neurosurg, 1995, 83: 812-819

[22] Wenner MJ, van der Schaaf IC, Algra A, et al.Risk of rupture of unruptured intracranial aneurysms in relation to patient and aneurysm characteristics: an updated meta-analysis. Stroke, 2007,38:1404-1410

[23] Suarez JI, Tarr RW, Selman WR. Aneurysmal subarachnoid hemorrhage. N Engl J Med,2006,354:387-396

[24] Park JH, Park SK, Kim TH, et al.Anterior communicating artery aneurysm related to visual symptoms. J Korean Neurosurg Soc,2009,46:232-238

[25] Edlow JA, Caplan LR.Avoiding pitfalls in the diagnosis of subarachnoid hemorrhage.N Engl J Med,2000,342:29-36

[26] Manno EM. Subarachnoid hemorrhage. Neurol Clin,2004,22:347-366

[27] Wong SC, Nawawi O, Ramli N, et al. Benefits of 3D rotational DSA compared with 2D DSA in the evaluation of intracranial aneurysm.J Acad Radiol,2012,19(6):701-707

[28] Sun G, Ding J,Lu Y,et al.Comparison of standard and low-tube voltage 320-detector row volume CT angiography in detection of intracranial aneurysm with digital subtraction angiography as gold standard. J Acad Radiol, 2012,19(3):281-228

[29] Molyneux A J,Kerr RS,Yu LM,et al. Intemational subarachnoid an euryam trial (ISAT) of neurosurgical clipping versus endovascular coiling in 2143 patients with ruptured intra cranial aneurysms a randomized comparison of effects on survival, dependency, seizures, rebleeding subgroupa, and aneurysm occlusion. Lancet, 2005, 366 (9488):809-817

第 47 章

颅内血管畸形

颅内血管畸形(intracranial vascular malformation)是指脑血管发育障碍引起的脑局部血管数量和结构异常,并对正常脑血流产生影响。Luschka(1854 年)和 Virchow(1863 年)首先报道脑动静脉畸形,Péan(1889 年)首次成功切除动静脉畸形。Yasargil(1976 年)首次报道了显微手术成功切除 10 例动静脉畸形,无死亡,并发症发生率低。Spetzler 和 Martin(1986 年)提出著名的分级方法。

Rossell 等将颅内血管畸形分为四类:①动静脉畸形(arteriovenous malformation);②海绵状血管畸形(cavernous malformation);③毛细血管扩张(capillary telangiectasias);④静脉畸形(venous malformation)。它们的组成血管及血管间的脑实质不同。

特殊类型的血管畸形包括:①司特奇-韦伯病(Sturge-weber syndrome),又称脑三叉血管瘤病(encephalo-trigeminal angiomatosis),包括软脑膜血管瘤、皮质内及皮质下白质的钙化、同侧面部皮肤血管痣(葡萄球痣)。痣分布在三叉神经皮结内,为一侧。偶有婴儿白内障。软脑膜毛细血管瘤及静脉血管瘤多见于枕叶、顶叶及颞叶。蛛网膜下腔有密集的血管,脑表面动脉有钙化。脉络丛也可有血管畸形及钙化。多数产后即有症状及体征,有的是之后逐渐发展的。早期脑损害又可引起继发的退变,如交叉性小脑萎缩。罕有出血者。②广泛的新生儿血管瘤病(generalized neonatal hemangiomatosis)为儿童罕见病。其特点是皮肤或内部器官有多发的血管瘤(hemangiomas),脑及脑膜也有多发的血管瘤。症状有早期神经功能障碍及脑积水。

尸检显示静脉畸形发生率为 0.5%~0.7%,海绵状血管畸形发生率为 0.5%,毛细血管扩张发生率为 0.3%,动静脉畸形发生率为 0.1%。但临床上却以动静脉畸形最常见,这可能由于动静脉畸形最容易出现症状的缘故。多数血管畸形在显微镜下检查有出血现象,但大量出血的畸形以动静脉畸形最常见,海绵状血管畸形其次,毛细血管扩张及静脉畸形偶见。

血管畸形可发生于不同部位,45%~80%在大脑半球,8%~18%在内囊、基底核或脑室。颅内血管畸形约有 6%为多发,即有 2 个以上同一种病理的或不同病理的血管畸形,甚至 1 个病人有 20 多个海绵状血管畸形。不仅有脑血管畸形还有脑膜(包括硬脑膜及软脑膜)血管畸形,或者两者兼有。

颅内血管畸形可与动脉瘤并存,McCormick 的解剖资料中,血管畸形的发生率约 5%,动脉瘤约 7%,两者并存主要是由于发生率高的原因。血管畸形与动脉瘤的位置多半不在同一血管范围内。动静脉畸形及海绵状血管畸形能缓慢增长扩大,使得海绵状血管畸形产生占位效应,而动静脉畸形周围的脑缺血更加严重,因而出现新的症状及体征。

第一节　脑动静脉畸形

一、流行病学

人群中脑动静脉畸形(AVM)发生率约为 0.1%,2%的病变为多发,男女发病率相当。根据尸检结果,约仅 12%的 AVM 有临床症状。AVM 是青年人(<35 岁)非创伤性脑出血的最常见原因。多数病变在 40 岁左右发病,75%的出血发生在 50 岁前。脑动静脉畸形是胎儿期脑血管形成异常的先天性疾病,但家族性动静脉畸形少见。

二、病因病理

动静脉畸形是由一团动脉、静脉及动脉化的静脉(动静脉瘘)样的血管组成,动脉直接与静脉交通,其间无毛细血管。有些动静脉畸形由于血栓形成或出血破坏,常规血管造影不显影,称为隐匿型动静脉畸形;有些动静脉畸形很大,累及大部分半球,称为巨大动静脉畸形。局部血管呈丛状或血管聚成球形,有一个或多个供血动脉及一个或多个引流静脉。血管的管径大小不一,大的动脉常似静脉样增粗,引流静脉直径可到 1cm。而隐匿型动静脉畸形的供血动脉很小,只有 0.2～0.3cm。血管组成的致密程度不同,有的致密似海绵状血管畸形。镜面血管常有节段性扩张,甚至于成囊状在畸形血管团内缺乏正常的毛细血管床。在这些异常血管之间夹杂有胶质样变的脑组织,以及充满含铁血黄素的巨噬细胞。血管壁的厚薄不一,多由纤维组织构成,偶有平滑肌纤维,多无弹力层。异常血管内常有血栓形成或机化及钙化,并可伴有炎性反应。超微结构检查,动静脉畸形血管中仅有一部分能分辨出动脉和静脉结构,而大部分病变血管不能区别血管结构。位于脑表面,动静脉畸形的软膜增厚、不透明。镜下搏动的动脉及静脉,因含有红色及蓝色层状或涡流状血流,往往辨认不清。引流静脉有时也动脉化呈红色。

由于畸形血管盗血,使其周围脑组织供血减少,因而出现盗血症状。这种盗血是由于动静脉瘘造成的,在脑血管造影上极易显示,同时可见对畸形病灶周围正常脑组织的供血减少(其动脉充盈不良,甚至完全不充盈)。

动静脉畸形是一种先天性疾病。在胚胎早期,原始的动脉及静脉是相互交通的,之后由于局部毛细血管发育异常,动脉及静脉仍以直接沟通的形式保留下来。由于没有正常的毛细血管阻力,血液直接由动脉流入静脉,使静脉因压力增大而扩张,动脉因供血多,也逐渐增粗,加上侧支血管形成及扩大,形成纡曲、缠结、粗细不等的畸形血管团,血管壁薄弱处扩大成囊状。血管畸形附近脑组织因缺血而萎缩,或因陈旧出血而黄变。畸形的血管团一般呈楔形分布,尖端指向脑室壁。

动静脉畸形的出血与其体积的大小及其引流静脉的数目、状态有关,即中小型(＜4cm)的容易出血;引流静脉少、狭窄或缺乏正常静脉的引流者容易发生出血。至于与年龄、性别、供血动脉数目、部位似无明显的关系。

幕上动静脉畸形接受大脑前、中、后动脉的分支供血,深部动静脉畸形的供血来自大脑后动脉、脉络膜前及后动脉、豆纹动脉。浅部动静脉畸形的供血主要来自大脑中动脉的分支,它们埋藏在脑沟内。除非极小动静脉畸形外,大多数由 2 支或 2 支以上主要脑动脉供血。幕下动静脉畸形由小脑上、小脑前下或小脑后下动脉供血,有时 3 支都供血。深部穿通支供应脑干及其周围的动静脉畸形。大的脑动静脉畸形是由血管组分隔构成,各组皆有自己的供血动脉及引流静脉。各血管组之间并不交通。有时只是畸形血管团的一部分引起症状,可选择性地栓塞这一部分。

正常灌注压突破综合征(normal perfusion pressure breakthrough,NPPB):由于脑动静脉畸形盗血,造成畸形周围的正常脑供血不足,使脑组织慢性缺血。因而这部分血管处于扩张状态,丧失了自动调节能力。一旦动静脉畸形被切除,或其主要输入动脉被闭塞,原来被动静脉畸形盗取的血液重新流入慢性扩张的血管,以高流量注入微循环,使病理性扩张的血管不能耐受这种改变,导致血管源性水肿,毛细血管破裂,脑实质出血。这一理论可解释某些术后数小时或数天内发生的颅内血肿和脑水肿。这种情况在手术病例中仅占 3%～4%。

高流量的动静脉畸形由于动静脉短路分流严重,血流量大,血液流速快,供血动脉会逐渐扩张及变长。使周围脑组织的血液供应减少,但仍不能满足分流需要,故常通过脑底动脉环的吻合血管,向畸形血管盗血。如一侧大脑中动脉动静脉畸形,可有同侧大脑前动脉,甚至椎-基底动脉系统的盗血现象,使远离动静脉畸形部位的脑组织供血也减少。

三、动静脉畸形的部位和分类

按部位颅内动静脉畸形可分为六个区域,即硬脑膜、单纯皮质、皮质至脑室、半球深部、小脑及脑干。以上部位中,浅部的手术较容易;深部者较困难,且有一定危险;脑干者最危险。浅部功能区的手术容易出现神经功能障碍。

Stein 按部位分为以下几型。

1. 表浅型(软膜、皮质)　主要累及脑膜及皮质。

2. 深或中央型　累及皮质下灰质及邻近的白质。

3. 髓质型　主要累及髓质动脉及静脉。

4. 其他　旁中央(基底核及脑室)及中线型(胼胝体、脑干、小脑)。

根据神经外科手术的难易程度，按照动静脉畸形的大小、部位及深浅、供血动脉及引流静脉分级。目前国际上较常用的是 Spetzler-Martin 分级(表 47-1)。

表 47-1　Spetzler-Martin 评分标准

项目	计分	项目	计分
AVM 大小(血管团最大径)		非重要功能区	0
小(<3cm)	1	重要功能区	1
中(3～6cm)	2	引流静脉	
大(>6cm)	3	浅静脉	0
AVM 部位		深静脉或深浅静脉都参与	1

四、临床表现

小的动静脉畸形常无症状，甚至动静脉畸形相当大也可无症状。除非出血或引起癫痫才被发现，绝大多数是出血后才诊断出来，其次是寻找癫痫原因发现的。有的由于长期顽固性头痛而发现。其症状因动静脉畸形的部位、大小、有否出血或缺血等而定。

1. 出血　这是颅内动静脉畸形最常见的症状，占 52%～77%，50%以上在 16—35 岁发病。出血的最常见危险因素是以前发生过出血和深静脉引流，此外过高的供血动脉压力、引流不畅、合并动脉瘤、男性病人及小的病灶也被认为是出血的危险因素。出血与季节无关，通常发生在正常活动时。妊娠期间的出血危险增加。出血可至脑实质或脑室内和蛛网膜下腔。血管畸形的大小、部位与出血的发生有关，很大的动静脉畸形比小的动静脉畸形出血少，中心型动静脉畸形较边缘型易出血。因是扩张的静脉出血，所以不像动脉瘤出血那样剧烈。一般出血不多，大量出血仅占 16%。脑动静脉畸形患者如任其自然发展，年出血率为 2%～4%，约 50%的患者一生中会发生出血；第一次出血约有 10%死亡，以后每 10 年由于再出血死亡也为 10%。

2. 癫痫　可在颅内出血时发生，也可单独出现。27%～38%的病人以癫痫首发症状。癫痫的原因是动静脉短路使脑局部缺血，邻近脑组织胶质样变，颞叶动静脉畸形的点火作用(kindling effect)。癫痫大发作与局灶性癫痫的发生率几乎相等，精神运动性发作与小发作较少出现，一般由病变和出血的位置和范围而定。

3. 头痛　多数是颅内出血的结果，除此而外，约 15%没破裂的动静脉畸形病人有持续性的或反复发作性头痛，往往是顽固性头痛。头痛与动静脉畸形部位符合的仅占 13%～36%，所以定位意义不大。

4. 局灶性神经功能症状　约 10%的动静脉畸形可表现为不同程度的局灶性神经功能症状。

由血管畸形部位、血肿压迫、脑血液循环障碍及脑萎缩区域而定。如额叶智力及情感障碍；基底核区肢体运动障碍等。

5. 其他症状　颅内吹风样血管杂音占所有动静脉畸形患者的 2.4%～38%；精神症状的发生率为 30%～72%；婴儿及儿童可能因为颅内循环短路出现心力衰竭。

五、诊　断

动静脉畸形的诊断依靠脑血管造影或磁共振扫描。CT 扫描也有帮助，还应结合临床症状及体征及其他检查手段来全面考虑。

1. 脑血管造影　蛛网膜下腔出血或自发性脑内血肿应行脑血管造影或磁共振血管成像(MRA)。对于大的动静脉畸形应行双侧颈动脉及椎-基底动脉造影，有时还需要做超选择性供血动脉造影，以全面了解供血动脉、引流静脉及盗血情况。脑动静脉畸形的动脉血不经过毛细血管网而直接进入静脉系统，由动脉注射造影剂后很快(<1.5s)即能见到引流静脉。这种直接的短路造成以下后果：①静脉淤滞，大量动静脉分流使得静脉窦内血液淤积，造成皮质静脉淤滞。②盗血，大量的动静脉分流使动静脉畸形周围的脑组织缺血。③脑动静脉畸形的管壁薄，再受到血液压力易于扩张，引流静脉扩大最明显，甚至局部扩张形成静脉瘤。④长期的静脉淤滞，可能造成静脉窦梗阻。

Lasjaunias 等(1986 年)行颅内超选择性血管造影，见畸形血管结构如下(图 47-1)：①动脉直接输入病灶(血管团)。②动脉发出分支输入病灶。③与血流有关的动脉扩张形成动脉瘤。④发育不良性动脉瘤。⑤直接的动静脉瘘。⑥病灶内的动脉扩张形成动脉瘤。⑦病灶内的静脉扩张形成静脉瘤。⑧引流静脉扩张。

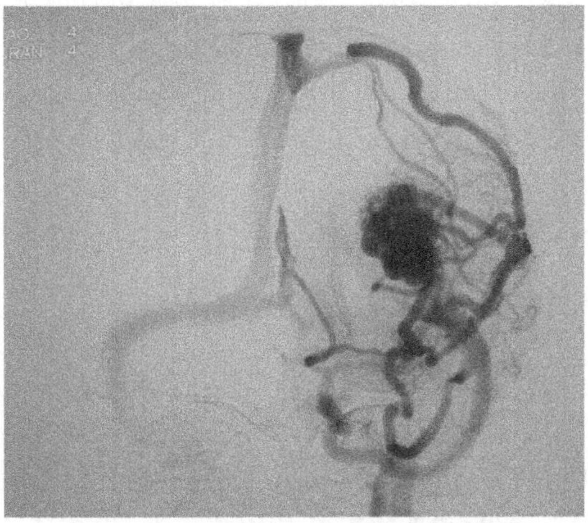

图47-1　动静脉畸形全脑血管造影检查

富于血管的脑肿瘤与脑动静脉畸形有时不易区别。其在血管造影上的鉴别点如下：①动静脉畸形有异常血管团，血管浓染，肿瘤血管染色淡。②动静脉畸形血管短路，动脉期即可见静脉出现。肿瘤罕见。③动静脉畸形供血动脉、引流静脉明显增粗及纡曲，肿瘤仅动脉轻微扩大，静脉改变不明显。④动静脉畸形仅有出血形成血肿才有占位效应，肿瘤本身即有占位效应。

2. *CT扫描*　动静脉畸形无血肿者，CT平扫可见团状聚集或弥散分布的蜿蜒状及点状密度增高影，其间则为正常脑密度或小囊状低密度灶。此外动静脉畸形钙化常见，呈点状或小结节状。

3. *磁共振影像（MRI）及磁共振血管成像（MRA）*　MRI可见蜂窝状或葡萄状血管流空低信号影（快速血流），对动静脉畸形的供血动脉、病灶、引流静脉、出血、占位效应、病灶与功能区的关系均能做出判断。

六、治　疗

脑动静脉畸形的治疗主要包括：①动静脉畸形切除术；②介入栓塞术；③放射外科治疗。

治疗的目的：①阻断供血动脉及去除畸形血管团，解决及预防出血；②治疗癫痫；③消除头痛；④解决盗血，恢复神经功能。

Péan（1889年）首次成功切除动静脉畸形，到目前为止手术切除动静脉畸形仍是彻底治疗这种疾病的最好方法，被认为是金标准。切除畸形血管只要尽量靠近病灶，保护功能区皮质特别是在显微镜下小心操作，切除后不会影响重要的神经功能。应行显微外科手术切除动静脉畸形，对于巨大的高流量动静脉畸形勿企图用一次手术完全切除，有发生“正常灌注压突破”的危险，可采用分期手术或逐步栓塞术，或两者并用。

1. *时机选择*　急诊切除动静脉畸形的死亡率及并发症率均高。如症状没有威胁生命则应等行全面检查评估及继发性脑损伤恢复后再治疗；如出血威胁生命则应立即手术，可能时应连动静脉畸形一并切除，如不能切除应择期手术。

2. *适应证*　目前认为有症状的动静脉畸形时应予以治疗，而没有症状的动静脉畸形应结合病人的年龄、生理心理状况及动静脉畸形病变本身的特点及发展、治疗的风险综合考虑是否治疗。

以下几种情况是治疗的绝对适应证：①动静脉畸形有大量出血或多次小量出血；②顽固性癫痫，药物不能控制者；③顽固性头痛不能缓解者；④精神智力障碍进行性发展者。

以下情况可考虑治疗：①合并灶旁动脉瘤者；②动静脉畸形供血动脉引流静脉呈高流量而引流不畅、循环时间延长者；③病人因病变心理压力大，而病变位于非功能区者。

3. *治疗方法的选择*　治疗方法的选择有争议，应根据病人的年龄、出血的表现、畸形血管团的特点及深动脉供血情况综合考虑治疗方案。有学者认为Spetzler-Martin分级1～2级的动静脉畸形建议手术切除，3级的病人选择综合治疗，而没有症状的4～5级的病人建议不治疗。

4. *手术治疗*

（1）寻找动静脉畸形的方法：以前认为沿着引流静脉或供血动脉及出血形成的血肿寻找畸形血管团，随着神经影像学的发展，现可在多功能手术室进行手术，术前根据功能MRI检查确定功能区、传导束的位置及与畸形血管团的相对关系，术中在导航指引下切除病灶，还可以行术中荧光造影或脑血管造影检查进一步明确供血动脉及引流静脉，明确畸形血管团是否有残留。

（2）畸形血管团切除的基本方法：对于很小的病变，特别是位于皮质表面的动静脉畸形，可电凝使之完全闭塞。局限于额极或颞极的大的动静脉畸形可距畸形病灶约数毫米处切除；精确的沿动静脉畸形边缘切除，这是最主要而又常用的方法。先阻断皮质到畸形血管团的供血动脉，用双极电凝和吸引器在畸形血管团与正常脑组织之间轻柔的牵开和吸引，遇到较深的供血动脉分离清楚后电凝切断。至少保留一条主要引流静脉直至大多数动脉供应被切断。最棘手的问题是供血动脉主要位于畸形血管团的最深处，难以接近。电凝供血动脉时应注意电凝要确实，电凝血管长度为血管直径的3～5倍，然后再切断。供血动脉直径大于1mm时，应先以特别小的动脉夹毕后再电凝剪断。

(3)功能区及深部动静脉畸形的手术：包括半球内侧面、扣带回、胼胝体、脑室周围区、脑室内脉络丛、外侧裂，以及优势半球的颞、枕叶底面的动静脉畸形。这类动静脉畸形手术较为困难，容易造成术后并发症，手术治疗要慎重。

5. *放射外科治疗*　立体定向放射外科治疗为动静脉畸形提供了一个好的方法，报道显示约80%的直径小于3cm的病灶可通过放射外科治疗治愈。从治疗到完全闭塞为2～3年，在病灶闭塞前并不能避免病灶出血。

6. *血管内介入治疗*　单独血管内介入栓塞治疗动静脉畸形完全闭塞率较低，通常作为姑息治疗，或者是在手术切除、放射外科治疗前的辅助治疗。

七、并发症

手术后估计可能出现“正常灌注压突破现象”的病人，可维持全身适度低血压4～7d，以避免术后严重脑水肿或脑出血。如果术后术野出血，一般提示仍有残余动静脉畸形。术后1～2周应常规复查脑血管造影。如需再次手术，应在CT证实脑水肿已消失或临床症状缓解后再施行。

八、预　后

报道初次症状性出血的死亡率为6%～29%，每年并发症和死亡率约为2.7%，颅后窝病变有更高的并发症和死亡率风险。23%～44%的患者有再出血，再出血的死亡率为12%～15%。手术治疗癫痫的效果不佳，而药物治疗效果较为满意。1～3级的患者手术死亡率和并发症率很低，而高级别的患者手术死亡率和并发症率较高。影响手术效果的因素很多，如病变大小、深浅、部位、供血动脉的来源及多少、引流到静脉系统的方式及静脉本身的畸形、术前神经功能障碍的程度和患者健康状况、麻醉选择、显微手术技巧、手术者个人经验等。

第二节　海绵状血管畸形

一、流行病学

海绵状血管畸形(cavernous malformation)是指众多薄壁血管组成的海绵状异常血管团，这些畸形血管紧密相贴，血管间没有或极少有脑实质组织，是一种隐性血管畸形。尸检显示海绵状血管畸形发病率为0.4%～0.5%，约占颅内血管畸形的16%。多数海绵状血管畸形在20－40岁发病，男女发病率相当。海绵状血管畸形分两组类型，即家族型和散发型。散发型为10%～30%为多发病变，家族型约84%为多发病变。2.1%～36%的海绵状血管畸形伴有静脉畸形。

二、病因病理

海绵状血管畸形病因不明确，其实质是畸形血管团，血管团的供血动脉和引流静脉为正常管径的血管，病灶内的压力大于颅内压而小于动脉压，血液速度缓慢，故脑血管造影不能显示畸形血管团病灶。血液滞留也是畸形血管内形成血栓和钙化的原因。海绵状血管畸形可缓慢生长，且可以出现新发病灶。外观常为紫红色，表面呈桑球状，剖面呈海绵状或蜂窝状。其血管壁由单层内皮细胞组成，缺少肌层和弹力层，管腔内充满血液，可有新鲜或陈旧血栓；异常血管间为疏松纤维结缔组织，血管间无脑实质组织。

海绵状血管畸形可发生在中枢神经系统的任何部位，如脑皮质、基底核和脑干等部位(脑内病灶)，以及颅中窝、海绵窦、视网膜和颅骨等部位(脑外病灶)，但多数病变位于幕上。约19%的病例为多发病灶，多发病灶病人常合并身体其他脏器海绵状血管畸形。病变的质地与急性血管团内的血液含量、钙化程度和血栓大小有关，可软、可硬。病灶周围脑组织有胶质增生和黄色的含铁血色素沉积。这种含铁血色素是脑皮质型海绵状血管畸形引起病人癫痫的原因之一。

三、临床表现

多数海绵状血管畸形可能终身没有症状。症状性病变因病灶侵犯部位不同而有不同的症状，主要有癫痫(39%～79%)、出血、头痛和局灶性神经功能障碍，约 24%病灶可以没有症状。单发海绵状血管畸形癫痫年发生率约为 1.5%，多发病灶癫痫年发生率约为 2.5%；单发海绵状血管畸形出血年发生率为 0.3%～0.7%，多发病灶出血年发生率约为 1.1%。女性容易发生出血；约为 6.7%。30.7%的再次出血发生在首次出血后 48 个月内。尽管 22%的患者因出血发生神经功能障碍，但极少发生威胁生命的出血。报道显示预后差的危险因素包括病变生长、再出血、新发病变、妊娠、家族型病变、没有彻底切除的病变、合并静脉畸形病变及位于第三脑室、基底核区、脑干的病变。

四、辅助检查

1. *CT 扫描*　表现为富含血管的占位征象。脑外病灶平扫时呈边界清晰的圆形或椭圆形等密度或高密度影，注射对比剂后病灶有轻度增强，周围无水肿。如病灶有出血，可见高密度影像。脑内病灶多显示边界清楚的不均匀高密度区，常有钙化斑，注射对比剂后轻度增强或不增强。CT 骨窗像可显示病灶周围骨质破坏情况。

2. *MRI 扫描*　MRI 检查是诊断海绵状血管畸形的特异方法。病灶与周围脑组织有明确的边界，呈圆形。病灶在 T_1 加权像呈等信号，在 T_2 加权像或注射对比剂后呈高信号，病灶内有混杂低信号，病灶周围有环形低信号带（图 47-2）。这种低信号改变是含铁血黄素的影像改变，具有特征性，是诊断海绵状血管畸形的重要依据。脑外病灶不呈现周围低信号带。

3. *脑血管造影*　多表现为无特征的乏血管病变，在动脉相很少能见到供血动脉和病理血管；在静脉相或窦相可见病灶部分染色。海绵状血管畸形为富含血管的病变，在造影上不显影的原因可能为供血动脉太细或已有栓塞，病灶内血管太大、血流缓慢使造影剂被稀释。因此，晚期静脉相有密集的静脉池和局部病灶染色是此病的两大特征。

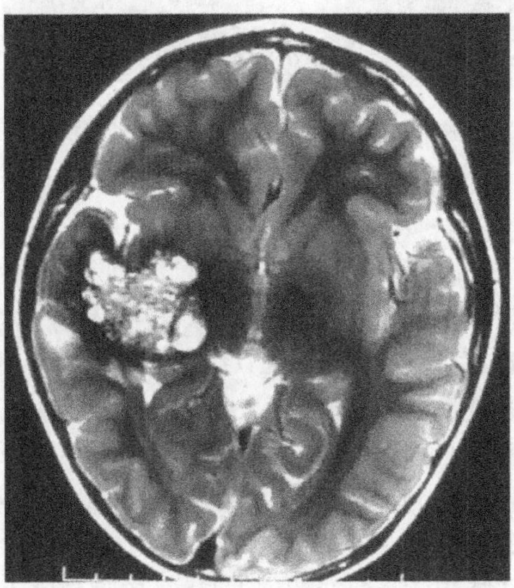

图 47-2　右侧颞岛叶海绵状血管畸形 MRI T_2 加权像

五、诊断与鉴别诊断

海绵状血管畸形主要与脑膜瘤、动静脉畸形鉴别。影像学上，脑内圆形病灶、有混杂密度（代表有不同程度的出血）、MRI 的 T_2 像有含铁血黄素沉积是海绵状血管畸形的特点。

六、治　疗

1. *手术治疗*　手术切除病灶是症状性海绵状血管畸形的根本治疗方法，而无症状的病变可观察。病灶反复小量出血、癫痫和重要功能区的占位效应，是海绵状血管畸形手术适应证的主要考虑因素。对于很小的病灶，可随访观察。有明确的反复出血史，或有明确的癫痫发作，应积极选择手术治疗。对儿童病人更应采取积极的手术态度。对于脑干及基底核区病灶需要充分评估病人的症状和手术的风险综合考虑治疗策略。

脑内型海绵状血管畸形可以分为脑皮质癫痫型和脑深部型。对于深部的小病灶，准确地寻找病灶非常重要，建议在神经导航下切除；邻近功能区如脑干、基底核区病灶可在多功能手术室进行手术，术前根据功能 MRI 检查确定功能区、传导束的位置及与病灶的相对关系，术中在导航指引下切除病灶。当病灶位于脑皮质，由于病灶本身和含铁血色素的作用，可引起病人的癫痫。因此，在手术切除海绵状血管畸形的同时还应该切除病灶周围的含铁血黄素层，这是减少术后癫痫的根本方法。脑深部病灶，如基底核区和脑干，病灶的占位效应和间断性出血，产生功能破坏，含铁血黄素本身不引起临床表现。故在手术切除病灶时，含铁血黄素层是手术界面，只切除病灶，保留含铁血黄素层，以免加重术后神经功能障碍。上述两种类型的海绵状血管畸形在手术切除时，病灶本身出血很少，此点与颅中窝病灶切除有明显不同。

对于颅中窝的病灶多采用颞部入路，以往有采用硬膜下入路，现认为颅中窝海绵状血管畸形是硬膜外病变，适合经颧弓硬膜外入路切除。硬膜外入路对于出血容易控制，手术全切除率高，并发症相对较少。

2. *放射外科治疗* 有报道放射外科治疗颅中窝海绵状血管畸形有效，而该类病灶与海绵窦关系密切，手术切除较为困难，因此颅中窝海绵状血管畸形的治疗有建议行放射外科治疗控制。对于脑内海绵状血管畸形放射治疗效果有争议，治疗并不能降低出血的发生率，且迟发性反射反应较为严重。

七、并发症

脑内海绵状血管畸形手术切除一般较为安全。基底核及脑干等功能区病灶切除可能出现术后神经功能障碍。颅中窝病灶切除后海绵窦内脑神经功能障碍发生率较高。

八、预 后

海绵状血管畸形可生长、新发并多次出血，但出血后少见严重神经功能障碍或死亡。一般认为，幕下病变较幕上病变有更高的致残率，多次出血也有更高的致残率。而幕上病变和多发病变是癫痫的危险因素，但这类癫痫药物治疗效果较好。一般认为脑内病灶全切除后可避免再出血，多数癫痫可完全缓解。

第三节 脑静脉畸形

一、流行病学

脑静脉畸形也称静脉瘤，是先天性正常局部脑引流静脉的异常扩张，其外形异常、但生理功能上为引流静脉。尸检显示脑静脉畸形发病率为0.5%～0.7%，约占血管畸形的65%，是最常见的血管畸形。多见于30－40岁成人，男女比例相当。

二、病因病理

病灶主要位于大脑半球或小脑半球。约70%的病灶位于幕上，以额叶最常见，占40%，小脑半球占27%，顶叶或顶枕叶占15%，基底核和丘脑占11%。病变主要位于皮质下白质，常可合并有动静脉畸形、海绵状血管畸形或面部血管畸形。

静脉畸形是由许多异常扩张的髓样静脉汇集成一中央引流静脉干两部分组成，外形呈蜘蛛样。多数学者认为，静脉畸形是正常引流静脉变异所致。髓样静脉多起自脑室周围区域，中央引流静脉干向大脑表面浅静脉系统或室管膜下深静脉系统引流；幕下病灶多直接向硬膜窦引流。中央引流静脉干较正常的静脉粗。显微镜下畸形血管为静脉，管壁少有平滑和弹力组织，管壁也可发生透明样变而增厚。血管间散布有正常脑组织，病灶内没有畸形动脉，很少有血栓、出血或钙化。这些特点均明显不同于其他的血管畸形，如动静脉畸形、海绵状血管畸形和毛细血管扩张症。

三、临床表现

多数患者很少有临床症状，经常为偶然发现脑内病灶，但颅后窝的静脉畸形常引起临床症状。幕上病变为慢性头痛、出血、癫痫、运动或感觉障碍。幕下病灶多表现为步态不稳等，小脑病灶相对更容易出血（图47-3）。

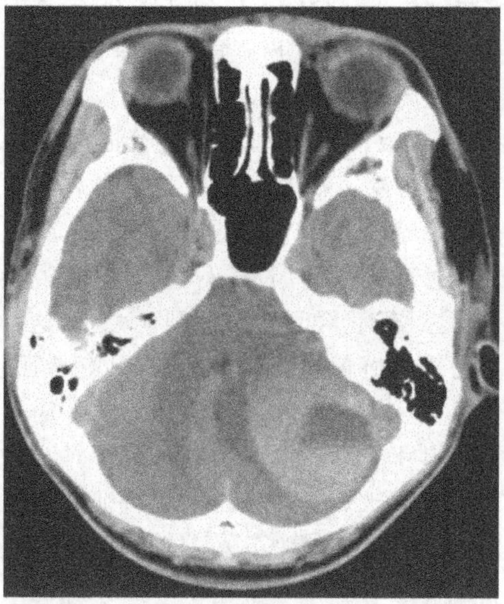

图47-3 小脑静脉畸形出血CT扫描

四、诊 断

对脑静脉畸形的诊断主要依靠神经影像学检查。

1. *脑血管造影* 病灶只在静脉期显影，可见数条扩张的髓静脉扇形汇集成1条扩张的中央静脉干，从中央静脉干再向浅静脉系统、深静脉系统或硬膜窦引流（图47-4）。动脉期和脑血液循环时间正常。

2. *CT扫描* 平扫多正常。在增强扫描上可见脑实质内1条粗线般的增强影（中央静脉干），周围无水肿和团块占位。

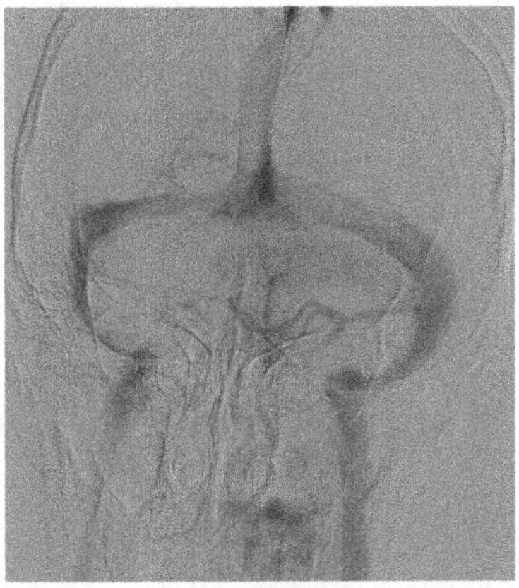

图 47-4　小脑静脉畸形全脑血管造影检查

3. MRI 扫描　在 T_1 加权像上病灶为低信号，T_2 加权像上病灶为高信号，呈放射样星形或蜘蛛样增强。

五、治疗和预后

多数病人无临床症状，自然预后良好。静脉畸形很少导致并发症或死亡。因为静脉畸形引流正常的脑部引流，治疗可能导致严重的静脉梗死。因此这种病变多数没有手术指征。对于癫痫者药物治疗效果良好，其他症状也主张对症治疗。也有学者对颅后窝出血性静脉畸形给予积极的手术处理，但手术一般只是清除血肿，静脉畸形不予夹闭或切除(图 47-5)。静脉畸形不主张放射治疗。

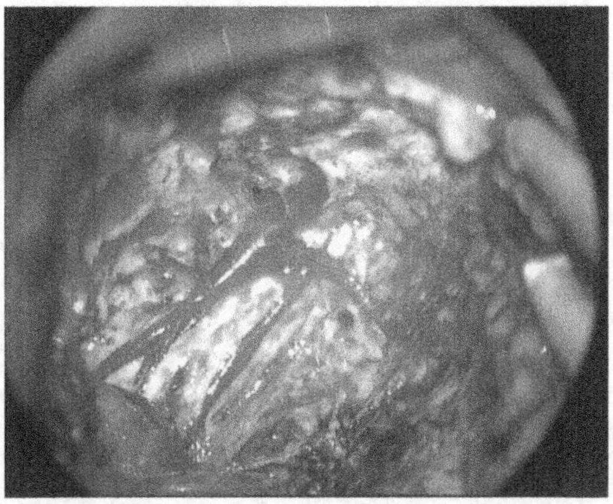

图 47-5　小脑静脉畸形出血手术所见

第四节　脑毛细血管扩张症

一、流行病学

脑毛细血管扩张症是指正常脑组织中有扩张的毛细血管的一种血管畸形。尸检发病率为 0.06%～0.4%。脑毛细血管扩张症最常见于脑桥，也可见于中枢神经系统其他部位或其他器官。多数为单一病灶，但也有多发病灶报道。脑毛细血管扩张症也可以与其他血管畸形合并发生。

二、病因病理

脑毛细血管扩张症的病因有争议。一些学者认为脑毛细血管扩张症是先天性病变，而一些学者认为脑毛细血管扩张症和其他血管畸形合并发生，脑毛细血管扩张症的发病年龄也支持其为后天获得性疾病。脑毛细血管扩张症和海绵状血管畸形的病理区别是血管间隙内有无正常脑实质，显微镜下脑毛细血管扩张症为正常脑实质中扩张的薄壁毛细血管，周围没有胶质增生带或含铁血黄素沉积。

三、临床表现

脑毛细血管扩张症多数没有任何临床症状，在偶然检查时发现。少数个例报道有出血、癫痫、脑神经功能障碍和局灶性神经功能障碍。

四、诊　断

脑毛细血管扩张症通常较小且没有出血症状，常规影像学检查难以诊断。CT 扫描平扫正常，而增强扫描可见没有占位效应的增强病变。MRI 扫描 T_1、T_2 加权扫描通常也正常，而增强扫描可见脑桥内没有占位效应的小的增强病灶，应与肿瘤、亚急性脑梗死及脱髓鞘或炎性疾病鉴别。

五、治疗和预后

脑毛细血管扩张症没有任何临床症状，无须任何治疗，自然预后良好。

(陈利锋　余新光)

参考文献

[1] 王忠诚.王忠诚神经外科学.2 版.武汉:湖北科学技术出版社,2005:806-832

[2] 周良辅.现代神经外科学.上海:复旦大学出版社,2001:866-890

[3] 赵继宗.血管神经外科学.北京:人民卫生出版社,2013

[4] H Richard Winn.Youmans Neurological Surgery.5th edition.Saunders,2004:2161-2183

第 48 章

硬脑膜动静脉瘘

硬脑膜动静脉瘘(dural arteriovenous fistulas，DAVFs)是指硬膜上的动脉与静脉出现直接交通的一类血管性疾病，主要或全部由硬膜动脉供血，引流至静脉窦、硬膜或蛛网膜下隙的静脉。

硬脑膜动静脉瘘 DAVFs 可发生在颅内任何部位，但以海绵窦、横窦、乙状窦、小脑幕及上矢状窦多见；其多数发生于成年人，占所有颅内血管畸形的 10%～15%，其中 61%～66% 为女性，发病年龄为 40－50 岁，成年患者年检出率为 0.16/10 万。DAVFs 在儿童中少见，如为儿童 DAVFs，则多为高流量型，且具有多发、侵袭发展的特点，病情复杂。

硬脑膜动静脉瘘的病理生理学表现为脑静脉压力逐渐增高，引流静脉动脉化，同时可能继发狭窄，使脑膜细小血管逐步发生动静脉转换，静脉充血、毛细血管渗出和脑水肿，最后导致慢性伴或不伴有出血的脑梗死。静脉压增高可能造成颅内压升高继发脑积水。

DAVFs 最早由 Sachs 在 1931 年描述，Verbes 于 1951 年行第一例 DAVFs 手术。DAVFs 是先天性还是后天性疾病早期存在争议。一方面，DAVFs 在婴幼儿期即可发病，以及其可与脑动静脉畸形或囊性动脉瘤并存的临床特点，支持该疾病具有先天性的特点；另一方面，不少临床研究显示该病与颅脑外伤、炎症、妊娠、分娩及血栓形成有关，又支持后天性发病学说，其理由是上述疾病可能造成硬脑膜上正常动静脉压力梯度的改变，尤其是静脉压力的增高，致使硬脑膜上“正常的动静脉微小交通”开放，或者通过血管再生行成新的“血管交通”，从而形成 DAVFs，这些已在众多动物实验研究中获得证实。目前，多数 DAVFs 的形成被认为是后天“获得性”的，脑静脉窦血栓形成或狭窄可能是引起 DAVFs 最主要的原因，在血栓机化再通的过程中，静脉窦上的动脉穿透壁内机化的血栓，从而形成了动脉与静脉窦间的交通。临床中 DAVFs 的确常被发现合并有引流静脉窦的狭窄或闭塞。其中，枕动脉常为供血动脉。当然，对于静脉窦血栓形成究竟是 DAVFs 形成的原因还是结果目前仍存在争议。另外，其他研究也显示，颅内肿瘤压迫或人为结扎引起静脉窦狭窄但并没有血栓形成也可引起 DAVFs，其原因被认为可能是静脉淤滞、压力升高刺激小血管再生。

目前公认 DAVFs 病因包括血栓症和血栓静脉炎、开颅手术损伤、颅内感染、创伤、静脉窦炎、妊娠、解剖异常及 Osler-Weber-Rendu 病。

硬脑膜动静脉瘘的部位一定程度上决定了其临床症状和体征，也影响了其自然病程。常位于静脉窦附近，常见位置包括：①横窦，63%DAVFs 位于横窦，为最常见位置，以左侧为主，中心通常为横窦与矢状窦交点；②小脑幕；③ 起源于海绵窦后部，供血动脉为脑膜垂体干，常引流至横窦与矢状窦交界处，或离交界处 1cm 的静脉窦中；④由椎动脉的脑膜后支供血。

一、临床表现

Herber 将 DAVFs 发生部位大致分为四类：①颅后窝 DAVFs，供血动脉主要为枕动脉、咽升动脉、脑膜中动脉、脑膜后动脉、耳后动脉以及同侧甚至对侧颈内动脉发出的天幕动脉等；②颅中窝 DAVFs，供血动脉主要为脑膜中动脉分支等；③颅前窝 DAVFs，供血动脉主要为眼动脉和脑膜中动脉的分支及颌内动脉的远端分支等；④海绵窦区 DAVFs，供血动脉主要为同侧或对侧颈内动脉的海绵窦分支、颌内动脉的远端分支、脑膜中动脉的海绵窦分支及咽升动脉的前支。Lasjaunias 和 Berenstein 则对 DAVFs 的解剖部位及相应的静脉引流途径做了更具体的描述(表 48-1)。

表 48-1　DAVFs 的不同部位及相应的静脉引流途径

DAVFs 发生部位	DAVFs 可能的静脉引流途径
颅前窝	嗅静脉、额静脉
海绵窦区	对侧海绵窦、眼静脉、岩下静脉、颞静脉
横窦、乙状窦	乙状窦、颈静脉、直窦、岩上窦、颞枕静脉
窦汇区	上矢状窦、直窦、横窦、枕静脉、颞静脉
天幕区	岩上窦、岩静脉、基底静脉、外侧中脑静脉、椎管内髓周静脉
枕大孔区	斜坡静脉丛、椎管内髓周静脉

DAVFs 的临床表现复杂多样，轻者可自愈，重者可表现为致命性颅内出血；主要与其瘘口部位、静脉引流方向及流量有关。引起临床症状可能的致病机制包括：静脉淤滞、静脉高压引起的周围脑组织血流灌注降低及动脉盗血等。总体而言，DAVFs 如果静脉淤滞累及软脑膜（皮质）静脉，其出血和非出血性神经功能障碍的风险相对升高，临床症状较重。常见的临床表现如下。

1. *搏动性耳鸣及血管杂音*　约 60%患者伴有搏动性耳鸣，耳鸣程度与动静脉分流的速度有关，病变的血流速度越快，耳鸣越明显。50%的患者伴有主观和客观的血管杂音，杂音呈吹风样，与心搏同步，常在同侧，有时对侧亦可闻及，压迫同侧颈动脉时同侧杂音减弱，杂音既可在病变部位，也与可遍及整个头部，杂音高低动静脉短路情况相关，若血流量大，瘘口小则可闻及高调杂音，反之杂音较小或无杂音。

2. *头痛*　头痛也是 DAVFs 的常见症状，可局限亦可遍及整个头部。多表现为持续钝痛或阵发加重的偏头痛。静脉窦内压力增高所致的颅内压升高、血流对硬脑膜的刺激或者硬脑膜下或蛛网膜下腔出血均可引起头痛。

3. *蛛网膜下腔出血*　约 20%的患者以蛛网膜下腔出血为首发症状，以男性为主。蛛网膜下腔出血是由于负担引流的蛛网膜下腔或皮质静脉扩张、无法耐受高流量造成的血管内压力改变的结果。DAVFs 出血的风险低于脑动静脉畸形。

4. *颅内压升高*　静脉窦内压力升高甚至血流逆流会影响正常颅内静脉的回流和脑脊液的吸收，继发性静脉窦血栓形成会导致颅内静脉回流障碍或脑脊液吸收障碍，甚至导致脑积水。巨大的硬脑膜下静脉湖可引起占位效应，这些都可引起颅内压升高，表现为头痛、视盘水肿、进行性痴呆、假性脑瘤和帕金森病等。

5. *神经功能障碍*　由于静脉回流受阻造成的充血性脑缺血及扩张的静脉或静脉湖造成的占位效应常会造成精神错乱、痴呆、癫痫、语言障碍、偏瘫、运动障碍和视野缺损视力受损等。视力受损包括视物朦胧，甚至有患者因慢性升高的颅内压而出现失明。

6. *其他表现*　扩张的静脉或静脉湖的压迫、刺激可诱发癫痫；如果伴有向脊髓表面静脉的引流还会出现脊髓功能障碍；高流量的硬脑膜动静脉瘘，特别是婴幼儿，还会造成心脏损害。

二、分类分型

DAVFs 有多种分型方法，一类是根据其症状和体征简单分为良性 DAVFs 和进展性（恶性）DAVFs。仅有眼球症状、搏动性耳鸣、颅内杂音和（或）局限性脑神经功能障碍属于良性 DAVFs，而表现为颅内出血或非出血性的神经功能障碍则属于进展性 DAVFs。另一类是根据其血管构筑学特征（如静脉引流形式）及其自然病程或预后进行分型。越来越多的证据显示 DAVFs 的临床症状主要与其解剖部位相关，而其自然病程则主要由其静脉引流方式决定；静脉内血流反向甚至反流至皮质静脉与临床症状更重及自然病程更差呈正相关。因此，血管造影中对 DAVFs 血流动力学特征的详细分析对于制订合理的治疗方案具有决定作用。

自 20 世纪 70 年代起，多种基于静脉引流形式的 DAVFs 分型方法被提出，其中最早被广泛认可的是 Djindjan 分型，其将 DAVFs 分为 4 型：1 型为引流到静脉窦或硬脑膜静脉；2 型为引流到静脉窦或硬脑膜静脉后逆行充盈蛛网膜下隙（含皮质）静脉；3 型为直接引流到蛛网膜下腔（含皮质）静脉；4 型为引流至扩大的静脉湖。随后 Cognard 对其进行了细化分型，与此同时，Borden 提出了一种简化的分型（表 48-2）。目前，Cognard 和 Borden 两者的分型方法较为常用。Borden 分型能够很好地区分良性 DAVFs 和和进展性 DAVFs 的自然病程，但划分得没有 Djindjan 分型和 Cognard 分型详细。Barrow 曾对海绵窦区的 DAVFs 提出单独的一种分型，但由于其将颈动脉海绵窦瘘(carotid-cavernous fistula，CCF)也包括在内，容易混淆，因此并不被大多数医生所认可。在临床工作中常需要综合以上各种方法对 DAVFs 进行描述，这样可以有利于制订治疗方案和正确评价预后。

近期，Geibprasert 从中枢神经系统静脉及其周围骨性结构的胚胎发育学角度出发，提出了一种新的 DAVFs 分型方法，其将颅内和椎管内硬膜外间隙共同划分为 3 个区域，即腹侧区域、背侧区域和外侧区域，不同区域的 DAVFs 其静脉引流方式亦不同；腹侧区域 DAVFs 以女性患者为主，症状偏良性，皮质和脊髓表面静脉反流较少，如果没有静脉回流受阻则不会出现皮质和脊髓表面静脉反流；外侧区域 DAVFs 以男性患者为主，发病年龄偏大，症状更具进展性，有皮质和脊髓表面的静脉反流，而没有静脉回流受阻。Geibprasert 认为，上述不同区域具有不同的生物学和(或)发育特点，其 DAVFs 的病因亦不尽相同，因此，DAVFs 实际上包括了一组性质不同的疾病。

表 48-2 根据静脉引流方式制订的 3 种 DAVFs 分型

DAVFs 静脉引流方式		DAVFs 分型		
瘘口的位置	静脉回流部位及方向	Djindjan	Cognard	Borden
静脉窦/硬脑膜静脉	静脉窦，正向	1	1	1
静脉窦/硬/脑膜静脉	静脉窦，正向或反向	1	2/A	1
静脉窦/硬脑膜静脉，静脉窦闭塞	静脉窦，正向	1	2/A	1
静脉窦/硬脑膜静脉	静脉窦，正向+反流至蛛网膜下隙静脉	2	2/B	2
静脉窦/硬/脑膜静脉	静脉窦，正向/反向+反流至蛛网膜下隙静脉	2	2/A+B	2
蛛网膜下隙静脉	蛛网膜下隙静脉	3	3	3
静脉窦孤立，反流至蛛网膜下隙静脉	蛛网膜下隙静脉	3	3	3
静脉湖形成	蛛网膜下隙静脉	4	4	3
椎管内髓周静脉	蛛网膜下隙静脉		5	3

三、诊 断

依据该病的临床表现，结合 CT、CTA、MRI、MRA、TCD、脑血管造影等检查的结果，诊断该病并不困难。数字减影血管造影(DSA)是目前确诊和研究该病治疗最可靠的手段。

(一)数字减影血管造影(DSA)

DAVFs 的血供相当丰富，全面的 DSA 造影是必需的。DSA 检查不仅常规行双侧颈内动脉、颈外动脉及其分支和双侧椎动脉造影，有时还需行双侧甲状颈干、肋颈干，甚至双侧锁骨下动脉造影，从而全面了解瘘的供血动脉、瘘口的具体位置、大小、类型、引流静脉及流速，以防漏诊。部分病例的引流静脉可呈瘤样扩张或湖样扩张，而瘘口部位的供血动脉则较其他部位狭窄，这是 DAVFs 的一个特征性 DSA 表现。

DAVFs 血管造影的基本表现如下。

1. 硬脑膜上出现异常的动静脉交通，供血动脉常来自颈内动脉、颈外动脉和椎动脉的分支，瘘口多位于静脉窦壁或者其附近的硬脑膜上。

2. 供血动脉、引流静脉均有不同程度的纡曲扩张，当静脉窦压力过高，皮质静脉回流不畅时，特别是直接由皮质静脉引流的 DAVFs，可见有弥漫性皮质静脉扩张、纡曲呈蚯蚓状或动脉瘤样扩张。

3. 引流静脉或静脉窦在动脉晚期即可显影，正常脑组织引流则多在静脉晚期显影，且廓清时间延长明显，提示静脉淤滞。

4. 供血动脉的许多分支，常因瘘口"盗血"而不显影或显影浅淡。

血管造影要达到的目的：①全面弄清瘘口的供血动脉；②明确瘘口的部位、引流类型；③基本了解瘘口的流量、大小；④评价瘘口存在对脑血流的影响；⑤了解可能存在的"危险吻合"；⑥根据瘘的特点制订治疗计划，包括介入入路、栓塞材料及治愈的可能性、治疗的危险性等。

(二)其他检查

头颅 X 线平片可显示 DAVFs 供血动脉纡曲增粗后压迫颅骨使其血管压迹增宽加深。而 CT

扫描的表现与引流静脉的类型有关。无软脑膜引流者CT多正常，有软脑膜静脉引流者常有阳性表现：①骨质异常，颅骨内血管扩大；②硬脑膜窦异常扩张；③脑白质密度明显降低；④梗阻性或交通性脑积水；⑤有出血者则可见硬脑膜下血肿或蛛网膜下腔出血。增强CT可见：①斑片状或蠕虫样血管扩张影，为大脑皮质静脉广泛渔区扩张所致；②脑膜异常增强；③静脉窦内血栓形成导致的充盈缺损影。CTA可显示异常增粗的供血动脉及扩张的回流静脉和硬脑膜窦，亦可显示狭窄的硬脑膜窦的情况，但对瘘口的显示及潜在的危险吻合和细小的供血动脉则显示欠清。磁共振检查（MRI）分辨率较CT及CTA高，可提示蛛网膜下腔出血及脑实质情况，能较清楚显示瘘口，增粗纡曲的供血动脉，纡曲扩张的引流静脉及静脉窦情况，并对血栓形成的静脉窦，扩张的炎性静脉等继发性改变检出率高。

四、治　疗

治疗原则：当出现神经功能障碍，出血或顽固性症状时才可进行干预。最初认为所有的DAVFs均应积极治疗，但随后有随访研究显示，约10%的海绵窦区DAVFs能够自愈。Byrne认为，对于症状能够耐受的1型DAVFs可以观察，只有症状进展或者患者不能耐受时才推荐积极治疗。对于无症状的1型或2a型DAVFs可进行供血动脉压迫，主要是坐位或卧位时用对侧手指压迫同侧的颈内动脉或枕动脉，这样可使20%～30%的患者出现DAVFs内血栓形成，当然这种方法不适用与动脉粥样硬化严重的患者。而DAVFs的干预方法包括颈动脉压迫、外科手术、放射治疗及血管内治疗或综合采用上述措施等。

1. *颈动脉压迫*　约有22%DAVFs通过颈动脉压迫后产生栓塞，33%的患者临床症状可得到改善。建议患者用可能产生缺血症状的对侧肢体压迫颈动脉，即如DAVFs位于左侧，采用右手压迫左侧颈动脉。这样如果产生了缺血发作，右手会因缺血症状而自动落下。建议开始时每天压迫颈动脉10min，之后逐渐增加时间和频率。

2. *外科手术*　单纯手术结扎DAVFs的供血动脉是不合理的。但有时需要对DAVFs周围的硬脑膜进行骨骼化，切断瘘口、静脉窦和静脉引流，如横窦孤立术、海绵窦填塞术等。这种方法可用于有直接皮质静脉引流的情况，如颅前窝DAVFs。

3. *放射治疗*　研究显示，立体定向放射治疗能够达到44%～87%的完全闭塞率，且没有严重并发症。它的缺点是起效慢，因此适用于流量较低或栓塞后残留而瘘口又比较集中的、风险较低或者其他方法不太适合的病例。

4. *血管内治疗*　血管内治疗是目前DAVFs最主要的治疗方法。Byrne认为，对于2型DAVFs，通常推荐血管内治疗；对于3型和4型DAVFs，推荐尽早行手术或血管内治疗。笔者的经验为，对于有出血史者、有难以耐受颅内血管杂音者、进行性神经功能缺失者、局部压迫症状者和颅内压增高者，尤其应早期行血管内治疗。

五、血管内治疗技术、理念的发展与存在的问题

（一）栓塞材料

1. *真丝线段*　较早用于治疗DAVFs的材料之一，其优点是取材方便、价格便宜，可根据瘘口情况随意掌握线段的粗细、长短，适应范围较广。缺点在于不能很好地向细小瘘口弥散，而且远期效果欠佳。

2. PVA（Polyvinyl alcohol，*聚乙烯醇*）*颗粒*　与线段相比，PVA颗粒更容易向微小瘘口弥散，更有利于选择微导管进行栓塞，使颈内动脉的超选择栓塞成为可能。PVA颗粒利用血管的炎性反应闭塞瘘口。其术后再通率较高，因此目前仅用于外科手术前栓塞或用于缓解临床症状。由于颗粒较小，容易通过“危险吻合”造成误栓，所以选用颗粒要严格，术前对可能存在的“危险吻合”要有充分估计。Byrne的经验是：如选用PVA颗粒的直径大于150μm，脑神经麻痹极少出现。

3. NBCA（N-butyl-2-cyanoacrylate，*α-氰基丙烯酸正丁酯*）*胶*　优点是治疗可靠，栓塞后极少再通。该材料适用于中、小型的DAVFs，对栓塞技术要求较高，使用时应根据瘘口大小、血流速度，选择合适的浓度，推注速度要恰到好处，否则极易误栓或闭塞引流静脉远端，或者胶仅在供血动脉近端铸型，不能弥散入瘘口而影响栓塞效果。

4. *微弹簧圈*　主要用于栓塞瘘口较大、流量较高的DAVFs，常常与其他材料配合使用，如先行弹簧圈栓塞流速度降低后，再用NBCA胶进行栓塞。另外，微弹簧圈是经静脉途径进行栓塞最常用的材料。

5. Onyx*胶*　注射操控容易，能够相对较慢但很好地弥散至DAVFs及其静脉端，以达到永久性治愈的目的。现在经常被用于DAVFs的栓塞，既

可经动脉途径，也可经静脉途径。使用 Onyx 胶栓塞时要注意避免胶逆流误栓正常动脉，必要时可采取保护措施，如栓塞海绵窦区 DAVFs 时，可用球囊在颈内动脉海绵窦段实施保护。

（二）栓塞治疗的入路选择与操作技术

DAVFs 的栓塞入路有经动脉入路和经静脉入路两种，其选择取决于 DAVFs 的位置和静脉引流形式等，3 型和 4 型 DAVFs 有时需要联合应用两种入路。

1. 经动脉入路栓塞　动脉入路是常选择的途径之一，大多数的 DAVFs 可以经此途径进行栓塞。DAVFs 供血动脉多明显扩张，因而微导管可随高速血流或在微导丝导引下达到瘘口进行血管内治疗。但由于 DAVFs 供血动脉通常为多支且存在多个微小瘘口，早期经动脉途径应用 NBCA、颗粒或弹簧圈栓塞有一定风险且很难达到完全栓塞，通常需要经静脉途径使用纤毛弹簧圈、NBCA 或者球囊进行栓塞。近年来，弥散性更好的 Onyx 胶使得许多以往经动脉途径不能治疗的病例变得可以治疗。

经动脉入路的基本步骤如下。

（1）常规穿刺股动脉并放置 6F 导管鞘，全身肝素化。

（2）用 4F 或 5F 造影导管行双侧颈内、外动脉及椎动脉造影，全面了解瘘口部位、供血动脉、流量和引流静脉。

（3）绝大多数 DAVFs，除非颈内或椎动脉供血急需栓塞，为安全起见，常规应从颈外动脉的供血开始栓塞。

（4）颈外动脉的供血，如咽升动脉、脑膜中动脉等，供血动脉常为数支，且较细小或丛状，可以直接用 4F 造影导管超选进入咽升动脉、脑膜中动脉主干或主要分支，用固体颗粒进行栓塞。

（5）颈内动脉或椎动脉的瘘口，常用微导管经 6F 导引导管超选进入供血动脉，并行超选造影后用 NBCA 或 Onyx 胶或固体颗粒进行栓塞。如果流量较大，可先用弹簧圈栓塞供血动脉远端，将流量降低后再用 NBCA 胶进行栓塞，效果会更好。

（6）栓塞后进行全面脑血管造影复查，以明确治疗效果。如果存在无法一次性治疗的残留，可考虑二次治疗或选用其他途径进行治疗。

2. 经静脉入路栓塞　部分患者由于种种原因，经动脉入路无法将导管送至瘘口处进行栓塞，或经动脉途径无法达到彻底栓塞，可经静脉途径进行栓塞。现在，经静脉途径栓塞已是经常选择的途径，因为多数研究显示，DAVFs 的病理结构主要位于静脉窦的硬脑膜壁、引流静脉及软脑膜（皮质）静脉上，动静脉分流的病理生理作用也主要是作用于静脉系统，只有闭塞所有动脉端与静脉端的病理性交通才能达到完全和永久性的治愈。因此，经静脉途径栓塞的目的在于闭塞瘘口及其引流（通常为静脉窦）。尽管静脉窦内压力可能暂时性增高，但极少出现破裂出血，因为 DAVFs 的瘘实际上位于硬膜之间，而硬膜壁较厚并且周围结缔组织通常呈增生样改变，这一点与动静脉畸形有所不同。

经静脉入路的基本步骤如下。

（1）穿刺股静脉置入 6～8F 导管鞘，同时应放置股动脉导管鞘，全身肝素化。

（2）经股静脉、下腔静脉和上腔静脉将 6～8F 导引导管送至颈内静脉颈$_2$椎体水平，因静脉壁较薄弱，操作时须轻柔，以防戳穿静脉壁。

（3）根据病变情况选择适当的微导管进入相应的目标静脉/静脉窦，如经岩上窦、岩下窦入海绵窦，经乙状窦入横窦、上矢状窦等。

（4）栓塞材料可选择球囊、弹簧圈、NBCA、Onyx 胶等。其他操作同动脉入路的。

需要注意的是经静脉途径栓塞 DAVFs 时应认真评价被栓塞的静脉/静脉窦的功能，其应该是完全丧失正常生理功能的。血管造影时应评估双侧前循环和后循环的静脉引流情况，造影时间也应相应延长。如果同一静脉窦（或皮质静脉）在造影早期和晚期均显影，提示该结构内有正常的脑组织静脉引流，如果栓塞该静脉窦（或皮质静脉），则可能出现静脉高压及静脉淤血性梗死。

另外，因静脉走行纡曲成角、发育低下或血栓形成等原因，有时通过该途径难以进入静脉窦，部分医生采用直接的静脉窦入路。如乙状窦、横窦或上矢状窦的 DAVFs 在无法经颈内静脉进入时，通过颅骨钻孔或小骨窗开颅，直接穿刺乙状窦、横窦或上矢状窦进行栓塞。同时，也有学者尝试单纯采用导丝或微导丝血管内穿通造影上不显影、已经闭塞的“路径”静脉，从而到达病变的静脉窦。Krings 报道 1998 年至 2010 年间采用 0.035in 导丝穿通闭塞静脉治疗了 62 例 DAVFs，51 例获得技术成功，其中 46 例是作为首选的治疗方法，无永久性操作并发症。

（三）绵窦区硬脑膜动静脉瘘的栓塞

海绵窦区的 DAVFs 由于该区域解剖复杂而

相对特殊，在此单独进行描述。海绵窦区 DAVFs 通常可以选择的静脉入路有经岩下窦入路、经岩上窦入路、经眼上静脉入路及海绵窦直接穿刺入路等几种。

1. *经岩下窦入路*　理论上经岩下窦入路栓塞治疗海绵窦区 DAVFs 最便捷，经过同侧岩下窦逆行将微导管头端插至海绵窦与同侧眼上静脉的汇合处，采用纤毛弹簧圈由前向后填塞海绵窦。在实际临床中，多数 DAVFs 岩下窦发育低下或者血栓形成，血管造影上并不显影，但仍可使用微导丝试行“打通”并将微导管送至海绵窦；如同侧岩下窦不能打通，也可尝试经过对侧岩下窦-对侧海绵窦-海绵间窦或者经过同侧岩上窦到达同侧海绵窦。

2. *经眼上静脉入路*

（1）切开法：局部麻醉或全身麻醉下，于眉缘下内 1/2 处切开皮肤、眶隔，显露内眦静脉，仔细分离，游离 1～1.5cm，判断远心端和近心端，穿两条线以备阻断或结扎；结扎远心端，套管针向近心端穿刺，退出针芯，导入超滑导丝，将套管推入，造影或透视下推注造影剂证实无误后，活扣结扎近心端并固定套管。套管尾端连接 Y 阀、三通阀并连接滴注。然后可经其选用弹簧圈、NBCA、Onyx 胶等进行栓塞。栓塞后拔除套管并结扎眼上静脉，然后逐层缝合切口。

（2）穿刺法：在眉缘下内 1/2 处触及“动脉化”之眼上静脉搏动，用细穿刺针（16G 或 18G）直接穿刺。喷血后经穿刺针导入导丝，然后置入导引器。其余操作同“切开法”。直接穿刺法失败率较高，一旦形成血肿很可能导致眶内高压、视力丧失，所以应慎用。

（3）经面静脉-内眦静脉-眼上静脉入路：面静脉明显扩张的患者，可以考虑此入路。可以经颈外静脉进入面静脉，也可以在下颌角处切开/穿刺面静脉进入。

（4）直接穿刺海绵窦：此方法目前主要用于治疗难治性 CCF，其基本操作是在 X 线导引下，经外眦穿刺眶下裂，然后进入海绵窦。这种方法技术要求较高，难度较大。

（四）血管内治疗的并发症

DAVFs 血管内治疗的并发症主要是由于“危险吻合”的存在而在栓塞时未有效避开造成的，少部分是因血流动力学的骤然改变而造成的，也有的是在手术入路时损伤所致。

1. *神经功能障碍*　经动脉途径栓塞 DAVFs 时尤其需要警惕“危险吻合”的存在，即使超选择造影未能发现，潜在的吻合仍可能存在于颌内动脉与眼动脉之间、脑膜中动脉与眼动脉及颈内动脉之间、咽升动脉前支与颈内动脉之间、咽升动脉后支与椎动脉之间及枕动脉与椎动脉之间等。栓塞材料可通过“危险吻合”进入正常的脑供血动脉，从而导致相应的神经功能障碍。

2. *脑神经麻痹*　主要是填塞海绵窦治疗 DAVFs 时出现的滑车神经和动眼神经麻痹，也有栓塞剂经“危险吻合”误入脑膜中动脉颞骨岩部后支，栓塞同侧面神经的供血动脉，造成同侧面瘫。

3. *出血*　因较大流量的瘘口突然堵塞，血流动力学改变较大，造成过度灌注；或栓塞时没有很好地控制，在供血动脉未有效栓塞以前闭塞了引流静脉，引流静脉壁薄，耐受不了血流而破裂出血。

4. *失明*　眼静脉入路操作时出血、栓塞材料通过“危险吻合”进入眼动脉均可导致失明或视力下降。

5. *迷路功能障碍*　填塞乙状窦治疗 DAVFs 时可能会引起内淋巴囊积水，从而引起眩晕、呕吐、耳鸣、听力下降等症状。

（赵元立　李　姝）

参考文献

[1] Djindjian R, Manelfe C, Picard L. External carotid cavernous sinus, arteriovenous fistulae: angiographic study of 6 cases and review of the literature. Neurochirurgie, 1973, 19: 91-110

[2] Cognard C, Gobin YP, Pierot L, et al. Cerebral dural arteriovenous fistulas: clinical and angiographic correlation with a revised classification of venous drainage. Radiology, 1995, 194: 671-680

[3] Borden JA, Wu JK, Shucart WA. A proposed classification for spinal and cranial dural arteriovenous fistulous malformations and implications for treatment. J Neurosurg, 1995, 82: 166-179

[4] Geibprasert S, Pereira V, Krings T, et al. Dural arteriovenous shunts: a new classification of craniospinal epidural venous anatomical bases and clinical correlations. Stroke, 2008, 39: 2783-2794

[5] Kim DJ, Willinsky RA, Krings T, et al. Intracranial dural arteriovenous shunts: transarterial glue embolization—experience in 115 consecutive patients. Radiology, 2011, 258: 554-561

[6] Cognard C, Januel AC, Silva NA, et al. Endovascular treatment of intracranial

dural arteriovenous fistulas with cortical venous drainage: new management using Onyx.AJNR Am J Neuroradiol,2008,29:235-241
[7] Byrne JV.Cranial dural arteriovenous fistulas.Tutorials in endovascular neurosurgery and interventional neuroradiology. Berlin Heidelberg: Springer, 2012:195-205
[8] 王大明.硬脑膜动静脉瘘//赵继宗.血管神经外科学.北京:人民卫生出版社,2013:423-428
[9] Lekkhong E,Pongpech S,Ter Brugge K,et al.Transvenous embolization of intracranial dural arteriovenous shunts through occluded venous segments: experience in 51 Patients.AJNR Am J Neuroradiol,2011,32: 1738-1744

第 49 章

脑出血

脑出血(intracerebral hemorrhage,ICH)是指源于脑实质内或脑室内血管的非创伤性自发出血,ICH 占所有卒中的 10%～15%。原发性 ICH 占整个 ICH 的 85%,通常是在长期高血压或淀粉样脑血管病(cerebral amyloid angiopathy,CAA)作用下发生病理改变的小血管或小动脉自发破裂造成的。继发性 ICH 则与动脉瘤、血管畸形、肿瘤、凝血异常等有关。ICH 临床特点是突然发作的神经功能异常和颅内压增高表现如呕吐和意识水平下降。脑出血后引起机体和脑组织局部一系列病理性反应,其中最重要的是血肿本身、血肿再扩大及其周围继发性损害致脑缺血、脑水肿和神经损伤。

一、流行病学

全球每年约 1530 万人发生卒中,其中有 200 万～300 万为 ICH,占所有新发卒中的 10%～15%。美国每年有 6 万新发脑出血患者,中国每年是 40 万,年发病率为 24.6/10 万,占所有卒中的 17%～54%,高于西方发达国家,其致残率与死亡率居所有脑血管疾病的第一位。由于超过 2/3 的 ICH 都发生在老年人群,因此随着人口老龄化,ICH 发病率也随之升高。随着经济的发展,尽管医疗卫生条件有所改善,但 ICH 的死亡率和致残率并未降低。

多数患者,特别是原发性脑出血的许多患者存在易发生脑出血的危险因素,这些危险因素也对有明确病因的患者有促发出血作用。因此,了解危险因素,尤其是可控制的危险因素对脑出血再发的预防非常重要。近年一些研究报道了脑出血与脑梗死危险因素的比较。在卒中的各危险因素中,糖尿病、心房颤动、冠状动脉粥样硬化性心脏病在脑梗死患者中的比例明显较高,而高血压更常见于脑出血患者。不同部位的出血,其危险因素也不相同。脑叶出血通常认为与非高血压因素关系密切,而深部脑出血被认为与高血压密切相关。与非高血压者相比,高血压患者的脑出血风险显著增加。最近的一项 meta 分析显示,自诉高血压病史或血压高于 160/90mmHg(1mmHg=0.133 kPa)的患者,脑出血的风险增加 9.18 倍。脑出血可控制的危险因素主要包括高血压、吸烟、饮酒、糖尿病、血脂水平、其他如药物使用史等,高血压仍是目前预防脑出血发生和复发最重要的可干预因素。华法林、高剂量的阿司匹林与 ICH 的危险性增高有关,ICH 发生率随着年龄、抗凝强度增加而增高。

二、分子生物学

近年来,关于 ICH 基因的研究越来越多。有学者测定磷酸二酯酶 4D 基因中 3 个单核苷酸多态(rs966221、rs456009 和 rs2910829),结果发现只有 SNP83(rs966221)与卒中相关。等位基因 C 是风险等位基因,与动脉粥样硬化性卒中有关。Park 等发现白介素-4 单核苷酸多态及其单倍体与 ICH 有相关性。携带 APOEε2 和 ε4 基因的患者发生脑叶出血的风险增加,Biff 等研究发现携带 APOEε2 等位基因的脑叶出血患者出血体积与不携带该基因的患者相比明显增大,且前者死亡率增加,功能预后更差。

同时研究发现,ICH 中可观察到基质金属蛋白酶的(matrixmetalloproteinases,MMPs)上调,而 MMPs 主要负责细胞外基质的重塑、趋化性和前体分子的蛋白裂解。MMPs 损害作用主要是通过细胞分离和整合素信号丢失激发细胞凋亡反应。A1varez-Sabin 等研究急性 ICH 中 MMPs 和它们的天然抑制剂 TIMPs 的关系,证明 MMP9 与血肿周围水肿呈正相关,而 TIMPs 与周围水肿呈负相关。

三、病因病理

(一)病因及分型

长期以来,脑出血的研究相对于脑梗死较为滞后。近年来国际上已给予极大重视,发表的脑出血研究报道显著增加。对脑出血采用国际公认的标准进行分型,有助于脑出血临床观察性研究和临床试验纳入标准的规范化,有利于各研究结果之间的比较和交流,同时也有助于临床更好地针对不同亚型选择适宜诊治的措施及制定防治策略,从而改善脑出血的预后和预防再发。近年来学者们提出了原发性脑出血(primary ICH)与继发性脑出血(secondary ICH)之分,是因近年诊断方法敏感度提高、流行特点变化和新危险因素的发现而提出的分类,目前得到较多认可。

1. *原发性脑出血* 指无明确病因直接引起的脑出血,是起源于小血管自发破裂的脑内出血。主要指由长期高血压或淀粉样血管病引起的小血管(或穿支动脉)自发破裂导致的脑出血,占所有脑出血的78%~88%。原发性脑出血患者约50%以上由高血压、约30%由脑淀粉样血管病引起,其余为原因不明。脑淀粉样血管病是老年人散发性脑叶出血的常见病因。与继发性脑出血的病因直接导致出血不同,高血压和脑淀粉样血管病是对小血管壁长期影响导致其逐渐发生病理改变而发生的出血。目前根据高血压病史、出血部位和影像学(磁共振梯度回波或磁敏感加权成像显示的微出血和铁沉积等)表现可以区别高血压或脑淀粉样血管病相关的脑出血。波士顿标准是当前使用最多的脑淀粉样血管病相关脑出血的诊断标准。

2. *继发性脑出血* 指由血管病变、血液成分异常或其他原因直接引起的脑内出血,占全部脑出血的20%左右。常见病因包括血管畸形、动脉瘤、凝血功能障碍、抗凝或抗血小板药物使用、血液病、拟交感神经药物使用、烟雾病、原发性或转移性肿瘤、静脉窦血栓形成、血管炎、妊娠及其他明确病因导致的脑出血。查明继发性脑出血的病因对于更好地治疗和预防再发有极其重要的临床意义。因此,对临床怀疑存在潜在血管病变的患者,应该进一步行磁共振血管成像(MRA)、CT血管成像(CTA)或数字减影血管造影(DSA)检查。随着诊断方法敏感度的提高,继发性脑出血的病因检出率将不断提高。

3. *其他病因分型* SMASH-U分型是Meretoja等2012年新提出的脑出血病因分型方法,即SMASH-U(structural lesion, medication, amyloid angiopathy, systemic/other disease, hypertension, undetermined)分类法。将脑出血病因分为:①血管结构病变,包括动脉瘤、动静脉畸形、海绵状血管瘤等;②药物使用,发病前3 d内使用过华法林(且国际标准化比值>2.0)或全剂量肝素,或非缺血性卒中(如深静脉血栓及肺栓塞等其他疾病)的系统性溶栓;③淀粉样血管病,脑叶、皮质或皮质-皮质下出血,年龄≥55岁,且排除其他病因;④系统性或其他疾病,全身性或其他明确病因引起的脑出血,不包括抗凝、高血压或淀粉样血管病;⑤高血压,深部或幕下脑出血,且此次发病前具有高血压病史;⑥不明原因型脑出血。

(二)发病机制

1. 高血压脑出血多发生于主干动脉发出的穿支动脉分布区。在长期高血压的影响下,这些穿支动脉会发生透明脂质样变性、小动脉硬化、粟粒状微动脉瘤形成等一系列改变。

(1)脑小动脉的透明脂质样变性是高血压脑出血病人的最常见的病理基础,持续高血压会造成小动脉通透性增加,血浆外渗,导致透明样变性,纤维蛋白样坏死,从而破坏血管壁结构导致脑出血。

(2)另外脑小动脉硬化通常发生于分支动脉末端,其病理特征为血管内膜下成纤维细胞增生,并伴有充满脂质的巨噬细胞沉积,富含胶原的中膜平滑肌细胞被替代,使血管顺应性下降和管腔狭窄,容易发生血管闭塞(如腔隙性梗死)或脑出血。

(3)在长期高血压刺激下,小血管的内弹力层断裂,在脑小动脉硬化和透明样变性的基础上,血管的张力改变在局部薄弱处形成微小动脉瘤(Charcot-Bouchard动脉瘤)。不过,最近一些学者对这种微动脉瘤的存在提出了质疑,认为这些结构大多是复杂的血管团、外膜下出血或血肿损伤内膜后引起的血管外凝血块。

2. 脑淀粉样血管病是脑出血的一个重要危险因素。脑淀粉样血管病是指β-淀粉样蛋白积累于病变血管壁的中膜和外膜,导致血液渗过血管壁。CAA所引起的脑出血多为皮质-皮质下出血,尤其是颞叶和枕叶的出血。其损伤机制包括:①血管平滑肌的减少;②管壁变厚,管腔狭窄;③内皮细胞功能受损;④血管壁顺应性下降,弹性降低。一旦血压突然升高,或头部轻微受伤即会出现血管破裂引起脑出血或蛛网膜下腔出血。

(三)病理生理

1. 病理　ICH 后可见大片出血,红细胞多完整,约 3 h 后,血液开始凝固,常有多形核白细胞浸润,毛细血管充血及管壁肿胀,并可破裂形成点状出血灶。血肿边缘的脑组织受血肿压迫,局部灌注压下降,神经细胞消失或呈现局部缺血改变,严重者出现软化坏死。出血后 24～36 h,血肿周围出现大量多核白细胞浸润。随着时间的延长,血肿发生液化,红细胞破溃,释放出含铁血黄素,同时出现胶质细胞增生,尤其是小胶质及部分来自血管外膜的细胞形成格子细胞,红细胞破碎成分连同血肿周围液化坏死的脑组织,一并被小胶质细胞和血管外膜来源的细胞吞噬,血肿逐渐吸收。患者在恢复期时坏死的脑组织、血肿等被吞噬细胞清除,由胶原纤维、胶质纤维、胶质细胞等代替其形成瘢痕。

2. 损伤机制　ICH 的损伤机制主要包括:①原发性脑损害,是指 ICH 后血凝块对脑组织造成物理损伤,在发病的最初几天血肿扩大使颅内压增加,压迫大脑相关区域导致脑血流障碍(脑缺血),最终可形成脑疝。②继发性脑损害,主要是指大脑原发性损伤激发级联反应,主要是血肿的生理反应及释放的凝血成分。ICH 后 0～4 h,神经损伤主要与血肿造成的物理损伤有关,4h 后主要是血肿释放的物质引起。

(1)出血继续扩大:传统的看法认为 ICH 是血管破裂后一次性出血,通常在发病后 20～30min 即形成血肿停止出血。Herlastein 等将 Cr 标记的红细胞注入患者体内,5h 后尸检时未见标记的红细胞进入血肿,提示出血已止,但是发病后病情不断恶化以及 CT 在临床应用后,许多学者报道了出血继续扩大。Kani 等通过 204 例 HICH 患者的 CT 影像分析及两次 CT 差≥12.5ml 为标准。认为发病 3h 内血肿继续扩大者占 36%。6h 后仍占 17%,但 24h 后降至 0,其原因多与出血后血压过高,频繁呕吐,呼吸道梗阻,过度脱水等有关,CT 显示血肿深在,形态不规则多见。此外,既往有酗酒,肝功能障碍者也易发生再出血。至于血肿扩大是由于持续出血,再出血抑或多源性出血,目前尚不清楚。不过它改变了对病后早期神经系统症状体征单纯由于反应性水肿所致的传统看法,同时也表明了早期手术干预的必要性。

(2)血肿对脑组织的毒性作用:ICH 除占位效应外,还因其毒性作用而致脑组织损伤。众所周知,脑水肿是脑损伤重要的标志之一。血块形成时,凝血酶原被激活转变为凝血酶,而后者具有较强的神经毒性作用,是导致脑水肿的主要原因。临床上当脑出血患者伴有凝血障碍或曾接受过抗凝治疗者其血肿周围水肿较轻微。目前已知凝血酶对神经组织的毒性作用包括:①在 C6 胶质瘤细胞培养液中加入凝血酶,24h 后标志脑细胞损伤的乳酸脱氢酶增加;②将凝血酶注入动物脑出血模型内,30min 后脑电波呈癫痫样发作,提示对脑细胞有直接毒性作用;③实验中可抑制动物的脊髓运动神经元,诱发其退变、死亡;④当培养液中凝血酶≥500mmol/L 时可致星形细胞和海马神经元死亡。上述研究表明,凝血酶所致的细胞死亡属于凋亡,而细胞凋亡与细胞内钙离子浓度持续升高有关。综上所述,目前,在 ICH 后凝血酶对脑组织的毒性作用日益受关注,及时清除出血将有助于减轻上述不良反应。

(3)血肿的占位效应:ICH 除出血部位外,出血量的多少同样是决定预后的重要因素。解除血肿对脑组织的压迫无疑可以降低增高的颅内压,防止危及生命的脑疝发生,提高脑灌注压以及清除血块分解产物,减轻毒性作用及脑水肿。动物实验及临床运用 SPECT 及 PET 观测结果表明,脑出血后血肿周边存在着血流下降,程度与血肿大小密切相关,小量出血多使局部血流短时下降,大量出血则可致同侧半球长时间缺血。在鼠小量脑出血实验中,血肿周围每百克脑组织血流可降至 25ml/min,但 10min 后恢复,并不出现脑梗死,当猴 CBF＞23ml 时,即使时间较长也无脑梗死,但当 CBF＜10～12ml 时,2～3h 后即产生脑梗死。此外,不同部位的出血,影响血流下降程度和范围也不同,丘脑出血引起的双侧半球血流下降较之壳核更为明显,且持续时间长,表明出血部位越靠近中线,脑血流改变也越明显。研究还表明,脑出血周边出现不完全性缺血,同样可以诱发神经细胞凋亡,在此过程中,存在着 DNA 可修复的时间窗,如能尽早进行有效干预,可望改善其预后。

四、临床表现

(一)高血压脑出血的临床特点

多发生于中老年人,男性多于女性,春冬两季发病率较高,多有高血压病史。在使血压骤然升高的因素下(如情绪激动、剧烈活动、饮酒过度、排便用力等情况)诱发疾病。发病后病情常于数十分钟或数小时达高峰。表现为失语、偏瘫,重者意识不清,50%以上患者伴有头痛、呕吐。

1. 壳核出血　壳核出血为高血压脑出血的最好发部位,其典型临床表现为对侧"三偏"(偏瘫、偏身感觉障碍、偏盲),出血少可仅有嗜睡和偏瘫,患者说话含糊或失语。

2. 丘脑出血　一般出现对侧半身感觉障碍。当内囊出血时也出现偏瘫症状。如果向脑干上方扩展,则出现垂直凝视不能,眼睑下垂,瞳孔缩小,瞳孔大小不等。当脑脊液循环受阻,可出现脑积水。

3. 小脑出血　多数病人起病稍缓,出血早期意识清楚,患者诉枕部头痛、眩晕复视、频繁呕吐而无瘫痪。由于对脑干的直接压迫,少数患者可能先出现昏迷而不是先出现偏瘫,病情进展迅速,短时间内呼吸停止。

4. 脑叶出血　症状与血肿所在的4个脑叶不同而有所不同。

(1)额叶:可出现对侧偏瘫。偏瘫多发生于上肢,下肢和面部较轻微。

(2)顶叶:对侧半身感觉障碍,较轻的偏瘫。

(3)枕叶:同侧眼痛和对侧同向偏盲,有些可扩展至上1/4象限。

(4)颞叶:在优势半球者,出现语言不流利和听力障碍,理解力差,但重复性相对较好。

5. 脑干出血　①脑桥出血,约占脑出血的10%。轻症者或早期检查时可发现单侧脑桥损害的体征,如出血侧的面和展神经麻痹及对侧肢体弛缓性偏瘫。重症脑桥出血多很快波及对侧,患者迅速进入昏迷、四肢瘫痪,大多呈弛缓性,少数呈去大脑强直,双侧病理征阳性,双侧瞳孔极度缩小呈"针尖样"。持续高热,明显呼吸障碍等,病情迅速恶化,多数在24～48 h死亡。②中脑出血,少见。③延髓出血,更为少见。

6. 脑室出血　继发性脑室出血多数由壳核、丘脑出血破入脑室。小脑、脑桥出血也可破入第四脑室。原发脑室出血,约半数患者出血量较少,表现为头痛、呕吐、颈强、意识清楚或一过性意识障碍,预后较好。出血量大者,出现昏迷、瞳孔极度缩小,两眼分离性斜视或眼球浮动,四肢软瘫,有阵发性强直性痉挛或去大脑强直,病情危重,预后极差。

(二)淀粉样脑血管病相关脑出血的临床特点

CAA相关脑出血占老年脑出血的10%～20%,为老年人自发性、非外伤性、非高血压性脑出血的常见原因之一。随着年龄增长,CAA相关脑出血发病率和严重程度均增加。CAA相关脑出血患者一般在安静时起病,发病与情绪激动及活动无明显相关性。CAA相关脑出血的部位以脑叶多见,常见部位为额叶和顶叶,颞叶和枕叶次之;随着病程进展,双侧多个脑叶均可受累。脑出血多呈反复性、多灶性、叶性分布;白质深部结构如胼胝体、基底核、小脑受累亦罕见。血肿形态不规则,周围水肿。脑出血可呈双侧,多灶性和反复发作;可见白质软化、局灶性脑室扩大、白质疏松等非特异性改变。其临床主要表现为有精神症状、进行性智能减退、合并多发性、自发性复发性浅表脑叶出血。

五、辅助检查

1. CT　CT是诊断脑出血的首要措施,可以显示血肿的部位、大小、有无破溃入脑室及脑组织周围水肿情况等,诊断明确,确诊率较高。根据CT表现上的出血部位,分为丘脑、小脑、脑干、枕叶、额叶、颞顶叶、基底核区。其中基底核区分为三型:壳核外侧型、壳核内侧型、混合型,其中壳核外侧型的血肿位于内外囊之间,包括苍白球、壳核和外囊,血肿常从尾状核头部破溃进入脑室,多为肾形。壳核内侧型包括内囊前肢、膝部和尾状核头部的血肿。混合型是指内囊内外都存在血肿,易破溃入脑室,截断内囊,血肿面积大,预后较差。

CT检查可以显示血肿的部位、大小、有无破溃入脑室及脑组织周围水肿情况等,诊断明确,可以指导病情的判断、治疗方法的选择、疾病预后的评估等,以便及时采取有效预防及处理措施,防止并发症及死亡的发生。但是临床医生在疾病治疗过程中应加强鉴别诊断,不可过于依赖CT结果,注意影像学上的异病同像和迟发性脑出血的发生,防止误诊。

2. MRI　血肿的MRI影像多变,并受多种因素影响,除血红蛋白状态外,其他因素包括:磁场强度、脉冲序列的选择、红细胞状态、血液凝固的时间、血块大小及氧合作用等。MRI影像的优点是可以观察出血的溶解过程,清晰地了解出血的生理学改变,是理解出血在MRI影像中变化的基础。简单地说,急性出血时由于其含有氧合血红蛋白及脱氧血红蛋白,在T_1加权像表现为等信号至轻度低信号,而在T_2加权像表现为灰至黑色(低信号)区;亚急性期出血(3d至3周)时由于正铁血红蛋白形成,在T_1及T_2加权像均显示为高信号区。随着正铁血红蛋白被巨噬细胞吞噬转化为含铁血黄素,T_2

加权像可见到在出血周围形成一低信号环。以上出血过程的变化，在高磁场强磁共振仪显像时表现尤为明显。详见表 49-1。

表 49-1　出血后 MRI 信号的改变

出血期		血块寿命	血红素情况	T_1WI	T_2WI
超急性期		＜24h	氧化血红蛋白（细胞内）	等 T_1 信号	略高信号
急性期		1～3d	去氧血红蛋白（细胞内）	略低 T_1 信号	极低信号
亚急性期	早期	＞3d	甲基血红蛋白（细胞内）	极高 T_1 信号	极低信号
	晚期	＞7d	甲基血红蛋白（细胞外）	极高 T_1 信号	极高信号
慢性期	中央区	＞14d	血色素（细胞外）	等 T_1 信号	略高信号
	周边区		含铁血黄素（细胞内）	略低 T_1 信号	极低信号

3. 其他　对于继发性脑出血，除了行 CTA 以及 DSA 检查，明确有无颅内动脉瘤、血管畸形及烟雾病等疾病外，还应行全身检查以排除其他引起脑出血疾病的存在。

六、诊断及鉴别诊断

（一）诊断

1. 高血压脑出血的诊断目前尚无统一的标准　过去诊断高血压脑出血，大部分靠经验，并结合患者的病史特点、体检及头部 CT 等做出诊断。一般认为年龄在 50 岁以上，多有高血压病史，在白天活动过程中或兴奋激动时突然发病；头痛、呕吐、昏迷和偏瘫等脑局灶体征；脑脊液呈血性即可确诊；影像学检查有阳性发现可考虑高血压脑出血。然而部分高血压患者合并动脉瘤、血管畸形等其他脑血管疾病；又如海绵状血管瘤出血，只能在超早期或晚期行强化 MRI 才能诊断。故常使临床上出现误诊、误治的情况。四川大学华西医院神经内、外科血管组初步确定了如下诊断标准，可供参考：①典型的脑出血部位，特别是基底核区血肿；②明确的高血压病史；③CT 血管成像（CTA）、MR 血管成像（MRA）或 DSA 检查排除其他脑血管病；④超早期或晚期强化 MRI 排除海绵状血管瘤或其他肿瘤卒中。其中对病因的排除诊断相当重要，对疾病确诊和制订治疗方案起着极其重要的作用。

2. 国际上尚未就 CAA 脑出血的诊断达成共识　迄今为止，病理检查结果证实脑血管淀粉样物质的存在仍是 CAA 脑出血临床诊断的基础。但在临床上，CAA 与其他原因（如外伤、出血性梗死、肿瘤卒中、高血压性脑出血、血管畸形等）引起的脑出血仍然难以鉴别，需借助其他方法。

波士顿 CAA 研究组制订了详细的 CAA 脑出血诊断标准：①尸检确诊的 CAA。完整尸检证实为脑叶、皮质或皮质－皮质下出血和严重的 CAA 血管性病变，无其他诊断的病变。②有病理学支持的很可能的 CAA。临床资料和病变组织（血肿清除或皮质活检标本）显示脑叶、皮质或皮质－皮质下出血，标本存在一定程度的 CAA，无其他诊断的病变。③很可能的 CAA。临床资料和 MRI 显示局限于脑叶、皮质或皮质－皮质下区域的出血（也可为小脑出血），年龄＞55 岁，无出血的其他原因。④可能的 CAA。临床资料和 MRI 或 CT 显示脑叶、皮质和皮质－皮质下单个出血灶，年龄＞55 岁，无出血的其他原因。

根据临床表现，老年人发生多发性、复发性脑叶出血时，尽管患者当时血压升高，但排除其他原因引起的脑出血后，就要考虑 CAA 相关脑出血的可能。单发的 CAA 相关脑出血更常见于老年患者。

（二）鉴别诊断

主要与继发性脑出血相鉴别，如血管畸形、动脉瘤、凝血功能障碍、抗凝或抗血小板药物使用、血液病、烟雾病、原发性或转移性肿瘤、静脉窦血栓形成、血管炎、拟交感神经药物使用、妊娠及其他明确病因导致的脑出血。对于单纯脑室出血、出血形态不规则、出血位于非基底核区、存在蛛网膜下腔出血等患者，除了行 CTA 及 DSA 检查，明确有无颅内动脉瘤、血管畸形及烟雾病等疾病外，还应行全身检查以排除其他引起脑出血的疾病存在。

七、治　疗

（一）内科治疗

一般原则为安静卧床、脱水降颅压、调整血压、防治继续出血、加强护理防治并发症，以挽救生命，降低致死、残疾率。

1. *一般处理* 应绝对卧床休息，严密观察体温、脉搏、呼吸和血压等生命体征，注意瞳孔变化和意识改变；保持水、电解质平衡，加强营养和对症支持治疗，过度烦躁不安的患者可适量用镇静药。重视消化道出血的预防和治疗。加强口腔护理，及时吸痰，保持呼吸道通畅；留置导尿时应做膀胱冲洗；昏迷患者可酌情用抗生素预防感染；预防深静脉血栓和肺栓塞发生。病危患者的监测和治疗在神经重症监护病房或专门的卒中单元进行。

2. *控制高血压* 高血压是脑出血最重要的危险因素之一。75%的脑出血患者发病后收缩压高于140 mmHg，并且脑出血后血压升高与不良预后相关。研究发现脑出血早期，尤其是48h内过高的收缩压可引起血肿扩大，加重脑损伤。2010版美国ICH治疗指南意见修改后建议：对于收缩压介于150～220mmHg的ICH患者，立即将血压降至140 mmHg比较安全（Ⅱa级，B类证据）。

3. *降低颅内压* 脑出血后脑水肿约在48h达到高峰，维持3～5d后逐渐消退，可持续2～3周或更长。血肿合并脑水肿可使颅内压增高，积极控制脑水肿、降低颅内压是脑出血急性期治疗的重要环节。常用药物：①甘露醇，通常125～250ml，每6～8小时1次，疗程7～10d。与呋塞米合用，可增加疗效。使用期间需要监测肾功能，并调整水、电解质平衡，尤其是钾的补充。②甘油果糖，甘油果糖脱水作用较甘露醇缓和，具有反跳较轻，对水、电解质影响小，对肾负担轻及明显的利尿等特点，临床上应用于少量脑出血、脑水肿轻的患者或脑出血伴有肾功能不全的患者。③激素，尚有争议，对高血压脑出血患者，激素治疗无明显益处，而且会出现更多的并发症（感染、消化道出血，血糖升高），应用宜慎重。

4. *超早期止血治疗* 近年来，人们开始重视对脑出血的研究。目前临床研究的热点之一是超早期止血治疗。止血药的应用可有效控制血肿扩大，理想的止血药应具备以下条件：①能增强凝血功能正常患者的止血功能；②在内皮细胞破裂或血管损害的局部起作用；③具有抗纤溶作用；④起效快；⑤无全身性不良反应。候选药物包括氨基己酸、氨甲苯酸、抑肽酶和重组活化Ⅶ因子等。氨基己酸和氨甲苯酸具有抗纤溶作用，但不能激活凝血、凝血酶的产生和血液的凝固，因此仅起到稳定血凝块的作用。抑肽酶是纤溶酶抑制药，但可通过抑制激肽释放酶间接地抑制Ⅻ因子的形成，能减少外科手术引起的失血。近年来凝血因子的应用受到了人们的广泛重视，活化Ⅶ因子是止血的天然起始因子，主要在损伤的血管和内皮细胞局部起作用，起效快，在治疗血友病中发现，其引起高凝状态和血栓形成的风险较小，能增强凝血机制正常者的止血功能，是脑出血超早期止血治疗的理想药物。

5. *血糖管理* 不论是否合并糖尿病的脑出血患者，入院时高血糖均提示更高的病死率和更差的临床预后。目前高血压患者血糖控制的最佳方案以及血糖控制目标仍未明确。2010年美国心脏协会/美国中风协会《自发性ICH诊疗指南》建议ICH患者静脉应用胰岛素，将血糖控制在4.4～6.1mmol/L可改善ICH患者血肿周围区域的脑血流动力学、氧合作用及神经化学方面的变化，但应避免低血糖的发生。

6. *血脂管理* 流行病学研究证明胆固醇水平和ICH发生负相关。在一项日本人群的研究中，低密度脂蛋白胆固醇（low-density lipoprotein cholesterol，LDL-C）水平与ICH的死亡风险的增加明显相关，高LDL-C水平患者ICH风险增加。

7. *低温治疗* 亚低温对脑出血的保护和治疗机制主要在以下几个方面：①抑制代谢率，维持脑血流量；②保护血-脑屏障，减轻脑水肿及降低颅内压；③减少钙离子内流，阻断钙对神经元的毒性作用；④减少脑细胞结构蛋白的破坏，促进脑细胞结构和功能的修复；⑤促进细胞间信号传递的恢复，刺激再生；⑥抑制脑损伤后内源性有害因子的生成、释放和摄取。亚低温一直被人认为是减轻脑水肿降低颅内压有效的措施，国内外亚低温治疗时间窗。开始时间越早越好，最好在12h内开始实施；持续时间应在颅内高压降至正常后再维持24h，如无颅内高压，亚低温持续24h即可复温。病情危重者可相应延长治疗时间，但一般不应超过1周，因为长时间低温将降低机体抵抗力，导致继发性感染等并发症。但亚低温治疗不良反应较大，其治疗存在较多争议，相关研究仍需要进一步深入。

8. *卒中单元和神经重症监护病房* 卒中单元能够有效地降低ICH患者的死亡率，改善预后，提高生活质量，尤其在ICH急性期的治疗方面优势明显。近来研究表明，在专门的神经重症监护病房治疗可改善患者的预后。ICH最初的管理应关注心肺功能的稳定和治疗颅内并发症。也应关注患者液体量和血糖，将肺炎的风险最小化，控制发热、提供肠内营养，预防血栓栓塞。

(二)外科治疗

脑出血后可出现一系列病理生理学改变，血肿的占位效应造成颅内压升高和脑水肿危及生命，同时血肿使神经元受压、血肿本身释放的有害物质等因素导致脑组织损伤，造成一系列神经功能缺失。早期手术治疗高血压脑出血不仅能清除血肿，减轻脑水肿，防止血肿进一步扩大引起脑损伤，还可防止血肿本身释放各种毒性物质导致脑组织损伤，有利于抢救患者生命和减轻后遗症。显微外科技术使术者在良好照明及放大条件下准确识别局部神经、血管解剖，精细地清除脑内血肿，并保护周围重要结构，减少对周围脑组织及血管损伤，促进脑神经功能最大限度的恢复。现代神经外科要求神经外科手术精确化、微创化、并达到完美的治疗效果，因此应根据患者不同出血类型、不同出血量采取个体化手术方式和入路，避免手术方法入路单一，致残率高的局面。选择适宜的手术入路，能够最大限度地保护脑组织，使患者尽快度过水肿高峰期、降低死亡率、降低病残率、减少并发症、缩短住院时间、降低住院费用、减轻病人及其家属的负担。

1. 手术适应证和禁忌证　在高血压脑出血的手术疗效尚未明朗的背景下，目前世界上各国医疗组织没有足够证据可以提出一个全面详尽的高血压脑出血手术适应证指南，手术与否被迫逐案决定。美国心脏协会(American Heart Association，AHA)的ICH治疗指南也只对极少数的情况做了指导：对于直径>3 cm的小脑出血，并且神经功能进行性加重或存在脑干受压和(或)脑室梗阻引起脑积水的患者，应尽早进行外科手术清除血肿，Ⅰ级推荐，B级证据。除此之外，目前最为公认临床经验是，出血量小、意识清醒、神经功能障碍轻者不需手术；深昏迷、双瞳孔散大、呼吸不规则的病例手术亦无太大帮助。各国医师还从临床上总结了很多被广泛承认的手术适应证要点。有一些学者提出相似的开颅外科手术适应证：①出血较为表浅，血肿量介于20～80ml；②神经系统症状持续加重；③患者年龄相对较轻(≤75岁)；④出血导致中线结构移位和颅内压明显升高；⑤幕下血肿>10 ml，直径>3 cm或引起脑积水的患者。我国王忠诚等总结手术经验的要点：①出血量。通常幕上出血量>30 ml，小脑出血量>10ml，即为有手术指征。②出血部位。浅部出血要优先考虑手术，如皮质下、壳核及小脑出血，急性脑干出血者其手术疗效多不理想。③病情的演变。出血后病情进展迅猛，短时间内即陷入深昏迷或脑疝者多不考虑手术。④意识障碍。一般情况下，对意识清醒的患者多不需手术，如果发病时意识障碍较轻，其后逐渐加深，以及入院时中度意识障碍者，应积极行手术治疗。⑤其他。年龄不应作为考虑因素。发病后血压过高，≥200/120mmHg，眼底出血，病前有心、肺、肾等严重疾病者，手术风险大，需慎重考虑手术。⑥手术前需征得家属同意，理解手术效果。近年来，随着微创手术的发展，手术适应证已不断扩展，手术患者的年龄范围也逐渐放宽。国内学者总结微创手术适应证：①脑叶出血≥30 ml；②基底核出血≥30 ml；③丘脑出血≥10ml；④小脑出血≥10ml；⑤脑室出血，引起阻塞性脑积水、铸型性脑室积血者；⑥颅内出血量虽未达到手术指征的容量，但出现严重神经功能障碍者。禁忌证为：①意识障碍轻，神经功能缺损小，出血量小于20ml而无须手术可缓解的患者；②已处于深昏迷、呼吸骤停、双瞳散大的濒死状态患者；③脑干功能衰竭；④凝血功能障碍、有严重出血倾向者。

2. 手术时机　诸多研究证明，ICH手术时机是影响预后的独立危险因素。目前，相关研究也正处于探索阶段。初步试验显示，超早期和早期手术表现出明显的优势。AHA指南：Ⅰ级推荐，A级证据。ICH首选CT、MRI等影像学检查，应尽早迅速诊断并给予治疗。基础研究表明，脑出血一般在30min形成血肿，6～7 h血肿周围脑组织由于凝血酶、血清蛋白的毒性作用等出现水肿。脑组织坏死随时间的增长而加重，很多学者将发病7h内定义为超早期手术，主张对高血压脑出血行超早期手术治疗。总结其优点为：①手术治疗解除血肿占位效应，减轻血肿本身毒性作用等引起脑水肿和脑缺氧，阻断恶性循环，使脑组织继发性损害降至最小限度；②避免或尽快解除因血肿和继发损害导致的神经功能不可逆损害；③尽早减少血液分解物对脑组织的损害；④可以预防脑水肿及脑疝，对血肿量大的患者，清除血肿可以阻止脑疝的发生。多位国外学者通过影像学分析或试验发现，发病后6 h继续出血的较少，故支持起病6～14 h的手术时机。国外小样本试验也证实，超早期手术对再出血有加速作用，建议使用重组活化凝血因子Ⅶ解决再出血的问题。国内四川大学华西医院研究组，进行了多次大样本非随机临床试验后指出，超早期手术治疗ICH可有效降低近期病死率，提高远期恢复良好率。同时研究组总结了降低和应对ICH再出血的临床经验:①适当使用镇静药物;②合理控制血压;③避免超早期使用甘露醇;④对有慢性肝病、长期饮酒、凝血功能障碍及服用抗凝药的患者,要注意保肝及改善凝血功能;⑤适量应用止血药;⑥对血肿形态不规则的及有卒中病史的患者更应密切观察其病情变化,复查CT,必要时行手术治疗。因此,美国AHA指南Ⅲ级推荐,B级证据:超早期开颅手术可能会增加再出血风险;12 h内清除血肿,特别是微创手术已得到较多证据支持。Ⅲ级推荐,A级证据:延期开颅手术清除血肿几乎无益。

3. *手术方法* 血肿清除手术的方式,主要有大骨瓣开颅血肿清除术、小骨窗开颅微创血肿清除术、CT引导血肿抽吸术、立体定向(CT,MR)颅内血肿清除术、神经内镜下脑内血肿清除术、神经导航辅助微创手术、侧脑室穿刺引流术等。

总的原则:手术术式的选择必须适合病情的发展,既要考虑出血部位、出血量、病情演变及意识障碍程度,也要考虑其能有效清除血肿、止血彻底、降低颅内压,在满足以上要求下,尽量减少损伤,达到微创治疗的目的。

(1)大骨瓣开颅血肿清除术:骨瓣开颅血肿清除术是外科治疗脑出血最常用的传统手术方法,其优点是血肿清除彻底、直视下止血可靠,并可视病情去骨瓣减压,降低颅内压,适用于出血量较大、有或无脑疝形成及CT示中线移位>1cm患者。但是手术时间长,脑组织容易受到牵拉,电凝过程中损伤周围脑组织,而且创伤大,有更多的术后并发症(肺部感染较常见)及较差的手术效果。在显微外科技术条件下,可从外侧裂进入或皮质造口清除血肿,手术过程牵拉脑组织少,可减小脑组织损害。

(2)小骨窗开颅微创血肿清除术:小骨窗开颅显微手术的创面小,具有微创、直切口、手术时间短、住院时间缩短、较快恢复的优点,同时具备快速电凝控制出血血管的优点,有效避免了再次出血。以壳核血肿为例,在耳郭前上方做与外侧裂投影线平行的斜切口。铣开骨窗直径为2~3 cm,可经侧裂或切开皮质直达基底核区血肿腔。完全或大部清除血肿后,找到出血责任血管予以电凝,以防术后再次出血。该术式适用于无须去骨瓣减压者。

(3)CT导向穿刺血肿抽吸术:在CT定位下,将引流管置于血肿中心,在抽吸清除血肿的同时,可注入尿激酶溶解血块。该术式在局部麻下进行,创伤小,操作简便,患者负担轻,可迅速吸出部分血肿,降低颅内压,术后可通过CT复查了解血肿残留情况或有无出血,适应于有严重内科疾病不能耐受全身麻醉手术的患者。该手术的缺点是无法迅速彻底清除血肿,不能有效降低颅内压,而且由于盲目吸引造成血管损伤,及局部注入尿激酶等可出现难以控制的再出血。Tang等对手术进行改进后建议:6h以内发病的,第一次手术清除血肿不宜>20%,6 h以后发病的,清除血肿的范围大约可以维持在20%~50%(血肿体积<50ml,圆形或类圆形,密度均匀,没有进行性增加,未破入脑室),抽吸的压力不宜>9.3×10^4 Pa。目前对于尿激酶的使用建议持谨慎态度。

(4)神经内镜锁孔手术:运用内镜手术治疗高血压脑出血缩小了开颅范围,减轻了组织损伤和脑暴露,又能在可视下较彻底地清除血肿和止血,只要定位准确,神经内镜手术的效果依然可达到开颅的手术效果,不需要过分牵拉脑组织就可以找到出血点及责任血管。同时脑室出血是神经内镜治疗的最佳适应证之一,脑室为神经内镜手术操作提供了必需的空间。但不必勉强清除紧贴在脑组织壁上的血肿,用力牵拉可能会导致再出血及更为广泛的损伤。该术式也有一些缺点:①术中遇到较大较多出血时,神经内镜下止血困难。②操作空间局限,视野狭小;神经内镜下解剖与实际解剖结构不能等同,内镜只能显示平面图像,缺少立体感,手术深度难以感触,即使经验丰富的神经外科医师初始操作亦将异常困难。③辅助器材多且不易保持无菌条件,易导致术后感染。④神经内镜手术专业性强,需要术者具有扎实的显微外科基础和长期正规的技能训练才能掌握。神经内镜技术与导航、超声系统、三维MRI相结合的应用可以更好地开展手术。目前而言,内镜手术只有在有条件的医院才能使用,操作器械也有待进一步改善。

(5)神经导航辅助微创手术:神经导航技术定位准确,无须头架,操作简便,安全性高且有利于排出血肿,早期解除脑组织受压,同时精确定位可最大限度地减轻医源性损伤,降低病残率,改善患者神经功能提高生存质量。目前术中实时更新导航系统的数据对于神经外科手术是很适合的,超声、MRI、CT提供的即时影像信息可以及时更新导航系统的数据,提高应用的准确度。术中超声显像的缺点是分辨力和影像质量较差,成像模式不适合导航系统的数据更新,但同时也具有及时发现术中的脑移位、低耗时、低成本的优点。术中MRI相对于术中CT分辨力较高，但后者具有移动性好、费用较低等优点，术中CT可以及时发现术中出血。神经导航系统由于费用昂贵、使用不方便等因素，使其使用受到极大的限制。相信随着经济的发展，其使用会逐渐得到普及。

(6)侧脑室穿刺外引流术：该术式在脑出血中的应用往往是作为有效的辅助手术治疗方案。其优点是：手术方法简单易行，耗时短，脑组织再损伤极小，可在局部麻醉下进行，尤其适合急诊手术，可迅速降低颅内压。近年来，随着技术的不断完善，此术式已成为治疗脑室出血或出血破入脑室的主要手段，尤其是针对出血形成脑室铸型的患者。经额角或枕角穿刺引流加纤溶药物注入结合腰大池置管持续引流或间断腰穿释放脑脊液法，更是一种安全简便、疗效显著的治疗方法。

4. *康复治疗*　卒中康复是通过治疗由卒中引起的能力丧失，寻找促进最大限度地恢复重建的一个过程。脑出血急性期康复治疗的有效性是任何药物所不能代替的。脑出血的康复治疗应包括肢体康复、语言康复、心理康复等。各指南均推荐对病情稳定的脑出血患者的康复治疗应早期进行，康复介入的时间越早，神经功能恢复越好。早期康复是指患者发病后，只要神志清楚、生命体征稳定、神经系统症状48 h内不再进展即可开始康复训练，即在不影响患者抢救措施的情况下，康复几乎与药物治疗同步进行。如康复治疗中肢体摆放、体位变换和肢体被动活动对血压无明显影响，病后应马上开始。早期配合高压氧的运动训练能改善各器官功能，有效预防和治疗并发症，有利于康复的早期介入。

八、并发症

1. *肺部感染*　脑出血患者病情危重，多伴有不同程度的意识障碍，而肺部感染是脑出血患者常见而严重的并发症，它不仅会加重患者的病情，也是脑出血患者合并多器官功能衰竭的首要诱因和死亡的主要原因之一，因此做好脑出血患者肺部感染的防治，可减少脑出血患者死亡率，降低其致残率、提高治愈率。由于患者多为中老年人，大多存在基础疾病，常出现意识障碍、吞咽困难等增加误吸的可能性，导致吸入性肺炎；卧床时间相对延长则易引发坠积性肺炎；脑部功能受损，神经体液调节功能紊乱，易产生神经源性肺水肿、肺淤血，使得病原菌易于在肺部繁殖而致感染，这些因素的共同作用，使肺部感染发生的机会大大增加。

肺部感染的预防应针对易致感染的原因进行。除加强口腔、呼吸道护理外，营养支持、基础疾病及并发症的治疗、脑功能的恢复至关重要。对于肺部感染治疗通常行采集痰标本检查，根据致病菌的检查结果及药敏试验，明确病原菌，正确地使用抗生素。在未能获得明确的病原菌前，应根据病人的身体状态、基础病变的轻重经验性选择广谱抗生素以覆盖多种致病菌。

2. *应激性溃疡*　重度ICH时，常规应用抑酸药和质子泵抑制药可减少消化道出血的发生率。上消化道出血多见于脑干出血患者，其防治重点是保护胃黏膜，中和胃酸，积极治疗脑出血。及早给予肠内营养，使用止血药，或用冰水100～200 ml加去甲肾上腺素4～8 mg胃管注入。上述止血措施无效时，应及早行内镜检查，试行镜下止血或外科手术治疗。

3. *脑出血急性期的癫痫发作*　癫痫是脑出血常见的并发症，首次发作应治疗1个月；脑出血早期经有效抗癫痫治疗不再发作者，不必长期应用抗癫痫药；频繁抽搐或时间较久者，应按癫痫长期服药，并寻找引起癫痫的病灶，必要时进行手术治疗。顶叶出血者早期抽搐发生率高，应预防性应用抗癫痫药物治疗。多数患者只需一种药物，可选择苯妥英钠、卡马西平或丙戊酸钠等，必要时可联合用药。

4. *高血糖*　脑出血常伴血糖升高，目前认为与以下因素有关，如发病前已有糖尿病或糖耐量异常、发病后机体对胰岛素的反应性和敏感性下降、应激反应。过高的血糖加重脑水肿、造成颅内压增高、脑细胞损害。

5. *神经源性肺水肿*　神经源性肺水肿是急性中枢神经系统损伤后，突发性颅内压升高引起的一类肺水肿，可发展至充血性肺不张、呼吸衰竭及成人呼吸窘迫综合征，起病急、进展快、病死率高。对于潜在发生神经源性肺水肿的患者，应及早给予高浓度吸氧。近年推荐使用的硝苯地平10～20mg舌下含化可迅速降低患者周围和肺动脉压力，对神经源性肺水肿有良好效果。多巴酚丁胺可提高心肌收缩力，同时也能加快心脏血流，是治疗神经源性肺水肿的首选药物。

6. *常见并发症还包括*　多器官功能障碍、深静脉血栓形成、电解质紊乱、褥疮等，对并发症积极的预防和治疗对改善预后同样有重要意义。

九、预 后

脑血管病在全世界范围内都是致死、致残的主要原因之一，其中又以ICH死亡率最高。该类患者由于年龄大，多合并高血压、糖尿病、冠心病、慢性支气管炎等多种疾病，发病后易发生多器官功能衰竭。在ICH急性期预测患者的预后，可为确定最佳的治疗和康复策略提供重要的信息。

1. 血肿体积及血肿扩大　研究表明，小血肿扩大概率小，预后较好。血肿扩大是ICH预后的强大的预测因子。脑室内出血是ICH患者不良预后的独立预测因子，脑室内出血体积大，累及脑室多者，预后不良。Staykov等研究表明，尽管血肿尽快清除，最初发生在第三脑室的血肿体积成为较强的独立的负面预测因子。

2. 体温　发热和血肿增大是ICH后不良预后的独立预测因子，Rincon等的研究结果表明发热与血肿增大有暂时的独立的相关性，ICH后发热与90d的不良预后有关。关于这一现象的机制及ICH后早期的温度调节是否能改善患者预后需要进一步研究。

3. 血糖　应激性高血糖在ICH患者中常见，是不良预后和高死亡率的标志，尤其对于既往没有糖尿病史的患者。Lee等也发现，入院时血糖水平与ICH后早期的死亡率有关，对于没有糖尿病史的患者，入院时的血糖水平与长期的死亡率有关。

4. 标准临床评分量表　Huang等对伴有血液透析ICH患者的研究显示，与死亡率独立相关的预后因素包括：GCS评分，年龄逾70岁，收缩压＜130 mmHg或＞200 mmHg，血肿体积＞30ml，出现脑室出血及血清葡萄糖水平＞8.8 mmol/L；并制定标准临床评分量表，患者30 d的死亡率随此评分的增加而增加，并可根据此量表对伴有血液透析的ICH患者进行危险分层。

5. 血液中生化标志物　Tu等的研究表明，ICH患者血浆白介素-11水平可能会成为ICH患者死亡率的新的独立预测因子，成为危险分层的有价值的工具。James等通过研究表明幕上ICH后第1个24 h内血浆S100b和脑钠肽水平可准确预后患者的神经功能。

6. ICH复发的预测　美国心脏协会/美国卒中协会《自发性脑出血诊疗指南》指出，脑叶出血常与脑血管淀粉样变性有关，易于复发；而基底核、丘脑或脑干部位出血的再出血风险较低。此外，首次发生的脑叶出血、高龄、服用抗凝药物、载脂蛋白E2或E4等位基因表达，以及MRI上微小出血灶的多少均与再出血有关。

总之，需充分认识相关因素对急性期脑出血患者生命预后的影响。在内科常规调整血压，减轻脑水肿与颅高压，保护主要脏器功能，控制高血糖，防治并发症基础上。选择手术时机清除血肿，使受压的神经细胞尽可能恢复。减轻出血后所致的继发性病理改变，打断危及生命的恶性循环，可最大限度地挽救部分患者的生命，减少生存后的致残率。

（陈 刚 兰 青）

■参考文献

[1] Ikram MA, Wieberdink RG, Koudstaal PJ.epidemiology of intracerebral hemorrhage.Curr Atheroscler Rep, 2012, 14:300-306

[2] 王忠诚.王忠诚神经外科学.武汉：湖北科技出版社，2005:846-875

[3] 赵继宗.神经外科学.北京：人民卫生出版社，2007:561-565

[4] 张建宁.神经外科重症监护.北京：人民卫生出版社，2013:146-159

[5] 周良辅.现代神经外科学.上海：复旦大学出版社，2001:798-803

[6] 蒋小群，刘鸣，游潮.脑出血分型研究进展.国际脑血管病杂志，2013，21:207-210

[7] 王玉洁，刘娟，白璇，等.成人自发性脑出血处理指南—2007年更新版：美国心脏协会/美国卒中委员会、高血压研究委员会、医疗质量和转归研究跨学科工作组指南.中华脑血管病杂志（电子版），2008，2:45-73

[8] Morgenstern LB, Hemphill JC, Anderson C, et al.Guideline for the management of spontaneous intracerebral hemorrhage: a guideline for healthcare professionals from the American Heart Association/American Stroke Association.Stroke, 2010, 41:2108-2129

第 50 章

缺血性脑血管病

在全球范围内，脑卒中是仅次于心血管疾病、恶性肿瘤的第三位导致人类死亡的疾病，更是导致成人残疾的第一位疾病。而根据近期我国卫计委的调查，脑卒中已经成为导致国人死亡的第一位疾病。随着人民生活水平的不断提高，其发病率还在逐年上升。而缺血性脑血管病占 70%以上，目前对此病死亡率的控制、残疾后的康复以及再次卒中的控制仍然不尽人意；死亡率仍高达 30%以上，约1/3的病人失去了生活自理能力，而存活者中约 3/4 不同程度地丧失劳动力。脑卒中的高发病率、高致残率、高死亡率及高复发率使得脑血管病的防治已经成为亟待解决的课题，并越来越受到政府及国内外医学界特别是神经科学界的重视。

一、急性缺血性卒中的外科治疗

急诊就诊的自发性突发神经功能损害的患者，约 5%的患者为癫痫、肿瘤或精神心理障碍，15%～25%为出血性卒中（包括自发性脑出血、蛛网膜下腔出血、静脉梗死、出血性烟雾病、凝血机制障碍等），另外约 70%以上为缺血性卒中。广义的缺血性卒中包括短暂性脑缺血（transient ischemic attack，TIA）发作和脑梗死（ischemic infarct）。下面重点介绍急性缺血性卒中的血管内治疗和外科治疗，有关急性缺血性卒中的静脉溶栓治疗将不做描述。

（一）发病原因和危险因素

急性缺血性脑卒中的病因有多种，但究其深层原因主要有栓塞、血栓形成和系统性或局部的低灌注。缺血性卒中病因学的 TOAST 分型包括大血管粥样硬化性、心源栓塞性、小血管闭塞性、其他原因所致的缺血性卒中及不明原因的缺血性卒中这五大类。缺血性卒中的可控危险因素包括高血压、心脏病、糖尿病、吸烟、高血脂、心房颤动、肥胖、代谢综合征、酗酒等，不可控的因素包括年龄、性别和遗传因素。

卒中的临床方面有 OSCP 分型，分为完全前循环梗死、部分前循环梗死、腔隙性梗死和后循环梗死。

（二）临床和检查评估

急性缺血性卒中的患者需要争分夺秒快速诊治，时间就是大脑是临床医护人员必须时刻牢记的概念，急性缺血性卒中患者的检查评估主要包括一般检查和处理，包括迅速稳定患者的一般情况、快速逆转可能导致患者病情加重的原因、询问患者的发病情况和可能的危险因素、迅速排除出血性卒中、筛查溶栓治疗可能的禁忌证。这样才能缩短时间，挽救患者的生命和神经功能。

在询问病史和体格检查方面需要关注鉴别诊断的方面，突发的神经功能障碍还需要和脑出血、癫痫、晕厥、低血糖进行鉴别。患者是否有糖尿病、是否采用胰岛素或其他降糖药物，以往是否有癫痫病史、近期是否有外伤等都需要特别关注。NIHSS 评分（national institutes of health stroke scale）是目前最常用的评估急性缺血性卒中病情的指标。

快速的平扫头颅 CT 是区别出血性卒中的关键，患者急诊接诊后在 45min 内完成检查和判断以便能够在 60min 内进行静脉溶栓治疗是近期指南的标准。急性缺血头颅 CT 的早期征象包括颅内大血管的非对称性高密度（hyperdense artery sign）、灰白质交界的模糊（loss of gray-white interface）、脑沟模糊消失（effacement of the cerebral sulci）、岛带征消失（岛叶灰质的低密度）（loss of insular ribbon）、灰质低密度灶（focal low attenuation within the gray matter）、豆状核低密度（attenuation of the lentiform uucleus）。ASPECTS 评分（the acute stroke program early CT score，or acute stroke prognosis early CT score)正常是 10 分，基底核水平的尾状核、豆状核、内囊、岛带、额叶后部、颞叶前部、颞叶后部(后三者均为 MCA 供血区)、侧脑室体水平的额叶前部、后部、顶叶皮质(这三者也是 MCA 供血区)有低密度病灶或者灰白质分界模糊(不包括脑肿胀)分别减去 1 分，最低为 0 分，ASPECTS≤4 分往往表示已经有大面积脑梗死，预后差。后循环 ASPECTS 评分(posterior circulation Acute Stroke Prognosis Early CT Score，pc-ASPECTS 的评分)也为 0～10 分，每分对应每一侧的丘脑、小脑半球、大脑后动脉供血区，中脑及脑桥各为 2 分，10 分表示没有任何低密度病灶，预后往往较好，每个部位的低密度缺血病灶或灰白质交界模糊(不包括脑肿胀)分别减去相应的分数，0 分最低，预后最差，出血转化的发生率也高。这样的半定量评分系统有助于临床预判。

溶栓前的必要检查还包括心电图、包括血小板计数的血常规、心肌梗死的血液学指标、生化电解质、肾功能、血糖、凝血指标、动脉氧饱和度。其他检查可针对患者的不同情况选择进行，包括肝功能、乙醇及毒物检测、妊娠试验、血气分析等，如果高度怀疑蛛网膜下腔出血而 CT 阴性需要做腰穿、怀疑癫痫的患者需要做脑电图。但静脉溶栓前必须有结果的辅助检查只需要头颅 CT 排除出血、血糖(可采用简单的手指血糖试纸检测)和氧饱和度(外置式氧饱和度检测仪)，不需等待其他的检查结果，如果其他检查结果出来后提示有异常，可再终止静脉溶栓治疗。

(三)血管内治疗

目前还没有很好的临床研究证据支持急性缺血性卒中的血管内治疗，因此血管内治疗不能延误静脉溶栓治疗的实施。对于静脉溶栓疗效不佳，超过了静脉溶栓时间窗，或者有静脉溶栓禁忌的患者可以考虑血管内治疗，血管内治疗的方式目前主要有动脉内溶栓，机械取栓再通，急诊支架成形治疗及多种方法的联合治疗。在治疗时间窗方面，目前主张发病 6h 内可进行动脉内溶栓治疗，取栓或者支架成形的治疗可延长到发病 8h 内，对于后循环的急性缺血性卒中，取栓或支架成形的时间窗可延长到 12h，甚至 24h。

(四)机械取栓再通

急性血栓栓塞救治中，血管再通是影响临床结果的重要因素。相对于药物溶栓，机械血运重建方法避免了溶栓药物的使用，可以避免溶栓药物引起的出血并发症。因此对于大血管急性闭塞的患者，机械取栓溶栓治疗的潜力仍待我们尝试和验证。机械取栓碎栓技术包括最初的微导管导丝取栓碎栓、发展到 Merci、Penumbra、支架取栓器等机械取栓系统。其中 Merci 是第一代的取栓装置，是一种螺旋状的导丝取栓装置；Penumbra 为包含导管、碎栓器和冲洗抽吸泵的装置，而新一代的 Solitaire、Trevo 等多是支架状的取栓器。最新的对照 Solitaire 和 Merci 取栓装置有效性的 SWIFT 研究显示，Solitaire 取栓支架有更高的血管再通率，临床的预后也更好，最新的指南中也提到，Solitaire 和 Trevo 支架取栓器的疗效优于 Merci 取栓器。目前有多项的取栓治疗急性缺血性卒中的临床研究正在进行中。

(五)急诊支架成形术

中国人急性缺血性卒中伴有颅内狭窄的发生率高于白种人，颅内支架置入可以将血栓贴壁更快地重建血流，在结合球囊扩张成形下可以同时治疗狭窄，减少血管再闭塞，同时减轻闭塞段血管内皮细胞的损害。急性卒中支架辅助血管再通(SARIS)研究对 NIHSS≥8 分及发病时间 8h 内的患者进行颅内自膨胀支架置入治疗，总共纳入 20 例，其中支架置入后 60% 的患者血流重建达到 TIMI 3 级，另外 40% 的患者达到 TIMI 2 级、颅内症状性出血率为 5%，随访 1 个月时死亡率为 25%，45% 的患者 mRS≤1 分，表明急诊支架置入进行血运重建取得很高的血管再通率。从目前临床资料来看，支架辅助联合其他血运重建方式将具有广阔的临床前景，但需要技术上的改进探索和随机对照临床研究的证实。

(六)桥接式联合治疗

发病 4.5h 内的静脉溶栓是被循证医学证实的有效治疗急性缺血性卒中的方法，其循证医学证据主要来源于美国的 NINDS 试验和欧洲的 ECASS 试验。而静脉溶栓治疗具有快速简单的特点，因此，在未证实血管内介入治疗优于静脉溶栓治疗的情况下，目前不能因为血管内介入治疗更高的血管再通率而舍弃静脉溶栓治疗，因此人们提出了尽快进行静脉溶栓，然后对于大动脉仍然未通的患者联合进行血管内的介入开通，即所谓的桥接式联合治疗，但最新的研究(IMS Ⅲ)并未证实后续的介入治疗能够提高患者的临床预后。美国心脏协会和卒中协会于 2013 年正式发布的急性缺血性脑卒中早期治疗指南中，首次推荐对静脉溶栓无效的大动脉闭塞患者，进行补救性动脉内溶栓或机械取栓术治疗，紧急血管成形和支架置入术可用于某些特定情况，如某些颅外段颈动脉或椎动脉粥样硬化或夹层等引起的急性缺血性卒中。

(七)主要并发症和评估

急性缺血性卒中的主要并发症包括缺血性脑水肿、出血转化、癫痫等。颅内出血可来源于机械性的操作引起的出血，这种出血往往位于蛛网膜下腔，而脑实质的出血主要来源于梗死出血转化，溶栓或抗凝药物引起的出血。急性缺血性卒中即使没有进行溶栓治疗，仍然有部分患者发生颅内出血，出血的危险因素包括病情重、梗死面积大、高龄、CT 显示早期缺血梗死迹象、心源性卒中、高血糖等。溶栓或血管内介入开通可能增加患者的出血概率，其症状性颅内出血发生率约 6%。

目前，将急性缺血性脑卒中治疗后的脑出血分为出血性梗死(hemorrhagic infarction，HI)和脑实质血肿(parenchymal hematoma，PH)其中前者出血均在梗死区域内或边缘，没有占位效应，后者均有占位效应。

治疗 24h 内需要严密监测患者的一般生命体征和神经功能状态(应包括 NIHSS 评分)，治疗后即刻和 24h 应检查头颅 CT，术后 3d 内出院前完成头颅 MRI 检查，出院前再次评估 NIHSS 评分，3 个月随访时评估患者的 mRS 评分。治疗 3 个月时患者是否能够生活自理(mRS≤2)是最重要的评价指标。

(八)急性缺血性卒中的去大骨瓣减压术

颅内外大血管的急性闭塞如果缺乏足够的代偿，没能及时再通，就会发生大面积的脑梗死和脑水肿，早期 CT 低密度，弥散加权 MR 显示的病灶或者灌注成像无灌注区域如果超过大脑中动脉供血区的 2/3 的患者容易发生脑疝，这样的患者可出现进展性的意识障碍，死亡率高达 50%～70%，脑疝进一步使脑梗死扩展到大脑前和大脑后供血的区域。是否采用去大骨瓣减压治疗这种恶性脑梗死存在争议，多项研究显示 48h 内的去大骨瓣减压手术能够将死亡率从 80%降低到约 30%，并有利于存活者的生存质量，但多数存活者伴有重残。因此，对于恶性脑梗死的患者，最新指南推荐进行幕上或幕下的早期去大骨瓣减压术，但对于特别老年的患者需要审慎，术前应充分和家属沟通可能的不良预后。

二、脑动脉粥样硬化狭窄的外科治疗

(一)动脉粥样硬化狭窄的病理生理

病理上可将动脉粥样硬化分为 5 期：内膜-中膜增厚期、斑块形成期、血管重构期、血管狭窄期和血管闭塞期。

粥样硬化斑块的成分主要有细胞外基质、胆固醇结晶、钙化组织、巨噬细胞、泡沫细胞、单核细胞、淋巴细胞、平滑肌细胞、血小板及血栓等组成。粥样硬化斑块由较柔软的脂质核心和外表的纤维帽组成，脂质核心的游离胆固醇及胆固醇结晶来自血液浸润入动脉壁的脂质以及泡沫细胞凋亡所释放的脂质。纤维帽主要由胶原蛋白、纤维蛋白及糖蛋白组成，纤维帽可以避免血液直接和脂质核心接触，随着疾病的发展，特别是炎症破坏及血流的冲击，纤维帽可以发生破裂，血流冲击脂质核心可以造成碎片的脱落，也可以形成夹层或斑块溃疡，脂质核心还可以促进血栓形成，斑块表面释放的多种活性组织因子也容易诱导血小板聚集及血栓形成。

易损(或称为不稳定性粥样)硬化斑块的概念来自冠状动脉粥样硬化的临床研究，目前的研究认为不稳定性粥样板块的特征有：①偏心的管腔边缘；②较大的脂质坏死核心(＞40%)；③较薄的纤维帽；④局部内皮功能紊乱、促凝活性增加；⑤巨噬细胞增多活性增强、活化 T 淋巴细胞、肥大细胞增加；⑥新生血管增加；⑦平滑肌细胞减少；⑧言行标志物增加；⑨基质金属蛋白酶表达增强；⑩局部凝血酶及组织因子增加；⑪微血栓形成；⑫局部血流动力学紊乱等。

颅外脑供血动脉狭窄主要位于颈总动脉分叉及颈内动脉起始段、锁骨下动脉、椎动脉的起始段。颅内动脉狭窄最多见的部位为大脑中动脉主干、椎动脉入颅段及椎-基底动脉汇合部、基底动脉中段、颈内动脉床突上段。

脑动脉狭窄引起缺血性卒中主要来源于血栓栓塞事件、狭窄远端的低灌注及穿支血管开口的闭塞等。低灌注性动脉狭窄是目前外科治疗最主要的适应证。

(二)脑动脉狭窄闭塞的临床表现

前循环脑动脉狭窄引起的缺血症状主要有对侧偏身及肢体出现乏力、麻木、失语及发作性黑矇(视网膜或视觉皮质缺血)，后循环椎基底动脉系统狭窄可以导致发作性共济失调、步态不稳、眩晕、猝倒及脑神经损害和交叉性偏瘫。

大脑中动脉狭窄可以表现为发作性的对侧肢体偏瘫、感觉障碍，上肢的偏瘫往往重于下肢，优势侧大脑中动脉狭窄引起上干供血不足、栓塞或上干本身狭窄缺血可以出现运动性失语，和(或)语言形成困难及失写，优势侧大脑中动脉下干的缺血或栓塞可以出现感觉性失语、失读及偏盲。单纯的大脑前动脉狭窄比较少见，可出现以下肢为重的偏瘫及感觉障碍。椎动脉狭窄后的后循环血供可以通过后交通或颅外动脉的吻合支进行代偿，出现失代偿时可以表现为发作性头晕、眩晕、同侧共济失调及对侧肢体乏力、黑朦(amaurosis fugax)、猝倒(drop attack)、语言含糊、眼球震颤、复视及吞咽困难等。严重时可以引起网状激动系统缺血，出现意识障碍。眩晕是后循环缺血常见的临床表现，应注意和其他疾病引起的眩晕进行鉴别，特别是中耳及内耳原因引起的眩晕的鉴别。基底动脉狭窄引起眩晕是常见的临床表现，如果从前循环的代偿不足还可出现枕叶缺血，表现为黑朦及视野缺损。基底动脉尖部综合征表现为情感和行为障碍、眼球运动障碍、瞳孔异常及构音障碍。如后交通动脉缺如，椎-基底动脉严重供血不足可能导致枕叶梗死，出现皮质性失明。单纯的大脑后动脉狭窄少见，大脑后动脉供血不足主要因为椎-基底动脉供血不足而又没有前循环的代偿，大脑后动脉缺血主要影响枕叶及颞叶内侧，可出现同向偏盲、象限性偏盲、感觉障碍及近记忆障碍。造影中发现小脑后下动脉开口狭窄并不少见，小脑后下动脉缺血还主要来自同侧椎动脉狭窄而对侧椎动脉发育不良，某些患者因为椎基底动脉交界处严重狭窄或闭塞而椎动脉只供应同侧的小脑后下动脉，小脑后下动脉供血区域的缺血可以有同侧小脑上动脉的吻合代偿。小脑后下动脉缺血典型的临床表现为 Wallenberg 综合征。

狭窄部位听诊杂音：在颈总动脉分叉部听到收缩期增强的连续性吹风样杂音，听诊器适度压迫后听诊可以提高阳性率。锁骨下动脉狭窄也可能听到血管杂音。

双侧上肢的血压测量对比是诊断锁骨下动脉严重狭窄或闭塞的简易有效方法，如果双侧上肢的血压相差超过 20mmHg，往往提示低血压侧锁骨下动脉的严重狭窄或闭塞。

(三)影像学评估

颈动脉狭窄患者的筛选多采用双功能颈动脉彩超检查，为避免遗漏彩超无法探测部位的狭窄(C_2 水平以上、颅内动脉狭窄)，可以结合 MRA 或 CTA。双功能彩超检查结合了二维 B 超及多普勒分析，从超声二维形态学及多普勒血流分析两方面分析颈动脉狭窄，具有简便、经济、快速、可重复性等优点，在临床上得到了广泛的采用，超声检查还可以用于颈动脉狭窄血管成形支架置入后的随访，容易被患者接受。超声检查还可以分析粥样硬化的特征，如斑块的形态、是否有溃疡、是否均质、是低回声还是强回声等。通常均质性、扁平型斑块相对稳定，而溃疡型、低回声、不规则形斑块为不稳定型。经颅超声多普勒是无创的评估颅内动脉狭窄和侧支循环情况的有效方法。

1. *CT、CTA 及灌注 CT*　CT 检查可以观察是否有颅内出血及较明显的脑梗死，但对较小的梗死难以判断，通常用于急性期排除出血的检查。CTA 是一种非创伤性的血管学检查方法，成像简单快速，对颈动脉狭窄的钙化分析尤其有优势；灌注 CT 可以敏感地显示是否存在狭窄供血区的低灌注，随着多排螺旋 CT 的采用，可以快速简便地对脑缺血做出早期诊断，特别适合于急诊检查。CTA 也可用于斑块切除术或支架成形术后的随访。

2. *MR、MRA、弥散及灌注 MR*　MR 检查对梗死最为准确敏感，特别是 Flair 序列(水抑制反转恢复成像)可以避免脑室及脑沟脑池脑脊液信号的干扰，清晰地显示脑梗死灶；而弥散加权 MR(diffusion-weighted MR)可以更早地显示急性脑梗死灶，同时可以鉴别急性或慢性脑梗死；灌注 MR 同样可以分析脑血流量(CBF)、脑血容量(CBV)、平均通过时间 MTT 等参数，分析脑供血情况。MRA 在评估脑动脉狭窄时往往存在过度夸张的现象。高分辨率的 MRI 管壁成像也被用于颈动脉颅外段和颅内动脉粥样硬化狭窄的评估，用于观察粥样斑块的形态和性状，有利于分析是否为易损斑块。

3. *DSA 检查*　一直是颈动脉狭窄诊断的“金标准”，颈动脉粥样硬化脑血管造影的最常见表现是管腔不规则，表面光滑的狭窄往往提示为简单纤维型斑块，而表面粗糙不规则提示纤维帽的破裂；当然，最重要的表现是管腔的狭窄，对于狭窄程度的计算有不同的方法，NASCET 法比较的是最狭窄处管径和远端正常血管的管径，而 ECST 法(欧洲颈动脉外科临床研究)比较的是最狭窄处剩余管径和同部位正常管径的估计值。

(四)颈动脉狭窄的外科治疗

症状性及无症状性颈动脉狭窄的自然病史有显著的差异，对症状性颈动脉狭窄的自然病史的了解主要来自两项临床对照研究，即NASCET及ECST，在NASCET的研究中发现，症状性70%～99%颈动脉狭窄患者即使服用阿司匹林或华法林，2年后脑卒中的概率高达26%(年发生率13%)，而ECST研究中采用药物治疗的狭窄程度大于80%的患者在3年随访期间卒中发生率为26.5%(年卒中发生率8.8%，ECST计算狭窄程度的方法不同于NASCET)。

无症状性颈动脉狭窄的年卒中率远低于症状性狭窄，年卒中率为1.2%～2.2%，无症状颈动脉粥样硬化临床研究(asymptomatic carotid artery atherosclerosis study，ACAS)随访了药物治疗的狭窄程度超过60%的无症状性颈动脉狭窄，5年随访期卒中发生率为11%(年卒中率2.2%)，而ECST研究中无症状患者的年卒中率约1.2%，远远低于有症状组患者。

(五)颈动脉狭窄内膜切除术

颈动脉狭窄内膜切除术(CEA，carotid endarterectomy)是一种预防性的手术，开始于20世纪50年代，随着一系列临床随机对照研究的发表，这种手术在20世纪80年代后得到了迅速的普及。由于CEA是一种预防性的手术，需要术者的手术并发症率足够低才能使患者受益，目前比较公认的症状性患者CEA手术的并发症率低于6%，无症状患者CEA手术的并发症率低于3%。症状性颈动脉狭窄一般指治疗前6个月内有过同侧TIA或卒中。

最新的美国心脏病和卒中协会指南推荐，如果能够使CEA手术并发症率低于6%，对无创血管影像或造影检查发现的70%～99%的症状性颈动脉狭窄应该进行CEA手术(Ⅰ类推荐，A级证据)；对症状性狭窄程度为50%～69%的也推荐进行CEA手术(Ⅰ类推荐，B级证据)；不推荐对狭窄程度小于50%的狭窄进行手术；如果患者的发病仅表现为TIA或者小梗死灶，在排除了禁忌证后，推荐在发病后2周内进行手术；而在选择CEA还是CAS手术方式方面，对于年龄超过70岁，特别是近端血管扭曲的患者更倾向于CEA手术，而对于不超过70岁的患者，CAS和CEA在手术的并发症方面和预防卒中方面类似；如果患者存在外科手术及全身麻醉的危险因素，或者是CEA手术后的再狭窄或者放射治疗诱发的颈动脉狭窄，推荐患者采用CAS治疗。

CEA手术的危险因素包括：①年龄超过80岁；②CEA手术后的复发狭窄；③术前4个月内有过对侧的CEA手术；④放疗后引起的颈动脉狭窄；⑤颈动脉狭窄的远近端有串联的显著狭窄；⑥对侧有严重的狭窄或闭塞；⑦重要脏器的严重功能障碍；⑧无法控制的高血压和高血糖；⑨显著的冠心病或不稳定心绞痛；⑩高位颈动脉狭窄病变(高于颈$_2$椎体水平)等。如果患者存在上述一种或多种危险因素，可推荐患者采用CAS治疗。术前至少5d服用100～300mg阿司匹林进行抗血小板聚集准备，可以降低血栓栓塞和心肌梗死并发症率；阻断血流前进行肝素化，是否在血管缝合完毕并恢复血流后用鱼精蛋白中和肝素存在争议；术后需要进ICU观察24h，保持足够的液体量，控制收缩压在110～150mmHg水平，对于术后高灌注风险高的患者需要进一步降低血压；术后还需要观察患者的神经系统状态和体征、局部伤口是否有血肿、瞳孔大小和光反射(霍纳综合征)、是否有头痛和癫痫发作(高灌注综合征)、颞浅动脉的搏动(颈外动脉闭塞)、伸舌是否居中(舌咽神经损伤)、是否有面瘫(面神经下颌支的损伤)、是否声音嘶哑(后返神经损伤)等。

CEA手术可采用全身麻醉或局部麻醉。局部麻醉有利于患者神经功能的监测，但目前没有临床研究证实局部麻醉在预防卒中、心肌梗死或死亡方面的优势。全身麻醉有助于患者的制动和脑保护作用，经颅超声多普勒(TCD)，术中脑电图和电生理监测有助于降低手术的并发症。

CEA手术的并发症主要包括TIA或缺血性脑卒中、伤口局部血肿、高灌注综合征、心肌梗死、脑神经麻痹、假性动脉瘤形成、切口感染、颈动脉闭塞、再狭窄等。CEA手术后的高灌注综合征发生率3%～10%，多数表现为同侧的搏动性眼眶周围及前额部疼痛，部分患者发生癫痫症状，严重的患者出现颅内出血；颈动脉的闭塞多数发生在手术后的数小时内，因此，有的学者建议不中和肝素；外翻式手术及补片的使用可能降低再狭窄的发生率，2年内的再狭窄原因归为内膜过度增生，而超过2年后的再狭窄是由于粥样硬化病变加重引起的。脑神经麻痹是CEA手术后的重要并发症，其中术后声音嘶哑多数是因为喉头水肿引起的，少数是喉返神经和喉上神经损伤引起，损伤舌下神经可导致伸舌偏向手术损伤侧，单侧神经损伤可导致发声、咀嚼和吞咽困难，而双侧的损伤可能导致上呼吸道梗阻。

(六)颈动脉狭窄支架成形术

颈动脉狭窄支架成形术(CAS,carotid angioplasty and stenting)起于 20 世纪 90 年代,并逐渐发展,特别是脑保护装置的使用。CREST 研究是目前发表的最新最大宗比较 CAS 和 CEA 的随机临床对照研究,其结果表明,两者在围术期并发症率和 4 年预防同侧脑卒中方面没有显著的差异,CAS 有更多的小卒中并发症,而 CEA 有更多的心肌梗死和脑神经麻痹并发症。因此,最新的美国心脏病和卒中协会指南也推荐 CAS 可作为 CEA 的一种替代治疗手段。而同样,如果要达到 CAS 治疗有效预防卒中的目标,也必须达到症状性狭窄手术并发症率低于 6%,无症状狭窄手术并发症率低于 3%的指标。2009 年,欧洲血管外科协会的指南(European Society for Vascular Surgery,ESVS)指出,如果患者有对侧喉神经麻痹、颈部手术病史、颈部放疗、CEA 术后再狭窄、高位病变或串联其他病变应考虑 CAS 手术。

CAS 术前准备:①服用抗血小板聚集药物。术前至少 3～5d 开始服用抗血小板聚集药物,目前最常用的方案是每日阿司匹林 100～300mg 及氯吡格雷 75mg,由于服用氯吡格雷后平均需 5～7d 才能达到最大药效,近期推荐术前 5～7d 开始服用抗血小板聚集药物。如果进行急诊支架置入,可以在支架置入前 2～6h 服用负荷剂量阿司匹林(300mg)和氯吡格雷(300～600mg)。②预防操作并发症的药物及器材准备。为预防或处理并发症,需准备抗血管痉挛药物(罂粟碱或硝酸甘油)、溶栓药物(尿激酶或 rtPA)、阿托品、肾上腺素、多巴胺、除颤器及临时起搏器。

目前的 CAS 都采用自膨胀支架,自膨胀支架直径选择的原则是支架直径略大于狭窄前后较大血管的直径,如果狭窄位于颈内动脉起始段或颈总动脉分叉部,支架大小的选择应根据颈总动脉的直径。支架的长度选择根据狭窄的长度,支架必须完全覆盖狭窄并超出,支架的近端及远端都应位于正常血管上。随着技术的进步,支架的性能在逐步改善,理想支架应该是更加柔顺、输送系统外径更小、无缩短率、良好的 X 线下可视性、无致栓性、更佳的贴壁性、合理的径向支撑力、并可预防再狭窄等。CAS 治疗中最令人担忧的并发症是碎片脱落引起的远端血管的栓塞,因此,如何防止术中栓子脱落引起脑梗死是提高疗效的关键。最先出现的是远端球囊阻断保护技术,将球囊通过狭窄后充盈并阻断颈内动脉血流,使后续操作中产生的碎片都流入颈外动脉或积聚在球囊近端的血管中,支架置入血管成形后,用导管抽吸碎片并冲洗,然后回收球囊恢复血流,但远端球囊阻断保护技术存在需要阻断血流、不能保证所有的碎片被清除及球囊可能造成的血管损伤等缺点。滤器保护装置的出现,大大降低了栓塞发生的机会,CAS 操作时血栓栓塞并发症率降低到 0%～1.2%,采用保护技术后卒中及手术相关死亡率已从 6.04%降低到 2.7%,无症状性狭窄的患者,卒中及手术相关死亡率已从 3.97%降低到 1.75%。但目前的滤器也存在不能提供全程保护、无法过滤小于网孔直径的碎片及过多的碎片堵塞网孔可能导致血流中断及回收困难等问题。另外,一种保护装置是近端和颈外动脉双球囊阻断的保护装置,可全程提供保护,但也需要阻断血流,少数患者不能耐受。

(七)椎动脉颅外段狭窄的外科治疗

椎动脉颅外段的狭窄是后循环卒中的一个重要因素,特别是椎动脉起始段的狭窄。椎-基底动脉供血不足的主要症状可以归纳为 5 项(5 个 D),包括猝倒(drop attack)、复视(diplopia)、言语含糊(dysarthria)、视觉障碍(defect of vision)和头晕(dizziness)。其中最多见的是头晕,但头晕的病因复杂,包括直立性低血压等,也可能是因为头颈部活动后椎动脉被骨质或退行性病变压迫导致的。另外,锁骨下动脉的严重狭窄或闭塞可以导致同侧椎动脉的逆流,称为锁骨下盗血综合征(subclavian steal syndrome)。椎动脉狭窄约 75%位于椎动脉起始段,少数位于椎动脉颅内段和颈段。如果一侧椎动脉发育不良而主供血椎动脉起始段有严重狭窄,患者有较高的脑梗死发生率。

椎动脉颅外段严重狭窄或闭塞的外科手术包括椎动脉内膜切除术,将椎动脉近端切断后移位缝合到颈动脉、甲状颈干或锁骨下动脉,也可采用旁路移植术(bypass grafting)。

除了药物治疗,椎动脉颅外段严重狭窄的另一项治疗还包括支架成形术。目前还没有最佳药物治疗和支架治疗椎动脉起始段狭窄的临床对照研究。但目前已经有大量的单中心回顾性研究报道采用支架治疗,一项综述分析综合了 27 个临床报道,总共有 980 例患者采用支架治疗椎动脉起始段狭窄,技术成功率达到 99%,围术期卒中和 TIA 的并发症率分别为 1.2%和 0.9%。其中,药物洗脱支架运用后显著降低了椎动脉起始段狭窄支架术后的再狭窄率(药物洗脱支架和普通支架术后再狭窄率分别为11.2%和30%),笔者报道的一组47例患者,38例进行了造影随访,再狭窄率为5.3%。

引起发作性椎-基底动脉缺血的另外一个原因是Bow Hunter卒中,是由于被动或主动的旋转头部,造成颈$_1$至颈$_2$部位椎动脉的压迫闭塞造成。

(八)颅内动脉狭窄的外科治疗

颅内动脉狭窄的位置和程度决定了患者的预后,目前所知的颅内动脉狭窄的自然病史多来自回顾性的临床报道,如MCA狭窄的年卒中率为2.8%～4.2%,年死亡率为3.3%～7.7%,而椎-基底动脉狭窄的年卒中率为2.4%～13.1%,而年死亡率为6.1%～9.7%。

颅内动脉狭窄的药物治疗包括控制引起动脉粥样硬化的危险因素、抗血小板聚集药物、抗凝药物、血管紧张素转化酶抑制药及Statin,其中研究较多的药物有阿司匹林及华法林,WASID是一个随机对照的前瞻性临床研究,入选68例患者为狭窄程度超过50%的颅内动脉狭窄,其中42例服用华法林,26例服用阿司匹林,平均随访13.8个月,随访期间卒中发生率平均为15%,其中双侧椎动脉狭窄卒中率为40%,单侧椎动脉狭窄8%,基底动脉狭窄18%,大脑后动脉及小脑后下动脉为11%。因此,狭窄程度超过50%的颅内狭窄尽管采用积极的药物治疗,预后仍然较差,需要有更为积极的治疗方法。

(九)脑供血动脉狭窄介入治疗的并发症

脑供血动脉狭窄介入治疗的并发症包括:①远端栓塞;②支架内血栓形成;③血管破裂出血;④血管损伤夹层;⑤高灌注综合征;⑥低血压和心动过缓;⑦穿支缺血事件;⑧支架内再狭窄。

其中高灌注综合征(hyperperfusion syndrome,HPS)这一概念是Sundt于1975年首先提出来的,HPS是CEA或CAS后急性(少数为延迟性)的并发症,临床上表现为以头痛、局灶性和(或)全身性癫痫,严重者可出现治疗侧的脑出血,特别是基底核区的脑出血。HPS发生的机制有多种学说,但最主要的原因是脑血流量的增加,特别是严重缺血侧脑血管的自动调节(autoregulation)功能丧失后,狭窄的解除造成缺血区血流量的显著增加引起临床症状,严重的可以造成出血。另一种学说是正常灌注压突破(normal perfusion pressure breakthrough,NPPB),这一学说首先由Spetzler等提出,用于解释脑动静脉畸形切除后周围缺血区脑出血,有学者认为狭窄远端也处于长期的缺血状态,狭窄解除后这一低灌注区出现了NPPB。HPS的危险因素包括:①严重狭窄(>90%);②狭窄侧有片状亚急性梗死区;③狭窄远端没有足够的侧支循环,长期处于低灌注状态;④治疗中或治疗后血压没有得到控制等。为防止HPS的发生,应避免治疗有亚急性片状脑梗死的患者,术前、术中及术后要合理控制血压。但Kaku等分析发现,狭窄的严重程度、缺血症状后间期的长短、术前狭窄远端脑血流并不是HPS的危险因素,而患者的年龄、缺血区脑血管对乙酰唑胺的反应性(脑血管储备功能)及脑血流非对称指数(狭窄同侧脑血流/对侧脑血流)是HPS的危险因素。

血管损伤夹层是单纯球囊扩张的一个重要并发症,严重的可以造成血管的急性闭塞。随着支架的采用,夹层的发生率降低,但由于导丝、导管的损伤仍然可以造成狭窄近端或远端的血管损伤及夹层,对于出现的夹层,可进行抗凝治疗及随访,如果出现缺血甚至出血就应该立即进行支架置入。

低血压及心动过缓是颈动脉狭窄支架置入的最常见并发症,发生率可高达40%,但出现严重症状,甚至心搏骤停的较少见。是由于球囊扩张及支架置入压迫刺激颈动脉体引起的反射,对于没有心功能严重障碍、没有严重高血压的颈动脉分叉部狭窄患者,在球囊扩张或支架置入前应给予静脉注射0.5mg的阿托品,如果出现心动过缓或低血压可继续给予静脉注射阿托品,仍然无效的患者应注射肾上腺素或多巴胺。多数患者的低血压及心动过缓在12～24h改善,少数患者会持续72h甚至1周以上。对于严重顽固性的心动过缓,可以通过置入心脏起搏器进行治疗。

穿支血管闭塞是颅内动脉狭窄介入治疗最令人关注的并发症,可能来自支架网丝的覆盖及斑块挤压,Lanzino等试验发现即使支架网丝覆盖穿支血管开口面积的50%,穿支血管仍然保持通畅。在颅内,比较重要的穿支血管的直径在200～1000μm,目前球囊扩张支架的网丝直径在80～120μm,一根网丝难以覆盖超过50%以上的穿支开口面积,因此支架网丝覆盖不是穿支血管闭塞的主要原因,而狭窄斑块挤压后堵塞穿支开口可能是更主要的原因,将这种现象称为"扫雪车效应"(snowplowing)。在治疗颅内动脉狭窄,特别是大脑中动脉、基底动脉的狭窄时应注意可能出现的穿支血管闭塞,而术前排除以穿支血管缺血为主的狭窄可能更为重要。

三、脑供血动脉夹层的治疗

动脉夹层是由于血管内皮的缺陷或损伤后，血液冲入血管壁中形成血肿引起的，如果血肿位于内膜层和中层之间，可能导致管腔的狭窄闭塞，而血肿位于中层和外膜之间，导致管腔的扩张形成夹层动脉瘤，甚至引起破裂出血。自发性的脑动脉夹层可能伴有一些基础疾病，包括纤维肌性发育不良(fibromuscular dysplasia，FMD)，马方综合征(Marfan syndrome)、动脉粥样硬化、大动脉炎、梅毒性动脉炎、多囊肾、结节性动脉炎、Ehlers-Danlos综合征等。外伤导致的动脉夹层也不少见，头颈部的旋转性或挥鞭样损伤都容易导致脑供血动脉的夹层，有些患者甚至是由于头颈部按摩不当引起的动脉夹层。

(一)发病率

多见于中年患者，男性发病多于女性，确切的发病率不清，随着无创的血管学影像检查普及，发现率逐渐上升。有报道动脉夹层约占所有卒中病因的 2.5%。颅外和颅内的脑供血动脉均可能累及，其中最常见的颅内动脉夹层部位是椎动脉。多发的脑动脉夹层约占 10%，其中最常见的是双侧的椎动脉夹层。小于 30 岁的患者比较多见的是颈动脉的非出血性夹层，而大于 30 岁的患者比较多见的是椎动脉的出血性夹层。

(二)临床表现

症状性的动脉夹层主要表现为突发的头颈部疼痛、缺血性的卒中或 TIA、部分患者夹层破裂出血导致急性的 SAH 以及颈动脉夹层可能出现的霍纳综合征。

头颈部的疼痛可能来自动脉夹层损伤本身，部分患者疼痛较剧烈，这种动脉夹层引起的头颈部疼痛常出现在缺血卒中或 SAH 之前的数天到数周，应引起足够的重视。颈动脉夹层的头痛多位于眼眶及周围(60%)，也可位于耳及乳突部(39%)、额部(36%)、颞部(27%)。椎动脉的夹层疼痛多位于后枕颈部。

在病史采集方面需要关注是否有头颈部的外伤史，有无上述提到的夹层发病危险因素。

(三)辅助检查

动脉夹层的辅助检查主要有头颅 CT、MRI，用于评估是否有出血及脑梗死，另外，高分辨率和薄层的 MRI 检查可能观察到血管壁内血肿；无创的血管影像学检查包括 CTA 或 MRA，用于观察是否有血管的狭窄闭塞或扩张；而脑血管造影是确诊性的有创辅助检查手段，动脉夹层的典型造影表现包括线样征(string sign)、伴有近段或者远端狭窄的梭形膨大(string and pearl sign)、鸟嘴样的动脉闭塞、双腔征、串珠样征(string of beads sign，往往提示有 FMD)等，而内膜片征(intimal flap)较难以观察到。脑供血动脉夹层的双腔征在造影上一般不像主动脉等大血管夹层那么典型，主要表现为造影剂在假腔中的滞留，另外，夹层在不同时间造影中的表现可能有较大的改变。

对于创伤性的脑动脉夹层，特别要关注颈内动脉的颈段、椎动脉的颈$_1$、颈$_2$ 椎体水平段，以及颈$_6$ 椎体水平段。

(四)治疗

1. *非出血性脑动脉夹层*　非出血性脑动脉夹层一般采用药物治疗，包括早期的肝素或低分子肝素抗凝，然后过渡到口服华法林的抗凝治疗，抗凝治疗一般持续 6 个月。

随着血管内介入治疗的发展，对于药物治疗无效或随访期间病情进展的病变应采用介入治疗，主要采用支架成形术。对于伴有扩张动脉瘤的夹层需要采用支架辅助栓塞治疗，栓塞扩张的动脉瘤并保持动脉的通畅。多支架或血流导向支架有助于动脉瘤的长期愈合。

2. *出血性脑动脉夹层(瘤)*　颅内出血性的动脉夹层有较高的死亡率残疾率，对于急性破裂出血的颅内动脉夹层，应争取尽早治疗以防止再出血，特别是椎动脉颅内段的出血性夹层动脉瘤。出血性颅内夹层动脉瘤的目前主要采用血管内的介入治疗，如果侧支循环代偿较好，能够耐受球囊闭塞试验，夹层动脉瘤的介入孤立(endovascular trap)是最确切的治疗手段；对于无法闭塞的出血性夹层动脉瘤，多支架辅助栓塞治疗是目前较常用的一种治疗方法，其他可选的治疗还包括覆膜支架和血流导向支架。

某些累及颅内重要分支血管的出血性夹层动脉瘤(如椎动脉夹层动脉瘤累及小脑后下动脉)，可以考虑动脉瘤近端载瘤动脉的闭塞，降低夹层段动脉的血流并使血流逆向有助于动脉瘤的愈合。

出血性夹层动脉瘤的外科手术治疗包括动脉瘤的孤立术、近端载瘤动脉夹闭术、血管旁路或架桥手术结合动脉夹闭术、夹层段血管切除和原位血管吻合术。而血管外的包裹手术目前多弃用。

四、颅内外血管旁路移植

颅内外血管旁路移植最早是由 Donaghy 和 Yasargil 于 1967 年提出的。但在 1985 年由于前瞻性国际多中心 EC/IC 研究结果的公布降至低谷。该研究共纳入 1377 例症状性颈内动脉或大脑中动脉狭窄的患者，接受了颞浅动脉-大脑中动脉旁路移植或者阿司匹林药物治疗。尽管 96%病例术后桥血管通畅，但手术治疗的病例出现缺血性脑卒中的时间更早、概率更大，特别是大脑中动脉重度狭窄或者因颈内动脉闭塞导致持续症状的患者。在平均 55.8 个月的随访过程中，药物治疗组和手术组卒中发生率分别为 29%和 31%。部分学者认为研究的失败是由于：①排除标准内没有区分因血流动力学因素和栓塞引起的卒中（血流改善不会减少血栓栓塞引起的卒中事件，纳入此类病例会人为降低手术治疗的效果）；②并没有真正筛选出有血流动力学障碍的病例，血管的重度狭窄或者闭塞并不等同于该血管供血区域灌注不足。

颅内外血管旁路移植手术主要治疗的是低灌注性脑缺血，随着影像学技术的发展，通过不同方法来检测低灌注相关的卒中称为选择治疗的最重要指征。氙 CT、TCD、SPECT、MR 及 CT 的灌注成像用于分析脑灌注，而静脉注射乙酰唑胺被用来评估脑血管的反应和储备能力。将血流动力学障碍分为两型。第一种通过乙酰唑胺激发试验检测患者血管扩张容量，正常人乙酰唑胺能使 CBF 增加 30%；存在严重血流动力学障碍的患者 CBF 增加量就会比正常少甚至不增加，这种血流动力学障碍称为Ⅰ型血流动力学障碍。另一种是通过 PET 测量氧摄取分数（oxygen extraction fraction，OEF），当血管最大程度扩张、血流持续下降的时候，细胞的 OEF 就会增加，从而满足其基本代谢需要，这类称为Ⅱ型血流障碍。目前还没有统一推荐患者进行旁路移植手术的低灌注量化指标。

颅内外血管旁路移植手术的指征：①颅外大血管闭塞或颅内动脉粥样硬化性重度狭窄或闭塞，且患者在最佳药物治疗下仍然有缺血发作；②烟雾病；③部分难治性动脉瘤或肿瘤，估计手术无法保留主要供血脑动脉及主要分支且球囊闭塞试验阳性，可在手术前或手术后进行旁路移植手术。

颅内外血管旁路移植手术根据操作方式可分为：①带蒂血管直接吻合术（pedicled arterial grafts），带蒂的颞浅动脉及枕动脉可作为颅外供血来源，吻合到大脑中动脉的分支或吻合到椎动脉、小脑后下动脉等；②旁路移植架桥术，一般取患者自体其他部位的静脉或动脉进行的血管吻合术，多数采用患者的隐静脉或桡动脉，两端分别吻合到颅内外的动脉。

而根据流量的大小可分为：①低流量旁路移植，包括颞浅动脉和枕动脉的带蒂血管吻合术，流量一般在 15～25ml/min；②中等流量旁路移植，采用移植桡动脉作为旁路移植，流量 40～70ml/min，吻合到大脑中动脉的 M2 段或大脑后动脉的 P1 段；③高流量旁路移植，采用隐静脉作为旁路移植，流量为 70～140ml/min。

为确定 EC/IC Bypass 是否降低 2 年同侧缺血性卒中的再发生率，美国研究者设计了颈动脉闭塞手术研究（Carotid Occlusion Surgery Study，COSS）。这是一项前瞻性、随机、盲终点、对照试验。入选患者近期（120d 或以内）出现因颈内动脉闭塞所致的半球症状，并在采用正电子发射断层扫描（PET）检测氧摄取分数（OEF）≥1.13 作为显著低灌注的指标，98 例患者接受药物治疗，97 例患者接受 EC/IC Bypass。术后 30d，手术组有 14 例患者发生主要终点事件（14.4%），药物组为 2 例（2.0%），手术组 2 年的同侧卒中率为 21%，而非手术组为 23%，手术组和药物治疗组之间的差异无统计学意义。

日本的 EC-IC bypass 研究（JET）设计和 COSS 类似，但其将乙酰唑胺负荷的血管反应作为入选标准。症状性颈动脉或中动脉闭塞或高度狭窄率＞70%，无脑梗死或合并小梗死灶，随机分配进入旁路移植手术组和药物组。入选患者同侧中动脉区局部有 CBF 降低（＜对照值 80%）及乙酰唑胺负荷降低（＜10%）。手术组最初的 206 例患者 2 年内卒中率显著低于药物组。初步试验结果显示颅内外血管旁路移植术对颅内血管动脉粥样硬化并重度Ⅰ型血流动力学障碍患者有保护作用。

（刘建民　洪　波　张　磊）

参考文献

[1] Gobin YP, Starkman S, Duckwiler GR, et al. Merci 1: A phase 1 study of mechanical embolus removal in cerebral ischemia. Stroke, 2004, 35: 2848-2854

[2] Levy EI, Mehta R, Gupta R, et al. Self-expanding stents for recanalization of acute cerebrovascular occlusions. Am J Neuroradiol, 2007, 28: 816-822

[3] Levy EI, Siddiqui AH, Crumlish A, et al. First food and drug administration-approved prospective trial of primary intracranial stenting for acute stroke: Saris (stent-assisted recanalization in acute ischemic stroke). Stroke, 2009, 40: 3552-3556

[4] Mazighi M, Serfaty JM, Labreuche J, et al. Comparison of intravenous alteplase with a combined intravenous-endovascular approach in patients with stroke and confirmed arterial occlusion (recanalise study): A prospective cohort study. Lancet Neurol, 2009, 8: 802-809

[5] Nogueira RG, Smith WS. Safety and efficacy of endovascular thrombectomy in patients with abnormal hemostasis: Pooled analysis of the merci and multi merci trials. Stroke, 2009, 40: 516-522

[6] Schonewille WJ, Wijman CA, Michel P, et al. Treatment and outcomes of acute basilar artery occlusion in the basilar artery international cooperation study (basics): A prospective registry study. Lancet Neurol, 2009, 8: 724-730

[7] Roth C, Papanagiotou P, Behnke S, et al. Stent-assisted mechanical recanalization for treatment of acute intracerebral artery occlusions. Stroke, 2010, 41: 2559-2567

[8] Saver JL, Jahan R, Levy EI, et al. Solitaire flow restoration device versus the merci retriever in patients with acute ischaemic stroke (swift): A randomised, parallel-group, non-inferiority trial. Lancet, 2012, 380: 1241-1249

[9] Group TNIoNDaSr-PSS. Tissue plasminogen activator for acute ischemic stroke. The national institute of neurological disorders and stroke rt-pa stroke study group. N Engl J Med, 1995, 333: 1581-1587

[10] Furlan A, Higashida R, Wechsler L, et al. Intra-arterial prourokinase for acute ischemic stroke. The proact ii study: A randomized controlled trial. Prolyse in acute cerebral thromboembolism. JAMA, 1999, 282: 2003-2011

[11] Ciccone A, Valvassori L, Nichelatti M, et al. Endovascular treatment for acute ischemic stroke. N Engl J Med, 2013, 368: 904-913

[12] Broderick JP, Palesch YY, Demchuk AM, et al. Endovascular therapy after intravenous t-pa versus t-pa alone for stroke. N Engl J Med, 2013, 368: 893-903

[13] Powers WJ, Clarke WR, Grubb RL, et al. Extracranial-intracranial bypass surgery for stroke prevention in hemodynamic cerebral ischemia: The carotid occlusion surgery study randomized trial. JAMA, 2011, 306: 1983-1992

[14] Huang CC, Chen YH, Lin MS, et al. Association of the recovery of objective abnormal cerebral perfusion with neurocognitive improvement after carotid revascularization. J Am Coll Cardiol, 2013, 61: 2503-2509

[15] Yadav JS, Wholey MH, Kuntz RE, et al. Protected carotid-artery stenting versus endarterectomy in high-risk patients. N Engl. J. Med, 2004, 351: 1493-1501

[16] Mas J-L, Arquizan C, Calvet D, et al. Long-term follow-up study of endarterectomy versus angioplasty in patients with symptomatic severe carotid stenosis trial. Stroke, 2014

[17] Brott TG, Hobson RW 2nd, Howard G, et al. Stenting versus endarterectomy for treatment of carotid-artery stenosis. N Engl J Med, 2010, 363: 11-23

[18] Lee JM, Kim TS, Joo SP, et al. Endovascular treatment of ruptured dissecting vertebral artery aneurysms--long-term follow-up results, benefits of early embolization, and predictors of outcome. Acta Neurochir, (Wien), 2010, 152: 1455-1465

[19] Kim BM, Kim SH, Kim DI, et al. Outcomes and prognostic factors of intracranial unruptured vertebrobasilar artery dissection. Neurology, 2011, 76: 1735-1741

[20] Kim BM, Shin YS, Kim SH, et al. Incidence and risk factors of recurrence after endovascular treatment of intracranial vertebrobasilar dissecting aneurysms. Stroke, 2011, 42: 2425-2430

[21] Ono H, Nakatomi H, Tsutsumi K, et al. Symptomatic recurrence of intracranial arterial dissections: Follow-up study of 143 consecutive cases and pathological investigation. Stroke, 2013, 44: 126-131

[22] Chimowitz MI, Lynn MJ, Derdeyn CP, et al. Stenting versus aggressive medical therapy for intracranial arterial stenosis. N Engl J Med, 2011, 365: 993-1003

[23] 董强, 黄家星, 黄一宁, 等. 症状性动脉粥样硬化性颅内动脉狭窄中国专家共识. 中国神经精神疾病杂志, 2012, 38: 129-145

[24] Chen X, Huang Q, Hong B, et al. Drug-eluting stent for the treatment of symptomatic vertebral origin stenosis: Long-term results. J Clin Neurosci, 2011, 18: 47-51

第51章

烟雾病

烟雾(moyamoya)病又称为自发性 Willis 环闭塞症。该病脑血管造影的特点不仅是双侧颈内动脉终末段狭窄或闭塞,而且双侧脑底可见程度不同的异常网状血管。有时一些主要的脑动脉也会出现不显影的情况,如大脑前动脉(ACA)、大脑中动脉(MCA),甚至包括大脑后动脉(PCA)。国际医学界 40 多年已经积累了很多关于烟雾病的研究结果。在当前的技术条件下,诊断烟雾病已不再困难。

1955 年,日本学者 Shimizu 和 Takeuchi 首次报道烟雾病的脑血管造影情况。1957 年,Takeuchi 认为,烟雾病是双侧颈内动脉发育不良的结果。其后开始有相同的病例报道,均为先天异常或血管肿瘤,这些病例在今天看来都是烟雾病。1963 年,在第 22 届日本神经外科学术会议上,Shimizu 报道 6 例烟雾病的脑血管造影资料,奠定了现代医学对烟雾病的认识基础。Shimizu 提出,双侧颈内动脉终末段后天性的、慢性进行性狭窄所造成的侧支循环的新生血管,即脑底的异常网状血管是烟雾病最基本的临床特征。

1965 年,Weidner 报道了第 1 例在美籍日裔烟雾病的女性患者。同年,Krayenbihl 和 Yasargil 将烟雾病的脑血管造影表现编入 Krayenbtihl 的教科书中。随后烟雾病在世界各地逐渐开始被报道,不再被认为是日本民族所特有的疾病。1965 年,Suzuki 首次将该病命名为 Moyamoya 病,日语中"Moyamoya"一词用于形容如随呼吸喷出、烟雾弥漫、模糊的现象。患者脑底的异常血管网在血管造影中显示正如"烟雾"一样。同时,对年幼患者的长期随访中发现,患者幼年发病时脑血管造影显示烟雾浓重,之后逐渐稀薄,最后颈内动脉及周围网状血管消失,也类似于烟雾的出现和消失过程,故命名为烟雾病。

目前,将典型的烟雾病定义为包括双侧颈内动脉终末段、大脑前动脉起始段、大脑中动脉起始段在内的血管狭窄或闭塞,脑血管造影动脉期,上述部位出现异常的血管网。各国学者一致认为烟雾病患者的血管是因双侧颈内动脉终末段慢性进行性狭窄所造成的侧支循环,但病因还不明确。

自 2003 年以来在日本烟雾病研究委员会数据库注册的烟雾病患者有 1139 例,1994 年全球报道病例为 5227 例,2005 增至 10 812 例,至 2003 年在日本诊断烟雾病的患者达 7700 人。日本对烟雾病的诊治积累了丰富的经验,同时在该疾病的流行病学、遗传学等基础研究方面做了大量的工作。2012 年日本厚生省资助的烟雾病研究委员会公布了 2012 年再版的烟雾病诊断及治疗指南,指出外科血管重建治疗缺血性烟雾病是有效的,推荐行脑血管重建(旁路移植)手术治疗烟雾病。

一、流行病学和病理学的临床表现

烟雾病在日本的发病率为每年 0.35/10 万,男女比例为 1:(1.34～1.5),<15 岁的儿童与成人之比为 1:1.17,儿童中男女比例为 1:(1.28～2.53),成年人中男女比例为 1:1。发病以 0—5 岁、30—39 岁为高峰。

目前,烟雾病的病因至今尚未阐明,其诊断需要排除动脉粥样硬化、自身免疫性疾病、脑膜炎、脑肿瘤、唐氏综合征、神经纤维瘤病等已知病因引起的烟雾综合征或称类烟雾病。烟雾状血管是扩张的穿通支,可发生血管壁纤维蛋白沉积、弹力层断裂、中膜变薄及微动脉瘤形成等许多不同的病理变化。烟雾状血管亦可发生管壁结构的破坏及继发血栓形成。这些病理改变是临床上烟雾病患者既可表现为缺血性症状,又可表现为出血性症状的病理学基础。烟雾病患者发生颅内出血主要有两个原因:①扩张的、脆弱的烟雾状血管破裂出血;②基底动脉环微动脉瘤破裂出血。烟雾状血管破裂出血主要是由于持续的血流动力学压力使脆弱的烟雾状血管破裂,通常出血发生于基底核区、丘脑及脑室旁区域。

烟雾病血管的病理特征可分为两类,一类是血管膨胀而管壁变薄,可伴发动脉瘤,是脑实质内出血的主要责任血管。另一类是血管壁增厚而致管腔狭窄,甚至闭塞。另外,因血流动力学改变而出现的侧支血管,也是颅内多发出血的责任血管。颈内动脉的狭窄和闭塞主要是动脉内膜增生,表现为弹性纤维增厚,内弹性层弯曲,但没有断裂,间质萎缩变薄,外层没有明显变化,没有炎性细胞浸润,与动脉硬化或血管炎完全不同。在成年患者中14%伴有动脉瘤。可分为两种类型:①周围动脉型,多位于烟雾血管网或其外周部分;②大动脉型,动脉瘤位于 Willis 环上,为真性动脉瘤。由于血流动力学的变化,更易破裂出血。

临床首发症状最多见于运动功能障碍(包括儿童和成人),其次为颅内出血、头痛、意识障碍、语言障碍和抽搐等。儿童以单瘫、偏瘫、半身瘫痪等为主,提示有脑缺血发生,加上感觉障碍、精神心理障碍等,脑缺血表现可达85%。在成人中以脑出血为主,脑缺血较少。有家族史的病例约占总病例数的10%。既往病史中以扁桃体炎最常见,另外亦可见到扁桃体后部化脓、颈部以上反复感染,如上呼吸道感染、鼻窦炎及脑创伤等。

二、血管造影的特征性表现

脑血管造影中可见3种烟雾血管。以脑基底烟雾血管最有特征性,是诊断烟雾病的主要依据。

1. *脑基底烟雾血管* Suzuki 等通过对4例儿童型烟雾病患儿进行长期随访,其中最长的1例达18年3个月,多次复查脑血管造影,揭示烟雾病患者脑基底烟雾血管发生、发展的变化规律,提出了烟雾病脑基底血管变化发展的6个阶段,即烟雾病脑血管造影的阶段判定标准,Suzuki 等为治疗烟雾病奠定了理论基础。按自然病史,烟雾病脑基底血管的变化发展可分为6个阶段:①阶段1(SAS 1),颈内动脉(ICA)、ACA、MCA 三分叉处变窄,但仅为中度狭窄,无其他异常改变。②阶段2(SAS 2),主要为脑血管扩张阶段,三分叉无继续明显变窄,但其附近开始出现烟雾血管。③阶段3(SAS 3),烟雾加重,MCA、ACA 开始消失,脑基底出现典型的烟雾血管,随后由于颈外动脉向脑内供血加强,消失的主要供血血管如 MCA、ACA 又可以见到。④阶段4(SAS 4),烟雾减少,颈内动脉阻塞累及后交通动脉,PCA 也消失,MCA、ACA 更加狭窄,烟雾变得粗糙、狭窄,在脑基底形成一个较差的血管网。⑤阶段5(SAS 5),烟雾缺乏,颅内颈内动脉系统主要脑血管全部消失,烟雾更加减少,残存的烟雾血管主要是位于颈内动脉虹吸部附近,颈内动脉阻塞向下发展累及 C2、C3 段。颈外动脉向脑供血增加。⑥阶段6(SAS 6),烟雾消失,颈内动脉系统主要脑血管和脑基底烟雾血管一起全部消失,脑组织仅由颈外动脉和椎动脉供血。

患儿经长期随访表明,绝大多数可能出现以上6个阶段的变化过程。而成人型病例的长期随访,则显示很少出现这样典型的变化。

2. *筛骨烟雾血管* 筛骨烟雾血管主要来自于扩张的筛窦黏膜和上鼻道黏膜,其中源于颈内动脉的颅内供血来自眼动脉、筛前和筛后动脉,源于颈外动脉的颅内供血来自颞浅动脉、面动脉及额支、鼻背支、睫状支、巩膜支和脉络膜支等更细小的分支,以及脑膜前动脉。

在患儿中,第5、第6阶段烟雾病血管供血增加,而成年患者的筛骨型烟雾病与基底型在各阶段均不同,可能与成年患者侧支循环开放困难有关。

3. *颅顶盖烟雾血管* 患儿在9个位置可以出现烟雾血管,如额极中线区、前囟中央区、前囟外侧区、顶中央区、顶外侧区、顶枕中央区、顶枕外侧区、枕外侧区、横窦中央区。出现率以额极中线区、横窦中央区、枕外侧区最多。成人患者有3个位置没有烟雾病血管,即前囟外侧区、顶中央区和顶外侧区,其他位置与儿童型一致,出现率以额极中线区、前囟中央区、枕外侧区为最多。颅顶盖烟雾血管是相应位置对 ICA 系统脑缺血的生理反应,常出现在患儿的第3～6阶段,第2阶段前没有该血管出现。成人患者中颅顶烟雾出现在第4～6阶段,第6阶段时为第4、5阶段的2倍,第1～3阶段没有颅顶烟雾出现。因此,烟雾病患者的最终脑供血为源于颈内动脉的脑底烟雾血管,源于颈外动脉的筛骨、颅顶烟雾血管和源于后循环的椎-基底系统的血管。

三、血流和脑代谢情况的改变

检测烟雾病的常用手段包括氙增强 CT、单光子发射断层扫描(SPECT)、正电子发射断层扫描

(PET)等，检测指标包括脑血流量(CBF)、脑氧代谢率(CMRO)、氧摄取分数(OEF)、脑血容量(CBV)及脑血管储备(CVR)等。

患儿发病后若 CBF、$CMRO_2$、CBF/CBV 和 CVR 均有降低，CBV 和 OEF 升高，则提示在血流动力学上呈脑缺血状态，可为手术治疗提供客观依据。在成人缺血性脑血管病患者中，脑底出现烟雾血管者与烟雾血管已消失者相比，已闭塞的颈内动脉供血区的脑皮质 CBF、$CMRO_2$、CBF/CBV 及 CVR 等显著降低，CBV 和 OEF 显著升高。烟雾血管消失患者平均的脑血流动力学和脑代谢的参数，除脑白质 CBF 有差异外，其他与正常人无明显差异。表明脑底烟雾血管是脑血流动力学受到严重损害的征象，但与出血性脑血管病之间的关系还不明确。

四、烟雾病诊断及鉴别诊断

烟雾病的确诊主要依靠临床表现和脑动脉造影，须与高血压和动静脉畸形导致的脑出血鉴别。

1. 高血压导致的脑出血　首先患者有高血压病史，一般老年人多见，脑 CT 表现出血部位以基底核区、丘脑居多，而且愈后多有软化灶形成。

2. 动静脉畸形引起的脑出血　脑 CT 表现为出血部位以脑皮质边缘，且常出现条索状，有的伴蛛网膜下腔出血。

五、治疗原则

由于病因未明，迄今尚无根治性疗法，所以治疗的目标应该是增加脑供血，减少脑出血，预防再发作。在脑缺血和脑出血的急性期，以对症治疗为主，如保持呼吸道通畅，控制血压、颅内压和癫痫发作，预防呼吸道和泌尿道感染等。对脑缺血发作的患者，应检测脑循环和脑代谢水平，对适于手术治疗的患者进行血管重建手术，目前多数学者主张儿童患者应及时手术治疗。手术的适应证包括：①脑缺血明显，临床症状反复出现。②区域性脑血流量、血管反应和脑灌注储备降低等。对成年出血患者，可根据病情行脑室外引流或血肿清除术，以挽救生命或改善临床状况。但目前关于血管吻合手术对预防该类患者再出血是否有效，还没有明确的结论。

血管重建手术包括直接血管吻合和间接血管吻合。直接血管吻合手术是颞浅动脉——MCA 吻合或颞浅动脉、ACA 吻合，术后能马上建立侧支循环，增加脑供血，该术改善供血效果可靠。但通常因血管直径细小，手术难度很大。有研究对 45 例出血型患者进行血管吻合，术后血管造影显示供血血管充盈良好，脑供血改善，其中 31 例有 1 次出血患者吻合后没有发生再出血，14 例多次出血患者中 7 例再出血，吻合血管充盈良好，但烟雾血管并没有减退，出血发生在吻合血管供血范围以外，提示经血管吻合后能建立良好的侧支供血的病例，可望降低出血风险。

间接血管吻合手术是通过将硬脑膜、颞肌、帽状腱膜等与脑表面直接接触，让它们自行简单建立多条供血血管，但间接血管吻合方法在成人患者中，建立侧支循环较为困难，术后临床症状可持续存在，甚至有时需要再次手术。一些学者开始对同一病例采用直接＋间接或间接＋间接血管吻合的联合手术方式，使吻合血管覆盖的脑表面积更广，侧支循环建立的机会更多。近年的多数报道均采用联合手术的方式，取得了较好的效果，如 Kashiwagi 等就对 18 例儿童型烟雾病进行 25 侧分离硬脑膜-脑血管吻合术＋脑硬脑膜血管连通术(split DES＋EDAS)，即首先进行硬脑膜动脉贴附术，开硬脑膜，将含头皮动脉的帽状腱膜与额叶硬脑膜缝合，然后分离脑硬膜血管，将脑膜中动脉附近的硬脑膜分离成内外两层，外层的脏面贴附于脑表面。术后 1.5 年全部患者的 TIA 症状消失，无死亡病例，残留可逆的神经缺血症状 3 例，脑梗死 1 例，切伤口延迟愈合 1 例。术后脑血管造影显示，DES 和 EDAS 均与大脑皮质建立了血液循环，最快的 1 例 2 周血管造影时，即见到了血管重建。随访到 6.5 年的患者 16 例，13 例良好，3 例术前就存在精神症状的患者没有得到改善。Saito 等就以 SPECT 观察了患儿手术前、后脑血流的变化，14 例患儿术前均有 TIA 发作，行颞浅动脉-MCA 吻合，以及大脑皮质与颞肌贴附的间接血管吻合(EMS)后，SPECT 结果显示局部脑血流量、局部血管储备明显改善，乙酰唑胺激活和休息状态下的脑供血半定量参数也有明显改进。Kim 等报道 204 例 17 岁以下接受手术治疗的烟雾病患者，其中对 198 例患者进行双侧 EDAS，部分同时行双侧额叶大脑皮质与帽状腱膜贴附的间接血管吻合(EGS)，5 例进行单侧手术，1 例 EDAS 后死亡，平均随访 39.3 个月，最长达 173 个月，发现 6 岁以下的患儿以脑梗死为首发症状者较 6 岁以上者明显增多，而以 3 岁以下患儿术前发生脑梗死的最多，术后症状性脑梗死发病率为9.3%，3岁以上的预后较3岁以下的患儿好，术后脑血流动力学改进达71%～84%。笔者认为，由于患者在自然病程中很可能发生脑梗死，故发现烟雾病后，尽早手术对改善预后是有益的。

(一)脑缺血型烟雾病的手术治疗

脑血管重建的手术指征：烟雾病患者临床出现缺血症状，在PET检查为脑血流灌注贫乏或SPECT检查脑血流为2期血流动力学的脑缺血，均是脑血管重建的手术指征。烟雾病患者出现脑缺血症状，SPECT显示脑血管储备降低时也应考虑进行脑血管重建手术(证据水平Ⅲ)。为防止出血性烟雾病再出血，即或脑血管储备不降低亦应行脑血管重建手术(证据水平Ⅲ)。脑血管重建手术有两种方式：包括直接脑血管重建手术(搭桥)手术和间接脑血管重建(旁路移植)手术。

1. *直接脑血管重建(颅内外血管直接旁路移植)手术* Yasargil于1970年首先行颞浅动脉(superficial temporal artery，STA)-大脑中动脉(middle cerebral artery，MCA)旁路移植手术治疗烟雾病，此后被广泛用于治疗缺血性烟雾病，但在儿童因MCA在脑皮质的主要分支细小，直接行血管旁路移植手术有一定困难。颅内外血管直接旁路移植术后，颅外动脉血流直接向缺血区脑组织供血，能立即增加脑血流和改善脑缺血症状。术后脑缺血发作或脑梗死消失或减轻。围术期脑缺血性卒中的发病率低，一般在3.5%左右。直接旁路移植手术的病死率为0.7%，罹患率为3.5%～9.2%。术后主要并发症有脑缺血性发作、脑卒中、颅内出血、术区头皮坏死、伤口感染等。围术期最引人注意的并发症为"脑高灌注综合征"，特别是手术前有严重脑缺血的患者更易出现，多在术后2～14d出现神经功能恶化，似脑缺血或卒中发生，但MR弥散成像并未显示新的脑梗死，SPECT或PET检查显示手术侧脑血流增多。上述症状在术后几周后消退，常不遗留永久性神经功能障碍。因此，术前术后脑血流的监测十分重要，对发现灌注过度的诊断有价值。直接旁路移植手术后出现高灌注引起短暂性神经体征恶化的发病率为16.7%～38.2%。研究显示直接旁路移植手术在烟雾病患者比非烟雾病患者产生高灌注的发病率高，烟雾病组发生率21.5%，而非烟雾病组为0%～4.5%。烟雾病患者易出现灌注过度的确切原因尚不清。有报道烟雾病患者软脑膜内血管构造脆弱如内膜变薄，血管弹力层呈波浪状或折皱状可导致在颅内外旁路移植区周边动脉更脆弱，当血管重建后过度氧化反应也可影响血管的通透性，因而出现短暂性神经体征恶化和(或)出血性并发症等。另外烟雾病患者的硬脑膜、蛛网膜和血液中均有血管上皮生长因子和基质金属蛋白的表达增加，而两者在烟雾病患者表达的增加，至少部分是血管脆弱和易产生高灌注的原因。STA-MCA吻合后MCA血供可通过软脑膜建立的侧支循环向大脑前动脉(anterior cerebral artery，ACA)供血区供血，所以并不都需要再行STA-ACA吻合术，其仅在ACA供血区有明显缺血症状的患者中应用，这种病例是较少的，此时STA额支可与ACA分支吻合，旁路移植后脑血管造影显示ACA供血区血流动力学改善。烟雾病使大脑后动脉(posterior cerebral artery，PCA)受累者可达25%～60%。此类患者是缺血性卒中的高危人群，因为烟雾病患PCA是到颈内动脉(internal carotid artery，ICA)分布区供血的重要侧支循环途径，患者可产生枕叶或颞枕叶脑梗死，此时应行STA、枕动脉(occipital artery，OA)-大脑后动脉(posterior cerebral artery，PCA)旁路移植手术。Meaiwala等报道美国39例烟雾病65次脑血管重建手术治疗，其中36例行直接旁路移植，3例间接旁路移植，其中26例行双侧旁路移植，13例单侧，共行65次手术，手术并发症8例(12.3%)，包括伤口感染3例，无症状脑梗死5例，死亡3例(1例死于心肌梗死)，2例手术邻近部位出血。术后平均随访42.9个月，5例术前出血者有1例术后2个月再出血，术前缺血性发作者，术后6例有短暂性缺血性发作(transient ischemic attack，TIA)其他术后功能均改善。术后2个月复查单侧旁路移植者80%脑血流较术前改善，而双侧旁路移植者100%改善。Guzeman等报道1991—2008年329例烟雾病患者行557次脑血管重建手术治疗，其中成人233例行389次手术，儿童96例行168次手术。直接旁路移植手术成人为95.1%，儿童为76.2%，MCA直径＞0.6mm，4.5岁以上儿童均能行直接旁路移植手术，其中264例450次手术得到长期随访(平均随访4.9年)。手术罹患率3.5%，病死率为0.7%，5年危险性(包括围术期、术后卒中或死亡)为5.5%，在171例表现为TIA患者中，1年以后91.8%无TIA发作，术后生活质量改善，术前修正Rankin评分为1.62，随访末(4.9年)为0.83($P<0.0001$)。71.2%生活质量改善，23.6%无变化，5.2%恶化。笔者的结论是：脑血管重建手术治疗

烟雾病危险小，可有效阻止以后的缺血性危险，提高生活质量，因此烟雾病一旦确诊，应尽早行血管重建手术治疗。

2. 间接脑血管重建（旁路移植）手术　间接旁路移植手术种类很多，包括脑颞肌贴附术（encephalo-myo-synangiosis，EMS）、脑颞肌血管连通术（encephalo-myo-arterio-synangiosis）、脑硬脑膜血管连通术（encephalo-duro-arterio-synangiosis，EDAS）、脑硬脑膜血管颞肌连通术（encephalo-duro-artefio-myo-synangiosis，EDAMS）、脑帽状腱膜骨膜连通术（encephalo-galeo-periosteal synangiosis，EGPS），脑硬膜动脉血管帽状腱膜连通术（encephalo-duro-arterio-galeo-synangiosis，EDAGS）、颅骨多处钻孔，大网膜移植等手术。间接旁路移植手术是用颅外动脉供血的组织为供体，贴附于缺血脑区的脑表面建立侧支，使颅外供体组织向脑缺血区供血，此侧支循环形成较慢，一般需要3～4个月，因此在围术期发生缺血性卒中的危险比直接旁路移植手术高，但操作技术简单较安全，文献报道间接旁路移植手术围术期缺血并发症为4%，直接旁路移植手术为2%。以往的研究已证实间接旁路移植手术在儿童100%可建立良好的侧支循环，但有40%～50%成人并不能建立侧支循环。另外，侧支循环的建立只有在手术暴露范围内的脑区。最近的临床研究已证实儿童烟雾病的开颅行间接旁路移植手术疗效并不理想，对儿童智力下降无改进。据报道EMS在1977年由Karasawa首先应用，以后应用甚广，其将颞肌贴于脑表面，并固定于术野边缘的硬膜上。EDAMS由Matsushima在1979年首先提出并应用于临床，此手术要分离一部分颞浅动脉并保证其血流通畅，然后将颞肌贴于外侧裂的脑区，切开硬膜和多处蛛网膜，使暴露的血管与肌肉、硬膜与脑皮质接触，并使脑膜中动脉参与侧支循环的形成。此外尚有使帽状腱膜也参与供血的EDAGS等手术。Nakagawara等利用SPECT检查成人烟雾病患者中有高级脑功能障碍者，发现因长期脑血流动力学改变，患者额叶内侧面有不同程度的脑梗死和皮质神经元减少。对额叶缺血明显出现高级脑功能障碍者，间接血管重建手术开颅时应尽量向前包括额叶，侧支循环形成后能够改善该区脑缺血的症状。1980年后在日本广泛应用间接旁路移植手术治疗烟雾病，有许多回顾性临床研究发现使用EDAS，特别是儿童可有效地建立侧支循环减轻临床症状，但也发现一些并不能有效地建立侧支循环减轻临床症状，甚至完全失败的报道。EDAS后72%可产生良好的侧支循环，28%侧支循环不佳或全无。文献报道间接搭桥手术的并发症有肥大的颞肌引起占位病变压迫脑组织、发生癫痫、美容等问题。为了克服间接旁路移植手术的缺点和不足，提高手术疗效，增加侧支循环范围，从20世纪90年代早期几组报道改进间接旁路移植手术使其增加对ACA和PCA供血区的血流量。1992年Inoue等行额叶的EMAS以改进ACA供血区的灌注。1993年Kinugasa联合应用EDAMS，从一个单一的间接旁路移植手术发展到多处间接旁路移植手术，如在额叶用EMAS，在颞顶区用EDAS和EMS结合，通过两个开颅行三个间接旁路移植手术，使用STA前支和额肌行EMAS为额叶供血，STA后支和颞肌行EDAS和EMS向颞顶区供血，这样联合间接旁路移植手术不仅恢复MCA区的血供，而且也向ACA或PCA流域供血，术后血管造影显示有广泛的侧支循环建立。Tenjin和Ueda 1997年用多个EDAS手术，利用STA额顶支和OA向ACA和PCA流域供血，这些联合间接旁路移植手术对儿童十分有效。Scott等于2004年报道143例儿童烟雾病患者行间接血管重建手术271次。平均随访5.1年，术后30 d内7.7%发生脑卒中，4例发生晚期脑卒中，1例有TIA发作。1年后血管造影65%患者新生血管充盈MCA供血区的2/3，25%充盈1/3～2/3，10%充盈MCA供血区的1/3。2009年Fung复习1996—2004年英文文献共报道1448例烟雾病患者，91%在21岁以下，其中73%病例行间接血管重建手术，23%行直接、间接联合手术。围术期脑卒中或可逆性缺血性意外的发生率为4.4%和6.1%，术后平均随访53.7个月，在术前有症状的1156例中51.2%症状完全消失，35.5%改进（发作频率减少或症状严重程度减轻），10.5%无变化，2.7%恶化。70%～74%可独立正常生活，直接和间接手术疗效差异无统计学意义，间接旁路移植手术72%侧支循环良好，范围达MCA供血区的1/3以上，16.8%侧支循环差。Choi等报道88例烟雾病，26例患者行间接旁路移植手术平均随访28.8个月，缺血性烟雾病术后87.6%症状消失或明显好转，日常生活活动（activies of daily living，ADL）改进者占55%，无变化29%，加重者16%；未行手术治疗52例，平均随访67.2个月，ADL加重者占49%，改进者占26%。63例出血型术后2例有再出血发生。段炼等报道成人烟雾病312例侧半球行EDAS治疗，术后平均随访26个月（3～62个月），56.6%显示良好的颅内外血管重建效果，缺血性症状消失者34例，明显好转者185例，两者共占87.6%，显示应用EDAS能明显改善和预防成人烟雾病的脑缺血发作并有预防再出血的作用。

3. *直接间接联合血管重建手术* 20世纪90年代为了提高血管重建治疗烟雾病的疗效，将直接、间接旁路移植手术联合应用治疗烟雾病。Kuroda和Houkin报道58例烟雾病行直接间接联合血管重建手术治疗已随访10年，术后脑血管造影、SPECT或PET检查脑血流动力学在手术侧大脑半球明显改善，未再出现脑缺血症状或出血性脑卒中。Fujimura等报道106例烟雾病患者，平均年龄33.1岁，对150个大脑半球行直接间接旁路移植手术联合，随访至少12个月，平均为58.4个月，随访期无脑血管意外发生为89.3%，TIA发生8.6%，脑梗死0.66%，脑出血1.33%。结论：直接间接联合血管重建手术治疗烟雾病是安全有效的，术后灌注过度和围术期脑梗死或脑出血是其潜在并发症，加强术后管理和急性期的脑血流检测有助于减少并发症的发生。Kim等报道96例成人烟雾病134次旁路移植手术（72例直接间接联合旁路移植和62例EDAGS），围术期神经系统并发症在联合手术治疗组为23.9%，在间接旁路移植手术组为19.7%，围术期并发症常见于联合手术组，但较轻。在联合手术组83.1%手术效果良好，在间接旁路移植组为82%。术后2～18个月（平均6.8个月）复查血管造影，显示侧支循环形成良好者在联合手术组占80.3%，间接旁路移植组仅为75.4%（$P=0.045$），但两组差异无统计学意义。李之邦等行直接间接联合血管旁路移植手术治疗226例儿童烟雾病，术后平均随访15.5年，结果28%神经系统症状完全消失，31%显著进步，20%轻度进步，19%无变化，2%死亡，总有效率为79%，结论是：直接间接联合颅内外血管重建手术对改善儿童脑缺血有明显疗效。脑血管重建手术治疗出血性烟雾病目前还有争议，烟雾病患者发生颅内出血则对患者生存和神经功能造成严重影响，现已证实烟雾病患者脑出血常来自扩张脆弱的烟雾血管或其上形成的动脉瘤破裂，随访4～6年出血性烟雾病的再出血率为14.3%～18%，估计每年出血危险为7%。迄今尚无阻止出血性烟雾病再出血的统一策略，直接血管重建手术后烟雾血管或其上形成的动脉瘤消失或减少，减轻了侧支循环中的血流动力学重担，可减轻或预防再出血的发生，因而再出血和缺血性发作的频率均下降，在缺血性烟雾病直接搭桥术后长期随访再出血比非手术治疗低（证据水平Ⅲ）。另外出血性烟雾病搭桥术后还可防治脑缺性发作等脑血管意外发生，防止出血性烟雾病患者缺血性发作。多个临床研究认为直接旁路移植手术能阻止再出血，日本一个大规模的回顾性研究在57个研究单位对290例出血性烟雾病患者进行观察，其中138例行药物治疗，152例行血管重建手术治疗，药物治疗组在随访期有23.8%发生出血，手术治疗组则为19.1%。徐斌等报道16例出血性烟雾病行直、间接血管重建后随访4年多未再发生出血。日本烟雾病2009诊治指南中指出，出血性烟雾病行间接旁路移植手术的疗效不如缺血性烟雾病好，但对阻止脑血管意外发生和脑缺血性发作仍是有益的，并可防止出血性烟雾病患者的缺血性发作。2012指南认为血管重建手术可考虑对出血性烟雾病进行治疗，但目前尚缺乏有充分科学依据的临床证据，为了解决这个难题，在日本一个多中心、随机、前瞻性阻止烟雾病再出血研究（JAM）于2001年开始进行检测血管重建术对出血性烟雾病的疗效与非手术治疗组相比，随访5年，其结果将于近期年公布。

综上，日本2012年再版的烟雾病的诊断及治疗指南的结论是：外科血管重建对治疗缺血性烟雾病是有疗效的，推荐使用脑血管重建手术（推荐级别B）。其理由是大量文献已证实血管重建手术能减少缺血性烟雾病患者TIA发作频率和降低脑梗死的危险性，能改善生活质量和高级神经活动的长期预后，直接或间接脑血管重建手术或两者的联合均可改善脑血流动力学，达到上述疗效。间接血管重建手术在成人不如直接旁路移植手术有效，但在儿童无论是直接旁路移植、间接旁路移植手术均可改善预后。血管重建手术可考虑对出血性烟雾病进行治疗，但目前尚缺乏有充分科学依据的临床试验。

4. *其他手术方式* 治疗Moyamoya病早期还有颈动脉交感神经切断（PVS）与颈上交感神经节切断（SCG）和大网膜移植（omentum transplantation）等方法，近来报道比较少。

5. *术中的注意事项*

（1）开颅骨窗的位置：多数报道是在侧裂后部额颞顶交界处开一个骨窗，但根据术前脑血管造影和脑血流动力学检测的结果，也可能会在额叶、颞顶叶 STA 分支的走行区域各开一个骨窗。一个骨窗内可进行多种吻合术式，具体术式因手术医生对患者情况判定和对手术方式的熟悉程度不同而定。

(2)保护已存在的硬膜-脑皮质间自然吻合的血管：Moyamoya 病人的自然血管吻合可发生于颅缝和颅底等区域的硬脑膜血管和脑皮质血管之间，术前的脑血管造影能观察到发病时已存在的硬膜-脑皮质间自然吻合的血管，显示颈外动脉系统已自发的开始向颅内缺血的脑组织供血，手术时应注意保护这些已存在的侧支循环。开颅时应注意保护 MMA，打开骨窗时应参照血管造影(颈外动脉侧位像)中 MMA 的走向，颞叶基底部 MMA 附近的颞骨最好分块去除。

6. 手术并发症

(1)切口脑脊液漏和皮瓣下积液：由于术后关颅时不能将硬脑膜完全缝合(否则会阻断颈外动脉系统的供血)，脑脊液会充盈到硬膜外，有发生切口脑脊液漏和皮瓣下积液的可能。

预防措施：减小分离 MCA 时蛛网膜的切口，术后缝合蛛网膜，采用生物胶、生物纤维素等材料封闭蛛网膜和硬脑膜缺口，密切缝合切口等。

(2)缺血性并发症：TIA 多数在术后 6 个月以后消失。

(3)出血性并发症：急性硬膜下血肿有占位效应的应尽快手术清除血肿；慢性硬膜下血肿可钻孔引流，但这种血肿会阻碍间接吻合手术后吻合血管的形成。

(4)癫痫：多数是短时一过性的癫痫发作，药物可以控制。

(5)皮瓣皮肤缺血坏死：极少见，需要整形外科协助修复伤口。

7. 术后的长期预后　由于 Moyamoya 病的具体手术治疗方式很多，而已有的研究报道中病例数多在 20～100 例，有限的例数使得很难评价哪一种手术方式更好。但对于血管吻合手术和非手术治疗两种治疗方式，绝大多数研究认为前者适合于儿童型缺血性 Moyamoya 病。第一次手术后临床症状长期无改善者，根据复查脑血管造影和脑血流评价的情况考虑是否再次手术。综合报道目前有 50%～70%的病人术后能长期进行正常社会生活，如上学、工作等；一些病人遗有很小的残疾，生活需要他人简单帮助；极少一部分病人则不能离开他人的帮助，临床症状表现上多为精神障碍及运动、感觉障碍等，如果发生多发脑梗死则预后较差。预后较好者术后远期一些无创检查检测脑血流情况，如 SPECT、Xenon-enhanced CT 等显示大脑中动脉供血区血流明显增加，但术后长期的 DSA 资料很少。

8. 相关报道　我国关于缺血型 Moyamoya 病的外科治疗报道有李之邦等在 1998 年报道了较大的一组以改进的颅外-颅内动脉吻合及脑-颞肌-血管连通融合相结合的血供重建术(Bypass + EDAMS)，治疗 226 例 15 岁以下儿童 Moyamoya 病的情况，经 8 年(平均 15.5 年)以上随访，神经系统症状完全恢复者达 28%，显著进步 31%，轻度进步 20%，无变化 19%，2%死亡，血供重建的方法对改善儿童 Moyamoya 病脑缺血状态有明显作用。随后，朱献伦等报道对 5 例儿童型 Moyamoya 病进行脑-颞肌-颞浅动脉贴敷术(EDAMS)，随访 4～6 年，没有脑缺血或脑梗死等并发症出现，复查 MRA 见大脑中动脉供血增高。秦怀洲等也报道以脑-颞肌-颞浅动脉贴敷术(EDAMS)治疗 7 例儿童型 Moyamoya 病，随访 1.5～3 年，4 例症状消失，3 例好转，复查脑血管造影见颞浅动脉发出细小的穿支血管为原缺血的脑皮质供血，原颅底烟雾血管减少。近来晋强等比较了颞浅动脉贴附(EDS 或 EDAS)、颅骨多点钻孔、颈动脉外膜剥脱或颅骨多点钻孔同时联合颈动脉外膜剥脱四种手术方式，发现各组疗效没有明显差别。

(二)颅内出血型 Moyamoya 病的手术治疗

出血是 Moyamoya 病致死的主要病因。小血肿可行非手术治疗，大血肿可行血肿清除手术，脑室内出血可行脑室外引流，脑室铸型者可先于两侧额角钻孔直接清除脑室内血肿，再持续外引流。出现脑积水者可行脑脊液分流手术，慢性期可行血管吻合手术。进行血管吻合手术有利于降低 Moyamoya 血管的血流动力学张力。但另一方面，血管吻合手术后脑灌注压明显增高，脑血流量增加，使脑出血的风险同样加大。但从理论上分析，脑组织最终还是会从增加的血液供应中获得益处，因此一些医生应在控制风险因素的前提下，为出血型 Moyamoya 病进行血管吻合手术。

(张　振　杨新宇)

参考文献

[1] Suzuki J. Moyamoya Disease. Heidelberg: Springer-Verlag, 1983: 1-14

[2] Wakai K, Tamakoshi A, Ikezabi K, et al. Epidemiological features of Moyamoya disease in Japan: findings from a national wide survey. Clin Neuro Neurosurgery, 1997, 99 (Suppl 2): 1-5

[3] Hosoda H, Ikeda E, Hirose S. Histopathological studies on spontaneous occlusion of the circle of Willis (cerebrovascular Moyamoya disease). Clin Neuro Neurosurgery, 1997, 99 (Suppl 2): 203-208

[4] Suzuki J, Kowada M, Asahi M, et al. Disease showing the "fibrille" like vessels at the base of brain. Frequently found in Japan. Brain Nerve, 1965, 17: 767-776

[5] Gosalakkal JA. Moyamoya disease: a review. Neurology India, 2002, 50: 6-10

[6] Piao R, Oku N, Kitagawa K, et al. Cerebral hemodynamics and metabolism in adult Moyamoya disease: comparison of angiographic collateral circulation. Ann Nucl Med, 2004, 18: 115-121

[7] Fukui M. Guidelines for the diagnosis and treatment of spontaneous occlusion of the circle Willis ("Moyamoya" disease). Clin Neuro Neurosurgery, 1997, 99 (Suppl 2): 238-240

[8] Kashiwagi S, Kato S, Yamashita K, et al. Revaseularization with ssplit duro-encephalo-synangiosis in the pediatric Moyamoya disease—surgical resuh and clinical outcome. Clin Neuro Neurosurgery, 1997, 99 (Suppl 2): 115-117

[9] Saito N, Nakagawara J, Nakamura H, et al. Assessment of cerebral hemodynamics in childhood moyamoya disease using a quantitative and a semi-quantitative IMP · SPECT study. Ann Nucl Med, 2004, 18: 323-331

[10] Newell DW, Vilela MD. Superficial temporal artery to middle cerebral artery bypass. Neurosurgery, 2004, 54: 1441-1449

[11] Kashiwagi S, Kato S, Yamashita K, et al. Revascularization with split duro-encephalo—synangiosis in the pediatric Moyamoya disease—surgical result and clinical outcome. Clin Neuro Neurosurg, 1997, 99 (Suppl 2): S115-S117

[12] Tu YK, Liu HM, Kuo MF, et al. Combined encephalo-arterio-synangiosis and encephalo-myo-synangiosis in the treatment of moyamoya disease. Clin Neurol Neurosury, 1997, 99 (Suppl 2): S118-S122

[13] Matsushima T, Inoue TK, Suzuki SO, et al. Surgicaltechniques and the results of a fronto-temporo-parietal combined indirect bypass procedure for children with moyamoya disease: a comparison with the results of Encephalo-duro-arterio-synangiosis alone. Clin Neurol Neurosurg, 1997, 99 (Suppl 2): S123-S127

[14] Caldarelli M, Di Rocco C, Gaglini P, et al. Surgical treatment of moyamoya disease in pediatric age. J Neurosurg Sci, 2001, 45: 83-91

[15] Houkin K, Ishikawa T, Yoshimoto T, et al. Direct and indirect revascularization for moyamoya disease surgical techniques and peri-operative complications. Clin Neurol Neurosurg, 1997, 99 (suppl 2): S142-S145

[16] Fukui M, Kono S, Sueishi K, et al. Moyamoya disease. Neumropathology, 2000, 20 (suppl 1): S61-S64

[17] Gosalakkal JA. Moyamoya disease: a review. Neurol India, 2002, 50 (1): 6-10

[18] Kim SK, Seol HJ, Cho BK, et al. Moyamoya disease among young patients: its aggressive clinical course and the role of active surgical treatment. Neurosurgery, 2004, 54: 840-846

[19] 李之邦，汪海关，刘策刚，等. 儿童烟雾病血供重建的远期随访(附226例报告). 中华外科杂志，1998，36：360-362

[20] 朱献伦，黄海东，蓝明权，等. 脑-颞肌-颞浅动脉贴敷术治疗小儿烟雾病. 中华神经外科杂志，2002，18：393-395

[21] 秦怀洲，高国栋，赵振伟，等. 脑-硬脑膜-动脉-肌肉贴合术治疗儿童moyamoya病. 中华神经外科杂志，2001，17：124-125

[22] 晋强，李健，赵继宗，等. 儿童烟雾病临床特点及外科治疗分析. 首都医科大学学报，2005，26：67-69

[23] Ikezaki K. Fukui M, Inamura T, et al. The current status of the treatment for hemorrhagic type moyamoya disease based on a 1995 nationwide survey in Japan. Clin Neurol Neurosurg, 1997, 99 (Suppl 2): S183-S186

[24] Iwama T, Morimoto M, Hasimoto N, et al. Mechanism of intracranial rebleeding in moyamoya disease. Clin Neurol Neurosury, 1997, 99 (Suppl 2): S187-S190

[25] 杨树源. 烟雾病研究的现状与展望. 中华神经外科杂志，2011，27：1293-1296

[26] 段炼，李志方，史万起，等. 硬脑膜动脉血管融通术治疗成人烟雾病. 中华神经外科杂志，2010，26：616-619

[27] 徐斌，宋东雷，毛颖，等. 颅内外血管吻合结合间接血管重建治疗烟雾病. 中华神经外科杂志，2009，25：102-105

第五篇　立体定向和功能性神经外科

第 52 章

立体定向和功能性神经外科概述

立体定向术(stereotaxy)是一个复合词,Stereo来自希腊语,表示三维概念,taxy 源于拉丁语 tactus,意思是触及。立体定向表示两个概念,即三维空间的定位和导向。在近代科学史上,Dittmar 最早发明了颅内结构空间定位技术,1873 年他借助引导探针将电极插入大鼠的延髓以研究该处结构的功能。笛卡尔坐标系统是采用数学方法来确定某一点的三维空间位置的定位系统(即确定该点与三个互相垂直相交于一点的各平面之间的关系),该系统是在三维方向(即前后、左右、上下三个方向)对一个靶点进行定位是立体定向手术的基础。

Horsley 和 Clarke 应用笛卡尔坐标系统原理,开创了立体定向技术的历史。Spiegel 和 Wycis 开创了人类立体定向手术的先河,为人类立体定向技术建立了一套精确的参照系统。1947 年,他们首次报道了用于人类的立体定向仪,该设备可以在术中进行 X 线摄片,并能够确定脑内的参照结构,根据人的立体定向解剖图谱,可以对颅内的解剖结构进行准确定位。他们当时将此项技术称为立体大脑毁损术(stereoencephalotomy)。1952 年他们首次出版了人脑立体解剖图谱,该图谱的切面是以松果体和室间孔作为基线。1955 年 Talairach 提出的前连合(anterior commissure, AC)和后连合(posterior commissure,PC)作为立体定向靶点定位的参照点。此后出版的人脑立体定向解剖图谱均以 AC-PC 平面以基线,AC 与 PC 连线的中点称为大脑原点,脑内各核团的解剖坐标数值均建立在笛卡尔坐标系基础上,并以大脑原点和 AC-PC 连线/平面为参照进行标定。

本章主要按立体定向基础,分别讲述立体定向原理、方法学和临床应用。

第一节　立体定向原理和基础

一、立体定向坐标系

颅腔为一个有限的空间,脑内任何一个结构或病变的位置都与颅腔存在着一种关系,可运用解析几何坐标原理测定。其基本原理是在颅腔内设置三个相互垂直的平面;水平面(X),即通过前后连合之间的脑水平切面。矢状面(Y),通过大脑两半球中线与前后连合的 AC-PC 线重叠并与水平面垂直的矢状切面。冠状平面(Z),通过 AC-PC 线中点并与 X、Y 两平面垂直的冠状切面。这三个垂直平面的交点为大脑原点,坐标值为 0。以它为基准就可以分别测出脑内某一靶点在 X、Y、Z 三条线轴上的坐标位置数值(图 52-1)。把立体定向仪的水平、矢状和冠状方向分别用 3 个不同的数轴表示,患者的头部与定向仪固定后,脑内任意一个靶点都可以在定向仪的 3 个坐标上找到其特定的对应数值。

立体定向手术应用的坐标系统是直角坐标系统和极坐标系统。直角坐标系统,又称矩形坐标系统,基于笛卡儿坐标,此坐标系统为一个数学概念;平面一点的定位必须有两条相互垂直的线,在两条线上的距离(从原点出发到 X、Y 轴的距离)提供了一对坐标用于该点定位,这样的坐标系统称为笛卡儿坐标,同时也可以用 X、Y、Z 轴形式扩展到三维空间。即通过 3 个平面(XOY、YOZ、ZOX)互成直

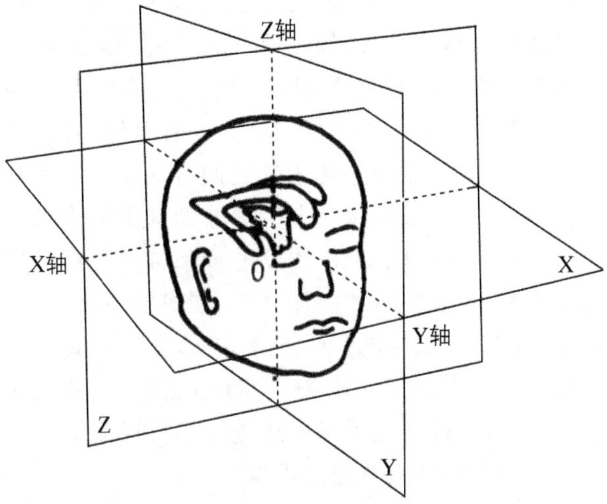

图 52-1　颅脑立体坐标

X 为水平面，*Y* 为矢状面，*Z* 为冠状面；*X* 轴代表左右坐标轴，*Y* 轴代表前后坐标轴，*Z* 代表上下坐标轴

角的共交点即原点（O 点），可确定空间的任一点。这一概念建立的三维坐标（前后位、侧位和垂直位），成为立体定向手术靶点的定位基础。它利用空间任一点的立体定位原理，先求出脑内某一解剖结构或病变，即靶点在颅腔内的坐标，定出它的精确坐标值，再用立体定向仪，将手术器械导入脑内达到预定靶点。目前多数国家应用这种立体三维坐标，通常以原点为中心，左右设为 X 轴，原点右为正值，左为负值；前后设为 Y 轴，原点前为正值，后为负值；上下设为 Z 轴，原点上为正值，下为负值。确定脑内任意一个靶点只要分别测量出靶点与 3 个坐标平面的垂直距离，就可以得出其三维坐标数值。若靶点恰好位于一个坐标平面上，则靶点的一个坐标值即为 0。Lekesell、Talairach 和 Hichcock 框架等都是源于笛卡尔的立体定向系统。

极坐标系统又称球坐标系统，它是将定向仪的中心作为球心，球表面的任何一点可以通过球的半径与垂直平面和水平面的两个角度来确立，故极坐标系统又称球形坐标系统；空间的某一点可描绘成从原点出发形成的特定距离、特定角度即半径和角度。脑内任一靶点的位置可根据 1 个半径长度和 2 个相互垂直的角度的大小来确定。

二、立体定向设备

（一）立体定向仪

1. 立体定向仪的种类　在立体定向手术开展后的 20 年间，Spiegel 和 Wycis 标出了颅内大多数的靶点，而开辟了立体定向功能性神经外科手术的几乎每个领域。受到 Spiegel 和 Wycis 定向仪设计原理的启发，世界范围内的许多神经外科医生很快报道了他们自行设计的各种立体定向仪。在 20 世纪 50 年代期间，人们根据四种基本原理设计了 40 多台不同类型的立体定向仪：①平移型，其特点是电极固定装置可以前后和左右移动，通过微调器从垂直方向到达预定靶点，如 Horsley-Clarke 和 Spiegel-Wycis 立体定向仪。②弓架中心原理设计的立体定向仪，如 Leksell、Riechert 和 Todd-wells 立体定向仪。立体定向仪的半圆形弓架的中心点可在三维坐标上表示，当电极固定器在弓架上移动时，电极总是指向弓架中心（即靶点）。③固定在骨孔的球形坐标原理的定向仪，利用 X 线摄片调整电极的方向，使之指向靶点。④多弓形臂构成的立体定向仪，如 BRW 立体定向仪。

Lars Leksell 访问费城后回到瑞典，于 1948 年研制出第一台弓架中心原理的立体定向系统（Leksell 定向仪），后不断改进，现已成为国际上应用最广泛的定向仪。Leksell 立体定向系统是一种将直角坐标系统和极坐标系统相结合的混合性定向系统。直角坐标系统是基于笛卡儿坐标系统原理，在颅腔内设置 3 个相互垂直的平面，通过水平面、冠状面和矢状面的 X、Y、Z 轴相交于一点，颅内的任何一点都可凭借 X、Y、Z 轴的坐标确立。Leksell 定向仪由定位框架和与之相连的弧形弓架组成，使用 Leksell 定向仪时，先通过 X 线、CT 或 MRI 等影像学定位，计算出靶点在 X、Y、Z 轴的坐标，然后在定向仪的框架上调整，使靶点位于定向仪的中心；再在极坐标系统下选择人颅的前倾或后仰角度和左侧偏角度，并转换成弧形弓架的角度，此时通过定向仪的导向装置就能准确地到达靶点，这种方法亦被称为球心导向法，Leksell 定向系统的误差在± 1 mm 以内。

2. 定向仪基本结构组成

（1）定位器：包括定位框架、定位尺（板）、固定螺钉。定位框架，一般为金属支架，通常为两种形式，一是呈立方形，框架上有刻度，代表定向仪的坐标系，这些刻度可在 X 线摄片中显影或不显影，若不显影，需附加定位尺（板）；另一种呈环形，此环上有若干个标志结构，表示 X、Y、Z 坐标系或与 X 线、DSA、CT、MRI 定位尺（板）相结合，借以推算出 X、Y、Z 坐标值和放大系数。少数定位架是呈方形金属板，其中心有一圆孔，装有 2～3 个小脚作固定用，此板上安装导向装置，可左右或前后旋转。固定部分用螺钉将定位框架固定在患者头部，常借以螺钉把定位框架直接固定于颅骨上。少数固定系统是利用定位板中央圆孔，内装有2～3个小脚，利用旋转或弹性张力把定位架固定在颅骨钻孔处。再用3～4个能自由升降垂直支柱加强固定作用（图52-2）。

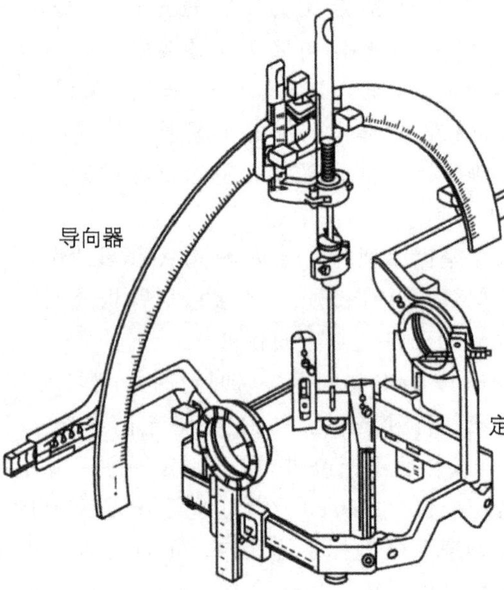

图52-2　Leksell定向仪基本结构

（2）导向器：包括半弧形弓和载物器。将载物器安装在半弧形弓上用以握持各种器械。导向器是将载物器和弧形弓都安装在定位框架上，导向器是将操作器械送到颅内靶点上的主要结构。

（3）脑内操作器械：器械种类按手术目的而异，如温控射频热凝仪、毁损电极、刺激电极、活检针、活检钳、异物钳、钐钴磁棒、血肿排空器、激光器、脑室内镜和超声吸引器等。

（4）定位用的辅助设备：除了X线机、CT机、MRI装置和便携式计算机外，还根据各定向仪种类，准备计算比例尺（螺旋计算盘）、看片灯、计算器、画线笔、普通直尺和分规等。

（二）立体定向辅助器械和设备

立体定向技术指通过定向仪、确定手术靶点，将手术器械导入靶点实施手术的方法。广义的定向技术包括定向仪、与定向仪配套的手术器械，如电极、电刺激针、活检钳、吸引器及其他特殊器械。神经放射的显影方法，如颅骨X线平片、脑室造影、脑血管造影、CT扫描和MRI扫描定位等。目前应用较多的立体定向技术是MRI扫描定位，其次是CT扫描定位。脑室造影立体定向方法由于并发症较多，目前基本被淘汰。电生理辅助确定靶点的方法，包括电刺激、电阻抗、诱发电位和神经核团放电的采集等，以及靶点的破坏方法，如机械毁损、射频热凝、放射方法、冷冻和激光等方法，其核心是通过间接手段来准确定手术靶点（目标点）的位置及范围，从而对所确定的手术靶点进行非直视手术。

（三）无框架立体定向设备

1986年，Robert及其同事介绍了一种应用声波发生器发射声波，经计算机把术前影像与实时空间位置进行关联，以此进行手术定位，开创了无框架立体定向手术（神经外科导航手术）的新概念。由于无框架立体定向系统不断更新，现以光学数字化仪导航系统，临床应用日渐普遍，它与影像学密切配合，进行实时导航，完成精确的手术。随着无框架导航系统临床应用，发现术中脑脊液丢失，病灶组织切除以及脑肿胀等因素可产生目标移位。有鉴于此，出现了术中实时扫描影像导航手术，其中代表是术中磁共振，纠正了术中目标移位。当今立体定向技术已与内镜系统、显微镜等融合一体，通过微创技术，在颅内做无框架立体定向手术。无框架立体定向技术（神经外科导航系统）已走出神经外科，目前已有了五官科导航系统、脊柱外科导航系统、胸腔外科导航系统，应用这种定位和治疗方法，全身各个部位和器官都可应用此项技术协助诊治。

尽管立体定向技术早已广泛应用于神经肿瘤的诊治，但由于定向仪开始主要应用于精神病、疼痛、癫痫和帕金森病等功能性疾病，因此“立体定向”和“功能性神经外科”常同时出现于各类神经外科文献和书籍，故多数学者仍约定俗成的把“立体定向和功能性神经外科”作为神经外科一个亚专业。立体定向技术随定向仪、影像技术和计算机技术的不断更新而日趋成熟。

第二节　立体定向方法学

神经外科手术定位是把颅内目标结构的位置识别出来。脑组织目标结构一般可分为可见目标与不可见目标，可见目标，如颅内肿瘤、颅内血肿、颅内金属异物、钙化点和骨性结构等，通过 X 线摄片、CT 或 MRI 扫描直接显示出来。不可见目标，如颅内苍白球、丘脑底核和丘脑腹外侧核等结构，必须通过脑室造影或脑血管造影、CT 或 MRI 扫描影像显示出脑内参考结构(如前连合、后连合和室间孔等)，然后依据参考形态结构位置推导出颅内各目标结构位置。近年来由于计算机发展，MRI 设备不断升级使原先不可见脑组织形态结构变成可见结构，推动功能性神经外科的发展。

从带有定位框架的影像片上把推算寻找出来的目标点，投影到定向仪上的三维坐标刻度上，求出它的坐标读数(或左右、前后旋转角度)，依据这些读数(即 X、Y、Z 坐标值)，调整定向仪上与之相应坐标数值，就可使患者脑内目标点坐标数值与定向仪上坐标数值吻合(重叠)，再用定向仪上导向器就能准确地把手术器械送到颅内目标点，完成定向手术，这一过程称为定位术。由于定向仪各坐标结构形式不同，求出定向仪上实际坐标值可运用数学计算法、图解法、目标点模拟法和原点任意法等方法之一求出。另外，采用神经影像导向方法不同，计算方法学也不同。下面分别介绍一般 X 线定位法、CT 定位法和 MRI 定位法。

一、X 线定位法

X 线球管发出的 X 射线的投影形状，是呈圆锥形散开的，在这些散开的 X 射线中，对被照射的平面来说，有一根射线与该平面是垂直的，这一根射线称为中心射线，而那些不同角度的倾斜线称为周围射线。中心射线可通过两个平行平面中的坐标相同点，周围射线则通过这两个平面坐标不相同点。由于 X 射线呈圆锥状散开，物体在 X 线片上投影要比原物体放大，离 X 线片较近者物体放大较小，远离 X 线片放大要大些。另外，各部位与射线中心的放大比例也不等，物体离中心射线越远，变形越明显，放大系数越大。

一般 X 轴坐标值从正位片上获得，Y 轴、Z 轴坐标值从侧位片上计算，其计算步骤，若为不可见靶点，先在 X 线片上找到 AC 和 PC 点，求出大脑原点，根据脑立体定位图谱上所给各靶点坐标值，在 X 线片上找出靶点位置。此靶点位置在框架上有相对应的 X、Y、Z 坐标值，即可求出。各种不同定向仪，X 线片具体方法不一。不过，目前 X 线定位法已逐步被 CT 和 MRI 定位法取代。

二、CT 定位法

1. *常用定位方法*　1976 年，Bergstrom 和 Greitz 首先报道 CT 与定向仪结合用于临床并获得成功。由于 CT 具有高分辨率和定位特性，使定向手术更为简捷、定位准确，将 CT 或 MRI 影像片上靶点坐标数值转换到定向仪框架坐标上，使数值一致，实现临床上 CT、MRI 引导的立体定向术。目前常用 CT、MRI 定位方法有以下几种：①间接法；②直接法；③先后法。

(1)间接法：在定位框架两侧安置 CT 定位板(使用 MRI 成像，在两侧、前后和头顶部安置 MRI 定位板)，多数定向仪定位板内有 N 形金属条，为正方形，扫描时保持定位框架 X、Y 轴平面与 CT 扫描窗平面平行。这样，靶点的三维坐标数值可直接从图像上测得，不需要再行矫正(即坐标转换)。扫描后在每一层 CT 片平面上，左、右侧各有三个椭圆形或长方形极小断面点，把每侧上下两点进行上下和左右点连一线，呈长方形。此时只要在所需 CT 层面上找到靶点，以此点做上下、左右平行线，与上述边相交，即可求出 X、Y 坐标值。而 Z 坐标值，只要把两侧中间断面点连成一线，此线与上、下线间距离，即代表 Z 值。如果头颅安装定位框架后，定位框架与 CT 机不保持特定位置，在任意方位下进行扫描，通过靶点坐标转换由计算机来完成靶点(图 52-3)。

(2)直接法：定位框架坐标系与 CT 坐标系完全吻合，这是将 CT 机改装为专用定向手术，定向仪安装在 CT 机上。定向仪的中心 O 位与 CT 机坐标 O 位完全重合。通过机械装置，定向仪可按刻度沿 Z 轴方向移动，以获得不同层面的 CT 扫描图像。这样靶点 X、Y 坐标值可直接由 CT 机上读出，Z 坐标值根据 CT 床从基础 O 平面移动至靶点平面的 CT 像距离得出。

(3)先后法：根据 CT 层面上获得的肿瘤、脑室或其他结构的形态，标绘在一块透明的薄板上，然

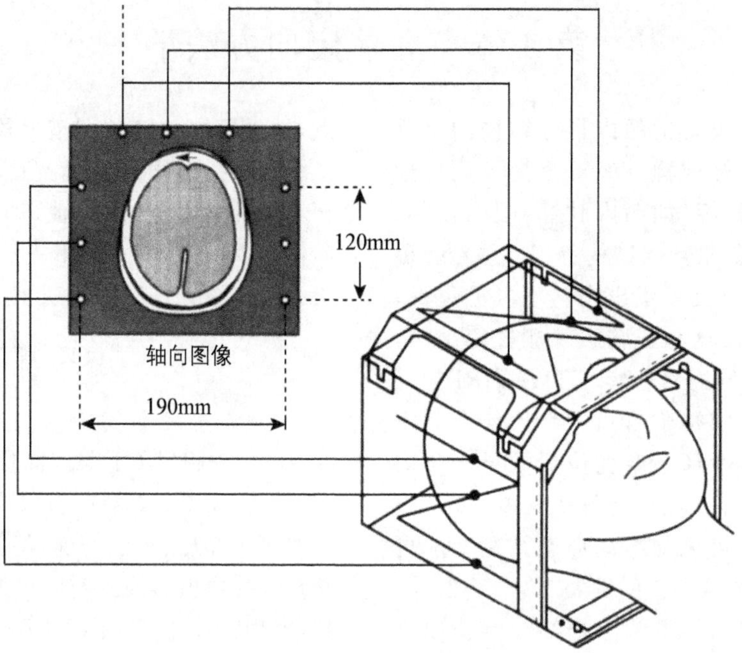

图 52-3　CT 定位(间接法)

后利用计算机自动完成在 X 线片上显示出相应的结构,计算出靶点的 X、Y、Z 坐标值。目前临床上多使用间接法,由于先后法使用不便和欠准确,直接法占有专用 CT 机临床均不用。

2. AC-PC 线在颅外投影显示法　大量临床实践发现从鼻翼下缘至耳郭软骨下缘连线,相当于颅内 AC-PC 投影平行线,为临床安装定向仪参考,利用 MRI 来进行定位,因 MRI 能清晰显示三维解剖结构,在扫描过程中获取正中矢状面图像来确定 AC-PC 平面。

3. 介绍 Leksell-G 定向仪 CT 定位法

(1)安装定向仪:采用坐位或仰卧位,在消毒局部麻醉下将病人头置于定位框架中,利用吊带或双耳塞插入外耳道上,使 Leksell 定位框架不要有明显左右倾斜、旋转,前后仰屈,定位框架正中面与头颅矢状面吻合。安装完毕送病人至 CT 室扫描台上,将定位框架与 CT 接合器接合,定位框架两侧安装 CT 定位尺(板),使定位框架 X、Y 轴平面与 CT 扫描机平面平行,按需要的层距和层厚进行扫描。

(2)X、Y、Z 坐标值求法:在 CT 片上两侧可清晰见到 3 个极小椭圆形或长方形横断面,在所需 CT 层面片,在每侧上下或左右两点间中点连一线,这样左右线与上下线十字垂直相交,然后再找靶点,从靶点分别划出垂直线,与上下线、左右线平行并相交,此间距分别代表 X、Y 坐标值。从两侧找到中间小横断面点,连一直线与左右线相交,此点代表 Z 坐标值(图 52-4)。

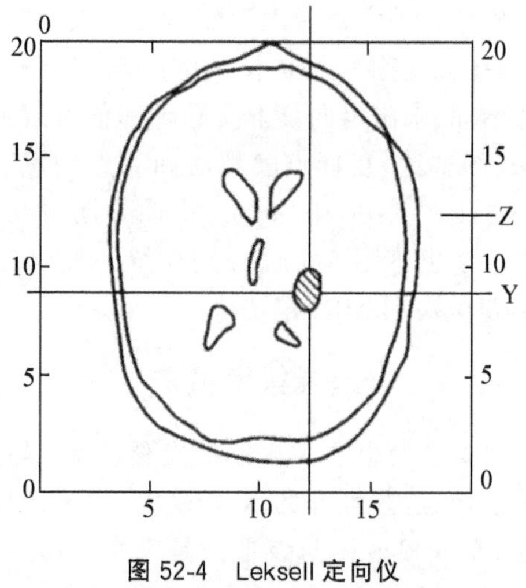

图 52-4　Leksell 定向仪

可在 CT 片上求 X、Y、Z 坐标数值

(3)根据求出 X、Y、Z 坐标值,确定钻孔点钻孔,切开硬膜,通过导向器即可把操作器械通过此孔送到颅内靶点进行诊断和治疗操作。

三、MRI 定位法

1. 基本原理　MRI 定位与 CT 定位基本原理一致,MRI 定位术要求水平面(轴位)、冠状面、矢状面二个剖面扫描,MRI 定位板(尺)呈围栏状,在定位框架左右、前后和顶部均安装有定位板(尺)，可以在 MRI 三个剖面上分别获得靶点的坐标值。另外，每侧定位板(尺)刻有 N 槽或 V 形槽，槽内嵌有显影管，管内装有顺磁性物质，如水溶性碘造影剂 Gd-DTPA 和硫酸铜等，在扫描中显示，不产生伪影。

2. Leksell-G 定向仪 MRI 定位法

(1)定向仪安装、扫描、计算方法同 Leksell-G 定向仪 CT 定位法步骤，病人头部安装好定位框架到 MRI 室行 MRI 扫描，框架上安放 MRI 定位板(尺)，平卧在操作台上，将病人头与框架放在 MRI 接合器内，然后按要求层距、层宽扫描，同时依据病变性质给予不同 MRI 序列扫描，一般用 SE 序列。视野 FOV 为 $256 \times 256mm^2$ 或 $280 \times 280mm^2$。

(2)X、Y、Z 坐标数值求法若病灶为可见靶点，求 X、Y、Z 坐标值选择所需一层病灶靶点矢状位或轴位或冠状位来计算。若为不可见目标靶点，求 Y、Z 坐标值，首先选 T_1 加权像，正中矢状位，确定 AC、PC 和大脑原点。接着寻找靶点，只要根据立体定位局部解剖图像上靶点坐标数值，再确定靶点位置和此靶点在框架上 Y、Z 坐标值。求 X 坐标值，一般在水平位上获得，首先根据扫描找到我们需要的层面，利用脑立体定向图谱所知靶点 X 坐标值再寻找靶点，此靶点 X 坐标值即可在框架上显示(图 52-5)。

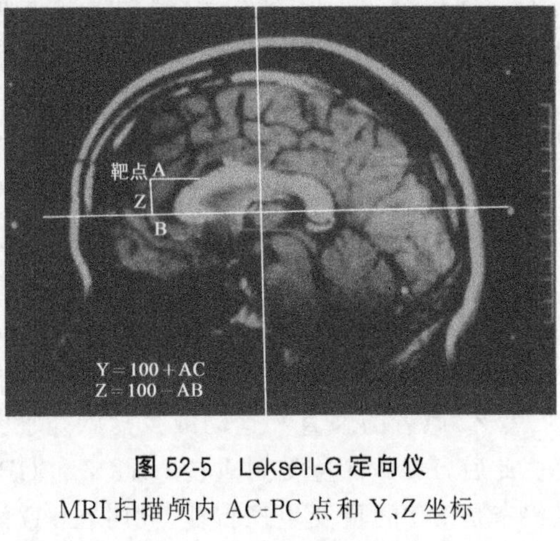

图 52-5　Leksell-G 定向仪
MRI 扫描颅内 AC-PC 点和 Y、Z 坐标

四、计算机整合技术

医学影像是临床决策过程中正确的疾病诊断和制订合理治疗计划的重要前提，已经成为现代医疗不可缺少的一部分，贯穿在整个临床工作中。医学影像可以分为人体形态信息的解剖图像(如 X 射线透射成像、CT、MRI、DSA、MRA 和 CTA 等)和人体代谢信息的功能图像(如 PET、SPECT、fMRI 和 DTI 等)两个部分。对于相同的脏器，不同的医学图像设备将会提供更为全面的相关而又不同的信息，如 CT 和 MRI 以较高的空间分辨率提供了脏器的解剖结构信息，PET 和 SPECT 以较差的空间分辨率提供了脏器的新陈代谢功能信息，这些信息是相互补充有时又是相互矛盾的。20 世纪 90 年代，伴随仪器仪表工程和计算机技术的进步，医学成像设备有了飞速的发展。因此，出现了计算机整合技术，借助于计算机将不同来源的医学影像，经过对位和配准，将相同脏器的多种信息科学准确融合在一起，起到信息互补的作用。

计算机整合技术是通过将多种成像模式，提供具有互补性信息进行整合，从而获得某结构更全面的多种信息。一个完整的医学计算机整合系统应该由一种或多种医学成像设备、计算机处理设备及相关的整合软件组成。

1. 计算机整合技术根据影像来源分类　根据成像模式的性质不同，所选择配准图像来源不同，整合技术可以分为同类多源整合与异类多源整合。同类多源整合是指待配准的多幅图像是用同一种设备获取的，如 SPECT 图像融合系统、MRI 图像融合系统，多用于治疗前后的对比，癫痫发作期与发作间期对比；肿瘤或骨骼的生长监视以跟踪病情发展，确定该检查对该疾病的诊断特异性，判断病灶的来源是新生的转移灶，还是放射治疗后纤维化组织，并确定治疗过程。异类多源整合是指待配准的多幅图像来源于不同的成像设备，如 SPECT 与 MRI 图像整合、SPECT 与 CT 图像整合，主要应用于神经外科的诊断、手术定位及放疗计划设计等，还可以把 MRI、CT 等解剖图像与 SPECT、PET 和 MEG 等功能图像整合，进行功能区、癫痫灶的综合手术定位等。

2. 根据计算机整合方法分类　无论是同类多源整合还是异类多源整合，整合的关键是完成相关图像的对位，将多幅图像在空间进行配准，达到几何位置的完全对应，接着将配准后图像进行信息的融合显示。理想情况下图像融合是实现图像精确的点对点配准，然而实际应用中，图像分辨率越高，图像细节越多，实现点到点对位也就越困难。因此，在进行两幅高分辨率图像(如 CT 图像和 MRI 图像)的对位时，可以借助基于外部特征的外标记配准法(定向仪框架、头颅标志点)，而在进行结构图像和功能图像(如CT图像和fMRI图像)的对位时,由于功能图像往往分辨率较低,通常为厘米级,结构图像分辨率较高,通常为毫米级,点和点的对应关系很难找到,这时可利用基于明显解剖特征的内标志配准法(体位标志)完成图像对位。

精确对位实现配准后,就要将配准后的图像进行信息的融合显示,从而使临床医生可快速获取感兴趣的互补信息。因此,根据临床工作的目的和习惯的不同,融合方法可分为基于层面的二维融合方法和三维融合方法。二维融合法包括:①邻近显示法,即把多个配准了的图像在不同窗口中按层面显示,层与层之间是对应的,窗口中图像可调整亮度和对比度,在各个窗口中,鼠标指示的点在三维坐标上是相同的。因此,可以观察到准确的对位。②直接融合法是将融合图像对应像素直接做加、减、加权或者采样运算,所得结果即为融合图像,也可利用"颜色冲洗"技术,把功能图像中的颜色映射到解剖图像中对应位置。③特征选择融合是把一组多幅图像中的特征提取出来,集成到其他图像中去的融合方法。三维融合技术目前已在临床开始应用,立体定向手术计划软件以Leksell surgiplan应用最为广泛。

应该指出,以上的分类不是绝对的、孤立的,在实际应用中,一个整合系统的设计过程,往往综合了几种分类的概念。配准与融合的发展,精度和速度将会有非常大的提高,能够将各种医学图像的信息有机地结合起来,给现代医学临床诊断与治疗带来新的思维、新的标准。

第三节　立体定向的临床应用

立体定向神经外科是利用影像学定位和定向仪引导,将微电极、穿刺针和手术显微器械置入脑内可视或不可视的靶点,进行电生理记录,留取组织标本,制作毁损灶,切除病灶,诊断和治疗中枢神经系统疾病。

由于计算机,神经影像学和定向仪的不断发展使立体定向技术进入了一个以计算机技术为基础,以神经影像学技术(CT、MRI、DSA和PET等)引导方法为代表的,除了进一步治疗各种功能性神经外科疾病外,在颅内肿瘤切除、颅内病变活检、颅内血肿排空及内镜神经外科、立体定向放射外科和医用机器人等诸多跨世纪的医学科学新技术等方面均取得日新月异的发展,越来越多的脑深部禁区将被打破,越来越多的脑疾病患者将得到有效的医治。

一、运动障碍性疾病

运动障碍性疾病是一组以各种不自主运动为临床特点的症状和症候群的总称,主要包括帕金森病等锥体外系疾病,治疗这些疾病是立体定向手术的最早尝试,它伴随了立体定向手术发展的全过程。

(一)帕金森病

帕金森病(Parkinson disease,PD)是中枢神经系统常见的退行性疾病,是以黑质多巴胺神经元缺失为本质的具有多种临床表现的疾病,它不仅包括震颤,还有肌僵直和行动迟缓,同时伴有精神忧郁、多疑、智能低下等症状。1947年Cooper等运用立体定向苍白球毁损术治疗PD,取得较好疗效。1954年丘脑毁损术被应用于PD治疗,该术式对震颤疗效显著。20世纪60年代左旋多巴成功应用于PD治疗,它不但能抑制震颤,对僵直疗效也令人满意,20世纪70年代后期,左旋多巴的缺点逐渐暴露出来,其疗效随病情发展而降低,并可引起诸如"开关"现象、运动障碍等严重并发症,手术治疗重新受到了人们的重视,同时,神经影像学、立体定向技术、电生理技术特别是微电极技术均有了长足的进步,学者们对手术靶点的选择进行了新的探索。目前靶点主要集中于3个部位即苍白球内侧部(globus pallidum internus,GPi)、丘脑底核(subthalamicus nucleus,STN)和丘脑腹外侧核(ventrointermedii nucleus,Vim)。1992年,Laitinen等报道了苍白球腹后内侧部切开术(pallidum ventralis posterior,PVP)治疗38例药物难治性PD的结果,35例(92%)患者的强直和运动减少症状几乎完全缓解。此后,PVP日益受到重视。STN和GPi的过度兴奋是PD的重要生理特征,同时在PD病人也发现了类似的生理学和代谢改变。Cross和Kondziolka等临床研究证实包括豆状核襻在内的GPi因能全面改善PD的三大症状,被认为是治疗PD的最佳靶点。临床研究证实STN是治疗运动迟缓或运动不能型PD的适宜靶点。由于理想的毁损灶距离视束和内囊都非常近,如果病灶波及了视束和内囊,可导致偏盲或肢体偏瘫,其发生率为

1%～2%。因此，1991 年 Benabid 等采用深部脑刺激(deep brain stimulation，DBS)治疗 PD，效果良好，DBS 安全、创伤小、不良反应少，可反复多次进行，其治疗具有可逆性和可调节性的优点。目前在欧美国家已作为一种 PD 治疗的主要的外科方法，我国也逐步开展了 DBS 治疗 PD。

(二)扭转痉挛

又称变形性肌张力障碍，临床上以骨骼肌、躯干肌呈缓慢而剧烈的不随意扭转为特征。运动或精神紧张时症状加重，安静或睡眠时消失。病因目前尚不明确。可分为原发性和症状性两类，病变部位考虑在基底核的尾状核和壳核。脑立体定向射频毁损术常用的靶点为丘脑腹外侧核(ventralis lateralis nucleus，VL)、Vim、GPi、腹嘴前核(ventro-oralis anterior，Voa)、腹嘴后核(ventro-oralis posterior，Vop)等。症状改善多在术后 3～6 个月左右，对术后效果欠佳或短期复发者可再次手术。近年来，DBS 也应用于此病并取得良好的疗效。

(三)慢性进行性舞蹈症

本病是以慢性进行性舞蹈样动作和痴呆为特征的一种遗传性变性疾病。主要侵犯大脑皮质和基底核，表现为核细胞萎缩，脱髓鞘改变和胶质细胞增生。对于舞蹈病特别严重而智能下降较轻的病人可采用立体定向 VL、Forel-H 区和下丘脑区毁损。

(四)手足徐动症

本病是多种神经系统疾病的表现，病因主要有变性与代谢性疾病、中枢神经系统感染、脑血管病、中毒等。病变主要在壳核。常用毁损的靶点有 VL、Gpi、Forel-H 区、小脑齿状核。此外可用慢性电刺激来控制异常运动及痉挛。

(五)痉挛性斜颈

本病是中枢神经异常冲动引起颈部肌群产生不自主收缩，是头颈向一侧扭转或痉挛性倾斜，临床表现有前屈型、旋转型、后仰型和侧弯型。目前常用手术方法分两类：一类是颈部肌肉的选择性切断或切除术、颈部肌肉去神经术，如选择性周围神经切断术、三联手术；另一类是大脑深部某些结构定向毁损术或慢性丘脑刺激术。立体定向毁损 VL、Gpi、Forel-H 区适用于重症、痉挛范围波及颈外肌群者，效果满意。

(六)特发性震颤

特发性震颤是一种以震颤(姿位性震颤及运动性震颤)为唯一症状的运动障碍性疾病，是运动障碍患病率高而预后良好的疾病。

特发性震颤又称为家族性震颤，约 60%病人有家族史，呈常染色体显性遗传特征。特发性震颤唯一的症状就是震颤，主要表现为单一的姿位性震颤及运动性震颤，两上肢向前平举时，在特定的姿势状态时可出现快速的 3～14 Hz(平均 4～8 Hz)的震颤。随着病程和年龄的增长，频率逐渐降低，幅度逐渐增加。

特发性震颤约 10%的病人需要治疗，其中约 50%的病人使用现有药物能很好地控制症状，其余病人可能需要使用肉毒素和立体定向手术治疗。

手术治疗的适应证：非手术治疗无效者，或药物治疗虽有效但其不良反应严重以致病人无法承受者；不过有明显的认知障碍与诊断方面的不确定性病例不适宜手术治疗。靶点的选择丘脑毁损术的靶点是 Vim，包括未定带和 STN。

手术方法包括立体定向毁损术和 DBS。手术的步骤同 PD 手术。丘脑 Vim 核毁损术疗效极为明显，有效率高达 80%～90%。主要症状改善表现为对侧肢体，偶尔头、颈部震颤亦有改善，许多病人需要双侧手术。然而双侧毁损术易出现语言障碍，高达 30%（单侧约为 5%），还可能出现其他并发症。DBS 尽管机制未明，但效果肯定。

二、精神疾病

1949 年 Spiegel 等首先应用立体定向技术治疗精神病，20 世纪 60 年代以后得到广泛的发展，由于边缘系统、前脑对调整情感、记忆、行为活动的解剖和生理功能研究的进展，给精神病患者各种阳性靶症状选择性脑内靶点定向毁损，其疗效已受到精神科医生的肯定，采用立体定向选择性毁损脑内某些与精神情绪有关的结构，中断它们之间的某些相互联系，以调整脑的功能，达到减轻或消除精神症状的目的。立体定向手术定位精确、损伤小、安全，已逐渐代替其他外科手术。常用毁损的靶点有杏仁核(适用于兴奋、冲动、攻击敌对行为的精神病)和扣带回(适用于抑郁、焦虑、强迫症、紧张症、神经性厌食及伴有抑郁型人格障碍)。其他靶点还有内囊前肢、丘脑背内侧核、中央中核和内侧隔核等。

近些年，慢性电刺激开始应用于精神疾病，其主要方式有慢性小脑刺激、DBS、迷走神经刺激术和经颅磁刺激。慢性电刺激的各种手术方式具有创伤小、可调控、疗效肯定等优点，因而得到认可，不过其费用昂贵故推广受到一定限制。

三、癫　痫

癫痫手术治疗的发展已经历了100多年，是功能性神经外科学的主要组成部分之一。脑立体定向手术治疗癫痫的理论依据是确定脑内皮质下致痫灶的部位并加以立体定向手术破坏，从而控制癫痫发作；破坏皮质下有关传导癫痫活动的途径，以阻止癫痫放电向远处传播。毁损脑内特定结构以减少大脑半球皮质的兴奋性或增加对其他结构的抑制性。与一些经典手术相比，立体定向手术具有适应证更广泛的特点。其适应证如下：①多发性癫痫灶或者两侧半球呈广泛而无局限性癫痫电活动者；②癫痫灶局限于一侧半球而无局灶性脑器质损害者；③癫痫灶位于重要功能区而不宜行切除手术者；④以精神障碍为主，伴有智能障碍而禁止行经典切除者。脑立体定向手术可选择的毁损靶点较多，如内囊、海马、前连合、胼胝体、丘脑、穹窿、壳核、扣带回、苍白球和丘脑下部等。其中杏仁核、海马、Forel-H、胼胝体等为最常采用的毁损结构。杏仁核在边缘系统中具有重要作用，与情绪、行为有关。伴有精神运动发作的颞叶癫痫可首先选择毁损该结构。

Clufannd等对术后患者长时间观察和随诊，结果多数患者一侧或双侧杏仁核毁损后，除了癫痫发作消失或减少外，情绪和情感等精神障碍明显缓解，手术并发症亦比颞叶切除术明显减少。双侧颞叶致痫灶者尤其适用于双侧杏仁核毁损术。由于多数患者术后变得温顺、合作，因此癫痫发作伴有冲动、攻击等行为者应首选杏仁核毁损或与其他靶点联合手术。杏仁核毁损术对全身性癫痫效果较好，而复杂部分性癫痫疗效较差。海马毁损亦是治疗颞叶癫痫的常用靶点。纵向毁损海马不仅减少重复穿刺对脑组织损伤，而且治疗颞叶癫痫效果显著。豆状核到黑质、苍白球离心纤维是癫痫传导径路中的重要组成部分，而Forel-H区是该传导径路中的必经之处，也是癫痫发放传导纤维最集中部位。该结构毁损对局灶性和全身性癫痫外科治疗有效率达63.4%～85%。单侧或双侧穹窿毁损适用于颞叶癫痫。对伴有攻击、自伤、精神运动兴奋的儿童颞叶癫痫尤为适宜、内囊毁损术的目的在于阻断额叶至脑干等结构联系和癫痫冲动的发放，适用于全身癫痫发放患者。由于该手术可遗留严重偏瘫是未能广泛推广的主要原因。立体定向术是目前治疗肌阵挛和肌阵挛癫痫的唯一有效方法。近年来，利用立体定向技术在尾状核或中央中做作电极埋藏行慢性电刺激及将脑和神经组织置入下丘脑或侧室旁治疗癫痫已广泛开展，同样迷走神经刺激术治疗癫痫的临床疗效也得到肯定。

立体定向脑电图，也有称为立体定向-电极-脑电图，是一种借助立体定向技术将深部电极置入到大脑不同的部位，在电极点所在位置记录患者发作间期（即无发作的时候）及发作期脑电图的方法，以精确定位癫痫病灶，同时也是下次手术的解剖定标点，依据此点的定位，为癫痫手术切除病灶提供不足毫米的误差。将来的发展，利用立体定向弓形架的支撑和准确定位性，与脑内视镜相结合，手术创伤更微创，手术可以做到点对点的清除，而创伤性达到最小。癫痫外科手术可以更微创、功能保护更完善。

四、疼　痛

痛觉传导途径及其生理作用极为复杂，数十年来对非手术治疗无效的顽固性疼痛一直是临床上棘手的难题之一，立体定向手术适用于部分经药物治疗无效，又不能通过其他方法解决的，严重影响生活和工作的，有病态人格的慢性疼痛、恶痛和癌痛病人。立体定向毁损术镇痛原理是在痛觉传导系统中某一结构上制造毁损灶，从而达到阻断痛觉纤维传导，缓解疼痛的目的。目前疼痛定向毁损丘脑神经核靶点有丘脑腹后外侧核、丘脑腹后内侧核、中央中核、旁束核和丘脑枕等。此外还有毁损下丘脑、中脑脊丘束、扣带回、脑桥脊丘束和垂体等方法。近年来深部脑电刺激治疗疼痛发展迅速，具有广阔的应用前景。

近年来，脊髓刺激术（spinal cord stimulation，SCS）已开始应用于疼痛的临床治疗，此技术是指将脊髓刺激器的电极安放于椎管的硬膜外腔后部，通过电流刺激脊髓后柱的传导束和后角感觉神经元，从而达到治疗疼痛或其他疾病目的的一种治疗方法。术中将电极置于硬膜外腔后部产生电场刺激脊髓后部的上行结构，如脊神经背根、脊髓后角神经元、脊髓丘脑束等。SCS作用的主要理论依据是符合闸门学说，即脊髓存在有控制疼痛信号进入大脑的入口，低电流刺激脊髓后活化疼痛抑制神经纤维，因而关闭了疼痛信息的传递，进而缓解和阻断疼痛感觉。SCS可以应用的临床治疗范围主要包括慢性顽固性（难治性）疼痛、缺血性疼疾病。

五、其他疾病

1. *脑性瘫痪*　此病是引起儿童残疾的常见原因，多为出生前病毒感染，产伤或胎儿缺氧史。临床表现为痉挛性偏瘫、多种形式的癫痫、智力发育不全等，毁损的靶点主要有丘脑腹外侧核、Forel-H区、中央中核、内囊内侧部、丘脑枕和小脑齿状核等，近年众多学者提倡多靶点联合毁损可获得满意疗效。

2. *肝豆状核变性*　此病又称 Wilson 病，是一种常染色体隐性遗传的铜代谢障碍的疾病。肝豆状核变性引起意向性震颤，影响生活和行走者可采用立体定向毁损术。靶点可选择 Vim、GPi、Forel-H 区等。术后应配合其他药物治疗。

六、脑内移植

脑内移植是指选择供者神经组织或细胞群置入受者的脑内，以替代受损或变性的神经元，使其重建神经环路或分泌神经递质，以达到调控神经功能、改善症状，治疗相应的疾病。

目前临床应用主要范围有：①治疗帕金森病，包括自体肾上腺髓质移植、胎儿中脑黑质和肾上腺髓质移植等；②治疗单纯性小脑萎缩和晚期小脑皮质萎缩；③治疗神经内分泌疾病，如下丘脑前区移植治疗中枢性尿崩症、治疗成人腺垂体功能减退症、垂体性侏儒；④治疗低能儿大脑发育不全；⑤治疗外伤性截瘫、癫痫和扭转性痉挛等。

近 20 年来，脑内移植在实验研究方面已取得了一系列的重大成就，在移植物的选择、移植部位及技术等方面进行了有益的探索，目前用于移植的组织包括胎脑黑质、自体肾上腺髓质、周围神经组织、神经营养因子、基因工程细胞和神经干细胞等。胎脑黑质移植入脑内，能长期存活，还能与宿主神经元发生突触联系，Schwarz 将黑质细胞培养纯化成有特殊功能的细胞系，然后再行移植，大大提高了细胞存活率。基因工程细胞就是经过遗传学修饰的细胞，目前研究的焦点是以原代细胞为靶细胞的移植，原代细胞可分非神经细胞和神经细胞，前者移植后可长期存活且不具增殖侵袭性，但不能与神经细胞发生突触联系，后者移植的优点是可以与其他神经细胞整合，完成生理学上的细胞替换，理论上是把基因带到病变脑区的最佳运载细胞，但是原代神经细胞体外培养困难，一旦神经细胞经历了分化就不可能再分裂，有人在原代神经细胞的永生化(immortalization)上做了大量工作，目前已建立了来自不同脑区的永生细胞系。根据不同的病情和治疗目的，目前常用的移植部位有纹状体头部及尾部、壳核、中脑黑质和侧脑室等。有学者应用胶囊化技术，将移植物包裹于微囊中进行移植，能够有效地起到免疫隔离作用而不用免疫抑制药，成为解决跨种系细胞移植的一条途径。Kolari 等用人胚胎神经组织置入两侧大脑半球隔区的靶点，治疗精神分裂症获得成功。

由于中枢神经系统的结构与功能十分复杂，脑内移植及中枢神经组织再生研究是医学和生物学的一项艰巨而复杂的系统工程，在组织细胞及分子水平上进行探索，需要诸多相关学科交叉和融合，才可能取得突破性进展。

七、颅内占位性疾病

(一)立体定向脑内病变活检

虽然影像技术(CT、MRI)能够对脑内病变做出定位诊断，但无法做出定性诊断，而明确的病理组织学诊断对决定病人的治疗方案具有重要作用。立体定向脑内病变活检避免了传统开颅手术活检可能导致的神经功能损害。立体定向活检是目前广泛使用的一种微侵袭性颅内病变定性诊断方法，适用于脑深部为小病灶、多发病灶、功能区病灶和手术难以切除的弥漫浸润性病灶。据报道，立体定向手术活检的阳性率可达 91%～96%，其中约 20%的病人依靠临床症状、实验室和影像学检查无法确诊。该技术安全可靠、定位精确、创伤小、病人痛苦小，易于接受。因此，脑内病变立体定向活检术，已成为确诊神经系统疾病和确定治疗方案的一个重要手段。术中应尽量多采取组织标本，多靶点取材，包括病灶的周围组织、病灶边缘、病灶的中心三部分以提高活检阳性率。

(二)脑内血肿排空

自 1978 年 Backlund 等首次报道采用立体定向技术清除颅内血肿之后，此项技术进一步得到了改进和应用，螺旋针变细，血肿排空后使用压迫性水囊。1990 年 Honndo 将超声吸引器用于颅内血肿排空。Ito 采用立体定向水流冲击吸引法，Ngnyenbaodao 在 CT 监测下灌注吸引血肿排空及双导入路穿刺抽吸。1989 年 Ludwig 等采用立体定向内镜技术在直视下排空血肿并止血。1982 年 Doi 等首先报道立体定向排空加血肿溶解引流术，此技术较传统开颅手术具有简单易行，安全有效，而且创伤轻、恢复快、费用低、疗程短等优点，不仅用于治疗自发性脑出血特别是高血压脑出血，而且可用于治疗各种颅内血肿。脑内镜立体定向技术在清除颅内血肿方面也有突出的优点，它能在直视下清除血肿，能及时发现和处理血肿腔的出血，吸除血肿能严格控制在血肿中央进行，在血肿逐渐被排空时，能直视血肿腔壁，不伤及血肿腔壁以免造成新的出血或神经功能障碍。此外，本技术治疗脑室内出血有独特的优势，可以彻底清除积血，打通脑脊液循环通路，降低颅内压及减少脑室扩张，预防梗阻性脑积水的发生。

目前关键问题是手术适应证和手术时机，只有选择适当的病例，才能收到最佳效果。其手术适应证为：①意识状态呈嗜睡或浅昏迷；②常规内科治疗无效或病情加重；③幕上血肿量大于30ml，幕下血肿量大于5ml或引起脑干受压症状；④血肿破入脑室及慢性张力性血肿。手术时机的选择：①如果病情允许尽可能选择亚急性期为宜，否则需尽早手术治疗；②对于那些出血迅速、血肿巨大、脑伤较重，特别是已有脑疝形成者，应首选骨瓣或骨窗开颅手术治疗。

(三)脑脓肿排空

自20世纪80年代国内外采用CT引导立体定向技术治疗脑脓肿的成功报道以来，使传统开颅手术风险大，感染易扩散，对正常脑组织损伤重的弊端得到迎刃而解，尤其对位于脑深部或重要功能区的脓肿及年老体弱者更为适用。本方法定位精确、侵袭小、安全可靠，穿刺径路范围小，不易引起脓肿扩散污染周围脑组织。术中可同时完成穿刺排脓，抗生素液冲洗抽吸，置管引流。对体积小、脓肿壁厚的慢性脑脓肿可用硬质内镜辅助切除。另外，立体定向穿刺冲洗手术对颅内多发脑脓肿优势更加明显，可通过一次手术对多个脓肿进行处理。

(四)脑内异物摘除

火器性颅脑穿通伤或开放性颅脑损伤所致的颅内异物可以造成颅内感染、异物移位损伤、神经毒害(如铅弹)、脑组织坏死及粘连导致癫痫。传统的开颅方法对脑深部异物手术相当复杂，脑组织损伤大，定位不精确，异物寻找困难。立体定向摘除颅内异物手术侵袭小，简便安全，异物易取出。术中监测定位可用X线、C形臂机或内镜。

(五)脑内寄生虫摘除

脑囊虫病是严重危害人类生命健康的常见脑内寄生虫病，主要引起高颅压、癫痫和神经系统局灶性损害，随着先进影像学的发展和普及，单发的脑囊虫越来越多。采用立体定向手术可对病灶精确定位，病灶距皮质较近可直接行立体定向开颅手术取出，病灶较深可用内镜技术摘除，临床应用均取得了满意的疗效。

(六)颅内囊性病变

1986年，Donauer提出透明隔囊肿合并高颅压时内科治疗效果不满意，通过立体定向术置入导管将囊腔内的内容物引流至脑室可减轻临床症状。此后又发展为透明隔囊肿穿刺抽吸单双侧侧脑室贯通术，透明隔囊肿-腹腔分流术等术式治疗本病。近年来，立体定向技术与神经内镜结合治疗颅内囊性病变(蛛网膜囊肿、囊性颅咽管瘤、第三脑室后部囊肿、脑室内囊肿、脑实质内囊性肿瘤)，只行颅骨钻孔和小骨瓣开颅即可做到较大范围的囊壁开窗和切除，使囊液流入蛛网膜下隙、脑池及脑室内，取得了良好的疗效，是微侵袭神经外科一种理想的手术方式。

(七)脑积水

1975年，Doblet和Zamboai应用立体定向术施行第三脑室造口术治疗梗阻性脑积水，1978年Vries对第三脑室造口的内镜手术做了全面介绍。近年采用脑内镜立体定向技术行第三脑室底脚间池造口术治疗正中孔至导水管水平梗阻性脑积水，脉络丛切除术治疗进展缓慢的交通脑积水，以及分隔性脑积水穿通术，效果满意。本术式保留了脚间池的蛛网膜完整，避免了蛛网膜下腔闭锁的发生，同时由于第三脑室造口术后脑脊液可直接流入蛛网膜池，因此比颅外分流更符合生理，避免了脑室-腹腔分流术所致并发症的发生，是室间孔粘连、松果体区肿瘤、中脑导水管粘连所致梗阻性脑积水的理想手术方法和神经内镜的最佳手术适应证。此外，国内外报道应用立体定向技术安置颅外分流脑室端导管的准确率达92%，本方法避免了导管位置不恰当、过长、过短或插入脑实质内致使分流失败的弊端，使手术更加安全有效。

(八)脑肿瘤

1. 脑肿瘤切除　现代影像技术的发展使颅内某些疾病能在体积较小时即被早期发现，对于颅内小病灶、脑深部和功能区小病灶，以往多采用骨瓣开颅手术摘除，由于病变较小、定位困难且不精确，在盲目探查病变时易造成正常脑组织较大损伤，尤其位于脑深部和功能区病变，常造成永久性的功能缺失。采用CT、MRI引导立体定向显微直视手术使两者有机结合，为颅内病灶提供精确的空间位置，术者可制订最佳的皮质入路及切除范围，减少了重要功能区的损伤，降低了致残率，术后脑功能仍能保持或优于术前水平。从头皮到靶点距离最近，应选择肿瘤距颅骨最近点，导针必须与通过该点的颅骨切面垂直，以此为中心切开头皮和环钻开颅，使病灶恰好位于骨窗下，避免了肿瘤显露不充分的弊端。对于表浅的皮质下病灶，按导向针确定病灶位置显露并切除；对于脑深部病灶，根据多目标点坐标选择距离病灶最近，离功能区最远的部位，用脑牵开器沿导向针方向抵达并显露病灶，在显微镜下完整切除。术中如配合激光、内镜和超声吸引等也可切除较大肿瘤。采用 CT、MRI 引导立体定向开放性显微直视手术治疗颅内病灶取得了满意的效果。其中包括脑膜瘤、炎性肉芽肿、脑囊虫病、转移瘤、结核瘤和胶质瘤。

2. *脑肿瘤内放疗*　脑肿瘤内放疗是将放射性核素（如^{32}磷、^{90}钇、^{192}铱、^{125}碘）置入脑肿瘤内，直接对肿瘤组织起到杀伤作用的一种治疗方法。立体定向脑瘤内放疗技术已成为神经外科的重要组成部分，是脑瘤综合治疗中的一种主要手段，部分病例已可替代手术切除。一般选用 β 射线类核素如^{32}磷或^{90}钇作为囊性病变的照射源，由于其射线穿透距离短，对囊壁疗效好，而对周围正常脑组织损害小。用^{192}铱或^{125}碘后装 γ 射线治疗机，对脑深部实质性小肿瘤行瘤内照射治疗，效果良好。由于本方法侵袭性小、定位精确、安全可靠，不仅适用于治疗囊性脑肿瘤（颅咽管瘤等），而且亦适用于实体性脑肿瘤。对脑深部和重要功能区的肿瘤，以及年老体弱难以耐受开颅手术者具有独特的疗效。此外，采用立体定向脑肿瘤内局部注射化疗药物治疗胶质瘤和立体定向射频热凝治疗垂体腺瘤也取得较好的疗效。

3. *脑肿瘤的立体定向放射治疗*　立体定向放射外科是立体定向技术与放射治疗学相结合形成的一门新兴学科，目前常用的射线有 γ 刀，等中心直线加速器（X 刀）和重粒子束等。治疗范围除功能性疾病、脑动静脉畸形外，对颅内良性肿瘤（听神经瘤、脑膜瘤）、转移瘤和低分化胶质瘤方面也得到广泛的应用并取得了一定的疗效，但对上述疾病的治疗仍需进一步积累经验。随着有效治疗方法（如免疫治疗和基因疗法）的发展，立体定向放射外科在恶性胶质瘤、运动障碍性疾病和颅外肿瘤治疗方面将逐步发挥其特色。

（九）颅内血管病变

20 世纪 70 年代，Kandel 等采用立体定向方法处理脑动脉瘤及脑动静脉畸形，由于手术骨窗小，术野受限，操作困难，以及需要特殊器械等，使其发展受限，目前仍处于探索阶段。

近年来，立体定向放射外科，立体定向内镜技术的应用发展为颅内疾病的治疗开辟了新的途径。同时，有框架式立体定向技术向无框架立体定向技术（神经导航）的发展，拓展了立体定向技术的应用范围，机器人控制的导航手术显微镜系统的应用和虚拟现实技术将成为神经外科导航系统未来发展的主流和方向。

（丁宛海　傅先明）

参考文献

[1] 王忠诚.王忠诚神经外科学.第 2 版.武汉：湖北科技出版社，2005：851-880

[2] 周良辅.现代神经外科学.上海：复旦大学出版社，2005：1222-1261

[3] 杨树源，只达石.神经外科学.北京：人民卫生出版社，2008：1123-1153

[4] 王任直，译.尤曼斯神经外科学.第 5 版.北京：人民卫生出版社，2009：2117-2332

[5] 傅先明，牛朝诗.立体定向和功能性神经外科学.合肥：安徽科学技术出版社，2004：5-310

[6] 汪业汉，吴承远.立体定向和功能性神经手术学.北京：人民卫生出版社，2005：12-84

[7] Gildenberg PL，Tasker RR.Textbook of stereotactic and functional neurosurgery. New York：The McGraw-Hill Companies，1998：51-62

第 53 章

癫　痫

一、流行病学

癫痫患病率在我国为 4‰～7‰,活动性癫痫患病率为 4.6‰,年发病率 30/10 万左右,推算我国有 600 万左右活动性癫痫患者。来自 WHO 及各国临床研究,新诊断的癫痫如接受规范合理抗癫痫药治疗,为 70%～80%的患者可以终止发作(seizure Free)。剩余 20%～30%药物治疗效果不佳的患者,其中约 50%适合手术治疗,为此估计我国有 80 万～100 万癫痫患者需手术治疗。

二、病因病理

尽管癫痫是一组不同种类的功能障碍,但其共同特点为:在中枢神经系统存在一个或多个区域,此区域有产生过度兴奋性的趋势。实验模型提示这种趋势是不同机制作用的结果。电压依赖性和受体依赖性离子通道的变化可能是引起神经元兴奋性改变的原因。当兴奋性突触发生永久性改变或产生局部兴奋性环路时,癫痫就有可能发生。许多神经调节因子和第二信使在癫痫发作和癫痫易患的人群中都有表达。基因表达的改变可能与神经元的活动、损伤和癫痫发作有关。大脑新皮质、边缘系统、丘脑、基底核、脑干的构筑和生理学,以及这些结构的相互联系在癫痫发作类型和传播中具有重要的作用。大脑皮质发育异常和随年龄或因创伤而致的神经元可塑性的改变异常都是致痫的重要因素。

癫痫的危险因素与年龄相关。在儿童发生的癫痫常与头外伤、中枢系统感染、智力发育迟缓和脑瘫有关。热性惊厥在大多数情况下是一个良性状态,但在一些病案中它仍是癫痫的危险因素。流行病学调查表明,一侧颞叶内侧硬化、颞叶癫痫或其他癫痫综合征的病人也常伴发热性惊厥。

三、癫痫的外科治疗

(一)适应证

1. *药物难治性癫痫*　药物难治性癫痫诊断尚无统一标准,目前基于脑功能保护的理念认为:联合、规范应用 2 种或 2 种以上抗癫痫药物充分治疗一段时间后,癫痫发作频率仍大于每月 1 次(尤其是全面-强直阵挛发作),可考虑药物难治性癫痫。一旦考虑诊断药物难治性癫痫,应尽早采取合理的外科手术干预。

2. *继发/症状性癫痫*　应用现代神经影像学技术和神经电生理监测技术,能明确引起癫痫发作的“责任病灶”。这些病灶可以是先天的,也可以是后天获得性的;可以单发,也可以多发(表 53-1)。

表 53-1　可手术治疗的常见继发性致痫病变

致痫病变	致痫病变
外伤后癫痫:脑膜脑瘢痕、颅内异物、凹陷骨折等	脑血管性病变:AVM、海绵状血管瘤、脑缺血后、软化灶、脑面血管瘤病等
脑炎:脑实质内炎症、脑膜炎脑脓肿后、Rasmussen 脑炎	先天性脑室畸形、囊肿等
各类脑寄生虫病	先天皮质发育不良:灰质异位、脑回发育异常、脑裂畸形、半球巨脑症等
颞叶内侧硬化	错构瘤
结节性硬化	
脑肿瘤:各类胶质瘤、脑膜瘤、转移瘤等	

3. 特殊类型癫痫综合征　有明确病理生理变化预示着药物治疗预后不良的综合征，可以通过手术获得较好的效果。积极外科手术不仅可以减轻或控制癫痫发作，而且可降低患者远期的神经功能障碍率。如颞叶内侧型癫痫、有明确可以切除病变的新皮质癫痫、婴儿期适合半球切除的癫痫类型和特殊的癫痫综合征（包括偏侧抽搐-偏瘫综合征、脑穿通畸形、一侧弥漫性皮质发育不良、Sturge-Weber综合征和Rasmussen脑炎等），积极手术治疗可避免更严重的残障发生。

（二）手术禁忌证

1. 有潜在的变性疾病或代谢疾病者。

2. 合并有突出并且严重的全身性疾病者。

3. 合并有严重精神障碍、严重认知功能障碍者。

4. 由于身体和（或）营养状况不能耐受手术者。

5. 未经术前正规治疗、获得治疗小组同意者或未经术前综合评估者。

（三）术前综合评估

癫痫患者的手术治疗，确立致痫灶的部位是至关重要的，这与是否手术、手术方式及手术效果直接相关。术中尽可能全切除致痫灶，又不损伤神经功能才能达到癫痫手术的最佳效果。目前，国内外学者一致认为，以术前综合检查为准，而非单一方法可代替。目前最常用的、较好的方法是分期评估定位致痫灶（表53-2）。

表53-2　术前评估内容

第一步：非侵袭性评估	第二步：侵袭性评估
体格检查	长程视频EEG监测
病史及发作期临床表现	硬膜外电极
神经影像检查	硬膜下电极
MRI	脑内电极
PET	Wada试验
SPECT（发作期）	
神经电生理检查	
常规EEG	
长程视频/动态EEG监测	
实验室检查	
神经心理学检查	
社会心理学评估	

1. 第一期评估——非侵袭性检查

（1）病史采集：完整的病史包括发作史、出生史、生长发育史、热性惊厥病史、家族史等，能够为癫痫定位提供更多的线索（表53-3）。

表53-3　癫痫诊断的重要病史资料

现病史
首次发作的年龄
发作频率（每年、每月、每周或每日多少次）
发作时的状态或诱因（觉醒、困倦、睡眠、饥饿或其他特殊诱发因素）
发作开始时的症状（先兆，或最初的感觉或运动性表现）
发作的演变过程
发作时观察到的表现（姿势、肌张力、运动症状、自主神经症状、自动症等）
发作时的意识状态（知觉和反应性）
发作持续的时间（有无持续状态病史）
发作后表现（嗜睡、朦胧、Todd麻痹、失语、遗忘、头痛或立即恢复正常）
有无其他形式的发作
是否服用抗癫痫药物，服用种类、剂量、疗程及疗效
发病后有无精神运动发育倒退或认知损失
既往史和家族史
有无围生期脑损伤病史
有无中枢神经系统其他病史（感染、外伤等）
有无新生儿惊厥及高热惊厥史
家族中有无癫痫、高热惊厥、偏头痛、睡眠障碍及其他神经系统疾病史

(2)体格检查:包括一般内科系统查体和神经系统查体。重点应放在神经系统方面,要注意病人的精神状态和智能,注意病人的言语是否正常,在检查眼部时,应注意检查眼底。体格检查对癫痫的病因诊断有一定帮助。

(3)辅助检查

①脑电图(EEG):由于癫痫发病的病理生理基础是大脑兴奋性的异常增高,而癫痫发作是大脑大量神经元异常同步化放电引起的。EEG 反映大脑电活动,是诊断癫痫发作和癫痫的最重要的手段,并且有助于癫痫发作和癫痫的分类。临床怀疑癫痫的病例应进行 EEG 检查;癫痫外科术前评估一般行长程视频脑电图监测,记录发作间期及发作期 EEG 演变和临床表现,结合其他检查定位致痫灶。

②脑磁图(MEG):是新发展起来的一种无创性的脑功能检测技术,其原理是检测皮质神经元容积传导电流产生的磁场变化,与 EEG 可以互补,有条件的单位可应用于癫痫源的定位以及功能区定位,并不是常规检查。

③头颅电子计算机 X 线体层扫描(CT):头 CT 能够发现较为粗大的结构异常,但难以发现细微的结构异常。多在急性癫痫发作时或发现大脑有可疑的钙化和无法进行 MRI 检查的情况下应用。

④头颅磁共振成像(MRI):头 MRI 在临床中的应用,大大地改进了对癫痫病人的诊断和治疗。MRI 具有很高的空间分辨率,能够发现一些细微的结构异常,对于病因诊断有很高的价值,特别是对于难治性癫痫的评估。特定的成像技术对于发现特定的结构异常有效,例如海马硬化的发现。

⑤单光子发射计算机断层扫描(SPECT):是通过向体内注射能够发射 γ 射线的放射性示踪药物后,检测体内 γ 射线的浓度来进行成像的技术,反映脑灌注。可作为难治性癫痫术前定位的辅助方法。致痫灶在发作间歇期 SPECT 为低灌注,发作期为高灌注。

⑥正电子发射断层扫描(PET):正电子参与了大脑内大量的生理动态,通过标记示踪剂反映其在大脑中的分布。可以定量分析特定的生物化学过程,如可以测定脑葡萄糖的代谢及不同神经递质受体的分布。在癫痫源的定位中,临床目前常用示踪剂为^{18}F 标记 2-脱氧葡萄糖(FDG),观测局部脑代谢变化。理论上讲,发作间歇期癫痫源呈现低代谢,发作期呈现高代谢。

⑦磁共振波谱(MRS):癫痫源部位的组织具有生化物质的改变,利用存在于不同生化物质中相同的原子核在磁场下其共振频率也有差别的原理,以光谱的形式区分不同的生化物质并加以分析,能够提供癫痫的脑生化代谢状态的信息,并有助于定位癫痫源。其中^{1}H 存在于一些具有临床意义的化合物中,脑内有足够浓度的质子可以被探测到,因此临床应用最多的是磁共振质子波谱(^{1}HMRS)。

⑧功能磁共振(fMRI):是近年来发展起来的新技术,能够在不应用示踪剂或者增强剂情况下无创性的描述大脑内神经元激活的区域,是血氧水平依赖技术。主要应用于脑功能区的定位。

目前应用于癫痫领域的影像学检查越来越多,很多检查仅仅针对特殊目的,如病因学诊断、术前评估等,而并非常规检查,如 SPECT、PET、MRS、fMRI 等。在临床实践中,应该熟悉每一种技术的特点,根据不同的临床要求和现实条件选择相应检查。

(4)其他实验室检查

①血液学检查:包括血液常规、血糖、电解质、血钙等方面的检查,能够帮助寻找病因。血液学检查还用于对药物不良反应的检测,常用的监测指标包括血常规和肝肾功能等。

②尿液检查:包括尿常规及遗传代谢病的筛查,如怀疑苯丙酮尿症,应进行尿三氯化铁试验。

③脑脊液检查:主要为排除颅内感染等疾病。除常规、生化、细菌培养涂片外,还应做支原虫、弓形虫、巨细胞病毒、单纯疱疹病毒、囊虫病等病因检查及注意异常白细胞的细胞学检查。

④遗传学检查:尽管目前发现一部分癫痫与遗传相关,特别是某些特殊癫痫类型,但是目前医学发展的阶段还不能利用遗传学的手段常规诊断癫痫。通过遗传学检测预测癫痫的发生风险和通过遗传学的发现指导治疗的研究也在进一步的探索之中。

⑤其他检查:针对临床可疑的病因,可以根据临床需要或者现实条件进行相对应的其他特异性检查,如对于怀疑有中毒导致癫痫发作的病例,可以进行毒物筛查;怀疑存在代谢障碍的病例,进行相关的检查等。

(5)神经心理学评估内容:包括智力、注意力、运动、感觉、语言、记忆、视空间能力、执行功能等。目前,智力和认知功能检测常用 WAIS-R 和 INMSE 方法;语言功能测试常用 Boston Naming 和 WAIS-R 中的 Verbal Test;记忆和学习功能常用 Wechsler Memory Scale-Reviewed(WMS-R)方法;视空间能力测试常用 WAIS-R 中 Perforrnance Test。

2. 第二期评估——侵袭性检查

(1)颅内电极记录:有硬脑膜下条状、栅状和深部电极和立体定向电极,用来确定致痫灶侧别和部位。特别适宜致痫灶不明确、累及重要功能区、有多发起始灶、MRI 未发现异常或多种评估检查结果不一致时。

(2)术中皮质脑电监测(ECoG)和深部电极检测:是开颅癫痫灶切除术中的常规检测手段。可验证致痫灶部位和范围,有助于确定切除范围,评价残留的痫性放电。

目前仍认为癫痫患者电生理检查是致痫灶定位的金标准,但需充分结合无创、患者易接受的 CT、MRI、fMRI、SPECT、PET、MEG 等先进技术。

3. 评估检查注意事项

(1)每一个患者进行所有的检查既不可行,又没有必要。应根据具体情况,以获得满意的定位资料为标准选择相关的检查。

(2)不可能通过一种检查手段就能得出最后结论,定位是多项检查的综合结果。具体选用的检查手段组合,至少应该包括发作期和发作间歇期的 EEG 记录、结构影像学及功能学检查手段。

(3)发作间期脑电图仅能提供初步的定位价值,必须要求获得发作期的脑电变化。发作期的监测要记录到至少 3 次以上与平时发作一致的自然发作。

(四)手术方式的选择及相关问题

1. 切除性手术　是开展最多的癫痫外科手术方式,实施切除性手术的前提是明确定位致痫区和功能区,且致痫区比较局限,位于重要功能区之外。手术目的是尽可能完全缓解临床发作。

(1)颞叶癫痫:颞叶癫痫在癫痫外科中最为常见。主要包括颞叶内侧型癫痫与颞叶外侧型癫痫。根据致痫区部位的不同,主要的手术方式如下。

①前颞叶切除术。

②选择性杏仁核-海马切除术。

③裁剪式颞叶切除。

(2)新皮质类型癫痫(或颞叶外癫痫)

①局灶性新皮质切除术。

②多脑叶切除术。

(3)大脑半球切除术。

2. 姑息性手术　实施姑息性手术的前提是患者患有全面性癫痫发作、致痫区位于脑重要功能区或致痫区为多灶性。手术目的在于减少发作次数或者减轻发作,但并不能彻底使发作消失。

(1)胼胝体切开术:胼胝体是半球间最主要的联系纤维,切断该纤维可以使失张力发作、跌倒发作、全身强直-阵挛性发作等患者明显受益。根据胼胝体切开的部位和范围,该手术主要包括全部胼胝体切开术、胼胝体前段切开术、胼胝体后段切开术、选择性胼胝体切开术四种手术方式。

(2)多处软膜下横切术(multiple subpial transection,MST):MST 是一种治疗致痫区位于重要功能区的癫痫的外科方法。一般皮质横切的平均深度不超过 4mm。切割时应按脑回走行方向横切,两次横切之间的距离在 5mm。容易出现的并发症为短暂性轻偏瘫、单肢偏瘫、感觉丧失、构语困难及蛛网膜下腔出血等。

(3)调节大脑兴奋、抑制功能的神经调控治疗

①迷走神经刺激术(vagal nerve stimulation,VNS):VNS 主要适用于不能开颅或不接受开颅、左侧迷走神经发育健全、临床表现为全面性或部分性发作的难治性癫痫患者。手术操作相对简单,损伤轻微。手术后 2 周开始进行刺激参数的调整。术后可出现声音嘶哑、咽痛、咳嗽、气短、恶心等并发症,经刺激参数调试后可得到明显缓解。

②其他神经调控方法:包括慢性丘脑前核电刺激术、海马电刺激术、封闭回路皮质电刺激术(RNS)等。由于临床病例积累较少,其作用机制、最佳刺激部位、刺激参数及长期疗效等还需进一步分析与总结。

3. 其他手术方式

(1)脑立体定向射频毁损术:当致痫区位于脑深部或脑重要结构周围时,不宜行开颅手术,立体定向射频毁损术可能是较好的选择。临床上,此类手术方法主要应用于下丘脑错构瘤和脑深部局限灰质异位引起的癫痫发作。此外,近年来此类方法也被尝试性地用于采用了立体定向脑电图监测后的患者,毁损明确的发作起始点对发作有明确的抑制作用,但目前此方法仍在探讨之中。

(2)放射外科治疗:包括 γ 射线、赛博(Cyber)射线、X 射线等立体定向放射治疗。适应证和毁损术类似,目前,此项外科治疗机制尚不完全明确,效果有待进一步证实。

(五)颞叶癫痫的外科治疗

1. 颞叶癫痫的定位特点　是指发作起源于颞

叶的癫痫类型。是最常见的癫痫综合征之一，主要见于成年人和青少年，部分病人有热性惊厥的病史。具体可以分为内侧颞叶癫痫（mesial temporal lobe epilepsy，MTLE）和外侧颞叶癫痫（lateral temporal lobe epilepsy，LTLE），绝大多数癫痫为前者。多种损伤性因素都可以导致发病，海马硬化是最多见的病理改变。发作类型包括以自主神经症状、特殊感觉症状及精神症状等为特点的简单部分性发作、多伴有自动症的复杂部分性发作等。部分病人对于药物的反应性欠佳，需要接受手术治疗。EEG 显示颞区的癫痫样放电。

（1）一般特点

①单纯部分性发作：具有自主神经的和（或）精神的症状及某些感觉（如嗅和听）现象（包括错觉在内），最常见的是上腹部（胃气上升）的感觉。

②复杂部分性发作：往往以动作停止开始，随后出现口咽部、手部自动症，持续时间 1min 左右。经常发生发作后意识模糊，逐渐恢复，有发作后遗忘。

（2）临床特点

①颞叶内侧型癫痫：常有热性惊厥史及家族癫痫史；发作间期有行为紊乱（多为抑郁表现）；临床发作一般有先兆，最多见为胃气上升感，还可有精神症状，如恐惧、幻嗅或幻味（数秒钟）；常是复杂部分性发作，表现为动作停止、凝视，伴口咽部、手部自动症；发作后期常有定向障碍、近记忆力缺失、遗忘和失语（发作起始于言语优势半球）；神经系统检查一般正常，但可有近记忆力减退。

②颞叶外侧型癫痫：听幻觉、错觉、睡梦状态、视觉性感知障碍或言语障碍（优势半球受累时）；痫性放电扩展到颞叶内侧或颞叶以外结构，可发展为复杂部分性发作。

（3）脑电图特点：颞叶癫痫患者需加做蝶骨电极和（或）卵圆孔电极，定位不明确时颅内埋藏皮质和深部电极有助于精确定位致痫灶。

①颞叶内侧型癫痫：头皮 EEG 可能正常；呈现单侧蝶骨电极或前颞区导联棘波或慢波，亦可能呈现双侧棘波或慢波，同步或非同步；发作期起始于一侧蝶骨电极及或双侧蝶骨电极及前颞区导联。

②颞叶外侧型癫痫：头皮 EEG 发作间期呈现单侧或双侧中颞区和后颞区棘波，这种棘波在外侧面导联最显著；发作期起始于一侧或双侧颞区大部分导联，有时不能确定侧别或脑区。

（4）影像学特点

①最常见的是海马硬化，MRI 常显示一侧海马体积缩小、颞角扩大；亦可发现肿瘤、错构瘤、海绵状血管瘤、皮质发育异常等。

②发作间期 FDG/PET 低代谢，常累及同侧丘脑和基底核。

③SPECT 显示发作间期颞叶低灌注，发作期高灌注。

④颞叶内侧硬化的患者 MRS 显示 NAA 峰值降低和（或）Cr、Cho 峰值升高，临床上常以 NAA/(Cr＋ Cho)＜0.7 为异常标准。

⑤功能性磁共振成像（fMRI）有助于定位颞叶癫痫的致痫灶和重要功能区。

（5）神经心理学和精神病学评估：术前应全面评估患者的高级皮质功能，检查语言、记忆、判断和推理、注意力和视觉、空间技能，这些常为颞叶功能紊乱的证据，有助于定位致痫灶。语言记忆障碍提示优势颞叶功能紊乱；视觉、空间知觉和记忆缺失提示非优势半球功能紊乱。术前有记忆功能障碍和左利手的患者应做 Wada 试验定位高级功能。

2. *颞叶癫痫的外科治疗*　术前 1 日应停用抗癫痫药或减少剂量，但癫痫发作频繁而严重者可不停用。

（1）标准前颞叶切除术

①皮质脑电图（ECoG）及深电极检测：开颅显露颞叶后行皮质及深部脑电监测，用 Marker 标记致痫灶。

②确定切除颞叶的范围：左侧颞叶切除颞极后 5cm，右侧颞叶切除颞极后 6cm 的颞前叶范围，一般向后切除不得超过 Labbe 静脉。但目前有学者主张切除的范围更小，从颞极沿大脑外侧裂向后 4.5cm，不超过中央前沟。沿颅中窝底向后通常为 5cm。非优势半球可各向后延长 0.5cm，以扩大切除范围，避免术后失语和偏盲。

（2）前内侧颞叶切除术（anteriomedial temporal lobectomy）：包括大部分海马结构，颞叶外侧皮质仅切除颞极向后约 3.5cm 的部位；颞叶内底面的后切除缘位于上丘水平面，并尽可能切除杏仁核、海马。此术式有两个优点：①因不损害语言功能，无须术中唤醒术中定位语言区；②是唯一能保留视野不受损的手术方式。

（3）选择性杏仁核、海马切除术（Selective Amygdalohippocaml，ectomy）：手术仅切除杏仁核、海马和海马旁回，保留颞叶外侧皮质。

（4）术毕应再行 ECoG 监测：如仍有异常放电，应再切除之，但岛叶和外侧裂上方皮质及颞横回不必切除。

3. *疗效* 前颞叶切除后,可使80%～90%的患者获得显著的改善(癫痫发作消失或癫痫发作频率减少90%以上)。

(六)额叶癫痫的外科治疗

起源于额叶的有单纯部分性发作、复杂部分性发作及继发性全身性发作或这些发作的混合性发作特征的癫痫称为额叶癫痫。

1. *额叶癫痫的定位特点*

(1)一般特点

①额叶发作形式多样,如不对称强直、过度运动发作、部分运动性发作等。

②发作往往持续时间短暂,睡眠中更容易发生,成簇发作,发作后能够很快清醒。

③容易继发全面性发作。

④额叶部分发作有时可与精神因素引起的发作相混淆,癫痫持续状态是常见的并发症。

(2)发作类型:现将若干发作类型描述如下,但多数额区可能迅速受累,特殊的发作类型不可能被识别。

①辅助运动区发作:为姿势性的局灶性强直伴有发音、语言暂停及击剑姿势。

②扣带回发作:以复杂部分发作,伴有发病时复杂的运动手势自动症,常见自主神经征,如心境和情感的改变。

③前额极区发作:包括强迫性思维或起始性接触丧失及头和眼的转向运动,可能伴有演变,包括反向运动、轴性阵挛性抽动、跌倒及自主神经征。

④眶额区发作:是一种复杂部分发作,伴有运动和手势性自动症、嗅幻觉、错觉和自主神经征。

⑤背外侧部发作:可能是强直性的或者较少见的阵挛,伴眼和头的转动及言语停止。

⑥岛盖发作:特点包括咀嚼、流涎、吞咽、咽喉症状、言语停止、上腹部先兆、恐惧以及自主神经现象。单纯部分发作,特别是部分阵挛性面肌发作很常见,而且可能是单侧的。如果发生继发感觉改变,则麻木可能是一个症状,特别是在手上。味幻觉在此区特别常见。

⑦运动皮质发作:主要特点是单纯部分性发作,其定位是依据受累侧别及受累区的局部解剖,较低Rolandic区受累可能有言语停止、发声或言语障碍,对侧面部强直-阵挛运动或吞咽动作、全身性发作经常发生。旁中央小叶受累时发作呈同侧足部出现强直性运动,发作后Todd瘫痪常见。

⑧Kojewnikow综合征:目前认为有两种类型的Kojewnikow综合征,即Rasmussen脑炎和代表成人和儿童Rolandic部分性癫痫的特殊类型,与运动区的损害有关。其主要特点为:a. 运动性部分发作,定位明确;b. 发作后期通常在有躯体运动性发作发生的部位出现肌阵挛;c. EEG背景活动正常,可见局灶性阵发异常(棘波和慢波);d. 可发生于任何年龄;e. 通常有明确病因,如肿瘤、血管畸形;f. 发作类型,EEG或心理等方面不呈进行性演变(结构病变本身除外),可由线粒体脑病(MELAS)引起。

(3)额叶癫痫的EEG特点

①发作间期EEG:a. 无异常;b. 有时背景不对称,前额区出现棘渡或尖波;c. 尖波或慢波(常见于双侧或单侧多脑叶),颅内电极EEG可精确定位。

②发作期EEG:a. 累及额叶或多脑叶,通常是双侧性,低波幅快活动、混合的棘波,节律性棘波、节律性棘慢波或节律性慢波;b. 双侧高幅单个尖波,随后是弥漫性慢波。

(4)额叶癫痫的特征:Rasmusen指出,额叶癫痫可出现下列特征中的1项即可诊为额叶癫痫。

①全身性强直-阵挛性惊厥发作后即刻意识丧失。

②初期头和眼转向病变对侧,意识清楚或逐渐意识不清,继发全面性发作,提示致痫灶起源于额叶凸面的中间部位。

③表现为身体某部的姿势运动,如对侧手臂强直高举,同侧手臂向下伸展及头转向病变对侧,提示致痫灶位于额叶中间部位的内侧面。

④常表现为表情淡漠或有短暂动作停止,思维紊乱、凝视,继而全面性发作。

⑤癫痫发作可伴有发作期或发作后的自动症,类似于颞叶癫痫。

(5)影像学特点:CT、MRI可发现一些小的低级别胶质瘤、AVM、海绵状血管瘤及大脑皮质发育不良,还可发现脑膜瘢痕、脑萎缩、脑囊性改变等,有利于致痫灶定位。发作间期SPECT和PET呈低灌注或低代谢,发作期SPECT常显示额叶皮质高灌注。

2. *额叶癫痫的手术治疗* 额叶癫痫手术治疗常用的是皮质致痫灶及致痫病灶切除术,对致痫灶及病灶广泛且仅限于一侧额叶的应行部分额叶切除术;在非优势半球,大块额叶切除的范围应限于中央前沟以前部分，切除可分两步：于脑外侧凸面整块切除额上、中、下回，接着在胼胝体附近切除前扣带回，眶后皮质要保留。优势半球应保留额上回后部的2.5cm的脑组织，以避损伤语言功能。双侧额叶致痫灶或一侧致痫灶，且不能行皮质切除时，应选用胼胝体前2/3切开术，阻断痫性放电的传播，减轻癫痫发作。额叶致痫灶累及运动、语言区时应选用多处软膜下横纤维切断术（multiple subpial transection）。目前多采用联合术式治疗额叶癫痫，致痫灶累及颞叶或顶叶，还需联合颞叶切除术或行大脑半球切除术。

3. 疗效　额叶切除手术的效果不如颞叶切除的效果好，但病残率低，仅占6%，无死亡率。

（七）顶-枕叶癫痫的外科治疗

顶-枕叶癫痫只占手术治疗癫痫患者的约7%。随着高灵敏和高分辨率的神经影像学技术的发展，同时加上脑电监测技术的改进，越来越多致痫灶位于顶-枕叶的患者能够准确定位，并且接受外科手术治疗。

1. 顶-枕叶癫痫的定位特点　大多数顶-枕叶癫痫患者脑内均有病灶，多为皮质发育不良、肿瘤、脑缺血疾病及产伤所致的症状性癫痫。顶叶癫痫可分为单纯部分性发作和继发性全身性发作。

（1）顶叶发作的临床特点：发作主要是具有很多特点的感觉症状。

①阳性表现包括麻刺感和触电感，可局限于一个部位或呈Jackson发作。

②患者可能出现移动身体某一部分的想法或者感到自己身体的某一部分移动，肌张力可能丧失。

③最常受累的部位是具有最大皮质代表区的部位（如手、臂和面区），可能出现舌蠕动、舌发硬或发凉的感觉，面部感觉可出现于两侧，偶尔可发生腹部有下沉感、阻塞感或恶心，这在顶叶下部和外侧部受累时最常见。少数情况下可出现疼痛，呈浅表烧灼样的感觉障碍，或边界不清、非常严重的疼痛感觉。

④顶叶视觉现象可呈构成多变的幻觉而出现，如变形扭曲，变短和变长，非优势半球放电时更为常见。

（2）枕叶发作的临床特点：视觉异常发作是枕叶癫痫患者特征性的表现，包括发作性视物模糊、黑矇以及幻视，而这些症状常提示枕叶有结构性改变。发作特点如下。

①发作形式多种多样。

②不同的患者可表现为不同的发作形式，同一患者也可出现不同的发作形式。

③枕叶发作时，常伴随眼球和头颈向病变对侧偏转。

④可出现不同程度的视野缺损，这点患者常没有陈述，在查体时可以发现，对于定位有重要的意义。

⑤闪光刺激能诱发癫痫发作。

（3）脑电图特点：尽管单纯依靠头皮脑电图很难定位枕叶癫痫，但头皮脑电图资料能提供非常重要的信息。

①一侧枕区导联脑电波幅减低、不对称或出现尖波和棘波。

②枕叶区域一旦出现痫性放电，高度提示枕叶癫痫的可能。

③发作间期的棘/尖波常可在颞叶记录到，且比枕叶记录的多，且常为双侧。

④枕叶放电易向前（颞或顶）传播，在枕叶出现痫性放电的前提下，颞顶叶痫性放电应该考虑为枕叶放电传播的结果。

⑤可行颅内电极埋藏来明确痫性放电的起始区以及播散区，同时通过电刺激来明确重要功能区及视觉和听觉传导区。

（4）影像学特点：大多数顶-枕叶癫痫患者的影像学检查有阳性结果，如微小的病变、皮质发育异常等。

2. 顶-枕叶癫痫的外科治疗　枕叶癫痫患者的手术方式的选择分以下几种情况考虑。

（1）枕叶有形态学改变时，应在切除病变的基础上，再尽可能地切除周围的痫灶，因为它是启动癫痫发作的关键。

（2）枕叶无形态学改变时，应该仔细分析临床表现和头皮脑电图结果，区分颞叶癫痫和枕叶癫痫；手术者在切除枕叶为主的同时，应该根据皮质脑电的结果沿侧裂上、下适当向前扩展。

（3）顶叶癫痫切除致痫灶前需通过皮质体感诱发电位的定位中央沟，全身麻醉唤醒皮质电刺激精确定位运动区、感觉区和语言区。

手术切除顶-枕叶致痫灶时应注意以下几点。

①保留中央区和中央后回到上矢状窦的升静脉及优势半球顶下小叶的回流静脉。

②当原先枕叶已经有外伤或病变导致偏盲时，可以行枕叶切除；在非优势半球，切除的范围可包括邻近的顶叶和颞后区，不会出现功能缺失；在优势半球，应该尽量保留联顶盖区，以减少语言障碍

的可能，且要保留脑白质，切除顶盖区会出现对侧下象限偏盲。

③在优势半球的顶叶内，只有顶内下沟附近的顶上小叶才能切除，如果致痫灶广泛分布于非优势半球的顶叶，可将其全部切除，但会给患者遗留空间分析、运动和视觉注意方面的障碍。

④位于顶叶的致痫灶，不能切除时可联合多处软膜下横纤维切断术(MST)。

3. 疗效　影像学发现顶叶有病变的致痫灶切除后手术效果较好。枕叶癫痫的手术效果也是比较满意的，与顶叶癫痫的疗效基本相当。

(八)大脑半球切除术

Krynauw(1950)首先对婴儿偏瘫引起的难治性癫痫、有行为障碍的患者行大脑半球切除术，取得了良好的效果，患者癫痫发作消失，行为改善，偏瘫无明显加重。所谓大脑半球切除术，从解剖上讲应是大脑半球皮质切除术，但习惯沿用大脑半球切除术这一术语。

1. 适应证

(1)婴儿偏瘫伴难治性癫痫及行为障碍者。

(2)脑-面血管瘤(Sturge-Weber)综合征。

(3)半侧巨脑症(hemimegalencephaly)。

(4)Rasmussen 脑炎。

2. 选择病例时的注意事项

(1)药物治疗无效的癫痫患者。

(2)癫痫发作起始于一侧半球的数个脑叶。

(3)局限于一侧半球的结构性病变(如一侧半球萎缩)。

(4)对侧肢体瘫痪。

(5)语言中枢位于对侧正常的大脑半球。

(6)智能障碍程度轻，智商在60以上。

3. 手术方式

(1)大脑半球切除术和改良式大脑半球切除术：全身麻醉下额颞顶枕弧形切口及骨瓣，沿大脑外侧裂向鞍旁探查，显露颈内动脉大脑中动脉及大脑前动脉，在豆纹动脉、穿通动脉以上结扎大脑中动脉，在前交通动脉以远结扎大脑前动脉。然后将Labbe静脉结扎，在大脑后动脉分出后交通动脉的远端结扎大脑后动脉。继而在矢状窦边缘将桥静脉逐一电凝切断。沿大脑纵裂将胼胝体切开直达侧脑室，沿侧脑室外侧缘围绕基核节外侧白质切开，保留基底核。最后将海马及杏仁核切除。

Adams改良将未原位缝合的硬脑膜翻向中线，缝于大脑镰、小脑幕和前、颅中窝底的硬膜上，以缩小硬膜下腔，并用肌片堵塞同侧 Monro 孔，并固定于颅底硬膜上，隔开硬膜下腔与脑室系统的变通，防止血液流入脑室，减少并发症。称为改良式大脑半球切除术。

(2)功能性大脑半球切除术：为 Rasmussen 所创，指功能上完全，但解剖上是次全半球切除术。将残留的额叶和枕叶与胼胝体和上脑干分开。全身麻醉下沿矢状线内缘做一较大U形皮肤切口，在胼胝体嘴部平面显露额叶和在胼胝体压部平面显露顶叶。术中根据 ECoG 监测结果及形态学改变，决定保留多少额前及枕顶叶。首先在大脑外侧裂以上将额叶、中央区及顶盖区的皮质切开，深至岛叶为止，继而切开额叶及顶叶直到中线的软脑膜。当脑室显著扩大时，其切口缘常达大脑半球内表面至扣带回的顶部。保留扣带回，防止损伤胼胝体表面的大脑前动脉，将额叶后部、中央区、顶叶脑组织整块切除。然后将扣带回及胼胝体下回行软脑膜下切除，达到将胼胝体嘴部以前的额叶用吸引器吸除至大脑镰软脑膜层，在胼胝体压部以后，向下至大脑镰、小脑幕处切开顶叶白质。将残留的前额叶及后顶枕区与上脑干和胼胝体切开最后，将颞叶于顶叶皮质切开的平面切除，保留岛叶，吸除杏仁核，切除海马，保留其内侧软脑膜、蛛网膜层，预防损伤基底池中的神经、血管。切除脉络丛，严格缝合硬脑膜，将骨瓣复位，缝合头皮。

(3)经外侧裂(锁孔)经脑室功能性大脑半球切除术：为 Chramm J 等首先采用。该入路有以下几个特点。

①小骨瓣开颅及经侧裂显露岛叶皮质。

②切除前内侧颞叶(杏仁、沟回、海马)。

③通过脑岛环状沟经皮质进入脑室系统，从颞角顶至额角顶。

④在大脑前动脉的前端切开额底部。

⑤沿大脑前动脉于内侧切开胼胝体直到压部。

⑥在三角区沿边幕缘的轮廓切开后内侧脑组织至切除的颞叶内侧残腔为止。

具体步骤如下：额颞部开颅，切口大小取决于胼胝体长度、岛叶至丘脑后结节(枕)的前后直径和脑室扩大的程度。开放外侧裂，显露岛叶环状沟，通过岛叶环状沟下部进入颞角，吸除或整块切除沟回、杏仁核外侧部和海马。保留大脑中动脉的主要分支，围绕着岛叶皮质打开脑室正好到额角，牵开岛盖部。用吸引器和双极电凝横断额角直到基底的蛛网膜层，正好达大脑前动脉，最终达半球间裂的蛛网膜，并显露出大脑前动脉，继而沿着大脑前动脉，围绕胼胝体在内侧切开，但保留蛛网膜完整。这样从脑室内将切体开至压部。保留大脑后动脉，然后横过海马尾部达颞叶内侧切除腔的脉络裂的切除区为止。此手术方式最适宜于有脑室扩大的患者，脑室穿通畸形囊肿和有脑池、脑沟扩大的显著脑萎缩患者。

(4)大脑半球切开术：为 Delalande 等所创，在解剖上保留，而大脑半球的生理功能失去联系。经顶骨开颅，切除部分额顶叶皮质开窗进入侧脑室，从侧室内切开胼胝体全长，并横行切开丘脑及穹窿后半部的脑组织。

4. 并发症　术后常见的并发症有切口感染、颅内出血、急性脑干移位；晚期有梗阻性脑积水和脑表浅含铁血黄素沉积症(cerebral hemosiderosis)。含铁血黄素沉积症常在手术后 4～20 年出现。表现精神迟钝、嗜睡、震颤、共济失调及慢性颅内压增高征。X 线、CT、MRI 发现残留脑室扩大，半球切除的腔内液体含高蛋白，含铁血黄素。常因轻微的头部外伤，神经系统症状恶化而突然死亡。故目前多采用改良式大脑半球切除或功能性大脑半球切除术。

(九)胼胝体切开术

胼胝体切开术目前已得到世界各地学者公认，是治疗癫痫的有效手术方法。一般认为是姑息手术。

1. 理论基础　切开胼胝体控制全身性癫痫发作的理论依据是胼胝体为癫痫放电从一侧半球扩散至另一半球的主要通路。因此，切断胼胝体阻止癫痫放电扩散，即可控制癫痫发作。但癫痫放电扩散还有其他通路，如皮质下径路(丘脑、中脑)，故手术后还需用抗癫痫药。

2. 适应证

(1)难治性癫痫，失张力性(跌倒发作)，强直和强直-阵挛发作。

(2)多灶性癫痫，致痫灶位于一侧或双侧大脑半球；额叶癫痫、不能行致痫灶切除的患者。

(3)婴儿性偏瘫侧手指功能未全丧失者、Rasmussen 脑炎、Lennox-Gastaut 综合征、Sturge-Weber 综合征、巨脑症、脑皮质发育不良等，患者智能无严重障碍。

3. 手术方式

(1)胼胝体前部切开术(anterior callosotomy)　全身麻醉下选用右额瓣状(U 形)切口开颅，弧形切开硬脑膜，翻向矢状窦侧，电凝和切断桥静脉。轻轻向外牵拉右额叶，进入大脑纵裂，分离粘连及蛛网膜，打开胼胝体池。分清胼胝体周围动脉，看清动脉下方的呈白色光泽的胼胝体，用牵开器牵开术显示胼胝体与邻近结构的关系，用直剥离子切割胼胝体纤维，直至蓝色半透明室管膜为止。其膝部及嘴部纤维最后可用细吸引器切割，避免打开脑室；严格沿中线切开，进入透明隔腔，可防止进入脑室。切开胼胝体的前 2/3，或全长的 80%。一般切开长度粗测为 5～8cm。

(2)胼胝体后部切开术：于鼻根至枕外隆突连线中点后 5cm 处做一长 10cm、与矢状窦垂直的线状切口，横过中线。环钻开颅，切开硬脑膜，保护骨窗前缘的中央静脉。将右顶叶从大脑纵裂向外牵开，显露出胼胝体及压部后的 Galen 静脉和小脑上的蛛网膜，切开胼胝体后部、压部和其下的海马联合纤维即可。

上述手术一般分两期进行或选择性地实施。先采用前部胼胝体切开术，控制癫痫的效果差时，可隔几个月(一般为 2 个月至 6 个月)后，再行胼胝体后部分开术。可提高控制癫痫的疗效，又能减少失连接综合征的发生。

4. 并发症　手术损伤小，患者术后恢复快，很少并发症。人格行为障碍在术后不会加重，患者在认识、记忆、性格、思维等方面无改变。可能出现下列并发症。

(1)无菌性脑室炎及交通性脑积水。

(2)颅内血肿。

(3)感染，切口感染或细菌性脑膜炎。

(4)严重脑水肿。

(5)脑梗死。

(6)失连接综合征(disconnection syndrome)：①急性失连接综合征(acute disconnection syndrome)；②后部失连接综合征(posterior disconnection syndrome)，胼胝体后部切开后可出现感觉性失连接综合征；③裂脑综合征(split-brain syndrome)，非优势半球的运动功能与优势半球丧失连接。表现非优势侧手对语言命令毫无反应，有时可对优势侧的手起相反的作用。此综合征可随时间而好转，但少数人遗留永久功能障碍，日常生活能力几乎完全丧失(如穿衣、吃饭、买东西等)。大多数手术后患者正常。

(7)神经系统后遗症：多在全部胼胝体切开后发生。有运动功能障碍(左手失用、下肢无力、轻偏瘫加重)，发生率为15%(全部切开胼胝体)。语言障碍(表达性失语、书写不能、永久性缄默)，发生率占15%。认识功能障碍(记忆力、注意力下降)，发生率占8%。行为障碍(易怒、攻击、凶暴等)，手术前已有行为紊乱及额叶有病变的患者易发生。

5. 疗效　胼胝体切开术只能降低癫痫发作的频率和严重度，并不能完全终止癫痫发作。

(十)多处软脑膜下横纤维切除术(MST)

癫痫放电要有大量并排的皮质神经元的水平联系；脑皮质主要功能特性依赖于垂直纤维的连接。因此将癫痫皮质切成多个垂直薄片，使皮质内纤维(tangential intracortical fibers)失去联系，而控制癫痫发作，且不造成重要功能区的神经功能障碍。

1. 适应证　致痫灶位脑重要功能区的局灶性癫痫，在不能行皮质切除术时选用。如中央前回及后回、优势半球的Broca区、Wernicke区、角回及缘上回。

2. 手术方式　用一特制手术刀，此刀由手柄、体部及刀片三部分构成。体为粗钢丝，刀片长4mm，与钢丝成直角，刀片和手柄间可灵活调整为各个角度以利切割。先行ECoG检查，确定致痫灶部位。于该部位脑沟深无血管的软脑膜上，戳一小孔，沿孔将特制刀弓状伸入脑回。尖端伸入脑回对侧，刀尖在软脑膜下可见，但又不穿通软脑膜，接着往回轻微拉，切断纤维。

3. 疗效　MST作为姑息手术方式很少单独应用，常与切除性手术合用以达到最大限度缓解发作的目的。

(十一)癫痫的脑立体定向手术

1. 立体定向射频毁损术

(1)理论依据：脑立体定向手术治疗癫痫的理论根据是利用立体定向技术破坏脑深部致痫灶，阻断癫痫的扩散径路，降低神经元的兴奋性(通过降低刺激的易化或提高抑制功能)，从而用来治疗难治性癫痫。立体定向手术可选择选在不同的丘脑神经元集合体(腹前核、腹外侧核、中央中核、背内侧核)、内囊、下丘脑、豆状核、壳核、苍白球、杏仁核、海马、Forel-H区、胼胝体、穹窿、扣带回等。目前除采用上述单个靶点毁损外，趋向采用多靶点结合治疗癫痫。杏仁核和海马结构为颞叶癫痫的致痫灶，又在边缘系统中起重要作用，毁损后除破坏致痫灶外又破坏了癫痫传播通路，故手术效果较好。

(2)适应证：适用于药物难治，又不能选用切除手术治疗的癫痫患者。

(3)靶点选择

①杏仁核或海马毁损术：目前直接在CT/MRI定位下毁损此二结构，对部分有继发全面性癫痫发作的颞叶癫痫患者效果较好。

②Forel-H区毁损术：Forel-H区毁损木对全面性发作的癫痫患者效果较好。Forel-H区为癫痫放电扩散纤维最集中的地方，用此靶点治疗强直-阵挛性癫痫发作，是最有希望且效果好的靶点。

(4)并发症：并发症较常规开颅术低，颅内血肿1%～3%，瘫痪0.3%～1.4%，病死率为0.5%～1.5%。

(5)疗效：综合文献中750例定向手术治疗癫痫的患者，随访3～5年，术后约30%的患者癫痫发作消失，40%有改善，30%无效。

2. 立体定向放射外科治疗　Leksell于1951年首次提出立体定向放射外科的概念，采用聚焦大剂量一次照射治疗功能性神经外科疾病。立体定向放射外科(γ刀、X刀)治疗癫痫是有效的，而且是无创伤的治疗方法。

①伽马刀(γ刀)：以^{60}钴作为放射源，以201个小孔射出窄束γ射线并聚焦在靶点上，短时间局限范围内使病变部位接受极量照射，从而毁损和杀死病变组织细胞，达到治疗的目的。②X刀：以直线加速器、X线作为放射源，窄束聚焦于靶点上，毁损病灶组织，起到治疗作用。

(1)立体定向放射外科治疗癫痫的机制：目前还不十分清楚，一般认为有以下几种假说。

①致痫神经传导阻滞是其根本机制，可发现在致痫灶中神经元的树突突触丢失。

②癫痫神经元对放射高度敏感，照射后致痫神经元突触新生物形成，使致痫神经元传导阻滞或照射后引起皮质神经元的活动抑制。

③放射外科可引起起搏神经元减少，兴奋性降低(兴奋性氨基酸、天冬氨酸和谷氨酸浓度减少)。

④导致致痫灶的放射性坏死。

(2)适应证

①伴有病变的难治性癫痫(如AVM、低级别胶质瘤、脑灰质异位等)。

②致痫灶定位明确的难治性性癫痫。

③某些痫灶广泛的难治性癫痫，可试用放射外科治疗。

(3)照射剂量：各家报道不一致，有的用低剂量10～20Gy，有的用150～170Gy。应慎重选用，避免并发症。

(4)疗效:这种治疗是无创、安全、有效的方法,但长期疗效有待观察。

(十二)迷走神经刺激术

VNS是一种较新的治疗方法,1988年开始应用于顽固性癫痫的治疗,并在20世纪90年代中期进行了较多临床试验,证实其安全性高、疗效好,故迅速得到了广泛应用。该装置于1997年6月正式通过美国FDA认可,目前,已有13万多例患者接受了VNS治疗。

1. 作用机制　VNS的原理复杂,尚未完全清楚,可能与以下几个因素有关。

(1)解剖因素:迷走神经传入纤维直接或间接的通过孤束核投射到下丘脑、杏仁核、丘脑岛叶,所有这些结构都与癫痫相关。

(2)对迷走传入刺激的效应:这种效应与刺激频率及强度相关,迷走神经刺激可以在中枢神经系统的各个部分产生诱发电位。

(3)VNS可在脑电图上产生多种变化:神经刺激能够使脑电图去同步化,并阻止慢波睡眠中的纺锤波。以低频(1~16Hz)刺激孤束核可产生脑电同步化,高频(大于30Hz)时去同步化。调节刺激参数,激动可激动有髓或无髓纤维,可在脑电图上产生不同效果。去同步化由那些传导速度小于15m/s的纤维产生。同时刺激孤束核及迷走神经能产生慢波睡眠。最近研究表明VNS治疗癫痫的效果取决于蓝斑的完整性。

(4)癫痫试验模型中,棘波可被VNS抑制或增强,并取决于刺激参数。

2. 适应证　适用于不能开颅或不接受开颅,左侧迷走神经发育健全,临床表现为全面性或部分性发作的难治性癫痫患者。

3. 禁忌证

(1)以往有左侧或双侧颈迷走神经切除者。

(2)证实有进行性疾病或全身性疾病、糖尿病等。

(3)有心律失常、呼吸系统疾病如哮喘、声嘶、胃溃疡、迷走性晕厥及其他神经系统疾病。

4. 手术方法　主要将一微型组件的刺激器(直径55mm,厚度13mm)埋植于左锁骨下区皮下组织内的小囊袋中,并将电极经皮下隧道引入颈下部,缠绕在迷走神经上。一般选用左侧迷走神经行刺激治疗(选用右侧迷走神经会发生重度的心动过缓)。

(1)于左锁骨上一横指半的颈下部做一横切口,潜行向上下分离皮下,牵开器牵开皮肤,垂直切开颈阔肌,分离出胸锁乳突肌、颈动脉鞘。于颈动脉鞘后部、颈内静脉和颈动脉之间暴露出3cm长迷走神经(直径约3mm)。

(2)于左锁骨下区胸壁上,做一切口,长7~10cm。从胸筋膜上钝性分离锁骨下区的皮下组织,做成一囊袋状,以备能容纳刺激器,然后用分流引导器,从胸部切口经皮下隧道将电极导线引至颈部切口,并将螺旋状的电极缠绕在左侧迷走神经上。将短导线在下方相衔接,长导线向上衔接,伤口缝合前测试阻抗,验证连接是否完好。术后应用抗生素预防感染。

5. 调控　建议术后2周内不给予刺激,因为术后水肿可致电流短路。开机后患者诉有颈痛、咀嚼、面部或牙齿不舒服,会有阵发性咳嗽或声音嘶哑。起始电流0.25~0.50mA,根据患者的耐受情况,每2~4周刺激电流提高0.25~0.50mA,直到临床有效,最大不超过3.5mA。2~3个刺激周期后患者会对不适逐渐耐受,常在数小时后消失。每个临床观察期对发作频率及不良反应进行评估。在调试过程中,抗癫痫药物继续服用。在调试完成后,每3~4个月随访1次。

6. 疗效　VNS是难治性癫痫的有效治疗方法,但也是姑息治疗。约1/3的患者发作得到控制,减少50%以上。1/3的患者发作减少30%~50%,1/3患者效果差或无效。手术后18个月内,治疗时间越长,效果越好。很少有患者发作消失。据大宗病例统计,VNS平均无发作率为6%左右。目前随访资料显示VNS对患者的认知功能和综合素质有一定的改善。

7. 不良反应及安全性和耐受性　最常见的不良反应为刺激时的喉反应,包括声音变化、咳嗽、喉麻痹不适、呼吸困难,调整刺激参数后可得到明显缓解,治疗耐受性较好。手术相关性并发症包括声带麻痹,还有患者下面部不全性麻痹,发生器下积液、感染。术中测试时罕见心动过缓及心脏停搏。

(十三)其他神经调控方法

包括慢性丘脑前核电刺激术、海马电刺激术、封闭回路皮质电刺激术(RNS)等。由于临床病例积累较少,其作用机制、最佳刺激部位、刺激参数及长期疗效等还需进一步分析与总结。

(十四)儿童癫痫外科的特殊性

在儿童难治性癫痫中,如婴儿偏瘫-痉挛伴顽固性癫痫综合征、Rasmussen脑炎、婴儿痉挛、Sturge-

Weber综合征、Lennox-Gastaut综合征等，发作多表现为次数频繁，程度严重，而且进展为癫痫性脑病的可能性大。这些患者多属于药物难治性，而且在药物治疗几周、最多几个月后即可得到验证。目前在临床上，只要身体条件可耐受手术者，主张手术无最小年龄限制。早期手术不仅有利于控制癫痫发作，还可改善患者大脑功能发育和神经心理功能的恢复。

由于先天性皮质发育障碍、半球病变等多发生在儿童患者中，因此，儿童癫痫外科最为常用术式为切除性手术，这类手术的比例要明显高于成人。此外，儿童大脑皮质的可塑性远远大于成人(成人几乎不具备)，手术后的神经功能障碍恢复程度要明显好于成人。

(十五)癫痫再手术

癫痫再手术是针对那些药物难治性癫痫外科治疗失败的病例而采取的进一步治疗措施。文献统计，癫痫再手术的发生率为5.2%～13.7%。它不是简单的二次手术，也不是预先设计好的分阶段手术。对于初次手术而言，再手术可以是初次手术的延续，可以是其他新的手术方法，也可以是几种手术方法的联合。再手术的术前评估相对应更为谨慎与保守。

癫痫外科手术治疗存在一定的风险，实施手术的医师必须严格掌握手术适应证。通过正规的术前综合评估，精确地找出致痫区所在。选择恰当的手术方式：应首选切除性手术，合理选用姑息性手术，慎重考虑其他手术方式(如神经调控、放射外科治疗等)。尽最大可能地减少手术并发症。同时，加强手术后综合治疗，提高手术成功率。

四、癫痫外科手术后的综合治疗

外科手术后均需要一段时间的抗癫痫药物维持与巩固治疗。

1. *手术后抗癫痫药物的早期治疗*　手术后早期(多指术后1周内)，由于手术本身对大脑皮质的刺激及手术导致的血液中抗癫痫药物浓度的波动，可能会出现癫痫发作，甚至癫痫持续状态，应该给予抗癫痫药物治疗。

手术后并没有具体的药物选择标准，一般多参照抗癫痫药物的使用原则。可以继续使用术前的抗癫痫药物，也可以根据手术后可能出现的发作类型使用相对应的抗癫痫药物。

2. *手术后抗癫痫药物的长期治疗*　其价值在于控制手术后可能残余的致痫区，防治有发作潜能的皮质(如刺激区)发展为新的致痫区；同时防治手术瘢痕形成新的致痫区。

(1)手术后即使发作得到彻底控制，亦应坚持使用抗癫痫药物至少2年。

(2)手术后长期抗癫痫药物的使用原则要参照术前用药进行调整，术后效果良好的患者，可将术前应用的药物种类减少，最好首先停用不良反应严重及术前药效较差的药物。

(3)仅留先兆发作的患者，根据发作的频率、持续时间及对患者的影响，参考脑电图情况考虑是否可以减药。

(4)如果术后效果不佳，则应长期服用抗癫痫药物治疗，或考虑再次行手术评估。

五、并发症

癫痫外科并发症是评价并影响癫痫手术效果的重要因素，常见的并发症有：①感染，包括切开感染、脑膜炎；②出血和颅内血肿；③脑肿胀(前三者常见于颅内埋藏电极)；④脑积水；⑤脑神经受损，包括VNS手术的迷走神经及其分支受损；⑥偏瘫；⑦视野缺损；⑧记忆障碍；⑨精神障碍(抑郁症等)；⑩失语；⑪神经心理障碍，可发生急性失连接综合征、裂脑综合征、缄默症、认知与注意力障碍；⑫死亡，罕见，前颞叶切除术小于10%，解剖性大脑半球切除术较高，可达到20%～30%。

六、随访及手术效果评价

癫痫外科手术后的随访内容包括癫痫控制情况、脑电图情况、功能缺失恢复情况及神经心理功能的改变情况等。随访时间以手术后3个月、半年、1年、2年为宜。

癫痫外科的手术效果应该从术后癫痫发作控制情况、抗癫痫药物使用情况、脑电图所反映的脑功能改善情况、神经心理功能改善情况及因手术致残的恢复情况等几方面综合评价。其中发作控制情况最为患者及家属所关注。

(一)癫痫发作疗效的评估

目前，针对癫痫控制情况，国际应用较为普遍的是Engel标准(表53-4)。有关疗效评估的时间，公认为手术后至少1年期为准。1年以内者不做疗效评估。VNS因其特殊的治疗效果，需采用专门的评价体系，见表53-5。

表 53-4　Engel 标准

级别	标准
Ⅰ级	无影响功能的癫痫发作(除外术后早期的癫痫发作) ①手术后癫痫发作完全消失 ②手术后仅有先兆 ③手术后有影响功能的癫痫发作,但在手术后 2 年内消失 ④仅在停止使用抗癫痫药物后出现全身性惊厥
Ⅱ级	仅有稀少的影响功能的癫痫发作 ①最初影响功能的癫痫发作消失,目前出现影响功能较小的发作 ②手术后影响功能的癫痫发作减少 ③手术后有影响功能的癫痫发作,但癫痫发作极少超过 2 年 ④仅夜间有癫痫发作
Ⅲ级	癫痫发作得到相当的改善 ①癫痫发作明显减少 ②长期的癫痫发作消失,缓解期长于随访期 50%,但少于 2 年
Ⅳ级	癫痫发作改善不明显 ①癫痫发作减少程度轻微 ②无改变 ③癫痫发作恶化

表 53-5　VNS 手术疗效评价体系(McHugh,2007)

分级	标准	分级	标准
Ⅰ级	发作频率减少 80%以上	Ⅲ级	发作频率减少<50%
ⅠA	发作的严重程度改善	ⅢA	发作的严重程度改善
ⅠB	发作的严重程度未改善	ⅢB	发作的严重程度未改善
Ⅱ级	发作频率减少 50～79%	Ⅳ级	仅在使用磁铁时受益
ⅡA	发作的严重程度改善	Ⅴ级	无改善
ⅡB	发作的严重程度未改善		

(二)神经心理效果的评估

主要体现在对记忆、语言、智力和注意力四个方面的评估(Luder 等)(表 53-6)。

表 53-6　神经心理的效果评估

级别	标准
Ⅰ级	在至少一个方面有明确的改善,并且没有明确的恶化
Ⅱ级	四个方面的任何一个方面都没有明确的改善或者一方面改善,其他方面恶化
Ⅲ级	一方面恶化,其他方面没有改善
Ⅳ级	多于一个方面恶化,其他方面没有改善

(三)生活质量的评估

对于生活质量的评估具体可参考第 7 章相关部分,也可参考 Luder 等的标准(表 53-7)。

表 53-7　Luder 等对生活质量的评估

级别	标准
Ⅰ级	改善
Ⅱ级	无明显改善或者在某些方面有轻度改善
Ⅲ级	无改善或者在某些局限的区域有轻微恶化
Ⅳ级	具有全面的中等程度恶化
Ⅴ级	具有全面的恶化

(杨卫东　陈旨娟)

参考文献

[1] 杨树源.神经外科学.北京:人民卫生出版社,2008:1523-1550

[2] 张建宁.神经外科重症监护.北京:人民卫生出版社,2013:162-165

[3] 谭启富.癫痫外科学.2版.北京:人民卫生出版社,2012:379-699

[4] 中华医学会.临床诊疗指南·癫痫病分册.北京:人民卫生出版社,2013:57-70

[5] 王任直,译.尤曼斯神经外科学.北京:人民卫生出版社,2009:1945-2022

第 54 章

运动障碍性疾病

运动障碍性疾病(movement disorders)又称锥体外系疾病(extrapyramidal disorders),是由于基底核等锥体外系病变或功能紊乱所导致的随意运动调节功能障碍的神经系统疾病,主要表现出随意运动减少、肌张力异常和不自主运动,肌力、感觉及小脑功能不受影响,包括帕金森病及帕金森综合征、小舞蹈症、亨廷顿病、肝豆状核变性、肌张力障碍、抽动秽语综合征及特发性震颤等。

运动障碍性疾病的发生与基底核的关系密不可分。基底核是位于脑深部的核团,包括尾状核、壳核、苍白球、丘脑底核和黑质等。尾状核及壳核为新纹状体,苍白球包括内侧部和外侧部、黑质包括致密部和网状结构。基底核主要核团之间存在着复杂的纤维联系,维持相互之间的平衡,其中主要有 3 个重要的神经环路:①皮质-皮质环路:大脑皮质-尾状核,壳核-内侧苍白球-丘脑-大脑皮质;②黑质-纹状体环路:黑质与尾状核、壳核之间的往返联系纤维;③纹状体-苍白球环路:尾状核、壳核-外侧苍白球-丘脑底核-内侧苍白球。

在皮质-皮质环路中,有直接通路(纹状体-内侧苍白球/黑质网状部)和间接通路(纹状体-外侧苍白球-丘脑底核-内侧苍白球/黑质网状部);是基底核实现其运动调节功能的主要结构基础,而这两条通路的活动平衡对实现正常运动功能至关重要。黑质纹状体多巴胺(DA)能投射对这两条通路的活动起着重要调节作用,DA 对直接通路是兴奋效应,对间接通路是去抑制效应,两者最终都是易化皮质的运动功能。某些运动障碍疾病如帕金森病在环路中有明确的病理位点,有些疾病的病理解剖基础尚不清楚,如特发性震颤。基底核及其之间的联系对正常运动的控制有重要的作用。当发生疾病时,这些环路的不同部分受到影响。了解这些异常环路,对运动障碍疾病的治疗,无论是药物还是外科手段,原理都是基于纠正递质异常和环路活动紊乱。

运动障碍性疾病的主要临床表现为肌张力异常(肌张力增高或降低)、运动迟缓和不自主运动。根据临床表现的小同,运动障碍疾病可分为三种主要类型(表 54-1);包括肌张力增高运动减少综合征、肌张力降低运动增多综合征和共济失调性运动障碍疾病,绝大多数僵直性运动不能和运动过多都是由于基底核的功能障碍所致。本章主要介绍前两种类型,包括帕金森病、肌张力障碍、舞蹈症综合征等。

表 54-1　运动障碍性疾病的临床分类

僵直性运动减少疾病
帕金森样神经功能障碍:帕金森病、帕金森综合征
僵人综合征
运动过多疾病
舞蹈症综合征
肌张力障碍
肌阵挛
投掷症
习惯性痉挛
共济失调性运动障碍疾病(本章没有讨论)
小脑性共济失调
脊髓小脑退化

运动障碍性疾病的治疗主要以内科治疗为主,同时也包括健康指导、心理治疗、功能康复等综合治疗。随着功能神经外科的发展,运动障碍性疾病的外科治疗对改善症状、延缓疾病发展和提高生活质量发挥了重要作用。外科治疗的主要方法包括立体定向毁损术、脑深部电刺激术和神经移植术。

立体定向毁损术是较早开展的手术方法，除了运动障碍性疾病，还应用于精神类疾病和戒毒治疗，原理类似，只是毁损的靶点不同。针对运动障碍性疾病，毁损的主要靶点是苍白球和丘脑，其他核团因为体积较小，毁损术容易造成功能损伤。毁损术的并发症包括脑内出血、感染、偏瘫、偏身感觉障碍、言语障碍、视野缺损、构音障碍、吞咽困难、认知功能障碍等。由于毁损可造成不可逆性损伤，因此逐渐被脑深部电刺激术所代替。至 1987 年，深部脑刺激术（deep brain stimulation）已被证实为一种安全、有效、稳定的治疗方法，能够抑制丘脑、苍白球及丘脑底核而发挥作用。中枢神经系统细胞移植术是将活体的器官或组织移植到宿主（自体或异体）以达到恢复所丧失功能的目的，目前处于研究阶段，将有可能会成为改善疾病预后的主要方法之一。

第一节　帕金森病

帕金森综合征最早由 James Parkinson 于 1817 年根据临床观察总结而提出，帕金森病（Parkinson disease，PD）是一种以帕金森综合征为主要表现的神经系统变性性疾病，基本临床特征为静止性震颤、肌强直、运动迟缓和姿势步态，同时伴有抑郁、便秘和睡眠障碍等非运动症状。

一、流行病学

世界各国帕金森病的患病率为（10～405）/10 万，平均约为 103/10 万。来源于欧洲的研究报告指出，PD 总患病率在≥65 岁人群为 1.8%，在此基础上，65－69 岁人群增加 0.6%。中国的研究报告显示，中国人群中的 PD 患病率并不低，在≥65 岁人群中 PD 患病率为 1.67%（95%可信区间为 1.49%～1.87%），而在≥55 岁人群中 PD 患病率为 1.07%（95% 可信区间为 0.96%～1.19%）。

平均发病年龄一般认为在 60－65 岁。青年型 PD 患者的初始症状可以在 20－40 岁出现，个别首发症状在 20 岁之前就可以发生。PD 的标准化发病率约为每 10 万人年有 16～19 个 PD 新发病人。男性患 PD 的机会比女性稍大。

二、病因及发病机制

帕金森病的病因迄今未明，发病机制可能与下列因素有关。

1. *遗传因素*　绝大多数 PD 患者为散发，约 10%的患者有家族史，呈不完全外显的常染色体显性遗传或隐性遗传。到目前至少发现有 10 个单基因与家族性帕金森病连锁的遗传位点。绝大多数突变基因未在散发病例中发现，只有 LRRK2 基因突变见于少数散发性帕金森病。基因易感性如细胞色素 P_{450}2D2 基因可能是帕金森病发病的易感因素之一。

2. *环境因素*　20 世纪 80 年代初发现一种嗜神经毒素 1-甲基 4-苯基 1，2，3，6-四氢吡啶（MPTP）在人类和灵长类均可诱发典型的帕金森综合征。MPTP 在脑内经单胺氧化酶催化变成强毒性物质 MPP，后者被多巴胺转运体选择性摄入黑质多巴胺能神经元内，抑制线粒体呼吸链，使 ATP 生成减少，并促进自由基产生和氧化应激反应，导致多巴胺能神经元变性、丢失。有学者认为，环境中与该毒素化学结构类似的物质可能是帕金森病的病因之一。

3. *神经系统老化*　帕金森病主要发生于老年人，40 岁以前发病少见，提示神经系统老化与发病有关。有资料显示 30 岁以后，随着年龄的增长，黑质多巴胺能神经元开始呈退行性变，多巴胺能神经元进行性减少。尽管如此，但其程度并不足以导致发病，老年人群中患病者也只是少数，所以神经系统老化可能只是帕金森病的促发因素。

目前认为帕金森病并非单因素所致，而是多因素交互作用下发病。除了基因突变导致少数患者发病外，基因易感性可使患病率增加，但并不一定发病，只有在环境因素、神经系统老化等因素的共同作用下，通过氧化应激、线粒体功能紊乱、蛋白酶体功能障碍、炎性免疫反应、钙稳态失衡、兴奋性毒性、细胞凋亡等机制导致黑质纹状体多巴胺能神经元大量变性，才会导致发病。

三、病理及生化病理

1. *基本病变*　主要有两大病理特征，其一是黑质多巴胺能神经元及其他含色素的神经元大量变性丢失。其二是在残留的神经元胞质内出现嗜酸性包涵体，即路易小体（Lewy body），由细胞质蛋白质所组成的玻璃样团块，其中央有致密的核心，周围有细丝状晕圈。近年来有学者提出了帕金森发病的六个病理阶段，认为帕金森病的病理改变并非由中脑黑质开始，而是始于延髓运动神经背核、前嗅核等结构，随着疾病进展逐渐累及脑桥、中脑及新皮质。

2. *生化改变*　黑质多巴胺能神经元通过黑质-纹状体通路将多巴胺输送到纹状体，参与基底核的运动调节。由于帕金森病患者的黑质多巴胺能神经元显著变性丢失，黑质-纹状体多巴胺能通路变性，纹状体多巴胺递质水平显著降低，降低70%～80%或以上时则出现临床症状。多巴胺递质降低的程度与患者的症状严重度呈正相关。纹状体中多巴胺与乙酰胆碱两大递质系统的功能相互拮抗，两者之间的平衡对基底核运动功能起着重要调节作用。纹状体多巴胺水平显著降低，造成乙酰胆碱系统功能相对亢进。这种递质失衡与皮质-皮质环路活动紊乱和肌张力增高、动作减少等运动症状的产生密切相关。中脑-边缘系统和中脑-皮质系统的多巴胺水平的显著降低是智能减退、情感障碍等高级神经活动异常的生化基础。多巴胺替代治疗药物和抗胆碱能药物对帕金森病的治疗原理正是基于纠正这种递质失衡。

四、临床表现

(一)运动症状

1. *运动迟缓*　以随意运动减少及动作缓慢为主，表现为启动困难，如起步和转身等，终止动作困难，协同运动减少。面部运动减少表现为表情缺乏，称为面具脸。患者运动时不能保持动作的正常幅度，表现为讲话声音小而含糊不清；书写时表现为字体弯弯曲曲，逐渐变小，称为写字过小征(micrographia)；手指的精细动作完成困难，如扣纽扣、系鞋带等，且容易疲劳。严重的运动迟缓患者卧床不起，连翻身都不能，被人们误解为“瘫痪”。

2. *肌强直*　几乎所有的患者都存在肌张力增高。其特点是伸、屈肌张力均增高，称为铅管样强直，如果病人合并震颤，在被动运动患者肢体时，在均匀一致阻力中出现间歇性松动现象，称为齿轮状强直。肌强直在四肢、躯干、颈面部均可受累。与锥体束损伤的肌张力增高有区别。

3. *静止性震颤*　震颤是因驱动肌和拮抗肌节律性交替收缩所致的异常运动。PD的震颤属于节律为4～8Hz的静止性震颤。通常从一侧上肢开始，逐渐扩展至下肢和对侧上下肢。严重者可以累及头面部，出现头、下颌、口唇、舌及咽喉部的震颤。患者的震颤可以主观控制，肢体随意运动时可减轻或消失，但控制时间不能持久，解除控制后震颤加重。情绪激动和紧张时加重，睡眠时完全消失。

4. *姿势步态异常*　姿势反射的重要作用是维持机体的平衡。PD患者的姿势反射障碍，出现立位和行走时的姿势异常。如头和躯体前倾，前臂内收，下肢髋、膝关节轻度屈曲的特殊姿势。行走时双上肢摆动减少或消失。步态障碍早期表现为行走缓慢，下肢拖曳。随着病情的发展，步伐更加变小变慢，起步困难，但一旦迈步后，便以极小的步伐向前冲，越走越快，不能及时停止或转弯，称为慌张步态(festination)。

(二)非运动症状

1. *认知功能异常*　认知功能下降程度从轻度至痴呆不等，随疾病进展而加重，最后发展为PD性痴呆。早期可出现视空间知觉障碍，随后记忆力下降，包括长时记忆及短时记忆等。痴呆是认知障碍的最严重表现。PD患者发生痴呆的危险因素依次是受教育的水平、运动障碍的严重性和年龄。PD病人的智力障碍可能是额叶-纹状体的多巴胺环路破坏有关，纹状体内多巴胺耗竭导致前额叶内多巴胺的耗竭所致。

2. *情绪障碍及人格改变*　抑郁常见于有明显运动迟缓和步态不稳的PD患者，少见于以震颤为主要症状者。焦虑、激惹等情绪障碍也很常见。人格改变是一种器质性精神病。疾病早期可能因肌肉强直、动作不灵活而变得容易激惹，甚至冲动、伤人毁物，也可变得自私、多疑、固执，晚期出现幼稚、欣快等。

3. *睡眠障碍*　主要包括失眠、不宁腿综合征(RLS)和周期性肢体运动病(PLMS)。

4. *自主神经功能障碍*　病人常常出现大量出汗、皮脂溢出增多、涎液增多、体温增高、下肢水肿和食欲缺乏等。出汗可以只见于震颤同侧，有学者认为是肌肉活动增多所致。皮脂溢出增多最为常见，少数患者可有排尿不畅，可以发生动眼危象，胃肠道蠕动功能障碍引起顽固性便秘。

(三)与长期服用左旋多巴治疗有关的并发症症状

多数患者(约75%)在服用左旋多巴制剂2～5年后，出现明显的以疗效衰退、症状波动及多动症为特征的并发症，称为左旋多巴长期治疗综合征。

1. 运动波动

(1)晨僵:清晨第一次服药前明显的运动不能。

(2)剂末衰竭:每次服药后药效维持时间较以往缩短。

(3)不可预测的衰竭:对左旋多巴反应差,且不与服药时间有明显关联。

(4)开/关现象:可动的“开”状态和不可动的“关”状态间不可预测的波动。

(5)长时程波动:可持续数天至数周,包括经前期恶化,多见于早发型女性病人。

(6)后期戒断衰退:长期用左旋多巴后停用,虽然左旋多巴半衰期短,也会在戒断后出现明显的衰退,之后 2 周再次出现第二次戒断衰退。

2. 异动症　绝大部分服用左旋多巴的病人会发生异动症,表现为舞蹈样运动,可累及肢体、口舌、颈、躯干,有时累及腹部;肌张力障碍和肌阵挛在有些病人中也很突出。常见的异动症类型如下。

(1)峰值期异动症:反映了纹状体多巴胺水平过高。最多见于慢性左旋多巴治疗和病情严重者。

(2)早晨足部肌张力障碍:约 1/3 的长期用左旋多巴病人发生。主要见于晨醒、首次服药前,可能与多巴胺受体刺激低水平有关。

(3)双相性异动症:见于服用一个常规剂量后,在转为“开”状态时出现异常不自主运动,然后疗效出现,在转为“关”状态时再次出现异常不自主运动。

五、辅助检查

(一)神经影像学

1. 头部磁共振　显示蛛网膜下隙、脑沟增宽、脑室系统扩大等脑萎缩征象。

2. SPECT　将放射性核素(^{123}I-IBZM、^{131}I-IBZM、^{99m}Tc-TRODAT-1)作为特异性多巴胺受体或转运蛋白标记物,静脉注入患者体内,通过在基底核区域的放射活性与额叶、枕叶或小脑放射活性的比值,反映多巴胺受体或转运蛋白的数目和功能,来诊断早期 PD,但这种方法只能进行定量检测,不能帮助确诊是否为原发性帕金森病。

3. PET　与 SPECT 检查类似,运用示踪剂对多巴胺递质、多巴胺转运蛋白、多巴胺受体进行半定量检测。通过对纹状体局部葡萄糖代谢率的检测,可对 PD 进行早期诊断。

4. 脑电图　无特异性改变。具有认知功能障碍的患者可出现慢波出现频率增高。

(二)神经心理学评估

使用简易智力筛查量表(MMSE),韦氏成人智力量表(WAIS)、韦氏成人记忆量表(WMS)了解患者脑认知功能的损害程度。使用汉密顿抑郁量表(HAMD)、抑郁自评量表(SDS)了解患者是否存在抑郁情绪。

六、临床分级及分期

1. 帕金森联合评分法　UPDRS 是目前国际上普遍采用的评估量表,用于评估帕金森病病情严重程度。分值越高,PD 症状越严重。UPDRS 分为以下 4 个部分,见表 54-2。

2. Hoehn-Yahr 的 PD 严重程度分级方法　见表 54-3。

七、诊断与鉴别诊断

(一)诊断

帕金森病的诊断主要依据发病年龄、病程、发病特点及临床表现综合判断。依据帕金森病的主要核心症状,包括静止性震颤、运动迟缓、僵直和姿态不稳。结合隐匿起病,逐渐发展,症状不对称的临床发病特征,排除其他导致帕金森综合征的相关因素,同时对左旋多巴治疗有效,基本考虑帕金森病。中华医学会神经病学分会运动障碍及帕金森病学组帕金森病诊断标准见表 54-4。帕金森病的严重程度采用 H & Y(Hoehn & Yahr)分级评估。

(二)鉴别诊断

1. 进行性核上性麻痹(progressive supranuclear palsy,PSP)　累及中老年的神经系统变性疾病,以运动不能-肌强直为主要症状。①姿势不稳为 PSP 突出症状,约 50%病人 1 年内出现跌倒症状。②肌张力障碍以中轴症状明显,主要累及躯干伸肌和颈肌,病人表现躯干笔直、颈后仰,与 PD 屈曲样姿势鉴别。③双眼核上性凝视障碍也是 PSP 的特征性改变,尤其是下视困难更具有诊断意义。④可出现自主神经功能障碍和小脑症状,早期可出现吞咽困难、构音障碍及认知功能障碍。⑤多数无静止性震颤。⑥对左旋多巴治疗无效。⑦头颅 MRI 见到中脑和第三脑室周围萎缩及四叠体变薄是本病的影像学特征。

表 54-2　帕金森联合评分量表(UPDRS)

Ⅰ. 精神、行为和情绪	0～16 分	22 强直	
1 智力损害		23 手指拍打试验	
2 思维障碍		24 手部运动	
3 抑郁		25 手部快速轮替运动	
4 主动性		26 腿部灵活性	
Ⅱ. 日常生活能力	0～52 分	27 起立	
5 言语		28 姿势	
6 涎液分泌		29 步态	
7 吞咽		30 姿势的稳定性	
8 书写		31 躯体的运动迟缓和运动障碍	
9 刀切食物和使用餐具		Ⅳ. 治疗并发症(在过去的 1 周)	0～23 分
10 衣着		32 异动症持续时间	
11 个人卫生		33 异动症致残程度	
12 翻身和整理床单		34 异动症所致疼痛	
13 与冻结无关的跌倒		35 清晨肌张力障碍	
14 行走中的冻结		36 可预知的“关”时期	
15 行走		37 不可预知的“关”时期	
16 震颤		38 突然出现的“关”时期	
17 与帕金森综合征有关的感觉主诉		39“关”时期所占时间的比例	
Ⅲ. 运动检查	0～108 分	40 食欲减退，恶心，呕吐	
18 语言		41 睡眠障碍	
19 面部表情		42 症状性位置性障碍	
20 静止性震颤		总分	0～199 分
21 手部运动性或姿势性震颤			

帕金森病联合评分量表的每项为 0～4 分。得分越高反应运动障碍程度越严重。正常的功能各分为 0。在第Ⅳ部分第 32、33、34 和 39 项记分为 0～4，其他区项目记分为 0＝否，1＝是。第Ⅴ部分(没有显示)评估了 8 项日常生活活动，每类记分 0～5 分。第Ⅵ部分(没有显示)给出患者正常功能评分的百分比，正常功能被认为是 100%。Ⅰ. 共 4 个问题，主要针对非运动症状，分别关于智力的、思维障碍的、抑郁的和动力；Ⅱ. 日常生活活动，共 13 个问题，主要关于运动症状，其中有两个关于流涎(自主神经功能)和感觉方面的问题；Ⅲ. 运动检查，共 14 个问题，主要针对运动症状；Ⅳ. 治疗的并发症，异动症 4 个问题；临床波动 4 个问题；关于厌食、恶心、呕吐和睡眠等其他并发症 3 个问题

表 54-3　Hoehn-Yahr 分级

分级	定义
1	只有单侧肢体受累
1.5	单侧肢体和躯干受累
2	双侧肢体受累，无平衡障碍
2.5	轻度双侧受累，后退试验可恢复
3	轻至中度双侧肢体受累，有些姿势不稳定，尚能独立生活
4	功能严重受损，站立和行走不需帮助
5	无帮助时只能使用轮椅或卧床

2. 多系统变性(multiple system atrophy, MSA)　MAS 在临床上表现有帕金森综合征、自主神经功能障碍和小脑损害的症状。以帕金森综合征为主要表现的称为 MAS-P 型，以小脑损害为突出表现的为 MAS-C 型。多数 MSA 以运动不能-僵直为首发症状，少数以小脑症状为首发症状。当患者有以下情况者需要确定或排除多系统变性：①疾病早期出现严重的反复发作的体位性眩晕和晕厥；②小便失禁或尿潴留；③男性性功能减退；④出现腱反射亢进或病理征等锥体系损害表现；⑤小脑共济失调和眼震；⑥夜间睡眠性呼吸困难；⑦常有噩梦、情感释放等症状；⑧更重要的是对左旋多巴制剂治疗反应差。总之，多系统变性常见于 50 岁以后发病，90%的患者有帕金森综合征，有锥体系、小脑和自主神经系统损害症状可资鉴别。

表54-4 中华医学会神经病学分会运动障碍及帕金森病学组诊断标准

帕金森病的诊断标准
◆ 符合帕金森病的诊断
1. 运动减少:启动随意运动的速度缓慢。疾病进展后,重复性动作的运动速度及幅度均降低
2. 至少存在下列1项特征
(1)肌肉僵直
(2)静止性震颤4～6 Hz
(3)姿势不稳(非原发性视觉、前庭、小脑及本体感受功能障碍造成)
◆ 支持诊断帕金森病必须具备下列3项或3项以上的特征
1. 单侧起病
2. 静止性震颤
3. 逐渐进展
4. 发病后多为持续性的不对称性受累
5. 对左旋多巴的治疗反应良好(70%～100%)
6. 左旋多巴导致的严重的异动症
7. 左旋多巴的治疗效果持续5年或5年以上
8. 临床病程10年或10年以上
◆ 必须排除非帕金森病
下述症状和体征不支持帕金森病,可能为帕金森叠加症或继发帕金森综合征
1. 反复的脑卒中发作史,伴帕金森病特征的阶梯状进展
2. 反复的脑损伤史
3. 明确的脑炎史和(或)非药物所致动眼危象
4. 在症状出现时,应用抗精神病药物和(或)多巴胺耗竭药
5. 1个以上的亲属患病
6. CT扫描可见颅内肿瘤或交通性脑积水
7. 接触已知的神经毒类
8. 病情持续缓解或发展迅速
9. 用大剂量左旋多巴治疗无效(除外吸收障碍)
10. 发病3年后,仍是严格的单侧受累
11. 出现其他神经系统症状和体征,如垂直凝视麻痹、共济失调,早期即有严重的自主神经受累,早期即有严重的痴呆,伴有记忆力、言语和执行功能障碍,锥体束征阳性等
◆ 诊断帕金森病的金标准:随访观察

3. *皮质基底核变性*(croticobasal degeneration,CBD) 最突出的临床特征为非对称性锥体外系损害,常出现一侧上肢变笨,累及下肢则出现步态障碍,失用和异己肢体现象是CBD突出的临床现象。额叶皮质感觉损害、核上性共视障碍、肌阵挛和失语也是CBD的特征性表现。

4. *路易体痴呆*(dementia with Lewy bodies,DLB) BLD的特点是波动性认知功能障碍、帕金森综合征、视幻觉和跌倒。患者首先出现痴呆,然后逐渐出现帕金森综合征表现及颞、顶叶损害所致的认知功能障碍(包括记忆、语言和视空间觉障碍)。病人的症状往往有波动的特点。约80%的患者有视幻觉等特点,与老年性痴呆不同。PD患者后期也可合并痴呆,一般在运动障碍之后。表现为帕金森综合征的患者,如疾病早期出现认知功能障碍和与药物无关的视幻觉应警惕DLB的可能。反复跌倒、晕厥、短暂医师丧失、对神经安定药物敏感则更支持诊断。

5. *症状性帕金森综合征* 有明确病因可寻,如感染、药物、中毒、动脉硬化和外伤等。①脑炎后帕金森综合征,流行的甲型脑炎后常遗留帕金森综合征,目前已罕见;②药物或中毒性帕金森综合征,神经安定药(吩噻嗪类及丁酰苯类)、利血平、甲氧氯普胺、甲基多巴、氟桂利嗪等药物可诱发可逆性帕金森综合征,某些毒性物质如MPTP、锰尘、二硫化碳亦可引起帕金森综合征,或为严重一氧化碳中毒的后遗症,有用药或毒物接触史可有助于鉴别;③动脉硬化性帕金森综合征,多发性脑梗死偶可致帕金森综合征,患者的高血压、动脉硬化及卒中史,以及假性延髓性麻痹、腱反射亢进、病理征等可资鉴别;④外伤后PD,有明确头部外伤史,弥漫性轴索损伤或脑干损伤者多见。伴有不同程度的意识障碍。

6. *特发性震颤*(essential tremor,ET) 起病隐匿,进展缓慢,震颤是唯一的临床症状,主要表现是姿势性震颤、运动性震颤或混合性震颤。常累及双侧肢体或头部。频率为6～12Hz，与帕金森病区别为：①震颤频率较PD震颤快；②激动或紧张时加重，静止时减轻或消失；③起病时多为双侧症状；④不伴有其他PD症状。

7. *老年性震颤*　震颤细而快，病初只见于随意运动时（动作性震颤），之后静止时也出现，多累及上肢，更多见于头部。无肌强直和肌无力。

表54-5提示不支持帕金森病诊断的症状与体征。

表54-5　不支持帕金森病诊断的病史和体格检查

症状/体征	可供参考的诊断
病史	
以跌倒为首发症状	PSP
服用镇静药	药物诱发性帕金森综合征
40岁以前发病	如为帕金森病，考虑为遗传性
合并不明原因的肝病	肝豆状核变性
疾病早期出现幻觉	路易体痴呆
起病突然的帕金森综合征	血管性帕金森综合征
体格检查	
以痴呆为首发症状	路易体痴呆
明显的平衡障碍	MSA-p
早期出现构音障碍	MSA-c
无震颤	各种帕金森叠加综合征
高频率（8～10Hz）的对称型震颤	原发性震颤

八、治　疗

（一）治疗原则

1. *综合治疗*　包括药物治疗、手术治疗、康复治疗、心理治疗等，其中药物治疗是首选且是主要的治疗手段。但无论是药物还是手术，均只能改善症状，不能阻止病情的发展，更无法治愈。因此，治疗不能仅估计眼前，而不考虑将来。

2. *用药原则*　应坚持“剂量滴定”“细水长流、不求全效”的用药原则；用药剂量应以“最小剂量达到满意效果”；治疗既应遵循一般原则，又应强调个体化特点，不同患者的用药选择不仅要考虑病情特点，而且要考虑患者的年龄、就业状况、经济承受能力等因素。药物治疗的目标是延缓疾病进展、控制症状，并尽可能延长症状控制的年限，同时尽量减少药物的不良反应和并发症。

（二）药物治疗

1. *常用药物*　帕金森病药物治疗常用抗胆碱能药物和拟多巴胺能药物。抗胆碱药物主要通过抑制脑内乙酰胆碱的活性，提高多巴胺效益。拟多巴胺药物包括促进多巴胺释放药（金刚烷胺）、多巴胺替代药（左旋多巴）、多巴胺受体激动药（溴隐亭）和多巴胺增效药（恩托可朋）等。常用药物见表54-6。

表54-6　帕金森病治疗常用药物

药物种类	药理作用	药物名称	用法用量	注意事项
抗胆碱能药	阻断中枢胆碱能受体，减弱黑质-纹状体通路中乙酰胆碱的作用和降低网状结构-丘脑及丘脑-皮质投射系统的兴奋性	苯海索（安坦）	1～2mg，3/d	适用于震颤明显的年轻患者，老年患者慎用，闭角型青光眼及前列腺肥大患者禁用
金刚烷胺	促进纹状体内多巴胺能神经末梢释放多巴胺	盐酸金刚烷胺片	50～100mg，2～3/d	对少动、强直、震颤均有改善作用，对伴异动症患者可能有帮助。肾功能不全、癫痫、严重溃疡、肝病患者慎用，哺乳期妇女禁用

（续 表）

药物种类	药理作用	药物名称	用法用量	注意事项
复方左旋多巴	由左旋多巴与脱羧酶抑制药组成的复方制剂，左旋多巴在芳香族 L-氨基酸脱羧酶的作用下生成多巴胺，脱羧酶抑制药抑制脑外组织中多巴胺的生成	①多巴丝肼片（美多芭）	①首次推荐量是每次 0.5 片，每日 3 次。以后每周的日服量增加 0.5 片。直至达到适合该患者的治疗量为止。维持日用量至少应分成 3 次服用，平均维持量是每天 3 次，每次 1 片	活动性消化道溃疡患者慎用，闭角型青光眼、精神病患者禁用
		②复方卡比多巴片（西莱美）	②开始每次 137.5mg，每日 3 次，逐日增加 137.5mg，直至每日 2.2g。维持量每日 550mg，疗程 20～40 周	
多巴胺受体(DR)激动药	激活多巴胺受体，起到类似多巴胺一样的作用	①盐酸普拉克索片（森福罗）	①起始剂量为每日 0.375 mg，然后每 5～7 天增加 1 次剂量。如果患者可以耐受，应增加剂量以达到最大疗效。维持剂量应该在每天 0.375～4.5 mg	直立性低血压和精神症状
		②吡贝地尔缓释片（泰舒达）	②作为单一用药：150～250mg，即每日 3～5 片，分 3～5 次服用。作为多巴治疗的补充，每日 1～3 片	
单胺氧化酶 B 型(MAO-B)抑制药	抑制单胺氧化酶，减少儿茶酚胺的代谢灭活，促使突触部位的儿茶酚胺含量增多，同时具备抗抑郁作用	司来吉兰	2.5～5mg，2/d	应早、中午服用，勿在傍晚应用，以免引起失眠。胃溃疡者慎用，禁与 5-羟色胺再摄取抑制药(SSRI)合用
儿茶酚氧位甲基转移酶(COMT)抑制药	抑制多巴胺代谢	①恩他卡朋片（珂丹）	①每次 0.2g（1 片），最大推荐剂量是 0.2g（1 片），每天 10 次，即 2g 本品	须与复方左旋多巴合用，单用无效。有可能导致肝功能损害，故须严密监测肝功能
		②托卡朋片（森得宁）	②推荐剂量为 100mg，每日 3 次	

2. *保护性治疗* 目的是延缓疾病的发展，改善患者的症状。原则上一旦诊断明确就应该尽早进行保护性治疗。主要药物是 MAO-B 抑制药。多巴胺受体激动药和辅酶 Q_{10} 也可能具有神经保护作用。辅酶 Q_{10} 1200mg/d 有明确的延缓疾病运动功能恶化的作用。

3. *症状性治疗*

(1)早期 PD 治疗（Hoehn-Yahr Ⅰ～Ⅱ级）

①何时开始用药：早期若病情未对患者造成心理或生理影响，应鼓励患者坚持工作，参加社会活

动。可适当暂缓用药。若疾病影响患者的日常生活和工作能力，则应开始症状性治疗。

②首选药物原则：老年前期（<65岁），且不伴认知障碍，可有如下选择。a. DR激动药；b. MAO-B抑制药，或加用维生素E；c. 复方左旋多巴＋COMT抑制药；d. 金刚烷胺和（或）抗胆碱能药，震颤明显而其他抗PD药物效果不佳时，选用抗胆碱能药；e. 复方左旋多巴，一般在a. b. d方案治疗效果不佳时加用。但如果出现认知功能障碍，或需要显著改善运动症状，复方左旋多巴可作为首选。老年（≥65岁），或伴认知障碍，首选复方左旋多巴，必要时可加用DR激动药、MAO-B抑制药或COMT抑制药。尤其老年男性患者尽可能不用苯海索，除非是有严重震颤并影响日常生活能力的患者。

（2）中期PD治疗（Hoehn-Yahr Ⅲ级）：若在早期阶段首选DR激动药、司来吉兰或金刚烷胺/抗胆碱能药治疗的患者，发展至中期阶段时，则症状改善往往不明显，此时应添加复方左旋多巴治疗；若在早期阶段首选低剂量复方左旋多巴治疗的患者，症状改善往往也不明显，此时应适当加大剂量或添加DR激动药、司来吉兰或金刚烷胺，或COMT抑制药。

（3）晚期PD治疗（Hoehn-Yahr Ⅳ～Ⅴ级）：晚期PD的临床表现极其复杂，由于疾病的进展和药物治疗效果的减弱，同时各种并发症的出现，治疗相对困难。一方面继续力求改善运动症状，另一方面处理运动并发症和非运动症状。因此，应结合病人具体情况及其治疗反应制订个性化治疗方案。

4. *运动并发症的诊断与治疗*　中晚期帕金森病人可出现运动并发症包括症状波动和异动症。

（1）症状波动的治疗：症状波动疗效减弱、剂末现象和开关现象。其处理原则为：在复方左旋多巴应用的同时，首选增加半衰期长的DR激动药，或增加对纹状体产生持续性DA能刺激的COMT抑制药，或增加MAO-B抑制药；也可以维持总剂量不变，增加左旋多巴的次数，减少每次服药的计量；也可以改用控释片或缓释剂以延长左旋多巴的作用时间，但剂量要增加20%～30%。避免饮食（含蛋白质）对左旋多巴吸收及通过血-脑屏障的影响，餐前1h或餐后1.5h服用，减少全天蛋白摄入量或重新分配蛋白饮食可能有效。严重“关”期患者可皮下注射阿扑吗啡。

（2）异动症的治疗：异动症包括剂峰异动症、双向异动症和肌张力障碍。其治疗首先考虑减少左旋多巴的用量。如果患者是左旋多巴单药治疗，那么先考虑合用DR激动药，并逐渐减少左旋多巴剂量；也可加用COMT抑制药，但要注意加药后的头一两天异动症会加重，这时需要减少左旋多巴的用量。如果患者对左旋多巴的剂量很敏感，可以考虑应用水溶性制剂。最好停用控释片，避免累积效应。

5. *非运动症状的治疗*

（1）神经精神障碍的治疗：出现精神症状时，先停用最后应用的药物或首先考虑依次逐渐或停用如下抗PD药物，抗胆碱能药、金刚烷胺、司来吉兰、DR激动药。若采用以上措施患者仍有症状，则将左旋多巴逐渐减量。如果药物调整效果不理想或必须以加重PD症状为代价，就要考虑对症处理。对于认知障碍和痴呆，可应用胆碱酯酶抑制药，如石杉碱甲、多奈哌齐、利斯的明或加兰他敏。对于幻觉和谵妄，可选用氯氮平、奥氮平等，因可能有骨髓抑制作用，应定时做血常规检查。对于抑郁，可考虑选择性5-羟色胺再摄取抑制药（SSRI）。对于易激惹状态，劳拉西泮和地西泮比较有效。

（2）自主神经功能障碍的治疗：对于便秘，增加饮水量和高纤维含量的食物对大部分患者行之有效，可考虑停用抗胆碱能药。乳果糖、龙荟丸、大黄片、番泻叶等治疗有效。有泌尿障碍的患者需减少晚餐后的摄水量，也可使用奥昔布宁、溴丙胺太林、托特罗定和莨菪碱等外周抗胆碱能药。直立性低血压患者应增加盐和水的摄入量；睡眠时抬高头位，不要平躺；可穿弹力裤；不要快速地从卧位起来；α-肾上腺素能激动药米多君治疗有效。

（3）睡眠障碍的治疗：失眠如果与夜间的PD症状相关，加用左旋多巴控释片、DR激动药或COMT抑制药会有效。但如果是异动症引起的，需将睡前服用的抗PD药物减量。如果患者正在服用司来吉兰或金刚烷胺，考虑减量或停用。特发性失眠患者可以选用短小的镇静催眠药。多数患者DR激动药治疗RLS和PLMS有效，增加睡前左旋多巴控释片的剂量也可奏效。其他治疗包括服用小剂量氯硝西泮。

左旋多巴试验：患者停药12h以上，一次性口服左旋多巴350mg，然后进行以下8项评测，即踏脚试验、僵直状态、手指拍击试验、震颤状态、手轮替试验、拇指对指试验、手臂运动试验及站-走-坐试验。其中除僵直、震颤按0～4级进行评级计分外，其余项目均记录时间。评测每隔 30min 进行 1 次，直至 300min 后，计算患者的症状改善率。

(三)外科治疗

帕金森病经内科治疗疗效减退，或出现相关并发症，病情发展至中晚期者，可考虑外科治疗。目前外科治疗帕金森病方法主要包括深部核团毁损术、深部脑刺激术(deep brain stimulation，DBS)和细胞移植术。苍白球毁损术和丘脑底核毁损术可减少 PD 患者的震颤、强直和动作迟缓症状，手术不良反应较多，包括出血、梗死、失声、认知功能障碍和步态紊乱。双侧毁损术不良反应更大，一般不予采用。DBS 相对于毁损术有一定优势，脑部损伤更少、效果可逆，刺激的强度、频率和持续时间均可调节，并可行双侧手术，是目前最主要的外科治疗方法。细胞移植术尚需进一步研究。外科治疗的原则是在合适的时机采用合适的手术方法对选择合适的 PD 病人进行治疗，可更好地改善 PD 症状，提高生活质量。

1. 外科治疗的适应证

(1)原发性 PD：年龄一般不超过 75 岁；病程 5 年以上，以震颤为主，经规范药物治疗震颤改善不理想，且震颤严重影响患者的生活质量，如患者强烈要求尽早手术以改善症状，经过评估后可放宽至病程已满 3 年以上。

(2)服用复方左旋多巴曾经有良好疗效。

(3)经过最佳药物治疗(足剂量，至少使用了复方左旋多巴和多巴胺受体激动药)。目前不能满意控制症状，疗效明显下降或出现了的运动波动或异动症，影响生活质量，或对药物不能耐受。

(4)病情严重程度："关"期 Hoehn-Yahr 2.5～4 期。

(5)除外痴呆和严重的精神疾病。

(6)病人及家属理解治疗过程及效果，知晓手术的益处和风险。

2. 手术治疗禁忌证

(1)症状严重且可能增加手术并发症的其他急慢性疾病(如重度心肺疾病及控制不佳的高血压等)。年龄大于 75 岁。

(2)帕金森叠加综合征。

(3)有明显的认知功能障碍，且此认知障碍足以影响患者的日常生活能力(如社交、工作和药物服用等)。

(4)明显严重(难治性)抑郁、焦虑、精神分裂症等精神类疾病。

(5)明显医学共存疾病影响手术或生存期。

3. 术式与靶点选择　主要包括毁损术及脑深部刺激术(DBS)。

(1)核团毁损术：丘脑毁损常用于仅有震颤的患者，而对 PD 患者的强直和动作迟缓症状作用不大。苍白球毁损术和丘脑底核毁损术可减少 PD 患者的震颤、强直和动作迟缓症状。苍白球毁损术的靶点在腹后外侧部分，单侧毁损能改善对侧的震颤和动作迟缓，但这仅见于对多巴胺反应良好的患者。手术不良反应包括出血、梗死、失声、认知功能障碍和步态紊乱。因为双侧毁损术不良反应较大，一般不予采用。丘脑底核毁损术能改善 PD 患者的大部分运动症状。双侧丘脑底核毁损术同时也能减少药物用量，少见而严重的不良反应是不可逆的舞蹈症和投掷症。因为存在发生这种危险不良反应的可能，一般不采用此种手术。

(2)脑深部刺激术(DBS)：与毁损术相比，DBS 有许多毁损术无法比拟的优势。①只引起刺激电极周围窄小范围(2～3mm)内的神经结构的失活，创伤性更小；②定向刺激靶点能对 PD 的症状产生特异的效果；③有丰富的脉宽、频率、电压及刺激点的组合方式供选用调整，可以达到最佳治疗效果，即使有不良反应，也能通过调整刺激参数使之最小化；④疗效更稳定持久。DBS 的应用，使立体定向手术由破坏性向功能修复性目标过渡。正是由于上述优点，近年来 DBS 已广泛用于 PD 的治疗。

丘脑 DBS 和丘脑毁损术类似，能改善 PD 对侧的震颤症状。同样的，对动作迟缓，这一晚期 PD 症状则无明显改善。

苍白球 DBS 的位点也是 GPi，但与毁损术不同，DBS 可行双侧手术，且比苍白球毁损术不良反应更少，并能改善强直、震颤、动作迟缓和异动症。能在左旋多巴"关"时期，改善震颤和动作迟缓症状，并能改善左旋多巴的"开"状态，主要是减少异动症。

STN 的 DBS 常用于双侧，对僵直、运动迟缓、震颤及中线症状均有显著效果，同时还可显著减少多巴胺类药物的用量，因此 STN 被认为是 PD 手术理想的靶点，能明显改善几乎所有的 PD 症状。双侧 STN DBS 改善 PD 症状明显好于单侧，并能改善多数中轴症状如翻身困难等，一些患者的言语及书写也有轻度改善。长期 STN 刺激可明显减少左旋多巴用量。STN 的 DBS 常见的不良反应有对侧肢体或面部抽搐、肢体麻木、凝视、异动，其他还有轻度的眼睑睁开困难及语言障碍等。双侧 STN DBS 不会产生神经心理或认知方面的改变。能减少抗帕金森药物的用量，改善 PD 患者的大部分运动症状。

4. *治疗时机*　PD 患者经 3～5 年的内科治疗，出现左旋多巴疗效下降或出现左旋多巴产生的运动并发症，Hoehn-Yahr 2.5～4 期，是进行 DBS 治疗的最佳时机。

5. *手术过程*　首先对患者局部麻醉，并安装立体定向头架。之后进行影像学(MRI 或 CT)检测，定位靶点(直接定位、间接定位)。再次对患者进行局部或全身麻醉，消毒、铺巾、钻孔进行立体定向靶点微电极记录、微刺激或宏刺激。而后置入刺激电极并测试。通过影像学辅助验证刺激电极位置，固定刺激电极并缝合创口。对患者进行全身麻醉或局部麻醉，术区消毒、铺巾，皮下囊袋及隧道制备。置入刺激器并与延伸导线连接，缝合创口。如进行核团毁损，微电极记录确定靶点后，更换毁损电极对靶点进行毁损，拔出电极，缝合伤口。

6. *细胞移植治疗*　细胞移植作为一种从帕金森病的病理生理层面进行干预以取得疗效的治疗方法，在各种动物模型和临床研究中逐渐得到了证实。目前用于移植的细胞主要有胚胎干细胞、神经干细胞、间充质干细胞。胚胎干细胞的优势在于具备无限增殖与分化的能力，但是存在着伦理学、来源缺乏等问题；理论上，神经干细胞在治疗中枢神经系统疾病中具有绝对的优势，但也存在取材困难、培养、纯化等问题；间充质干细胞取材方便、来源广泛、免疫原性弱等方面优于神经干细胞，但是目前掌握的研究资料不多，尚无充分的证据说明它是更理想的种子细胞。干细胞移植治疗帕金森病的基础研究和临床探索，揭示了一个令人鼓舞的崭新领域。临床实际应用还有待进一步研究。

第二节　肌张力障碍

肌张力障碍(dystonia)是一种常见以肌肉持续收缩、扭转、重复运动和姿势异常为特点的运动障碍性疾病。以主动肌和拮抗药收缩不协调或过度收缩引起的肌张力异常为特征。

一、病因及发病机制

原发性肌张力障碍多为散发，少数有家族史，呈常染色体显性或隐性遗传，或 X 染色体连锁遗传，最多见于 7－15 岁儿童或少年。常染色体显性遗传的原发性扭转痉挛绝大部分是由于 DYT1 基因突变所致，该基因定位在 9q32～34，外显率为 30%～50%。多巴反应性肌张力障碍也是常染色体显性遗传，为三磷酸鸟苷环水解酶-1(GCH-1)基因突变所致。家族性局限性肌张力障碍，通常为常染色体显性遗传，外显率不完全。

继发性(症状性)肌张力障碍指有明确病因的肌张力障碍，病变部位包括纹状体、丘脑、蓝斑、脑干网状结构等处，见于感染(脑炎后)、变性病(肝豆状核变性、苍白球黑质红核色素变性、进行性核上性麻痹、家族性基底核钙化)、中毒(一氧化碳等)、代谢障碍(大脑类脂质沉积、核黄疸、甲状旁腺功能减退)、脑血管病、外伤、肿瘤、药物(吩噻嗪类及丁酰苯类神经安定药、左旋多巴、甲氧氯普胺)等。

发病机制不明，曾报道脑内某些部位的去甲肾上腺素、多巴胺和 5-羟色胺等递质浓度异常。可能存在额叶运动皮质的兴奋抑制通路异常，而导致皮质感觉运动整合功能障碍。

二、病　理

原发性扭转痉挛可见非特异性的病理改变，包括壳核、丘脑及尾状核的小神经元变性死亡，基底核的脂质及脂色素增多。继发性扭转痉挛的病理学特征随原发病不同而异。痉挛性斜颈、Meige 综合征、书写痉挛和职业性痉挛等局限性肌张力障碍病理上无特异性改变。

三、分　型

肌张力障碍可根据发病年龄、临床表现、病因、遗传基础、药物反应等因素综合分类，临床最常用如下分型。

(一)根据发病年龄分型

1. *早发型*　≤26 岁，一般先出现下肢或上肢的症状，常常进展累及身体其他部位。

2. *晚发型*　>26 岁，常常先累及颜面、咽颈或上肢肌肉，倾向于保持其局灶性或有限累及邻近肌肉。

(二)根据症状分布分型

1. *局灶型*　单一部位肌群受累，如眼睑痉挛、书写痉挛、痉挛性构音障碍、痉挛性斜颈。

2. 节段型　2 个或 2 个以上相邻部位肌群受累，如 Meige 综合征、轴性肌张力障碍。

3. 多灶型　2 个以上非相邻部位肌群受累。

4. 全身型　下肢与其他任何节段型肌张力障碍的组合，如扭转痉挛。

5. 偏身型　半侧身体受累，一般都是继发性肌张力障碍，常为对侧半球，尤其是基底核损害所致。

(三)根据病因分型

1. 原发性或特发性　肌张力障碍是临床上仅有的异常表现，没有已知病因或其他遗传变性病，如 DYT-1、DYT-2、DYT-4、DYT-6、DYT-7、DYT-13 型肌张力障碍。

2. 肌张力障碍叠加　肌张力障碍是主要的临床表现之一，但与其他的运动障碍疾病有关，没有神经变性病的证据，如 DYT-3、DYT-5、DYT-11、DYT-12、DYT-14、DYT-15 型肌张力障碍。

3. 遗传变性病　肌张力障碍是主要的临床表现之一，伴有一种遗传变性病的其他特征，如 Wilson 病、脊髓小脑性共济失调、亨廷顿舞蹈症、帕金森综合征等。

4. 继发性或症状性　脑外伤、颅内感染、接触某些药物或化学毒物等。

四、临床特点

1. 扭转痉挛　指全身性扭转性肌张力障碍，又称畸形性肌张力障碍，临床上以四肢、躯干，甚至全身的剧烈而不随意的扭转运动和姿势异常为特征。按病因可分为原发性和继发性两型。

各种年龄均可发病。儿童期起病者多有阳性家族史，症状常从一侧或两侧下肢开始，逐渐进展至广泛的不自主的扭转运动和姿势异常，导致严重的功能障碍。成年起病者多为散发，症状常从上肢或躯干开始，约 20% 的患者最终可发展为全身性肌张力障碍，一般不会严重致残。

早期表现为一侧或两侧下肢的轻度运动障碍，足呈内翻跖屈，行走时足跟不能着地，随后躯干和四肢发生不自主的扭转运动。最具特征性的是以躯干为轴的扭转或螺旋样运动。常引起脊柱前凸、侧弯和骨盆倾斜。颈肌受累则出现痉挛性斜颈。面肌受累时出现挤眉弄眼、牵嘴歪舌、舌伸缩扭动等。肌张力在扭转运动时增高，扭转运动停止后则转为正常或减低。自主运动或精神紧张时扭转痉挛加重，睡眠时完全消失。

常染色体显性遗传者的家族成员中，可有多个同病成员或有多种顿挫型局限性症状，如眼睑痉挛、斜颈、书写痉挛、脊柱侧弯等症状，且多自上肢开始，可长期局限于起病部位，即使进展成全身型，症状亦较轻微。

2. Meige 综合征　主要表现为眼睑痉挛和口-下颌肌张力障碍，可分为三型：Ⅰ型眼睑痉挛；Ⅱ型眼睑痉挛合并口-下颌肌张力障碍；Ⅲ型口-下颌肌张力障碍。Ⅱ型为 Meige 综合征的完全型；Ⅰ、Ⅲ型为不完全型。临床上主要累及眼肌和口、下颌部肌肉。眼肌受累者表现为眼睑刺激感、眼干、畏光和瞬目频繁，后发展成不自主眼睑闭合，痉挛可持续数秒至数分钟。多数为双眼，少数由单眼起病，渐及双眼，影响读书、行走，甚至导致功能性“失明”。眼睑痉挛常在精神紧张、强光照射、阅读、注视时加重，在讲话、唱歌、张口、咀嚼、笑时减轻，睡眠时消失。口、下颌肌受累者表现为张口闭口、撇嘴、咧嘴、缩唇、伸舌扭舌、龇牙、咬牙等。严重者可使下颌脱臼，牙齿磨损甚至脱落，撕裂牙龈，咬掉舌和下唇，影响发声和吞咽。痉挛常由讲话、咀嚼触发，触摸下巴、压迫刻下部等可获减轻，睡眠时消失。

3. 痉挛性斜颈　多见于 30－50 岁，也可发生于儿童或老年人，男女比例为 1∶2。因为胸锁乳突肌、斜方肌为主的颈部肌肉群阵发性不自主收缩，引起头向一侧扭转或阵挛性倾斜。早期表现为周期性头向一侧转动或前倾、后仰，后期头常固定于某一异常姿势。受累肌肉常有痛感，亦可见肌肉肥大，可因情绪激动而加重，手托下颌、面部或枕部时减轻，睡眠时消失。

4. 手足徐动症　也称指痉症或易变性痉挛，是肢体远端为主的缓慢弯曲的蠕动样不自主运动，极缓慢的手足徐动导致姿势异常与扭转痉挛颇相似，后者主要侵犯肢体近端、颈肌和躯干肌，典型表现为躯干为轴扭转。

5. 书写痉挛和其他职业性痉挛　指在执行书写、弹钢琴、打字等职业动作时手和前臂出现的肌张力障碍和异常姿势，患者常不得不用另一只手替代，而做与此无关的其他动作时则为正常。患者书写时手臂僵硬，握笔如握匕首，肘部不自主地向外弓形抬起，腕和手弯曲，手掌面向侧面，笔和纸几乎呈平行状态。

6. 多巴反应性肌张力障碍　又称伴有明显昼间波动的遗传性肌张力障碍。多见于儿童期发病，女性多见，男∶女之比为1∶(2～4)。缓慢起病，通常首发于下肢，表现为上肢或下肢的肌张力障碍和异常姿势或步态，步态表现为腿僵直、足屈曲或外翻，严重者可累及颈部。肌张力障碍亦可合并运动迟缓、齿轮样肌强直、姿势反射障碍等帕金森综合征的表现。症状具有昼间波动，一般在早晨或午后症状轻微，运动后或晚间加重。此种现象随年龄增长会变得不明显，一般在起病后20年内病情进展明显，20～30年趋于缓和，至40年病情几乎稳定。对小剂量左旋多巴有戏剧性和持久性反应是其显著性临床特征。长期服用左旋多巴无须增加剂量，且不会出现左旋多巴的运动并发症。

7. 发作性运动障碍　表现为突然出现且反复发作的运动障碍(可有肌张力障碍型或舞蹈手足徐动症型)，发作间期正常。根据病因、诱发因素、临床症状、发作时间可分为4类：①发作性运动诱发性运动障碍，突然从静止到运动或改变运动形式诱发；②发作性过度运动诱发性运动障碍，在长时间运动后发生，如跑步、游泳等；③发作性非运动诱发性运动障碍，自发发生，或可因饮用酒、茶、咖啡或饥饿、疲劳等诱发；④睡眠诱发性发作性运动障碍，在睡眠中发生。

五、诊　断

肌张力障碍的诊断可分为3步：①明确是否肌张力障碍；②明确是原发性还是继发性；③明确肌张力障碍的病因。

肌张力障碍是一种具有特殊表现形式的不自主运动，多以异常的表情姿势和不自主的变换动作而引人注目。肌张力障碍所累及肌肉的范围和肌肉收缩强度变化很大，因而临床表现各异。但某些特征性表现有助于肌张力障碍与其他形式的运动障碍的鉴别，主要有以下几点。

1. 肌张力障碍时不自主运动的速度可快可慢，可以不规则或有节律，但在收缩的顶峰状态有短时持续，呈现为一种奇异动作或特殊姿势。

2. 不自主动作易累及头颈部肌肉(如眼轮匝肌、口轮匝肌、胸锁乳突肌、头颈夹肌等)，躯干肌，肢体的旋前肌、指腕屈肌、趾伸肌和跖屈肌等。

3. 发作间歇时间不定，但异常运动的方向及模式几乎不变，受累的肌群较为恒定，肌力不受影响。

4. 不自主动作在随意运动时加重，在休息睡眠时减轻或消失，可呈进行性加重，晚期症状持续，受累肌群广泛，可呈固定扭曲痉挛畸形。

5. 病程早期可因某种感觉刺激而使症状意外改善被称为"感觉诡计"。

6. 症状常因精神紧张、生气、疲劳而加重。

肌张力障碍这种异常运动的持续性、模式化、特定条件下加重的特点使其有别于肌阵挛时单一、电击样的抽动样收缩，也不同于舞蹈症变换多姿、非持续性的收缩。震颤显然不同于肌张力障碍，但姿势性震颤可能是特发性肌张力障碍的一种临床表现(肌张力障碍性震颤)，特发性肌张力障碍患者及其家族成员常伴有姿势性震颤；特发性震颤也是发生肌张力障碍的高危人群。实际上肌张力障碍的临床诊断和分类仍主要依赖详细的病史询问和体格检查，尤其是患者充分暴露于各种加重诱因时对不自主运动的动态观察和记录。

六、鉴别诊断

1. 精神心理障碍引起的肌张力障碍　特点为常与感觉不适同时出现，固定姿势，没有感觉诡计效用，无人观察时好转，心理治疗、自我放松及明确疾病性质后可好转甚至痊愈。

2. 器质性假性肌张力障碍　眼部感染、干眼症和眼睑下垂应与眼睑痉挛鉴别；牙关紧闭或颞下颌关节病变应与口-下颌肌张力障碍鉴别；颈椎骨关节畸形，外伤、疼痛或眩晕所致强迫头位、先天性颈肌力量不对称或第Ⅳ对脑神经麻痹所形成的代偿性姿势等应与痉挛性斜颈鉴别。其他需要鉴别的还有僵人综合征、颅后窝肿瘤、脊髓空洞症、裂孔疝-斜颈综合征等所表现的不正常姿势或动作。

七、治　疗

(一)一般支持治疗

首先要进行心理治疗，充分与患者及家属沟通，理解疾病的性质，建立对疗效的合理预期。加强心理疏导，避免焦虑、紧张、情绪波动，提高自我控制能力。多种感觉训练方法对局灶性肌张力障碍患者有益。生物反馈治疗、脊髓刺激治疗也有助于减轻症状，改善功能。特殊生活技能训练，佩戴墨镜、眼镜支架或颈托，使用矫形器械等可能有助于某些患者的症状改善，并减轻致残程度。

(二)病因治疗

明确肌张力障碍的病因，对其长期、根本的治疗最为关键，目前仅对一些症状性肌张力障碍采用特异性治疗。与 Wilson 病相关的肌张力障碍综合征可用青霉胺或硫酸锌促进铜盐排泄，多巴反应性肌张力障碍可用左旋多巴替代治疗，药物诱发的患者可及时停药并应用拮抗药治疗，由精神抑制药引起的急性肌张力障碍主要使用抗胆碱制剂，裂孔疝-斜颈综合征在胃部手术及病因治疗后斜颈及异常运动可完全消失。

(三)药物治疗

多数口服药物作用轻微或短暂，加大剂量时运动症状可有改善，但出现患者不能耐受的全身不良反应，如嗜睡、反应迟钝、口干、胃肠道不适、情绪异常等。

1. *抗胆碱能药物* 包括苯海索、普罗吩胺、苯扎托品等。苯海索可用于全身和节段型肌张力障碍，对儿童和青少年可能更为适宜。对长期应用抗精神病药物所致的迟发型肌张力障碍，抗胆碱能制剂常有较好疗效。对抗精神病药物、甲氧氯普胺等引起的急性肌张力障碍，主要也使用抗胆碱能制剂。

2. *抗癫痫药* 包括苯二氮䓬类、卡马西平、苯妥英钠等，主要对发作性运动性肌张力障碍有效。

3. *抗多巴胺能药物* 有Ⅳ级证据的研究报道应用经典抗精神病药如氟哌啶醇或匹莫齐特可缓解肌张力障碍的症状。

4. *多巴胺能药物* 左旋多巴及多巴胺受体激动药，包括复方左旋多巴等。儿童期发病，全身及节段型肌张力障碍的患者，治疗首选左旋多巴；小剂量开始，50～75mg/d，必要时逐渐加量，试用 4～12 周无效后撤药，以排除 DRD 的诊断。DRD 典型表现为对小剂量左旋多巴有显著且长久的疗效。

5. *肌松药* 巴氯芬对部分口-下颌等局灶或节段型肌张力障碍可能有效，尚缺乏足够的循证医学证据予以评价。

(四)肉毒毒素治疗

A 型肉毒毒素注射可引起局部的化学性去神经支配作用，可迅速消除或缓解肌肉痉挛，重建主动肌与拮抗肌之间的力量平衡，改善肌肉异常或过度收缩相关的疼痛、震颤、姿势异常、运动障碍等表现，明显提高患者的生活质量，故成为治疗肌张力障碍的有效手段。

(五)鞘内注射巴氯芬

应用于严重的全身型肌张力障碍，特别是伴有严重痉挛状态的患者。手术本身风险不大，但需要更换药泵和随访，存在药物相关的不良反应、感染和长期使用装置故障等问题。目前应用这种方法治疗原发性肌张力障碍证据不足。对于继发性肌张力障碍合并痉挛状态的患者可以试用。

(六)外科治疗

1. *脑深部电刺激术 DBS* 对苍白球内侧部 GPi 或丘脑持续电刺激已应用于各种肌张力障碍的治疗，主要是药物治疗无效的患者。继发性肌张力障碍的改善不如原发性肌张力障碍。通常 DBS 置入后肌张力障碍性动作（迅速、肌阵挛和震颤样特征）可能在术后即刻或数小时至数日内改善，而肌张力障碍性姿势（强直样特征）一般要经过数周至数月才能延迟改善。原发性（家族性或散发性）全身型或节段型肌张力障碍和难治性痉挛性斜颈是苍白球 DBS 的最佳适应证。

2. *选择性外周神经和肌肉切除* 药物治疗或反复肉毒毒素注射没有反应的痉挛性斜颈患者，必要时可以附加肌肉切除术。合并显著的肌张力障碍性动作（迅速、肌阵挛样特征）或合并头部震颤者不适合这种治疗。

3. *射频毁损* 单侧或双侧丘脑或苍白球立体定向射频消融一直是严重和难治性肌张力障碍首选的外科治疗方法，但只有少量数据可用来比较丘脑毁损术和苍白球毁损术的疗效。由于双侧射频消融手术出现严重不良反应的风险较高，目前不再推荐。

第三节 特发性震颤

特发性震颤(essential tremor，ET)，是一种以上肢远端的姿势性或动作性震颤为特点的运动障碍性疾病，可伴有头部、口面部或声音震颤，30%～50%的患者有家族史，呈不完全外显性常染色体遗传。有研究显示，ET 的发病年龄可能呈现两个高峰，40 岁之前占 42.2%，60 岁之后占 57.8%。

一、临床特点

1. 以 4～12Hz 的姿势性或动作性震颤为主要特征，多数发生于手和前臂，也可累及头部（如颈部)、下肢、声音等,偶尔累及舌、面部、躯干等部位。震颤可以同时累及多个部位(如前臂和头部)。日常活动如书写、倒水、进食等可加重震颤,多数患者饮酒后症状减轻。随着病程的增加,震颤频率下降,而幅度增加,导致较为严重的功能障碍。震颤累及部位可逐渐增多,一般在上肢受累后数年出现头部震颤,躯干和下肢通常最晚累及。

2. 病情严重患者随着震颤幅度的增加而出现明显的功能障碍,如无法完成正常书写、无法当众讲话,甚至不能独立进食和穿衣,严重影响患者的社会活动、工作能力和日常生活能力。此外还有研究发现,ET 患者也可以出现小脑症状如共济失调和辨距不良步态,以及认知功能损害等。

二、临床分级

0 级:无震颤。

1 级:轻微,震颤不易察觉。

2 级:中度,震颤幅度<2cm,非致残。

3 级:明显,震颤幅度在 2～4cm,部分致残。

4 级:严重,震颤幅度超过 4cm,致残。

三、诊　断

(一)核心诊断标准

1. 双手及前臂明显且持续的姿势性和(或)动作性震颤。

2. 不伴有其他神经系统体征(齿轮现象和 Froment 征除外)。

3. 可仅有头部震颤,但不伴有肌张力障碍。

(二)支持诊断标准

1. 病程超过 3 年。

2. 有阳性家族史。

3. 饮酒后震颤减轻。

(三)排除标准

1. 存在引起生理亢进性震颤的因素。

2. 正在或近期使用过致震颤药物或处于撤药期。

3. 起病前 3 个月内有神经系统外伤史。

4. 有精神性(心理性)震颤的病史或临床证据。

5. 突然起病或病情呈阶梯式进展恶化。

四、鉴别诊断

主要与其他具有震颤表现的运动障碍性疾病相鉴别。

1. 帕金森病震颤　主要为静止性震颤,可合并动作性震颤,手部搓丸样震颤和下肢静止性震颤是帕金森病的典型表现。除震颤外,帕金森病患者常伴有动作迟缓、肌强直、姿势步态异常等。

2. 小脑性震颤　主要为上肢和下肢的意向性震颤,常伴有小脑的其他体征,如共济失调、轮替运动异常、辨距不良等。

3. 精神心理性震颤　多在有某些精神因素,如焦虑、紧张、恐惧时出现,与 ET 相比,其频率较快(8～12Hz),但幅度较小,有相应的心理学特点,去除诱发因素症状即可消失。

五、治　疗

(一)治疗原则

1. 轻度震颤无须治疗。

2. 轻到中度患者由于工作或社交需要,可选择事前 30min 服药以间歇性减轻症状。

3. 影响日常生活和工作的中到重度震颤,需要药物治疗。

4. 药物难治性重症患者可考虑手术治疗。

5. 头部或声音震颤患者可选择 A 型肉毒毒素注射治疗。

(二)药物治疗

治疗 ET 的药物分为一线、二线和三线用药。其中一线用药有普萘洛尔、阿罗洛尔、扑米酮;二线药物有加巴喷丁、托吡酯、阿普唑仑、阿替洛尔、索他洛尔、氯硝西泮;三线用药有氯氮平、纳多洛尔、尼莫地平、A 型肉毒毒素。普萘洛尔、阿罗洛尔和扑米酮是治疗 ET 的首选初始用药,当单药治疗无效时可联合应用;A 型肉毒毒素多点肌内注射可能对头部或声音震颤患者有效。

(三)手术治疗

非手术治疗无效者,或药物治疗虽有效但其不良反应严重以至于患者无法承受者可考虑手术治疗。靶点为丘脑腹中间核(Vim),有效率可达 80%～90%,主要改善肢体震颤,但双侧丘脑毁损术易出现构音障碍和认知功能障碍,应慎重。以 Vim 为靶点的 DBS 治疗若患者出现刺激耐受,或伴有感觉异常、构音障碍、多汗、局部疼痛等,可考虑更换靶点为 STN,但也可能存在复视、情绪改变和不宁腿综合征等不良反应。

第四节　其他运动障碍性疾病

一、Huntington 舞蹈症

Huntington 舞蹈症也称 Huntington 病(HD),是一种影响纹状体和大脑皮质的缓慢进行性的变性病,呈显性常染色体遗传。人群患病率约为 5/10 万。临床上以舞蹈样动作、精神障碍和认知功能损害为主要表现。发病年龄多在 30－40 岁,起病缓慢,进行性加重。

(一)临床特点

1. *运动症状*　肢体的不自主、不规则、无目的及粗大的舞蹈样动作是 Huntington 病最突出的表现,患者可因面肌、舌咽肌、声带肌受累而出现做怪相、伸舌、吞咽困难、音调音色改变等表现。肢体的舞蹈样动作也会造成患者的步态不稳及姿势异常。舞蹈样动作常在情绪紧张时加重,睡眠消失。

2. *精神障碍*　情感和意志改变的现象,常出现焦虑,对其致残性敏感,自制力、注意力、洞察力和判断力都有损伤。冷漠,对周围环境不感兴趣,不能从事自己原有的工作,不适应、暴怒、激惹、固执、喜怒无常都可见到。

3. *认知功能损害*　最初表现为记忆力下降,严重者发展至痴呆。

(二)辅助检查

CT 和(或)MRI 扫描可发现尾状核和大脑皮质萎缩,脑室扩大。正电子发射断层扫描(PET)可见新纹状体有葡萄糖代谢降低,其出现早于尾状核萎缩,甚至出现在舞蹈症状之前。基因检查发现第 4 染色体短臂 4p16.3 异常。

(三)治疗

1. *内科治疗*　主要针对基因改变所导致的病理和神经生化异常,集中在:①降低纹状体多巴胺受体敏感性;②减少纹状体多巴胺合成、释放或更新。以期减少舞蹈动作和运动障碍。可选用利血平、吩噻嗪类(氯丙嗪、奋乃静、三氟拉嗪等)和乙酰苯类(氟哌啶醇)等。

2. *外科治疗*　一般适用于舞蹈样动作严重的患者,主要目的为减轻肢体舞蹈样动作,提高患者生活质量。主要的毁损靶点为丘脑腹外侧核,也有苍白球毁损术的报道。

二、抽动秽语综合征

也称 Tourtte 综合征,典型表现为运动痉挛和发声痉挛,症状通常出现于 2－21 岁,男孩多见。本病的病因及发病机制不明,多数病例为散发,偶有家族史。

运动痉挛首发常累及面部,表现为用力吸气、眨眼、皱眉和噘嘴等。发声痉挛是喉肌痉挛发出单调的如喉鸣的声音。有时说粗话、淫秽语言,模仿他人语言和动作。痉挛严重程度及受累肌群可随时间而表现不同。患者可伴有注意力不集中、焦躁等行为异常。约半数患儿可伴注意力缺陷多动障碍(ADHD)。

本病可用可乐定、氟哌啶醇等多巴胺能受体拮抗药对症治疗,如有效须无限期地连续服药。吩噻嗪类有时对处理痉挛有帮助,患者偶可对氯硝西泮或卡马西平有良好反应,多巴胺激动药也可能有效。痉挛严重部位可试用肉毒毒素 A 注射。注意力不集中可用哌甲酯,强迫症可用选择性 5-羟色胺再摄取抑制药,并配合心理疏导。

三、肝豆状核变性

也称 Wilson 病(WD),是一种常染色体隐性遗传的铜代谢障碍所致的家族性疾病,主要侵犯肝和脑部基底核区,以不同程度的肝细胞损害、脑退行性病变和角膜边缘有铜盐沉着环(Kayser-Fleischer 环)为其临床特征。多见于 5－35 岁,男稍多于女。以肝症状起病者平均年龄约 11 岁,以神经症状起病者平均年龄约 19 岁。

患者运动障碍主要表现为肢体舞蹈样及手足徐动样动作,肌张力障碍,怪异表情,静止性、意向性或姿势性震颤,肌强直,运动迟缓,构音障碍,吞咽困难,屈曲姿势及慌张步态等。小脑损害导致共济失调和语言障碍,锥体系损害出现腱反射亢进、病理反射和假性延髓麻痹等,下丘脑损害产生肥胖、持续高热及高血压。病情常缓慢发展,呈阶段性缓解或加重,亦有进展迅速者,特别是年轻患者。患者的角膜色素环,即 K-F 环是本病突出的非神经系统表现。肝受累导致慢性肝硬化,可伴脾肿大,食管静脉曲张伴呕血或突发性肝衰竭。脾大可引起溶血性贫血和血小板减少症。

患者血清铜蓝蛋白（CP）＜0.2g/L，24h 尿铜排泄增加，＞200g/24h，是本病重要的诊断依据。CT 显示双侧豆状核区低密度，大脑皮质萎缩。MRI 可见豆状核长 T_1 长 T_2 信号。

本病治疗的基本原则是低铜饮食、用药物减少铜的吸收和增加铜的排出。肌强直及震颤可用苯海索或金刚烷胺，症状明显者可用美多巴和息宁（卡左双多巴控释片）。精神症状明显应给予抗精神病药物。无论有无肝功能损害均应选用葡醛内酯（肝泰乐）、肌苷和维生素 C 等护肝治疗。

四、迟发性运动障碍

又称迟发性多动症，常见于长期（1 年以上）系统抗精神病药治疗的精神病患者，减量或停服后最易发生。可能与基底核区 GABA 神经元功能受损有关。

本病以异常的舞蹈-手足徐动不自主运动为特征，在服用致病药物数月或数年后起病，通常成年人面部和口周最显著，儿童以肢体更明显。本病与 Huntington 病及特发性扭转性肌张力障碍难以鉴别，除非获知病人曾有服药史。

本病重在预防，服用抗精神病药物应有明确适应证，长期用药应进行监测。本病治疗困难，儿童和年轻患者有时可自发缓解。须逐渐停用抗精神病药物，服用单胺类神经递质耗竭药，如利血平或丁苯那嗪。需继续治疗的精神病患者可用氯氮平、利培酮、奥氮平等代替经典的抗精神病药物。

（徐国政　黄　河）

参考文献

[1] De Rijk MC, Launer LJ, Berger K, et al. Prevalence of Parkinson′s disease in Europe: A collaborative study of population-based cohorts. Neurologic Diseases in the Elderly Research Group. Neurology, 2000, 54: S21-23

[2] Zhang ZX, Roman GC, Hong Z, et al. Parkinson′s disease in China: prevalence in Beijing, Xian, and Shanghai. Lancet, 2005, 365: 595-597

[3] Samii A, Nutt JG, Ransom BR. Parkinson′s disease. Lancet, 2004, 363: 1783-1793

[4] Twelves D, Perkins KS, Counsell C. Systematic review of incidence studies of Parkinson′s disease. Mov Disord, 2003, 18: 19-31

[5] 王德新，译.哈里森临床神经病学.北京：人民卫生出版社，2010

[6] 贾建平，陈生弟.神经病学.7 版.北京：人民卫生出版社，2013

[7] 傅先明，牛朝诗.立体定向和功能神经外科学.合肥：安徽科学技术出版社，2004：330-489

[8] 帕金森病诊疗指南.中国临床医生，2010，38(2)：77-79

[9] 卢芳，刘树民，杨婷婷.帕金森病的最新国内外研究进展.中国老年学杂志，2009，29(5)：1171-1174

[10] 中华医学会神经病学分会运动障碍及帕金森病学组.帕金森病治疗指南.中华神经科杂志，2006，39(6)：409-416

[11] 张建国，马羽，刘焕光.脑深部电刺激术在中国的发展现状.中国神经精神疾病杂志，2009，35(7)：385-387

[12] 李勇杰.帕金森病的手术治疗.现代康复杂志，2000，4(3)：332-335

[13] 孙伯民.帕金森病的手术治疗.老年医学与保健杂志，2006，12(4)：208-211

[14] 张世忠，徐如祥.帕金森病外科手术治疗.中华神经医学杂志，2003，2(5)：383-389

[15] 中华医学会神经病学分会帕金森病及运动障碍学组.肌张力障碍诊断与治疗指南.中华神经科杂志，2008，41(8)：570-573

[16] 李建宇，李勇杰.肌张力障碍的功能外科治疗.立体定向和功能神经外科杂志，2005，18(2)：113-116

[17] 张宇清，李勇杰.神经核团毁损术治疗帕金森病.立体定向和功能神经外科杂志，2004，17(3)：178-182

[18] 中华医学会神经病学分会帕金森病及运动障碍学组.原发性震颤的诊断和治疗指南.中华神经科杂志，2009，42(8)：571-574

[19] 赵彦胤，丁正同.特发性震颤的研究进展.中国临床神经科学，2009，17(3)：300-304

[20] 李智勇，梁国标，杜鹏，等.微电极导向立体定向手术治疗舞蹈症.中华神经外科疾病研究杂志，2004，3(5)：417-419

第 55 章

精神疾病和癌性疼痛

第一节　精神疾病

精神疾病(mental disorders)是一类具有诊断意义的精神方面的问题,特征为认知、情绪、行为等方面的改变,可伴有痛苦体验或功能损害。精神疾病是影响公众健康的一个重大问题,世界卫生组织在《2001 年世界卫生报告》中以"精神卫生"作为主题,报告估计目前全球共约有 4.5 亿各类精神和脑部疾病患者,即每 4 个人中就有 1 人在其一生中的某个时段产生某种精神障碍。据我国卫生部发布的统计资料显示,按伤残所调整的生命年限指标(disability-adjusted life years,DALY)评价各类疾病在我国疾病社会负担中所占的比例,精神疾病约占疾病总负担的 1/5,精神障碍在我国疾病总负担的排名中居首位,已超过了心脑血管、呼吸系统及恶性肿瘤等疾病。此外,与精神疾病相关的心理和行为问题在中国乃至全球都是严重的卫生问题,如吸烟、酒精和毒品滥用、不洁性行为、酒后驾驶等,精神疾病和这些不健康、不安全的行为所导致的疾病负担几乎占我国总疾病负担的 50%。对于大多数精神疾病患者,药物仍是主要的治疗方法,除此之外,心理治疗、行为疗法和在必要情况下的电休克疗法也是精神疾病治疗的重要补充。但是,尽管有上述多种治疗方法可供选择,仍有一部分患者对目前所有的治疗方法无明显效果。对于这一部分难治性精神疾病患者,立体定向神经外科手术可明显改善患者的临床症状及整体预后。因此,立体定向神经外科可以作为精神疾病治疗的有效补充,特别是一些药物,心理治疗无效的难治性精神疾病患者。

精神疾病的外科治疗已有上百年的历史,但是由于对脑功能结构认识的局限及定位方法的限制,初期的精神外科手术在改善患者病情的同时往往伴有严重的并发症,限于技术方法、社会伦理、哲学等多方面的因素,手术导致了多方面的争议,并在一段时期被广泛禁止。随后,借助影像技术的进步和脑功能环路的研究,立体定向神经外科凭借其更好的疗效和更少的可接受的并发症,开始在世界范围内复苏。本节首先简要回顾了精神外科历史及应用解剖生理基础,然后陈述了精神外科的适用范围,最后介绍精神外科常用的立体定向毁损手术方法(lesion)和深部脑刺激(deep brain stimulation,DBS)及其他新的治疗方法在精神疾病治疗中的现状和应用。

一、流行病学

精神疾病见于不同人群,根据 20 世纪 60 年代、70 年代全国城乡较大规模精神病普查工作报告,在城市以精神分裂症的患病率最高,在农村以精神发育迟滞的患病率最高。1982 年第一次在全国范围内,用统一的国际通用筛查工具,诊断标准,进行了 12 个地区精神疾病流行病学协作调查,在 15－59 岁的人群中,精神病的时点患病率为 10.54‰,城市以精神分裂症的患病率最高,为 6.16‰,中度和重度精神发育迟滞次之,为 2.04‰;农村以中、重度精神发育迟滞最高,为 3.73‰,精神分裂症居第二位,为 3.42‰。1993 年在上述 12 地区中的 7 地区使用相同的调查方法和诊断标准进行了第二次全国精神疾病流行病学的调查。时点患病率为 11.18‰,终身患病率为 13.18‰。两次调查的时点患病率和终身患病率分别比较差异均无显著性。若将两次调查相同 7 地区的资料进行比较，1993年精神障碍总患病率高于1982年(时点患病率为9.1‰，终身患病率为11.30‰)，差异有显著性($P<0.05$)，但以人口构成比例标化后差异无显著性。在国内两次大规模流行病学研究中发现，几种主要精神障碍患病率高低分别排序，前三位的病种相同，均为精神分裂症，精神发育迟滞和情感障碍，而排名4、5位的反应性精神病和脑血管意外所致精神障碍已被酒依赖和药物依赖代替。

二、历史回顾

精神外科经历了一段漫长而有争议的历史。早在1848年，美国人Phineas P. Gage遭遇到一次意外事故，一根长109cm，直径3cm多的铁管插入了他的头颅，幸运的是他活了下来，但是他的医生发现他的性格、脾气等发生了很大的改变，像是变了一个人。在他死后，人们对他的头颅做了研究，发现铁管损伤的额叶可能与人的精神活动密切相关。1888年，瑞士精神病学家Burckhard进行了世界上第1例精神外科手术，并于1891年发表了6例顽固性精神病患者接受双侧额叶切开术的报道。虽然手术取得很大的成功，但这一手术遭到当时社会的一致反对，使他不得不放弃进一步的研究。1935年在伦敦举办的第二届世界神经病学大会成为精神外科发展中的里程碑，在本次大会上，Fulton报道了关于前额叶皮质切除术后灵长类动物行为的研究，发现这些行脑叶切除术后的动物变得情绪降低，术前恐怖状态消失。葡萄牙著名神经病学专家Egas Moniz受此启发，与外科医生Lima合作对少量患有严重精神疾病并被送到专门治疗机构的患者行前额叶白质切除术。Moniz首次报道20例患者中有14例出现了有价值的改善，并且创造了“精神外科”这个词汇来描述他的手术方法。在脑白质切除术方法不断完善的基础上，Moniz报道了大宗临床治疗经验包括精神分裂症、抑郁症等。那时，精神疾病很少有令人满意的治疗方法存在，精神病院里住满了患有慢性精神病的患者，尽管缺少客观数据及长期随访，但是这种治疗方法仍然引起了医学界和社会各界的强烈反应，Moniz也因此于1949年获得诺贝尔医学和生理学奖。在美国，精神病学家Walter Freeman和神经外科医生James Watts实施了第1例前额叶切除术，并于1942年报道了他们首批200例患者的手术结果，他们因此名声大振，前额叶切除术在美国广泛应用。受当时条件限制，大部分患者由非神经外科医生处置，手术适应证不断放宽，一时出现手术滥用状态，在短短几年内完成了数以万计精神病手术。手术的滥用必然带来治愈率的急骤下降，功能损害上升的结局，也确实让人们看到这种新颖手术的负面。在社会舆论的过分渲染下，精神病医生对精神外科手术逐步失去了信心，再加上政治、社会伦理和法律等诸多问题，精神外科开始备受争议，精神外科手术在世界范围内急骤下降，脑白质切断术几乎完全被废弃。

虽然精神外科受到很大的挫折，但并没有完全销迹。人们开始总结失败的原因，并在积极探讨新的出路，很多精神外科医生开始倡议对手术趋于保守并严格手术适应证。20世纪40年代末，立体定向手术引入精神外科，精神外科医生可以应用立体定向仪在特定的靶点位置进行精确和反复的毁损，在保证手术疗效的同时大大降低了并发症的发生率。随后，Foltz和White于1962年首先报道了立体定向下扣带回前部切开术的疗效，Lar Leksell在1972年介绍了内囊前肢切开术的经验，Kelly在1973年报道了边缘系统切开术。在同一时期也有文献零星报道立体定向下丘脑切开术、双侧杏仁核切除术和丘脑切开术的报道。

脑立体定向技术使精神外科面貌焕然一新，良好的手术疗效报道不断涌现，受到广大精神病工作者欢迎与鼓励，但由于精神外科手术和滥用手术的批评和讨论一致存在，这促使人们要对这一问题进行进一步细致的研究。1974年，美国成立了“国家人类生物医学和行为研究保护委员会”，对美国在1971－1974年每年进行的400多例精神外科手术进行评估。该委员会经调查得出这样的结论：“有半数精神疾病患者疗效肯定，手术并未导致明显精神缺陷。对众多药物不敏感或需要加量而引起不良反应的精神病患者可考虑精神外科手术治疗”。上述结论否定了公众的观点，即认为精神外科是危险、无效和试验性的。

在过去的20年，又有很多新的方法应用于精神外科。迷走神经电刺激(VNS)最早应用治疗癫痫并取得一些成功，一些医生和研究者发现，在VNS治疗一些伴有抑郁症状的癫痫患者时，癫痫症状明显改善的同时，抑郁症状也明显改善，根据这些经验，一些中心开始尝试应用于治疗重症抑郁症并得到较好疗效。脑深部电刺激(DBS)也已经开始应用治疗一些精神疾病，如强迫症(OCD)、抑郁症、抽动秽语综合征(Tourette综合征)等。与传统精神外科相比，DBS 因其具有非侵袭性和可逆性的特点更为伦理学家所推崇。2009 年，DBS 应用于 OCD 治疗已经通过美国 FDA 认证。DBS 应用于其他精神疾病（如焦虑障碍、药物成瘾、神经性厌食等）的文献报道也零星出现。随着经验的积累，DBS 治疗精神疾病的疾病谱将不断增大。

1954 年，美国食品药品监督局（FDA）批准抗精神病药物氯丙嗪的生产和临床应用，随后新合成的抗精神病药物陆续面市，并且这些药物疗效肯定而且安全，精神外科的手术量逐渐下降。尽管今天有很多抗精神病药物可供选择，然而仍有许多患者难以用药物控制，因此可考虑这些患者为适合外科手术的患者。虽然目前在世界范围内接受外科手术的精神疾病患者很少，但精神外科手术有所复兴的迹象，这也许是立体定向手术所报道的良好疗效和对 DBS 在精神疾病治疗前景充满希望有关。

随着精神疾病神经病理生理学、神经生物学和神经影像学的不断发展，人们对精神疾病的病理生理机制不断认识，精神外科医生可以更加精确地完成手术干预，最大限度地提高手术疗效和降低并发症，再加上科学合理术后疗效和社会功能评估报告，努力缓和科学与伦理之间的矛盾，使精神外科沿着健康、科学、规范的方向稳步向前发展。

三、解剖与分子生物学

早期精神外科的应用解剖生理基础主要来自于动物实验，但人类的精神活动要远远复杂得多，并且大多数精神活动是动物实验无法模拟的。随着精神外科手术经验的积累和人们对大脑解剖和精神活动关系的不断认识，很多大脑解剖结构在精神活动中的作用被发现、认识。1937 年，Papez 最早提出了人类脑组织中存在与情感、焦虑和记忆有关的反射环路，即“Papez 环路”，1948 年经 Yakovlev 补充，提出这个环路由内外两部分组成，内侧环路有隔区开始经扣带回到海马，又经穹窿至乳头体，再由乳头体丘脑通路至丘脑前核，最后由前丘脑通路回到扣带回；而外侧环路由额叶眶回、脑岛、颞叶前区、杏仁核投射到丘脑被内侧核，又投射到额叶眶回的纤维环路。1972 年 Kelly 又补充了第 3 条边缘环路，成为“防御反应环路”。此环路由下丘脑经终纹至杏仁核，又由杏仁核返回下丘脑。精神外科对精神失调的干预通常是针对这个环路系统中的不同目标。

虽然精神外科手术原理的确切机制还不清楚，但越来越多的证据表明，边缘系统及其皮质-纹状体-丘脑-皮质之间的内在联系在主要情感障碍、OCD 和其他焦虑性疾病的病理生理学中起中心作用。神经电生理学研究已经表明，电刺激人类边缘系统中特定区域可改变精神活动、情感反应和自主神经活动，边缘系统可在整体上调节和联系体感及内脏刺激和更高级的皮质功能。这些不同脑区直接或间接联系的存在也解释了“为什么环路中任何部位的手术对同一种精神疾病都有效”和“不同精神疾病诊断（如情感障碍和焦虑障碍）对同一靶点的手术都有效”。因此我们可以得出这样的假设，明确的精神疾病（如 OCD、抑郁症和其他焦虑性疾病）很可能最终是共同原因造成的，即边缘系统失调。

临床和神经影像学研究已关了在一些精神疾病（如 OCD、抑郁症及其他焦虑疾病等）病理生理学中涉及的前额叶皮质-纹状体-丘脑-皮质环路。对一些初发 OCD 患者行头颅磁共振（MRI）形态学检查和磁共振波谱分析（MRS）发现在额叶、纹状体、丘脑区域存在局灶异常。正电子发射计算机断层显像（PET）也已经提供了眶额皮质和基底核存在功能紊乱的证据。一些文献报道，初发 OCD 患者行^{18}FDG-PET 检查发现其尾状核、眶额皮质和扣带回存在明显葡萄糖代谢异常；而通过脑深部电刺激（DBS），上述代谢异常部位出现明显变化。临床治疗性研究也报道，一些 OCD 患者在药物治疗前后行 MRS 或 PET 等检查，发现尾状核、眶额皮质和扣带回等脑区的异常表现部分或完全恢复正常。相似的现象也在抑郁症患者中发现。这些发现使一些研究者进一步认为很多精神疾病的发病基础是额叶-纹状体-苍白球-丘脑-额叶回路中的异常活动。神经解剖学证据进一步证明存在链接皮质、纹状体和丘脑核团的功能性环路，并表现为一连串排列有序的反馈环路。情感和精神症状的基础环路由两部分组成：眶额-丘脑相互链接的直接环路和眶额-纹状体-丘脑相互链接的间接环路，并且每一种环路都由不同的神经递质调节。按照这种模式，眶额和丘脑在直接和间接环路的信息传递中出现活性升高或降低，从而导致强迫、焦虑、抑郁等精神症状出现。因此，可以推断，通过破坏或其他方法（电刺激等）对不同的通路进行调整，可直接或间接影响皮质-纹状体-丘脑通路，使其活性正常化而改善临床症状。临床研究中我们也发现，有些 OCD 或重症抑郁症患者行精神外科手术后症状并没有立即改善，而需要几周、几个月甚至1年多时间逐渐出现症状的改善，这也证明精神外科手术是通过改变精神环路中的某一节点而影响整个神经网络的活动。

虽然精神疾病的确切病理生理机制还不清楚，但目前神经解剖学、神经影像学特别是精神外科手术的临床研究已证明边缘系统、基底核和前额叶皮质在其精神疾病病理生理学中起重要作用。因此，通过破坏或刺激这些靶区区域可调节神经精神的功能紊乱。

四、临床表现

精神疾病的症状表现为感觉障碍、视觉障碍、思维障碍、注意障碍、记忆障碍、智能障碍、情感障碍、意志行为障碍等。精神病的早期症状是精神病明朗化之前的异常精神状态，具体表现如下。

1. 感觉障碍　包括为感觉过敏、减退、倒错、内感性不足等。

2. 思维障碍　包括思维奔逸、迟缓、贫乏、松弛、病理性赘述，思维不连贯，中断，云集，象征性思维。逻辑倒错性思维，诡辩性思维，持续重复模仿，刻板性等言语，以及思维妄想，释意妄想，形象性妄想。思维插入等。

3. 注意障碍　包括主动注意障碍和被动注意障碍。

4. 记忆障碍　包括记忆增强、减退、遗忘、错构、虚构，潜隐记忆和似曾相识症。

5. 智能障碍　分为先天性智能能低下，后天获得性痴呆。

6. 情感障碍　包括喜、怒、哀、乐、爱、憎、悲、忧等的体验和表情。常见的情感障碍包括情感高涨、欣快、低落、焦虑、脆弱、激动，迟钝、淡漠、倒错、恐怖、矛盾等。

7. 意志行为障碍　包括意志增强、减退、缺乏、倒错、矛盾、木僵、违拗及动作刻板、模仿、作态与行为怪异等。

8. 视觉障碍　包括错觉、错视、幻觉和感知综合征。

五、诊　断

《精神疾病诊断与统计手册》(DSM)由美国精神医学学会出版，是一本在美国与其他国家中最常使用来诊断精神疾病的专业标准。参考DSM结合我国实际情况，我国精神医学学者制定了中国精神疾病分类与诊断标准(CCMD)，在临床应用中取得了很好的效果。一般来说，精神障碍每一类别的诊断要符合4种标准。

1. 症状标准　必备指标和伴随指标。

2. 严重程度标准　①社会功能受损的程度；②精神功能受损的程度；③自知力受损的程度；④精神痛苦的强烈程度。可从4个不同方面加以评定。一般来说，社会功能的评定比精神功能为重要。对于多数精神障碍的诊断，这两者只要评定社会功能也就够了。但是有些特殊情况却必须评定精神功能才不至于漏诊。如退休男人的痴呆，由于病人没有工作学习任务，也不承担任何家务，甚至个人生活多年来一直受到配偶无微不至的照料，社会功能受害程度的评定可能很困难，这就必须评定病人的记忆、理解、判断等精神功能才不至于漏诊。最后两项有时隐藏在症状标准内。如妄想这个症状本身就包含自知力丧失，神经症性情绪障碍如烦恼，必须病人感到精神痛苦且难以摆脱才能视为症状。

3. 病程标准　不包括症状轻微的前驱期。如精神分裂症规定的3个月，躁狂发作规定的1周，抑郁发作规定的2周，都是从符合症状标准或严重程度标准的时候开始计算。

4. 排除标准　排除器质性精神障碍，精神活性物质与非成瘾物质所致精神障碍，各种精神病性障碍，如精神分裂症、偏执性精神病及心境障碍等。

六、治　疗

对大多数患有严重精神疾病的患者，目前已被接受的治疗方法是由良好监测下的药物治疗、心理及行为治疗和在必要情况下的电休克治疗三部分组成。但是，这些现代的治疗方法并不是适合所有的患者，有些患者经过上述治疗后病情仍然十分严重。因此，通过手术改善一些患者整体预后和功能水平，可以把一些严重的药物治疗无效患者考虑为外科手术治疗的适宜人群。

1. 精神外科的适用范围　1988年首届精神外科研讨会组织精神病学家和神经外科医师共同商定《全国精神外科协作组关于现代精神外科手术治疗的要求(草案)》，为国内精神外科的规范化开展提供了参考依据。2009年中华医学会、中国医师协会发布了精神外科临床诊治指南进一步规范了精神外科的适用范围。具体如下。

(1)手术病人符合ICD-10或DSM-Ⅳ的诊断标准。

(2)疾病必须是慢性的，经各种合理的非手术治疗仍属于难治性，包括心理、行为、药物、电休克等，其中使用至少 3 种以上的药物治疗，使用足够的剂量且维持足够的时间；除了那些延迟手术可能会产生严重后果的，一般要求疾病的病程在 3 年以上。

(3)疾病足够严重，给患者带来极大痛苦严重影响生活质量，具极高的致残性(DSM-Ⅳ轴Ⅴ达到 5～7)。

(4)患者的现状如不进行手术干预将会产生严重后果。

(5)患者及家属充分理解手术可能带来的效果及手术风险以及手术可能产生的不良反应及并发症，甚至可能带来的术前无法预测的后果，有些后果可能是严重的。

(6)患者及家属同意手术，并且承诺并术后接受精神科的继续治疗和康复计划及配合术后的长期随访。

2. 精神外科手术禁忌证

(1)18 岁以下和 65 岁以上的患者不考虑用精神外科方法治疗精神病。18 岁以下的患者病情有自动缓解的可能，年龄的上限可以根据患者个体化。

(2)在患者非自愿的情形下，关于选择自由和知情同意的问题必须在这些病人手术前解决。

(3)患者同时合并有现实的和终身疾病，如器质性脑病、妄想障碍或滥用酒精、催眠药或受禁药品等，如经证明患者的功能，或配合治疗的能力已失正常，有可能会发生服药过量、反常反应等严重反作用者。

(4)患者同时伴有明显智力障碍、脑退行性改变或合并有全身其他系统疾病并不能耐受手术者。

(5)患者与政治和社会刑事有关的也不宜手术。

3. 手术方法　精神外科常用的手术方法包括前额叶切除术、内囊前肢切开术、扣带回前部切开术、尾状核下束切开术、边缘系统切开术、深部脑刺激和迷走神经刺激等。前额叶切除术由精神病学家 Walter Freeman 和神经外科医生 James Watts 首先提出并应用于精神分裂症患者，该术式一度在美国非常流行，由于缺乏必要的监管，大部分患者由非神经外科医生处置，手术适应证不断放宽，一时出现手术滥用状态，引发了严重的社会伦理问题和手术安全性的担忧。随着新一代抗精神病药物的出现，该手术被完全废除。20 世纪后期，立体定向技术的发展更新了精神外科的概念，随着立体定向仪、射频电子技术的发展和神经影像学检查技术(特别是 MRI)的进步，不仅能做到脑内毁损靶结构的精确定位，而且能够采用射频技术制作毁损灶的不同形态和大小。不仅保留了原有手术的治疗效果，而且大大降低了手术的并发症。近 20 年，随着对精神疾病病理生理机制的不断认识，一些新的手术治疗方法也开始应用于精神疾病的治疗。DBS 已经作为损害性手术的替代治疗应用于某些精神疾病并取得了令人振奋的结果。迷走神经刺激(VNS)应用于抑郁症的治疗也有少量文献报道，这两种新的治疗方法具有伦理上和治疗上的优点，逐渐被更多的人接受，成为 21 世纪最有发展前景的精神外科治疗方法。

下面重点介绍内囊前肢毁损术、扣带回前部毁损术、DBS 和 VNS 等应用较多的精神外科手术方法。前额叶切除术、尾状核下束切开术和边缘系统切开术由于应用较少，在此不再赘述。

(1)内囊前肢切开术：该手术通过打断内囊前肢内走行的眶额回及前扣带回皮质与丘脑、杏仁核和海马之间纤维联系，抑制相应的神经传导通路，从而起到改善精神疾病症状的目的。最早由法国神经外科医生 Talairach 等描述，Leksell 将这种手术方式应用于各种精神疾病并普及。最初手术指征包括精神分裂症、强迫症、抑郁症和焦虑症，但不同的国家对其适应证不同，如在瑞士用于治疗 OCD 和焦虑障碍，在英国用于治疗情感障碍、OCD 和焦虑障碍，在国内主要治疗 OCD、抑郁症、情感障碍、焦虑症和部分精神分裂症患者。

内囊前肢的靶点坐标描述是在内囊前肢的前 1/3 内，额角尖后方 5mm 和中线旁 18～20mm，前联合水平最容易显示内囊，可以应用术中电阻测定的方法进一步确定靶点位置。应用射频热凝或立体定向放射外科(γ 刀)产生毁损灶，典型的毁损灶高 18～20mm，直径 5～7mm。

(2)扣带回前部切开术：扣带回前部切开术实际上是阻断边缘系统中最重要的传导通路，Fulton 最早提出扣带回前部可能是治疗精神疾病的适宜靶点，Ballantine 等随后在大量患者中检验了扣带回前部切开术的安全性和有效性，并且这种手术已成为北美精神外科主要的手术方式，主要用于治疗慢性焦虑障碍、抑郁症、OCD 和难治性疼痛等。

扣带回内靶点坐标描述为侧脑室顶上 1mm，

中线旁7mm，侧脑室额角前端向后20～25mm；应用射频热凝进行毁损，范围应该包括胼胝体浅层纤维，因为其含有部分扣带回向边缘系统其他结构传导的纤维；毁损高度20mm，直径10mm。

(3)DBS在精神外科的应用：20世纪80年代，Benabid等应用DBS治疗运动障碍性疾病，奠定了现代DBS技术发展的基础。现在，DBS在治疗基底核环路异常所导致的运动障碍性疾病(如帕金森、肌张力障碍和特发性震颤等)方面取得巨大的成功。临床中发现，患者行DBS治疗的过程中除了运动症状改善外，还出现一些精神症状(如情绪改变、轻躁狂和焦虑症状减少等)的改变，这方面经验的积累给DBS治疗精神疾病提供了动力，很多中心开始尝试应用DBS治疗一些精神类疾病，DBS的出现为精神疾病的外科治疗开了一扇门。DBS治疗的目的是通过影响电极周围神经元或神经纤维的活性来调整精神环路系统，但具体作用机制现在还不清楚。现在这种手术还处于早期发展阶段，主要适应证有OCD、抑郁症、Tourette综合征和其他一些精神障碍。

刺激靶点的选择至关重要，目前报道的应用于OCD的靶点主要有内囊前肢、丘脑核-未定带、伏隔核、腹侧内囊/腹侧纹状体和尾状核。其中内囊前肢报道最多，所有的报道都表明OCD症状部分或完全缓解；丘脑核-未定带的两篇报道是3例PD伴OCD患者行DBS治疗过程中OCD症状明显改善；Kuhn等报道14例OCD患者行伏隔核单侧刺激症状明显改善；Greenberg报道刺激腹侧内囊/腹侧纹状体可使50%患者的OCD症状明显改善。治疗相关的不良反应主要与刺激相关，可能出现轻躁狂症状，这些都可以通过调整刺激参数或关闭刺激改善。

抑郁症DBS治疗靶点应用比较多的是膝下扣带回(Brodman25区)，这个区域在抑郁症情绪调节环路中起至关重要的作用。Mayberg等报道6例行此靶点DBS刺激2个月后，5例患者汉密尔顿抑郁量表(HDRS)评分降低50%，6个月后，4例患者症状持续改善，并且不同的神经精神学参数都有明显的改善。Lozano报道了20例患者，回访1年，也得到相同的疗效改善。腹侧内囊/腹侧纹状体也是抑郁症DBS治疗的重要靶点，Malone报道15例患者行该靶点DBS治疗，回访6个月，HDRS评分降低47%。相关的靶点还包括伏隔核，Bewernick等报道3例抑郁症患者行伏隔核DBS刺激后1周，抑郁症状明显改善。未见明显不良反应的报道。

DBS应用于治疗其他精神疾病也不断被报道。Kuhn等最早报道伏隔核DBS治疗酒精成瘾，随后伏隔核DBS治疗烟瘾、STN DBS治疗可卡因成瘾也见个例报道。Franzini等(2005)报道下丘脑后部DBS可以改善冲动和暴力行为。Sun等最早报道伏隔核DBS治疗神经性厌食症，结果显示，伏隔核刺激可以明显改善厌食症患者的BMI指数。2012年Lozano等报道了DBS刺激ACC区治疗神经性厌食症也取得了满意的效果。

(4)迷走神经刺激(VNS)在精神外科应用：迷走神经不仅在自主神经反馈环路中起重要的信息传递功能，并且也能够通过臂旁核和蓝斑向前脑传递信号，这两者都说明迷走神经与边缘系统的关键结构(如杏仁核)有重要联系。VNS是通过埋植在胸壁的脉冲发生器刺激颈部的迷走神经束。现在，其主要用于治疗难治性癫痫患者，并有令人鼓舞和持续的治疗效果。并且作为一种探索性治疗应用于难治性抑郁症，一个30例患者的多中心实验已经发现12例患者抑郁症状出现持续缓解。临床研究已经证明，VNS可以增加5-羟色胺能和去甲肾上腺素能递质传递，也可以提高边缘系统血流。手术的主要不良反应包括疼痛、咳嗽、声带麻痹、声音嘶哑和恶心等；心搏骤停已报道偶尔发生于少数病人，但没有持久影响；呼吸困难和声音改变也与刺激有关。虽然一些研究已经证明VNS可改善部分难治性抑郁症患者的症状，但由于接受这种治疗的患者数量太少并缺乏长期疗效报道，其在精神疾病治疗中的地位仍无法确定。

七、并发症

1. *手术相关并发症*　脑出血和伤口感染的发生率与普通神经外科手术相当，无明显差异。需要特别指出的是，厌食症患者由于电解质紊乱、严重营养不良、凝血障碍等原因较其他立体定向手术更容易出现脑出血等并发症。而DBS由于器械的置入，感染率略有增加。

2. *神经精神相关并发症*　包括短期并发症和长期并发症。短期并发症主要有尿失禁、定向障碍、睡眠障碍和头痛等。这些症状通常术后1～2个月后会得到明显缓解或完全消除。长期并发症主要包括记忆力障碍、乏力、体重增加及人格障碍等。

3. *置入设备相关并发症*　DBS以及VNS相

关的硬件及软件问题。如，电极或导线断裂、软件失常、电池寿命缩短及电极移位等。Bhatia 等回顾了 191 例接受 DBS 置入的患者发现，总体硬件故障发生率在 4.2%。平均故障时间为置入后 1.8 年。

八、预　后

在经历了精神外科早期的混乱，现代精神外科的发展更谨慎，手术指征更严格。目前世界范围内，各治疗中心通常认为情感障碍、慢性焦虑障碍和 OCD 是最佳的手术适应证。在国内，精神分裂症是精神外科手术的主要适应证，立体定向多靶点毁损的回访性研究表明手术对于以阳性症状为主的顽固性精神分裂症确能明显改善精神症状、提高生活质量，并且未出现严重的并发症，最近一些单靶点毁损疗效报道也取得相似的结果，并且进一步降低了手术并发症发生率。近 10 年来，DBS 及其他新的治疗方法在精神疾病的应用取得了一定的进展。精神外科手术患者恰当的选择仍是主要问题，精神外科专家和精神科医生应该通力合作，严格把握手术适应证，精神疾病的外科治疗方案和术前术后评估必须经过一个多学科治疗小组共同讨论制订，这个小组包括有经验的精神科医生、神经病学家和神经外科医生。因此，国外很多专家认为这些临床中心最好开设在具有这些资源的大学附属医院。所有有经验的治疗中心都强调了术后康复和随访的重要性。因为手术不是万能的，术后的康复应当被认为是整体治疗方法的一个方面。虽然精神疾病现代药物治疗非常有效，但仍有一部分难治性病人需要手术的介入，但我们应当更加小心，确保避免再次发生不加选择的手术治疗，促使精神外科稳步发展。

第二节　癌性疼痛

疼痛是一种令人不快的感觉和情绪上的感受，伴有实质上的或潜在的组织损伤，疼痛是一种主观感觉。癌症患者往往伴有疼痛，称为癌性疼痛。癌性疼痛往往是由肿瘤压迫、侵犯有关组织神经所产生，为癌症临床常见症状之一。在癌症早期，由于瘤体尚小，一般无转移，因而癌性疼痛的发生率较低；晚期，病灶较大，不断向附近的组织器官进行浸润性生长，且往往有骨髓等远道转移。因此，癌性疼痛的发生率大大提高。癌性疼痛多为持续性疼痛，并随之病灶增大而不断加剧。在临床首诊中，50%的患者诉说有疼痛症状。在治疗过程中，又有30%的患者出现疼痛。在癌症的整个过程，几乎90%的患者都有过疼痛的经历，而其中近 40%的患者因疼痛未得到及时充分的治疗而影响其生活质量。

药物治疗是目前治疗癌性疼痛的主要方法，对于药物治疗无效的癌症患者可根据患者的身体情况及生存期给予必要的手术方法缓解疼痛，改善患者生活质量。

一、临床分类

1. *神经源性疼痛*　主要是周围感受器受刺激或遭受伤害而引起的疼痛，包括躯体性疼痛和内脏性疼痛。该类疼痛主要由组织损伤引起，如术后急性损伤所引起的局部疼痛。其特点是主要去除伤害因素，疼痛即可获得有效缓解。

2. *神经病理性疼痛*　主要是由于肿瘤生长侵犯周围的神经组织，包括脊髓或脑组织等引起的疼痛。该类疼痛往往呈持续性，需要长期使用镇痛药来减轻疼痛。除肿瘤直接侵犯症状外，抗肿瘤治疗引起的神经组织损伤也是造成疼痛的主要原因。如外科手术切断神经后可引起术后疼痛。

二、诊　断

癌性疼痛的诊断主要是根据患者的主诉。医生根据患者的疼痛类型和程度进行评估。常用的疼痛评估量表如下。

1. *类型量表*(categorical scale)　给予患者几种不同类型疼痛的描述词汇，让患者本人选择一个适合自己的描述。

2. *数字等级量评估*(numerical rating)　从 0～10 代表不同程度的疼痛，让患者自己选择一个数字代表自己的疼痛程度。

3. *视觉类比量表*(visual analogue scale，VAS)　从 0～100mm 水平线上，左端为 0 表示不痛，右边 100 表示无法忍受的痛。让患者在横线上做标记表明自己的疼痛程度。对于儿童，可采用不同程度疼痛的面部表情来评估疼痛。

三、治　疗

癌性疼痛一般以药物治疗为主，手术治疗往往需要结合病人的总体身体状况及生存期考虑。明确患者的疼痛原因并给予治疗后，必须对镇痛效果及疼痛缓解程度予以评价，以便制订今后治疗方案及用药剂量。

1. *癌性疼痛的药物治疗原则*

（1）尽量口服给药，便于长期用药，可以减少依赖性和成瘾性。

（2）有规律按时给药，而不是出现疼痛时再给药。

（3）按阶梯给药，根据 WHO 推荐的癌性疼痛“三阶梯疗法”。

（4）用药应该个体化。

（5）注意使用抗焦虑、抗抑郁和激素等辅助药物，可提高镇痛治疗效果。

2. *癌性疼痛药物治疗的“三阶梯疗法”*

（1）第一阶梯：非阿片类镇痛药。用于轻度癌性疼痛患者，主要药物有阿司匹林、对乙酰氨基酚（扑热息痛）等，可酌情应用辅助药物。

（2）第二阶梯：弱阿片类镇痛药。用于当非阿片类镇痛药不能满意镇痛时或中度癌性疼痛患者，主要药物有可待因，一般建议与第一阶梯药物合用，因为两类药物作用机制不同，第一阶梯药物主要作用于周围神经系统，第二阶梯药物主要作用于中枢神经系统，两者合用可增强镇痛效果。根据需要也可以使用辅助药。

（3）第三阶梯：强阿片类镇痛药。用于治疗中度或重度癌性疼痛，当第一阶梯和第二阶梯药物疗效差时使用，主要药物为吗啡，也可酌情应用辅助药物。

3. *外科治疗*

（1）脊髓后正中后索点状切开术（PMM）：动物实验和尸体神经解剖均证实，内脏痛觉的上行传导通路很大部分是经由脊髓背柱上行的，特别是对于盆腔和下腹部的内脏痛觉传导，脊髓背柱的作用甚至要超过脊髓丘脑束。PMM 正是选择性切断了脊髓背柱中间部传导内脏痛觉的神经纤维。从而起到镇痛效果。PMM 选择性的切断脊髓背柱的痛觉传导纤维，不损伤脊髓丘脑束等其他重要结构，具有创伤小、操作简单、疗效好、并发症少等优点。

（2）脊髓镇痛手术：根据癌性内脏痛的不同部位和特点，考虑行脊神经后根切断术、脊髓前外侧束切断术和脊髓前联合切断术。由于手术损毁脊髓结构，易引起其他并发症，如运动或感觉障碍，因此，要结合病人的总体功能状况及生存期，慎重选择。

（3）电刺激治疗：目前主要用于疼痛治疗的是脊髓电刺激（spinal cord stimulation，SCS）、深部脑刺激（deep brain stimulation，DBS）和运动皮质刺激。脊髓刺激一般对肿瘤引起的局限性疼痛有效，尤其是对肿瘤引起的神经病理性疼痛效果最佳。其镇痛的主要机制可能为：①刺激脊髓后索产生的逆行性冲动和顺行性痛觉冲动发生冲突；②脊髓后索的逆行性冲动激活了脊髓后角的闸门控制系统，使疼痛冲动不能上传；③刺激脊髓后索的上行冲动在丘脑、皮质产生干扰作用；④高级中枢下行抑制通路的激活；⑤内源性镇痛物质的参与。SCS 相对于 PMM，脊神经后根切断术等有创性治疗，具有无神经损伤、可逆性、参数可调节等优点。有望成为未来治疗癌性疼痛的主要手术方法。深部脑刺激和运动皮质刺激等刺激方式是将电极通过立体定向方法置入水管周围灰质和脑室周围灰质区或运动皮质进行刺激，以治疗其他方法不能减轻的顽固性疼痛。

（4）中枢靶控镇痛系统置入术：中枢靶控镇痛系统置入术的操作是，将 1 根特殊导管放置于蛛网膜下隙，然后将可编程镇痛泵置入患者皮肤下，用皮下隧道方式将导管与泵相连接，泵内的储药器可储存吗啡或其他药物、药液，泵的输注系统可将药液经导管持续、缓慢、匀速输入蛛网膜下隙的脑脊液中，达到控制疼痛的目的。由于吗啡直接作用于脊髓和大脑的内啡肽受体，泵内放入微量吗啡即可达到满意的镇痛效果，其用量相当于口服用量的 1/300，减少了由于吗啡全身用药带来的不良反应。

四、并发症

传统脊髓损伤手术常见的并发症包括：①脊柱不稳和畸形；②膀胱和直肠功能障碍；③毁损相应节段的感觉减退或缺失；④皮质脊髓束损伤导致同侧肢体无力等。

SCS 等电刺激治疗的轻度并发症主要为电极和电流刺激引起的不适感，病人一般能忍受，发生率在 40% 左右。重度并发症的发生率在 10% 以下，但一旦出现就会导致治疗失败。最常见的并发症是电极移位，其次是局部感染。另外，脊神经后根长期刺激后可出现神经炎。此外还可出现电极破裂、受刺激组织纤维化等。

五、预　后

对于可能治愈的癌症患者，确切有效的镇痛可以明显改善病人的一般情况，使其顺利地完成临床放疗、化疗等抗肿瘤治疗计划，达到治愈的目的。对于难以治愈的患者，有效的镇痛可以使其获得较为舒适的带瘤生存，提高其生存质量，并可能延长其生存期。手术控制癌痛为癌症患者提供了一种缓解疼痛的方法。特别是脊髓电刺激疗法，由于其创伤小，可逆，不损伤脊髓等优点，日益受到临床的重视。

（刘　伟　孙伯民）

参考文献

[1] 江开达，郝伟.精神疾病.北京：人民卫生出版社，2004：1-10

[2] 翟金国，赵靖平.DALY 及精神障碍的疾病负担.国外医学.精神病学分册，2004(3)：143-146

[3] 张维熙，沈渔邨，李淑然.中国七个地区精神疾病流行病学调查.中华精神科杂志，1998，31(2)：69-71

[4] Faria M A.Violence，mental illness，and the brain-A brief history of psychosurgery：Part 1-From trephination to lobotomy.Surg Neurol Int，2013(4)49

[5] Robison R A，et al. Surgery of the mind，mood，and conscious state：an idea in evolution. World Neurosurg，2012，77(5-6)：662-686

[6] Crawford MP，JF Fulton，et al.Frontal lobe ablation in chimpanzee；a resume of Becky and Lucy.Res Publ Assoc Res Nerv Ment Dis，1948，27（1 vol.）：3-58

[7] Feldman RP，JT Goodrich.Psychosurgery：a historical overview.Neurosurgery，2001，48(3)：647-657；discussion 657-659

[8] Foltz EL WL.Pain relief by frontal cingulotomy.J Neurosurg，1962，19：89-94

[9] ES V.The practice of psychosurgery：a survey of the literature，1971-1976：report to the National Commission for the Protection of Human Subjects of Biomedical and Behavioral Research，United States Government Printing Office，Washington DC，1977：77-0002

[10] Tekin S，JL Cummings.Frontal-subcortical neuronal circuits and clinical neuropsychiatry：an update.J Psychosom Res，2002，53(2)：647-654

[11] Zhang HW，et al.Metabolic imaging of deep brain stimulation in anorexia nervosa：a 18F-FDG PET/CT study.Clin Nucl Med，2013，38(12)：943-948

[12] Lipsman N，et al.Subcallosal cingulate deep brain stimulation for treatment-refractory anorexia nervosa：a phase 1 pilot trial.Lancet，2013，381(9875)：1361-1370

[13] Hou J，et al.Morphologic and functional connectivity alterations of corticostriatal and default mode network in treatment-naive patients with obsessive-compulsive disorder.PLoS One，2013，8(12)：e83931

[14] Wind JJ，DE Anderson.From prefrontal leukotomy to deep brain stimulation：the historical transformation of psychosurgery and the emergence of neuroethics. Neurosurg Focus，2008，25(1)：E10

[15] Leksell L，EO Backlund.Radiosurgical capsulotomy--a closed surgical method for psychiatric surgery.Lakartidningen，1978，75(7)：546-547

[16] Ballantine HT，et al.Stereotaxic anterior cingulotomy for neuropsychiatric illness and intractable pain. J Neurosurg，1967，26(5)：488-495

[17] Cosgrove GR，SL Rauch.Stereotactic cingulotomy. Neurosurg Clin N Am，2003，14(2)：225-235

[18] Benabid AL，et al.Long-term electrical inhibition of deep brain targets in movement disorders. Mov Disord，1998，13(Suppl 3)：119-125

[19] Benabid AL，et al.Deep brain stimulation for Parkinson′s disease.Adv Neurol，2001，86：405-412

[20] Yianni J，et al.Effect of GPi DBS on functional imaging of the brain in dystonia.J Clin Neurosci，2005，12(2)：p. 137-141

[21] Kuhn J，et al.Remission of alcohol dependency following deep brain stimulation of the nucleus accumbens：valuable therapeutic implications? J Neurol Neurosurg Psychiatry，2007，78(10)：1152-1153

[22] Kuhn J，et al.Observations on unaided smoking cessation after deep brain stimulation of the nucleus accumbens. Eur Addict Res，2009，15(4)：196-201

[23] Kopell BH，BD Greenberg. Anatomy and physiology of the basal ganglia：implications for DBS in psychiatry. Neurosci Biobehav Rev，2008，32(3)：408-422

[24] Mayberg HS，et al.Deep brain stimulation for treatment-resistant depression.Neuron，2005，45(5)：651-660

[25] Lozano AM，et al.Subcallosal cingulate gyrus deep brain stimulation for treatment-resistant depression.Biol Psychiatry，2008，64(6)：461-467

[26] Malone DA，et al.Deep brain stimulation of the ventral capsule/ventral striatum for treatment-resistant depression.Biol Psychiatry，2009，65(4)：267-275

[27] Bewernick BH，et al.Nucleus accumbens deep brain stimulation decreases ratings of depression and anxiety in treatment-resistant depression. Biol Psychiatry，2009，67(2)：110-116

[28] Franzini A，et al. Stimulation of the posterior hypothalamus for medically intractable impulsive and violent behavior. Stereotact Funct Neurosurg，2005，83(2-3)：63-66

[29] Wu H，et al.Deep-brain stimulation for anorexia nervosa. World Neurosurg，2012，80(3-4)：S29 e1-10

[30] Storch DD.Successful use of VNS for depression. Psychiatr Serv，2006，57

(10):1518-1519

[31] Bhatia S, et al.Surgical Complications of Deep Brain Stimulation.Stereotactic and functional neurosurgery, 2008, 86(6):367-372

[32] Foley KM. Advances in cancer pain management in 2005.Gynecol Oncol, 2005, 99(3 Suppl 1): p.S126

第 56 章

放射治疗

第一节　概　述

放射线对组织细胞有杀伤作用，而分化程度低且增殖活跃的肿瘤细胞对放射线的敏感性相对较大，这是肿瘤放射治疗的基础，同时放射治疗也受到下列因素局限：①许多肿瘤放疗所需剂量远超过正常脑组织的放射损伤剂量；②实体性肿瘤内存在的乏氧细胞可以抵抗放射线；③治疗剂量必须限制在正常脑组织可以耐受的范围内；④放疗会严重影响儿童的脑发育，限制了在低龄患者中的应用；⑤放疗会引起脑认知功能障碍，影响患者生存质量。

临床常用的放射线种类有 X 线、γ 射线及正在研究的中子和质子等，实施方法包括常规的分次放射治疗(fractionated radiotherapy)、立体定向放射治疗(stereotactic radiotherapy，SRT)(包括 X 刀和 γ 刀)和组织间的近距离照射(brachytherapy)。下面主要讲述临床应用最广泛的常规分次放射治疗和立体定向放射治疗。

一、肿瘤放射敏感性

肿瘤放射敏感性是指放射后的效应，是一个十分复杂的问题，其影响因素是多方面的，取决于它们的组织来源、分化程度、肿瘤的大体类型以及病人的一般状况。如是否贫血、肿瘤有无感染等。影响肿瘤细胞敏感性的四个主要因素为肿瘤细胞的固有敏感性、是否乏氧细胞、乏氧克隆细胞所占的比例及肿瘤放射损伤的修复。

放射敏感的肿瘤常常是分化差、恶性程度高的肿瘤，它们易远处转移，放射治疗局部疗效虽好，但由于远处转移而最终治疗失败，如生殖细胞瘤和髓母细胞瘤。在常见神经肿瘤中，生殖细胞瘤对放射治疗最敏感，其次为原发性中枢神经系统淋巴瘤，髓母细胞瘤，而脊索瘤和黑色素瘤对放射线抵抗，在胶质瘤中，有 1p/19q 杂合性缺失的少突胶质细胞瘤对放射治疗最敏感，治疗效果也较好，多形性胶质母细胞瘤放射治疗效果最差。

二、放射治疗技术

(一)常规分次放射治疗

常规分次放射治疗是指使用直线加速器产生的高能 X 线，每周 5 次，每日 1 次，进行照射，根据肿瘤病理等具体情况，通常照射持续 4～7 周，总剂量 40～60Gy，单次剂量 1.8～2.0 Gy。常规分次放疗时，单次量应尽量避免超过 2Gy，以减少晚期神经系统毒性的发生。目前采用的三维适形放射治疗(3D-conformal radiation therapy，3D-CRT)和调强放射治疗技术(intensity modulated radiation therapy，IMRT)与过去传统二维放疗技术相比可以获得更好的剂量分布，从而更好地保护危及器官，提高靶区剂量。

(二)立体定向放射外科和分次立体定向放射治疗

立体定向放射治疗是采用立体定向等中心旋转照射技术，将射线在空间三维集束聚于某一局限性的病变靶区，进行单次或分次大剂量照射，使之发生不可逆转的生物毁损，而病变靶区外组织因迅速的剂量递减免受和少受照射，从而在病变靶区边缘形成一如刀割样的损伤边界，达到类似外科手术的效果，包括立体定向放射外科(stereotactic radiosurgery，SRS)和分次立体定向放射治疗(fractionated stereotactic radiotherapy，FS-

RT)两种治疗模式。

SRS常用伽马刀来完成,主要适用于直径不超过3cm的病灶。SRS也可采用赛博刀(Cyber Knife)实现,它是一种图像引导的无头颅金属固定框架的新型立体定向放射外科治疗设备,它拥有智能化的立体定位导向,自动跟踪靶区系统和精确的机械手臂系统和体部呼吸同步自动跟踪系统,但其疗效和安全性仍需长时间的随访。

FSRT是使用立体定向聚焦技术,进行大分割低分次数的放射治疗。其靶区定位和体位固定的精度与SRS相似,具有立体定位的准确性,又利用了放射生物学的分割增益。由于在FSRT中受到中高剂量照射的正常组织体积比传统放疗减少,放疗的损伤少于后者。对于直径大于4cm及位于危险区域的某些病变,可以考虑采用FSRT以提高疗效。

SRT多用于颅内良性肿瘤和转移癌的治疗,对于胶质瘤的治疗已经数十年,然而疗效仍有较大争议,目前临床主要应用于小体积的复发胶质瘤治疗。

(三)近距离治疗

近距离治疗是将粒子放射源直接置入肿瘤中,从而使肿瘤受到较高剂量的照射,而显著减少了周围正常组织的剂量,铱(^{192}Ir)和碘(^{125}I)是最常用的放射源。脑瘤常用的近距离放疗技术有立体组织间插植、术中置管术后照射等。术中置管术后照射主要用于手术切缘不净、亚临床灶范围不清的情况,术中在瘤床范围预埋数根软性塑管,术后导入步进源做补充照射。借助膨胀的球样导管给予放疗是一种新的近距离放疗方法。患者接受手术切除并置入装置,通过皮下留有端口,在随后的1～2周,向导管内输注含有^{125}I有机物的水溶液使其充盈,在3～6d给予至少40～60Gy剂量,而后撤去这个装置。该方法不良反应小,易于被患者接受。

在国外两个大规模的胶质瘤随机试验中,近距离治疗并没有显示出明显的生存获益。在国内,近距离放疗技术只有极少数医院开展,疗效仍需进一步评价。

(四)粒子治疗

近年来,以质子、碳离子为代表的重粒子逐渐被放疗医生所重视。重粒子通常在回旋加速器产生,在组织内形成布拉格峰型深度剂量分布,以物理方式提升了靶区与正常组织间的剂量比例,这是质子区别于X(γ)射线等光子最独特的优点。

硼中子俘获治疗(boron neutron capture therapy,BNCT),是一种革命性的放射治疗方法。1936年Locher首先提出利用中子的核反应进行肿瘤治疗这一里程碑式的概念,其原理是:静脉注射无毒硼化合物,恶性肿瘤细胞特异性摄取硼(^{10}B),每个肿瘤细胞中至少有10^9个^{10}B,而正常组织细胞几乎不摄取硼,因此形成了恶性肿瘤/正常组织间的硼浓度差,且能维持相当长的时间,利用这种浓度差及平台时间,使用核反应堆来源的热中子进行照射。^{10}B能够俘获中子,而正常组织细胞几乎无^{10}B,热中子会被肿瘤细胞中的^{10}B俘获,就不会对正常组织产生伤害作用;与之相反,当肿瘤细胞中的^{10}B俘获了中子,^{10}B就会发生核反应,产生重粒子α(^{4}He)和锂(^{7}Li),产生的高能α射线具有极强的肿瘤细胞杀伤的生物学效果,是γ线或X线等光子的2～3倍。并且,肿瘤细胞内产生的α射线的射程很短,近10μm,与肿瘤细胞的直径相仿,这样α射线就只杀死肿瘤细胞自身,而不伤害周围正常组织。这个反应过程描述为:$^{10}B+n\rightarrow{}^{7}Li+{}^{4}He$,这一放射治疗方式,被称为硼中子俘获治疗,但现今在全球范围尚无BNCT的随机临床试验。

总之,到目前为止,多数粒子治疗研究还停留在Ⅰ和Ⅱ期试验,以探索最佳的剂量给予方式,疗效和安全性,尽管理论上有剂量分布和(或)放射生物学效应的优势,但多数试验未能延长生存。

三、治疗反应

肿瘤放射治疗中和治疗后常常出现一系列与治疗相关的治疗反应,如常见的头痛、恶心、呕吐,以及晚期出现的脑白质病、放射性坏死等。

(一)放射性脑损伤

放疗对脑组织损伤,依据发生的时间和临床表现划分为三种不同类型:急性(放疗后6周内发生)、亚急性(放疗后6周至6个月发生)和晚期(放疗后数月至数年)。

1. 急性和亚急性放射损伤　急性和亚急性放射损伤可能为血管扩张、血-脑屏障受损和水肿所致。急性损伤表现为颅高压征象,如恶心、呕吐、头痛和嗜睡等,通常是短暂而可逆的,应用皮质类固醇可以缓解,MRI上有时可以表现出弥漫性水肿。亚急性放射性脑损伤表现为嗜睡和疲劳,通常可在数周内自愈,症状严重时给予甘露醇和皮质类固醇类药物治疗。

2. 晚期放射损伤　晚期放射损伤常常是进行

性和不可逆的，包括脑白质病、局灶放射性坏死和其他各种病变（多为血管性病变）。一般认为是脑白质的血管损伤、脱髓鞘变和坏死所致。放疗所致神经认知损伤的病理生理学很复杂，包括细胞内-细胞外的血管和实质细胞间的相互作用，特别是少突胶质细胞，其对脱髓鞘变的发生很重要。

脑白质病的临床特征是步态障碍、尿失禁、记忆障碍和智力减退。在 T_2 加权和 FLAIR 序列 MRI 中，脑白质病的典型表现为脑室周围白质信号增强，同时合并萎缩。放疗的总剂量、分割剂量等与脑白质病的发生直接相关。非治疗相关因素包括一些使血管性损伤易感性增加的伴随疾病，如糖尿病、高血压及高龄等，均可使脑白质病的发生率增加，同步化疗也是另外一个危险因素。

放疗最严重的晚期反应是放射性坏死，发生率为 3%～24%，放疗后 1～3 年是出现的高峰。放射性坏死的临床表现与肿瘤复发相似，如初始症状的再次出现，原有的神经功能障碍恶化和影像学上出现进展的，不可逆的强化病灶，其周围有相关水肿。胶质瘤放疗后发生放射性坏死的概率仍不清楚。主要原因在于肿瘤复发和坏死通过影像学很难鉴别，且这些患者接受再次手术和尸检的比率也很小，危险因素为高放疗剂量（小于 50Gy/25F 很少发生坏死）、分割剂量，照射体积，辅助化疗等。文献报道脑放射性坏死发生率最高的一个研究是放疗同步卡铂，随后辅助丙卡巴肼、CCNU 和 PCV 化疗。

（二）假性进展

自从 TMZ 同步放化疗成为胶质母细胞瘤的标准治疗以来，经 MRI 检查发现的进展性病变与造影后增强性病变越来越引起人们的关注。研究发现恶性胶质瘤患者在放疗后很快就出现原有增强病灶面积变大，或出现新的增强病变的现象，未经治疗，在 6 个月内 MRI 显示增强病变逐渐消退或保持稳定，上述表现与肿瘤进展无关，而是属于治疗反应，由于影像上酷似肿瘤进展，故称为假性进展（pseudoprogression）。假性进展多发生于 TMZ 同步放化疗后 3～6 个月，属于亚急性放射反应，病理改变是早期放射性坏死（early necrosis）。

假性进展更多见于接受高强度治疗如 TMZ 同步放化疗的患者，其原因可能是放化疗联合对肿瘤细胞和内皮细胞具有更强的杀伤力，研究提示假性进展可能是亚急性放射反应与真性坏死之间的过渡。假性进展可能是由明显的局部组织反应（包括炎性成分、水肿和血管渗透性异常）所致，可以引起影像中造影增强区域的出现和扩大。在病情轻的病例，无须治疗即可逐渐消退，而放射损伤重的病例，病变可导致治疗相关性放射性坏死。

常规 MR 技术如 T_2 加权像和钆增强 T_1 加权像对于鉴别肿瘤复发和治疗相关坏死仍有局限性，而明确病灶是复发或是坏死具有很重要的临床意义，目前没有可靠的方法来辨别肿瘤复发和假性进展，PET 和 MRS、DWI 等新技术可能对区分复发或是放射性坏死有帮助，MRI 仍然是金标准。

（三）假性反应

脑胶质瘤综合治疗过程因脑组织损害而出现毛细血管通透性增高和血-脑屏障破坏均可使 MRI T_1 出现对比增强，易被误判为肿瘤进展；而治疗中如使用类固醇激素或内皮细胞生长因子抑制药等，由于减少了异常的血管渗漏而出现 MRI T_1 对比增强减低，呈假性治疗反应，尤其易出现在抗血管生成的靶向治疗中，假性反应常常误导了临床治疗效果的评估。

第二节 胶质瘤的放射治疗

一、胶质母细胞瘤

（一）治疗原则

1. 手术后 2～4 周应尽快实施放化疗。胶质母细胞瘤（glioblastoma multiforme，GBM）具有侵袭性生长的特点，会导致快速而不可控的神经功能受损，术后早期放疗能有效提高恶性胶质瘤的疗效，其生存时间与放疗开始时间密切相关。

2. 强烈推荐常规分次放疗并替莫唑胺（TMZ）75 mg/m^2 同步化疗，且随后行 6 个周期的 TMZ 辅助化疗。放疗标准总剂量 60Gy，单次分割 2Gy，每周 5 次，6 周完成。在放疗中和放疗后应用替莫唑胺，显著延长了病人的生存，这一现象在 MGMT 基因启动子甲基化的病人中最明显，TMZ 长周期辅助化疗有助于提高总生存率（overall survival，OS）。

3. 靶区和剂量：2014 年 NCCN 指南推荐使用术前及术后 MRI 影像确定肿瘤体积，通常用增强

T_1或 FLAIR/T_2，靶区应该包括可能被肿瘤侵犯的解剖区域。CTV 定义为 GTV 外放 2～3cm；后期采用缩野追量，推荐放疗总量为 60Gy，分割剂量 1.8～2Gy。

(二)TMZ 及同步放化疗

许多早期的回顾性和前瞻性试验显示，GBM 术后辅助化疗和放疗，与术后单纯放疗相比，并没有获得明显的生存益处。直到 2005 年 Stupp 等在 N Engl J Med 期刊上发表了一项标志性的随机研究，才重新定义了化疗在 GBM 中的作用。这项 GBM Ⅲ期随机临床研究(EORTC 22981/26981 和 NCIC CE.3)中 573 例 GBM 病例，随机分为两组，一组接受标准的单纯放疗(总剂量 60Gy，单次分割 2Gy，每周 5 次，6 周完成)，另一组标准放疗同时给予替莫唑胺[75mg/(m^2·d)]，放疗结束后维持给药 6 周期[150～200mg/(m^2·d)，第 1 天至第 5 天给药，28d 为 1 个周期]。化放疗联合组和单纯放疗组比，中位生存期明显延长。2 年生存率分别为 26%和 10%，5 年生存率分别为 9.8%和 1.9%($P<0.0001$)。联合组的 3 级或 4 级血液毒性发生率为可接受的 7%，而单纯放疗组没有 3 级或 4 级血液毒性。该结果显示 GBM 患者接受替莫唑胺同步化放疗＋替莫唑胺辅助化疗，获得了明显的生存益处。同时研究者对入组患者进行健康相关生活质量(health-related quality of life，HRQOL)的随访，发现除了社交功能在单纯放疗组优于同步放化疗组外，其余项目在两组之间没有显著差别。该结果发表后，替莫唑胺同步化放疗＋6 周期替莫唑胺辅助化疗方案(Stupp 方案)成为 GBM 的标准治疗方案。

替莫唑胺是一种可通过血-脑屏障的口服吸收的烷化剂，有较好的耐受性和低毒性。口服给药后可进入血脑屏障，水解成活性代谢产物甲基三氮烯-咪唑-甲酰胺(MTIC)。细胞内 DNA 的一些位点在 MTIC 的作用下发生甲基化，鸟嘌呤 06 位点的甲基化可导致细胞致死性损伤。鸟嘌呤 06 位点的甲基基团可以被 DNA 修复酶 MGMT 去除，而 MGMT 在此过程中被消耗。缺乏 MGMT 的细胞对 TMZ 的敏感性增加。同步放化疗的随机研究中，肿瘤含有甲基化 MGMT 基因启动子的患者生存率优于含未甲基化 MGMT 启动子的患者(2 年生存率 46% vs. 14%)。

(三)治疗效果的影像学评估

胶质瘤经放/化疗后，可出现多种影像学变化，如无进展、早期进展、假性进展、假性反应、复发、放射性坏死等，在 TMZ 同步放化疗患者中假性进展尤为常见，临床上难以与肿瘤进展，放射性坏死鉴别，包括假性进展在内的混合型表现常常混淆临床诊断和治疗。

胶质瘤 TMZ 同步放化疗后常出现早期疾病进展样表现，这样的患者如何处理是一个棘手的问题。通常情况下，如患者在化/放综合治疗后发生无或有较轻临床症状的进展性病变，原则上应继续使用替莫唑胺辅助化疗；如患者增强病灶体积进行性增大和或神经症状明显加重，可选择药物或手术干预，如术中发现病变主要为坏死灶，则应继续替莫唑胺辅助化疗。

(四)预后

GBM 的预后很差，即使接受了目前的标准治疗，中位生存时间仅为 14.6 个月。最重要的预后因素为年龄和 PS 评分。绝大部分的研究显示年轻(<50 岁)的 GBM 患者预后显著优于年龄大的患者，而 KPS≥70 的患者预后显著优于<70 的患者。其他影响预后的因素还包括肿瘤的组织学、切除程度、肿瘤位置及对治疗的反应等。

二、间变胶质瘤

间变胶质瘤是属于 WHO Ⅲ级胶质瘤，分为间变星形细胞瘤(anaplastic astrocytoma，AA)、间变少突星形细胞瘤(anaplastic oligoastrocytoma，AOA)和间变少突胶质细胞瘤(anaplastic oligodendroglioma，AO)，术后治疗目前还没有金标准。

20 年前，Walker 等已证实术后放疗能够显著提高包括 GBM 和间变胶质瘤在内的恶性胶质瘤患者的 OS，此后术后放疗一直是间变胶质瘤患者的推荐治疗模式。BTCG(brain tumor study group)的研究表明，单纯手术的间变胶质瘤患者的中位生存时间为 14 个月，而手术后放疗患者的中位生存时间为 36 个月。在 Do 的一项多因素研究中，间变胶质瘤患者预后不良的因素包括年龄过大、放疗剂量过低及治疗时间延长。间变胶质瘤术后放疗的剂量、范围及剂量分割模式一直是争论的焦点。

治疗原则如下。

1. AA 由于其生物学行为和 GBM 非常相似，治疗策略上可推荐 Stupp 方案(参照 GBM 治疗原则)。

2. AO 和 AOA 应根据患者具体情况，包括一般状态、分子生物学标记、治疗需求等采用个体化治疗策略，治疗选择包括术后单纯放疗，放疗结合TMZ 同步和或辅助化疗等。《中国胶质瘤治疗指南》推荐的化疗方案有 3 个，即 TMZ 方案、PCV 方案和 ACNU 方案。近年来，临床更多用到 TMZ 方案，其结果似乎优于传统的 PCV 方案。目前有 2 项针对 AOA 和 AO 的国际研究正在进行中，主要研究 TMZ、RT、1p/19q 三者的关系，以确定上述肿瘤的标准治疗。

3. 2014 年 NCCN 指南推荐使用术前及术后 MRI 影像确定肿瘤体积，通常用增强 T_1 或 FLAIR/T_2，靶区应该包括可能被肿瘤侵犯的解剖区域。CTV 定义为 GTV 外放 2～3cm，后期采用缩野追量。推荐放疗总量可以采用比 GBM 略低的剂量，如 55.8～59.4Gy/31～33 次，或者 57Gy/30 次。

三、大脑胶质瘤病

大脑胶质瘤病（gliomatosis cerebri，GC）是少见的原发脑恶性肿瘤，2007 年 WHO 将 GC 归类于神经上皮组织肿瘤中的星形细胞肿瘤。

（一）诊断标准

一种弥漫性的胶质瘤，生长方式为广泛浸润中枢神经系统的一大片区域，累及至少 3 个脑叶，通常双侧大脑半球和（或）深部脑灰质受累，经常蔓延至脑干、小脑、甚至脊髓。绝大部分 GC 呈现星形细胞表型，少数为少突胶质细胞瘤和混合性少突星形细胞瘤。GC 通常是侵袭性的肿瘤，绝大部分 GC 的生物学行为相当于 WHO 分级Ⅲ级。

（二）治疗原则

1. 标准治疗模式并未确定，手术对多数 GC 没有重要的治疗作用，既往的文献多采用放射治疗作为 GC 的主要治疗手段，目前治疗主要依赖于放疗和（或）化疗，放化疗前采用手术或者立体定向活检的方式明确病理诊断是必要的。

2. 靶区设计以局部照射为主，肿瘤侵袭广泛时采用全脑照射；CTV 为 MRI FLAIR/T_2 加权像上的异常信号区域＋外放 2～3cm。GC 治疗体积较大，照射剂量必须要考虑临床获益与放射毒性的平衡，常用剂量 45～55 Gy，单次量 1.8～2 Gy。

3. 常用化疗方案有单药 TMZ 化疗，PCV 或 PC 方案联合化疗。

（三）预后

放疗和化疗能改善大多数患者的临床症状，其对 GC 预后的影响仍不明确，组织学为低级别或少突胶质细胞亚型为预后有利因素。

四、低级别胶质瘤

低级别胶质瘤（low grade glioma，LGG）的放射治疗仍存在争议，争论的主要焦点在于放射治疗介入的最佳时机及最佳的剂量，目前通常的做法是根据患者预后风险性高低来制订治疗策略。

（一）临床预后因素

年龄、术前神经功能状态、病理类型、肿瘤大小和肿瘤部位是影响 LGG 预后的最重要因素，此外，染色体臂 1p 和 19q 杂合性缺失（LOH）也是少突来源的 LGG 患者预后较好的独立预后因素（表 56-1）。

表 56-1　低级别胶质瘤（LGG）预后危险性评分系统

因素	评分（是/否）	危险性分组
年龄≥40 岁	1/0	低危：0～2 分 高危：3～5 分
星形细胞瘤*	1/0	
肿瘤最大径≥6cm	1/0	
肿瘤跨中线	1/0	
神经功能缺损	1/0	

*．不包括毛细胞性星形细胞瘤

（二）放疗时机

LGG 手术切除后选择早期放疗还是先观察待肿瘤进展时再放疗（延迟放疗）有不同的意见。EORTC 主持的多中心随机对照Ⅲ期临床研究（EORTC 22845），结果显示早期放疗组的无进展生存率（progression-free survival，PFS）比延迟放疗组延长了 2 年，有显著差异，癫痫控制率提高了 16%，但两组 OS 无显著差异。

（三）治疗原则

1. 肿瘤完全切除者：若预后因素属低危者可定期观察；若预后因素属高危者应予早期放疗。

2. 术后有肿瘤残留者推荐：早期放疗。在任何情况下，出现肿瘤进展则是放疗的明确指征。

3. CTV 定义为 MRI FLAIR/T_2 加权像上的异常信号区域外扩 1～2cm，推荐 45～54Gy 的照射剂量，常规分割每次 1.8～2Gy，高剂量照射没有明显的获益。

五、室管膜瘤

2007 年 WHO 分类中，室管膜肿瘤被分为室管膜瘤（WHO Ⅱ级）、间变性室管膜瘤（WHO Ⅲ级）、黏液乳头状室管膜瘤（WHO Ⅰ级）与室管膜下室管膜瘤（WHO Ⅰ级）。手术是室管膜肿瘤的首选治疗方法，且手术的切除程度是明确的预后因素，完全切除的预后明显优于次全切除和其他治疗方式，WHO Ⅰ级的黏液乳头状室管膜瘤与室管膜下室管膜瘤，侵袭性低，多数可以通过单纯手术治愈，放疗是目前室管膜瘤术后推荐的最主要的辅助治疗。

（一）治疗原则

1. 完整切除的室管膜瘤，放疗的作用仍有争议。可选择早期放疗或延迟放疗。

2. 部分切除的室管膜瘤或病理为间变性室管膜瘤，术后放疗应成为标准治疗。

3. 复发或年幼不宜行放疗的患者，可选择化疗作为辅助治疗，但是否有生存获益仍不清楚。

（二）放疗技术

1. *靶区确定*　CTV，为术前肿瘤侵犯的解剖区域和术后 MRI 信号异常区域外扩 1～2 cm。

如脊髓 MRI 和 CFS 脱落细胞检查均阴性，可行肿瘤局部照射；如上述检查有一项阳性，应全脑全脊髓照射（CSI），预防性 CSI 无显著获益。

2. *剂量*　推荐：颅内肿瘤局部剂量 54～59.4Gy，全脑全脊髓剂量 30～36Gy，脊髓肿瘤局部剂量 45Gy，分次剂量均为 1.8～2Gy。

（三）预后

儿童室管膜瘤的 5 年生存率为 24%～75%，而影响预后的因素目前仍有争议。重要的影响预后因素包括手术切除程度，获得完整切除的病例预后最好。幕上病变总体预后可能较幕下病变为差，因为幕上高分级多见，及术后残留病变的体积较大；儿童患者的预后较成人为差。

第三节　脑膜瘤的放射治疗

典型的脑膜瘤生长缓慢，多数脑膜瘤患者长期没有症状，发生在邻近功能区的脑膜瘤可产生相应症状，无症状的脑膜瘤患者可观察，特别是年龄大，有并发症者采用积极干预的措施如手术全切、SRS 并非必需，但应持续影像学随访；有症状或进展的良性脑膜瘤应行手术。位于海绵窦及岩斜区的颅底脑膜瘤是神经外科手术治疗的难点，术后致残率高，因此，此位置的脑膜瘤单纯追求肿瘤全切除是不恰当的；治疗应基于减少术后残障率和复发率，保护生活质量。肿瘤的位置，手术切除范围和组织病理学特征（良性或恶性）是决定其预后的重要因素。脑膜瘤采用按 WHO 分级的治疗原则。

一、治疗原则

1. WHO Ⅰ级脑膜瘤完整切除是标准治疗，可治愈，但仍有部分肿瘤复发，持续的影像学随访仍是必要的。

2. 术后有肿瘤残余，应辅以常规分次放疗，可提高局部控制，延缓复发，改善生存。

3. WHO Ⅱ级和Ⅲ级脑膜瘤即使行完全切除术，复发率很高（5 年复发率为 41%～100%），推荐所有患者术后放疗。

4. 不宜行手术切除的脑膜瘤，或术后复发，放疗可作为初始治疗。

二、放射治疗技术

1. 常规分次放疗采用 IMRT 是首选放疗技术，二维计划时代，良性脑膜瘤的局控率常小于 80%，IMRT 时代治疗的疗效明显提高。

2. SRS 单独初始治疗或作为术后的辅助治疗脑膜瘤均有不少文献报道，病人的选择极大影响了最终的疗效，通常肿瘤体积较小的病人获益显著。目前有关脑膜瘤非全切除患者采用观察，适形外照射和放射外科治疗的随机Ⅲ期试验（EORTC26021-22021）正在进行中。

三、常规分次放疗的靶区和剂量

边界外扩取决于肿瘤蔓延方向，特别注意穿过的神经孔、受侵犯的骨组织、脑膜尾征等，GTV 通常为增强扫描后可见的肿瘤和或术前肿瘤侵犯的区域。WHO Ⅰ级脑膜瘤 CTV 仅需在 GTV 外扩 0.5～1cm；Ⅱ级和Ⅲ级脑膜瘤放疗的靶区大于良性脑膜瘤，GTV 通常外扩 1.5～2cm，如肿瘤已侵入脑实质，也应包括在 GTV 中。

应以 95% 的靶体积定义处方剂量。WHO Ⅰ级脑膜瘤，放疗剂量通常为 50～54Gy，分割 25～30 次，在 5～6 周完成。WHO Ⅱ级和 WHO Ⅲ级脑膜瘤，推荐剂量为 60Gy，分割 30～33 次完成，更高的剂量可提高局部控制，但需注意危险器官和重要区域的受量，首选采用 IMRT，以最大限度保护正常的组织。

四、伽马刀放射外科治疗

1. *治疗原则*　患者有临床症状或影像学肿瘤

有增长趋势。

2. *治疗目的*　长期控制肿瘤生长、保留神经功能、提高患者的生活质量。

3. *治疗适应证*

(1)中、小体积的深部脑膜瘤，如鞍旁。

(2)开颅术后肿瘤残留、复发。

(3)不适合开颅手术的高危人群，如老年人、合并多种疾病。

4. *处方剂量*　脑膜瘤放射外科治疗的剂量窗为 12～15Gy。对于较大的肿瘤，采用分次伽马刀或 FSRT 治疗的方法，即调节剂量-体积间的关系，控制肿瘤的同时，减少水肿发生。

五、治疗反应

单纯 IMRT 的晚期毒性＜5%，主要是照射区域损伤，如脱髓鞘和坏死，鞍区受到照射可产生垂体功能低下，视力下降。伽马刀后不良反应以脑水肿和周围重要神经血管结构损害为主，多见于治疗颅底病灶，尤以视神经和面神经对射线最为敏感，最常见的症状是癫痫、头痛、三叉神经症状，其他还包括共济失调、头晕、视力障碍、动眼神经麻痹、面瘫、听力下降、耳鸣等，重点在于预防。肿瘤位于幕上额顶叶、上矢状窦旁、颞叶外侧裂附近，靠近血管或回流静脉时，更容易出现脑水肿。

第四节　垂体腺瘤的放射治疗

垂体腺瘤是腺垂体的良性肿瘤，放疗前要进行以下评估，包括基线 PRL、GH、IGF-1、ACTH、皮质醇、LH、FSH、TSH、甲状腺素、睾酮、雌二醇和视野检查及视力测试等。放疗前甲状腺素和皮质醇的不足，放疗后可能加重。

一、治疗原则

1. 治疗目的，消除占位效应和相关症状体征，保留和恢复正常垂体功能，提高生存和生活质量，预防肿瘤复发。

2. 手术是大多数高分泌垂体瘤(肾上腺素腺瘤、生长激素腺瘤、促甲状腺素腺瘤)的首选治疗。

3. 药物治疗是泌乳素腺瘤的首选治疗。

4. 对于肿瘤残留、激素控制不佳的患者需行术后放疗。对于分泌型垂体腺瘤，常需配合药物治疗。

二、放疗技术

常用的放疗技术有常规分次放疗、立体定向放射外科(SRS)和分次立体定向放射治疗(FSRT)。SRS 的技术优点：治疗时间短、垂体功能减退发生率少、达到生化缓解的间隔时间短，以及第二原发癌少。但 SRS 的长期毒性仍不清楚，也无随机研究比较两者的优劣。通常 SRS 的适应证为肿瘤小于 3～4cm，影像学界线清楚，距离视路 3～5mm 或以上。

三、靶区和剂量

常规分次放疗应以 95%的靶体积定义处方剂量。无功能型垂体腺瘤通常为总剂量为 45～50.4Gy，每日 1.8Gy；功能型垂体腺瘤剂量要稍高，为 50.4～54Gy，每日 1.8Gy。推荐采用 3D-CRT，精确放疗较好地保护了正常脑组织。垂体腺瘤靶区一般不存在显著凹面且体积小，不是 IMRT 的理想靶区，IMRT 技术较适用于大的、不规则的垂体腺瘤。

SRS 治疗内分泌功能腺瘤所需的放射剂量较高，肿瘤周边剂量 25～30Gy，PRL 型和 ACTH 型垂体瘤的周边剂量甚至大于 30Gy 才能获得较好的内分泌激素水平正常化；而无功能腺瘤所需剂量低，肿瘤周边剂量 12～15Gy，视交叉和视神经的受照剂量应小于 8～10Gy。

四、疗效评估

垂体腺瘤患者治疗后，应每年至少进行一次增强 MRI 检查。同时进行激素水平监测。对于肢端肥大症患者，目前最常用的指标是治疗后 GH 水平小于 1.0μg/L。同时需监测胰岛素样生长因子(生长调节素 C 或 IGF-Ⅰ)水平。泌乳素分泌型肿瘤的治疗目标是将泌乳素水平降低至正常范围。对库欣病的治疗反应评价需要监测血浆和尿液皮质类固醇水平和血浆 ACTH 水平。性腺、甲状腺和肾上腺功能也需要定期评价，同时，放疗后应定期进行视力和视野检查。

五、治疗反应

急性毒性反应有脱发、中耳炎、脑水肿等。晚期毒性作用为放疗所致脑组织放射性损伤，如垂体功能下降、认知功能下降、白内障、视神经及视交叉损伤导致视力受损等。重点在于预防，避免危及器官接受过高剂量的照射。放射性脑坏死罕见。

第五节　生殖细胞肿瘤的放射治疗

颅内生殖细胞肿瘤起源于胚生殖细胞，依照WHO 2000年的分类，包括以下类型：生殖细胞瘤、畸胎瘤（包括未成熟性、成熟性、畸胎瘤恶性变）、胚胎癌、内胚窦瘤（又称卵黄囊瘤）、绒毛膜上皮癌、混合性生殖细胞肿瘤，后5个亚型又称为非生殖细胞瘤性生殖细胞肿瘤（NG-GCTs），除成熟性畸胎瘤以外的NG-GCTs又被称为NG-MGCTs，诊断分为病理诊断和通过诊断性放疗得到的临床诊断。

一、病理诊断

获取病理标本的常用方法有开颅手术切除、立体定向穿刺活检、脑脊液细胞学检查，其中以手术后肿瘤组织的全面细致病理分析最可靠，立体定向穿刺活检因为取材较少，病理分析难以全面真实地反映肿瘤的实际情况，较易发生误诊。脑脊液细胞学检查有时可查到瘤细胞，但难以确定瘤细胞的来源，因此临床意义十分有限。

二、诊断性放疗

诊断性放疗是生殖细胞肿瘤所特有的一种临床诊断方式，又称试验性放疗。根据临床表现、影像学、肿瘤标记物等高度怀疑生殖细胞肿瘤时，在没有病理诊断的情况下采用小剂量局部放疗的方法，依据肿瘤对射线的敏感程度来判定肿瘤的具体性质。由Bloom在1983年率先提出了诊断性放疗20Gy的概念，并运用至今。

目标患者：①年幼、体弱、肿瘤位置特殊、肿瘤体积较小，以开颅手术或立体定向活检的方式取得病理的风险较大或无法取得；②因患者和（或）家属拒绝手术、活检时，可实施小剂量的诊断性放疗。

1. 适应证　根据病史、体征、影像、化验等临床初步诊断为生殖细胞肿瘤（GCTs）。

2. 目的　通过小剂量放疗，了解病灶对射线的敏感性，达到间接判断病灶性质的目的。

3. 方法　局部小野分次外照射，常用剂量为5～20Gy。

4. 注意事项

（1）诊断性放疗应在患者和（或）家属要求并签署知情同意书的情况下进行。

（2）完整的临床资料和多学科联合会诊有助于减少误诊和误治。

（3）GCTs放疗后影像学的变化过程十分复杂，不同剂量下的诊断性放疗结果也不同。

（4）诊断性放疗是间接判断生殖细胞肿瘤（GCTs）的一种简便，实用，较安全的方法，多数情况下可区分germinoma和NG-GCTs，但有误诊的可能。

三、治疗原则

生殖细胞肿瘤的治疗十分复杂，应在放疗科、神经外科、神经病理科和神经影像诊断科等多学科医师共同研究和讨论后决定，治疗方案的确定应依据患者年龄、性别、体力状况、内科和神经外科情况，术后病理和诊断性放疗结果等因素和患方意愿，来确定治疗的目的和方式方法。

四、治疗方法选择

各种GCTs预后差异很大，其中生殖细胞瘤可通过根治性放疗而治愈，既往的治疗模式为单纯放疗，但严重影响患儿的生长发育，目前先进的治疗手段为中等剂量的放疗和以铂剂为基础的化疗联合，手术和活检的目的只是取得准确的病理，畸胎瘤主要为手术切除，而其他NG-GCTs则必须全面评估手术切除，术前和（或）术后化放疗的利弊，采取个体化的综合治疗。先化疗再手术，术后再化疗和放疗的“三明治”式治疗方法常常被临床采用。

五、靶　区

靶区的设计包括局部小野、脑室系统、全脑、全脑全脊髓。对于何种患者适用于何种照射模式并没有金标准，选择是困难的，经治医师往往是根据自己对肿瘤的认识和已往的治疗经验来选择。

全中枢放疗（craniospinal irradiation，CSI）绝对适应证：①MR或CT已证实肿瘤已有脑和（或）脊髓播散种植；②CSF检查发现肿瘤细胞。

六、剂　量

计划设计时应以95%的靶体积定义处方剂量，

GTV 为 CT/MRI 增强病灶，CTV 为 GTV 外放 0.5～1cm 间距，生殖细胞瘤单次分割量≤1.8Gy，推荐 CT/MRI 融合。以下生殖细胞瘤剂量为放化疗联合时的推荐剂量，如仅为单纯放疗，放疗剂量应增加。

1. *肿瘤局部剂量* 生殖细胞瘤 DT 36～40Gy，NG-MGCTs DT 50～60Gy。

2. *脑室系统剂量* 生殖细胞瘤 24～30Gy，NG-MGCTs 脑室系统 DT 36～40Gy。

3. *CSI 剂量* 生殖细胞瘤全脑全脊髓 24～36Gy，NG-MGCTs DT 36～40Gy。

七、放疗反应

GCTs 放射性毒性作用分为早期的放射反应和晚期的放射性损伤，发生放射性坏死的病例多见于 NG-MGCTs

(一)GCTs 的放射反应

1. *消化系统症状* 厌食、恶心、呕吐、腹泻为常见症状。特别是鞍区肿瘤常常伴垂体轴功能紊乱，如 T_3、T_4、$Cortiso_1$ 低，往往加重了患儿的消化道症状，补充足量的激素特别是糖皮质激素尤为重要。全脑全脊髓照射的患儿，有时合并轻度的生理性腹泻，对症治疗即可。患者消化道症状甚至在放疗结束后 3～6 个月仍然存在。

2. *循环系统* 鞍区肿瘤患者多合并低钠、低钾血症，少数合并高钠、高氯血症，放疗中必须高度重视电解质的调节。

3. *血液系统* 脊髓照射时患儿一般先有白细胞的下降，然后才是血小板和红细胞的下降。放疗期间提供高蛋白、高维生素的饮食是减轻放射性反应的简单有效方法。

(二)GCTs 的放射性损伤

1. *智力障碍* 在放疗后数月至数年发生的脑白质异常、脱髓鞘改变、微血管的钙化及脑萎缩是 MRI 上最常见到的放射后的影像学改变。这些变化导致了患儿认知功能紊乱、IQ 下降，严重的会产生较大的语言障碍，这些损伤的发生与年龄、照射剂量、单次量、照射体积、是否行化疗均相关联。

2. *身高* 儿童接受脊髓照射时，脊柱生长减慢，会出现坐高较矮(短脊柱)的现象。这些变化的产生主要与放射总量、分次量有关。如果治疗不包括脊髓，则放疗后儿童的身高主要取决于 GH，联合放化疗加重骨骼的生长缓慢。

3. *腺体*

(1)甲状腺：全脑全脊髓放疗的位置接近甲状腺，它有可能被照射导致甲状腺功能减退，从而影响患儿生长发育。

(2)性腺：研究表明，脊髓轴如果接受 35Gy 的剂量，则睾丸卵巢接受的剂量分别为 0.50～1.2Gy 和 0.9～10Gy，由于睾丸和卵巢的位置不同，卵巢接受的剂量比睾丸要高。对患儿今后生育的影响，尚无足够病例说明。

(3)腮腺：全脑全脊髓照射时，腮腺可能受照，导致急性口干症。

(4)其他：牙床受照可导致龋齿；内听道受照导致中耳炎和听力障碍；放疗导致的继发性肿瘤如脑膜瘤、胶质瘤及肉瘤均有不少报道。它的发生与放疗剂量最密切，同时化疗引起的基因损伤同样可诱发肿瘤的发生。

4. *放射性脊髓炎* 在脊髓耐受剂量限值内很少发生，常为一过性的脊髓损伤，在放疗结束后或数月后发现。临床表现为患者低头时出现背部自头侧向下的触电感，放射到双臂、双下肢。若脊髓受照剂量在耐受剂量以内，患者的上述症状可自行消失。激素、营养神经类药物等可作为辅助治疗使用。

5. *放射性脑和脊髓坏死* 依据放射性坏死的部位而产生相应的症状和体征。如截瘫、偏瘫、失语、视力下降、失明、电解质紊乱、高热、复视等。

八、疗效和随访

GCTs 疗效取决于病理，生殖细胞瘤 10 年生存率约 90%，NG-MGCTs 中畸胎瘤恶性变，胚胎癌，内胚窦瘤 5 年生存率约 10%。

放化疗结束后，2 年之内每 3 个月随访 1 次，2～5 年每半年 1 次，5 年之后每年 1 次。随访项目包括血常规、生化、相关肿瘤标志物、脑核磁，经过治疗的生殖细胞肿瘤可以通过这些肿瘤标志物的变化来评价治疗效果，如再度升高则提示肿瘤复发。

第六节　髓母细胞瘤的放射治疗

髓母细胞瘤(medulloblastoma,MB)的治疗,以手术及术后放疗和化疗为主要治疗手段。该疾病的绝大部分研究基于儿童人群,成人患者的证据非常贫乏,没有随机研究,患者应进行肿瘤复发的危险度分层,选择术后治疗模式。

一、治疗原则

1. *手术*　MB侵袭性强且生长迅速,手术应作为常规初始治疗,以明确诊断,减轻症状,提高肿瘤局部控制,同时应该根据影像学和手术资料按修正的Chang系统进行分期并进行肿瘤复发的危险度分层,术后MRI平扫+增强检查建议在24～72h进行,脊髓MRI平扫+增强检查建议在术后2～3周后进行,以避免手术的干扰。

2. *放疗*　是MB治疗的基石。标准的照射方式为CSI+颅后窝推量。

3. *化疗*　在MB治疗中占有重要的地位,特别是对小于3岁的低龄患儿,化疗通常是主要的辅助治疗。

二、复发危险度

1. *一般风险组*　①年龄>3岁;②术后肿瘤残留<1.5cm²,肿瘤局限在颅后窝而无远处转移;③蛛网膜下隙无播散,无中枢外血源性转移,三者同时具备。

2. *高风险组*　①年龄≤3岁;②术后肿瘤残留≥1.5cm²;③肿瘤远处播散和转移。三者有其一即为高风险组。

三、放化疗

1. *一般风险组*　推荐2种放化疗方式。

(1)CSI剂量30～36Gy+颅后窝推量至55.8Gy。

(2)CSI剂量23.4Gy,颅后窝推量至55.8Gy,放疗同时单药长春新碱每周化疗1次,并放疗后行多药联合化疗[长春新碱+顺铂+洛莫司汀(即甲基CCNU)或顺铂+长春新碱+异环磷酰胺]。建议3岁以上的低龄儿童采用此方案,目的是通过全脑全脊髓减量放疗后辅以化疗的方法,以期达到控制肿瘤生长的同时减少认知和生长发育的不良反应。

2. *高风险组*　强烈推荐CSI+颅后窝推量,CSI剂量36Gy/20f,颅后窝推量至55.8Gy/31f。大多数研究认为,术后放疗联合化疗能提高高风险组患者的无瘤生存率。

3. *年龄≤3岁婴幼儿的治疗*　与较大年龄儿童相比,生存率不佳。低龄时接受过CSI,不论是否行化疗,获得长期生存的患者可见到严重的持续存在的后遗症,实际是不可接受的。有研究表明肿瘤局限的3岁以下患儿术后单纯化疗与年长儿术后放化疗的生存率相近。

单纯高剂量术后化疗是无转移婴幼儿MB的推荐治疗模式,如何利用术后化疗替代或推迟放疗,成为研究重点。

四、放化疗反应

MB生存患者中有很高比例的后遗症,这些后遗症与肿瘤本身、脑水肿、神经外科手术均有关系,最重要的因素是全脑全脊髓放疗剂量。

CSI所导致的后遗症主要表现为绝大多数生存患者有明显生长迟缓和内分泌不良,特别是对低龄患儿更为突出,主要与CSI时垂体腺和下丘脑受照射有关,但引起上述不良反应的具体剂量尚不清楚。

五、预　后

大于5岁的一般危险度患者,5年生存率可达70%,德国的经验是全身化疗+脑室内MTX治疗,5年PFS(无疾病进展率)达83%。

第七节　颅咽管瘤的放射治疗

放射治疗无法切除或者进展的颅咽管瘤已经有几十年了,但缺乏前瞻性研究的资料,治疗的策略经常不一致,影响了对放疗作用的准确判断,最佳治疗仍存在争议。

一、治疗原则

1. 根治性切除是颅咽管瘤首选的治疗，可以获得最好的总生存率和无复发生存且无须放疗。

2. 肿瘤部分切除术后，很多学者使用放疗来减少或延迟复发，但晚期并发症多，严重影响患者的长期生活质量，尤其对于年龄小于5岁的儿童。

3. 文献主要提出两个治疗策略，即采用侵袭性的手段来获得完整切除，或者更保守的外科切除结合辅助放疗治疗残留肿瘤，各有利弊。对于小于5岁的儿童，应制订个体化的治疗方案，权衡放疗毒性的风险与潜在的疾病复发和重复手术的损害。

二、放射治疗

1. 对于不适合手术切除的颅咽管瘤，可采用囊内容物吸出减压加活检，而后行放射治疗。

2. 对于不全切除的患者，术后应行辅助放疗以降低复发率，或作为术后复发的挽救治疗。

3. 小的颅咽管瘤或者肿瘤残留病灶较小(小于2cm)，如果和视神经有足够的安全距离，可以采用放射外科技术治疗。

4. 放疗剂量推荐：通常采用的总剂量为DT 50～54Gy；单次分割剂量为1.8Gy；靶体积外放很小的边界即可获得很好的控制，GTV＝术后瘤床＋残留病灶或GTV＝残留病灶，包括囊性和实性成分；CTV＝GTV/GTV＋2mm(SRT)或者CTV＝GTV＋10mm (EBRT)。SRS的限制是邻近视觉通路，视交叉放射坏死的风险限制了SRS剂量的给予。

5. 目前正在进行的一个前瞻性多中心随机研究(NCT01272622)对比了颅咽管瘤不全切除术后立即辅助放疗与术后观察，复发后挽救放疗的疗效及生活质量，入组患者为≥5岁的颅咽管瘤患者。

三、放疗反应

与放疗相关的晚期毒性反应主要有视力并发症、垂体功能低下、神经功能损伤、神经认知和神经心理学功能障碍及脑血管病变等。在采用现代放疗技术和剂量50～54Gy/1.8～2Gy，视力损伤的发生率仅为0%～2.5%。在55～60Gy则视力损伤的风险明显增加。绝大部分伽马刀的研究汇报了很低的视力恶化(0%～15%)。癫痫是以往最常报道的早期和晚期并发症，为8%～16.5%，放疗诱导的脑血管病是比较少见的并发症，难以与其他并存的疾病区分。放疗诱导的第二原发癌非常少见，至今仅有数例报道。

四、预　后

完整切除术后的10年生存率为81.3%～100%，次全或部分切除为25%～86%，部分切除加后续放疗为77%～100%，而单纯放疗为81%～100%。与复发相关的最显著因子是手术切除的程度。在不全切除术后，复发率显著高于完整切除术后。

第八节　原发性中枢神经系统淋巴瘤的放射治疗

原发性中枢神经系统淋巴瘤(primary central nervous system lymphoma，PCNSL)为局限于脑、脊髓、脑脊膜和眼部，不伴有全身其他部位受累的淋巴瘤；临床上，PCNSL可发生于免疫功能正常的人群或有先天性或获得性免疫缺陷(AIDS)的患者，后者HIV感染是最主要的危险因素，且常发生于AIDS晚期。免疫功能正常和免疫功能异常PCNSL在病理类型和临床表现上均有差别。PCNSL的最佳治疗方法仍有争议，目前对PCNSL放射治疗的探讨主要集中在放疗范围、照射剂量，化放疗结合及化放疗后的长期神经毒性等几个方面。

一、流行病学

健康人群和AIDS患者中PCNSL的发病率均有不同程度的上升，后者发病率增高和HIV感染增高、AIDS生存期延长有关。在美国，1973年健康人群PCNSL的发病率为0.25/10万，1992年增加至0.43/10万，2000年增加至0.5/10万。免疫正常和免疫异常PCNSL的临床表现和预后明显不同，治疗方法也有所不同。

二、治疗原则

1. 手术对于PCNSL仅有诊断价值，且手术切除范围不影响预后。放化疗前采用手术或立体定向活检的方式明确病理诊断是必要的。

2. 化疗、放疗。因放疗显著提高了其生存时间，而曾经是PCNSL的主要治疗手段，目前的主要治疗原则为化疗和放疗的综合治疗，综合治疗的生存率明显优于单纯放疗。放疗前采用高剂量氨甲蝶呤为主的化疗方案，已经广泛地用于能够耐受且适合的病人，并显现出相关的生存延长。高剂量氨甲蝶呤化疗加或不加全脑照射是目前公认的PCNSL有效治疗方法，能明显改善病人的生存率，但长期神经毒性发生率明显增多。

3. 放化疗联合治疗会带来相关的不可逆的神经毒性，故单纯化疗和延迟放疗可能是老年病人的首选。

三、放射治疗

1. 靶区　PCNSL多为弥漫性病变，广泛累及，常侵犯到脑室，累及软脑膜和眼，复发时常远离原来肿瘤部位，故多数学者主张全脑照射，不推荐局部放疗，但并没有全脑放疗和局部放疗的随机对照研究。标准的全脑照射应包括眶后。眼睛受累的病人应行全眼照射，剂量30～40Gy时应遮挡前房和泪器。

CSF检查发现肿瘤细胞或MRI检查脑脊膜有明确肿瘤受侵，应全脑全脊髓照射，但CSF阴性或MRI未见脑膜受侵时，不做脊髓预防照射。

2. 剂量　推荐：全脑照射DT 40～45 Gy，瘤床或肿瘤局部补量10 Gy。根据目前的治疗趋势，化疗后完全缓解的病人，全脑照射剂量可减少至30 Gy，补量10 Gy。局部照射剂量高于50 Gy的剂量递增试验未增加近期疗效，也未延长无进展生存时间，但增加神经毒性。

四、化放疗反应

联合放疗和高剂量甲氨蝶呤化疗的相关神经毒性通常发生在放疗后1～2年，高龄或合并放疗的病人神经不良反应明显增加。表现为进行性皮质痴呆症状，主要包括心理运动迟缓、记忆功能损伤、行为改变、步态共济失调和大小便失禁，影像学检查显示弥漫性脑白质病和皮质-皮质下萎缩。多数研究表明，PCNSL病人先化疗后接受放疗所导致的神经毒性较低。

五、预　后

PCNSL的预后差，未经治疗的患者中位生存期约1.5个月；单纯放疗中位生存期13～16个月，5年生存率仅3%～4%。综合治疗的患者5年OS约25%。多因素分析证明，年龄≤60岁和一般状态好是重要的预后好的因素，而脑干受侵或脊髓受侵、多灶性、脑脊液蛋白含量增高是重要的预后不良因素。IELSG提出预后差的因素包括年龄>60岁、PS评分>1、LDH升高、脑脊液蛋白浓度升高和深部脑组织受累。而在美国MSKCC的预后模型中，仅年龄和一般状态评分为预后因素。

第九节　脑转移瘤的放射治疗

一、流行病学

癌症患者当中有20%～40%发生脑转移。大部分的脑转移主要源自肺癌、乳腺癌、肾癌、结肠癌和黑色素瘤。总体上脑转移的发病率逐步上升，可能归因于早期检测提高或癌症的生存时间较前延长。原发肿瘤的组织学类型与颅内播散的方式与频率显著相关。最常见的是肺癌脑转移，占脑转移的30%～60%，其次是乳腺癌脑转移，占10%～30%。有10%～15%的脑转移无法找到原发灶。

绝大部分脑转移瘤是通过血行播散发生。80%发生在大脑半球，15%在小脑，5%发生在脑干。其他转移部位还包括软、硬脑膜。不到一半的脑转移是单发，极罕见表现为单独转移(体内唯一转移灶)。转移瘤也可直接侵犯邻近的脑膜或颅底，这更常见于乳腺癌、前列腺癌等容易出现骨转移的恶性肿瘤。此外，来源于胃肠道、膀胱、肾、子宫等器官的腹膜后肿瘤出现颅后窝转移的概率更高。

二、临床表现

脑转移引起的神经系统症状和体征主要是颅内压增高或肿瘤对邻近脑组织的局部效应所致，包括头痛、精神状态改变、瘫痪、共济失调、视力改变、恶心或感觉异常等。约67%的脑转移患者有神经系统症状，另外33%的患者无症状。

三、治疗原则

脑转移的治疗主要包括手术切除、全脑放疗、立体定向放射外科等治疗方法的单独或综合运用。脑转移的治疗目的主要包括两个方面：①症状治疗，控制癫痫和肿瘤周围水肿，提高患者的生存质量；②稳定病灶，延长生存时间，主要包括抗癫痫药物和激素治疗。

1. *对症药物治疗* 通常选用的激素为地塞米松和甲泼尼龙，其作用机制是通过降低肿瘤毛细血管通透性来减轻水肿，从而减轻症状，提高生活质量，高达 75％有脑病变症状的患者在接受地塞米松治疗后在 24～48h 获得了显著的临床改善，通常在 3～7d 获得最大疗效。长期高剂量维持治疗可导致高血压、高血糖、胃肠道出血、药物性精神病等不良反应。有癫痫发作的患者需要进行抗癫痫药物治疗。

2. *全脑放疗*（whole brain radiotherapy，WBRT） 全脑放疗一直是脑转移的主要治疗方法。多个随机研究证实，WBRT 与手术或 SRS 结合与单纯 WBRT 相比可以获得更好的临床疗效。患者接受 WBRT 后的生存时间为 3～6 个月。

WBRT 目前尚无最佳的剂量和分割方式，经常采用的剂量为 20～40Gy/5～20 次。NCCN 指南推荐的标准剂量包括 30Gy/10 次及 37.5Gy/15 次。对于一般情况差，无法耐受长时间治疗的患者，也可以采用 20Gy/5 次的分割方案。

全脑放疗的适应证如下。

(1)1～3 个脑转移灶：①如果全身广泛转移，无有效的治疗选择，WBRT 可作为首选治疗方案；②对于全身病变稳定或有合理的全身治疗方案的病例，但是无法手术切除，WBRT 可作为首选治疗方案；③对于全身病变稳定或有合理全身治疗方案的病例，可以考虑行手术加术后 WBRT，或者行 SRS 结合 WBRT(单发病灶)。

(2)＞3 个脑转移灶：①WBRT 应作为初始治疗，标准方案为 30Gy/10 次，或者 37.5Gy/15 次。②对于神经功能差的病例，可以采用更快的分割方案(20Gy/5 次)以缩短治疗时间。

3. *手术* 手术治疗脑转移的目的包括组织诊断、去除占位效应、减轻水肿，提高生活质量，延长生存。20 世纪 80 年代，很多学者探讨采用手术治疗单发脑转移及部分功能状态好、脑外疾病可控的多发脑转移，回顾性分析显示手术治疗可以获得生存的益处。在一般状态好的实体瘤脑转移患者，手术结合 WBRT 与单纯 WBRT 相比可以获得更好的临床疗效。

单发脑转移接受完整切除术后结合 WBRT 可以提高原发部位的肿瘤控制，但对生存益处仍没有定论，应个体化的区别对待。

4. *放射外科治疗* 近来的研究证实了 SRS 治疗脑转移瘤的优越性，包括迅速缓解症状，局部肿瘤反应率为 80％～90％，中位生存期为 7～15 个月。另外，一个优越性是对高度放射抵抗、对常规分割放疗反应很差的肿瘤如黑色素瘤、肾细胞癌仍有良好的反应。

RTOG9508 多中心随机研究结论认为 WBRT 与 SRS 追量提高了所有患者的功能自主性，以及无法切除单发脑转移患者的生存；WBRT 与 SRS 结合应该成为无法切除单发脑转移或 2～3 个转移灶患者的标准治疗。

对于一般状态好，脑转移数目一定的病例，采用单纯 SRS 还是结合 WBRT 并没有绝对的原则，患者和主治医师应该权衡颅内复发风险和省略 WBRT 带来的神经认知功能的获益。

基于多个随机研究获得一致结果，手术切除加术后 WBRT 已经成为转移灶数目一定，可切除脑转移的标准治疗，对于转移灶数目一定，直径较小的病例，单纯 SRS 也是一种治疗选择。

综合循证医学证据，放射外科的适应证如下。

(1)1～3 个脑转移灶，全身病变稳定或有合理全身治疗方案，可行切除：①手术加术后 SRS(Ⅰ类证据)；②或者行 SRS 结合 WBRT(单发病灶为Ⅰ类证据)；③也可以考虑行单纯 SRS(2A 类证据)。

(2)1～3 个脑转移灶，全身病变稳定或有合理全身治疗方案，无法切除：SRS 可作为首选治疗方案。

(3)＞3 个脑转移灶：SRS 可作为首选治疗方案。

四、放疗反应

急性反应可在放疗期间及放疗结束 6 周内出现，包括脱皮、脱发、头痛、呕吐、昏睡、中耳炎、脑水肿导致颅压高，全身疲乏等。亚急性或早期迟发毒性发生在放疗后 6 周至 6 个月，主要由于毛细血管的通透性改变和继发于少突胶质细胞损伤而出现的短暂神经脱髓鞘病变导致。症状有头痛、嗜睡、易疲劳和放疗前已存在症状的恶化，应用类固醇通常有效。晚期后遗症在放疗后 6 个月至数年出现，通常是不可逆的和进展的。一般认为是脑白质的血管损伤，脱髓鞘变和坏死所致。严重的晚期损伤包括放射性坏死、大脑萎缩、脑白质病、神经功能恶化导致痴呆等。放射损伤的程度与放疗技术、照射野及照射剂量有关。

五、预　后

脑转移治疗后生存的长短取决于多个因素，包括年龄、卡氏评分、放疗敏感性和全身疾病进展的程度。美国放射肿瘤学会(RTOG)对三个随机研究共1200例脑转移病例进行递归分割分析(recursive partitioning analysis，RPA)，RPA Ⅰ级(KPS≥70，年龄<65岁，原发灶控制，无脑外转移)获得最佳生存(中位：7.1个月)；RPA Ⅲ级(KPS<70)的预后最差，中位生存仅为2.3个月；RPA Ⅱ级(所有其他)的预后居中，中位生存为4.2个月。

第十节　脊索瘤的放射治疗

脊索瘤是罕见的疾病，关于治疗疗效和安全性的资料十分有限，治疗的依据主要基于少数小样本回顾性分析，目前的标准治疗为最大限度切除肿瘤结合辅助放疗，但是关于放疗技术的争议仍在持续。

一、治疗原则

1. *手术治疗*　目的是明确诊断，并最大限度减少肿瘤负荷。手术的结果取决于肿瘤的位置和大小。由于绝大部分骶骨病变体积较大，以及颅底、椎骨病变邻近重要的组织器官，最大切除可能导致部分患者出现严重功能损伤，因此完全切除比较困难。即使接受了完全切除，单纯手术的肿瘤控制率仍很低。

2. *放射治疗*　术后放疗已经成为脊索瘤的标准治疗，脊索瘤被认为是放射抵抗的肿瘤，需要较高剂量才能取得最好疗效(>60Gy)。但剂量与反应的关系目前仍未完全明确，且控制肿瘤的剂量往往超过周围正常组织的耐受量。目前采用的放疗技术包括高能粒子治疗、调强放疗及立体定向放射治疗，但是尚没有明确哪种技术更有优势。

最有希望的结果来自高能粒子治疗脊索瘤的研究，即最大限度切除肿瘤结合辅助高能粒子治疗。高能粒子包括质子及带电粒子，如碳离子、氦、氖等。高能粒子具有特殊的物理特性即布拉格峰，射线能量在一定范围内迅速衰减，使高剂量区落在肿瘤而减少了周边的正常组织受量。高能粒子(主要采用质子和碳离子)放疗治疗颅底、颈椎和骶尾部脊索瘤的研究采用的剂量多为65～83 CGE(cobalt gray equivalents)，结果显示5年局部控制率为50%～60%，与光子放疗相比至少疗效相当，而周围组织器官的功能保护得更好。

质子放疗治疗颅底脊索瘤的5年总生存率为62%～80.5%，而10年为54%。Carman等报道了42例颅底脊索瘤接受质子放疗，中位的相对生物效应剂量为73.5Gy，5年疾病专项生存率及总生存率分别为81%和62%，5年无高级别毒性为94%。

碳离子放疗是另一种有效治疗手段，与光子放疗相比除了有物理学的优势外，还具有生物学的优势。碳离子的LET更高，从而提高了对相对放射抵抗的乏氧细胞的杀伤；同时对处于放射抵抗细胞周期(如S、G_1或G_0期)的细胞有很强的杀伤作用。Schulz-Ertner D等报道了96例术后残留的颅底脊索瘤，均采用碳离子放疗，中位总剂量为60CGE(范围：60～70CGE)。全组的5年局部控制率及生存率分别为70%和88.5%，剂量超过60CGE可以显著提高局部控制率，仅有4.1%出现3级以上晚期毒性反应。

目前正在进行一项三期临床试验，比较质子和碳离子放疗治疗颅底脊索瘤的临床疗效，靶区中心生物效应剂量分别为72Gy E±5%及63 Gy E±5%。

质子治疗现在被广泛认为是脊索瘤最佳的放疗手段，但是缺乏高水平的证据。由于与建筑及运行费用相关的原因，高能粒子治疗的应用受到了限制。在没有条件的情况下，也可采用现代光子放疗技术，如适形调强放疗、立体定向放射治疗。在不引起严重放射损伤的情况下，应尽量提高靶区的总剂量。

在不引起严重放射损伤的情况下，应尽量提高靶区的总剂量。60～65Gy是最低的有效剂量，更高剂量可以进一步提高疗效，如70～75Gy。

二、放疗反应

放疗并发症的发生取决于肿瘤部分和照射总量和分次量。鞍区和斜坡脊索瘤放疗并发症常见垂体功能低下、脑神经受损、视力障碍等。

三、预　后

未治疗的脊索瘤在诊断之后的平均生存期为

28个月。手术切除程度和辅助放疗与预后显著相关。患者接受GTR后的5年生存率和局部控制率显著高于仅行部分切除者。脊索瘤患者可分为预后良好组和预后不良组，前者包括手术切除达GTR或者残留肿瘤病灶小，没有肿瘤邻近关键剂量限制神经组织结构，如脑干和视神经、视交叉；后者即使接受了高剂量放疗，也仅获得肿瘤暂时延缓生长。辅助放疗，延长了总生存和无复发生存。年龄是有争议的预后因子，小于5岁被认为与预后差及恶性程度高有关，但研究结果并不一致。

第十一节　听神经鞘瘤的放射治疗

听神经鞘瘤(acoustic neuroma)是一类生长缓慢、属颅内脑外的良性肿瘤，可分为单侧和双侧，双侧的听神经瘤现被命名为神经纤维瘤病Ⅱ(neurofibromatosis2，NF-2)，与基因缺失有关，遗传的概率为50％，会伴有周围神经纤维瘤、脑膜瘤、胶质瘤等临床表现。

一、治疗原则

1. 较大的听神经鞘瘤应首选手术切除。
2. 体积较小的肿瘤，选择手术和伽马刀有争议。
3. 常规分次放疗极少运用于听神经鞘瘤的治疗。

二、伽马刀治疗适应证

1. 内听道内的中小体积未压迫脑干、无脑积水症状。
2. 老年患者。
3. 全身状况影响施行开颅手术。
4. 术后复发。

三、计划和剂量

1. 规划计划时，应优先考虑处方剂量曲线完全包裹肿瘤并保护面、耳蜗及三叉神经的功能。对于大体积的肿瘤，也应考虑对脑干功能的保护。经验表明，脑神经受照射的长度与脑神经损伤有关，故应注意规避。尽量做到处方剂量曲线包裹肿瘤的高度适形性和选择性。

2. 伽马刀治疗听神经瘤的经典剂量是以50％的周边剂量曲线包裹肿瘤，给予周边剂量12～14Gy，实践证明该剂量既可有很高的肿瘤控制率，且有较低的并发症发生率。

四、疗效评估

治疗后所有患者每6～12个月做增强MRI的连续定期随访，所有保留部分听力的患者同时做测听试验(PTA和SDS)。

五、并 发 症

伽马刀治疗后早期，可出现一过性肿瘤肿胀、瘤周水肿、一过性面肌抽搐，一过性面部麻木。晚期可出现听力下降、面部麻木、面部疼痛、面肌无力、脑积水及平衡不稳等，放射外科治疗后一过性体积增大与肿瘤继续生长的鉴别至关重要，仅影像显示肿瘤体积增大而临床症状无进展的患者应考虑观察，而不是手术干预。

(陈怡东　孙时斌　邱晓光)

参考文献

[1] Walker MD, Alexander E Jr, Hunt WE, et al. J Neurosurg, 1978, 49: 333-343

[2] Selker RG, Shapiro WR, Burger P, et al. The Brain Tumor Cooperative Group NIH Trial 87-01: a randomized comparison of surgery, external radiotherapy, and carmustine versus surgery, interstitial radiotherapy boost, external radiation therapy, and carmustine. Neurosurgery, 2002, 51(2): 343-455

[3] Hermanto U, Frija EK, Lii MJ, et al. Intensity-modulated radiotherapy (IMRT) and conventional three-dimensional conformal radiotherapy for high-grade gliomas: does IMRT increase the integral dose to normal brain? Int J Radiat Oncol Biol Phys, 2007, 67(4): 1135-1144

[4] de Wit MC, de Bruin HG, Eijkenboom W, et al. Immediate post-radiotherapy changes in malignant glioma can mimic tumor progression. Neurology, 2004, 63: 535-537

[5] Chamberlain MC, Glantz MJ, Chalmers L, et al. Early necrosis following concurrent temodar and radiotherapy in patients with glioblastoma. J Neurooncol, 2007, 82: 81-83

[6] Stupp R, Mason WP, van den Bent MJ, et al. Radiotherapy plus concomitant and adjuvant temozolomide for glioblastoma. N Engl J Med, 2005, 352: 987-996

[7] Janny P, Cure H, Mohr M, et al. Low grade supratentorial astrocytomas. Management and prognostic factors.

Cancer,1994,73(7):1937-1945

[8] Philippon JH,Clemenceau SH,Fauchon FH,et al.Supratentorial low-grade astrocytomas in adults. Neurosurgery, 1993,32(4):554-559

[9] Piepmeier JM. Observations on the current treatment of low-grade astrocytic tumors of the cerebral hemispheres. J Neurosurg, 1987, 67(2): 177-181

[10] Combs SE, Schulz-Ertner D, Thilmann C,et al.Fractionated stereotactic radiation therapy in the management of primary oligodendroglioma and oligoastrocytoma.Int J Radiat Oncol Biol Phys,2005,62:797-802

[11] Combs SE,Bischof M,Welzel T,et al. Radiochemotherapy with temozolomide as re-irradiation using high precision fractionated stereotactic radiotherapy (FSRT) in patients with recurrent gliomas. J Neurooncol, 2008, 89 (2):205-210

[12] 王美华,刘阿力,刘鹏,等.伽玛刀治疗累及视路的无功能型垂体腺瘤.首都医科大学学报,2007,28(3):392-394

[13] 甲戈,罗世祺,李春德,等.化、放疗联合治疗儿童颅内生殖细胞瘤34例临床随诊观察.中华神经外科杂志,2003,19:3-5

[14] 王忠诚,神经外科学.武汉:湖北科技出版社,1998:196-551

[15] Kochi M,Itoyama Y,Shiraishi S,et al. Successful treatment of intracranial nongerminomatous malignant germ cell tumors by administering neoadjuvant chemotherapy and radiotherapy before excision of residual tumors. J Neurosurg,2003,99: 106-114

[16] Matsutani M.Combined chemotherapy and radiation therapy for CNS germ cell tumors-the Japanese experience.J Neurooncol,2001,54: 311-316

[17] Chang CH, Houspepian EM, Herbert C JR.An operative staging system and a megavoltage radiotherapeutic technic for cerebellar medulloblastoma. Radiology,1969,93:1351-1359

[18] Nelson DF.Radiotherapy in the treatment of primary central nervous system lymphoma. J Neuro-Oncol, 1999, 43: 241-247

[19] DeAngelis LM. Primary CNS lymphoma: treatment with combined chemotherapy and radiotherapy. J Neurooncol,1999,43: 249-257

[20] Shibin Sun, Ali Liu.Long-term follow-up studies of Gamma Knife surgery with a low margin dose for vestibular schwannoma.Journal of Neurosurgery, 2012, 117(Special Supplement):57-62

第 57 章

神经调控

神经调控学是目前医药技术领域发展最为迅速的学科之一，是集神经生理、神经解剖、神经网络、计算机、生物工程、冶金学、化学、电子工程、心理学及临床实践等多个领域于一体的学科，在治疗众多功能神经外科疾病中突显了创伤小、效果稳定、可逆、可调节等优越性，已被越来越多的神经外科医生和患者所接受。该技术已被广泛应用于治疗慢性疼痛、痉挛状态、癫痫，外周血管疾病，以及心脏、胃肠及膀胱功能障碍，神经系统损伤，运动功能障碍，视听觉障碍、心因性疾病（如抑郁症、强迫症、抽动秽语症）等众多领域。在过去的几十年里，已有数十万患者受益于神经调控这项治疗技术。

一、神经调控的定义

神经调控过去曾有不同名称，如神经电刺激、神经强化、神经修复、功能性电刺激术等。随着对其治疗手段和治疗范围的认识，神经调控这一名词最后被众多国内外医疗工作者所接受和认可。世界神经调控学会（International Neuromodulation Society）将神经调控定义为“在神经科学层面，利用置入性和非置入性技术，通过电或化学的作用方式，对中枢、周围和自主神经系统的邻近或远隔部位神经元或神经网络的信号传递起到或兴奋、或抑制、或调节的作用，从而达到改善患者生活质量或机体功能的目的”。我们可以将这一定义看作是广义的神经调控技术。

目前，国外学者还提出狭义的神经调控技术概念，即某一疗法能够属于神经调控的治疗范畴，必须同时满足以下 3 个条件。

1. 该疗法必须是一个动态的、长期的（持续性或间歇性）治疗过程，而不是短期的、非重复性的治疗。

2. 该疗法通过电刺激或神经药物刺激，能够持续地影响特定的神经网络的功能。

3. 该疗法通过调整刺激的参数，能够持续地改善病人的临床症状，满足病人的需求。

因此，狭义的神经调控即指置入性神经调控技术，它包含了慢性电刺激神经调控和长期化学药物泵入神经调控两大方面。慢性电刺激调控是指通过脉冲微电流发生装置，对大脑、脊髓、外周神经、神经丛、自主神经或肌肉进行持续电刺激治疗；长期化学药物神经调控是指将微量药物泵入系统置入神经系统，对神经系统进行持续性给药治疗。

二、神经调控技术发展史

神经调控技术发展至今，经历了漫长的时间。可以说，神经调控技术的起源与人类对“电”的认识密不可分。最初的神经电刺激治疗可以追溯到公元前 46 年，有记载当时一位罗马的医生用自然界“电鱼”放电来治疗头痛和痛风。1774 年，伟大的科学家和政治家本杰明·富兰克林通过“收集”闪电，描述了电流经过人体会导致人晕厥、肌肉收缩等现象，他是最早报道这一现象的科学家之一。1777 年，Cavallo 首次报道用电来治疗癫痫、瘫痪、舞蹈症、耳聋、失明等。1804 年 Aldini 发现电流刺激新鲜尸体的面神经能够诱发面部肌肉收缩。1824 年，Flourens 曾对活体动物进行电刺激，发现电刺激动物脑干能够导致动物肢体活动。1855 年，法国的 Guillaume Duchenne 医生首次报道通过经皮穿刺对膈神经进行电刺激，对病人进行人工辅助呼吸。1870 年，学者 Fritsch 和 Hitzig 首次在动物实验中观察到电刺激犬的大脑皮质能够诱发对侧肢体的活动。1874 年，美国 Roberts Bartholow 医生在一次开颅切除脑膜瘤的手术中，首次对人大脑皮质进行了电刺激，并诱发了对侧肢体活动和癫痫大发作。1884 年，被誉为功能神经外科之父的 Victor

Horsley爵士首次描述了他对一位脑疝患者施行枕叶电刺激，诱发了患者眼球的共轭运动。2年后，他首次应用术中电刺激技术确定人脑皮质运动区，帮助指导完成癫痫病灶切除术。1908年，Victor Horsley和Robert Henry Clarke教授研制了立体定向头架，并进行第一次动物的立体定向手术的尝试。虽然当时设备条件远不如现在成熟，但是Horsley和Clarke教授还是成功地进行了小脑皮质和皮质下结构的电刺激，并进行了详细的试验记录，最后发表了论著。当时的术中皮质电刺激技术极大推动了神经外科的发展，在20世纪前半段，以Cushing为代表的医学家们主要应用术中电刺激进行脑功能区的定位，借助皮质电刺激技术开启了研究脑功能的大门。人们对大脑皮质的功能定位及神经网络联系有了突破性认识。后来众多科学家利用立体定向技术对人脑皮质下结构进行电流刺激，用以发现皮质下神经核团的位置、功能及神经网络的功能。1947年，在Horsley和Clarke教授发明立体定向仪之后的39年，Spiegel和Wycis教授进行了首例人脑的立体定向神经外科手术。当时接受手术的是一位亨廷顿舞蹈症的患者，Spiegel和Wycis教授对他进行了苍白球和丘脑背内侧核团注射微量乙醇的毁损手术。随着技术的发展，局部注射微量乙醇很快就被微电流毁损术所取代。通过立体定向技术对人脑皮质下结构进行电流刺激定位，进而进行微电流毁损的手术适应证也逐渐扩展到了帕金森病、癫痫、精神心理疾病的领域。

1965年，Melzack和Wall出版了《疼痛的门控理论》一书，其中介绍了周围神经经皮电刺激、脊髓电刺激、皮质电刺激及脑深部电刺激等多种治疗疼痛的手段，这一著作为神经调控治疗疼痛奠定了基础。在20世纪60年代，由于科技发展的制约，可置入性电刺激器还没有问世，那时置入刺激电极的病人需要将电极尾端置于皮肤以外，间断地连接刺激器达到治疗的目的，所以那时的慢性电刺激无法达到长期治疗的效果。正是《疼痛的门控理论》一书推动了置入性经皮电刺激器的发明，从此经皮电刺激治疗周围神经痛开始被逐渐推广开来。与此同时Norm Shealy医生曾希望工程师Mortimer帮助研制置入性脊髓后柱(spinal dorsal column)电刺激器来治疗疼痛，但没有成功。随后Mortimer到Medtronic公司求职，当时Medtronic公司已经拥有了心脏起搏器技术，Mortimer在首席技术总监Norm Hagfors的指导下成功研发了置入性脊髓后柱电刺激器。1967年，Shealy拿到了脊髓后柱电刺激器后，首次为2例疼痛的病人进行了手术并获得了满意的治疗效果。1968年Medtronic公司的脊髓电刺激器正式商业上市，这一发明的问世标志着神经调控学的诞生。随后大量的疼痛病人接受了脊髓电刺激(spinal cord stimulation，SCS)治疗。在治疗疼痛的病人时，Cook和Dooley医生发现SCS能够缓解肌张力异常增高患者的症状，随后SCS被广泛应用于肌肉痉挛症的治疗。1972年，Nashold教授报道应用SCS改善患者膀胱功能障碍；1976年，SCS还被发现能够改善周围血流，随后被应用于治疗外周血管供血不足的病人。在SCS问世后的几年，脑深部电刺激治疗疼痛也有了突破。Yoshio Hosobuchi教授于1973年报道了利用慢性电刺激感觉丘脑缓解病人顽固性疼痛，1975年Mazars教授也报道了类似的病例。1977年，Akil教授报道通过室旁区电刺激治疗疼痛，并且认为这一作用是通过促进大脑内啡肽的释放而达到缓解疼痛的目的。

早在1960年Hassler教授就曾报道电刺激丘脑腹中间内侧核能够缓解帕金森病患者肢体震颤的症状，其效果与核团毁损手术接近。鉴于毁损手术会对人体造成严重的不可逆的损伤，科学家们对损伤轻微的、可逆的电刺激治疗进行了较多的研究和尝试。1964年，Spiegel和Wycis等在给一部分帕金森病、肌张力障碍的病人进行立体定向下核团毁损手术过程中，发现电极置入皮质下结构时病人的肌张力障碍症状明显改善，并且这种改善与电极位置、刺激频率都有一定关系。但由于当时置入性刺激器还没有问世，人们无法完成长期的脑深部电刺激(deep brain stimulation，DBS)手术。Brice和McLellan教授是最早报道完成置入性DBS手术的学者。他们于1980年通过电刺激丘脑腹外侧核成功地为一位多发硬化的患者解决了意向性震颤的症状。1986年，Siegfried教授发现DBS能够明显改善运动障碍患者肌张力增高的症状。1987年，法国Benabid教授报道了丘脑腹中间内侧核(ventrointermedius nuclei，Vim)慢性电刺激成功治疗帕金森病患者肢体震颤的研究。因此直到20世纪80年代末期，DBS治疗运动障碍性疾病的研究才拉开序幕。1989年法国成立了世界神经调控学会，此后有了*Neuromodulation*杂志。但由于当时立体定向仪设备简陋，掌握立体定向技术的医生又少，加上左旋多巴的治疗效果十分明显，当时很少有帕金森病患者愿意接受 DBS 手术。1992 年，Laitinen 教授对帕金森病患者实行苍白球腹后部切开术，成功地改善了病人的运动迟缓和运动障碍症状。而药物治疗后期，帕金森病患者会出现明显的“开关”现象、冻结、异动等运动并发症，这一手术的成功使神经外科医生对立体定向毁损手术治疗帕金森病的热情重新被点燃。随后的 10 年里，神经外科医生们较多地利用丘脑 Vim 核切开术治疗帕金森病患者的震颤，苍白球切开术治疗病人的运动迟缓和运动障碍症状。但随着时间的进展，毁损手术尤其是双侧核团毁损的不良反应逐渐显露出来，一些接受毁损手术的帕金森病患者表现出比较明显的声音嘶哑、构音障碍、饮水呛咳及运动障碍等。而 DBS 手术具有手术风险低，微创、可调控、可逆、并发症小等优势，并且随着现代计算机技术和神经影像学的发展、立体定向头架的完善、脑深部电信号记录系统的优化，神经外科医生能够更加准确地将电极置入目标靶点，提高了治疗效果。Benabid 教授通过极力倡导 DBS 手术，为 DBS 手术的推广做出了极大的贡献，越来越多的神经外科医生更加青睐 DBS 手术而非毁损手术治疗帕金森病。早期的 DBS 治疗帕金森病的刺激靶点与之前毁损手术的靶点相同，都是苍白球和丘脑 Vim 核，手术效果相当，但 DBS 手术不良反应明显减少。随着对 DBS 治疗的深入研究，丘脑底核（subthalamic nucleus，STN）电刺激被证明能够明显缓解帕金森病患者的震颤、僵直、运动迟缓症状。因此，目前治疗帕金森病的主要刺激靶点包括 STN、Vim 和苍白球内侧部（globus pallidus interna，GPi）。2002 年，美国食品药品监督局（FDA）批准 DBS 用于治疗帕金森病。此后，DBS 手术还被推广用于治疗多种肌张力障碍疾病，如扭转痉挛、痉挛性斜颈、Meige 综合征及一些精神疾病（如抽动秽语综合征）等。我国在 1998 年 8 月先后在北京天坛医院和安徽省立医院开展了 DBS 治疗帕金森病的手术。目前全球已有超过 10 万人接受了 DBS 手术，在我国接受 DBS 手术治疗的患者已超过 6500 人。

早在 19 世纪 80 年代，学者们就发现经皮刺激迷走神经分布区能够减少癫痫发作。1985 年，Zabara 教授通过动物实验证实迷走神经电刺激能够减少犬的癫痫发作。1988 年，美国 Texas Cyberonics 公司研制出置入式迷走神经刺激器；同年，Penry 等首次在临床上应用迷走神经电刺激（vagus nerve stimulation，VNS）治疗癫痫患者，取得了满意的疗效。1997 年，美国 FDA 正式批准 VNS 可以作为成人和 12 岁以上青少年顽固性癫痫部分发作的辅助治疗方法。此后，VNS 还被证实能够明显改善重度抑郁患者的心境。由于 VNS 手术操作简单，损伤小，病人恢复较快，更容易被患者接受，1997 年至今，全球范围内已经有超过 13 万名癫痫患者接受了 VNS 治疗。尝试将 DBS 用于治疗癫痫已有很长的历史。早在 1978 年，有学者报道从硬膜下刺激小脑可以减少癫痫的发作频率。1985 年，Cooper 等首次选择丘脑前部作为靶点埋置电极，进行慢性电刺激治疗癫痫，尽管临床病例不多，但其治疗效果是令人鼓舞的。在 DBS 治疗顽固性癫痫的尝试中，Velasco 教授于 1987 年尝试刺激丘脑中央中核、2000 年尝试刺激海马治疗癫痫，取得了一定的效果。目前，丘脑前核（anterior thalamic nucleus，ANT）慢性电刺激治疗癫痫是研究热点，一项国外大规模的多中心临床试验（SANTE 试验）已经报道 ANT-DBS 治疗癫痫有效。此外，一些学者还在尝试其他可能的刺激靶点治疗癫痫，包括丘脑中央中核、丘脑底核、小脑和尾状核等。2013 年，欧盟和加拿大批准 DBS 用于治疗癫痫。

三、现代神经调控技术

目前，就神经外科领域而言，常用的神经调控技术主要包括以下几种。

（一）脑深部电刺激术

脑深部电刺激（deep brain stimulation，DBS）置入系统是由置入大脑深部特定核团的刺激电极、置入锁骨区皮下的脉冲发生器及体外程控仪组成。由于脉冲发生器外形与心脏起搏器类似，故又称为“脑起搏器”。目前 DBS 主要通过对脑深部特殊核团的不同的慢性微电流刺激来治疗运动障碍性疾病，主要包括缓解震颤和强直症状（如肌张力障碍、帕金森病）、精神障碍疾病（如抽动秽语症、强迫症、抑郁症）、顽固性疼痛、癫痫、成瘾症、肥胖症等。

DBS 治疗包括手术置入 DBS 设备和术后程控两部分。手术包括术前核磁定位计算靶点坐标、术中电生理信号记录确定靶点位置、刺激电极置入目标靶点、体外临时电刺激观察患者肢体运动改善情况，临时电刺激有效证明电极置入位置准确，最后置入并连接脉冲发生器，手术结束。术后 1 个月左右，待病人脑内情况恢复稳定，再用体外程控仪遥控打开脉冲发生器，设定刺激参数，达到病人满意的治疗效果。程控期间，若病情进展或变化，还可以体外遥控调整刺激参数，重新获得满意的疗效。

临床上治疗帕金森病常用的靶点有丘脑底核(STN)、苍白球内侧部(GPi)、丘脑腹中间内侧核(Vim)、脑桥核(pedunculopontinenucleus，PPN)等。STN现已成为治疗帕金森病的首选靶点。STN-DBS对震颤和僵直效果最好，对运动缓慢和异动症效果其次，对步态、姿势和平衡障碍效果较差，对吞咽、语言等症状无明显效果，STN-DBS术后能够减少病人50%～60%的左旋多巴(L-DOPA)用量，从而改善药物引起的不良反应；GPi-DBS对帕金森病导致的运动障碍也有显著疗效，但不会降低术后左旋多巴的用量；Vim是治疗特发性震颤的首选靶点，可以改善帕金森病的震颤症状，但对僵直、运动迟缓等症状治疗作用不明显，因此Vim-DBS仅适合以震颤症状为主且无法采用其他治疗靶点的帕金森病患者。PPN-DBS据报道能够改善站立、起步、转身困难等中线症状，但目前临床经验较少。STN-DBS的刺激参数一般设定在频率135～185Hz、脉宽60～90μs、电压1.5～4V。

目前认为DBS治疗帕金森病的可能机制有：①DBS能提高纹状体区多巴胺的代谢活性，并增加乙酰胆碱M受体从STN转移到丘脑，提高丘脑乙酰胆碱的浓度；②DBS能增加丘脑、小脑、中脑和皮质区域的血流量；③DBS能抑制从STN到其他靶点投射的谷氨酸神经纤维的活性，降低兴奋性神经元的过度激活；④DBS能对异常STN神经元兴奋性的调控，改变相关的联系核团的异常功能状态，使基底核运动环路正常调控功能重新恢复。

临床上治疗肌张力障碍、Meige综合征、痉挛性斜颈等其他运动障碍性疾病的刺激靶点主要选择GPi和STN。GPi-DBS治疗原发性肌张力障碍疗效已较肯定，而其治疗继发性肌张力障碍疗效报道不一。STN-DBS也用于治疗继发性肌张力障碍，但疗效暂不明确。法国学者曾行STN-DBS治疗药物难治性肌张力障碍，发现一些继发性肌张力障碍病人术后有轻至中度的改善。我国是较早应用STN-DBS治疗肌张力障碍及其他运动障碍的国家，天坛医院应用STN-DBS治疗多种原发性肌张力障碍如Meige综合征、Hallervorden-Spatz病、Fahr病及由抗精神病药物、外伤引起的继发性肌张力障碍，均取得了满意的效果。

DBS治疗癫痫的刺激靶点通常选择在癫痫触发点或被认为在痫性放电神经网络中扮演重要角色的结构如ANT、STN、尾状核、丘脑正中核、黑质、海马、小脑等。实际临床工作中较多地选择丘脑前核(ANT)和海马作为目标靶点。在脑深部核团中，基底核-丘脑-皮质之间存在复杂的神经环路。ANT位于丘脑的前中部，直接参与边缘系统和Papez环路(海马-乳头体-丘脑前核-扣带回-海马)的组成，与中央运动皮质有密切的纤维联系，在调控大脑皮质与边缘系统活动中处于重要地位。因此丘脑前核和癫痫全身性发作密切相关。试验发现切断乳头体和丘脑前部的联系纤维，可以提高癫痫动物模型的发作阈值。2010年结束的7个美国医学中心联合进行的大规模、随机双盲试验(SANTE试验)报道了ANT-DBS受试组难治性癫痫发作频率较对照组减少29%，随访2年时，54%的受试组病人癫痫发作频率较术前减少超过50%，14例病人达到无癫痫发作(seizure free)。海马硬化是多数颞叶内侧型癫痫的病理改变，异常放电可以从海马扩散到整个Papez环路导致癫痫发作。而高频刺激海马可以造成突触间兴奋信号的长期抑制。因此海马深部电刺激能有效地控制复杂部分性和全身强直-阵挛性癫痫发作，而无切除性手术导致的短期记忆力减退的不良反应。

DBS治疗精神疾病经常选择伏隔核(nucleus accumbens，NAcc)和内囊前肢治疗强迫症(obsessive compulsive disorder，OCD)；伏隔核和扣带前回治疗抑郁症(TRD)靶点，改善率均在1/3左右。抽动秽语综合征的DBS治疗可以选择GPi和STN，能够明显改善患者的抽动症状，并能使强迫观念、焦虑、抑郁等合并症状有所减轻，据报道有效率达到70%。上海瑞金医院报道对15例神经性厌食症患者运用Nacc-DBS进行治疗。其中12例患者在DBS置入的同时还做了内囊前肢毁损术。12例接受毁损和DBS复合治疗的患者在进食行为和精神症状上都有了明显改善。

植物状态(persistent vegetative state，PVS)又称为最小意识状态(minimally conscious state，MCS)，是一种完全不能感知自身和周围环境的临床状态，有睡眠觉醒周期，保留部分脑干和下丘脑自主功能，MCS-DBS治疗是一种探索，目的是加速苏醒过程，改善预后。MCS-DBS手术适应证包括：①PVS确诊且病程在3个月以上；②各种促醒治疗失败；③一般情况良好、可耐受麻醉和手术；④MRI检查一侧大脑半球相对完好，脑干无明显损害，fMR、PET等提示脑干代谢正常；⑤脑干听觉诱发电Ⅴ波正常，SEP 检查 N20 潜伏期延长，EEG 处于轻微去同步化。上述符合才可考虑，否则为禁忌证。植物状态的刺激靶点为中脑网状结构楔状核(mesencephalic reticular formation)和中央中核束旁核复合体(centromedian parafascicularis nucleus complex)；刺激参数设定在 25～50Hz、5～6V、90～120μs。目前 PVS-DBS 的病例报道不多，Yamamoto 教授 2010 年报道 DBS 治疗 PVS 患者 21 例，电刺激 4～6 个月后，8 例意识有所恢复，但只能够与他人进行简短的语言交流。

(二)迷走神经刺激术

迷走神经刺激(vagus nerve stimulation，VNS)是通过手术将螺旋刺激电极缠绕于左颈部的迷走神经主干，并将刺激器埋在左侧锁骨皮下，连接刺激器和电极后结束手术。然后在体外调整、设置刺激参数与模式，使刺激器长期、间断放电刺激迷走神经达到治疗的目的。其原理可能是迷走神经分布广泛，通过孤束核投射到丘脑、杏仁核和前脑，并能够经脊髓网状结构到大脑皮质。因此，VNS 可以调节皮质兴奋性，从而控制癫痫发作。有学者通过 PET、fMRI 研究发现，VNS 可以使双侧丘脑、岛叶、基底核和颞枕叶血流增加，故认为脑血流变化可能是癫痫发作减少的原因。目前公认的 VNS 的适应证包括：①使用 1～3 种抗癫痫药物进行正规治疗未能有效控制癫痫发作；②部分性发作或部分性发作继发全面性发作；③多发病灶或癫痫灶定位不明确。

对于顽固性癫痫患者，VNS 是一种有效的辅助治疗措施，不会引起抗癫痫药物所造成的肝肾毒性及认知障碍等不良反应。一项多中心随机双盲研究发现，高频刺激组(30Hz，时间 30s，间隔 5min)对癫痫的治疗作用优于低频刺激组(1Hz，时间 30s，间隔 90～180min)。有研究显示 VNS 的疗效随患者使用的时间递增，即使用的时间越久，癫痫的发作次数越少。通常报道 VNS 可使 50％左右的病人癫痫发作减少 28％～85％。不良反应(常见于高强度刺激)包括声音改变或嘶哑(19％～64％)、咽喉疼痛或咽炎、咳嗽、呼吸困难(2％～19％)、感觉异常或迟钝、头痛，少数病人可有消化不良、恶心呕吐、耳鸣、膈肌半瘫、呃逆、面瘫或麻痹，极少数(每年约 0.15％)病人可出现心脏停搏甚或猝死。

(三)脊髓电刺激技术

脊髓电刺激技术(spinal cord stimulation，SCS)是将刺激电极(条状电极或针状穿刺电极)安放于相应节段的椎管硬膜外腔后部，紧邻脊髓后柱，然后连接置入于髂部皮下的刺激器，通过电流刺激脊髓后柱的传导束和后角感觉神经元，从而达到治疗疾病的一种方法。刺激参数选择：脉宽 0.2～0.3ms、频率 50～60Hz、电压强度 1.5～1.6V，以患者感觉无明显不适为宜。我国开展此手术极少。根据有关文献报道，疼痛缓解率在 50％左右。Kumar 等用 SCS 和传统内科治疗对比 100 例神经性疼痛与根性疼痛的脊柱手术后疼痛综合征病例，结果显示 12 个月后，48％的 SCS 组和 9％的传统内科治疗组的病例疼痛缓解至少在 50％以上；24 个月后，SCS 治疗后 52 例病例中有 42 例的根性疼痛缓解，健康生活指数，运动能力，治疗满意度都有显著意义。

南非疼痛及麻醉医师协会在临床应用 SCS 建议中，按治疗效果不同列出其临床适应证：①继发于腰椎、颈椎手术后的神经病理性疼痛；②复杂性区域疼痛综合征；③继发于周围神经损伤的神经病理性疼痛；④外伤或照射引起的臂丛神经损伤后疼痛；⑤幻肢痛；⑥脊柱手术后的轴性痛；⑦肋间神经痛(如开胸术后或带状疱疹后)；⑧与脊髓损伤(但保留后索功能)后相关的疼痛；⑨非脊髓损伤引起的中枢性疼痛；⑩脊髓损伤(临床上后索功能完全丧失)后的疼痛；⑪会阴或肛门直肠疼痛；⑫全部脊髓横断伤后疼痛；⑬非缺血性损伤后疼痛；⑭神经根性撕脱伤后疼痛。其中①～④项为 1 类适应证，效果较好；⑤～⑧项为 2 类适应证，效果较差；⑨～⑪项为 3 类适应证，效果不好；⑫～⑭项为 4 类适应证，效果最差。此外，SCS 对内脏痛、周围血管疾病，周围神经病变、顽固心绞痛及多发性硬化症后疼痛等也有疗效较好的报道。

SCS 缓解疼痛的确切机制仍然不清楚。其可能机制有：①闸门理论学说，即通过置入脊髓硬膜外间隙的电极传递的电刺激，阻断疼痛信号通过脊髓向大脑传递，使疼痛信号无法到达大脑皮质，从而达到控制疼痛的目的；②抑制脊髓灰质背角的广域神经元过度兴奋，实验表明 SCS 缓解疼痛影响主要是通过 A-β 纤维实现；③调节递质水平，SCS 能促进灰质后角的 P 物质、5-羟色胺(5-HT)、去甲肾上腺素、甘氨酸和 γ-氨基丁酸(gamma-amino butyric acid，GABA)释放，这些递质都参与对疼痛的调节；④通过抑制中枢神经系统，稳定心脏内神经活动，促进腺苷的释放实现缓解心绞痛；⑤通过激活背根的传入纤维从而引起外周降钙素基因相关肽(calcitonin gene-related peptide, CGRP)释放，CGRP能引起血管舒张从而缓解缺血性疼痛。

(四)脑皮质电刺激术

脑皮质电刺激术(cerebral cortex stimulation, CCS)现阶段开展的主要包括运动皮质电刺激。运动皮质刺激是通过大脑运动皮质的硬膜外放置条片状电极，再与埋藏在锁骨皮下的刺激器连接，对运动皮质进行持续的微电流刺激。由于该方法较脑深部刺激而言，具有操作简便，容易掌握，脑组织损伤小，并发症少等优势，目前是研究的热点。主要用来治疗顽固性疼痛(包括幻肢痛、丘脑痛、三叉神经痛等)，抑郁症，耳鸣症，以及脑卒中后神经功能的恢复治疗等方面。

(五)周围神经电刺激技术

周围神经电刺激术(peripheral nerve stimulation, PNS)包括枕神经刺激(occipital nerve stimulation, ONS)治疗顽固性颈源性疼痛、慢性头痛；正中神经电刺激(median nerve electrical stimulation, MNS)主要用于各种昏迷促醒的治疗；骶神经根电刺激(sacral root stimulation, SRS)其主要用于改善脊髓损伤患者大便失禁(fecal incontinence, FI)、膀胱功能障碍；髂神经刺激治疗骨盆疼痛、性功能障碍等。

(六)微量泵置入术

微量泵置入技术(drug delivery systems, DDS)通过将药物缓释系统置入椎管内或脑内来治疗癌痛、帕金森病、阿尔茨海默病、顽固性痉挛症等疾病。神经外科多采用通过药泵将小剂量巴氯芬缓慢持续注入脊髓蛛网膜下隙，可以持久而有效地治疗严重痉挛状态，适用于继发性(如产伤、脑炎后)病人。

总之，神经调控技术是一门正在飞速发展的新兴学科，随着医学科学及生物工程技术的不断进步，相信神经调控技术将有更大的发展潜力，并且拥有我国多项自主知识产权的国产化脑深部电刺激器的问世，必将为更多的中国患者带来福音。

(张建国　杨岸超)

■参考文献

[1] Elliot S Krames, P Hunter Peckham, Ali R Rezai. Neuromodulation USA: Elsevier, 2009:3-20

[2] Sakas DE, Simpson BA, Krames ES.神经调控手术学(上册):功能性神经修复).栾国明，王保国，范涛，等，译.北京:海洋出版社，2010:3-25

[3] 张建国，张凯，王忠诚.脑深部电刺激治疗迟发性肌张力障碍1例报道并文献复习.中华神经外科杂志，2004, 20(1): 63-66

[4] 孟凡刚，张建国，马延山，等.迷走神经刺激术治疗顽固性癫痫初步探讨.中华神经外科杂志，2010, 26(6): 497-499

[5] 孙伯民.功能神经外科现状.中国微侵袭神经外科杂志，2011, 16(2):49-50

第六篇　脊柱脊髓疾病

第 58 章

脊柱脊髓概述

一、脊髓应用解剖

1. 脊髓大体解剖　外观呈圆形，居椎管中央，上端在枕骨大孔水平与延髓相连，成人脊髓下端终止于第 1 腰椎（L_1）下缘。脊髓有 2 个梭形膨大部分，即颈膨大和腰膨大。腰膨大以下急剧变细，下端呈圆锥形，称为脊髓圆锥，自此以下脊髓变成细长的终丝。

脊髓全长有 6 条沟或裂：位于腹侧中线的前正中裂和背侧中线的后正中沟，以及位于腹侧的左右前外侧沟和背侧的左右后外侧沟。脊髓在左右前、后外侧沟处发出前根丝和后根丝，前后根丝合成 31 对前、后根，每一后根上有一脊神经节，前后根在椎间孔处汇合成 31 对脊神经。31 对脊神经将脊髓分为 31 节：颈髓 8 节，胸髓 12 节，腰髓 5 节，骶髓 5 节，尾髓 1 节。

2. 脊髓的内部结构　脊髓的横切面可见中央为灰质，灰质中央有中央管，四周为白质。白质主要包含神经纤维及大量胶质细胞，灰质主要由神经细胞及其树突组成，同时包含有无髓鞘纤维和有髓纤维。

（1）灰质：灰质呈 H 形，分为后角、前角、中间带及连接两侧中间带的灰质联合，中间带在脊髓胸腰段向外突出而成侧角。

①后角：为灰质联合向后延伸而成，其背侧为 Rolando 胶质，中间部有固有核，腹侧部的内侧区有背核或称 Clarke 柱。后角狭长，内涵各种感觉神经细胞群，后根感觉纤维进入脊髓后再次中转，发出第二级传入纤维传向丘脑。此外，后角内还有许多中间神经元，联系脊髓内部结构。

②中间带：与前后角之间无明显分界，向外突出形成侧角，侧角外侧区内有中间带外侧核，内有交感神经核和副交感神经核。

③前角：前角短而宽，含有运动神经细胞。

（2）白质：位于灰质周围，左右两侧对称，分为大小不等的束：①上行束，脊髓丘脑束、脊髓小脑束、薄束、楔束等。②下行束，皮质脊髓束、红核脊髓束等。③节间束，联系上下节段之间的纤维，大多集中在灰质外周，称为固有束。

3. 脊髓的被膜　有 3 层，由外向内依次为硬脊膜、蛛网膜和软膜。

（1）硬脊膜：相当于硬脑膜，形成长管状鞘囊，下端达 S_2 或 S_3，再向尾端形成终丝的外膜，即外终丝。硬脊膜与椎管壁之间有间隙，称为硬膜外腔，腔内含结缔组织，内有椎内静脉丛和动脉血管网。

（2）蛛网膜：为一层含有胶质、弹性纤维、网状纤维的结缔组织，与软膜之间的间隙称为蛛网膜下隙，内含脑脊液，向上与小脑延髓池相连，下端形成扩大的终池，内含马尾。

（3）软膜：柔软而富有血管，其内面紧贴脊髓表面，并发出纤维隔进入脊髓组织。脊髓的血管沿纤维隔进出于脊髓组织。

4. 脊髓的血管

（1）脊髓动脉的来源：一为起自椎动脉的脊髓前、后动脉；二为起自节段性动脉的脊髓根动脉。

①脊髓前动脉：起自椎动脉颅内段，向内下行一段距离后合为一干（在 C_1、C_2 水平），汇合前发出分支，高颈髓腹侧肿瘤手术时需小心这些分支。合

为一干后，前动脉于软膜下沿前正中裂下行至脊髓下端，营养灰质和侧索、前索的深部。

②脊髓后动脉：起自椎动脉颅内段或小脑后下动脉。左、右各一支，斜向后内下，沿脊髓后外侧沟下行。沿途发出分支相互吻合成网，营养脊髓后角后部和后索。

③脊髓根动脉：起自节段性动脉的脊髓动脉在椎间孔处形成3个分支，即腹侧支、背侧支和中间支。腹侧支与背侧支供应硬脊膜和椎体。中间支即脊髓根动脉。脊髓根动脉左右共31对，随脊神经穿椎间孔入椎管，可再分为前、后根髓动脉、根固有动脉和根软脊膜动脉。

④动脉冠：又称冠状动脉，系脊髓前后动脉和前后根髓动脉在脊髓表面相互吻合形成的软脊膜动脉丛，冠状动脉发出分支沿软脊膜隔放射状进入脊髓实质。

⑤中央动脉：来自脊髓前动脉，经前正中裂达灰质前联合，再弯向外侧进入灰质。

(2)脊髓的静脉和椎静脉丛

①脊髓的静脉：小静脉分散在小动脉之间，经中央和周围两个系统引流，但与动脉没有伴行关系。所有脊髓静脉最后汇合成多根前、后根髓静脉和6条纡曲的纵行静脉：a. 前根髓静脉；b. 后根髓静脉；c. 脊髓前静脉；d. 脊髓前外侧静脉；e. 脊髓后外侧静脉；f. 脊髓后静脉。

②椎静脉丛：分为椎外静脉丛和椎内静脉丛。

二、脊柱的应用解剖

1. 椎骨　幼年时为32块或33块，分为颈椎7块，胸椎12块，腰椎5块，骶椎5块，尾椎3～4块。成年后5块骶椎合成骶骨，3～4块尾椎合成尾骨。椎骨由前方短圆柱形的椎体和后方板状的椎弓组成。椎体是主要的负重部分。椎体后面微凹陷，与椎弓共同围成椎孔，各椎椎孔孔相连形成椎管。椎弓链接椎体的缩窄部分称为椎弓根，上、下各有一切迹，相邻椎弓根的上下切迹共同围成椎间孔，有脊神经和血管通过。各部分椎骨的主要特征如下。

(1)颈椎：①椎体侧方有钩突。②椎孔较大，呈三角形。③关节突方向近似水平位。④横突有孔，有椎动脉通过。⑤多数颈椎的棘突分叉。

(2)胸椎：①椎体切面呈心形，两侧肋凹与肋头形成肋椎关节。②椎孔大致呈圆形，较小。③椎弓根短而细。④关节突关节面近似额状位，有利于旋转，不易发生脱位。⑤棘突细小、伸向后下方，彼此重叠，呈叠瓦状。⑥横突呈圆柱状伸向后外方，前面横突肋凹与肋结节相关节。

(3)腰椎：①关节面多呈矢状径，因之伸曲活动佳，而其他活动则受限。②椎孔在上段呈卵圆形或三角形，下方呈三叶草形，因此容易引起马尾或神经根受压。③椎间孔越下越窄，而脊神经越下方越粗，因此易受累。

2. 脊柱的连接　包括椎骨间连接、椎骨与颅骨间连接、脊柱与肋骨的连接以及脊柱与骨盆的连接。

(1)椎体间连接：各相邻椎体之间借椎间盘、前纵韧带和后纵韧带相连。

(2)椎弓前连接：椎弓间连接除了包括由各椎体上、下关节突所构成的关节突关节外，还包括了后方的韧带。

(3)颈椎与颅骨间的连接：主要依靠寰枕关节及其周围韧带。

(4)脊柱与肋骨的连接：肋椎关节，又可以分为肋头关节和肋横突关节。

3. 脊柱的生理　脊柱的功能是维持体形、保持身体的运动与平衡、重量传递及保护脊髓、内脏等。

(1)脊柱的活动功能：颈椎在诸椎节中活动最为灵活，包括旋转、伸屈及侧向，从而保证了人体的生活需要。腰椎次之，其主要是伸屈及左右旋转，亦可侧向活动，但其范围较颈椎明显减少。胸椎受胸廓的固定作用，其活动度微乎其微。

(2)脊柱的负载作用：主要是通过人体的3个倒三角完成的。

①上三角：指以头顶水平切线为底边，通过头颅两侧形成夹角，使得头颈部的负荷集中在下颈段，一般以C_5～C_6所受压力最大。

②下三角：指以双侧髂嵴水平线为底边，并通过骨盆及髋部两侧，将头颈、躯干及盆腔的负荷，沿身体中部使力量向下传导的倒三角形力学结构。

③中三角：介于两者之间，是以双侧肩峰为底边，沿胸腹两侧将头颈、躯干之负荷，集中至腰骶椎的倒三角力学结构。

(3)脊柱的支持作用：脊柱可以支持、容纳和保护脏器，胸、腹、盆腔内的呼吸、循环、消化和泌尿器官都附着或悬挂于脊柱的前侧。脊柱还直接或间接支持上下肢，上肢借肋骨、锁骨和胸骨与脊柱相连，下肢借骨盆与脊柱相连。这样活动时可以保持全身平衡。脊椎骨间的椎间盘可以吸收震荡，在跳跃或剧烈运动时，防止颅脑损伤。

(4)维持人体体形：脊柱的4个生理弯曲，构成了人体曲线美、正常步态、姿势的基本条件。

4. 脊柱的血管

(1)脊柱的动脉：主要来自紧密相连的节段性动脉，包括椎动脉、肋间后动脉、腰动脉和骶外侧动脉，其分支一般经椎体前外侧进入邻近椎骨内。

(2)脊柱的静脉：脊柱静脉广泛吻合成丛，分为椎管内静脉丛和椎管外静脉丛。其共同特点是无瓣膜，血液可双向流动；管壁薄，同一段血管管壁薄厚不一，呈局部膨大或者串珠样，手术易撕破，出血不易控制；不与动脉密切伴行。脊柱的静脉向上与颅内静脉窦相连。向下与骨盆后静脉，腹后壁静脉相吻合。

三、脊髓脊柱有效功能重建

1. 手功能重建　对颈髓损伤四肢瘫痪的患者而言，改善生活质量的最大希望只能通过最大限度地恢复上肢功能来实现。手的功能主要有感觉功能与运动功能两方面。如双手的感觉完全丧失，对两只手的重建修复，至少有一只手必须具备有用的感觉。对于截瘫手，可供选择用于肌腱移植的肌肉，需有Ⅳ级肌力。根据不同的设计原理可将手术分为以下几类。

(1)伸腕功能重建术：适用对象为C_5和C_6损伤的患者。

(2)前臂旋前功能重建术：适用对象为C_5、C_6损伤患者。

(3)伸肘功能重建术：适用对象为C_5、C_6损伤者。

(4)手功能重建术：对象为具有腕关节背屈功能，但不能完成捏取动作的C_6患者，或行腕关节背屈重建术的C_5损伤者，包括拇侧捏动作重建、拇外展功能重建、指屈伸功能重建等。手术方法分为三种(Moberg法、Zancolli法、Lipscomb法)。

(5)其他常用的手术方法：神经切断术、拇内收肌重建术、手功能神经假体置入等。

2. 排尿与性功能重建

(1)排尿功能重建：正常的膀胱功能要求膀胱逼尿肌和尿道括约肌有良好的功能协调。S_2～S_4为排尿中枢。脊髓损伤可造成神经源性膀胱。其常用治疗措施有：①排尿训练；②间歇性导尿术；③药物治疗；④针灸治疗；⑤电刺激帮助排尿；⑥外科手术，包括骶神经前根刺激术、膀胱去神经术和膀胱神经再支配术等。

(2)性功能及生育力重建：脊髓损伤患者常有原发性及继发性性功能障碍，前者包括阳萎、性感觉丧失及内分泌改变，后者包括情绪改变、焦虑等对性行为的干扰。

恢复功能的方法有以下几种：①海绵体内注射前列腺素E；②肛门电刺激或阴茎震颤刺激；③阴茎假体；④协同器。

3. 截瘫患者的矫形治疗　人体正常活动有赖于神经系统及运动系统的健全。就肢体活动而言，正常功能基于3个因素：①作用肌肉在准确的时间和以合适的强度收缩。②拮抗肌放松。③纤维组织的自由活动性。上神经单位损伤，发生肌肉痉挛。下神经单位损伤，发生弛缓性瘫痪。下颈椎及胸椎损伤合并的脊髓损伤，对上肢功能，多系下神经单位损伤；而对下肢功能，则系上神经单位损伤。胸腰段及腰椎损伤合并脊髓末段损伤，下肢为弛缓性瘫痪。

(1)痉挛性功能障碍的治疗：马蹄足矫正术、足内翻矫正术、改善膝关节功能障碍术、髋关节矫形术、踝阵挛解除术等。

(2)弛缓性瘫痪的治疗：肌腱转位以重建某些肌肉的功能尚有争议。

四、脊髓脊柱生物力学

脊髓位于骨性椎管内，受到骨性椎管的保护，并有软脊膜、蛛网膜、硬脊膜、齿状韧带、脑脊液、脊神经等组织的支持和保护。横断的脊髓可部分回缩，说明脊髓本身具有内在的张力。

脊髓借齿状韧带附着于硬脊膜表面，脊柱完全弯曲时，脊髓、神经根及齿状韧带均处于生理性牵张状态，维持脊髓位于椎管近中线处。硬脊膜外脂肪和脑脊液通过吸收能量和减少摩擦亦可对脊髓提供保护，故齿状韧带、神经根及脑脊液等能最大限度地防止脊髓与骨性椎管的碰撞，具有减震的作用。

脊柱运动主要发生在颈、腰段，胸段较少。脊柱在不同方向运动时，骨性椎管的长度和有效横截面积也随之改变。坐位或站立位时，重力使脊髓前移。脊柱轴向旋转及水平位移时，椎管的有效横截面积也有改变。脊柱创伤引起的脊髓损伤是个复杂过程，与瞬间的能量传递、椎管有效储备空间、血流损害及其他继发性损害密切相关。

脊柱是一个复杂的结构，其基本的生物力学功能有：①运动功能，提供在三维空间范围内的生物运动；②承载功能，将载荷从头传递至躯干、骨盆；③保护功能，保护椎管内容纳的脊髓和神经。

脊柱是由相互类似的运动阶段组成。两个相邻椎体及其联接结构包括椎间盘、韧带、关节突及关节囊等的复合，是代表脊柱运动的基本单位。脊柱节段运动的叠加构成了三维立体运动。椎体、椎间盘及前后纵韧带主要是提供脊柱的支持功能及吸收脊柱的冲击能量，运动主要是靠椎间关节复合体来完成。脊柱功能单位从结构上大致可分为前、后两个部分。前部分主要包括两个相邻椎骨的椎体、椎间盘、前后纵韧带；后部结构包括椎弓、关节突、棘突、横突及后部韧带。

脊柱节段运动的复杂性还体现在脊柱各段运动之间的偶合。所谓偶合，是指沿一个方向的平移或旋转同时伴有沿另一个方向的平移或旋转。脊柱的活动不是单方向的，而是多方向的运动的偶合。在脊柱的运动分析中，一般将椎管视为不变的刚体，而将椎间盘、韧带看成是可以伸缩的变形体。

（伊志强　鲍圣德）

参考文献

[1] 徐启武.脊髓脊柱外科学.上海：上海科技出版社，2009

[2] 胥少汀.实用骨科学.3版.北京：人民军医出版社，2005

第 59 章

脊髓损伤

急性脊髓损伤是创伤致死和致残的最常见的原因之一。在我国，造成脊髓损伤的原因主要有交通事故、高处坠落，重物砸伤、运动伤、自然灾害以及老年人生活中摔倒致颈脊髓损伤。近年来，随着创伤救治系统的完善，院前急救水平的提高，外科固定技术及康复医学的发展，大部分患者能从急性期生存下来，但是多数会存在截瘫、四肢瘫、括约肌功能障碍等非常严重的残疾，给家庭和社会带来严重的心理和经济负担。因此，早期诊断脊髓损伤，尽量减轻继发性脊髓损伤，保留脊髓和神经根功能，同时恢复脊柱稳定性尤为重要。

一、流行病学

脊髓损伤的发病率在各个国家和地区均有不同，在美国为(20～40)/100 万，每年约新增10 000例，其中死亡率约为 48%，80%的患者在事故现场死亡，还有 4%～5%的患者在转运途中死亡。我国尚无全国性统计，上海市 1991 年脊髓损伤每年发生率为 34.3/100 万，北京市 2006 年脊髓损伤的发病率约为 60/100 万。Wyndaele 等回顾了 1977－2000 年所有脊髓损伤的文献发现，脊髓损伤的发生率为(10.4～83)/100 万，其中约 1/3 的患者为四肢瘫，50%的患者为完全瘫，平均年龄 33 岁，男女比例为 3.8∶1。脊髓损伤最常见的部位是胸腰段脊髓，其次为下颈段脊髓损伤，C_5 最多见，其次为 C_4 和 C_6，有 10%～16%的患者存在多处脊髓损伤，因此需对全脊髓所有节段进行评估。儿童脊髓损伤的发生率相对较低，约为 1.8/100 万，其中 8 岁以下儿童颈脊髓损伤多见，约占所有脊髓损伤的 64%，8 岁以上儿童腰段和胸段脊髓损伤较多，分别为 42%和 33%。

二、病理改变

1. 实验脊髓病理改变　Allen 等于 20 世纪初首先建立了脊髓损伤动物模型，之后众多实验研究对脊髓损伤的病例改变进行了报道，目前认为脊髓受到挫裂性损伤后数分钟内，脊髓中央灰质充血和小的出血，严重者存在组织碎裂，1h 后中央灰质出现明显的出血区，损伤早期，受累节段脊髓组织氧饱和度下降，出血与水肿继续扩大，呈进行性加重，受伤 4h 内，灰质出现梗死，白质水肿，伤后 8h 进展为白质梗死，伤后 24h 灰质与白质均发生退变坏死。此后，随着出血吸收，坏死组织清除，脊髓出现软化，形成囊腔或出现胶质增生而胶质化，神经组织几乎消失。由于灰质坏死伤后即发生，治疗极为困难，而白质坏死存在延迟，因此治疗的目的在于尽量多保留未坏死白质，为避免长传导束出现不可逆的损伤，所以伤后最初几个小时是最佳治疗时间窗，越早开始治疗越有利于神经功能恢复。

2. 人体脊髓损伤病理改变　人体脊髓病理改变报道相对较少，主要是来源于尸检报告。Kakulas 等报道 566 例脊髓损伤尸检结果，其中包括 354 例院前死亡，125 例于伤后 6 个月内死亡，87 例生存 6 个月以上和本院脊髓损伤生存 15d 以内的病例。结果发现，人体急性脊髓损伤的病理改变与动物实验基本相同，但人体脊髓损伤的病理改变进展较为缓慢，约 6 个月发展为末期改变，人体脊髓损伤个体差异较大，根据病理改变可基本分为 4 级，包括脊髓横断，完全脊髓损伤，不完全脊髓损伤，脊髓震荡。

三、临床表现

(一)完全性脊髓损伤

临床表现为完全截瘫，损伤平面以下超过 3 个节段感觉、运动完全丧失，排尿排便功能障碍(括约肌功能障碍)，可出现阴茎异常勃起、低血压及心动过缓。

完全性脊髓损伤的急性期常合并有脊髓休克，

由于损伤平面以下脊髓失去高级中枢控制，处于休克状态，表现为感觉丧失，肢体弛缓性瘫痪，深浅反射均消失，尿潴留，排便失禁。一般24h后即开始恢复，但通常脊髓损伤平面越高，则休克期越长，最长可达8周。休克期过后，脊髓损伤水平呈下运动神经元损伤表现，而损伤平面以下的脊髓功能恢复，呈上运动神经元损伤表现，即弛缓性瘫痪变为痉挛性瘫痪，感觉仍完全丧失，腱反射恢复甚至亢进，括约肌功能障碍依旧。在这些表现中，球海绵体反射、肛门反射（无圆锥损伤）最先恢复，即完全截瘫患者休克期中，一旦肛门反射出现，即提示休克期将过去。

（二）脊髓震荡

脊髓震荡为轻度脊髓损伤，表现为损伤平面以下感觉、运动和括约肌功能不完全丧失，通常在24h内开始恢复，6周左右，恢复完全，与不完全性脊髓损伤的区别在于后者神经功能不能完全恢复。

（三）不完全脊髓损伤

损伤平面以下感觉或运动功能不完全丧失，或括约肌功能部分丧失，但肛周感觉存在。通常，感觉和运动可大部分恢复，但不能完全恢复。排尿功能常可恢复。常见几种特殊类型的不完全脊髓损伤。

1. *中央脊髓综合征*　是最常见的不完全性脊髓损伤综合征，主要见于颈椎过伸伤或颈椎爆裂性骨折，通常上肢瘫痪重于下肢，感觉不完全丧失，括约肌功能障碍较轻。中央脊髓损伤的范围主要是中央灰质，而皮质脊髓侧束和前束中，控制上肢的神经纤维靠近中央，控制下肢的神经纤维远离中央（图59-1），所以下肢症状较轻，神经功能恢复也是下肢先恢复，膀胱功能次之，最后是上肢肌力及手指活动。预后相对较好，但与损伤的严重程度及患者的年龄密切相关，老年患者恢复较年轻患者差。

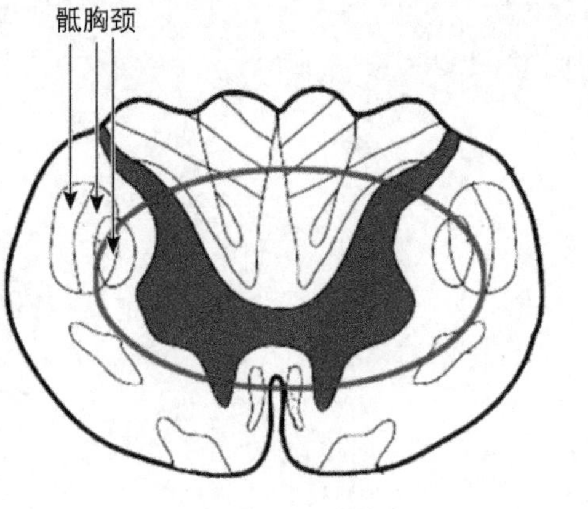

图59-1　中央脊髓综合征

圈内为损伤范围，累及上肢多

2. *前脊髓综合征*　又称脊髓前动脉综合征，常见于颈椎爆裂骨折，碎骨片损伤或压迫前部脊髓，甚至损伤脊髓前动脉，导致脊髓前动脉闭塞，由于脊髓前动脉供应脊髓腹侧2/3～3/4血供，出现相应供血区域脊髓梗死。临床表现为损伤平面以下截瘫或四肢瘫，分离性感觉障碍（痛觉和温觉缺失而振动觉和本体觉保存），括约肌功能障碍。在不完全脊髓损伤中，此综合征预后较差，仅有10%～20%的患者可恢复至功能性的运动控制。

3. *脊髓半切综合征*（Brown-Séquard Syndrome）　常见于穿刺伤，后关节单侧脱位或横脱位，变现为同侧损伤平面以下中枢性瘫痪，同侧本体觉及振动觉消失，对侧损伤平面以下1～2个节段出现痛温觉消失。

4. *后脊髓综合征*　相对罕见，主要见于椎板骨折块压迫脊髓后部，表现为损伤平面以下深感觉消失，伴有痛觉过敏及感觉异常，肢体运动功能障碍较轻。

（四）马尾神经损伤

多见于L_1水平以下爆裂性骨折，可合并脊髓圆锥损伤。单纯马尾神经损伤造成的神经功能障碍多是不完全性的，表现为双侧下肢呈弛缓性瘫痪，伴有括约肌功能障碍，肛门及会阴区感觉障碍，通常下肢功能障碍能部分恢复，但括约肌功能障碍和会阴部感觉难以恢复。

（五）脊髓损伤后全身改变

1. *呼吸系统*　高位脊髓损伤后（T_2以上，C_4以下），肋间肌瘫痪，膈肌、胸锁乳突肌、斜角肌等功能障碍，呼吸时，胸廓可呈反向运动，胸腔负压下降，影响肺容积和气体交换，同时由于胃肠功能紊乱，发生腹胀，也会影响膈肌运动，进而影响呼吸。此外，高位脊髓损伤后，交感神经受累，迷走神经无拮抗，气管、支气管收缩，同时由于咳痰能力下降，容易发生肺部感染。当损伤平面位于C_4以上，膈肌完全瘫痪，需呼吸机辅助通气。

2. *循环系统*　急性脊髓损伤患者可能在伤后出现低血压性休克（收缩压≤90mmHg），其原因包括：损伤平面位于T_1水平之上，导致交感神经功能消失，迷走神经占优势，出现心动过缓，血管张力降低，外周血管阻力下降，同时由于骨骼肌张力麻痹，失去肌肉泵作用，导致静脉血淤积，回心血量下降，出现相对血容量不足，进而表现为低血压。

3. 体温调节障碍　高位脊髓损伤后，体温异常较常见，以体温升高居多，其原因在于体温调节中枢的传导通路障碍，产热散热不平稳；交感神经功能消失，皮肤汗腺失去支配，无法通过出汗散热，患者长期卧床，合并褥疮、泌尿系统感染及肺部感染也可能引起高热。

四、辅助检查

（一）影像学检查

1. X线平片　对怀疑存在脊柱脊髓损伤的患者，应当常规摄正、侧位和双斜位片。正位片注意观察椎体的形态有无改变，有无横向移位，椎板是否下陷，椎弓根形态有无改变，椎弓根距离有无增宽，棘突是否位于中线。侧位片注意观察脊柱曲线有无改变，椎体形态，椎体前缘高度有无改变，后缘有无后移，相邻椎体间有无移位，椎间隙有无狭窄或增宽、关节突位置是否正常，有无交锁或分离，关节突有无骨折，棘突间隙有无增宽等。

2. CT检查　轴位CT可以显示椎管形态，观察骨折情况，确定骨折块有无压迫脊髓及脊髓受压的程度，三维CT可清晰直观地显示脊柱骨性结构损伤情况。

3. 磁共振（MRI）检查　MRI是目前观察脊髓损伤的最佳影像，可以显示脊髓损伤的性质、程度、范围。急性脊髓损伤在形态上表现为肿胀、变形、甚至断裂，在MRI上的表现可分为出血、水肿和挫伤三类。24h内髓内出血在T_1加权像表现为等信号或稍低不均匀信号，T_2像呈低信号；脊髓水肿在T_1加权像呈均匀稍低信号或等信号，T_2加权像呈高信号；挫伤在T_1加权像呈等高信号，T_2加权像呈不均匀高信号。陈旧性脊髓损伤可表现为脊髓萎缩变细、囊变等。

（二）电生理检查

1. 体感诱发电位（SEP）　通过刺激周围神经（上肢腕部正中神经及尺神经，肘部桡神经，下肢在内踝处袭击胫后神经，腓骨颈处刺激，股前刺激股神经），经过脊髓后索传导，在大脑皮质相应的感觉区可以记录到电位变化。完全性脊髓损伤通常表现为伤后24h不能引出诱发电位，且数周内连续检查无恢复；不完全性脊髓损伤通常在伤后即能引出诱发电位，或者经过一段时间恢复后能引出异常电位。该检查对于判断脊髓损伤程度及评价预后有一定帮助。

2. 运动诱发电位（MEP）　通过刺激大脑皮质运动区，经过皮质脊髓束传导至相应脊髓节段，诱发其支配肌肉收缩，从而在脊神经或肌肉上记录电信号。通常临床上脊髓损伤患者，其感觉丧失与运动瘫痪是一致的，同一平面体感诱发电位就能反应脊髓损伤程度，当感觉障碍与运动瘫痪不一致时，应当同时行体感诱发电位和运动诱发电位以检查脊髓内感觉通道和运动通道的损伤情况。

五、诊断及鉴别诊断

（一）脊髓损伤的诊断

脊髓损伤的诊断主要依据：①明确外伤史；②存在脊髓损伤的症状及体征；③X线、CT及MRI等影像学检查明确脊柱、脊髓损伤的节段和类型；④电生理检查提示存在诱发电位改变。

（二）脊髓损伤的鉴别诊断

1. 脊柱脊髓肿瘤　脊柱脊髓肿瘤通常起病缓慢，没有明确外伤史，症状和体征多呈进行性加重，MRI通常可提示脊髓受压改变或是明确肿瘤位置。

2. 脊髓血管性病变

（1）脊髓梗死：较为少见，梗死部位通常位于脊髓前动脉，脊髓后动脉少见，多位于T_4水平，可能的原因有手术阻断主动脉、椎管狭窄患者行坐位手术、术中低血压、主动脉夹层、脊髓动脉栓塞。

（2）脊髓出血：最常见的是脊髓动静脉畸形（AVM）出血，好发于30岁以下，10%～20%急性发病，可行选择性脊髓血管造影以明确诊断。

3. 癔症性截瘫　部分患者可有外伤史，但其截瘫感觉平面通常不按神经平面分布，查体肌张力多正常，腱反射正常，没有病理反射，肛门反射正常，体感诱发电位正常。

六、治　疗

脊髓损伤早期的主要死亡原因是误吸和休克，因此，脊髓损伤患者的急救非常重要，其原则同创伤急救原则，包括气道、呼吸及循环。针对脊髓损伤的处理原则如下。

（一）一般原则

1. 尽早开始治疗　由于脊髓损伤后病理改变进展非常迅速，治疗应当越早越好，有学者认为伤后6h是黄金治疗时期，美国脊髓损伤协会（ASIA）建议脊髓损伤患者到达急诊室即应当开始激素冲击治疗。

2. 恢复脊柱稳定性　脊柱的不稳定可能会加重脊髓损伤，因此无论是现场急救还是转运患者，都需要足够的人员同时水平抬起患者，保持搬动时脊柱的稳定性，避免二次损伤。脊柱骨折或脱位后，骨折块或者脱位的椎体会压迫脊髓，而脊髓持续受压会加重脊髓损伤，影响脊髓的功能恢复，所以应尽早整复骨折与脱位，并且对脊髓进行减压，同时早期恢复脊柱稳定性有利于进行护理及康复治疗。

3. *治疗脊髓损伤*　药物治疗包括大剂量甲泼尼龙、神经节苷脂、神经生长因子等，手术治疗包括椎板切除减压、硬脊膜切开减压、脊髓切开等。

4. *预防及治疗并发症*　脊髓损伤患者多为四肢瘫或截瘫，常见的并发症包括褥疮、尿路感染、肺部感染、深静脉血栓等。

5. *康复及功能重建*　对于脊髓损伤患者，康复治疗非常重要，经过积极康复，可减少患者生活依赖，提高生活质量。功能重建包括截瘫肢体功能重建、括约肌功能重建等。

(二)脊髓损伤的药物治疗

1. *甲泼尼龙*　甲泼尼龙是一种合成的糖皮质激素，其抗炎作用是氢化可的松的5倍，生物半衰期为12～36h，在体内经过肝酯酶代谢成为游离类固醇后通过血-脑屏障作用于中枢神经系统。甲泼尼龙是目前临床治疗急性脊髓损伤中最常用的药物，也是美国FDA唯一批准用于治疗急性脊髓损伤的药物，其治疗机制目前尚不完全清楚，可能的机制包括：①抑制脂质过氧化作用；②抑制脂质水解和二十四碳四烯酸的形成；③维持需氧的能量代谢，抑制细胞内钙离子的蓄积等。

采用甲泼尼龙进行治疗时，应注意需在伤后8h内开始应用，超过8h应用则无效，建议用量为首剂30mg/kg，于15min内静脉输入，间隔45min后，按照5.4mg/(kg·h)，静脉维持23h(伤后3h开始治疗)或47h(伤后3～8h开始治疗)。治疗过程中需注意预防肺部及胃肠道并发症。

2. *神经节苷脂*　即单唾液酸四己糖(GM-1)，是一种含唾液酸的糖神经鞘脂，其可能的作用机制为减轻谷氨酸对神经细胞的毒性；减少脂质过氧化反应等，有研究认为神经节苷脂与甲泼尼龙联用，其治疗效果较单纯运用甲泼尼龙要好。

(三)脊髓损伤的手术治疗

1. *手术适应证*　脊髓不完全性损伤，症状进行性加重；影像学检查提示完全的蛛网膜下腔阻塞以及明确的骨折片、椎体后缘、血肿等压迫脊髓；脊髓损伤后功能部分恢复随后又加重；脊髓损伤伴关节突交锁，闭合复位失败。

2. *手术禁忌证*　完全性脊髓损伤超过24h；伤情严重，全身情况不稳定的患者；影像学未见明显脊髓受压且症状逐渐好转。

3. *手术方法*　后路切开复位内固定，同时行椎板切除减压；若压迫来自脊髓前方，则可行前路切开复位内固定，切除压缩和脱位的椎体、骨折块、椎间盘等。

(韩凯伟　侯立军)

参考文献

[1] 周良辅.现代神经外科学.上海：复旦大学出版社，2001：278-284

[2] Winn H.Youmans Neurological Surgery. 6thtd, Saunders: Elsevier, 2011: 3166-3264

[3] Chesnut R.Emergency management of spinal cord injury // Neurotrauma, Narayan R K, Wilberger J E, Povlishock J T.New York: McGraw-Hill, 1996: 1121-1138

[4] Bracken M, Shepard M, Holford TR, et al.Administration of methylprednisolone for 24 or 48 hours or tirilazad mesylate for 48 hours in the treatment of acute spinal cord injury.JAMA, 1997, 277: 1597-1604

[5] Kakulas B.A review of the neuropathology of human spinal cord injury with emphasis on special features.The journal of spinal cord medicine, 1998, 22(2): 119-124

[6] Planner A C, Pretorius P M, Graham A, Meagher T M. Subacute progressive ascending myelopathy following spinal cord injury: MRI appearances and clinical presentation. Spinal cord, 2007, 46(2): 140-144

第 60 章

椎管内肿瘤

椎管内肿瘤(intraspinal canal tumor)可分为原发性或继发性,发病高峰年龄为 20—50 岁,占中枢神经系统肿瘤的 15%。椎管内肿瘤可发生在脊椎的任何节段,根据肿瘤在椎管内不同的位置,又可将椎管内肿瘤分为硬膜外、髓外硬膜内及脊髓髓内肿瘤,其中约 2/3 的成人脊髓肿瘤位于髓外硬膜内,大多数硬膜内肿瘤来源于脊髓和终丝的细胞成分、神经根或硬脊膜,以神经鞘瘤及脊膜瘤常见;髓内肿瘤约占椎管内肿瘤的 25%,其中以室管膜瘤和星形细胞瘤常见,而椎管内硬膜外肿瘤多为恶性肿瘤。椎管内不同种类肿瘤又有其特殊的好发部位,如上皮样囊肿和皮样囊肿多发生在腰骶段;而神经胶质瘤则颈胸段和颈段多见;肉瘤及淋巴瘤多见于硬脊膜外;肠源性囊肿以颈段硬膜下髓外、脊髓腹侧多见;转移瘤、神经节细胞瘤及黑色素细胞瘤则十分少见。

第一节　髓外硬膜内肿瘤

一、神经鞘瘤

神经鞘瘤(neurinoma)的概念一直存在争议。现代有关神经鞘瘤的分类包括两种良性类型,即神经鞘瘤和神经纤维瘤。

1. *流行病学*　神经鞘瘤又称施万瘤,来源于神经膜细胞,在脊髓肿瘤中发病率占首位,约占成人硬膜下肿瘤的 25%,发病率为(0.3～0.4)/100 000,病变多为单发,可发生在椎管内的任何节段,40－60 岁是发病高峰,无男女差异,其中约 2.5%的硬膜下神经鞘瘤为恶性,约 50%发生在神经纤维瘤病患者中。神经鞘瘤多起源于脊神经后根,位于脊髓旁和第 1～2 神经根相连,其次是位于脊髓腹侧或腹外侧,位于腰骶部的神经鞘瘤大都与马尾神经粘连。

2. *解剖学*　神经膜细胞镶嵌在一层疏松的结缔组织上,称为神经内膜,其细胞膜被基膜包裹,在神经损伤时基膜即成为轴突再生及鞘膜再形成的模板,引导神经再生,在此基础上每一神经束周围均有另外一层结缔组织包裹,称为神经周膜。神经外膜是一层致密的结缔组织,将多个神经束包绕于一体,组成周围神经。在椎间孔部位神经根袖套处硬膜与脊神经的外膜相融合,是椎管内神经鞘瘤的好发部位。约有 30%的神经鞘瘤经神经根根袖穿通硬膜内外,长成哑铃样肿瘤。另外,约有 10%的神经鞘瘤位于硬膜外。由于颈段硬膜下神经根较短,所以颈段的肿瘤常常跨越硬膜生长。

3. *分子生物学*　目前普遍认为此肿瘤是一种神经鞘的肿瘤,但究竟是起源于 Schwann 细胞,还是起源于神经鞘的成纤维细胞,尚有争论。可以自然发生,也可能为外伤或其他刺激的结果。本病也可与多发性神经纤维瘤伴发。恶性周围神经鞘瘤是指起源于周围神经的一组不同类的肿瘤,有明确的细胞恶变证据,如多形细胞、非典型细胞核及异形体、坏死形成及血管增生等。组织学形态包括多种不同细胞构型。

4. *病因病理*　神经鞘瘤是由纤维致密的纤维束交织构成,可分为两种组织类型,一种是细胞核呈栅状排列;另一种是有退行性变,组织稀松呈网状结构。少数情况下肿瘤可发生恶性变。

5. 临床表现　患者病程大多较长,胸段者病史较短,首发症状常为神经根性疼痛,其次为感觉和运动障碍,其发展与其他脊髓良性肿瘤大致相同,临床表现可分为早期刺激症状、脊髓部分受压症状及脊髓横贯损害症状(Brown-Sequad)三个阶段。因脊髓神经鞘瘤多发生于脊神经后根,肿瘤直接刺激和牵拉感觉神经,患者常以相应节段神经根性痛为首发症状,其中上颈段中路的疼痛主要在颈部,偶尔向肩部及上臂放射,胸段肿瘤的疼痛多位于胸腰部,可放射至腹部及下肢,腰骶段肿瘤的疼痛位于腰骶部、臀部、会阴部及下肢。以感觉障碍为首发症状的患者约占20%,可分为感觉过敏和减退两类。感觉障碍一般从远端开始逐渐向上发展,随着病程进展最后出现感觉伴运动功能一起丧失。运动障碍为第三大常见症状,因肿瘤的大小及生长部位可出现锥体束功能障碍,瘫痪范围和程度各不相同,括约肌功能紊乱往往是晚期症状,表明脊髓部分或完全受压。少数患者可伴发多发性神经纤维瘤病,可见患者皮肤上有咖啡色素斑沉着及多发性小结节状肿瘤。

6. 辅助检查

(1)腰椎穿刺及脑脊液检查:由于神经鞘瘤多发生于蛛网膜下隙,较容易造成蛛网膜下隙阻塞,可使肿瘤所在部位以下脑脊液循环发生障碍,以及肿瘤代谢细胞脱落,造成脑脊液蛋白含量增高,故腰椎穿刺放出脑脊液后临床症状可能加重。

(2)X线平片检查:肿瘤在椎管内呈膨胀性生长,可压迫相应的椎管壁,慢性压迫可造成椎管腔隙扩大,X线检查纤维中路相应部位椎弓根变窄,椎弓根间距增宽。如果中路位于脊髓腹侧压迫椎体后缘,侧位片可见有椎体后缘弧形硬化现象。如果肿瘤呈哑铃形可见椎间孔扩大。

(3)MRI检查:脊髓MRI检查时目前诊断脊髓肿瘤最好的方法之一。神经鞘瘤在MRI中T_1加权像上呈稍低信号,在T_2加权像上呈高信号,注射Gd-DTPA后可见实体性肿瘤呈均匀强化,囊性肿瘤呈环形强化,手术中路呈不均匀强化(图60-1至图60-3)。

(4)脊髓造影:蛛网膜下隙完全梗阻率约在95%,典型的病变可表现为杯口状充盈缺损。

7. 诊断及鉴别诊断　主要的鉴别诊断考虑脊膜瘤、纤维肉瘤、恶性纤维组织细胞瘤、上皮样肉瘤和平滑肌肉瘤等。

8. 治疗　神经鞘瘤为良性肿瘤,应实施外科手术全部切除(图60-4)。神经鞘瘤在椎管内呈膨胀性生长,大体表现为圆形或椭圆形的实质性包块,包块表面光滑,肿瘤组织可压迫脊髓,而不侵入脊髓实质,与周围组织无粘连,载瘤神经没有明显增粗,肿瘤往往大小不一,一般发生在胸段脊髓者

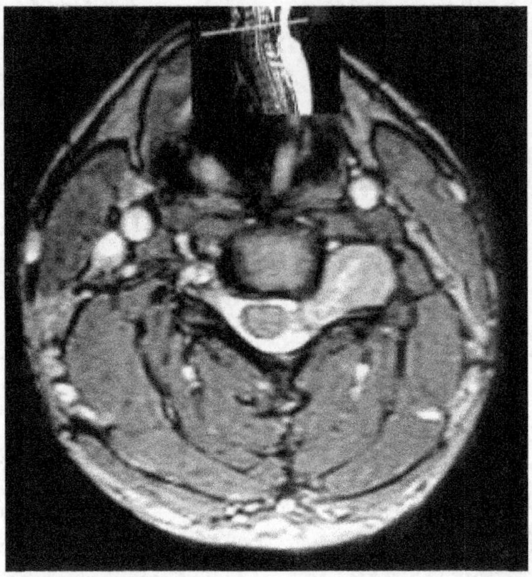

图60-1　颈椎MRI平扫提示颈$_{3-5}$椎管内外占位,肿瘤主体位于椎管外,邻近椎动脉显示不清

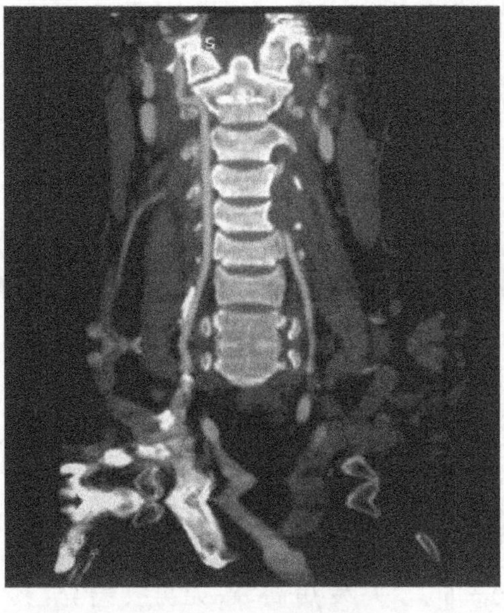

图60-2　颈部CTA检查提示肿瘤侵及颈$_{3-5}$椎体,左侧椎动脉远端闭塞

瘤体较小,发生在马尾的肿瘤体积较大,肿瘤在与神经干垂直的方向可以移动,但纵向活动度小。原则上对于体积较大的神经鞘瘤可与载瘤神经一并切除以防止肿瘤复发,较小的神经鞘瘤可将肿瘤自载瘤神经上游离切除。全部切除肿瘤术后极少复发,多数神经鞘瘤位于脊髓背侧或背外侧,通过标准后路椎板切除即可完成,椎板打开后即可暴露肿瘤,如果肿瘤位于脊髓腹侧,则需剪断齿状韧带。

手术可以根据肿瘤的大小及形态决定完全或

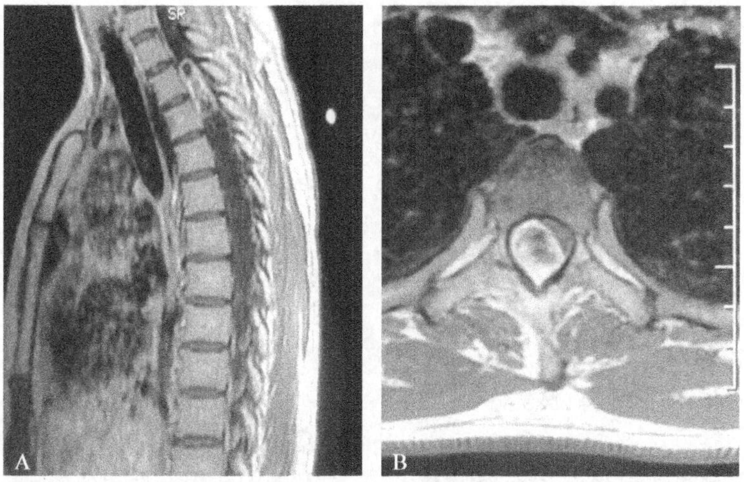

图 60-3　胸椎 MRI 强化提示胸$_{2\text{-}3}$椎管内髓外硬膜内占位，呈明显不均匀强化，脊髓受压明显

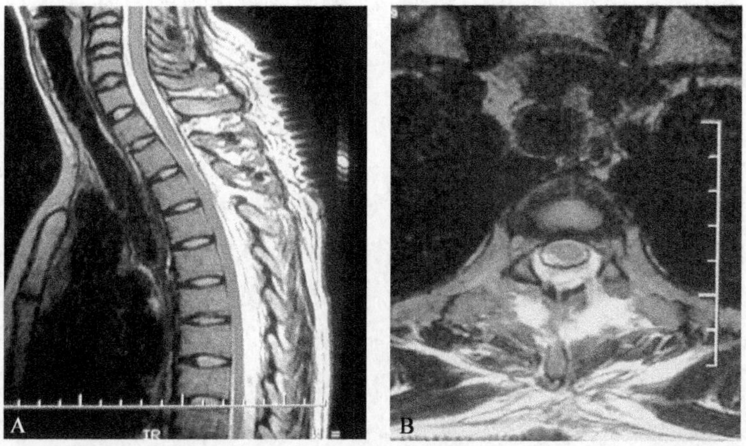

图 60-4　术后胸椎 MRI 平扫提示肿瘤全切，局部椎板还纳固定

部分切除一侧的关节面，半椎板切除和单侧的关节面切除可以较少地影响脊柱的稳定性。椎板开窗术切除椎管内肿瘤的特点：①手术对椎体骨结构的创伤小，对术后脊柱稳定性影响小。②对脊髓、硬膜、神经根管、椎管内容物影响小，基本可避免术后残腔瘢痕组织增生、粘连引起的医源性椎管狭窄的可能性。③术野小，术前应尽量精确定位，且手术技巧要求较高。

当肿瘤通过扩大的椎间孔侵犯到脊髓的邻近区域时称为哑铃形肿瘤，可分为椎管内部、椎管外部及椎间孔狭窄部，手术均应先切除狭窄部。术前应根据肿瘤的大小、位置及硬膜下的分布更详尽地考虑手术方案。由于颈前部有较多的神经血管结构及下颌与颅底之间的骨骼肌附着，因此颈前入路很难到达颈部脊髓旁区域，然而对于多数的颈部哑铃形肿瘤可以通过扩大的后入路达到全部切除，标准的后路椎板切除可以达到硬膜旁 4cm 的区域；对于胸腰部的哑铃形神经鞘瘤则可以通过侧方入路来暴露，胸背侧筋膜连同皮肤一起切开，连同皮瓣一起翻向侧方，腰椎旁的肿瘤埋藏在腰大肌的深面，腰神经根及其分支走行于腰大肌中，因此分离肿瘤和腰大肌时应注意。

9. 预后　神经鞘瘤术后严重的后遗症少，神经鞘瘤患者的平均寿命和大体人群相同，术后 5 年 6%的患者有蛛网膜炎或神经原性膀胱，有接近 50%的患者有局部麻木疼痛感，但其中仅有不到 10%的病人需要治疗。若能早期发现椎管内肿瘤，早期手术治疗，大多数能取得良好的临床效果。部分患者椎管内肿瘤瘤体较大或位于高位颈椎，术后可能因呼吸衰竭而死亡，或术后一段时间后复发。至于脊髓神经功能的恢复，则与患者脊髓受压的程度和时间有一定联系。恶性神经鞘瘤短期内可能快速复发。

二、脊膜瘤

1. *流行病学*　脊膜瘤(meningioma)的发病率为椎管内肿瘤的第二位，可见于任何年龄组，以50—70岁多见，75%～85%为女性患者，80%的肿瘤位于胸段，上颈段和枕骨大孔区也是脊膜瘤的好发部位，此处的肿瘤多位于腹侧和腹外侧，常和椎动脉的入颅段及颅内段相粘连，多数的脊膜瘤完全位于硬膜下，但约10%的肿瘤穿过硬膜呈内外生长或完全位于硬膜外。

2. *解剖学*　脊膜瘤的外观呈圆形或类圆形，呈光滑纤维样肿瘤，也可表现为外形多样，质地较脆的肿瘤，呈实质性，肿瘤基底较宽部分肿瘤可伴有钙化。脊膜瘤与硬膜之间有广泛粘连，因为硬膜外腔的存在，脊膜瘤很少侵犯到椎骨，与脑膜瘤不同的是脊膜瘤一般不穿透软膜，这些特性都有利于外科手术治疗。

3. *分子生物学*　脊膜瘤起源于蛛网膜细胞，通常位于脊髓侧方神经根根袖附近，脊膜瘤还可以起源于软膜或硬脊膜的成纤维细胞，反映出脊膜瘤来源于中胚层细胞。

4. *病因病理*　常见的脊膜瘤为以下三种类型。

(1)内皮型：肿瘤是由多边形的内皮细胞镶嵌排列而成，有时可见有旋涡状结构。肿瘤细胞分化良好，此种类型脊膜瘤多起源于蛛网膜内皮细胞。

(2)成纤维型：肿瘤由索性细胞交错排列组成，富有网状纤维和胶原纤维，有时可见有玻璃样变，此种类型脊膜瘤多起源于硬脊膜的纤维细胞。

(3)砂粒体型：砂粒型脊膜瘤是在内皮型或纤维型的基础上，有散在多数砂粒小体。

5. *临床表现*　脊膜瘤生长较缓慢，早期症状多不明显，故一般病史较长。常见的首发症状是肿瘤所在部位相应的肢体麻木，其次为乏力，神经根性疼痛为第三位，脊髓受压的症状及病情发展与神经鞘瘤的病程发展相似。

6. *辅助检查*

(1)X线检查：X线检查与神经鞘瘤检查大致相同，不同点是脊膜瘤在X线检查时有时可发现砂粒状钙化。

(2)CT检查：可见显示脊膜瘤最常见于胸段蛛网膜下隙后方，邻近骨质可有增生性改变。肿瘤多为实质性，较局限，呈等密度或稍高密度，有时可见肿瘤体内不规则钙化影。

(3)MRI检查：磁共振检查可清晰地显示脊髓受压情况，肿瘤在T_1加权像上呈等信号，少数呈低信号，在T_2加权像上呈高信号，静脉注射Gd-DTPA后T_1加权像呈持久均一性强化，典型病例可见硬膜尾征(图60-5)。

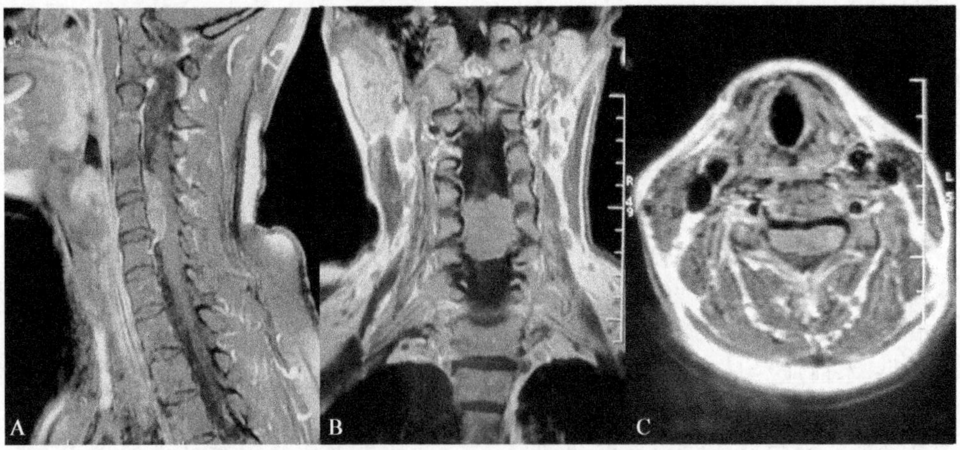

图60-5　颈椎MRI强化提示颈$_{4\text{-}6}$椎体水平脊髓腹侧占位性病变，呈明显均匀强化，邻近硬脊膜可见线样异常强化影，脊髓受压明显

7. *诊断及鉴别诊断*　脊膜瘤常发生于胸段，女性多见，具有髓外硬膜下肿瘤的共同表现，与神经鞘瘤容易混淆，本病肿瘤钙化率较高，是鉴别这种肿瘤的主要征象之一，另外脊膜瘤很少引起神经孔扩大，哑铃形肿瘤少于神经鞘瘤。

8. *治疗*　手术全部切除肿瘤是脊膜瘤治疗的首选，全部切除率可达90%，脊膜瘤显微镜下全部切除或近全部切除术后10年的复发率仍达10%～

15%。后路的椎板切除术对于大多数病例来说可以提供充分的手术暴露范围，因为肿瘤是脊髓受压回缩，所以即使是体积较大的腹侧脊膜瘤也可以通过标准的后入路来切除肿瘤，脊膜瘤的表面往往存在一层蛛网膜，轻柔地牵拉肿瘤就可以沿着界面使肿瘤与脊髓分离，在肿瘤的切除过程中可以使用多种方法，背侧或背外侧的脊膜瘤可以环状切除受侵犯的硬膜；对于侧方和腹侧的肿瘤应仔细辨别头侧和尾侧，并应将肿瘤上方的蛛网膜切开，同时直接在肿瘤的表面进行分离，可以将棉片放在肿瘤的侧方，防止出血流入蛛网膜下隙，暴露的肿瘤表面给予电灼，减少肿瘤的血供使其收缩，硬膜面的肿瘤从附着的硬膜处切除，附着的硬膜应给予充分电灼或切除后修补，蛛网膜下隙应用温盐水冲洗。

9. *并发症*　脊膜瘤如进行手术治疗，可能出现以下并发症。

(1)硬脊膜外血肿：椎旁肌肉、椎骨和硬脊膜静脉丛止血不彻底，术后可形成血肿，造成肢体瘫痪加重，多在术后 72h 内发生，即使在放置引流管的情况下也可发生血肿。如出现这种现象，应积极探查，清除血肿，彻底止血。

(2)脊髓水肿：常因手术操作损伤脊髓造成，临床表现类似血肿，治疗以脱水、激素为主，严重者可再次手术，开放硬脊膜。

(3)脑脊液漏：多因硬脊膜和肌肉层缝合不严密引起，如有引流，应提前拔除引流管。漏液少者换药观察，漏液不能停止或漏液多者，应在手术室缝合瘘口。

(4)切口感染及裂开：通常患者一般情况较差，切口愈合能力不良或脑脊液漏者易发生。术中应注意无菌操作。术后除抗生素治疗外，应积极改善全身情况，特别注意蛋白质及多种维生素的补充。

10. *预后*　脊膜瘤为良性肿瘤，完全切除后多数病人预后较好。

第二节　髓内肿瘤

脊髓髓内肿瘤相对少见，占椎管内肿瘤的 10%～15%，较多见于颈段及胸段，80%为神经胶质瘤，其中以室管膜瘤最多，占 55%～60%；其次为星形细胞瘤，约占 30%。其他较少见的尚有血管瘤、脂肪瘤、转移瘤和先天性肿瘤等。髓内肿瘤病理上主要侵犯灰质，有垂直发展倾向。肿瘤累及脊髓灰质，出现相应的结构损害征象，如感觉障碍或感觉分离、肌肉萎缩等。髓内肿瘤的临床特征各不相同，早期症状通常无特异性，只表现为缓慢进展，在确定诊断之前往往症状持续达 2～3 年。手术切除目前仍是治疗髓内肿瘤的最有效方法，对于髓内肿瘤的手术时机仍有不同观点，回顾性分析天津总医院 166 例髓内肿瘤病例，表明术前伴有轻度临床症状的患者，术后症状改善明显且并发症少，而术前已出现肢体瘫痪或呼吸功能障碍的患者术后原有症状改善较困难，因此笔者认为早期诊断、早期手术对脊髓髓内肿瘤患者脊髓功能的改善尤为重要。

一、室管膜瘤

1. *流行病学*　室管膜瘤(ependymocytoma)是一种常见的脊髓神经胶质瘤，其中约 40%的椎管内室管膜瘤发生于终丝部位，占脊髓髓内肿瘤的 40%，多发生在青壮年，男女发病率没有显著差异。多数位于近端硬膜内部分。终丝室管膜见于任何年龄，但以 30－50 岁多见，男性略多于女性，终丝室管膜瘤和马尾神经鞘瘤发生率接近。

2. *解剖学*　肿瘤呈同心圆生长或稍偏向脊髓腹侧，病变范围广泛，呈灰红色，质地较软，血供不丰富，肿瘤有假包膜与脊髓组织常有明显分界，多数为实质性，少数可伴有囊变。肿瘤邻近的脊髓多伴有继发空洞形成，少数肿瘤本身可发生出血及囊变。

3. *分子生物学*　一般认为，脊髓室管膜瘤起源于脊髓中央管的室管膜细胞或退化的终丝。肿瘤在脊髓内沿脊髓纵轴膨胀性生长，可累及多个脊髓节段。多呈梭形，很少为圆形或椭圆形。发生在终丝的室管膜瘤，可充满腰骶部椎管腔。髓内室管膜瘤和 NF-2 基因有相关性，多数散发的室管膜瘤都有 NF-2 基因改变。

4. *病因病理*　可分上皮细胞型、纤维型、黏液乳头型、混合型等多种亚型，其中黏液乳头型室管膜瘤是最常见的组织类型，肿瘤细胞密集呈梭形，可见有管腔样排列或乳头状排列，或呈菊花状结构。肿瘤组织内血管反应一般不明显，有的可见钙化或出血坏死，绝大多数的室管膜瘤为Ⅰ～Ⅱ级的低度恶性肿瘤。若肿瘤细胞明显异型，出现核分裂和瘤巨细胞，血管丰富，内皮细胞和外膜细胞增生，同时合并有出血坏死等表现，称为恶性室管膜瘤，或称室管膜母细胞瘤。

5. 临床表现　脊髓室管膜瘤病程一般较长，早期症状多不明显，首发症状多表现为中路部位相应肢体麻木不适、乏力及疼痛症状相对较少且不明显，感觉障碍多为自上而下发展，感觉平面多不明显，常有不同程度的感觉分离现象。自主神经功能出现较早，早期多表现为尿潴留，受累平面以下皮肤菲薄，少汗，晚期可出现小便失禁。

6. 辅助检查

(1)X 线检查：多数病例无异常发现，少数可表现为椎管腔隙扩大，且累计范围较广。

(2)MRI 检查：磁共振检查可清晰显示室管膜瘤的病变范围及脊髓受压情况，肿瘤在 T_1 加权像上呈等信号或稍高信号，在 T_2 加权像上呈高信号，静脉注射 Gd-DTPA 后 T_1 加权像上肿瘤呈轻中度均匀强化，70%左右的室管膜瘤在肿瘤的两极有脊髓内继发空洞形成(图 60-6)。

7. 治疗　脊髓室管膜瘤属良性肿瘤，对于边界清楚比较表浅的肿瘤应通过手术全部切除(图 60-7，图 60-8)。术前需要精确定位，上下囊肿腔也要包括一部分，影响手术切除肿瘤的最重要因素是肿瘤和脊髓之间是否存在可以分离的界面，术中应沿肿瘤的两端正中切开脊髓，这样有助于准确判断肿瘤的边界，若脊髓后正中动脉妨碍手术时，可予电凝后切断，逐步分离肿瘤的腹侧和外侧缘，沿肿瘤纵轴方向牵拉肿瘤一极，识别来自脊髓前动脉的供血动脉，予以电灼切断。如果肿瘤累及范围较广，肿瘤与脊髓间没有明显的界面，则可能是浸润性生长的肿瘤或局部反复出血形成的胶质瘢痕，术中可以送冷冻病理检查，可沿肿瘤做纵行切开分块切除。术中应在神经电生理辅助指导下注意保护脊髓和马尾神经。对于恶性室管膜瘤可行大部切除减压，术后进行放疗或化疗治疗。

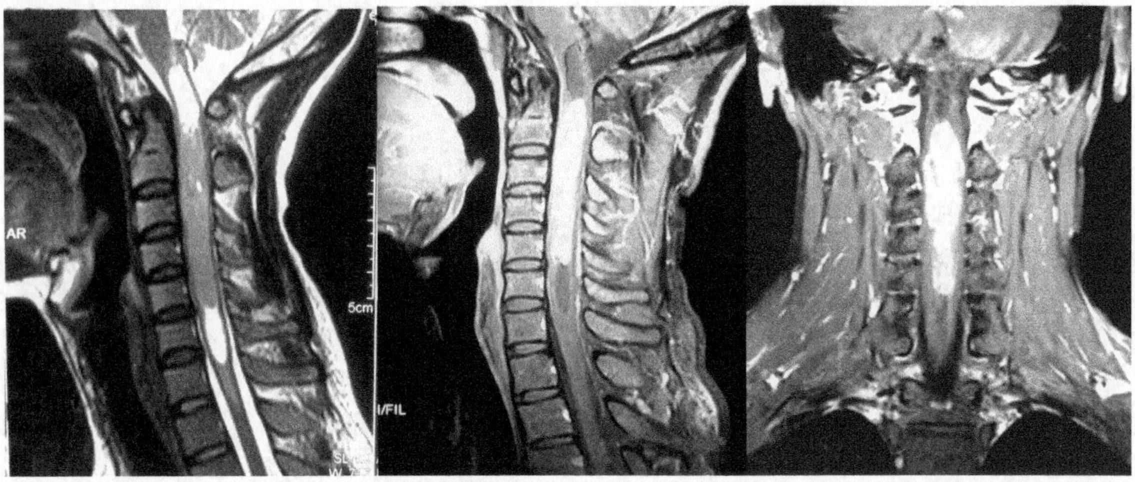

图 60-6　颈椎 MRI 平扫 T_2 序列可见肿瘤位于延髓至颈$_7$椎体水平，肿瘤两极伴有囊变，肿瘤实体部分呈明显均匀强化

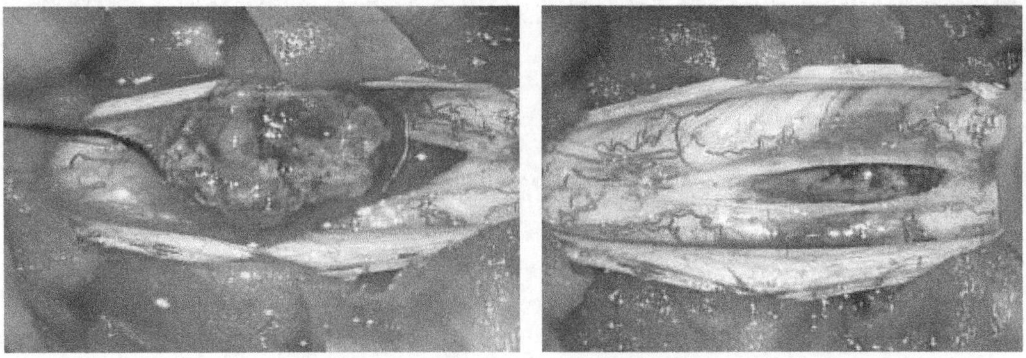

图 60-7　术中可见肿瘤位于脊髓内，血供中等，呈暗红色，有假包膜，与脊髓组织边界尚清

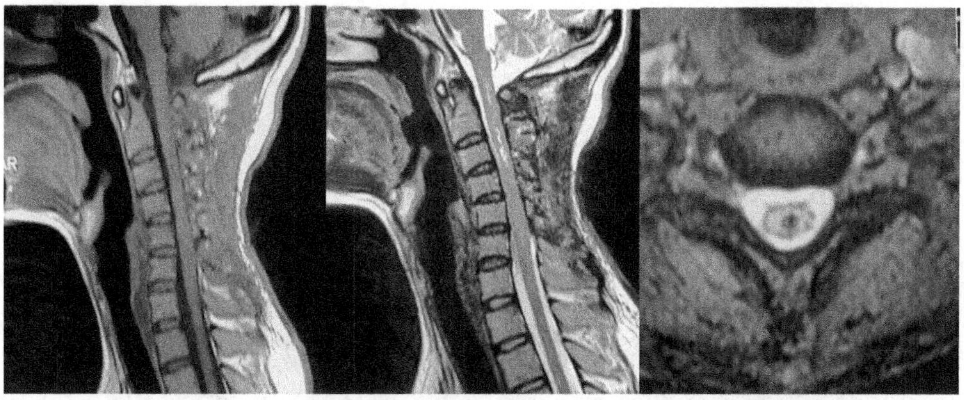

图 60-8　术后 3 个月颈椎 MRI 平扫提示肿瘤全切，脊髓继发性空洞改善明显

8. 预后　患者术后的情况与术前的状态及肿瘤的位置有关。多数患者常伴有术后感觉缺失，很可能与脊髓背侧中线切开、术后术区水肿及血管痉挛相关，通常在术后 3 个月内可逐步改善。对于室管膜瘤患者，术前已持续较长时间的功能障碍，术后很难恢复，甚至可能加重，术前症状持续时间短，即使非常严重，症状也常常会明显好转。如果术中全切室管膜瘤，患者治愈或其肿瘤得到控制的时间要明显好于次全切加放疗。

二、星形细胞瘤

1. 流行病学　星形细胞瘤（astrocytoma）在脊髓内肿瘤的发病率仅次于室管膜瘤，居第二位，约占脊髓髓内肿瘤的 30%，多发生于青年女性，以颈髓胸髓节段多见。

2. 解剖学　星形细胞瘤大体呈灰红色，常有囊性病变，囊液多呈金黄色，瘤体出血、坏死较少见，在脊髓内肿瘤沿脊髓纵轴浸润性生长，肿瘤和脊髓无明显边界，肿瘤体多呈梭形，并常累及多个脊髓节段。

3. 分子生物学　脊髓星形细胞瘤起源于脊髓白质的星形细胞。

4. 病因病理　肿瘤组织由星形细胞组成，组织学形态常分为两种形态，即浸润性生长的星形细胞瘤和局限性生长的星形细胞瘤。多数星形细胞瘤为良性，细胞分化一般比较成熟，纤维型星形细胞瘤富于胶质纤维，原浆型星形细胞瘤富于细胞质，核分裂象少见，血管反应不明显，可见有囊变和小灶状钙化。若肿瘤细胞比较密集且有核分裂、细胞异型性，血管内皮细胞和外膜细胞增生，灶状出血坏死则称为生长活跃星形细胞瘤或分化不良星形细胞瘤。

5. 临床表现　脊髓星形细胞瘤的临床表现和脊髓室管膜瘤相似，也可发生囊变和出血，但质地更坚韧些，由于肿瘤生长缓慢，大多数病例病程较长，早期症状多不明显，可表现为肿瘤部位以下肢体麻木无力，随着病情渐进性发展，逐渐出现脊髓受压症状，如果肿瘤囊性变病情突然加重可出现瘫痪可能。由于星形细胞瘤位于脊髓内，故感觉障碍由上向下发展，有时感觉平面不明显，可出现感觉分离现象，自主神经功能障碍出现较早。

6. 辅助检查

（1）MRI 检查：星形细胞瘤在 MRI 上的表现是多样的，在增强 MRI 上，可见肿瘤边缘不规则，强化后可呈均匀、斑片状强化，其中不均匀强化及边缘增强明显的比较常见（图 60-9）。

（2）腰椎穿刺脑脊液检查：压颈试验显示梗阻性表现，脑脊液蛋白质含量增高。

7. 治疗　脊髓胶质瘤大多为良性，约有 1/3 的良性浸润性星形细胞瘤没有可辨认的边界，肿瘤常偏向一侧或突出于脊髓表面，后正中沟较难确定，脊髓增粗，脊髓纹理消失，若肿瘤质地较软，多呈浸润性生长，对于这类患者多数为部分或大部切除明确病理，部分星形细胞瘤也可由类似于室管膜瘤的边界，但是与脊髓间却没有可分离的界面，应从肿瘤的中心到外缘有条理的切除，星形细胞瘤的颜色与正常脊髓组织不同，手术医师必须根据自己的经验进行判断，术中应尽力保护脊髓的血管，若肿瘤容易识别则继续切除，如果识别困难或是术中运动电位发生改变则须停止手术。少数胶质瘤可能呈多中心生长，在两部分肿瘤团块间可能存在有功能的脊髓组织，切除肿瘤时应注意保护。

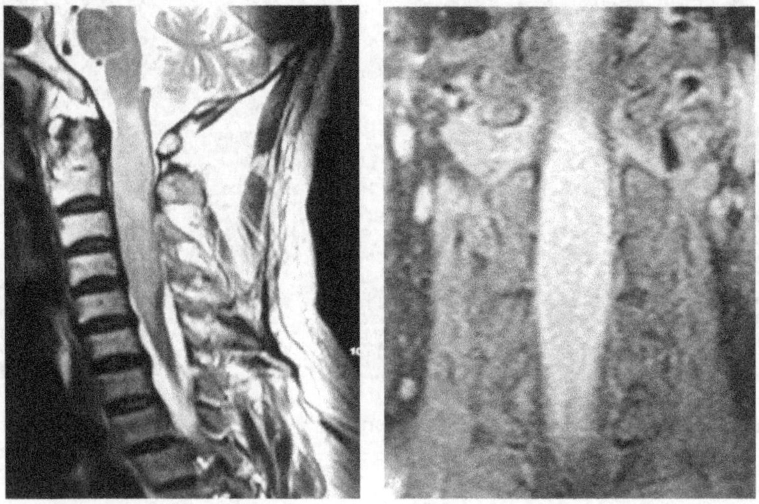

图 60-9　颈椎 MRI 平扫提示颈髓髓内等 T_1 等 T_2 占位性病变，病变累及延髓至颈$_5$椎体水平，术后病理提示为星形细胞瘤(Ⅱ级)

8. *预后*　胸段脊髓髓内胶质瘤患者术后功能常有减退，可能与此节段脊髓血液供应差及脊髓萎缩相关，其中年龄可能是影响预后的重要因素，因此在髓内肿瘤没有出现严重神经功能障碍之前早期诊断，积极手术治疗是非常重要的。

三、血管网状细胞瘤

1. *流行病学*　血管网状细胞瘤又称血管母细胞瘤，髓内血管网细胞瘤占脊髓髓内肿瘤的 3%～8%，好发于颈段脊髓，通常位于脊髓背外侧，与软膜粘连，其中 15%～25% 的患者合并有 Hipple-Lindau 综合征，该疾病为一种不完全表达和外显的常染色体显性遗传病，可见于各年龄段，但幼儿少见。

2. *解剖学*　绝大多数血管网状细胞瘤为实体性，有完整包膜，瘤体呈暗红色，肿瘤血供丰富，常有数根动脉供血，引流静脉明显纡曲怒张，邻近脊髓可伴有继发空洞形成，少数肿瘤呈囊变，类似于小脑血管网状细胞瘤，但红色的附壁结节可不明显(图 60-10)。

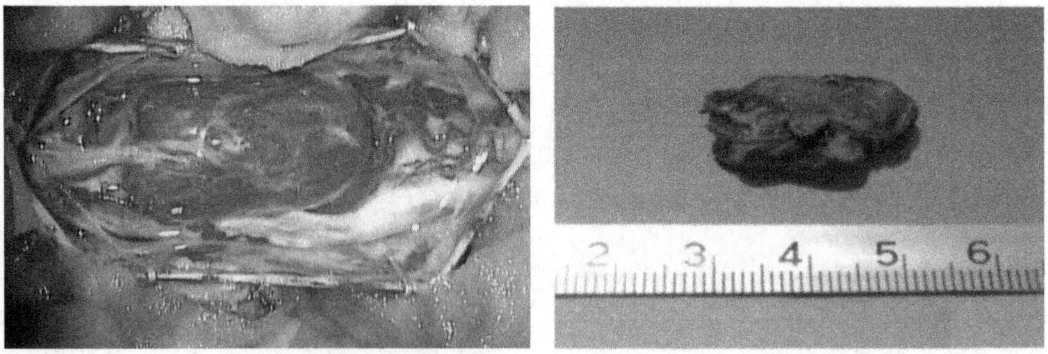

图 60-10　术中可见肿瘤呈鲜红色，血供丰富，邻近可见多条粗大引流静脉

3. *分子生物学*　血管网状细胞瘤来源于血管周围的间叶组织的良性肿瘤，属于中胚叶的细胞残余。组织学上血管网状细胞瘤分为囊性和实性两种，其中囊变是该肿瘤的特征之一。

4. *临床表现*　血管网状细胞瘤的临床特点多样，早期症状不具有特异性，且进展不明显，主要以病变部位疼痛和肢体肌力下降，疼痛一般位于肿瘤水平，很少伴有放射痛，如果病变位于腰膨大或圆锥部位则可引起背部和下肢的放射性痛，早期即可出现二便功能障碍。

5. *辅助检查*

(1)CT 检查：多数病例无异常发现。

(2)MRI 检查:血管网状细胞瘤在 T_1 加权像上呈等信号或稍高信号,在 T_2 加权像上为高信号,邻近脊髓常有继发空洞形成,伴有空洞的瘤体常为小而局限的圆形或椭圆形,同时在 T_1 及 T_2 加权像上于肿瘤边缘和肿瘤邻近区域均可见不规则的点状或线状血管流空影,为血管网状细胞瘤的特征影像之一,强化后可将肿瘤呈明显强化(图 60-11A 和 B)。

(3)脊髓血管造影:脊髓血管造影能显示致密的中路结节及供血动脉和引流静脉,对于定位、定性诊断血管网状细胞瘤有重要价值,而且能够判断供血动脉的数目、部位、来源及走向,对于手术的顺利进行有重要指导意义(图 60-11C 和 D)。

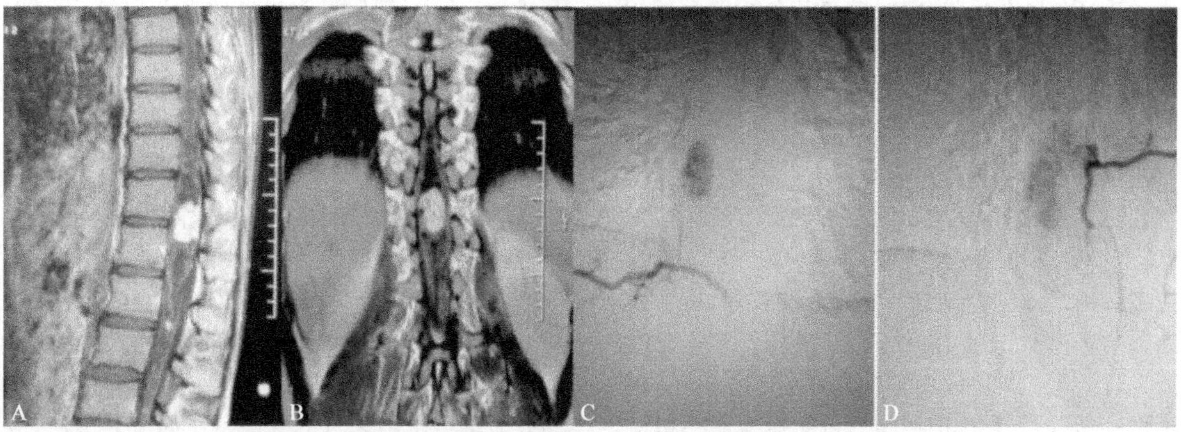

图 60-11　A 和 B. 胸椎 MRI 强化可见胸$_{12}$至腰$_1$ 椎体水平髓内占位性病变,呈明显强化,局部中央管扩张;C 和 D. 脊髓造影可见胸$_{12}$至腰$_1$椎体水平致密肿瘤结节,其上下极均可见供血动脉

6. *诊断及鉴别诊断*　脊髓内血管网状细胞瘤应与脊髓内室管膜瘤相鉴别,两者均可致病变两端脊髓产生继发性空洞,血管网状细胞瘤在 MRI 平扫上可见不规则点状血管流空影,强化后病变呈明显均匀强化,而室管膜瘤大多呈明显不均匀强化,两极可伴有囊变坏死。

7. *治疗*　血管网状细胞瘤的手术需要切除其附着的软膜。电灼软膜表面的血管后,沿肿瘤附着的基底部环状切开软膜,然后轻柔地牵拉分离埋藏于脊髓内的肿瘤,如果肿瘤体积较大,可以在肿瘤一端切开脊髓来扩大视野及操作范围,肿瘤不能从瘤内切除,只能电灼肿瘤表面,缩小体积,分离肿瘤边界。切除肿瘤后瘤床用生理盐水冲洗,并用止血纱布覆盖止血,应注重蛛网膜的缝合,以免发生脊髓粘连牵拉脊髓,造成术后神经功能障碍。术后胸椎 MRI 平扫结果见图 60-12。

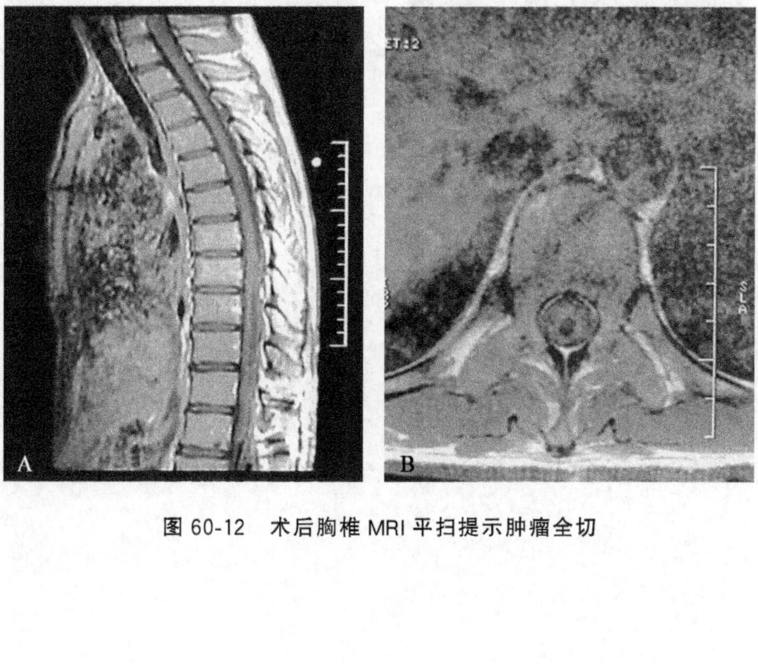

图 60-12　术后胸椎 MRI 平扫提示肿瘤全切

四、海绵状血管瘤

1. 流行病学　脊髓内海绵状血管瘤(cavernous angioma)为一种不常见的良性血管性肿瘤，各段脊髓的发生率大致相同。

2. 解剖学　海绵状血管瘤呈暗红色，血供不丰富，质地中等，有包膜，肿瘤周边常存在明显的胶质瘢痕，肿瘤与胶质瘢痕间分界清楚，而胶质瘢痕与邻近脊髓组织分界不清。

3. 病因病理　呈圆形或不规则形，呈结节状或分叶状，边界不太清楚，质软而有弹性，多呈淡紫或紫蓝色。由大而不规则的腔隙组成，甚似静脉窦，腔内壁衬以单层内皮细胞，很少增生，外围则由厚薄不一的纤维组织包绕。有的腔壁较厚，是由外膜细胞增生所致。腔内含有红细胞和纤维蛋白性物质。有些大血管腔隙内皮细胞增生，形成乳头状结构，突向管腔。在小的腔隙内可见血栓或钙化。

4. 分子生物学　海绵状血管瘤由众多薄壁血管组成的海绵状异常血管团。

5. 临床表现　由于脊髓髓内海绵状血管瘤容易反复出血，发生出血时可引起神经系统病情的急剧恶化，随着血肿的吸收，机化的修复，患者的临床症状局部改善，当肿瘤再次出血时，神经系统状况又再次恶化，如此反复，最终可致病变节段脊髓功能障碍，因此临床上病人神经系统间歇性进行性恶化是本病的典型表现。

6. 辅助检查

(1)MRI检查：肿瘤在 T_1 加权像上呈低或稍高信号，在 T_2 加权像上呈高低混杂信号，T_1 和 T_2 加权图像上，在病灶周围均可见环形低信号带，伴有出血时随出血时期不同，出现相应的异常信号，增强扫描后，肿瘤无明显强化，肿瘤邻近脊髓通常无继发性空洞形成(图 60-13)。

(2)脊髓血管造影检查：海绵状血管瘤脊髓造影检查结果多为阴性。

7. 治疗　手术时需切开草绿色或黄白色的胶质增生带，显露杨梅状的紫黑色肿瘤后，再电凝皱缩肿瘤包膜，多可顺利游离并全切肿瘤，肿瘤周围的胶质增生带与邻近的脊髓组织间分界不清，故分离肿瘤不能在其间进行，以免损伤脊髓组织(图 60-14)。另外，由于肿瘤可发生结节状突起，或因肿瘤多次出血而使小部分肿瘤与肿瘤主体分离，所以在分离切除肿瘤时需小心避免微小瘤结节残留。

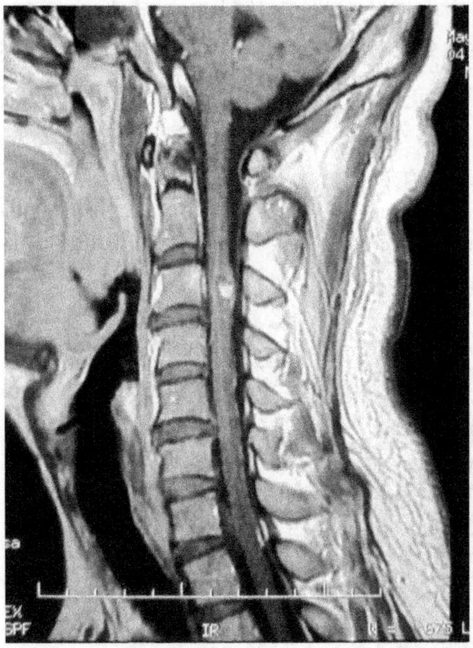

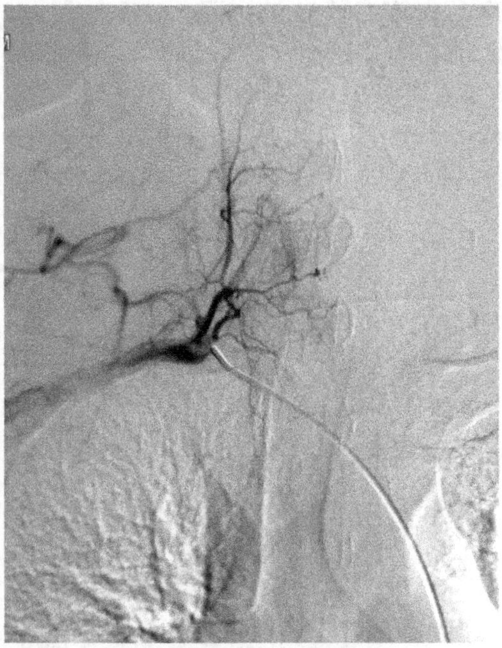

图 60-13　颈椎 MRI 强化可见颈$_3$椎体水平髓内异常强化结节，脊髓造影检查未见明显异常

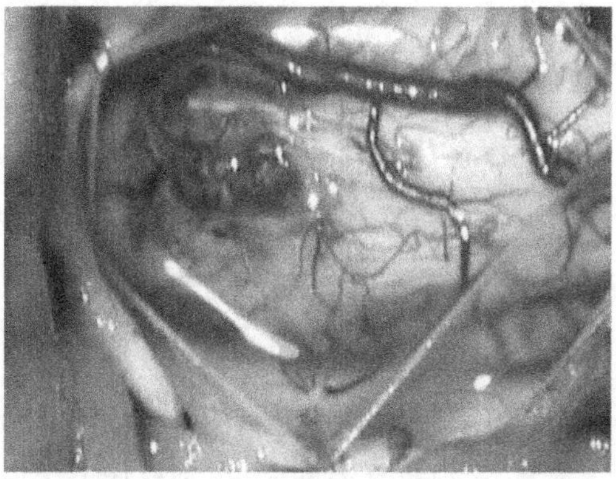
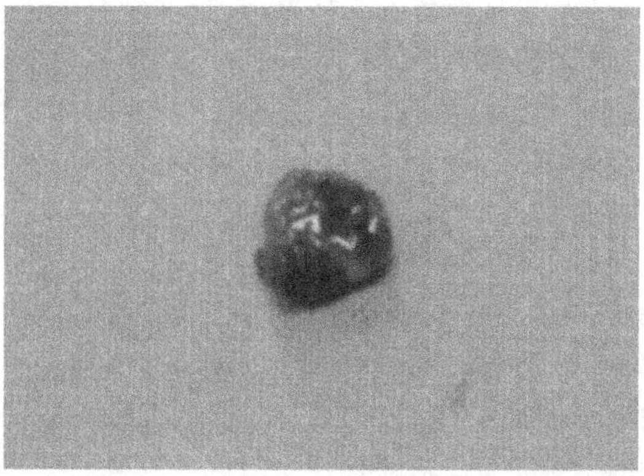

图 60-14　术中可见肿瘤呈蓝紫色桑椹状，血供中等，与周围正常脊髓粘连，肿瘤表面可见异常引流静脉

第三节　先天性肿瘤

椎管内先天性肿瘤（congenital spinal tumor）为胚胎发育期残存的胚层细胞发展而成。它们可由一个胚层构成，也可由 2 个或 2 个以上胚层组织构成。依组织结构不同分为表皮样囊肿（epidermoid cyst）、皮样囊肿（dermoid cyst）、畸胎瘤（teratoma）、肠源性囊肿（enterogenous cyst）、脂肪瘤（spinal lipoma）、脊索瘤（chordoma）等。

一、表皮样囊肿、皮样囊肿及畸胎瘤

1. *流行病学*　脊髓表皮样瘤又称脊髓表皮样囊肿是脊髓先天性肿瘤中最常见的一种，多发生于圆锥马尾，可位于髓内或髓外。青少年发病率高，男女无差别，起病缓慢，病程长，早期症状多不明显，部分病例伴有脊柱裂或隐性脊柱裂、脊髓空洞症等其他先天畸形。

2. *解剖学*　病变多发生于胸髓以下节段，肿瘤大部分位于腰骶部。肿瘤有完整包膜，呈囊肿样结构，囊肿内含光亮白色的豆腐渣样胆脂物质聚集，皮样囊肿中可见有毛发（图 60-15）。

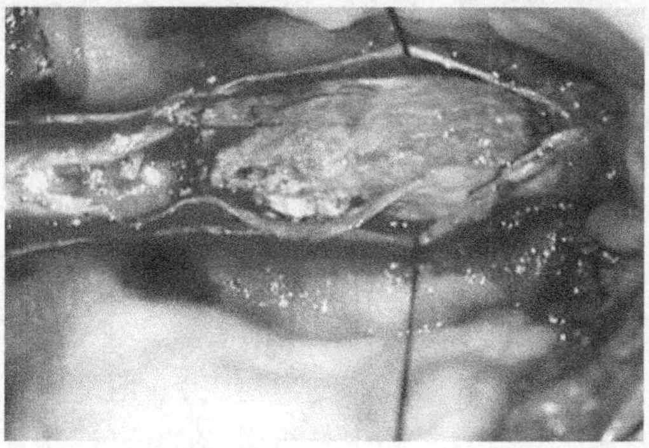
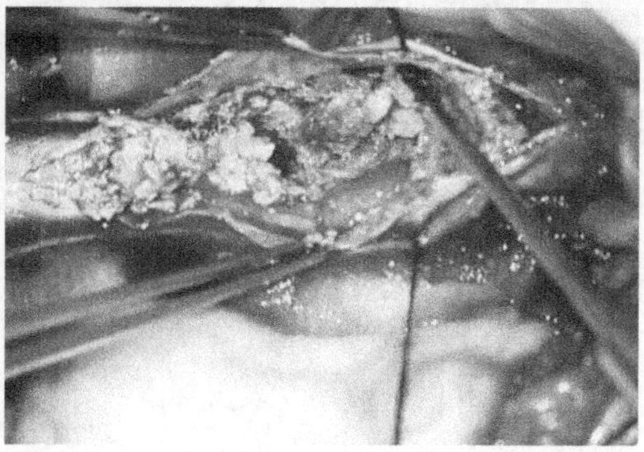

图 60-15　术中可见肿瘤呈暗黄色胆脂样，有包膜，其中可见少量毛发

3. *分子生物学*　表皮样囊肿起源于异位表皮细胞，而皮样囊肿是少见的先天性肿瘤，又名皮样瘤。畸胎瘤属于颅内生殖细胞肿瘤，这是一类有特殊病理性质、临床表现和治疗方法的肿瘤，起源于生殖细胞。

4. *病因病理*　显微镜下可见囊壁由复层扁平上皮构成，其底层为纤维结缔组织及真皮层。皮样囊肿含外胚层与中胚层两种成分，如汗腺、皮脂腺等皮肤附件。畸胎瘤是含多种异位组织的真性肿瘤，由外胚叶、中胚叶及内胚叶三个胚叶衍化的组织组成，肿瘤内含有牙、毛发的油脂状物质。畸胎瘤可生长于硬膜外、硬膜下及髓内。

5. *临床表现*　本病多见于儿童和青年，病程长，患者主要以腰痛、下肢及大小便功能障碍为起

病方式，病情常可自行缓解或加重，常合并脊柱其他骨性畸形，多数病人继发性出现足畸形，如弓形足、足下垂等。此类肿瘤如果较小或无功能，通常无特异性临床表现。早期症状主要包括腰背疼痛、双下肢运动感觉及其反射异常、阳萎及膀胱与直肠括约肌功能障碍。与椎管内其他肿瘤相比较，此类肿瘤患者除发病年龄较轻，病程较长等情况外，还有如下特点：①因为囊肿主要位于脊髓下段，圆锥和马尾部较多，所以腰腿疼痛者较多，常呈钝痛或剧烈神经根性痛；②直肠膀胱功能障碍者较多，约80%以上的病人有排尿排便功能障碍；③运动系统损害可不典型，当囊肿合并腰骶部脊柱裂时，脊髓下端常被固定于较低部位；④若合并皮毛窦时，常可以引发颅内感染，亦有少数皮毛窦者，由于囊内容物刺激引起发热等表现。

6. 辅助检查

(1)CT检查：表皮样囊肿表现为低密度影，CT值为－80～－16Hu，若囊肿内角质物含量较高时呈略低密度或等密度，皮样囊肿时CT平扫表现为均匀或不均匀的低密度影，偶尔病灶内可见边缘毛糙的毛发团，囊壁较厚，呈等或稍高密度影。

(2)MRI检查：表皮样囊肿在T_1加权像上呈低信号，在T_2加权像上呈高信号，强化MRI上肿瘤无强化；皮样囊肿在T_1和T_2加权像上均表现为高信号，有时皮样囊肿在T_1加权像上呈混杂信号，在增强MRI上肿瘤也无强化(图60-16)。

7. *治疗*　本病治疗的最佳选择是手术切除。手术过程中应尽量清除囊内容物，尽可能切除囊壁，对与脊髓或神经根粘连较紧的部分囊壁不宜勉强切除。

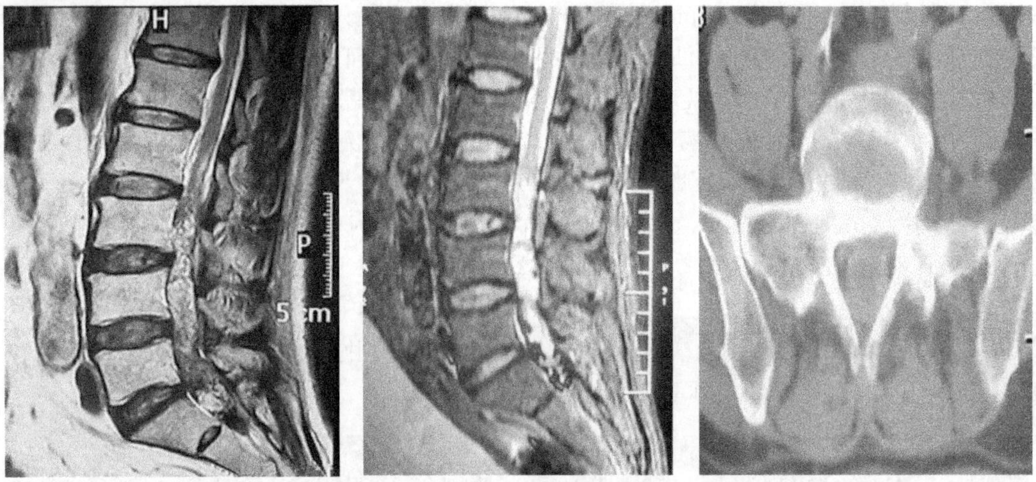

图60-16　腰椎MRI平扫T_2序列可见肿瘤位于腰$_3$至骶$_2$椎管内，呈稍长T_1稍长T_2信号，脂肪抑制序列可见局部呈明显低信号；腰椎CT平扫提示患者合并相应节段隐性脊柱裂

8. *并发症*　表皮样囊肿、皮样囊肿及畸胎瘤通常合并其他先天畸形，如脊柱裂、腰背部皮肤和软组织异常，少数可有内脏畸形。表皮样囊肿术后常引起无菌性脑膜炎。

9. *预后*　皮样囊肿和表皮样囊肿全切除后，预后较好，复发率较低。对于部分切除的病例，症状亦可以得到较好的缓解。良性畸胎瘤手术切除后预后亦较好。对于椎管内成熟型畸胎瘤产生的类癌瘤，预后尚不明确。

二、脊索瘤

1. *流行病学*　脊索瘤(chordoma)是一种罕见的原发性恶性肿瘤，位于脊椎椎体和椎间盘内，罕见累及骶前软组织，大多数脊索瘤起源于椎骨附近骨内脊索残留物而不是椎间盘。好发于50－60岁的中老年，亦发生于其他年龄。两性均可累及，发病率无差异。其生长缓慢，在出现症状前，往往已患病5年以上。50%在骶尾部，35%位于蝶枕部，其他依次为颈、胸、腰椎部、骶尾部肿瘤。

2. *解剖学*　肿瘤呈圆形或分叶状，质软，呈胶状。可有局部出血、坏死、囊性变及钙化等。早期一般具有包膜，附近常有碎骨片及死骨。

3. *病因病理*　镜下显示肿瘤组织变化较多，各个病例不同，甚至同一种瘤的不同区域内也不同。分化差的组织，细胞排列紧密，体积较小，边缘清晰。细胞内外黏液成分较少，分化成熟的组织，细胞排列稀疏，体积较大，呈梭形或多边形，胞质内有明显的空泡，肿瘤的间质中有纤维间隔，且有多量的黏液积聚，高度恶化时可见核分裂象。

4. 分子生物学　脊索瘤由胚胎残留或异位脊索形成，生长缓慢，且很少发生远处转移(晚期可转移)，但其局部破坏性很强，因肿瘤继续生长而危害人体，且手术后极易复发，故仍属于恶性肿瘤。

5. 临床表现　疼痛为最早症状，多系由肿瘤扩大侵犯或压迫邻近重要组织或器官所引起。位于骶尾部的肿瘤常引起尾部疼痛，随后局部出现肿块，并逐渐长大，从皮下隆起，也可向盆腔内发展，压迫膀胱和直肠，引起尿失禁、便秘、坐骨神经痛等症状。位于蝶枕部的肿瘤可压迫视神经及其他脑神经、垂体、脑干等，在后期并可引起颅内高压。在椎管周围有脊髓受压者，可引起根性疼痛、截瘫、大小便失禁等。如果肿瘤侵犯脊柱，通常可出现脊髓压迫征，直接浸润，累及腹膜后组织。肿瘤足够大时可造成肠腔狭窄或侵犯膀胱。肛检可在直肠外扪到肿块。

6. 辅助检查

(1)X 线检查：X 线平片显示肿瘤以溶骨性破坏为主，不见钙化及骨化，可见骶骨局部破坏及其钙化斑块，位于骶、尾椎的肿瘤自骶椎中央或偏一侧产生局限性骨质破坏，可使骨质扩张，变薄，消失，位于胸、腰椎椎体者椎体破坏压陷，但椎间隙保持完整。

(2)CT 检查：CT 对确定肿瘤具有定位和定性价值，发现肿瘤有钙化或斑块形成，具有重要价值，并可指导手术，静脉注射药物后能够明显强化，有助于阐明肿瘤的内容物及其周边包膜特征，骶骨脊索瘤的骨扫描检查常为密度减低或冷结节，CT 可清晰显示脊索瘤骨破坏和软组织阴影与马尾神经，大血管及周围组织的关系，注射造影剂可增强 CT 影像的清晰度。

(3)MRI 扫描：磁共振检查对肿瘤有定位和定性价值，是评价脊索瘤非常有益的手段，当 CT 扫描发现骨性破坏后，应常规进行磁共振检查，脊索瘤 T_1 像上呈低信号或等信号，T_2 像上呈高信号，分叶状的高信号病变与低信号分隔明显，值得提示的是磁共振可区别肿瘤类型，一般经典脊索瘤比软骨型脊索瘤呈更长的 T_1 和 T_2 信号(图 60-17，图 60-18)。

7. 诊断及鉴别诊断　骨巨细胞瘤、神经纤维瘤和脊索瘤都是发生在骶骨的常见肿瘤，它们有相同的临床症状，X 线片同是溶骨性破坏，彼此容易混淆，需要鉴别，但前两者多为 20－40 岁的青壮年，骨巨细胞瘤病变部位有明显的偏心性；神经纤维瘤的破坏围绕神经孔，使之变大，消失，病变周围有硬化骨，其他少见的良性肿瘤，由于症状轻微，X 线片有各自的影像学特征，容易鉴别，更少见的骶骨高恶性肿瘤具有病史短，疼痛剧烈，影响睡眠，卧位不起呈强迫体位，病人很快出现精神不振、体重下降、消瘦、贫血和发热等，X 线片肿瘤破坏发展较快，呈溶骨性或成骨性穿刺点在后部正中骨质破坏严重的部位，阳性率可高达 90%，因此术前获得病理组织学诊断并不困难。

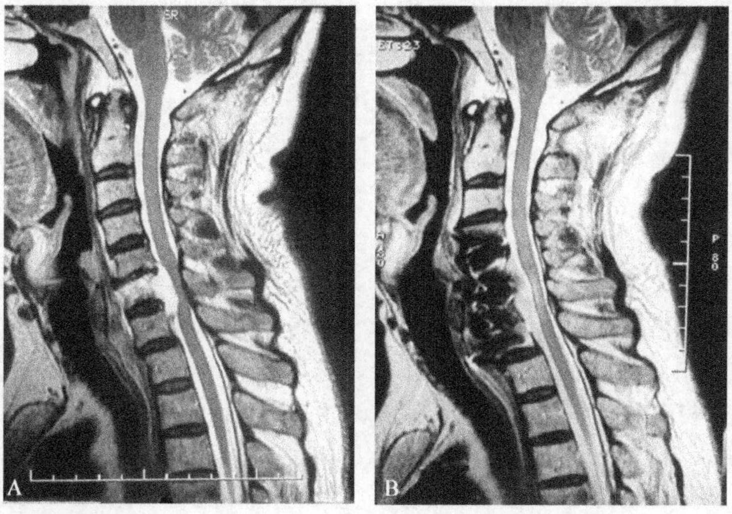

图 60-17　患者颈椎 MRI 平扫提示颈$_6$ 椎体水平椎管内占位，呈稍长 T_1 长 T_2 信号，行前路肿瘤切除及钛网固定，病理提示为脊索瘤，术后颈椎 MRI 平扫提示肿瘤全切，钛网固定良好

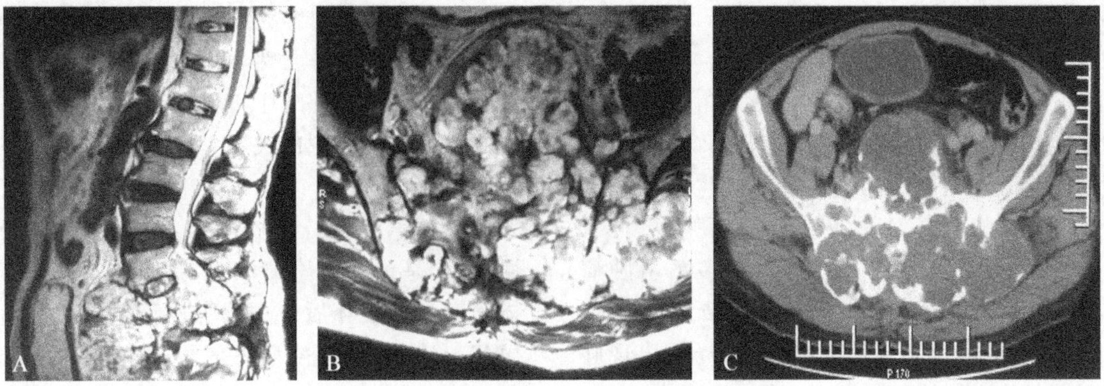

图 60-18　腰椎 MRI 强化提示腰骶部椎管内外及盆腔内广泛占位性病变，呈明显不均匀强化，腰骶椎 CT 提示局部骨质破坏明显，穿刺活检提示为脊索瘤

8. *治疗*　目前脊索瘤的外科切除是主要的治疗方法。在脊索瘤切除后，尽早进行 CT 或 MRI 检查，以证实肿瘤切除程度及是否有肿瘤残余，对于拟定术后辅以放疗与否或定期随访有重要指导价值。

9. *预后*　脊索瘤发生转移的概率不高，位于骶尾部的脊索瘤发生转移者较多，而颅底与骶椎以上脊柱的肿瘤转移的却很少。一般均在肿瘤发生 10 年以后才出现转移，局部淋巴结常被累及，随后血液转移至肺、肝及腹膜等，术后容易复发。

三、脂肪瘤

1. *流行病学*　髓内脂肪瘤（spinal lipoma）比较少见，占原发性脊髓内肿瘤的 2%～5%，好发于 11—30 岁，无性别差异，起病缓慢，病程较长多位于胸段脊髓表面，向脊髓内外生长。

2. *解剖学*　脂肪瘤好发于脊髓圆锥内，与周围组织之间的境界清楚，其质地较软，生长缓慢，大多数体积都较小。肿瘤呈黄色，类似正常脂肪组织，肿瘤组织和脊髓多无明显界线，脂肪颗粒可侵及脊髓内，而在脊髓表浅呈弥漫性生长，可累及多个节段。

3. *病因病理*　瘤状物由分化成熟的脂肪细胞组成，并被纤维条索将瘤组织分割成大小不等的脂肪小叶。其中纤维成分较多的脂肪瘤又称纤维脂肪瘤，血管丰富的脂肪瘤又叫作血管脂肪瘤。

4. *分子生物学*　脂肪瘤是由间质组织胚胎发育异常而引起的，周围有一层薄的结缔组织包囊，内有被结缔组织束分成叶状成群的正常脂肪细胞，中间可混杂有神经纤维，有的脂肪瘤在结构上除大量脂肪组织外，还含有较多结缔组织或血管，即形成复杂的脂肪瘤。

5. *临床表现*　肿瘤压迫脊髓，临床上表现为脊髓压迫症状。临床上将脊髓脂肪瘤非分为两种类型：①软脊膜下脂肪瘤，好发于胸段和颈胸段脊髓，多无脊柱脊髓发育异常，多以病变节段相对应的区域疼痛为首发症状；②圆锥脂肪瘤，常伴有低位脊髓，椎管闭合不全和皮下脂肪垫。主要临床症状为单腿或双下肢痉挛无力、踝趾关节畸形和括约肌障碍。

6. *辅助检查*

（1）X 线检查：X 线可显示受累节段椎管直径增大和伴发脊柱裂。

（2）CT 检查：脊髓 CT 可见脂肪瘤表现为低密度，CT 值在－100Hu 左右。

（3）MRI 检查：脂肪瘤 MRI 表现为 T_1 加权像为高信号，T_2 加权像也为高信号，肿瘤边界清楚，无囊变，无继发脊髓空洞，在圆锥的脂肪瘤可见脊髓低位、脊柱裂等畸形（图 60-19，图 60-20）。

7. *治疗*　脊髓脂肪瘤属于良性肿瘤，硬脊膜外的脂肪瘤可完全切除，硬脊膜下的脂肪瘤生长广泛，与正常脊髓粘连紧密，脂肪颗粒侵入其中，故手术全部切除比较困难，可施行椎板切除及肿瘤部分切除以达到减压的目的，如果肿瘤累及的范围不大，仍可以完全切除（图 60-21）。

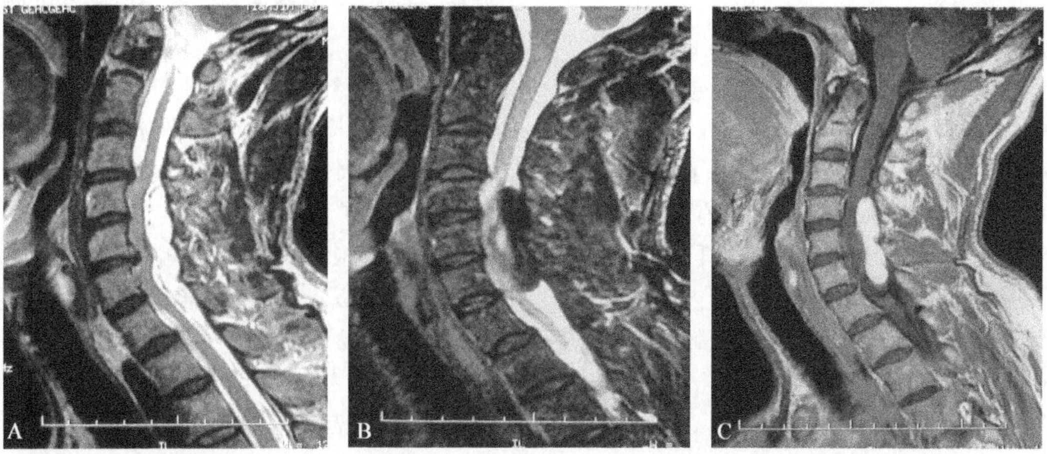

图 60-19　颈椎 MRI 平扫可见 $C_{4\text{-}6}$ 髓内长 T_1 长 T_2 信号占位性病变，脂肪抑制序列呈明显低信号，强化后未见明显强化

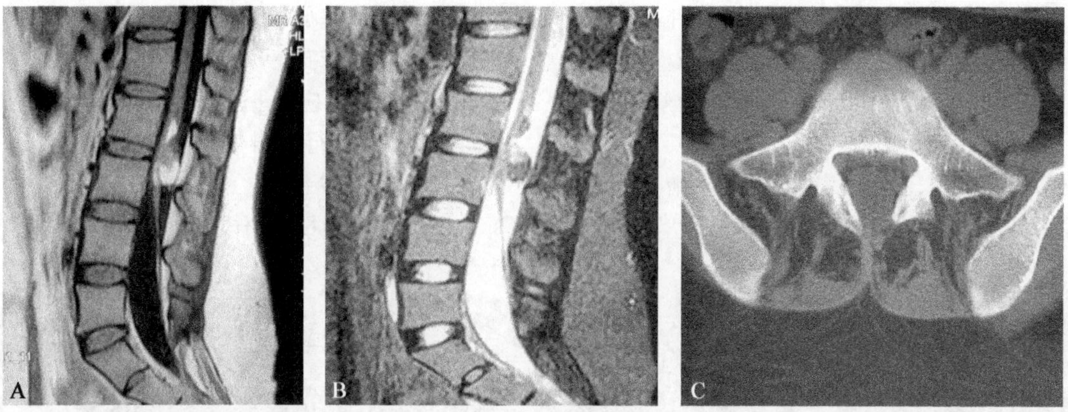

图 60-20　腰椎 MRI 平扫提示腰$_{2\text{-}3}$椎体水平椎管内占位，脂肪抑制序列呈明显低信号，同时腰骶 CT 可见患者合并隐性脊柱裂

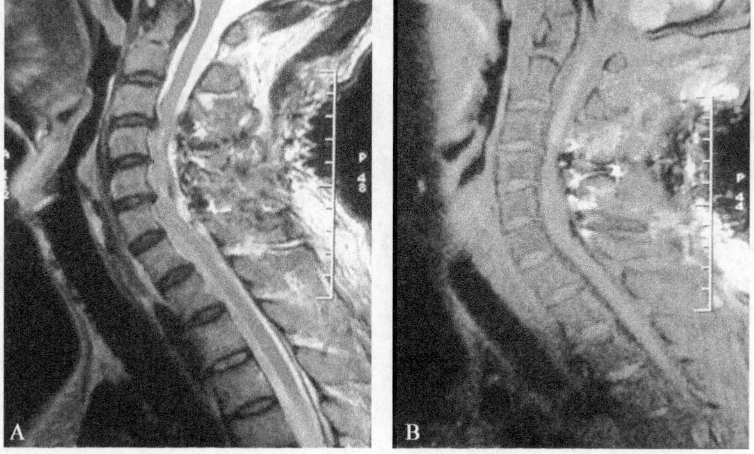

图 60-21　术后 2 周颈椎 MRI 平扫提示肿瘤近全切除，局部颈髓肿胀

四、转移性肿瘤

1. *流行病学* 转移性肿瘤(metastatic tumor)为身体其他部位的组织或器官的恶性肿瘤转移而来,原发病灶往往不易被发现,约占髓内肿瘤的5%,转移瘤可分为髓内或髓外,主要有胸肺部肿瘤血管源性转移而来,另外黑色素瘤、纤维肉瘤和原始神经外胚层肿瘤都可发生在脊髓髓内。

2. *解剖学* 脊髓转移瘤常见于胸腰段,大多位于硬膜外,少数位于脊髓内,常破坏椎板而长入椎旁肌肉组织中。

3. *分子生物学* 常见的有肺癌、肝癌、甲状腺癌、绒毛膜上皮癌等的血液转移,或脊柱恶性骨瘤直接侵袭;淋巴瘤或白血病对脊髓侵袭多见于老年人和中年人。

4. *病因病理* 转移至椎管内及髓内的途径有:①经动脉播散;②经椎静脉系统播散;③经蛛网膜下腔;④经淋巴系统播散;⑤邻近的病灶直接侵入椎管内

5. *临床表现* 患者往往起病急病情发展快,发病后多在1个月内出现脊髓休克,呈弛缓性瘫痪。病人一般情况差,自主神经功能出现较早。

6. *辅助检查*

(1)X线检查:在X线平片上脊髓转移瘤主要表现为椎管周围不同程度的骨质破坏而不是慢性压迫性椎管扩张。

(2)CT检查:表现为脊髓硬膜外软组织阴影,向外累及邻近椎体,向内累及脊髓,可见局部骨质破坏和肿瘤轮廓。

(3)MRI检查:能更清晰地显示转移性肿瘤的部位、累及的范围及脊髓是否受累,可表现为长 T_1 长 T_2 征象,病变外形不规则,多位于硬膜外腔的侧后方(图60-22)。

7. *治疗* 应采用综合治疗方法,手术方式及策略同脊髓内肿瘤,手术可减轻脊髓受压程度,如可能应尽量切除肿物,明确病理后可为术后放疗及化疗提供可靠依据,手术的原则主要是充分的椎板切除减压,术后应根据病理结果提示,积极明确原发灶,必要时可行全身PET-CT检查(图60-23),并应辅助放、化疗治疗。

8. *预后* 预后不佳。

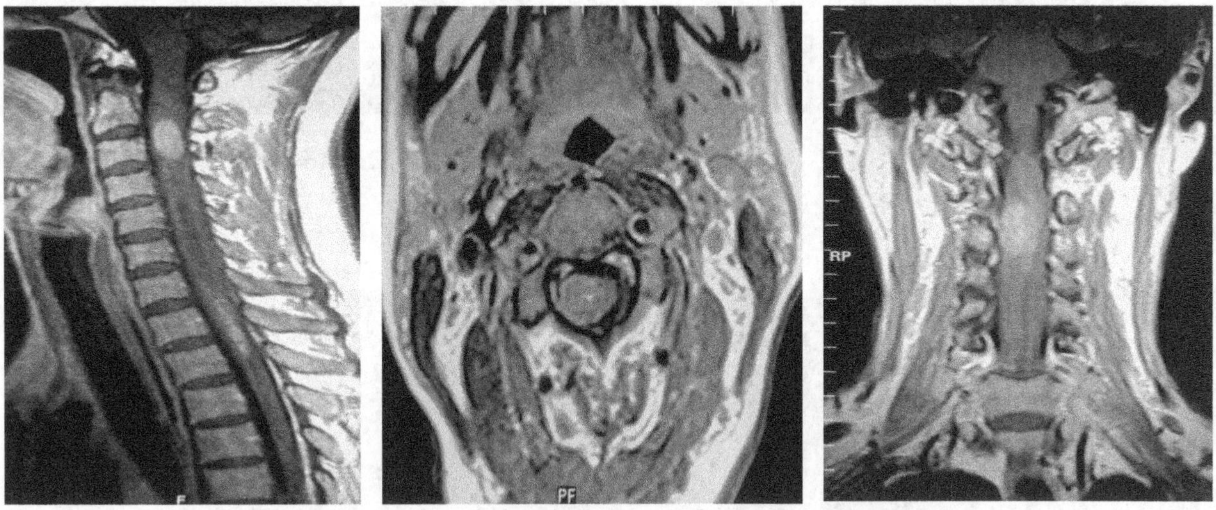

图60-22 颈椎MRI强化检查可见 C_3-T_2 椎体水平髓内占位,呈明显强化,其中肿瘤主体位于 C_3 椎体水平

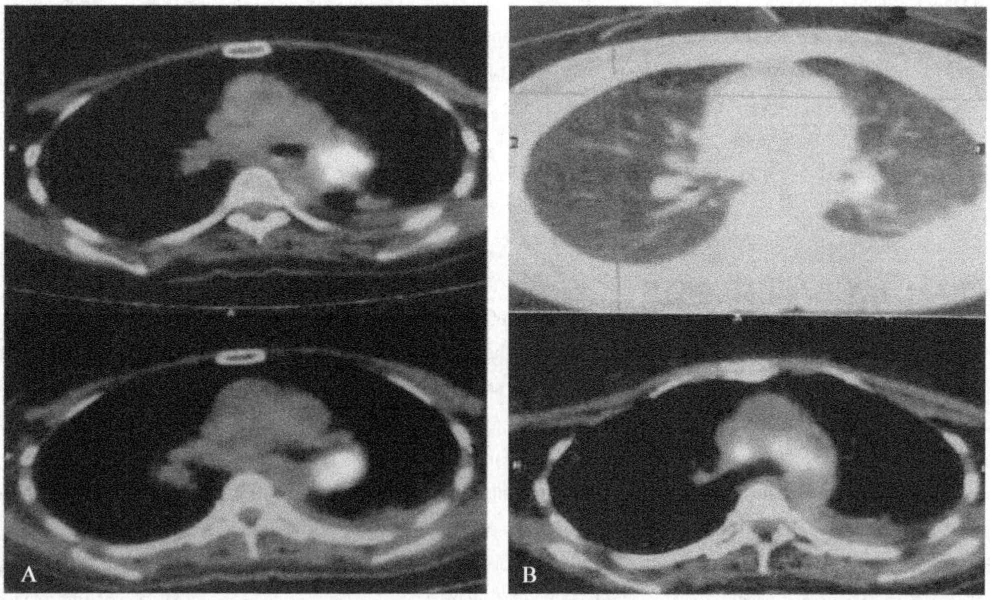

图 60-23　全身 PET-CT 提示左侧肺门局部高代谢病灶，考虑恶性肿瘤的可能

（朱　涛　刘　通）

参考文献

[1] Harrop JS, Ganju A, Groff M, et al. Primary intramedullary tumors of the spinal cord. Spine (Phila Pa 1976), 2009, 34(Suppl 22): S69-77

[2] Higashi H, Fukutomi T, Watanabe T, et al. Seven cases of breast cancer recurrence limited to the central nervous system without other visceral metastases. Breast Cancer, 2000, 7: 153-156

[3] Schiff D, O′Neill BP. Intramedullary spinal cord metastases: clinical features and treatment outcome. Neurology, 1996, 47: 906-912

[4] Benzagmout M, Boujraf S, Oulali N, et al. Intradural extramedullary ependymoma: Is there constantly a hormonal relationship? Surg Neurol, 2008, 70: 536-538

[5] Cerase A, Venturi C, Oliveri G, et al. Intradural extramedullary spinal anaplastic ependymoma. Case illustration. J Neurosurg Spine, 2006, 5: 476

[6] Cheng CH, Lee TC, Huang HY, et al. Extramedullary thoracic myxopapillary ependymoma-A case report of a rare tumour. Ann Acad Med Singapore, 1996, 25: 869-872

[7] 沙成，谢红雯，杨玉明，等. 颈部哑铃形肿物的显微外科治疗. 中国临床神经外科杂志，2002，7(1)：24-26

[8] González Feria L, Fernández Martín F, Ginovés Sierra M, et al. Giant dorsal extramedullary ependymoma. Arch Neurobiol (Madr), 1971, 34: 325-332

[9] Graça J, Gültasli N, D′Haene N, et al. Cystic extramedullary ependymoma. Am J Neuroradiol, 2006, 27: 818-821

[10] Wiedemayer H. Functional outcome after surgical treatment of intramedullary spinal cord tumors: experience with 78 patients. Spinal Cord, 2005, 43(1): 34-41

[11] Kinsman MJ, Callahan JD, Hattab EM, et al. Extramedullary spinal ependymoma: A diagnostic challenge and review of the literature. Clin Neurol Neurosurg, 2011, 113: 661-664

[12] Hakuba A, Komiyama M, Tsujimoto T, et al. Transuncodiscal approach to dumbbell tumors of the cervical spinal canal. J Neurosurg, 1984, 61: 1100-1106

[13] McCormick PC. Surgical management of dumbbell tumors of the cervical spine. Neurosurgery, 1996, 38: 294-300

[14] 王忠诚，王贵怀，张俊廷，等. 高颈髓髓内肿瘤术后呼吸循环障碍与处理. 中华神经外科杂志，1998，14(1)：30-33

[15] Kyoshima K, Kobayashi S, Sugita K. Fixation system for cervical spinal operation: Application of the head fixation system and multipurpose cervical frame. Neurosurgery, 1987, 21: 591-594

[16] Schuurmans M, Vanneste JA, Verstegen MJ, et al. Spinal extramedullary anaplastic ependymoma with spinal and intracranial metastases. J Neurooncol, 2006, 79: 57-59

[17] Son DW, Song GS, Han IH, et al. Primary extramedullary ependymoma of the cervical spine: Case report and review of the literature. J Korean Neurosurg Soc, 2011, 50: 57-59

[18] Wagle WA, Jaufman B, Mincy JE. Intradural extramedullary ependymoma: MR-pathologic correlation. J Comput Assist Tomogr, 1988, 12: 705-707

[19] Brotchi J, Bruneau M, Lefranc F, Balériaux D. Surgery of intraspinal cord tumors. Clin Neurosurg, 2006, 53: 209-216

[20] Lee CH, Moon KY, Chung CK, et al. Primary intradural extramedullary melanoma of the cervical spinal cord: Case report. Spine (Phila Pa 1976), 2010, 35: E303-307

[21] Kobayashi S, Uchida K, Kokubo Y et al. A schwannoma of the S1-dural sleeve was resected while the intact nerve fi bers were preserved using microscope: report of a case with early MRI fi ndings. Minim Invas Neurosurg, 2007, 50: 120-123

[22] Lin YH, Huang CI, Wong TT, et al. Treatment of spinal cord ependymomas by surgery with or without postoperative radiotherapy. J Neurooncol, 2005, 71: 205-210

[23] Hsu KC, Li TY, Chu HY, et al. Conus medullaris metastasis in breast cancer: report of a case and a review of the literature. Surg Today, 2012, 43 (8): 910-914

[24] Hori T, Takakura K, Sano K: Spinal neurinomas: Clinical analysis of 45 surgical cases. Neurol Med Chir (Tokyo), 1984, 24: 471-477

[25] Scotti G, Scialfa G, Colombo N, et al. MR imaging of intradural extramedullary tumors of the cervical spine. J Comput Assist Tomogr, 1985, 9: 1037-1041

[26] Nowinski GP, Visarius H, Notle LP, et al. A biomechanical comparison of cervical laminoplasty and cervical laminectomy with progressive facetectomy. Spine, 1993, 18: 1995-2004

[27] 刘洪泉，杜秀玉，王立忠，等. 椎管内肿瘤的显微外科手术治疗. 中国微侵袭神经外科杂志，2011，16(11): 502-504

[28] Uchida K, Kobayashi S, Kubota C, et al. Microsurgical excision of ganglioneuroma arising from the C8 nerve root within the neuroforamen. Minim Invas Neurosurg, 2007, 50: 350-354

[29] Seppälä MT, Haltia MJ, Sankila RJ, et al. Long-term outcome after removal of spinal schwannoma: a clinicopathological study of 187 cases. J Neurosurg, 1995, 83: 621-626

[30] Oliver B, de Castro A, Sarmiento MA, et al. Dorsal extramedullary ependymoma (author's transl). Arch Neurobiol (Madr), 1981, 44: 215-224

[31] Payer M, Yonekawa Y, Imhof HG. Solitary thoracic intradural extramedullary ependymoma. J Clin Neurosci, 1999, 6: 344-345

[32] Lot G, George B. Cervical neuromas with extradural components: surgical management in a series of 57 patients. Neurosurgery, 1997, 41: 813-820

[33] 胡永珍，王殿洪，李国忠，等. 半椎入路切除椎管内肿瘤. 中国微侵袭神经外科杂志，2013，18(7): 311-313

[34] George B, Laurian C, Keravel Y, et al. Extradural and hourglass cervical neurinomas: the vertebral artery problem. Neurosurgery, 1985, 16: 591-594

[35] O'Toole JE, McCormick PC. Midline ventral intradural schwannoma of the cervical spinal cord resected via anterior corpectomy with reconstruction: technical case report and review of the literature. Neurosurgery, 2003, 52: 1482-1486

[36] Pluta RM, Iuliano B, DeVroom HL, et al. Comparison of anterior and posterior surgical approaches in the treatment of ventral spinal hemangioblastomas in patients with von Hippel-Lindau disease. J Neurosurg, 2003, 98: 117-124

[37] Balak N. Unilateral partial hemilaminectomy in the removal of a large spinal ependymoma. Spine J, 2008, 8 (6): 1030-1036

[38] O'Toole JE, Eichholz KM, Fessler RG. Minimally invasive insertion of syringosubarachnoid shunt for posttraumatic syringomyelia: technical case report. Neurosurgery, 2007, 61 (5, Suppl 2): E331-E332

第 61 章

脊柱脊髓血管病

脊柱脊髓血管与脑血管类似，也可发生血栓形成、栓塞、出血和畸形等病变。但是，人们对脊髓血管病的认识远不如对脑血管病的认识那样详尽。近年来，随着选择性数字减影脊髓血管造影技术和神经介入放射学的飞速发展，人们对脊柱脊髓的血管解剖和血液循环的认识有了很大的提高，对其血管性疾病的病因、病理和病理生理、影像表现、临床诊断和治疗等方面均积累了丰富经验。

脊柱脊髓血管病包括多种疾病，主要有肿瘤性血管病变（包括血管网状细胞瘤和海绵状血管瘤等）、血管畸形［包括动静脉瘘（arteriovenous fistulas，AVFs）和动静脉畸形（arteriovenous malformations，AVMs）等］及动脉瘤。

下面重点讲述脊髓血管畸形，包括硬脊膜动静脉瘘、脊髓动静脉畸形、髓周动静脉瘘和Cobb综合征，对海绵状血管瘤、血管网状细胞瘤及动脉瘤等仅做简要介绍。

第一节　脊髓血管畸形概述

脊髓血管畸形（vascular malformation of spinal cord，VMSC）是一类少见病，约占所有脊髓疾病的10％，常规诊断多有困难，需要与脊髓肿瘤、急慢性脊髓炎、椎间盘突出、椎管狭窄、脊髓蛛网膜炎、椎体退行性病变等疾病相鉴别。

一、分　型

脊髓血管畸形目前仍缺乏统一的分型。Spetzler等将脊柱脊髓血管病变分为三类：①肿瘤性血管病变，包括血管网状细胞瘤和海绵状血管瘤等；②动脉瘤；③动静脉病变。后者又被称为血管畸形，并被细分为动静脉瘘（arteriovenous fistula，AVF）和动静脉畸形（arteriovenous malformation，AVM）。Byrne将脊柱脊髓血管畸形简单分型如下：①硬脊膜动静脉瘘（硬脊膜外AVF或Ⅰ型病变）；②脊髓内动静脉畸形（脊髓AVM或Ⅱ型病变）；③硬脊膜内髓周动静脉瘘（Ⅳ型病变）；④硬脊膜内和硬脊膜外动静脉畸形（复杂、体节性、幼稚型AVM，Ⅲ型病变，如Cobb综合征）；⑤海绵状血管畸形；⑥脊柱脊髓血管性肿瘤。Lasjaunias等则将脊椎血管病变和脊髓血管病变单独进行划分，后者可细分为：①脊髓血管畸形，包括单独的AVM或AVF、多发体节性病变（Cobb综合征等）及多发非体节性病变（Rendu-Osler-Weber和Klippel-Trenaunay综合征等）；②脊髓毛细血管扩张症；③脊髓海绵状血管畸形（海绵状血管瘤）。目前国内比较常用的分型方法如下：①脊髓动静脉畸形，病变结构有明确的供血动脉、引流静脉、特别是畸形团；②髓周动静脉瘘，病变结构为较清晰粗大的动静脉直接交通，根据供血动脉的单一和多支、血流量的大小和引流静脉的明显扩张与否又分为Ⅰ型（单一动脉供血，血流量较低）、Ⅱ型（多支动脉供血，血流量较大）和Ⅲ型（高血流量，引流静脉明显纡曲扩张）；③硬脊膜动静脉瘘，由根硬膜动脉供血，瘘口位于硬脊膜上，引流静脉位于脊髓表面；④椎旁血管畸形；⑤节段性脊髓脊柱血管瘤病，如Cobb综合征等，病变可累及某一或某几个体节节段的脊髓、硬脑膜、椎体、椎旁组织和皮肤等；⑥脊髓海绵状血管瘤。

二、病因与病理

脊髓血管畸形的发病原因尚不十分明确，一般认为是先天因素与后天因素共同作用的结果。病变可累及硬脊膜外、硬脊膜下和脊髓内。脊髓本身常常水肿或萎缩，在血管密集处这种改变较为明显。显微镜下，可见畸形血管管腔扩大，管壁改变，主要表现为胶原纤维增生，管壁中弹性纤维减少。在这区域常有广泛的脱髓鞘。脱髓鞘的部位常取决于异常血管的部位。如有缺血性坏死，可导致弥漫性细胞脱失，神经元丧失，可见到囊性梗死灶。如有出血则可见到组织黄染及出血后的囊腔和(或)血肿。

三、临床表现与发病机制

发病年龄常在20－60岁，多半数患者发生在40岁左右，以男性较多见，男∶女比例约为2∶1。该病可发生在脊髓的任何节段，但以下胸髓和腰髓占大多数，为70%～80%；有学者认为脊髓背侧更好发。多为缓慢起病，进行性加重。临床主要表现为腰痛、根性痛等感觉障碍，截瘫、四肢瘫等运动功能障碍，以及大、小便及其括约肌功能障碍等神经系统症状和体征，畸形血管破裂可导致脊髓蛛网膜下腔出血或脊髓出血，因此脊髓血管畸形也可急性起病。

脊髓血管畸形发病的机制包括：①动脉"盗血"，脊髓的血流通过畸形血管被大量分流，引起正常脊髓组织缺血，功能受损；②自发性出血或血栓形成，自发性出血可表现为蛛网膜下腔出血或髓内出血，最常见于动静脉畸形，而最少见于小的动静脉瘘；蛛网膜下腔出血引起脊髓蛛网膜炎也可产生相应的症状；③静脉高压，由于存在动静脉短路和静脉引流的异常，动脉血不经过毛细血管直接进入引流静脉中，病灶附近的脊髓静脉回流受阻、淤滞，引起正常动静脉压力梯度下降，导致脊髓慢性缺血、水肿和软化；④占位效应，由于畸形血管团、扩张的静脉或合并较大的动脉瘤压迫脊髓所致，产生慢性压迫症状与体征。

四、影像学检查

磁共振(MRI)是很好的无创检查手段，脊髓血管畸形在MRI上的特征表现是扩张的血管流空信号，可位于脊髓内或脊髓表面；MRI能够发现其他伴随病变如脊髓水肿、出血、血栓形成、空洞等对诊断亦有很大帮助。增强的MRI血管成像更可显示清楚正常或异常的硬膜内血管(尤其是静脉)。CT和脊髓造影已很少使用，且诊断价值有限。

脊髓血管造影仍是诊断和评价脊髓血管畸形的金标准，具有以下作用和表现。

1. *可明确显示脊髓动静脉畸形的情况，确定供血动脉和引流静脉*　根据畸形血管团的大小和形态不同，可分为团块型和弥散型。前者表现为畸形血管团较集中，一般不超过2个椎体节段，畸形团血管排列紧密；后者畸形血管团较分散，畸形团血管排列松散。

2. *区分脊髓动静脉畸形和动静脉瘘*　前者的特征性表现是动静脉间有异常的畸形团结构，位于脊髓内或表面；后者又分为髓周动静脉瘘和硬脊膜动静脉瘘。髓周动静脉瘘的病变在脊髓表面，是较粗大的动静脉之间的异常分流；硬脊膜动静脉瘘病变在硬脊膜上，与髓周动静脉瘘的供血动脉(脊髓动脉)不同，为硬脊膜动脉供血。

3. *为治疗方法的选择提供最重要的依据*　尽管绝大多数的脊髓血管畸形既可以采用血管内栓塞治疗，又可以采用外科手术治疗，但是单纯栓塞治疗往往较难治愈，而位于脊髓前方的血管畸形一般也较难或不宜外科手术。因此，行脊髓血管造影，结合磁共振检查和临床情况等，是正确选择栓塞或手术，或栓塞加手术等治疗方案的主要依据。

第二节　硬脊膜动静脉瘘

硬脊膜动静脉瘘(spinal dural arteriovenous fistula，SDAVF)是脊髓血管畸形中最常见的一种，占所有脊髓血管畸形的60%～80%。SDAVF的瘘口位于硬脊膜上，常常在椎间孔内，是供应硬脊膜和神经根(根硬膜动脉)的多个细小分支在椎间孔处与脊髓表面的单支引流静脉(根髓静脉)交通，又称硬脊膜动静脉瘘向脊髓表面引流。20世纪60年代初，随着选择性脊髓血管造影技术的应用，对该病的认识逐渐深入。目前认为该病是一种后天获得性疾病，多发生在下胸段和腰段，以中老年男性多见，男女之比约9∶1。

一、病因与病理

硬脊膜动静脉瘘的产生的机制还不清楚，可能为获得性疾病，并可能与损伤（如手术、外伤等）相关。硬脊膜动静脉瘘为动静脉之间的直接交通，动脉血经脊髓表面静脉引流，脊髓静脉血管动脉化，在脊髓表面形成纡曲、扩张和延长的薄壁血管（冠状静脉丛）。由于根髓静脉与脊髓冠状静脉丛的交通，压力可传递到冠状静脉丛，使动静脉压力梯度下降，导致髓内血管扩张和组织压升高，使静脉淤血、脊髓缺血和进行性脊髓损伤。脊髓实质水肿在缺血和不受抑制的波动中加重，甚至造成脊髓脱髓鞘或坏死，表现为急性或亚急性神经功能恶化（Foix-Alajouanine 综合征），可致静脉血栓、梗死和不可逆神经功能缺失。目前多数学者认为，椎管内静脉高压是硬脊膜动静脉瘘最主要的病理生理改变。

二、临床表现与自然史

表现为进行性脊髓功能障碍，包括下肢运动、感觉、大小便和性功能障碍等，亦有患者以后背和根性痛为主诉。常起病隐匿，进展缓慢，确诊多较晚。偶尔有患者因静脉血栓形成急性起病。脊髓病变可进展至完全截瘫。出血并不是该种疾病的特点。有研究表明，患者就诊时超过 90％有肌力减退，有 80％～90％有感觉缺失，有 60％～80％有括约肌功能障碍，5％～40％可有阳萎，30％～50％可表现为后背和根性疼痛。因大多数患者在 2～3 年运动和感觉功能缓慢进行性下降，约 15％的患者可表现为 Foix-Alajouanine 综合征，故硬脊膜动静脉瘘如不治疗预后很差。

三、影像学检查

MRI 上，脊髓常由于水肿而轻度膨胀，T_2 加权像呈高信号。硬脊膜动静脉瘘在 T_1、T_2 加权像上的特征性表现为脊髓表面串珠状或管状无信号流空影（蛛网膜下隙明显扩张的静脉）。对比增强的 MRA 可显示扩张的髓周静脉，并可能显示扩张的根动脉并初步预测瘘口的位置；病变严重的脊髓节段也可强化。近来，高时间分辨率动态增强 MRA 成像（time-resolved imaging of contrast kinetics，TRICKS）的应用，使得 MRA 诊断 SDAVF 的敏感性和准确性进一步得到提高。

脊髓血管造影仍是诊断 SDAVF 的金标准。动脉期可见到沿脊髓表面走行的蜿蜒纡曲的引流静脉，其供血动脉为根脊膜动脉（此点十分重要），瘘口位于硬脊膜上。造影上显示为瘘口处血流缓慢、髓周静脉延迟廓清、脊髓前动脉循环时间延长等。分流通常位于椎间孔平面，由单根动脉供血，但附近节段的肋间或腰动脉有无参与供血亦应检查清楚。

四、治　疗

治疗原则在于阻断动静脉交通，解除椎管内静脉高压，同时保护正常的脊髓供血和引流。目前，治疗方法主要有外科手术和血管内栓塞两种。

1. *手术治疗*　硬脊膜动静脉瘘的外科治疗曾被采用的手术方式有：①广泛切除椎板减压；②切除脊髓背侧的引流静脉；③切除瘘口，切断或结扎硬脊膜下引流静脉；④单纯切断引流静脉。前两种手术方式已经被证明是无效甚至是有害的。目前神经外科医师多认为单纯切断、结扎引流静脉，中断瘘口与髓周血管的连通是有效且安全的治疗方法。术中用双极电凝将硬膜与扩张的冠状静脉间有 4～6mm 的动脉化的根髓静脉烧闭阻断，可见到怒张的冠状静脉发生变化。Tacconi 和 Symon 等对 25 例硬脊膜动静脉瘘手术患者长期随访，发现切除瘘口同时阻断引流静脉比单纯结扎或切断引流静脉远期效果更好。他们认为，这可能与病灶周围存在的一些微小通道再通或者侧支循环建立有关，同时指出应根据实际情况选择术式。如病灶位于枕骨大孔或骶区而与引流静脉距离较大时，就只能做单纯的引流静脉切断。Afsha 认为，以下情况不宜做瘘口切除：①供血动脉有分支同时参与脊髓供血；②瘘口处有重要功能的神经根穿过，若切除瘘口必须切断神经根；③若在邻近神经根处切除瘘口，为防止术后脑脊液漏的发生，需做硬膜修补。

因此，结扎或切断硬脊膜下引流静脉，保留脊髓表面引流静脉以防止破坏脊髓正常引流，在不引起神经根损伤或脑脊液漏的情况下，电凝或切除瘘口是目前硬脊膜动静脉瘘比较公认的手术原则。

2. *血管内栓塞治疗*　随着神经介入技术和栓塞药的不断改进，血管内栓塞治疗已成为硬脊膜动静脉瘘治疗的另一重要途径。

（1）栓塞材料：曾采用过的栓塞药有干燥硬脑膜、肌肉段、自体血凝块、明胶海绵粉末、硅酮颗粒、微弹簧圈、聚乙烯醇（PVA）、α-氰基丙烯酸正丁醇（NBCA）和 Onyx 等。自体血凝块、明胶海绵、肌肉段、硬脑膜等都不能取得永久性栓塞的目的，PVA 虽能附着于血管内皮通过引发炎性反应而达到闭塞瘘口的目的，并在动物实验中取得良好的效果，但临床应用的再通率较高。丙烯酸胶 NBCA 和 Onyx 的应用使栓塞的成功率得到提高，因其不能被吸收且具有一定的弥散功能可向病灶深部甚至引流静脉扩散而效果较好，但这同时带来一种潜在的危险，即栓子弥散到引流静脉远端造成栓塞而破坏脊髓正常引流。目前主要用 NBCA(按 1:4或1:5 比例与碘油混合)和 Onyx 进行 DAVF 的血管内栓塞治疗。

(2)栓塞治疗的技术要点：栓塞操作的最关键一点就是将导管准确到达邻近瘘口的供血动脉内。由于瘘口供血支较细或纡曲，准确到位常很困难。一般是在肋间动脉置 4F 或 5F 导管，然后将微导管选择置入供应 AVF 的根硬膜动脉分支。为获得永久的治愈，栓塞药弥散到引流静脉的近端是非常关键的。

3. 治疗方法的选择比较　栓塞治疗优点是避免全麻和手术带来的组织创伤，但存在治愈率较低、复发率高的缺点，主要与以下几个因素相关：瘘口栓塞不完全、栓塞药不能到达近端引流静脉使永久栓塞和病灶区侧支循环的建立。有些患者由于病灶区供血动脉解剖结构上的特点而不能采用栓塞治疗，如供血动脉在供应瘘口的同时，发出根髓动脉参与正常脊髓供血(尤其是对于发出 Adamkiewicz 动脉的肋间动脉)，为避免栓子进入正常脊髓供血动脉，不宜采取栓塞治疗。相比之下，手术治疗更安全，适应证更广，长期治愈率更高(研究报道可高达 98%)，故多数学者倾向于手术治疗。

栓塞治疗与外科手术相结合可以取得更理想的效果。通常是先实施栓塞手术，若失败或治疗不完全时再采用外科手术治疗。有学者主张在诊断性脊髓血管造影时部分栓塞瘘口：①手术前部分栓塞瘘口可使脊髓静脉系统产生适应能力，从而减少瘘口突然闭塞后静脉血栓的形成；②术前应用阻光的栓塞材料栓塞瘘口有利于术中在透视下判断瘘口位置，从而减少了手术创伤，缩短手术进程。

无论采取手术或血管内栓塞治疗，尽早正确诊断和治疗是取得良好疗效的根本前提。及早治疗可避免 Foix-Alajouanine 综合征的发生，或者更多地保留脊髓功能。

4. 术后的抗凝治疗　硬脊膜动静脉瘘无论血管内栓塞治疗或是外科手术治疗，术后抗凝治疗意义重大，原因是：①硬脊膜动静脉瘘患者胸段缺乏正常的脊膜周围引流，瘘口引流静脉有正常的脊髓引流功能；②既已存在的静脉高压使得脊髓静脉血流缓慢，甚至出现“淤滞静脉”和血栓形成，瘘口阻断后静脉内的血流更加缓慢，加之术后的应激反应、促凝血因素增加，使脊髓静脉床内更易形成血栓，从而破坏了正常脊髓引流。栓塞或手术后 24～48h 即进行抗凝处理，早期可用低分子肝素抗凝，然后改服华法林，维持凝血酶原时间为正常的 2～3 倍，活动度为正常的 30%，抗凝时间一般为 1～3 个月。

五、治疗结果与预后

治疗效果依赖于病史时间长短和患者诊断时的残疾程度。通过外科手术或介入治疗可达到解剖学治愈，但是残障恢复情况仍不确定。研究结果表明，经过治疗，患者运动障碍或肌力减退的症状改善率最高(约 2/3)，感觉障碍其次(12%～43%)，括约肌功能障碍改善率最低(约 15%)。起病时神经功能障碍严重的患者经治疗预后较轻度或重度残障的患者差。然而，绝大多数经过治疗的患者都有症状的改善或稳定(近 90%)，因此，即使是对严重神经功能缺损的硬脊膜动静脉瘘患者进行治疗也是合理的。

第三节　脊髓动静脉畸形

脊髓动静脉畸形(spinal cord arteriovenous malformation)，又称髓内动静脉畸形(intramedullary arteriovenous malformation)，在血管构筑学特征上类似于脑动静脉畸形，是第二位常见的脊髓血管畸形，占脊髓血管病变的 35%～50%。脊髓动静脉畸形由脊髓内动静脉的异常短路组成，基本结构包括供血动脉、畸形血管团和引流静脉三部分，其中畸形血管团内可有直接的动静脉瘘沟通和动脉瘤。畸形血管团可以是团块状的，称为成熟型(致密型)动静脉畸形；也可以是弥散状的，称为幼稚型动静脉畸形。髓内动静脉畸形以青年人发病居多，无明显性别差异。

一、病因与病理

一般认为没有明显的家族发病倾向，多数认为病因为先天性的，可与其他疾病如 Klippel-Trenaunay-Weber 综合征相关。有 20%～40%可合并动脉瘤性病变。脊髓动静脉畸形可以发生在脊髓的任何节段,但以颈膨大和腰膨大最多。供血动脉为一条或多条增粗的脊髓动脉(脊髓前动脉、脊髓后动脉和根软膜动脉),这些动脉同时也向脊髓供血;引流静脉常为髓内静脉的升支和降支,然后再汇合成根髓静脉,在椎间孔处穿过硬脊膜鞘引流入硬脊膜外静脉。多数脊髓动静脉畸形的引流静脉在病灶附近的椎间孔处出椎管,也有少数引流静脉在脊髓表面一直向上引流入颅内或向下引流入骶管。

两种类型的脊髓动静脉畸形有其各自不同的特点:①成熟型(致密型,团块型),畸形团致密,为高压、高流量性病变,通常位于脊髓的前半部,病变较为局限,多由脊髓前动脉供血,约 40%合并动脉瘤;典型的发病年龄为 30－40 岁,约 1/3 在发生在颈段,2/3 发生在背侧腰段;多数(约 60%)急性起病,表现为脊髓蛛网膜下腔出血等,其他临床主要表现为慢性脊髓病的症状。②幼稚型(弥散型),由疏松冗长的血管团组成,伴髓外或脊髓旁扩张纡曲的血管,几乎占据整个椎管,内含较多脊髓实质,为高流量性病变,有多支供血动脉;多见于青少年或年轻成人,常发生在颈段脊柱,较成熟型动静脉畸形少见。

二、临床表现与自然史

脊髓动静脉畸形常见的临床症状有:①出血导致的剧烈疼痛、急性脊髓损伤症状如截瘫。患者可能以突然背痛、枕下区痛、假性脑膜炎和意识丧失为首发症状。出血多见于高血流病变,或畸形团内并发动脉瘤的病例。约 35%的患者以蛛网膜下腔出血或髓内血肿起病,其中约 50%的患者出血时可做出诊断。文献报道儿童的出血率会更高。这些患者若不予治疗,多数患者可由于反复发生少量出血而表现为逐渐进展的脊髓功能恶化。②脊髓缺血或占位造成的进行性运动、感觉或括约肌功能障碍,可以表现为缓慢进展的肢体无力、肌肉萎缩、肢体麻木、皮肤改变等,也可以是进行性加重的大小便障碍,如便秘、尿失禁、排尿困难等,或者出现阳萎。③压迫、刺激造成的神经根刺激症状,如肢体抽动、放射性疼痛等。④颈段脊髓动静脉畸形造成蛛网膜下腔出血,有时仅表现为头痛、颈项僵硬感,常被漏诊。

三、影像学检查

MRI 可显示髓内的血管流空影,增强 MRA 可清晰显示畸形团的明确部位、与脊髓的关系及相邻脊髓的改变,是不可缺少的检查手段。MRI 检查已经替代传统的脊髓造影,而禁忌行磁共振检查的患者可行 CTA 或 CT 脊髓造影检查替代。MRI 扫描上,周围脊髓的含铁血黄素染色提示既往出血,T_2 加权像的高信号提示脊髓水肿。MRA、CTA 和 DSA 三者均能显示畸形团的结构,但以 DSA 最有价值,它不仅可以显示畸形团的构筑、供血动脉和引流静脉,还可以动态显示畸形团的血流动力学特点,从而对畸形团有一个综合的评价,为治疗特别是血管内治疗提供必需的资料。

四、治　疗

脊髓动静脉畸形治疗的目的是降低出血的风险性和阻止神经功能继续恶化,所以治疗的关键在于有效地、最大可能地降低畸形团流量,去除畸形团内易出血的危险结构,并保留脊髓的正常血供和防止复发。治疗方法主要有血管内治疗和手术治疗两种,目前多数学者不主张对脊髓动静脉畸形采取放射治疗。

1. 血管内治疗

(1)适应证:随着栓塞材料和介入技术的进步,血管内治疗已成为脊髓动静脉畸形首选治疗方法。只要畸形团的供血动脉能允许微导管进入,就可以采用。血管内治疗比较肯定的适应证有:①脊髓前、后动脉明显扩张;②供血动脉和病灶间距较短;③脊髓动静脉畸形上下的脊髓前动脉正常;④多支沟联合动脉参与脊髓动静脉畸形。

(2)栓塞材料:包括固体颗粒(PVA)、NBCA、Onyx 胶、线段、弹簧圈、球囊等,输送系统包括导引导管、血流或导丝导向微导管。一些学者提倡选用颗粒栓塞,认为比液态栓塞药更安全;另有一些学者则倾向于选用 NBCA,认为血管闭塞可能更永久;弹簧圈和球囊被用于闭塞较大的动静脉瘘;亦有术者喜欢选用 Onyx。

(3)栓塞治疗技术:由于脊髓功能集中,代偿能力差,其栓塞的技术要求比脑 AVMs 更高,风险性更高。脊髓动静脉畸形栓塞的关键是微导管尽量进入畸形团,如果是经脊髓前动脉栓塞,微导管必须跨过动脉反折部并尽可能进入畸形团;首先去除动静脉瘘、动脉瘤等危险结构;可用弥散性栓塞材料(胶、颗粒等)准确地弥散在畸形团内。因为脊髓供血动脉常有角度较小的转折(如脊髓前动脉转折呈“发夹样”改变),所以栓塞的最大难点是微导管到位。

(4)常见并发症：①脊髓缺血，由于栓塞材料误入脊髓正常供血动脉造成。最好的避免方法是导管充分到位而且稳定，胶的浓度适宜，颗粒直径合适。有时还会因导管超选困难，操作时间长，造成脊髓前后动脉内膜损伤或痉挛。②脊髓出血，可见于导管、导丝穿破供血动脉，也可见于胶在畸形团瘤样扩张结构内铸型过度造成破裂。

(5)疗效与预后：Berenstein 和 Lasjaunias 治疗的 47 例病例中，38 例选用 NBCA 行血管内栓塞，其中 53%的动静脉畸形达到完全闭塞，永久性并发症发生率 11%，短暂性临床症状恶化的发生率为 11%；随访 1～14 年，影像学完全治愈的患者无再出血发生，而 2 例部分闭塞的患者则发生了再出血。

2. *手术治疗*　若血管内栓塞治疗不易实施，应考虑外科手术治疗。由于动静脉畸形团位于髓内，其显微外科治疗较为困难。一般说来，团块性动静脉畸形血管团致密，中间不含脊髓组织，易于切除；而幼稚型的髓内 AVM 体积大、流量高，血管成分间含脊髓实质，供血动脉为多条且同时供应正常脊髓，其外科手术并发症发生率高，多不能行手术治疗，对有进展性脊髓病损和有出血的患者建议栓塞治疗。术中区分髓内 AVMs 正常和病理的供血动脉和引流静脉较为困难而又至关重要。在过去的 30 年里，脊髓 AVM 的显微外科手术治疗有了较大发展。传统的术式为脊髓切开动静脉畸形切除术，术中沿着脊髓表面扩张的引流静脉或动静脉畸形本身进入脊髓内，逐步显露、分离、电凝出入畸形团的供血动脉和引流静脉，切除畸形血管团。Connolly 等采用脊柱后路椎板切开髓内 AVM 切除术治疗 15 例成熟型髓内 AVM 的结果显示，术后即刻影像学治愈率达 94%；长期随访(1～17 年，平均 8.5 年)有 3 例复发，但无临床症状；术后 40%的患者临床症状得到缓解，53%稳定，7%恶化；无死亡病例发生。Gregory 等报道的 20 例病例中，12 例患者联合应用血管内治疗，17 例患者应用软脊膜 AVMs 切除术，术后脊髓血管造影结果证实 15 例患者髓内 AVMs 得到完全去除；随访结果表明持久的 AVMs 闭塞率达 83%。

3. *联合治疗和放射治疗*　血管内治疗与手术相结合有利于一些髓内动静脉畸形的治愈。对于病灶较大、流量较大的畸形团，直接手术风险往往很高，甚至不太可能。这时应首先通过血管内治疗来减少流量，降低出血危险，缩小病灶体积，为手术全切畸形团创造条件。Sinclair 等报道的一组经放射治疗的脊髓动静脉畸形病例结果显示，15 例病例治疗后无再出血发生，3 年后影像学随访显示畸形团体积减小，但只有 1 例达到解剖学治愈。目前强调的多学科治疗对于这样的患者群体来说显得尤为重要。

第四节　髓周动静脉瘘

髓周动静脉瘘(perimedullary fistula)，为Ⅳ型脊髓血管畸形，最早由 Djindjian 等于 1977 年提出，位于硬脊膜内蛛网膜下隙、脊髓表面的软膜上，一般位于脊髓腹侧，于脊髓前动脉和引流静脉之间形成直接沟通而中间无畸形血管团。通常发生在胸腰段脊髓、圆锥水平或上颈段。占所有脊髓血管畸形的 10%～20%，多在 40 岁以下青壮年发病，男性和女性发病率相当。

一、病因与病理

髓周动静脉瘘病因不明，部分研究表明可能与脊柱手术创伤和先天闭合不全相关。多数髓周动静脉瘘位于软脊膜上的瘘口较单一，少数可有不止一个瘘口。髓周动静脉瘘对脊髓产生损害的可能机制为：①较粗大的脊髓动静脉直接交通导致脊髓的血流被分流，产生"偷流"现象，引起脊髓缺血，功能受损；②动静脉瘘引起静脉压增高，病灶附近的脊髓静脉回流受阻，可引起脊髓慢性缺血和水肿；③动静脉瘘破裂出血引起脊髓急性功能障碍；④纡曲扩张的供血动脉、引流静脉对脊髓产生机械性压迫损害。有学者对扩张的供血动脉和引流静脉对脊髓压迫作用有所保留，因为脊髓造影时发现蛛网膜下隙被阻塞的现象并不多见，而且椎板切除减压后症状改善并不明显。

二、分　型

Merland 根据瘘的大小、血流量和引流静脉的情况，将髓周动静脉瘘分为Ⅰ～Ⅲ型，Spetzler 等为避免与脊髓血管畸形分类相混淆，称为 A、B、C 三型。A 型，瘘口较小，由脊髓前动脉单一供血，血流量较低，引流静脉口径正常或略扩张；B 型，瘘口大小中等，由脊髓前动脉和 1～2 支脊髓后动脉供血，血流量中等，供血动脉和引流静脉扩张，瘘口处常伴有动脉化的静脉瘤；C 型，瘘巨大，多条供血动脉汇聚成一个单一瘘口，血流量高，供血动脉及引流静脉粗大，引流静脉明显纡曲扩张，常伴有巨大的动脉化的静脉瘤，甚至可占据整个椎管腔。B 型和 C 型同时由脊髓前动脉和脊髓后动脉供血，但脊髓前动脉为主要供血动脉。C 型最为常见，而好发于脊髓圆锥的 A 型最为少见。在所有类型中，引流静脉均为髓周静脉，可向头端扩张延伸很长距离。这种分型为不同亚型髓周动静脉瘘的合理治疗提供了帮助。

三、临床表现与自然史

多数患者多表现为慢性进行性加重的神经功能缺损，表现为不对称的肢体感觉、运动和括约肌功能障碍及疼痛等。部分患者为急性起病，约 30% 的患者可突发脊髓蛛网膜下腔出血，若不治疗，可反复发生出血。约 60% 的患者早期表现为步态障碍；50% 的患者下肢同时有上、下神经元损害的表现，包括肌肉的萎缩、肌束阵颤和腱反射亢进；10% 的患者最初的症状为括约肌功能障碍，常表现为排尿不畅或尿潴留及性功能障碍。自然病史不详，但有研究报道经 5～10 年患者可发展至截瘫，并可因反复的出血而加快病程。

四、影像学检查

脊髓 MRI、MRA 检查可协助诊断，但脊髓血管造影对明确髓周动静脉瘘的血管构筑非常必要。髓周动静脉瘘的血管造影特点是，动脉期可见动静脉瘘和引流静脉显影，供血动脉、瘘口（供血动脉突然增粗的地方）和引流静脉粗大清晰可辨。供血动脉一般为脊髓前、后动脉，血流量高、流速快，引流静脉常扩张明显，局部可伴球状扩张。

五、治　疗

一旦诊断明确，即应早期采取合理的治疗。治疗方式有外科手术和血管内栓塞，或联合血管内栓塞和外科手术治疗。具体手术方式的选择依赖于髓周动静脉瘘的分型和病变的部位。治疗原则是消灭瘘口，保留供血动脉和引流静脉，尤其是保持脊髓前动脉的通畅。确认瘘口的位置需行高质量的脊髓数字减影血管造影检查。手术方法比较简单，即切断结扎瘘口，亦可用动脉瘤夹夹闭瘘口以避免脊髓表面的电凝操作。手术主要面临手术入路问题，由于典型的瘘口是位于脊髓腹侧，常常需要前方入路，手术显露困难；此外，术中纡曲扩张的引流静脉可能挡住瘘口使确认困难。血管内治疗主要存在的挑战则是将微导管和栓塞药经又长又细的脊髓前动脉送至远端的瘘口处，一旦造成脊髓前动脉栓塞会出现严重并发症；血管内栓塞瘘口的材料可选用颗粒（PVA）、液态栓塞药（NBCA 等）、弹簧圈、可解脱球囊等。以下按髓周动静脉瘘的分型简述相应的治疗方式选择。

A 型：因供血动脉扩张不明显，通常很难将微导管经脊髓前动脉送至瘘口，而且较为危险。相比之下，手术治疗更安全有效，因此，只要病变位于手术容易显露的部位（如脊髓背侧、侧方或脊髓圆锥以下等），均应选择外科手术治疗。对位于脊髓腹侧的髓周动静脉畸形，可选择血管内栓塞治疗。

B 型：若瘘口位于脊髓背侧，手术结扎或是血管内栓塞瘘口是同样适合而有效的治疗方式。腹侧的病变手术常显露困难。因常伴供血动脉明显扩张，微导管比较容易经脊髓前、后动脉送至瘘口，除非脊髓前动脉走行太纡曲、行程太长，故血管内治疗方式更适合。治疗常选用 NBCA 胶，一次性注射闭塞瘘口及引流静脉近端 1cm 左右；也可应用弹簧圈堵塞瘘口。只要微导管到位理想，我们不建议用其他非永久性栓塞物进行栓塞。由于往往具有多支供血动脉，血管内栓塞治疗要达到病变的完全消除也较困难。

C 型：该型髓周动静脉瘘流量很大，伴血管扩张，手术治疗难度较大，血管内栓塞治疗是最安全和有效的治疗方式。应用弹簧圈或液态栓塞剂行血管内栓塞治疗可达到治愈或是外科手术前准备的目的。可先用弹簧圈将最大的瘘口封闭，降低血流，然后用胶或其他栓塞物将其他供血动脉栓塞；对于技术较高的医生，高流量瘘口也可以选择直接用高浓度胶进行栓塞。若剩余供血动脉难以进行栓塞，可以在高流量瘘闭塞后联合手术治疗或进行二期栓塞。

六、治疗结果与预后

髓周动静脉瘘的治疗效果普遍较好，但是报道的病例数均较少，而且由于病变血管构筑的多样性，不同报道间的对比也较为困难。治疗方式的选择应是多学科评估决定的。最近 Antonietti 等一项回顾 25 年来在美国加州大学治疗的病例分析结果示，32 例患者经评估后 30 例患者进行了治疗（4

例血管内栓塞，11例外科手术，15例联合应用栓塞和手术治疗），62%的C型髓周动静脉瘘患者功能改善，而仅有26%的A型和27%的B型患者术后功能改善。Merland等报道髓周动静脉瘘的栓塞失败率为10%，70%的患者血管内栓塞后临床症状改善，10%的患者恶化，结果与其他的一些病例组报道相似。

第五节　节段性脊髓脊柱血管瘤病

节段性脊髓脊柱血管瘤病，又称Cobb综合征或体节性脊柱脊髓动静脉（畸形）综合征（Spinal arteriovenous metameric syndrome）。一般认为属先天性疾病，病变累及相应节段的脊髓、椎体、椎旁组织、皮肤，甚至内脏。由于少见，其流行病学尚不清楚。该病引起脊髓损害的可能原因为动静脉"偷流"致脊髓缺血、具有一定张力的畸形压迫脊髓及椎管内静脉高压等。Cobb综合征的血管造影特点是，畸形血管多涉及脊髓和椎体，呈节段性分布，在脊髓可见脊髓被畸形血管环状包绕，供血动脉和引流静脉复杂多支。该病的血管内治疗一般是姑息性治疗，进行分次栓塞改善或延缓病情的发展。

第六节　海绵状血管瘤

脊髓海绵状血管瘤占所有脊髓血管病变的5%～12%，可发生于髓内的任何部位。女性患者多见，多年轻时起病。其中约40%的患者可合并脑的海绵状血管瘤。

脊髓海绵状血管瘤的病因可能为家族遗传性，在病理上与脑的海绵状血管瘤并无区别。它们由扩张的内皮细胞覆盖的窦状血管腔隙组成，外观如桑椹，脊髓血管造影常为阴性，故其脊髓血管构筑常是正常的。病灶一般较小（5～15mm），血流量低，通常由纤细薄壁的血管供血，病变周围常环绕一圈因以往少量出血产生的含铁血黄素沉积和胶质增生带，使病变界线较清。典型的MRI表现为T_1和T_2加权像上髓内境界清楚的类圆形异常混杂信号影，在T_2加权像上呈一圈低信号影包绕分散的高信号影的表现，MRI上信号的不同与出血后的时间有关；CT检查亦可发现出血。

脊髓海绵状血管瘤的自然病史尚不清楚，由于其血流量较低，通常是由于（反复）出血而发病，可以表现为逐渐的或是快速进展的脊髓病。Cohen-Gadol等报道，脊髓海绵状血管畸形的症状性出血率约是每年1.6%。治疗上与颅内海绵状血管瘤相似，不适合血管内治疗。外科手术切除是症状性病灶的治疗方式，术中用显微剪刀和双极电凝在病变和胶质增生带之间进行分离，在切除时应注意避免损伤周围正常组织的引流静脉。无症状性病灶通常是非手术治疗。

第七节　血管网状细胞瘤

血管网状细胞瘤（angioreticuloma），又称血管母细胞瘤（hemangioblastoma），是中枢神经系统较常见的一种良性血管性肿瘤，大多位于小脑半球（占80%），有时可见于脊髓髓内，占脊髓和马尾肿瘤的4%～5%，占脊髓血管性肿瘤的10%～12%。脊髓血管网状细胞瘤可以散在发病，病变单发或多发，也可以是Von Hippel-Lindau病的一部分。

虽然脊髓血管网状细胞瘤为良性肿瘤（WHO Ⅰ级），但是却可以导致严重的神经功能症状，与肿瘤的大小、部位、瘤周水肿、囊变和空洞等相关。常见的症状包括运动和感觉的缺损，局部疼痛或根性痛，以及括约肌功能障碍等。

MRI上，脊髓血管网状细胞瘤T_1加权像表现为低或等信号，T_2加权像上为等或高信号；Gd-DTPA增强可见肿瘤明显强化。血管网状细胞瘤在血管造影上可以显影，因此需要与脊髓血管畸形相鉴别。脊髓血管网状细胞瘤在血管造影上可以见到供血动脉和引流静脉，但在造影晚期可以见到肿瘤组织均匀持久的染色，特别是在静脉期后仍在显影，此为其主要特点。脊髓血管网状细胞瘤边界较清楚，无动静脉短路，一般为单支动脉供血，由一条粗大的引流静脉引流。

治疗一般是外科手术切除，由于肿瘤血供丰富，手术切除难度大，可以配合术前血管内栓塞治疗。目前较为一致的观点是，症状性的髓内血管网状细胞瘤需要手术切除。

（王大明 陆 军 陈鲲鹏）

■参考文献

[1] 凌锋.介入神经放射学.北京：人民卫生出版社，1991：21-27，36-44

[2] Akopov SE, Schievink WI. History of spinal cord vascular malformations and their treatment. Semin Cerebrovasc Dis Stroke，2002，2：178

[3] Bao YH，Ling F.Classification and therapeutic modalities of spinal vascular malformations in 80 patients.Neurosurgery，1997，40：75-81

[4] Spetzler RF, Detwiler PW. Modified classification of spinal cord vascular lesions. J Neurosurg, 2002, 96：145-156

[5] Merland JJ，Riche MC.Intraspinal extramedullary arteriovenous fistulae draining into the medullary veins.J Neuroradiol，1980，7：271-273

[6] Berenstein AL, Lasjaunias P. Spine and spinal cord vascular malformations // Surgical angiography，vol. 5. Berlin：Springer，1992：1-109

[7] 王大明，凌锋.14例脊髓血管畸形早期诊断困难分析.中华神经外科杂志，1998，14：371-372

[8] 王大明，凌锋.硬脑膜动静脉瘘向脊髓表面引流，国外医学.神经病学和神经外科学分册，1994，21：244-245

[9] 刘加春，凌锋.硬脊膜动静脉瘘的治疗.国外医学.脑血管病分册，2001，9：190-192

[10] 支兴龙，凌锋.硬脊膜动静脉瘘的手术治疗.中华外科杂志，1998，36：750-752

[11] 刘加春，相洪涛.硬脊膜动静脉瘘伴髓周动静脉瘘的影像学特点及手术治疗.中华外科杂志，2002，3：191-193

[12] Djindjian M，Djindjian R.Steal phenomena in spinal arteriovenous malformations.J Neuroradiol，1978，5：187-201

[13] Rodesch G，Hurth M.Classification of spinal cord arteriovenous shunts：proposal for a reappraisal—the Bicêtre experience with 155 consecutive patients treated between 1981 and 1999.Neurosurgery，2002，51：374-380

[14] Van Dijk JM，TerBrugge KG.Multidisciplinary management of spinal dural arteriovenous fistulas：clinical presentation and long-term follow-up in 49 patients.Stroke，2002，33：1578-1583

[15] Rodesch G，Hurth M.Spinal cord intradural arteriovenous fistulae：anatomic，clinical，and therapeutic considerations in a series of 32 consecutive patients seen between 1981 and 2000 with emphasis on endovascular therapy.Neurosurgery，2005，57：973-983

[16] Krings T，Thron AK.Endovascular management of spinal vascular malformations.Neurosurg Rev，2010，33：1-9

[17] 凌锋，张鸿祺.脊髓血管畸形的治疗和长期随访.中华神经外科杂志，2004，20：122-126

[18] Veznedaroglu E，Nelson PK.Endovascular treatment of spinal cord arteriovenous malformations. Neurosurgery，2006，59：S202-209，discussion S3-13

[19] Jallo GI，Freed D.Clinical presentation and optimal management for intramedullary cavernous malformations.Neurosurg Focus，2006，21：e10

第 62 章

颈椎退行性疾病

在国内，颈椎病是约定俗成的一个术语，概念较模糊，包括范围广泛，例如：颈椎间盘脱出、颈椎管狭窄、后纵韧带骨化等。而颈椎间盘突出、椎管狭窄和后纵韧带骨化是不同的疾病，在国际上常常将此类疾病归为颈椎退行性疾病。因此，我们用“颈椎退行性疾病”的名称代替传统意义的“颈椎病”名称，对颈椎病、颈椎管狭窄、颈椎后纵韧带骨化作为并列的不同疾病进行描述。

一、颈 椎 病

颈椎病是一种常见退变性疾病，它严重地影响着病人的身体健康和生活质量。人类对颈椎病的认识经历了一个漫长的历史过程，对于本病的记载可追溯至 100 年前，但真正对颈椎病病变实质认识还是近几十年，随着病理解剖、病理生理研究、生物力学等科学的进展，对颈椎病的概念有较全面的了解。

颈椎病的定义为：因颈椎间盘退变本身及其继发性改变刺激或压迫邻近组织，并引起各种症状和体征。发病以颈椎椎间盘退变为主要病变基础，包括颈部周围肌肉、关节突关节继发性改变和相邻椎体退变增生直到压迫神经、血管等，并诱发与之相关临床症状和体征，其发生与颈椎的解剖特点和生理功能有直接关系。临床上有些患者颈椎骨性退变很严重，但并无症状或症状轻微，因此不能将颈椎退变和颈椎病简单地画等号，颈椎病的诊断除有病理基础外，还需要包括一系列由此而引起的临床表现，以有别于其他相似的疾病。

(一)自然病史

颈椎病是因颈椎退变所致，而退变又受制于年龄，其发生率及程度随年龄增长而日益增多，并严重化。但颈椎退变，并不等于颈椎病。同样，即使是伴有症状的颈椎病者，亦可能随着岁月的流逝而自愈。多数颈部和手臂的疼痛能自然缓解。事实上，多数颈痛病例与软组织扭伤和劳损有关，本质上不是颈椎病，但潜在的颈椎退变很可能延长颈部劳损愈合的时间。

(二)病因及发病机制

颈椎是脊柱中体积最小，但灵活性最大、活动频率最高的节段，自出生后，随着人体的发育、生长与成熟，不断经历各种负荷、劳损，甚至外伤而逐渐出现退行性病变。如果伴有发育性颈椎椎管狭窄，则更易发病。现就其致病因素分述如下。

1. *机械压迫造成颈椎及椎间盘的退变*　颈椎间盘由髓核、纤维环和上下软骨板构成一个完整的解剖单位，承受着头部的重力。颈椎间盘维持椎体间高度，吸收震荡，传导轴向压力，在颈椎的各方向活动中，维持应力平衡，这些功能完全由组成椎间盘的各个结构相互协调来完成。若其中之一出现变性，则可导致其形态和功能改变，最终影响或破坏颈椎骨性结构的内在平衡，并使其周围力学平衡发生改变。

颈椎受到的压迫还是动力性的。椎间盘对抗伸屈及旋转外力的能力很差，大的旋转力可引起纤维环外层破裂，随之可出现椎间盘突出。当屈曲或后伸时再加上旋转外力，可引起纤维环从内向外断裂，导致颈椎间盘突出。颈椎活动度大是出现临床症状或症状加重的重要原因。

椎间盘突出的发生有内分泌及生化改变等方面的原因。髓核是胶状体，含水量高达 70%～90%。随年龄增长，髓核内水分减少，黏多糖增加，透明质酸减少，胶原纤维沉积，髓核胶状体的功能降低，使椎间盘吸收震荡的能力下降。当退行性变继续加重时，在轻微外力作用下，椎间盘向四周隆起，椎间隙变窄，导致椎体间不稳。

2. *颈椎不稳*　在颈椎间盘变性后，由于纤维环的耐牵伸力和耐压缩力减退，椎体间活动失调，不均匀活动增多。由于纤维环外周纤维的牵拉作用(如膨胀)，椎体上下缘韧带附着部的骨膜发生牵伸性骨膜下血肿，血肿先软骨化，随之骨化而形成骨刺。当椎间隙继续变小、骨质增生增多时，椎间隙的活动度也减小，甚至僵直，而引起邻近一个或两个椎间盘活动增加，这是出现颈椎病多发性椎间盘退变的主要原因。在僵直期患者不易出现急性症状，只表现为劳累后疼痛。在此期间，椎间隙变窄，骨赘加大，椎管矢状径变小，稍受外伤即可出现椎间盘突出，造成脊髓(中央型突出)或神经根(侧后方突出)受压迫而出现临床症状。颈椎不稳定，椎间关节松动可引起脊髓侧方动脉及其分支痉挛，导致脊髓局部血流量减少。如果经常出现脊髓缺血的情况，可逐渐发生脊髓损害。

3. *血液循环障碍*　脊髓血液循环障碍是颈椎病的原因之一。椎间盘突出和骨赘致脊髓受压，造成脊髓损害的范围与脊髓前动脉供血区基本一致，推测突出间盘压迫、脊髓前动脉及其分支致供血减少造成脊髓缺血性损害。脊髓病理改变特征同血管阻塞所致脊髓损害相近，根动脉受压是造成脊髓缺血性损害的原因。研究指出，颈屈曲位脊髓张力增大，脊髓腹侧受椎体后缘骨赘挤压变扁平，前后径减小，同时脊髓侧方受到间接应力而使横径增大。脊髓中沟动脉横向走行的动脉分支受到牵拉而变长，椎管狭窄造成累积性脊髓缺血性损害，使脊髓前部缺血，其中包括灰质大部。并且由于应力集中在中央灰质区，使其内小静脉受压，这样使局部血流灌注更加不足。

(三)颈椎病的分类

由于颈椎病是一个包括各种病理改变的综合征，其病情亦较复杂，因此，在分类上亦有困难。分类的依据主要是症状学和病理学两个方面。国内习惯根据患者的主诉及临床表现特点和颈椎病变涉及组织，将颈椎病分为以下 6 型，即颈型、神经根型、脊髓型、椎动脉型、交感神经型及其他型。

关于颈椎病的分类，至今意见仍不一致，6 型的分类法存在着很多争议，尤其是椎动脉型和交感神经型。椎动脉型颈椎病原因有：①颈椎横突孔增生狭窄、上关节突明显增生肥大，直接刺激或压迫椎动脉；②颈椎退变后稳定性降低，在颈部活动时椎间关节产生过度移动而牵拉椎动脉；③颈交感神经兴奋，反射性地引起椎动脉痉挛。以上均是本型病因。但是当钩椎关节增生达到 1mm 时才能对椎动脉构成压迫，这种情况实际上很少见，且由于椎动脉壁上有大量交感神经末梢存在，椎动脉型颈椎病常有交感神经因素参与作用，因此关于椎动脉型颈椎病的诊断问题目前仍有待于研究。交感神经型颈椎病的发病机制尚不清楚，临床症状变化多样，缺少影像学检查及实验室检查支持，诊断存在疑问。

因此，我们只对颈痛、神经根型颈椎病、脊髓型颈椎病分别进行描述。

(四)颈痛

颈痛的患者在临床上非常常见，而且大多数颈痛患者并没有到医院就诊。患者临床症状常较轻微，以颈部疼痛不适为主，部分患者可伴有根性疼痛。

1. *发病机制*　颈痛的发病机制还不是很清楚，可能的常见原因是颈椎劳损，它通常被认为是损伤颈部软组织结构所致的，包括肌、腱和韧带的损伤。有一些学者认为，后关节面的损伤可能是急性颈部损伤和颈椎劳损的主要原因。另一些学者认为，颈椎劳损患者的疼痛来源于颈部椎间盘本身。损伤后纤维环的微小撕裂造成椎体间水平的相对不稳定。

2. *临床表现*

(1)症状：以颈部酸、痛、胀及不适感为主，尤其是患者常常诉说头颈不知放在何种位置为好。以青壮年者为多。晨起时多见，常与枕头较高或睡眠姿势不当有关，有时被误称为“落枕”。也见于长时间低头工作或学习后。约 50%病人颈部活动受限或被迫体位，个别病例上肢可有疼痛或感觉异常。

(2)体征：颈部呈伸直状，生理曲度减弱或消失。患节棘突及棘突间可有压痛，一般较轻。

3. *影像学检查*　X 线片上除颈椎生理曲度变直或消失外，在动力位 X 线侧位片上约 1/3 的病例椎间隙显示松动及不稳，椎体后缘阶梯形改变。CT 检查可以更好地看出颈椎退行性改变。MRI 成像显示髓核可有早期变性征象，少数病例还可发现髓核后突。

4. *诊断标准*

(1)临床特点：主要为颈、肩及枕部疼痛，并伴有相应的压痛点，以及颈部呈僵直状。

(2)影像学改变：X 线片上显示颈椎曲度改变，颈椎侧位动力位片上可显示椎体间关节不稳、松动。MRI 成像显示椎间盘变性或后突征象。

(3)除外其他疾病：主要是除外颈部扭伤、肩关节周围炎、风湿性肌纤维组织炎、神经衰弱及其他非因颈椎间盘退变所致的颈、肩部疼痛。

5. 预后　大多较好。只要注意保护颈部，避免各种诱发因素，绝大多数病例均可痊愈；但如继续增加颈部负荷及各种诱发因素，则有可能使病程延长或进一步发展，转化为其他类型颈椎病。

（五）神经根型颈椎病

颈椎间盘脱出偏向侧方、椎体后缘骨赘及钩椎关节增生突向椎间孔，均可压迫神经根，主要表现为与脊神经根分布区相一致的感觉、运动及反射障碍。30岁以下低头工作者易发，是颈椎病中多见的类型。

1. 发病机制　主要由于髓核的突出或脱出所致，后方小关节的骨质增生或创伤性关节炎、钩椎关节的骨刺形成，以及其相邻的3个关节（椎体间关节、钩椎关节及后方小关节）的松动与移位等亦可对脊神经根造成刺激与压迫。此外，神经根管的狭窄，根袖处的粘连性蛛网膜炎和周邻部位的炎症等亦可引起本病相类同的症状。

引起各种临床症状的机制有：一是各种致压物直接对脊神经根压迫、牵拉及局部继发的反应性水肿等，此时表现为根性症状；二是通过刺激根袖处硬膜囊壁上的窦椎神经末梢支而表现出颈部症状；三是在前两者基础上引起颈椎内外平衡失调，以致椎节局部的韧带、肌肉及关节囊等组织遭受牵连所产生的症状。

2. 临床特点

（1）发病特点：病史中常有先颈肩痛反复发作和逐渐加重，再发展到放射痛；也可因一次外伤而发作，颈活动受限制，咳嗽或排便时疼痛加重；如若出现手无力、沉重感或持物不稳等，则要考虑有脊髓受压并存。若出现耳鸣、头晕、眼花、头痛、视物不清等，可能伴有椎动脉受压症状，应进一步做神经系统检查。

（2）症状

①根性痛：最为多见，其范围与受累椎节的脊神经分布区相一致。与根性痛相伴随的是该神经分布区的其他感觉障碍，其中以手指麻木、指尖过敏及皮肤感觉减退等为多见。

②根性运动障碍：以神经前根先受压者为明显，早期肌张力增高，但很快即减弱，并出现肌力减退和肌萎缩。其受累范围也仅局限于该脊神经所支配的肌肉。在手部以大小鱼际肌及骨间肌为明显。亦须与干性及丛性肌萎缩相区别，并应与脊髓病变引起的肌力改变相区别。必要时可行肌电图或皮质诱发电位等检查以资鉴别。

③颈部症状：颈部痛、椎旁肌肉压痛及颈部曲度变直，局部疼痛可轻重不一。

（3）体征

①颈活动受限、局部压痛：颈项肌肉较紧张，且可找到压痛点，在斜方肌、冈上肌、冈下肌、菱形肌或胸大肌上也可找到压痛点。

②牵拉试验：检查者站患者侧方，一手扶患者头颈，一手握患者手臂外展，同时两手向相反方向牵拉分开，使臂丛受牵拉。若患者感放射痛，或疼痛加重则为阳性。此试验与下腰椎痛的直腿抬高试验相似。

③压颈试验：患者坐位，检查者站患者身后，将患者头颅后伸或侧偏下压头颅出现颈肩痛或放射痛为阳性，此试验是加重突出物对神经根的刺激。

④腱反射改变：即该脊神经根所参与的反射弧出现异常。早期多呈现活跃，而中后期则减退或消失，检查时应与对侧相比较。单纯根性受累不应有病理反射，如伴有病理反射则表示脊髓同时受累。

⑤肌力减退和肌肉萎缩：损害的神经根所支配的肌肉会出现无力或肌萎缩，如下颈椎病变可出现大鱼际或骨间肌萎缩。

⑥感觉改变：受损害的神经根分布区会出现感觉减退。

3. 影像学检查

（1）X线所见：侧位片可见颈椎生理前凸减小、变直或成“反屈线”，椎间隙变窄，病变椎节有退变，前后缘有骨刺形成。伸屈侧位片可见有椎间不稳。

（2）CT检查：可发现病变节段椎间盘变性并于侧后方突出或存在后方骨赘，同时可判断椎管矢径大小。

（3）MRI检查：可发现椎间隙后方椎间盘或骨赘对硬膜囊有压迫，若合并有脊髓功能损害者，可显示脊髓受压改变。

4. 诊断标准

（1）临床特点：具有较典型的根性症状，包括麻木及疼痛等，且其范围与颈脊神经所支配的区域相一致。有肌力减退和肌萎缩。其受累范围也仅局限于该脊神经所支配的肌肉。可有颈部不适。

（2）体征：可有受损神经支配区域感觉减退，出现腱反射改变，可伴有肌力下降、肌萎缩。牵拉试验及压颈试验阳性。

（3）影像学改变：X线平片可显示颈椎曲度改

变、椎节不稳及骨刺形成等异常，CT 检查可发现病变节段椎间盘变性、侧后方突出或后方骨赘。MRI 成像技术可清晰地显示局部的病理解剖状态，包括髓核的突出与脱出，脊神经根受累的部位与程度等。

(4)除外其他疾病：应除外颈椎骨骼实质性病变(结核、肿瘤等)、胸腔出口综合征、腕管症候群，尺神经、桡神经和正中神经损伤，肩关节周围炎、网球肘及肱二头肌腱鞘炎等以上肢疼痛为主的疾病。

5. 预后　神经根型颈椎病的预后与具体病因有关，一般来说，软性椎间盘压迫的预后要比继发性椎间孔狭窄和硬性椎间盘突出(椎体后缘骨赘)压迫的预后稍好。非手术治疗后，多数病人的症状会缓解，但是约 2/3 的病人会残留一些症状。

(六)脊髓型颈椎病

虽较前两者明显少见，但因其症状严重，且多以“隐性侵袭”的形式发展，易误诊为其他疾病而延误治疗时机，因此其在诸型中处于重要地位。由于其主要压迫或刺激脊髓而出现脊髓神经感觉、运动、反射与排便功能障碍，故称为脊髓型颈椎病。

1. 发病机制

(1)先天性因素：主要指颈椎椎管发育性狭窄。颈椎椎管矢状径狭窄是构成脊髓型颈椎病早发及发展的主要因素。无椎管狭窄者发病率明显地较狭窄者为低，即使出现症状，也多较轻微，且易于治愈。

(2)动力性因素：主要是椎节的不稳与松动、后纵韧带的膨隆与内陷、髓核的后突、黄韧带的前突，以及其他有可能突向椎管、对脊髓致压而又可因体位的改变能够消失或减轻者。

(3)机械性因素：因骨质增生、骨刺形成、髓核脱出，尤其是已形成粘连无法还纳者及蛛网膜下腔有粘连形成者。这些因素大多是在前者基础上而对脊髓形成持续压迫的主要原因。

(4)血管因素：脊髓血管遭受压迫或刺激时，可出现痉挛、狭窄甚至血栓形成，以致减少或中断了对脊髓的血供。视缺血的部位不同，在其相应支配区表现脊髓各种缺血症状。

以上 4 个方面的因素常常合并存在对脊髓造成损害。

2. 临床特点

(1)发病特点：好发于 40－60 岁，常常是多节段病变，因为无神经根型痛苦，故早期多被忽视而很少就诊，常先侵犯锥体束，患者诉手足无力、下肢发紧、步态不稳、不能快步、手握无力、持物易脱落，有时感四肢麻木，脚落地似踩在棉花上的感觉，有时自觉胸或腰背部有束带感或负重感，严重症者出现行走困难，大小便失禁或尿潴留，甚至四肢瘫痪。

(2)症状

①感觉异常：典型的脊髓型颈椎病进展缓慢、隐匿。许多患者在病情进展期间都会出现一段稳定期，在这个时期，手部感觉障碍是常见的主诉，被患者描述为指尖麻木感、刺痛感和手套感。随着病情的发展，感觉障碍可以出现在为颈、上肢、胸、腰、下肢和骶部等处。

②步态异常：常伴发于严重脊髓型颈椎病，临床上多先从下肢无力、拖步、双腿发紧及抬步沉重感等症状开始，渐而出现足踏棉花、抬步打飘、跛行、易跌倒、足尖不能离地、步态拙笨及束胸感等症状。这些症状通常是由下肢痉挛而不是肌力下降造成的。严重的脊髓型颈椎病可以造成肢体肌力下降，甚至肢体瘫痪。

③手部症状：手部的加重非常敏感，能直接引起患者注意。早期，患者会发现难以完成精细动作，如扣纽扣、从移动目标中取出挑选物品。在手部症状的进展期，手部肌肉无力可导致写字、驾驶障碍，甚至影响生活自理能力。

④肢体疼痛：在脊髓型颈椎病中，突出物不仅压迫脊髓，还能同时压迫到神经根，这时患者出现相应的根性症状。上肢疼痛较为常见，下肢疼痛少见。

⑤排便排尿功能障碍：相对少见，为脊髓功能严重损害的表现。出现膀胱功能障碍时可有尿道刺激症状，如间断性尿失禁、尿潴留或两者兼而有之。

⑥自主神经症状：临床上并非少见，可涉及全身各系统，其中以胃肠、心血管及泌尿系统为多见，且许多患者是在减压术后当症状获得改善时，才追忆可能因颈椎病所致。可见术前如不详细询问，常常难以发现。

(3)体征

①肌力减退：肌力减退是脊髓型颈椎病的体征之一，是锥体束受损的表现。手部肌肉和肱三头肌肌力下降是脊髓型颈椎病典型的早期症状和脊髓严重损伤的表现。下肢肌力下降提示近端肌群无力，主要是髂腰肌受累。肌力下降可以是脊髓受压的后果，也可以是单一神经根受累的表现。

②肌张力增高：肌张力增高、肌肉痉挛是脊髓

型颈椎病患者的主要特征。步态不稳主要是由肌肉痉挛而不是肌肉无力造成的，因此即使下肢肌力提高后，仍可存在步态问题。病程后期，踝阵挛、髌阵挛等均可出现。

③生理反射异常：视病变波及脊髓的节段不同，各生理反射出现相应的改变，包括上肢的肱二头肌、肱三头肌和桡骨膜反射，下肢的膝腱反射和跟腱反射，多为亢进或活跃。此外腹壁反射、提睾反射和肛门反射可减弱或消失。

④感觉减退：受损害的神经根分布区会出现感觉减退。上肢皮肤的感觉平面检查常可提示脊髓真正受压平面，而且根性神经损害的分布区域与神经干损害的区域有所不同，详细检查手部和前臂感觉区域有助于定位，而躯干的感觉障碍常左右不对称，感觉障碍平面不明显。

⑤病理反射：出现病理反射，以 Hoffmann 征及掌颏反射出现的阳性率为最高；病程后期，Babinski 征等均可出现。

⑥肌肉萎缩：肌肉失用性萎缩是脊髓型颈椎病体征之一，是长期脊髓受压的结果，是肌肉失去前角运动神经元支配造成的。肌肉震颤是下运动神经元失神经支配的表现，不是脊髓型颈椎病的常见体征。

3. 影像学检查

(1)X 线所见：X 线侧位片可见颈椎生理前曲消失或变直，大多数椎体有退变，表现为前后缘骨赘形成，椎间隙变窄。伸屈侧位片可见有椎间不稳。测量椎管矢状径可判断是否有发育性椎管狭窄。

(2)CT 检查：对椎体后缘骨刺、椎管矢状径的大小、后纵韧带骨化及椎间盘突出的判断比较直观和准确，能够发现椎体后缘致压物是位于正中还是有所偏移，是骨性压迫还是软组织压迫。CT 对术前评价、指导手术有重要意义。

(3)MRI 检查：分辨能力更高，其突出优点是能观察硬膜囊是否受压。脊髓受压时 MRI 检查可呈波浪样压迹，严重者脊髓可变细，椎间盘突出或脱出也能显示出来(图 62-1)，可以与椎管内肿瘤、脊髓内肿瘤、脊髓空洞症鉴别。后纵韧带骨化显示 MRI 不及 CT 检查清晰。

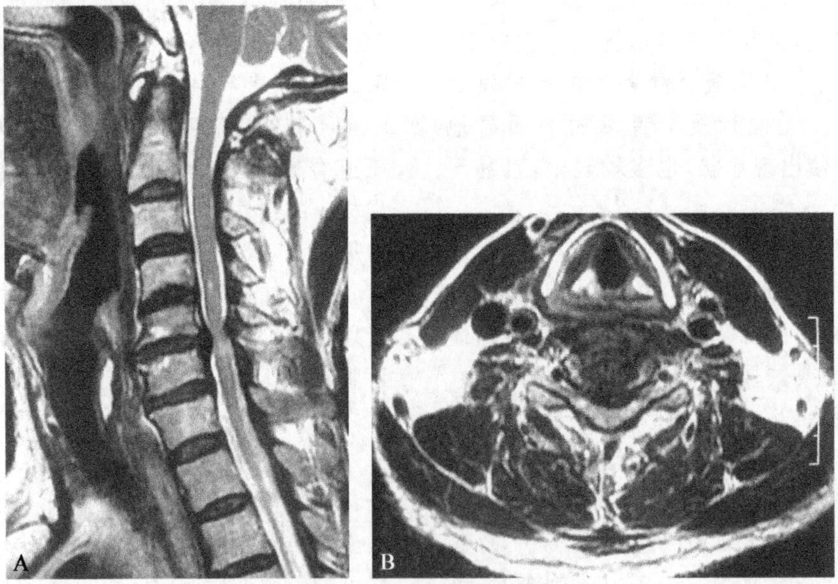

图 62-1　脊髓型颈椎病

颈椎 MRI 矢状位(A)及轴位(B)扫描显示颈 5/6 椎间盘突出，脊髓受压变形，脊髓内可见异常信号

4. 诊断标准

(1)临床特点：自觉颈部无不适，手部感觉障碍，手动作笨拙，精细动作失灵，协调性差。胸腹部可有束带感。步态不稳，易跌倒，不能跨越障碍物。晚期可以出现排便排尿功能障碍。

(2)体征：上下肢腱反射亢进，肌张力升高，霍夫曼征阳性，可出现髌阵挛和踝阵挛，重症时 Babinski 征可能呈阳性。早期感觉障碍较轻，重症时可出现不规则痛觉减退，感觉丧失或减退区呈片状或条状。

(3)影像学改变：影像学检查可显示椎管矢状径狭窄、椎节不稳(梯形变)、骨质增生(骨刺形成)、硬膜囊受压征及脊髓信号异常等改变。

(4)除外其他疾病：应除外其他疾病包括肌萎缩性脊髓侧索硬化症、脊髓空洞症、颅底凹陷症、多发性神经炎、脊髓肿瘤、继发性粘连性脊髓蛛网膜炎、共济失调症及多发性硬化症等。注意 2 种以上疾病共存的病例，临床上常可发现。

5. *预后*　脊髓型颈椎病的预后与诸多因素有关，如病程的长短、病程进展的快慢、治疗方法的选择及术后康复等。

(1)因椎间盘突出或脱出所致者预后较佳，痊愈后如能注意防护则少有复发者。中央型者对各种疗法反应收效较快，预后亦多较满意。

(2)椎管矢状径明显狭小伴有较大骨刺或后纵韧带钙化者，预后较差。

(3)病程超过 6 个月且病情严重者，尤其是脊髓已有变性者，预后最差。

(4)高龄者，特别是全身伴有严重疾病或主要脏器(肝、心、肾等)功能不佳者，预后亦差。

(七)颈椎病的治疗

1. *颈椎病的非手术治疗*　颈椎病是一种退行性疾病，治疗上也要根据不同类型，不同病程而有所区别。非手术疗法是对颈椎病行之有效的治疗手段，它不仅可使颈椎病患者病情减轻或明显好转，亦可治愈，尤其是本病早期阶段。

(1)良好的体位：采取正确的睡眠姿势，纠正与改变工作中的不良体位。

(2)牵引疗法：为颈椎病治疗中最常用的方法之一，适应证较为普遍，适用于脊髓型以外的各型颈椎病，治疗过程较痛苦，约 30% 以上颈椎病的患者有创伤性反应，患者依从性不高，难以达到理想效果。

(3)颈部的固定与制动：颈部的固定与制动是指通过石膏、支架及颈围等在体外限制颈部的活动。固定与制动后的颈椎将可逐渐恢复颈椎的内外平衡，至少可起到避免进一步加剧之功效。

(4)按摩、推拿：指通过治疗者双手来调整颈椎局部的血供、肌肉状态及颈椎内外平衡以求达到治疗目的。当前临床上较为常用的方法有按摩、推拿等。主要适用于劳损性及退变性慢性疾病和颈椎伤病治疗后残留肩颈部纤维织炎或肌肉痉挛者。对于脊神经受损及脊髓受压者不宜选用，以防意外。

(5)物理疗法：物理治疗是临床上应用较多的一种治疗颈椎病的非损伤性治疗法。治疗时无痛苦，患者易于接受。常用的方法有电疗、光疗、超声治疗、磁疗等。通过物理治疗，能改善局部血液循环、放松痉挛的肌肉、消除炎症水肿和局部硬结，达到缓解症状的目的。

(6)药物治疗：药物在治疗急性颈部疼痛的过程中同样扮演着重要角色。使用抗炎药物，肌松药及镇痛药通常可以改善患者的症状，可作为颈部制动的补充但不能替代颈部制动。非甾体类药物相对安全且很少导致患者成瘾，是目前最为常用的药物。

2. *颈椎病的手术治疗*　当颈椎病发展到一定程度，经正规非手术治疗无效时，则需行手术治疗，以终止其对神经组织的进一步损害，解除患者的痛苦，改善其功能障碍，促进神经功能恢复。

颈椎病手术方式有多种，常见为颈椎前路和颈椎后路手术治疗，有时则需前后路联合，各手术方法及术式均有其适应证，只有严格掌握，方能取得预期效果。

(1)颈椎病的前路手术：对于压迫来自脊髓前方的颈椎病及神经根型颈椎病，可选择颈前入路。对于多节段颈椎病患者，若根性症状为主诉，亦可考虑颈前入路，以达到充分减压的目的。颈椎前路手术是通过胸锁乳突肌内侧的软组织疏松间隙，暴露颈椎椎体，以达到显露施术椎节为目的的入路。20 世纪 50 年代初，Wihberger 首次报道对颈部慢性骨髓炎者行前路病灶清除与植骨术。而用于颈椎伤病及骨折脱位病例则是于 1955 年由 Robinson 和 Smith 首次提出，从颈椎前方对脱出椎间盘进行摘除，并予以椎体间植骨融合。此后该显露径路被广泛用于各种颈椎伤患，并不断改进，成为颈椎外科最常用显露术式之一。

(2)颈椎病后路手术：颈椎病的后路手术主要是通过椎板切除或椎板成形术达到对脊髓的减压。主要用于多节段颈椎病、颈椎后纵韧带骨化症、颈椎管狭窄症、颈椎骨折脱位合并神经损伤、颈椎椎管内肿瘤及蛛网膜粘连需行松解术等。有代表性的术式主要有单(侧方)开门式椎管成形术、双(正中)开门式椎管成形术、椎板切除加固定融合术等数种。单纯椎板切除不推荐，最好同时行固定融合以降低颈椎后凸畸形的发生率。

(3)前外侧入路：利用显微外科技术，暴露并磨除增生的钩椎关节，完全开放椎间孔，达到减压神经根及解除椎动脉压迫的理想效果。这一术式不需要固定。

(4)后外侧入路：显微镜或内镜下直接显露病变节段的关节突关节内侧，通过磨钻或枪状咬骨钳开放椎间孔内侧半，充分显露神经根，对突出至椎管侧方、神经根腹侧的椎间盘，可通过神经根下方或上方摘除。

(5)前后联合入路：对于脊髓压迫严重，单一的手术入路无法解决的颈椎病患者可以采用联合入路的手术方式。应当注意的是这种手术方式对脊柱的稳定性影响较大，应同时进行融合固定。

二、颈椎管狭窄症

颈椎管解剖结构因发育性或退变因素造成骨性和(或)纤维性退变引起一个或多个节段管腔狭窄，导致脊髓血液循环障碍、脊髓及神经根压迫症者为颈椎管狭窄症。在临床上，腰椎管狭窄最常见。其次为颈椎管狭窄，胸椎管狭窄少见。

在正常状态下，颈椎椎管内径(前后矢状径及左右横径)均有一定大小，以容纳椎管内的脊髓神经等组织。但如其内径小于正常，尤其是矢状径绝对值<12mm 者，称为椎管相对狭窄，<10mm 者则属绝对狭窄。如以椎体与椎管两者矢状径比值来计算，大于 1∶0.75 属正常椎管，小于 1∶0.75 者则为椎管狭窄，并可由此引起一系列症状。

(一)分类

根据病因将颈椎管狭窄症分为四类：①发育性颈椎管狭窄；②退变性颈椎管狭窄；③医源性颈椎管狭窄；④其他病变和创伤所致的继发性颈椎管狭窄。

(二)病因及发病机制

1. *发育性颈椎管狭窄症*　是指颈椎在发育过程中，因某些因素致椎弓发育过短。椎管矢径较正常狭窄，导致脊髓及脊神经根受到刺激或压迫，并出现一系列临床症状者。颈椎管狭窄症是以颈椎发育性椎管狭窄为其解剖特点，以颈脊髓压迫症为临床表现的颈椎疾病。临床资料表明脊髓型颈椎病中发育性颈椎管狭窄者占 60%～70%。

2. *退变性颈椎管狭窄症*　该病是颈椎管狭窄中最常见的类型。首先是颈椎间盘的退变，其次是韧带、关节囊及骨退变增生。椎间盘退行性改变，引起椎间隙不稳，椎体后缘骨质增生，椎板增厚、小关节增生肥大、黄韧带肥厚，造成突出混合物压迫脊髓。如此导致椎管内的有效容积减少，使椎管内缓冲间隙大大减少甚至消失，引起相应节段颈脊髓受压。此时如遭遇外伤，则破坏椎管内骨性或纤维结构，迅速出现颈脊髓受压的表现。

3. *医源性颈椎管狭窄症*　该症是因手术而引起。主要原因：①手术创伤及出血瘢痕组织形成，与硬膜囊粘连并造成脊髓压迫；②椎板切除过多或范围过大，未行骨性融合导致颈椎不稳，引起继发性、创伤性结构改变；③颈椎前路减压植骨术后，骨块突入椎管内；④椎管成形术失败，如铰链断裂等。

4. *其他病变和创伤引起椎管狭窄症*　如颈椎病、颈椎间盘突出症、颈椎后纵韧带骨化症、颈椎肿瘤、结核和创伤等。但这类疾病是独立疾病，颈椎管狭窄只是其病理表现的一部分，故不宜诊断为颈椎管狭窄症。

(三)临床表现

1. *症状*

(1)感觉障碍：主要表现为四肢麻木、过敏或疼痛。大多数患者具有上述症状，且为始发症状。主要是脊髓丘脑束及其他感觉神经纤维束受累所致。四肢可同时发病，也可以一侧肢体先出现症状，但大多数患者感觉障碍先从上肢开始，尤以手臂部多发。躯干部症状有第 2 肋或第 4 肋以下感觉障碍，胸、腹或骨盆区发紧，谓之“束带感”，严重者可出现呼吸困难。

(2)运动障碍：多在感觉障碍之后出现，表现为锥体束征，为四肢无力、僵硬不灵活。大多数从下肢无力、沉重、脚落地似踩棉花感开始，重者站立、步态不稳，易跪地，需扶墙或双拐行走，随着症状的逐渐加重出现四肢瘫痪。

(3)大小便障碍：一般出现较晚。早期为大小便无力，以尿频、尿急及便秘多见，晚期可出现尿潴留、大小便失禁。

2. *体征*　颈部症状不多，颈椎活动受限不明显，颈棘突或其旁肌肉可有轻压痛。躯干及四肢常有感觉障碍，但不很规则，躯干可以两侧不在一个平面，也可能有一段区域的感觉减退。浅反射(如腹壁反射、提睾反射)多减弱或消失。深感觉(如位置觉、振动觉)仍存在。肛门反射常存在，腱反射多明显活跃或亢进，Hoffmann 征单侧或双侧阳性。下肢肌肉痉挛侧可出现 Babinski 征阳性，髌、踝阵挛阳性。四肢肌肉萎缩、肌力减退，肌张力增高。肌萎缩出现较早且范围较广泛，尤其是发育性颈椎管狭窄的患者，因病变基础为多节段之故，因而颈脊髓一旦受累，往往为多节段。但其平面一般不会超过椎管狭窄最高节段的神经支配区。

(四)影像学检查

1. *X 线平片检查*　颈椎发育性椎管狭窄主要表现为颈椎管矢状径减少。因此,在标准侧位片行椎管矢状径测量是确立诊断的准确而简便的方法。椎管矢状径为椎体后缘至棘突基底线的最短距离。凡矢状径绝对值小于 12mm,属发育性颈椎管狭窄、绝对值小于 10mm 者,属于绝对狭窄。用比率法表示更为准确,因椎管与椎体的正中矢状面在同一解剖平面,其放大率相同,可排除放大率的影响。正常椎管/椎体比率为 1∶1,当比率小于 0.82∶1 时提示椎管狭窄,当比率小于 0.75∶1 时可确诊。

2. *CT 扫描检查*　CT 可清晰显示颈椎管形态及狭窄程度,能够清楚地显示骨性椎管,但对软性椎管显示欠佳。CTM(CT+脊髓造影)可清楚显示骨性椎管、硬膜囊和病变的相互关系,便于对颈椎管横断面的各种不同组织和结构的面积及其之间的比值进行测算。

3. *MRI 检查*　MRI 可准确显示颈椎管狭窄的部位及程度,并能纵向直接显示硬膜囊及脊髓的受压情况,尤其当椎管严重狭窄致蛛网膜下隙完全梗阻时,能清楚地显示梗阻病变头、尾侧的位置(图 62-2),但是 MRI 对椎管的正常及病理的骨性结构显示不如 CT。

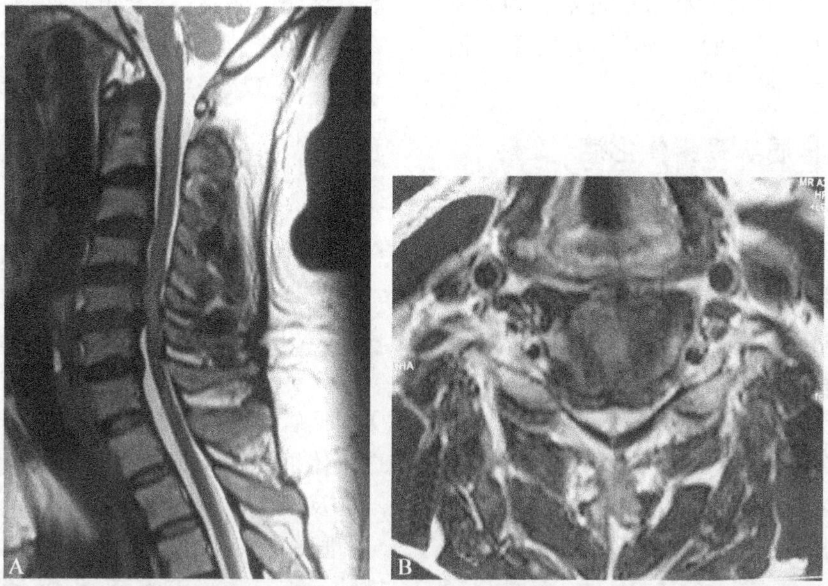

图 62-2　颈椎管狭窄

颈椎 MRI 矢状位(A)及轴位(B)扫描显示椎间盘突出,黄韧带肥厚,椎管狭窄,脊髓受压变形

(五)诊断标准

1. *临床特点*　患者多为中老年以上,无明显诱因,逐渐出现四肢麻木、无力、步态不稳等脊髓受压症状,呈慢性进行性加重。

2. *体征*　查体见患者呈痉挛步态,行走缓慢,四肢及躯干感觉减退或消失,肌力减退,肌张力增加,四肢腱反射亢进,Hoffmann 征阳性,严重者存在踝阵挛及 Babinski 征阳性。

3. *影像学改变*　X 线片、CT 及 MRI 成像显示颈椎管矢状径小于 12mm,椎管与椎体的比值小于1∶0.75,神经根、脊膜囊受压,可有蛛网膜下隙梗阻。

4. *除外其他疾病*　本病应注意与脊髓型颈椎病、颈椎间盘突出症、颈椎后纵韧带骨化症、颈椎肿瘤等疾病鉴别。

(六)治疗原则

对轻型病例可采用理疗、制动及对症处理。多数情况非手术疗法可以使症状获得缓解。对脊髓损害发展较快、症状较重者应尽快行手术治疗。手术方法按照入路不同可分为前路手术、后路手术。

1. *前路手术减压*　根据退变的来源及程度,可单纯切除突出的椎间盘,把突向椎管的髓核及纤维环彻底刮除,也可行椎体次全切术。

2. *后路手术*

(1)椎板切除减压术:适用于发育性的或继发性的颈椎管狭窄患者,其颈椎管矢状径小于

10mm，或在 10～12mm 而椎体后缘骨赘大于 3mm，或颈脊髓后方有明显压迫者。一般减压颈$_{3\sim7}$的 5 个节段，必要时还可扩大减压范围。如关节突增生明显压迫神经根时，则应同时行部分关节突切除，扩大椎间孔减压。

(2)椎管扩大成形术：鉴于后路全椎板切除的许多弊病，各国学者进行了各种椎板成形术。开门术后椎管矢状径增大而呈椭圆形，瘢痕组织较少与硬膜粘连，故不致压迫脊髓。由于保留了椎板，使椎管的稳定性增加。手术方法有单开门法和双开门法。

后路手术中，为了减少由于肌肉剥离及瘢痕引起的颈后部不适症状(轴性症状)，以及术后的颈椎后凸，有学者建议尽量保护颈$_2$及颈$_7$棘突下方附着的肌肉。

三、颈椎后纵韧带骨化症

颈椎后纵韧带骨化症(OPLL)是指因颈椎的后纵韧带发生骨化，从而压迫脊髓和神经根，产生肢体的感觉和运动障碍及内脏自主神经功能紊乱的疾病。骨化韧带突向椎管，可产生脊髓损害症状，与脊髓型颈椎病难以区别，多在 40 岁以上男性发病。

(一)发病机制

后纵韧带骨化症的病因至今未明。目前仍停留在推测及假说阶段。主要观点如下。

1. *椎间盘变性学说*　该学说认为，椎间盘变性后向纤维环薄弱的后部突出，使后纵韧带所受张力增大，变性的椎间盘周围组织修复过程中，引起局部组织(多在后纵韧带内)的增生、点状钙化而至钙盐沉积而导致骨化。

2. *全身骨质肥厚学说*　研究发现，在颈椎后纵韧带骨化症病人中，约 9%的病例合并有脊椎特发性弥漫性肥大性关节炎，8%合并黄韧带骨化，2%合并强直性脊柱炎。因此，有学者推测 OPLL 与个体骨关节的肥厚性改变具有相关性。OPLL 可能是全身性骨质增生和韧带骨化的局部表现。

3. *机械损伤学说*　临床研究发现，长时间或习惯性低头的病人易引起后纵韧带骨化，因而表明 OPLL 可能与脊柱动、静状态力学负荷有关。当颈椎活动量较大时，椎节不稳所引起的对周围组织的刺激反应更加明显，或直接引起后纵韧带附着部的损伤而发生反应性骨化。

4. *糖代谢紊乱学说*　临床资料表明，OPLL 病人中 12%患有糖尿病，而隐性糖尿病的比例更高，而且 OPLL 病人常伴有肥胖。可见葡萄糖代谢与韧带骨化倾向之间可能有比较密切的关系。

5. *遗传学说*　在后纵韧带骨化症病人的二级亲属中，本病的发生率高达 30%，明显超过一般人群的发生率。第 6 号染色体相关的遗传因素可能与本病的发病机制相关。

(二)临床表现

1. *症状*　颈椎后纵韧带骨化患者的临床表现与椎管狭窄症、颈椎病临床表现十分相似，既可有脊髓压迫症状，也可有神经根受压症状。患者感觉颈部疼痛或不适，逐渐出现四肢的感觉、运动功能障碍和膀胱、直肠功能障碍，并进行性加重。查体发生肢体及躯干感觉障碍，深反射亢进，多伴有上肢及下肢病理反应。绝大多数患者起病时无明显诱因，缓慢发病，但有近 1/5 的患者，因程度不同的外伤、行走时跌倒或乘车时头颈突然后仰等突发起病，或使原有症状加剧，甚至造成四肢瘫。

2. *体征*　体检可见四肢肌力下降，肌张力增高，腱反射亢进，病理征呈阳性及浅、深感觉减退或消失等。如果脊髓与神经根或脊髓前角细胞均受到损害，也可表现上肢反射减弱而下肢反射亢进的体征。在具有发育性颈椎管狭窄或存在椎间不稳及椎间盘突出者，上述症状与体征可出现更早、进展更快。肛门指检可发现存在肛门括约肌松弛。胸腹部可有束带感、腹壁反射及提睾反射减弱或消失。

(三)影像学检查

1. *X 线表现*　颈椎后纵韧带骨化的 X 线片主要特征为椎体后缘异常的高密度条状阴影。为准确判断狭窄程度，可早期行 CT 扫描及重建。

2. *CT 检查表现*　是诊断后纵韧带骨化症的重要方法，可以在横断面上观察和测量骨化物的形态分布及其与脊髓的关系。在 CT 扫描图像上，可见椎体后缘有高密度骨化块突向椎管，椎管狭窄，容量变小，脊髓和神经根受压移位变形(图 62-3)。可用椎管横断面狭窄率来表示椎管狭窄程度，如果对横断面图像进行矢状面重建，还可了解骨化物在椎管纵向、横向的发展情况。

3. *MRI 检查表现*　可根据脊柱韧带的形态和信号变化判断韧带的正常或异常情况，在 MRI 的 T_1、T_2 加权像上，骨化的后纵韧带常呈低信号强度突入椎管，并可见硬膜囊外脂肪减少及硬膜囊受

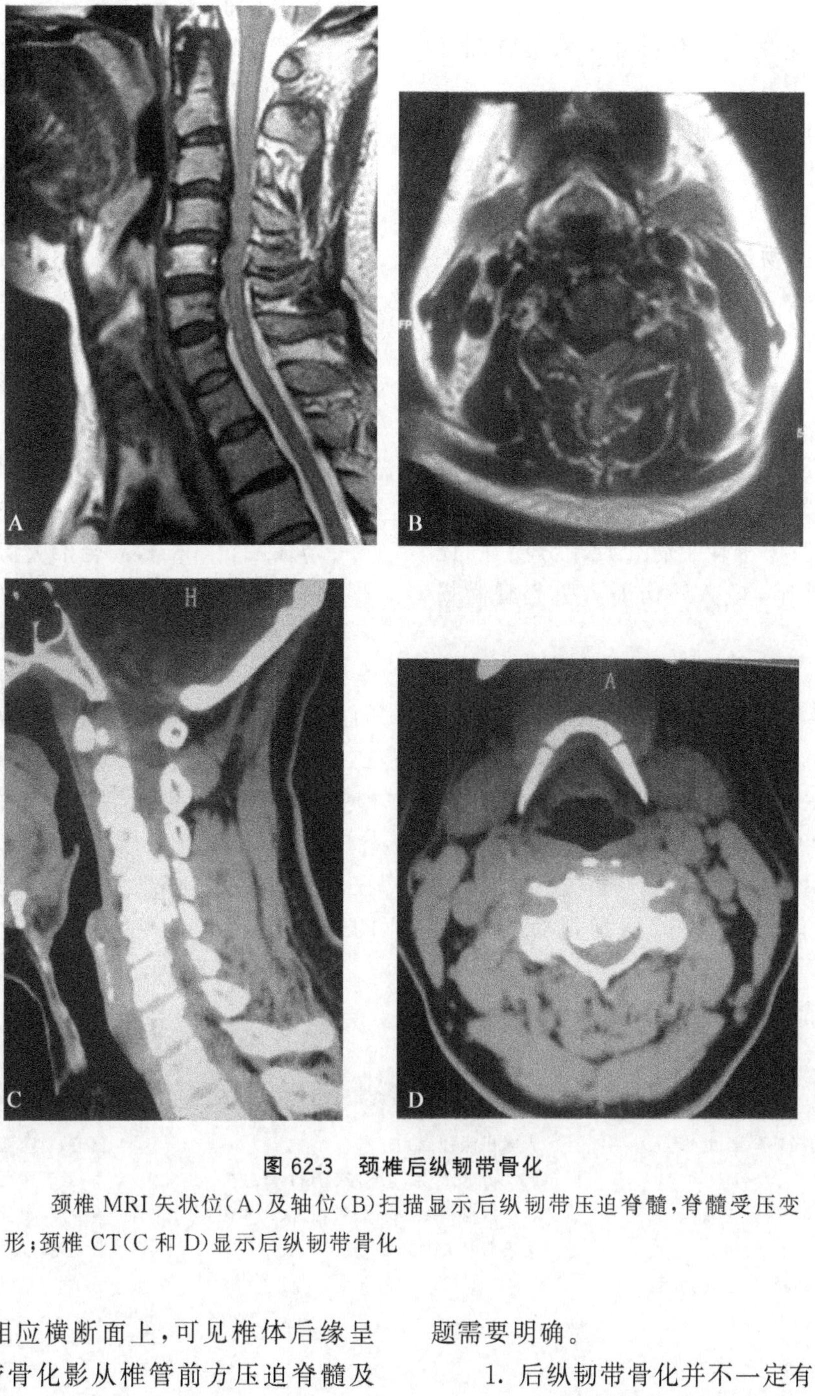

图 62-3　颈椎后纵韧带骨化

颈椎 MRI 矢状位(A)及轴位(B)扫描显示后纵韧带压迫脊髓，脊髓受压变形；颈椎 CT(C 和 D)显示后纵韧带骨化

压(图 62-3)。在相应横断面上，可见椎体后缘呈低信号的后纵韧带骨化影从椎管前方压迫脊髓及神经根。MRI 对判断脊髓受压损伤的程度及手术预后尤其重要，如果术前已经出现脊髓内异常变性信号改变，往往提示即使手术后减压良好，脊髓功能也不一定有较好恢复。另外，MRI 检查对确定手术减压范围十分重要，许多情况下，后纵韧带增生范围较广，但脊髓压迫往往局限于某一两个节段。

(四)诊断标准

根据上述神经学检查，结合 X 线、CT、MRI 等影像学所见，常可做出明确诊断，但有以下两个问题需要明确。

1. 后纵韧带骨化并不一定有临床症状出现，许多 X 线普查发现的后纵韧带骨化十分严重，但其本人还可以正常生活而无明显的症状。同样，在某些广泛的颈椎后纵韧带骨化灶中，并不是每个平面都会产生压迫症状，必要时可采用神经诱发电位和肌电图来确定受累及的神经范围及平面。

2. 除了后纵韧带骨化之外，骨化灶还可以发生在黄韧带，这两组韧带的同时骨化会严重影响椎管的大小，产生明显的脊髓压迫症。若同时累及胸、腰椎，则病情将更为复杂多变。

(五)治疗原则

后纵韧带骨化症的治疗包括非手术治疗和手术治疗。

1. *非手术治疗*　对于症状轻微或症状明显但经休息后能得到缓解者,以及年龄较大有器质性疾病者,均可采用非手术疗法。常用的有卧床休息、颈托固定、理疗和药物治疗等,颈椎牵引及按摩等应慎重。对颈椎后纵韧带骨化者应首先采取非手术治疗,若经过一段时间的非手术治疗仍无效时考虑手术治疗。

2. *手术治疗*

(1)手术适应证:①症状严重,骨化明显,椎管矢状径在 12mm 以下;②症状和体征进行性加重,非手术治疗无效者;③影像上骨化灶十分明显,此时颈椎管已极度狭窄,轻微外伤即可引起脊髓损伤者。

(2)手术方式:手术方式可分为颈前路手术和颈后路手术。目的是扩大椎管,解除骨化的后纵韧带对脊髓的压迫。

①颈前路手术适应证:颈$_3$以下节段性后纵韧带骨化,骨化灶厚度小于 5mm,椎管狭窄率小于 45%者,前路手术较安全;对于 3 个或 3 个以下节段的后纵韧带骨化灶,前路减压加植骨融合为首选。

从理论上讲,前路手术可直接切除韧带骨化灶解除脊髓压迫,但许多情况下,如骨化的韧带与硬膜粘连严重,或硬膜本身即为骨化的一部分,不得不选择韧带“漂浮”技术。即将骨化的韧带四周磨除至正常硬膜处,使韧带游离并漂浮于硬膜之上,到达脊髓减压的目的。注意椎体或椎间盘切除后须植骨内固定。

②颈后路手术适应证:4 个或 4 个以上节段的连续型或混合型后纵韧带骨化症;后纵韧带骨化灶累及颈$_{1\text{-}2}$者;后纵韧带骨化灶波及颈胸段;后纵韧带骨化灶伴发急性颈脊髓损伤,须做广泛多节段椎板切除减压者。

后路手术包括椎板切除减压和椎管成形术两类。不管哪种手术方式,减压范围应包括病变上下各一节段的正常椎板。全椎板切除减压较为彻底,手术并不复杂,但对脊柱稳定性破坏较大,并可因环形瘢痕形成脊髓压迫,在对颈椎后纵韧带骨化行全椎板切除术后患者的长期随访报道中发现约 1/3 的患者骨化灶有不同程度的发展。颈椎畸形率达到 43%,主要为后凸畸形,因此,建议椎板减压的同时行颈椎侧块螺钉内固定以降低该并发症的发生率。许多情况下,由于脊髓已经严重受压,应注意在椎板切除或椎板扩大成形过程中,不可造成脊髓的进一步损伤。

(菅凤增)

参考文献

[1] 杨树源,只达石.神经外科学.北京:人民卫生出版社,2008

[2] 赵继宗.神经外科学.2 版.北京:人民卫生出版社,2012

[3] 周良辅.现代神经外科学.上海:复旦大学出版社,2001

[4] (美)斯皮瓦克,(美)康诺利.脊柱外科学.3 版.韦峰,译.北京:北京大学医学出版社,2013

[5] 贾连顺,李健,林本丹.脊柱外科学.北京:第二军医大学出版社,2009

[6] 胥少汀,葛宝丰,徐印.实用骨科学.4 版.北京:人民军医出版社,2012

第 63 章

腰椎退行性疾病

一、腰椎间盘突出症

腰椎间盘突出症是较为常见的疾病之一，主要是因为腰椎间盘各部分（髓核、纤维环及软骨板），有不同程度的退行性改变后，在外力因素的作用下，椎间盘的纤维环破裂，髓核组织从破裂之处突出（或脱出）于后方或椎管内，导致相邻脊神经根遭受刺激或压迫，从而产生腰部疼痛，一侧下肢或双下肢麻木、疼痛等一系列临床症状。腰椎间盘突出症以腰$_{4\sim5}$发病率最高，其次是腰$_5$至骶$_1$椎间盘突出，而上腰椎间盘突出很少见。目前，年轻患者发生腰椎间盘突出的比例有所增加。

（一）病因

一般认为腰椎间盘突出症是在椎间盘退变的基础上发生，而外伤则常为其发病的重要原因。

1. 基本病因

（1）腰椎间盘的退行性改变是基本因素：髓核的退变主要表现为含水量的降低，并可因失水引起椎节失稳、松动等小范围的病理改变；纤维环的退变主要表现为坚韧程度的降低。

（2）腰椎间盘的损伤：长期反复的外力造成轻微损害，会加重退变的程度。突然的暴力因素可导致椎间盘突出即刻加重，严重时可使椎间盘脱出。

（3）椎间盘自身解剖因素的弱点：椎间盘在成年之后逐渐缺乏血液循环，修复能力变差。在上述因素作用的基础上，某种可导致椎间盘承受压力突然升高的诱发因素，即可能使弹性较差的髓核穿过已变得不太坚韧的纤维环，造成髓核突出。

（4）遗传因素：腰椎间盘突出症有家族性发病的报道，有色人种本症的发病率低。

（5）腰骶先天异常：包括腰椎骶化、骶椎腰化、半椎体畸形、小关节畸形和关节突不对称等。上述因素可使下腰椎承受的应力发生改变，从而构成椎间盘内压升高和易发生退变和损伤。

2. 诱发因素　在椎间盘退行性变的基础上，某种可诱发椎间隙压力突然升高的因素可致髓核突出。常见的诱发因素有增加腹压、腰姿不正、突然负重、妊娠、受寒和受潮等。

（二）病理

1. 突出前期　髓核因退变和损伤变成碎块或呈瘢痕样结缔组织；变性的纤维环变薄变软，甚至产生裂隙。这些变化可引起腰部不适和疼痛。青少年患者可在无退变时，因强大暴力引起纤维环破裂和髓核突出。

2. 椎间盘突出期　外伤或正常的活动使椎间盘内压增加时，髓核从纤维环薄弱处或破裂处突出，突出物刺激和压迫椎管内神经组织引起腰腿痛，严重者引起大小便功能障碍。在老年患者中，整个纤维环变得软弱松弛，可向周围慢性膨出，该平面椎管前后径变小。

3. 突出晚期　椎间盘突出后，病程较长者其椎间盘本身和运动功能单位的其他结构均可发生继发性病理改变。

（三）分型

1. 根据突出位置分型

（1）中央型：髓核突出位置后方正中央，较大时压迫两侧神经根和马尾神经，引起双下肢及大小便功能障碍。髓核突出局限、仅压迫马尾神经引起大小便功能障碍和鞍区感觉障碍。

（2）旁中央型：髓核突出位于椎间盘后方中央偏于侧，压迫一侧神经根及马尾神经。

（3）旁侧型：髓核突出位于椎间盘后外侧，仅压迫该侧神经根引起根性放射性疼痛。多数为单侧突出，也有少数双侧突出。

（4）极外侧型：少数（约占 3%）髓核突出位于椎间孔内（椎间孔内型）或位于椎间孔外侧（椎间孔

外)压迫椎间孔内的神经根或已出椎间孔的脊神经引起一侧腿部症状。但受累的神经根或脊神经比上述各型突出所压迫的神经根高一节段。

2. 根据突出的程度分型

(1)隆起型:纤维环部分破裂,表层完整,因局部薄弱髓核突出。突出物多呈半球形隆起,表面光滑完整。

(2)破裂型:纤维环完全破裂,髓核碎块由裂口突出,突出物多不规则,有时呈菜花状。

(3)游离型:纤维环完全破裂,髓核碎块由破裂口脱出,游离于后纵韧带之外或穿过该韧带进入椎管,也可向头侧或尾侧移位至椎体平面或相邻的椎间盘平面。个别病例髓核碎块破入硬膜囊引起马尾神经严重损害。

(四)临床表现

1. 症状

(1)腰痛是大多数患者最先出现的症状,发生率约91%。由于纤维环外层及后纵韧带受到髓核刺激,经窦椎神经而产生下腰部感应痛,有时可伴有臀部疼痛。

(2)下肢放射痛:虽然高位腰椎间盘突出(腰$_{2\sim3}$、腰$_{3\sim4}$)可以引起股神经痛,但临床少见,不足5%。绝大多数患者是腰$_{4\sim5}$、腰$_5$至骶$_1$间隙突出,表现为坐骨神经痛。典型坐骨神经痛是从下腰部向臀部、大腿后方、小腿外侧直到足部的放射痛,在喷嚏和咳嗽等腹压增高的情况下疼痛会加剧。放射痛的肢体多为一侧,仅极少数中央型或中央旁型髓核突出者表现为双下肢症状。坐骨神经痛的原因有三:①破裂的椎间盘产生化学物质的刺激及自身免疫反应使神经根发生化学性炎症;②突出的髓核压迫或牵张已有炎症的神经根,使其静脉回流受阻,进一步加重水肿,使得对疼痛的敏感性增高;③受压的神经根缺血。上述三种因素相互关联,互为加重因素。

(3)马尾神经症状:向正后方突出的髓核或脱垂、游离椎间盘组织压迫马尾神经,其主要表现为大小便障碍,会阴和肛周感觉异常。严重者可出现大小便失控及双下肢不完全性瘫痪等症状,临床上少见。

2. 体征

(1)一般体征:①腰椎侧弯是一种为减轻疼痛的姿势性代偿畸形。视髓核突出的部位与神经根之间的关系不同而表现为脊柱弯向健侧或弯向患侧。如髓核突出的部位位于脊神经根内侧,因脊柱向患侧弯曲可使脊神经根的张力减低,所以腰椎弯向患侧;反之,如突出物位于脊神经根外侧,则腰椎多向健侧弯曲。②腰部活动受限。大部分患者都有不同程度的腰部活动受限,急性期尤为明显,其中以前屈受限最明显,因为前屈位时可进一步促使髓核向后移位,并增加对受压神经根的牵拉。③压痛、叩痛及骶棘肌痉挛。压痛及叩痛的部位基本上与病变的椎间隙相一致,80%～90%的病例呈阳性。叩痛以棘突处最为明显,系叩击振动病变部所致。压痛点主要位于椎旁处,可出现沿坐骨神经放射痛。约1/3患者会有腰部骶棘肌痉挛。

(2)特殊体征:①直腿抬高试验及加强试验。患者仰卧,伸膝,被动抬高患肢。正常人神经根有4mm滑动度,下肢抬高到60°～70°始感腘窝不适。腰椎间盘突出症患者神经根受压或粘连使滑动度减少或消失,抬高在60°以内即可出现坐骨神经痛,称为直腿抬高试验阳性。在阳性病人中,缓慢降低患肢高度,待放射痛消失,这时再被动屈曲患侧踝关节,再次诱发放射痛称为加强试验阳性。有时因髓核较大,抬高健侧下肢也可牵拉硬脊膜诱发患侧坐骨神经产生放射痛。②股神经牵拉试验。患者取俯卧位,患肢膝关节完全伸直。检查者将伸直的下肢高抬,使髋关节处于过伸位,当过伸到一定程度出现大腿前方股神经分布区域疼痛时,则为阳性。此项试验主要用于检查腰$_{2\sim3}$和腰$_{3\sim4}$椎间盘突出的患者。

(3)神经系统表现:①感觉障碍。视受累脊神经根的部位不同而出现该神经支配区感觉异常。阳性率达80%以上。早期多表现为皮肤感觉过敏,渐而出现麻木、刺痛及感觉减退。因受累神经根以单节单侧为多,故感觉障碍范围较小,但如果马尾神经受累(中央型及中央旁型者),则感觉障碍范围较广泛。②肌力下降。70%～75%患者出现肌力下降,腰$_5$神经根受累时,踝及趾背伸肌力下降,骶$_1$神经根受累时,趾及足跖屈力下降。③反射改变,亦为本病易发生的典型体征之一。腰$_4$神经根受累时,可出现膝腱反射障碍,早期表现为活跃,之后迅速变为反射减退,腰$_5$神经根受损时对反射多无影响。骶$_1$神经根受累时则跟腱反射障碍。反射改变对受累神经的定位意义较大。

(五)影像学检查

1. 腰椎X线平片　单纯X线平片不能直接反映是否存在椎间盘突出,但X线片上有时可见椎间隙变窄、椎体边缘增生等退行性改变,是一种间接的提示，部分患者可有脊柱偏斜、脊柱侧弯。此外，X线平片可以发现有无结核、肿瘤等骨病，有重要的鉴别诊断意义。

2. *CT检查*　CT检查可较清楚地显示椎间盘突出的部位、大小、形态和神经根、硬脊膜囊受压移位的情况，同时可显示椎板及黄韧带肥厚、小关节增生肥大、椎管及侧隐窝狭窄等情况，亦可提示突出间盘有无钙化，对本病有较大的诊断价值，但不能很好显示神经根及硬膜囊压迫程度，也不能显示椎间盘的改变。

3. *磁共振（MRI）检查*　对腰椎间盘突出症的诊断具有重要意义。MRI可全面地观察腰椎间盘是否病变，并通过不同层面的矢状面影像及所累及椎间盘的轴位影像，清晰地显示椎间盘突出的形态及其与硬膜囊、神经根等周围组织的关系（图63-1），另外可鉴别是否存在椎管内其他占位性病变，但对于突出的椎间盘是否钙化的显示不如CT检查。

4. *其他电生理检查*　肌电图、神经传导速度与诱发电位等检查可协助确定神经损害的范围及程度，观察治疗效果。实验室检查主要用于排除一些疾病，起到鉴别诊断作用。

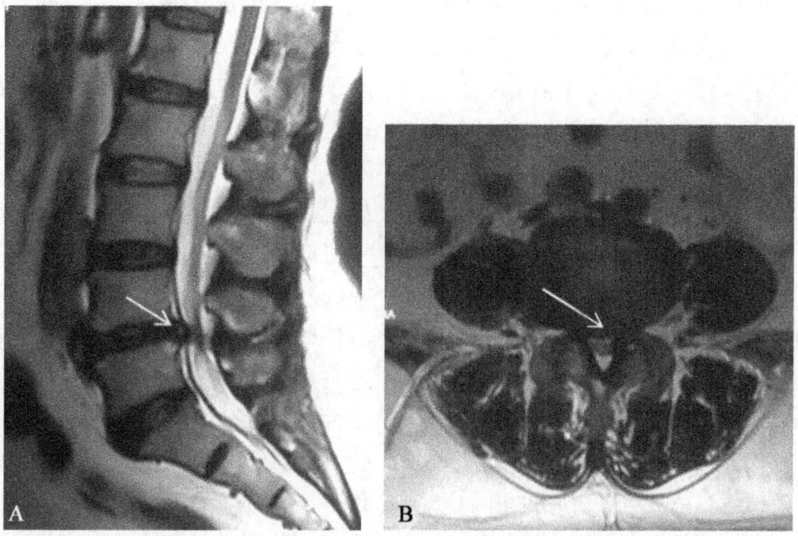

图63-1　腰椎间盘突出

腰椎MRI矢状位（A）及轴位（B）扫描显示腰$_{4/5}$椎间盘突出（箭头所示）

（六）诊断标准

对典型病例的诊断，结合病史、查体和影像学检查，一般多无困难，尤其是在CT与磁共振技术广泛应用的今天。如仅有CT、MRI表现而无临床症状，不应诊断本病。

（七）治疗原则

1. *非手术疗法*　腰椎间盘突出症大多数病人可以经非手术治疗缓解或治愈。其治疗原理并非将退变突出的椎间盘组织回复原位，而是通过减少对神经根的进一步刺激，消除神经根的炎症，从而缓解症状。非手术治疗主要适用于：①年轻、初次发作或病程较短者；②症状较轻，休息后症状可自行缓解者；③影像学检查无明显椎管狭窄。

（1）绝对卧床休息：初次发作时，应严格卧床休息，强调大小便均不应下床或坐起，这样才能有比较好的效果。卧床休息3周后可以佩戴腰围保护下起床活动，3个月内不做弯腰持物动作。此方法简单有效，但较难坚持。缓解后，应加强腰背肌锻炼，以减少复发率。

（2）牵引治疗：采用骨盆牵引，可增加椎间隙宽度，减少椎间盘内压，椎间盘突出部分回纳，减轻对神经根的刺激和压迫，需要专业医生指导下进行。

（3）理疗和推拿、按摩：可缓解肌肉痉挛，减轻椎间盘内压力，但注意暴力推拿按摩可导致病情加重，应慎重。

（4）皮质激素硬膜外注射：皮质激素是一种长效抗炎药，可减轻神经根周围炎症和粘连。一般采用长效皮质类固醇制剂＋2%利多卡因行硬膜外注射，每周1次，3次为1个疗程，2～4周或以后可再用1个疗程。

（5）髓核化学溶解法：利用胶原酶或木瓜蛋白酶，注入椎间盘内或硬脊膜与突出的髓核之间，选择性溶解髓核和纤维环，而不损害神经根，以降低椎间盘内压力或使突出的髓核变小从而缓解症状。但该方法有产生过敏反应的风险。

(6)经皮髓核切吸术/髓核激光气化术：通过特殊器械在X线监视下进入椎间隙，将部分髓核绞碎吸出或激光气化，从而减轻椎间盘内压力达到缓解症状目的，适合膨出或轻度突出的病人，不适合合并侧隐窝狭窄或者已有明显突出的患者及髓核已脱入椎管内者。

2. 手术治疗

(1)手术适应证：①病史超过3个月，严格非手术治疗无效或非手术治疗有效，但经常复发且疼痛较重者；②首次发作，但疼痛剧烈，尤以下肢症状明显，患者难以行动和入眠，处于强迫体位者；③合并马尾神经受压表现；④出现单根神经根麻痹，伴有肌肉萎缩、肌力下降；⑤合并椎管狭窄者。

(2)手术方法：对单纯椎间盘突出，不合并椎体间不稳的病人，单纯椎间盘切除为首选治疗方式，不需要内固定。单纯椎间盘切除后，一般认为随着时间延长，椎间盘突出复发率在2%～10%。

①显微镜下椎间盘摘除：对单纯的腰椎间盘突出，显微镜下髓核摘除仍为标准的手术治疗方式。

②经皮内镜下椎间盘摘除：可通过椎间孔($L_{4\sim5}$以上)或椎板间($L_5\sim S_1$)入路切除突出的髓核，为近年发展较快的一项技术，但学习曲线大，适应证也应很好把握。

二、腰椎管狭窄

腰椎管狭窄是有椎间盘突出、骨质增生及韧带增生等多种原因引起的椎管、神经管及椎间孔的狭窄，出现以间歇性跛行及腰腿痛等为特征的神经系统症状，许多情况下，神经系统查体无阳性发现。

(一)病因

腰椎管狭窄的常见病因有以下几类。

1. 发育性腰椎管狭窄　是由先天性发育异常所致。

2. 退变性腰椎管狭窄　主要是由于脊柱发生退行性病变所引起。临床最为多见，随着年龄增长，腰椎发生退行性改变，包括椎间盘退变、小关节退变、小关节增生、椎板增厚等，直至椎管狭窄。

3. 脊柱滑脱性腰椎管狭窄　由于腰椎峡部不连或退变而发生脊椎滑脱时，因上下椎管前后移位，使椎管进一步变窄，同时脊椎滑脱，可促进退行性变进一步发展，更加重椎管狭窄。

4. 外伤性椎管狭窄　脊柱受外伤时，特别是外伤较重引起脊柱骨折或脱位时常引起椎管狭窄。

(二)分类

1. 单纯椎管狭窄

(1)中央管狭窄：压迫马尾但可以某一神经根较重。

(2)侧隐窝狭窄：压迫该处神经根。

(3)椎间孔狭窄：压迫由椎间孔出来的神经根。

2. 复杂的或继发于其他腰椎退变的椎管狭窄　主要有腰椎滑脱并椎管狭窄、腰椎侧弯并椎管狭窄和腰椎不稳定的椎管狭窄。

(三)临床表现

1. 症状　明显的腰腿痛症状和间歇性跛行。间歇性跛行是指患者行走一段路程以后(一般为数十至数百米左右)，出现单侧或双侧腰酸腿痛，下肢麻木无力，以致跛行，但稍许蹲下或坐下休息片刻后，症状可以很快缓解或消失，仍可继续行走，再走一段时间后，上述症状再度出现。因为在这一过程中，跛行呈间歇性出现，故称为间歇性跛行。脊柱后伸时症状加重，前屈时症状减轻。少数病例因压迫马尾及神经根而影响大小便，甚至造成下肢不完全性瘫痪。大多数腰椎管狭窄症患者都有下腰痛的病史或伴有下腰痛。疼痛一般比较轻微，卧床休息则减轻或消失，腰前屈不受限制，后伸活动往往受限。许多病人不能长时间站立。

2. 体征　椎管狭窄病人往往主诉多而体征少，物理检查大多正常或仅为非特异的发现。检查脊椎偏斜不明显，腰椎正常，只是后伸痛。直腿抬高试验正常或只有中度牵拉痛。跟腱反射有时减弱或消失。

(四)影像学检查

对于诊断腰椎管狭窄没有病史和物理检查方面的客观标准，唯一与诊断信息相关的定量证据就是影像学发现。

1. X线片　腰椎可有退变性改变，如椎间隙变窄，椎体骨唇增生，小关节肥大等，X线侧位片腰椎管可较正常者为窄，但缺少可靠数值，还应观察有无退变性滑脱。X线屈伸位片也是必要的，因为有时滑脱不表现在静态侧位片上，观察滑脱间隙的稳定性，如前后移位相差3cm。说明退变滑脱间隙尚不稳定。

2. CT检查表现　①椎管狭窄，分为骨性和软组织性两种。包括中央椎管狭窄，其矢状径小于11.5mm，横径小于16mm，关节突间距小于

12mm，横断面积小于 1.45cm²，椎体面积/椎管面积大于 4.5；神经根管狭窄，其侧隐窝前后径小于 3mm。②硬膜外脂肪减少或消失。③黄韧带及后纵韧带肥厚、钙化及骨化，黄韧带厚度大于 4mm。④腰椎间盘变性突出；以 L_5/S_1 多见，其次为 $L_{4/5}$，其余少见。⑤椎体后缘及脊椎小关节骨质增生、骨赘形成、软骨下硬化和囊腔形成，可见下段椎管的断面典型表现为三叶草状影。⑥椎体向前滑脱，由于椎弓峡部断裂或小关节紊乱引起椎管的前后径明显缩小，最终形成椎管狭窄。

3. MRI 检查表现　①骨性椎管狭窄，MRI 矢状面或冠状面显示椎管蛛网膜下腔受压程度和范围大小，由骨质软化所致的椎管狭窄范围较长，有椎体骨质增生或关节突肥大、后纵韧带骨化、椎体后缘软骨结节和椎体滑脱等引起者多较局限；②软组织性椎管狭窄，黄韧带肥厚是常见原因，硬膜囊受压表现为横断面的三角形或三叶形，矢状面呈束腰状狭窄；椎间盘突出时，MRI 显示纤维环断裂、硬膜囊局限性压迹影、椎管的横径与前后径明显变小或完全消失、神经根受压等(图 63-2)。

4. 椎管造影　腰椎管狭窄者椎管造影均有不同程度的造影剂充盈缺损，有的完全梗阻，完全梗阻断面常呈幕帘状、笔尖状，有的呈弹头状，有的呈毛刷样充盈缺损。部分梗阻表现在狭窄处油柱呈点滴状通过，其结果呈葫芦状、哑铃状或灯笼状等。

5. 神经电生理　神经电生理检查可用来协助诊断神经损伤，并鉴别外周神经病和腰椎管狭窄。

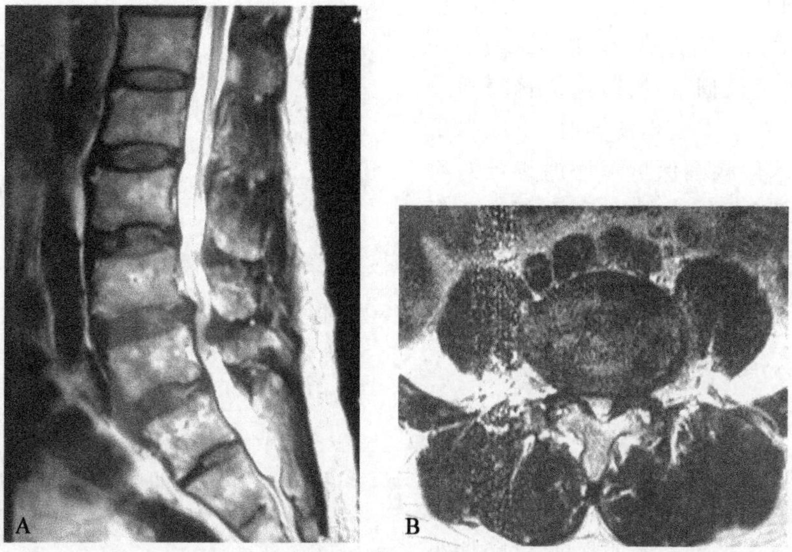

图 63-2　腰椎椎管狭窄

腰椎 MRI 矢状位(A)及轴位(B)扫描显示腰$_{3/4}$椎间盘突出，黄韧带肥厚，椎管狭窄，硬膜囊受压变形

(五)诊断

明显的腰腿痛症状和间歇性跛行，大多数腰椎管狭窄症患者都有下腰痛的病史或伴有下腰痛，物理检查大多正常或仅仅为非特异的发现，诊断需要依靠影像学检查，结合 X 线片、CT、MRI 表现可诊断本病。

需要和其他原因引起腰腿痛和间歇性跛行相鉴别。

(六)治疗原则

1. 非手术疗法

(1)日常家庭治疗：日常居家可以非手术治疗，休息、理疗、按摩、服药等。绝大多数患者通过非手术治疗是可以获得较好疗效的。第一，注意卧床休息，避免腰椎受外力压迫。第二，应用其他方法积极锻炼腰部肌肉力量，增加腰椎前韧带，后韧带及侧韧带的力量，避免椎间盘受压迫突破人体正常韧带、肌肉的保护。加强腰部肌肉的锻炼可预防和延缓腰椎病的发生和发展并治疗早期腰椎管狭窄。

(2)药物治疗：对神经根的无菌性炎症可采用镇痛消炎药物(如布洛芬等)。

(3)封闭治疗：硬膜外激素封闭治疗腰椎管狭窄的方法仍有争议，一般认为，用于治疗根性痛的疗效较差。硬膜外激素封闭疗法治疗腰椎管狭窄虽有硬膜外血肿、感染和化学性脑膜炎等并发症，但在非手术治疗中，仍是一种重要的治疗方法。不少学者认为，该方法具有相对安全、不良反应小、病人易于接受等优点。

2. 手术治疗　经上述非手术治疗无效或效果不显著者，可考虑手术治疗。目前对于引发症状的主要节段进行显微镜下减压，术后可获得较好效果。显微镜下切除增厚的黄韧带，可增加椎管容积，从而解除狭窄引起的压迫。

(1)手术指征

①活动后腰及腿痛，影响生活工作，经非手术治疗不愈者。

②进行性跛行加重，或站立时间渐缩短者。

③神经功能出现明显缺损者。

(2)手术方法：手术目的是解除神经组织和血管在椎管内、神经根管内或椎间孔内所受的压迫。可采用显微镜或内镜下一侧入路、双侧减压的手术方式，以保护对侧肌肉及韧带，同时保护棘突间及棘上韧带不受损伤，在手术创伤的同时，也减少了术后不稳的发生。术后腰围保护可增加腰椎的稳定性，以减轻疼痛，但应短期应用，一般不超过 3 个月，以免发生腰肌萎缩。对于合并腰椎间不稳的病人，在手术减压后，应考虑同时行内固定。

三、腰椎滑脱

腰椎滑脱是指因椎体间骨性连接异常而发生的上位椎体与下位椎体表面部分或全部的滑移。腰椎滑脱好发于腰$_5$及腰$_4$椎体，约占 95%，其中腰$_5$椎体的发生率为 82%～90%。其他腰椎少见，偶尔也发生于颈椎、胸椎者。一些外伤性滑脱和退行性滑脱，可多节段同时发生，甚至出现后移位滑脱。随着放射诊断学原理的建立和矫形外科手术的开展，对腰椎滑脱已有了较深入的了解，但直至今天仍存在着许多疑问。大多数腰椎滑脱患者是没有症状的，而出现腰背痛并检查发现腰椎滑脱的病人，后者也并不一定是发病的原因，但常会引起医生的注意而忽视了真正的问题。

(一)病因和分类

病因包括先天性腰椎滑脱，外伤和劳损也可引起腰椎滑脱。腰椎峡部崩裂的真正原因仍不能肯定。先天性发育缺陷和慢性劳损或应力性损伤是两个可能的重要原因。

根据病因，可将腰椎滑脱分为 5 类。

1. 先天发育不良性腰椎滑脱　由于骶骨上部、小关节突发育异常或腰$_5$椎椎弓缺损，从而缺乏足够的力量阻止椎体前移的倾向，使其向前滑出。

2. 峡部病变　其基本病变在关节突峡部。仅有峡部病变而无椎体向前滑移又称峡部崩裂(spondylolysis)，又可分为 3 个亚型：①峡部疲劳骨折。人体背伸时，腰椎峡部要承受更大的压力和剪切应力，由于峡部疲劳骨折而分离或吸收，使上位椎体向前滑出。②峡部狭长而薄弱。这种病变也是由于峡部疲劳骨折而引起，由于峡部重复多次的疲劳性微小骨折，其愈合时使峡部延长但未断裂，同时允许椎体前移。③良性峡部骨折。常常继发于严重的创伤，可同时有椎体滑脱，但更常见的是仅有腰椎峡部崩裂而无滑脱。

3. 创伤性滑脱　创伤引起椎体的各个结构(如椎弓、小关节、峡部)等骨折，不是峡部孤立骨折。由于椎体前后结构连续性破坏，使滑脱发生，常伴其他脏器的联合损伤，非手术治疗疗效满意。

4. 退行性腰椎滑脱　由于长时间持续的下腰不稳或应力增加，使相应的小关节发生磨损，退行性改变、加之椎间盘退变，骨质疏松等病变，而逐渐发生滑脱。

5. 病理性骨折　由于全身性或局部骨病变，累及椎弓，峡部，上、下关节突，使椎体后结构稳定性丧失，发生椎体滑脱。腰椎手术后，破坏脊柱之后柱结构而发生滑脱，又称医源性或获得性滑脱。

(二)临床表现

1. 症状　早期腰椎峡部崩裂和腰椎滑脱者不一定有症状。部分患者可有下腰部酸痛，其程度大多较轻，往往在劳累后加剧，也可因轻度外伤开始。适当休息或服镇痛药后多有好转，故病史多较长。腰痛初为间歇性，以后则可呈持续性，严重者影响正常生活，休息也不能缓解。疼痛可同时向骶尾部、臀部或大腿后方放射。若合并腰椎间盘突出症，则可表现为坐骨神经痛症状。

2. 体征　通常体征不多，单纯峡部崩裂而无滑脱者可无任何异常发现。体检时仅在棘突、棘间或棘突旁略有压痛。腰部活动可无限制或略受限。骶尾部及臀部其他检查多无异常客观体征。伴有腰椎滑脱者可出现腰向前凸、臀向后凸、腹部下垂及腰部变短的特殊外观，此时病椎的棘突后凸，而其上方的棘突移向前方，两者不在一个平面上。局部可有凹陷感，骶骨后突增加。腰骶棘突间压痛，背伸肌多呈紧张状态。腰部活动均有不同程度受限，下肢运动、感觉功能及腱反射多无异常。

(三)影像学检查

1. X线平片　可见小关节呈典型退行性骨关节炎改变，关节突肥大，不对称，关节面水平或呈矢状，两侧小关节内聚，小关节突向后外侧突入椎管，压迫马尾神经根；有时向前突出，使侧隐窝狭窄。椎体向前或向后滑脱，但椎体的前后径(椎体前缘至棘突后缘长度)不变。椎板增厚，不规则，骨密度增高，象牙化，椎板间隙变小，可呈叠瓦状。滑脱椎体间隙狭窄，相邻椎体边缘有骨质增生，椎间盘及韧带结构可骨化或钙化(图63-3)。

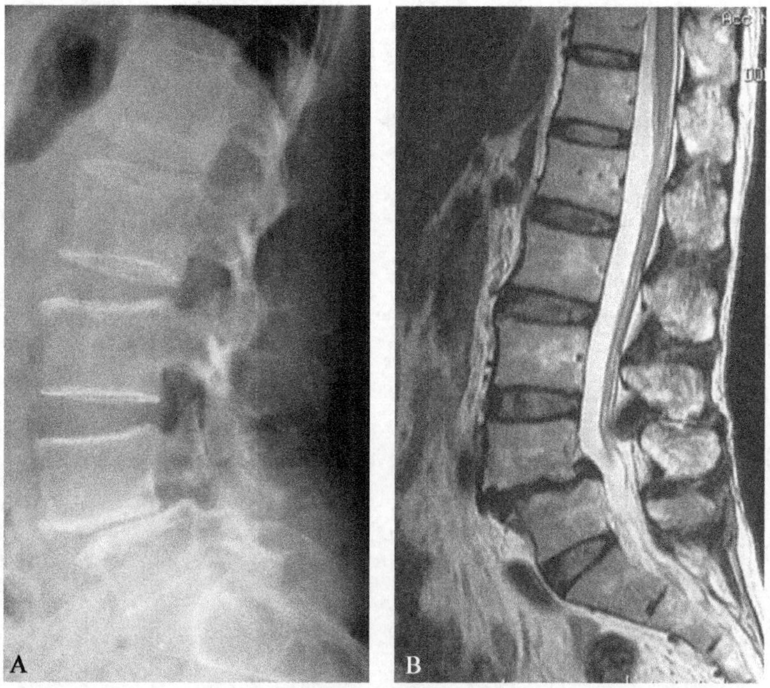

图63-3　腰椎滑脱

A. 腰椎X线片显示腰$_5$椎体向后滑脱；B. 腰椎MRI矢状位扫描显示腰$_5$椎体向后滑脱，硬膜囊受压变形

2. CT检查　可准确地获取椎体、椎管、神经根、神经管等的直径及有关数据，可观察峡部病损，侧隐窝狭窄，小关节退行性改变，椎体后缘骨赘增生，韧带骨化等情况，可判定有无椎间盘突出及钙化。如配合刺激小的非离子碘造影剂(CTM)，影像会更为清晰。

3. 腰椎管造影　观察硬膜囊、神经根的充盈情况，明确椎管狭窄及神经根受压的部位和程度，并可排除椎管内肿瘤、先天畸形(脑脊膜膨出，脊髓膨出等)及蛛网膜炎等。

4. MRI检查　可获得脊柱的三维全貌结构，观察椎管内外的解剖状态有无变异(图63-3)。

(四)诊断

腰椎滑脱的诊断，主要依靠临床表现与X线检查。此外临床还需检查有无其他下腰痛的体征，例如腰椎间盘突出，背肌或韧带的扭伤与劳损等。

腰椎滑脱的分度：将下位椎体上缘分为4等份，并根据滑脱的程度不同分为以下四度：Ⅰ度，指椎体向前滑动不超过椎体中部矢状径的1/4者；Ⅱ度，超过1/4，但不超过2/4者；Ⅲ度，超过2/4，但不超过3/4者；Ⅵ度，超过椎体矢状径的3/4者。度数越大，滑脱越严重，神经剪切、压迫损伤越大。

(五)治疗原则

1. 非手术疗法　对Ⅰ度以内的滑脱大多数情况下非手术治疗是有效的，包括非甾类抗炎镇痛药、短期卧床休息，避免搬重物及剧烈活动、佩戴支具、腰背肌及腹肌锻炼。经过6～8周治疗，症状可得到改善，对发育未成熟的青少年尤其适合。并不是每一个腰椎峡部裂或脊椎滑脱患者都需要治疗，有相当一部分峡部崩裂及Ⅰ度腰椎滑脱患者并无症状，不需要治疗。

2. 手术治疗　一般情况下，出现下列病情患者有手术指征：①持续性腰背部疼痛，经非手术治疗不缓解；②伴发持续性神经根压迫症状或椎管狭窄症状者；③严重腰椎滑脱；④X线片证实滑脱进展。

腰椎滑脱的手术治疗，包括：①对马尾或神经根压迫的解除，应探查峡部纤维骨痂增生有无压迫或切除椎弓彻底减压；②滑脱复位，切除相应椎间盘使复位更容易；③融合，椎体间植骨融合或横突间（后侧方）植骨融合。

（菅凤增）

参考文献

[1] 杨树源，只达石.神经外科学.北京：人民卫生出版社，2008

[2] 赵继宗.神经外科学.2版.北京：人民卫生出版社，2012

[3] 周良辅.现代神经外科学.上海：复旦大学出版社，2001

[4] (美)斯皮瓦克，(美)康诺利原著.脊柱外科学.3版.韦峰，译.北京：北京大学医学出版社，2013

[5] 贾连顺，李健，林本丹.脊柱外科学.上海：第二军医大学出版社，2009

[6] 胥少汀，葛宝丰，徐印.实用骨科学.4版.北京：人民军医出版社，2012

第 64 章

脊髓空洞症与 Chiari 畸形

第一节　脊髓空洞症

脊髓空洞症（syringomyelia）是指由脊髓中央管周围灰质和白质破坏所致的慢性进展性综合征，伴有脊髓内脑脊液潴留。Syrinx 这个名称是 Ollivier d'Angers 在 1824 年提出的，他观察到在脊髓中央管的扩张。Schuppel 认为胎儿脊髓中央管持续扩张应名为脊髓积水（hydromyelia），而脊髓空洞症扩张的囊应与中央管不连接。这两个名词的不同是基于囊腔壁的细胞不同所决定的。脊髓积水囊壁的细胞是室管膜细胞，相反脊髓空洞症囊壁的细胞是胶质细胞。Cleland 和 Chiari 提出后脑下降与脊髓囊肿的关系的观察，1880 年 Strumpell 报道脊髓空洞与脊柱外伤的关系，但以后的观察发现约有 10%的脊髓空洞症患者第四脑室与空洞有交通。另外，囊壁细胞的不同也不是十分明确的。外伤性囊肿破裂进入到中央管能有室管膜细胞出现在胶质细胞腔的囊壁中。今天脊髓空洞症是包括各种临床形式的脊髓囊腔形成。囊中含有与脑脊液相似的液体。虽然脊髓瘤可有脊髓空洞或含有高蛋白的囊腔形成，但不应归入脊髓空洞症的范畴内。脊髓空洞症的发病率每年约为 8.4/10 万。

一、病　因

对脊髓空洞症的认识已经历了 100 多年。最早 Cleland（1883 年）和 Chiari（1891 年）发现在婴儿脊髓空洞与第四脑室相通，认为这是脊髓空洞症的病因，直到磁共振广泛用于临床后发现第四脑室与脊髓空洞相交通的病例在脊髓空洞症的病例中所占的百分比很小，1959 年 Gardner 提出水动力学作用的理论，他认为脑脊液通过脑室系统经第四脑室闩部进入脊髓腔，而第四脑室顶正中孔和侧孔部分或全部阻塞和后脑畸形，小脑扁桃体下疝引起脊髓空洞症，因 90%的脊髓空洞均有 Chiari 畸形，他认为此时第四脑室与脊髓中央管相通，动脉搏动经脑脊液传递到脊髓中央管如“水锤样”冲击脊髓中央管使其扩大形成脊髓空洞。脊髓中央管室管膜壁破裂，可使空洞腔偏离脊髓中央管而偏向一侧。水动力学说多年来一直是脊髓空洞症形成的主要学说，但脊髓空洞与第四脑室相通的患者在临床上仅为 10%，大多数患者中两者并不交通。

Williams 修改了水动力学说，他认为由于后脑畸形，小脑扁桃体下疝颅后窝及枕大池被充满，造成颅腔内与脊髓蛛网膜下隙脑脊液压力分离，在枕大孔水平形成压力梯度，当咳嗽用力时由于静脉压增加致使椎管内蛛网膜下隙压力增高，但因后脑畸形妨碍了脑脊液向上、下流动，也影响了压力的传递，此时椎管内静脉充盈和小脑扁桃下疝好似球或瓣膜一样，迫使椎管内的脑脊髓被吸引进入脊髓中央管形成空洞。

Oldfied 利用磁共振电影摄像技术观察脑脊液流动及脊髓空洞手术中超声波的动态观察，提出了脊髓空洞形成的新理论，他观察到第四脑室与脊髓空洞间并未直接相通，正常情况下当心脏收缩时脑脊液由基底脑池流向脊椎椎管内，当心脏舒张时脑脊液从尾端向头端流动。但当有 Chiari 畸形时犹如活塞样活动的小脑扁桃体，使脑脊液流动明显受阻，同时下疝的小脑扁桃体在心脏收缩时向尾端下移，对椎管内脑脊液产生压力，这种压力作用于脊髓表面迫使脑脊液沿血管周围间隙和间质间隙进入脊髓实质内，形成脊髓空洞。在临床实际工作中也证实慢性脊髓蛛网膜炎、脊髓髓内肿瘤、脊髓梗死、脊髓外伤可引起脊髓空洞。从发生机制、组织学检查的观察认为脊髓空洞症与脊髓积水是不同的，但在临床工作及文献上常将两者混为一谈，均名为脊髓空洞症。

二、病理及分类

Milhorat将脊髓空洞症进行分类：①交通性脊髓空洞症（communicating syringomyelia），扩张的脊髓中央管与第四脑室相通。②非交通性脊髓空洞，扩张的脊髓中央管与第四脑室不相通。③原发性实质内脊髓空洞（primary parenchyme cavitation），即中央管外空洞（extracanalicular syrinxes），空洞在脊髓实质内，与脊髓中央管及第四脑室均不交通。另外，还有两种空洞：①萎缩性空洞（atrophic syrinx），出现于脊髓软化后（syringomyelia ex vacuo）；②脊髓肿瘤性空洞（neoplastic cysts）。

1. *交通性脊髓空洞症*　是因脑脊液在第四脑室出口处阻塞所造成，其脑室均扩张，临床上常见于脑膜炎后，颅内出血后所致的脑积水、ChiariⅡ型畸形、脑膜膨出和Dandy-walker囊肿等如同高岭土枕大池注射引起的交通性脊髓空洞的过程。在组织学检查发现，为单独的脊髓中央管扩张，其壁为室管膜细胞，在空洞尾端因胶质增生中央管阻塞，一般此类室管膜壁比非交通性脊髓空洞患者的壁完整，很少向脊髓实质内溃破。

2. *非交通性脊髓空洞*　扩大的脊髓中央管与第四脑室不相交通。脑脊髓循环梗阻在枕大孔平面或其下方，其原因常是ChiariⅠ型畸形、颅底陷入、椎管内蛛网膜炎、脊髓髓外受压、脊髓拴系综合征等。因压力梯度的关系椎管内蛛网膜下隙的脑脊液从血管周围或间质间隙进入并积聚于空洞中。组织学检查发现，非交通性脊髓空洞是一个孤立的空洞，空洞头端（上端）的中央管狭窄或阻塞，此型空洞壁上无室管膜细胞空洞向中央管旁伸展，常易向脊髓背外侧并可破溃至蛛网膜下隙。

3. *原发性实质内脊髓空洞*　此型空洞是在脊髓实质内，与脊髓中央管及第四脑室不相交通，此型空洞的特点是脊髓外伤所致。如脊髓外伤、注射、缺血/梗死、自发性脊髓髓内出血等最后造成局限性蛛网膜下隙的蛛网膜炎产生局部脑脊液循环阻塞迫使蛛网膜下隙的脑脊液进入到脊髓实质内。原发性实质内脊髓空洞典型的应发生在脊髓供血的分水岭区，即脊髓中央管的背侧外侧，同时向中央管外扩展，其壁是胶质或纤维胶质组织，其病理变化是不同程度的坏死、噬神经细胞作用和Wallerian变性。其特殊的病理改变是在外伤或出血引起的空洞症，其囊壁上有充满含铁血红素的巨噬细胞。

4. *萎缩性脊髓空洞*　因脊髓变性出现脊髓萎缩，引起脊髓内出现微囊，脊髓内裂隙和局限性中央管扩张，萎缩性空洞是不扩展的，因其无脑脊液充盈扩大的机制是因局部脊髓组的丧失所致。

5. *肿瘤性空洞*　脊髓髓内肿瘤如髓内星形细胞瘤、室管膜瘤、血管网状细胞瘤等可在脊髓内产生脊髓空洞症样的空洞，此种坏死性改变先从脊髓中央开始，向肿瘤的上、下极伸展，此空洞中包含黄色含蛋白的液体，与脑脊液不同，其囊壁常由肿瘤组成，或由致密的胶质组成，在MRI检查时能被强化。

三、临床表现

发病年岁通常为20－30岁，偶尔发生于儿童或成年以后。女性患者多于男性。病程进展缓慢，最早出现的症状常呈节段性分布，首先影响上肢。当空洞逐渐扩大时，由于压力及胶质增生的作用，脊髓白质内的长传导束也受累及，在病变以下出现长传导束功能障碍，两个阶段之间可间隔数年。

1. *感觉障碍*　由于脊髓空洞位于脊髓中央或其邻近最早影响一侧或双侧后角底部，最早的症状常是单侧的痛觉、温度觉障碍，如病变累及前连合时可有双手、臂部尺侧或一部分颈、胸部的痛、温觉丧失，而触觉及深部感觉完好或轻度减退，称为分离性感觉障碍，此为脊髓空洞症特殊的临床症状与体征。但有时可见于脊髓髓内肿瘤的患者。患者常于外伤或烫伤时发现痛温觉障碍，之后空洞不断扩大到胸、背部，呈马褂（短上衣）样感觉障碍分布。如病变向上影响三叉丘脑束可造成面部痛温觉减退或消失，角膜反射消失，多数病人在痛温觉消失区常有中枢性自发性疼痛，但空洞经治疗后自发性可完全消退，空洞不断扩大使后索及脊髓丘脑束受累，造成空洞以下各种感觉障碍，并出现感觉障碍平面。

2. *运动障碍*　当脊髓前角细胞受累后出现受累区下运动神经元损害，如手部小肌肉（如骨间肌、鱼际肌）及前臂尺侧肌肉萎缩无力，且有肌束震颤，逐渐波及上肢其他肌群及肩胛带和一部分肋间肌，腱反射减退或消失，肌张力减退，之后在空洞水平以下，出现锥体束征，肌张力增加及腱反射亢进，腹壁反射、提睾反射消失，并出现病理反射。空洞如在腰骶部则在下肢出现上述的运动及感觉障碍。

3. *自主神经及营养障碍等其他症状*　病损节段可有皮肤营养障碍，溃疡经久不愈等，局部出汗过多或过少，晚期可有神经原性膀胱及大小便失禁，并常有脊柱侧弯畸形、脊柱裂、弓形足等畸形。由于关节感觉缺失引起关节磨损和畸形、关节肿胀、形成 Charcot 关节。皮下组织增厚、肿胀及异样发软伴有局部溃疡及感觉缺失称为 Mervan 综合征。

四、诊　断

中年期发病，伴有寰枕区其他发育缺陷、节段性感觉障碍及感觉分离，手部及上肢肌肉萎缩等是本病的特点，但须靠神经影像学检查来进行诊断。

1. *X 线检查*　摄头部 X 线平片时应包括颅颈交界部正侧位片，并应有中线断层片，常可见寰枕区骨性畸形，如寰枕融合、颅底陷入、扁平颅底、颈椎分节不良、寰枢椎半脱位等。

2. *CT 扫描*　检查脑室大小，有无脑积水，颅颈交界处扫描，特别是鞘内注射阳性对比剂扫描时可发现小脑扁桃体下疝，以及颅后窝颅底有无蛛网膜炎。但不如 MRI 扫描方便简单可靠。

3. *磁共振扫描*　MRI 矢状面图像能清晰显示空洞全貌，T_1 加权图像表现脊髓中央低信号的管状扩张；T_2 加权图像空洞内液呈高信号；无论 T_1 或 T_2 加权图像上空洞内液信号都均匀一致。横断面上空洞多呈圆形，有时形态不规则或呈双腔形，边缘清楚光滑。在空洞的上下两端常有角质增生，当增生的角质组织在空洞内形成分隔时，空洞呈多房性或腊肠状。空洞相应节段的脊髓均匀膨大。自 20 世纪 80 年代后 MRI 成为脊髓空洞症诊断的重要工具，MRI 应包括矢状扫描和横断扫描，并同时应行 T_1 及 T_2 加权成像检查，T_1 及 T_2 加权成像能显示脑室大小、有无小脑扁桃体下疝以及其程度、有无脊髓空洞，如有可显示其范围、空洞与第四脑室、脊髓中央管有无交通，并能测量脊髓的粗细及空洞的大小。大的脊髓空洞在空洞腔中见到有分隔，多为横行分隔，使空洞腔如手风琴样等解剖关系，并有益于鉴别诊断。1/3 脊髓空洞症患者在 MRI 可显示有脑室扩大，但仅 7%～11% 产生脑积水症状。

五、鉴别诊断

1. *脊髓髓内肿瘤*　脊髓髓内髓外肿瘤均可引起局限性肌萎缩及节段性感觉障碍，在肿瘤病例中脊髓灰质内的星形细胞瘤或室管膜瘤分泌出蛋白性液体聚集在肿瘤上、下方使脊髓的直径加宽，脊柱后柱侧弯及神经系统症状表现与脊髓空洞症很相似，但一般脊髓空洞症进展很慢，常伴有寰枕区畸形及小脑扁桃体下疝等，脊髓髓内肿瘤病程较脊髓空洞症快，但在 MRI 有时与脊髓髓内室管膜瘤在 T_1 加权成像上很难区别，但强化扫描室管膜瘤为均匀一致性强化，可以很好地与脊髓空洞症相区别。

2. *运动神经元疾病*　为主要累及神经系统运动神经元的一组疾病，其明显的病理改变在脊髓前角、低位脑干运动核及皮质运动区的锥体细胞，临床表现为肌肉萎缩特别是上肢和延髓支配的肌肉，以及皮质脊髓束、皮质延髓束等的变化。最常见的肌萎缩性侧索硬化与脊髓空洞症相似，在上肢常有上、下神经元受累的体征，如肌萎缩、肌纤维震颤等但无感觉障碍，特别是无节段性感觉障碍及感觉分离现象，MRI 扫描则可明确诊断。

3. *颈椎病*　可造成上肢肌肉萎缩及长传导束症状及根性疼痛，因为髓外压迫，故无节段性感觉障碍及感觉分离现象。颈椎 X 线片及 CT 或 MRI 扫描可明确诊断，必要时需做脊髓造影。

4. *多发性硬化*　是较常见的中枢神经系统脱髓鞘疾病，表现为白质中有多数散在的髓鞘脱失，胶质细胞增生，病人可出现相应受累部位的肢体瘫痪及锥体束征，70% 以上的病例有神经痛、感觉异常及感觉减退，深感觉障碍一般比浅感觉为轻，有时出现 Lhermitt 征，即当患者低头时出现背部正中瞬间下行达骶部或足部，或向上肢放射的过电样感，此系颈髓受损异常刺激于髓内传导所致，但患者无寰枕畸形、小脑扁桃体下疝等影像学改变。

5. *颈肋*　可以造成手部小肌肉局限性萎缩及感觉障碍，伴有或不伴有锁骨下动脉受压的证据，而且由于在脊髓空洞症中常伴有颈肋，诊断上可能发生混淆。不过，颈肋造成的感觉障碍通常局限于手及前臂的尺侧部位，触觉障碍较痛觉障碍更为严重，上臂腱反射不受影响，而且没有长传导束症状，能做出鉴别，颈椎 X 线片也有助于建立诊断。

6. *尺神经麻痹*　可产生骨间肌及中间两个蚓状肌的局限性萎缩。但感觉障碍相对的比较轻微而局限，触觉及痛觉一样受累，在肘后部位的神经通常有压痛。

7. *麻风*　可引起感觉消失、上肢肌肉萎缩、手指溃疡。但有正中、尺及桡神经及臂丛神经干的增粗，躯干上可有散在的脱色素斑。

8. *梅毒*　可在两方面疑似脊髓空洞症。在少见的增殖性硬脊膜炎中，可以出现上肢感觉障碍、萎缩及无力的下肢锥体束征，但脊髓造影可显示蛛网膜下隙阻塞，而且病程进展也较脊髓空洞症更为迅速。脊髓的梅毒瘤可表现出髓内肿瘤的征象，不过病程的进展性破坏迅速且梅毒血清反应阳性。

9. *穿刺伤或骨折移位*　有时可引起髓内出血，聚集在与脊髓空洞症相同的脊髓平面内，但损伤病史及X线片中的脊髓损伤证据均足以提供鉴别的依据。

六、治　疗

脊髓空洞症原来认为是神经内科疾病，予以B族维生素、三磷腺苷、辅酶A、肌苷及镇痛药等对症治疗；历史上亦有用X线照射或放射性核素碘等放射治疗以减缓症状的发展；外科治疗的发展与本病的病因及发病机制等病理生理的了解密切相关。如早年的治疗包括空洞穿刺、脊髓切开空洞引流等手术，企图治疗脊髓空洞，为了防止切开的空洞重新闭合，在空洞腔内安放一个支架以防止其闭合。因Gardner水动力学理论相应而生的在闩部填充肌肉等以阻断第四脑室与脊髓空洞的交通，阻断了水压对空洞水锤样的冲击，因后脑畸形、小脑扁桃体下疝影响脑脊液循环的理论而行颅后窝减压手术等，而交通性脊髓空洞行脑室分流术即可治愈。手术种类繁多，但根据各种手术的疗效、手术并发症等诸多因素的考虑，目前对脊髓空洞症进行的手术分两大类，即脊髓空洞分流手术和颅后窝减压手术。

1. *脊髓空洞分流术*　基于空洞穿刺及切开手术疗效不佳，切开的空洞很快就闭合了，故推出脊髓空洞分流手术，将脊髓空洞内的液体经导管分流至脊髓外以使空洞缩小或消失。基于对空洞内的压力和椎管内蛛网膜下隙压力高低的认识不同，有两种不同的分流方法，一种认为，脊髓空洞内的压力高于蛛网膜下隙的压力，故用硅胶管等将空洞内液体引流至蛛网膜下隙，达到治疗目的；另一种意见认为，脊髓空洞内压与蛛网膜下隙间无压力差故引流效果不佳，空洞不能闭锁。因此，有学者主张将空洞液分流至腹腔、小脑脑桥三角池、胸腔等压力低的区域。常见的空洞引流术有以下几种。

(1)空洞-蛛网膜下隙引流术：手术具体步骤是选脊髓空洞宽大部位的头端处行椎板切除术，一般切除1～2个椎板，切开硬脊膜后在脊髓背侧进入空洞，一般脊髓纵行切开约0.5cm即可，亦可在脊神经背根入脊髓处的无血管区切开脊髓进入空洞，这样术后损伤少。当大量空洞内无色透明液体流出后脊髓即塌陷并恢复搏动，然后将分流用的T形管缓缓送入脊髓空洞内展平，一般用硅橡胶引流管、带蒂硬脊膜或肌肉，向头部方向插入空洞2～3cm，并将其固定缝合在脊髓切开部的软膜或蛛网膜上，再将另一端向尾部插入蛛网膜下隙2～3cm。目的是引流空洞液体，平衡空洞内外压力，以阻止空洞进展。

(2)空洞-腹腔引流术：脊柱的手术具体步骤同空洞-蛛网膜下隙引流术，T形管在空洞内安放好后将长的分流管用缝线固定与蛛网膜及硬脊膜上，严密缝合伤口然后在皮下切口将此长管于腹下部送入盆腔。腹腔是低压系统，空洞-腹腔引流术不仅可避免空洞-蛛网膜下隙引流术的反流现象，而且对空洞内液体有较强的吸引作用。其缺点有感染、低颅压性头痛及引流管阻塞等并发症。

(3)中央管末端开口术：此手术主要是切开终丝及圆锥末端，引流中央管内异常灌注的脑脊液，虽然一部分病人扩大的中央管可延伸到终丝部，但大部分病人中央管并不是全部开放，空洞是多房的。其优点是比颅后窝减压及空洞切开安全，但手术不能缓解枕大孔区受压，不能阻止空洞的灌注等，治疗上不能首选。此外，还有空洞-胸腔引流术、有空洞-小脑脑桥三角池引流术、带蒂大网膜脊髓移位植入空洞手术、空洞穿刺术及CO_2及激光显微手术等，用于治疗脊髓空洞症。但至今尚无一种公认理想的治疗方法。

空洞分流术的并发症有分流管阻塞、脊髓拴系综合征、感染、腹腔假性囊肿形成、分流管远端脱节等。分析造成分流管堵塞的原因中发现囊腔液中高蛋白含量是分流管尖端阻塞主要原因之一。此外，胶质增生经分流管侧孔长入管腔也会造成分流管阻塞。另外，脊髓空洞可有间隔，这些隔可为纵行的也可是横行的，间隔将空洞分成几个小腔，这些小腔可能是相通的，也可能不通，如若不通分流一两个腔而其他腔并不塌陷，多囊性脊髓空洞常见于炎症后脊髓空洞症。有些病例空洞分流术后从影像学上看空洞塌陷，但临床症状在恶化。这是因脊髓拴系综合征所致。脊髓拴系综合征常出现在外伤后脊髓空洞症患者，当分流管停留在脊髓背侧并发生粘连，当脊柱、脊髓移动时在分流管处损伤脊髓，特别是分流管在颈椎活动多的时候，因此当颈活动时症状加重。

2. *颅后窝减压术*(posterior fossa decompression)　鉴于绝大多数脊髓空洞症合并有 Chiari 畸形，小脑扁桃体下疝在枕大孔区压迫脑干下端和脊髓首端，并影响了脑脊液循环，以致根据 Williams 的颅、椎管压力分离学说提出了颅后窝或枕大孔减压术。早在 1938 年 Panfield 和 Coburn 用颅后窝减压术来治疗 Chiari 畸形并有脊髓空洞症，手术可行一个大范围的颅后窝减压手术，术后小脑扁桃体回缩，脑脊液循环改进，或者行一小的枕大孔减压手术及硬脑膜成形术以达到上述目的。

标准的颅后窝减压术应切除部分枕骨及枕大孔后缘，枕大孔后缘咬除范围不应少于 2cm，并应咬除寰椎后弓，如小脑扁桃体下疝严重的则应咬除颈$_2$后弓，或直到显露下疝的小脑扁桃体下缘为止。硬脑膜行 Y 形切开，枕窦等应结扎及彻底电灼止血。尽量不打开蛛网膜以免血液进入蛛网膜下隙术后出现蛛网膜粘连。下疝的小脑扁桃体无须切除，特别是下疝的小脑扁桃体与延髓或脊髓常有粘连，切除可能加重粘连部位延髓和脊髓的损伤，但我国张远征、黄延林所报道行颅后窝减压术的部分患者切除了下疝的小脑扁桃体，取得了良好效果，为扩大颅后窝容量、提高减压效果行颅后窝硬脑膜成形术是有益的。可取材于阔筋膜，修补缝合 Y 形切开的硬脑膜，增加颅后窝容量，提高减压效果，并可预防术后脑脊液漏。颅后窝减压手术的术后并发症包括术后脑脊液细胞增多、发热、伤口感染、手术后伤口部脑脊液聚积、颅后窝假性囊肿和呼吸功能紊乱等。

3. *其他手术*

(1) Gardner 手术：即第四脑室闩部堵塞术(plugging of obex)。由于 Gardner 提出第四脑室闩部与脊髓中央管相连接，受脑脊液压力作用如水锤样冲击作用形成脊髓空洞并使其不断扩大。因此 Gardner 推荐在第四脑室闩部用肌肉块填塞第四脑室与脊髓空洞连接的开口来治疗脊髓空洞症。因行闩堵塞手术必须先行颅后窝开颅手术，实际上也进行了颅后窝减压术。因此不少学者怀疑闩填塞的真正疗效。另外，闩填塞手术也不是一个简单和十分安全的手术，术中并可发生血管运动或呼吸功能紊乱的严重并发症。

(2)前路减压手术：学者 Menezes 对 Chiari Ⅰ型畸形中的寰枕区腹侧畸形伴脊髓空洞的病例行前入路减压手术，先经口行前路减压，然后在当天或 1 周内再行颅后窝减压术及融合固定手术，前入路切除病理性骨畸形包括寰椎前弓、斜坡下部及部分齿状突，保存覆膜的完整。颅后窝减压时手术中应用术中超声波探测小脑扁桃体下疝的位置而不必切开硬脑膜来决定减压的范围，并用超声波可记录脑脊液流和小脑扁桃体在寰枕区移动的情况。为了保证术后关节的稳定老年病人术后应用 Halo 支架或 Minerve 支架。术后随访大部分病例脑干受压和脑神经受累症状明显改善，脊髓空洞在腹侧减压术后消失伴临床症状明显改善。

七、预　后

虽然各报道脊髓空洞症行外科治疗后早期有 60%以上患者症状有改善，但经长期随访后发现有部分病人临床症状与体征有复发与加重，有些患者从影像学检查空洞已消失，但临床症状仍在加重，经随访时间延长，症状复发的病例愈来愈多，有 50%病例症状与体征加重。术前神经功能状态与预后有着直接关系，术前有中至重度神经功能障碍者预后不佳。总的评价认为术后症状改善优于脊髓空洞症的自然病史，因此仍主张外科手术治疗。

第二节　Chiari 畸形

1891—1896 年 Chiari 将小脑扁桃体下疝畸形的程度分为三型，以后又将小脑发育不良无小脑扁桃体下疝者划为Ⅳ型，目前共将其分为 4 型，见表 64-1。Chiari 畸形常合并有颅内发育畸形，常见的合并畸形包括脊髓空洞症(44%～56%)、寰枕区畸形(37%)、脑积水(50%～90%)及小脑畸形、灰质异位、大脑水管的胶质增生或分叉、脊膜膨出、脊髓纵裂、胼胝体缺如等发育畸形。

表 64-1　Chiari 畸形分型

分型	描　述
Ⅰ型	小脑扁桃体向下疝至枕大孔平面 5mm 以下，通常伴有脑积水
Ⅱ型	小脑蚓部、第四脑室、脑干下疝至枕大孔平面以下，通常伴有脊髓空洞症，脑积水和脊髓脊膜膨出，可合并多种颅内异常
Ⅲ型	Ⅱ型异常＋枕部脑膨出
Ⅳ型	小脑发育不良或不发育，伴有小脑幕不发育

一、病　因

对 Chiari 畸形的确切机制至今仍不清楚，目前有以下几种学说。

1. *发育障碍学说*　Padget 和 Lindenberg 认为神经嵴发育异常颅后窝狭小引起小脑扁桃体疝至颈上部椎管内。但也有研究认为是因幕上结构过长迫使天幕向下才产生颅后窝容量缩小而造成小脑扁桃体下疝。

Mcclone 和 Knepper 认为当正常脑发育过程中，胚胎和婴儿脑室系统膨胀，对产生 Chiari 畸形有重要意义。在胚胎期脊髓中央管与第四脑室是相通的，在胚胎 6 周时，脑脊液可通过第四脑室顶流出，当胚胎第 5 个月时第四脑室正中孔及侧孔开放。由脉络丛动脉产生的动脉波动被传递到蛛网膜下隙，如缺乏这种波动的传入则中央管闭合产生发育不全，因此，在胚胎早期胎儿有生理性脑积水和脊髓积水，胎儿生理性脑室扩大是一个信号，表明间充质和神经外胚叶的分化。有学者认为，如脑室在胚胎期不能正常膨胀和不能维持对间充质产生的压力则导致胎儿脑室的异常，致使颅后窝狭小，进而产生小脑扁桃体和脑干下疝。

2. *牵拉学说*　Lichtenstein 提出，当有脊膜脊髓膨出的患儿，由于脊髓固定在脊柱裂的椎管处，在生长发育阶段因脊柱生长速度快，脊髓上升，但因脊柱裂与脊髓的粘连产生拴系作用致使小脑扁桃体被向下牵拉产生小脑扁桃体下降。

3. *其他*　Chumas 注意到当儿童行腰大池腹腔分流术者，70％的儿童有小脑扁桃体下降，但仅 4％儿童产生 Arnold-ChiariⅠ型的临床症状。

二、病　理

小脑扁桃体下疝畸形（Chiari 畸形）的主要病理改变是：①小脑扁桃体下疝至枕大孔平面以下。②延髓被拉长，并疝入椎管首端，第四脑室下半部等亦疝入椎管内。③小脑扁桃体占满枕大池，小脑扁桃体下端变尖，使小脑扁桃体成锥形。④由于枕大池闭塞，第四脑室正中孔和（或）侧孔常粘连、闭塞，并引起脑梗死性脑积水。⑤延髓和上颈髓受压变扁、扭曲。⑥因颈髓小脑下移使第Ⅴ～Ⅺ对脑神经变长。⑦可有中脑向下移位。

三、临床表现

本病在临床上较为少见，女性较男性多见，Ⅰ型多见于成人，Ⅱ型多见于婴儿，Ⅲ型常见于新生儿，Ⅳ型常见于婴儿。

（一）ChiariⅠ型

以成人多见，患者年龄 12－73 岁，以 28－41 岁最为多见，广泛应用磁共振以来发现 ChiariⅠ型在儿童并不少见，可在发生严重神经功能障碍前做出诊断。因本病常为隐匿发病，进展缓慢，常易延误诊断。

ChiariⅠ型畸形的临床表现受很多因素的影响，如患者的年龄、病程、有无脊髓空洞、有无寰枕畸形等。最主要的临床表现是枕大孔综合征、头痛、脊髓首端和小脑功能障碍的症状与体征，还可出现脊柱侧弯、强直状态、延髓性麻痹等。这些综合征常可联合出现。

约有 50％Chiari 畸形患者合并有颅底和枕骨大孔区域的骨性异常，包括有枕上和枕外发育不全，颈部变短，斜坡变短，枕骨大孔增大，颅后窝容积窄小，颅底陷入、空蝶鞍，斜坡凹陷、枕骨中线隆起等，脊柱异常包括寰枕融合、寰枢椎同化、Klippel-Feil 畸形和隐性颈椎裂等，而脊柱侧弯是最常见的骨畸形，脊柱侧弯常出现在胸椎，向左侧单弯，常在疾病早期出现，多年后可产生运动或感觉障碍的症状与体征。50％～70％患者存在脊髓空洞，多发于下颈段和上胸段脊髓内。疝出的小脑扁桃体萎缩，失去对称性。

枕大孔综合征与脑干功能障碍可能是因后脑畸形和延髓空洞压迫所致，脑干功能障碍可出现在 10％～47％的患者，脑干和脑神经功能障碍症状包括因姿势和咳嗽引起跌倒发作、头痛、眼球震颤、幻视或复视、肌强直、感觉运动障碍、共济失调、构音困难和吞咽困难。偶有患者仅表现为延髓性麻痹，出现软腭运动无力、吞咽及构音困难，常给诊断带来困难。约有 10%成年患者出现小脑功能障碍，出现躯干和肢体共济失调，眼球震颤和构音困难。

头痛和上颈部疼痛是儿童常见的症状，在成年患者亦很常见。在 20%成年患者中疼痛可能是单一的症状。头痛常见有两种形式：一是枕或上颈部钝痛，是因颅后窝硬脑膜受到慢性刺激所致；另一是严重的阵发性枕部疼痛，常因咳嗽用力时出现，这是因为小脑扁桃体在枕大孔阻塞加重引起颅内压增高之故。

儿童可有无症状的 Chiari 畸形，但这些患者因枕大孔区为小脑扁桃体所占据，因此当颈部过伸或过屈时易于出现脊髓损伤。

(二)Chiari Ⅱ型

有脊膜膨出的患儿常有 ChiariⅡ型畸形，在婴儿和儿童两个不同年龄组有不同的症状、病程和结果。几乎所有脊髓脊膜膨出患儿均存在本型畸形。患儿可以表现为典型的锻铜样外观，称为颅顶骨内面凹陷。超声检查可见额骨呈扇形，即"柠檬征"。枕骨大孔变大，枕骨大孔后缘呈切迹样，颅后窝变小，枕外隆凸较正常位置更低，颅底凹陷及寰椎融合现象较Ⅰ型少。脊柱可见齿状突呈扇形，可伴有寰椎后弓发育不全和 Klippel-Feil 畸形。90%左右患儿可出现脑积水。脑室不对称，侧脑室额角突出，脑室腔和侧脑室枕角不对称，即"阴道头"现象。第三脑室可分为前后两室，第四脑室通常变小、扁平并延长。后髓帆缺失，第四脑室正中孔缺失或囊肿形成等。脊髓空洞症发生率为 20%～95%。可见巨大外生性空洞。颈髓变短向尾侧移位。胼胝体部分或全部发育不全，透明隔部分或全部缺如。多脑回畸形，大脑纵裂消失，即"汉字征"。中脑水管狭窄、拉直并向后扭曲，侧方受压或呈分叉状。小脑明显变小，小脑蚓部经枕骨大孔疝出。脑桥、延髓均变平延长，呈喇叭样改变。

在出生或出生后 2 周出现喘鸣和缺氧常代表脑干受累，接着就会出现吞咽困难、进食从鼻反流、四肢瘫。此时分流脑脊液可使延髓功能恢复，并应快速行减压手术。因为新生儿脑干血液供应较差，易造成不可逆性脑干损伤，引起死亡或严重的后遗症。

在儿童或青少年则发病隐匿，可出现晕厥、眼球震颤、振动幻觉、后组脑神经麻痹，并常有脊髓积水、肢体力弱及强直。诊断与治疗方法与 ChiariⅠ型相同。

(三)Chiari Ⅲ型

ChiariⅢ型甚是罕见，其畸形特征为枕部或颈段脑膨出，可同时伴有Ⅱ型畸形的特点。膨出组织包括多种神经结构，以缺血改变为主。枕骨大孔变大。

(四)Chiari Ⅳ型

ChiariⅣ型畸形只有小脑发育不全或完全不发育，可伴有小脑幕发育不良。

四、诊　断

各型 Chiari 畸形根据患者年龄及不同临床特点均应考虑本病的可能性，但明确具体分型须密切结合影像学检查来确定。

(一)X 线检查

常规应包括颅颈交界区的 X 线片，除中间位摄片外，还应加摄侧位前屈位和后仰位的 X 线片，可见椎管扩大和寰枕区骨性畸形的特殊表现。

(二)CT 检查

CT 扫描能显示脑室特别是第四脑室的大小和位置，在 ChiariⅠ型畸形患者中 10%有脑积水，而Ⅱ型可达 85%，在Ⅱ型畸形患儿中 85%有骨异常。薄层面 CT 扫描上颈脊柱、枕大孔、斜坡能诊断寰枕区骨畸形。

(三)MRI 检查

自从 20 世纪 80 年代起，MRI 替代了 X 线和 CT 脊髓造影检查。在 MRI 应用临床之前，CT 和 X 线等技术不能充分显示枕骨大孔周围的软组织解剖，Chiari 畸形中存在的许多畸形，如脊髓空洞症也可能被漏诊。应用 MRI 后使本病的诊断比以往大大提高。MRI 冠状面、矢状面扫描，能清楚地显示此区的解剖关系和病理改变，显示后脑畸形，如下疝的小脑扁桃体及其下疝的程度、第四脑室的位置是否疝至枕大孔平面以下、脑室大小、有无脑积水、有无脊髓空洞或积水等。

动态 MRI 已应用于检查枕骨大孔区及其内容物周围的脑脊液流动情况。电影 MRI 可明确心脏循环时脑脊液流动形式，并显示在枕骨大孔区前后的流动情况，还可观察是否存在后脑疝引起的梗阻及是否存在脊髓空洞。在手术前后使用电影 MRI 检查可确定许多病例枕骨大孔区减压的充分程度。

五、治　疗

颅后窝减压术的手术指征应是有脑干和(或)脑神经功能障碍或有威胁患儿生命的呼吸功能障碍者。不主张对无症状的患者行预防性颅后窝减压术。

颅后窝及上颈髓减压术是目前治疗有症状Chiari畸形的主要手段,骨减压范围应包括枕骨、枕大孔后缘、上2个颈椎板,枕大孔后缘切除应足够大,使延髓能得到充分减压,但过大的枕骨切除会使小脑下垂,ChiariⅡ型畸形,小脑扁桃体可能下疝至$C_{2\sim3}$或更低水平,此时应行更多的椎板截除以达到充分减压目的,术中使用超声检查能显示后脑畸形的范围,小脑扁桃体下疝至椎管内的范围,椎板切除及减压术是否充分。硬脑膜应Y形切开,患者如无脊髓空洞则蛛网膜应不切开,以预防术后蛛网膜炎、脑膜炎的发生。应使用移植筋膜行颅后窝成形术使颅后窝得到充分减压及不漏脑脊液。然后,分层严密缝合肌肉、筋膜等各层伤口。在Chiari畸形患者术中可见到小脑扁桃体与延髓,上段颈脊髓有压迹、粘连或蛛网膜瘢痕,特别在年龄较大的儿童或成人,蛛网膜常不透明和增厚,小脑后下动脉或其分支常包绕其中,第四脑室正中孔部分或完全被纤维膜阻塞,术中应在手术显微镜下进行操作,避免损伤血管及重要结构。多数研究不推荐行下疝的小脑扁桃体切除手术,因这样有可能加重脑干损伤、增加手术后遗症等。

六、并发症及预后

术后并发症包括无菌性脑膜炎、心搏过缓、呼吸功能障碍而出现缺氧。

影响外科疗效的因素包括术前患者神经功能状态,如中至重度神经功能障碍,症状快速进展者预后不佳。新生儿ChiariⅡ型畸形预后不佳,其自然死亡率为23%～50%,即使行减压手术,术后也应做气管切开、胃造口或鼻饲来维持营养,不少学者推荐早期手术干预。ChiariⅠ型畸形和Ⅱ型的儿童患者,手术死亡率为0%～15%,文献报道死亡的主要原因是呼吸衰竭,其次为术后血肿、急性脑积水、因损伤小脑后下动脉而出现的脑干梗死。

(雪　亮　李勇刚　朱士广　李耀华)

参考文献

[1] 杨树源.实用神经外科手术技巧.2版.天津:天津科技出版社,2002:600-605

[2] 张远征,周定标,乔光宇,等.枕大孔重建手术治疗Chiari畸形合并脊髓空洞症.中华神经外科杂志,2000,16:274-276

[3] 杨俊,徐宇伦,范涛,等.Chiari畸形并脊髓空洞症的MRI分型及其治疗.中华神经外科杂志,2000,16:82-84

[4] 赵继宗.神经外科学.1版.北京:人民卫生出版社,2007:575-577

[5] 王维治.神经病学.5版.北京:人民卫生出版社,2004:120-121

[6] Henry H Schmidek. Schmidek & Sweet Operative Neurosurgical Techniques. 4th edition. Singapore: Elsevier Science (Singapore) Pte Ltd,2000:844-1857

[7] 王忠诚.神经外科手术学.1版.北京:人民卫生出版社,2000:498-500

[8] Governale LS. Resolution of Chiari-associated syringomyelia. Pediatr Neurol,2014,50(5): 542-543

[9] Chotai S, Kshettry VR, Lamki T, et al. Surgical outcomes using wide suboccipital decompression for adult Chiari I malformation with and without syringomyelia. Clin Neurol Neurosurg, 2014,120: 129-135

[10] Isik N, Elmaci I. Long-term results and complications of the syringopleural shunting for treatment of syringomyelia: a clinical study. Br J Neurosurg, 2013,27(1): 91-99

[11] 周良辅.现代神经外科学.上海:复旦大学出版社,2001

[12] 杨树源,只达石.神经外科学.北京:人民卫生出版社,2008

[13] 王任直,译.尤曼斯神经外科学(第3卷).5版.北京:人民卫生出版社,2009

[14] 王忠诚.王忠诚神经外科学.2版.武汉:湖北科学技术出版社,2005

[15] Menezes AH. Craniovertebral junction abnormalities with hindbrain herniation and syringomyelia: regression of syringomyelia after removal of ventral craniovertebral junction compression. J Neurosurg,2012,116:301-309

第 65 章

脊髓拴系综合征

脊髓拴系综合征(tethered cord syndrome, TCS)指因各种病变引起圆锥位置低或在椎管内不能移动,这种作用在脊髓及神经上的压力引起一系列进行性神经损害症候群,主要症状有背痛、腿痛,腿脚肌力下降,反射和感觉丧失,髋、腿部变形,走路姿势改变等不同程度的肢体感觉运动障碍,以及大小便功能障碍。TCS 在解剖上最常见的是圆锥位置低(低于 L_2 椎体),可伴有终丝增粗或硬膜内脂肪瘤。

一、病因病理

(一)病因

TCS 分为原发性和继发性。原发性 TCS 常见于脊柱裂患者,约 20%脊柱裂患者合并 TCS。其他脊髓和脊柱末端的各种先天性发育异常均可导致脊髓拴系,如脊膜膨出、骶尾部硬脊膜内外脂肪瘤、脊髓终丝紧张、潜毛窦等。继发性 TCS 主要由于手术后的瘢痕造成,如腰骶部脊膜膨出术后粘连亦可导致脊髓拴系。

原发性 TCS 致病因素由高到低依次为脂肪脊髓脊膜膨出、终丝增粗、脊髓纵裂、神经管肠源性囊肿、皮样囊肿,继发性 TCS 可继发于蛛网膜炎、钝性损伤或脊髓脊膜膨出缝合术后。TCS 可分为终丝粗大型、脂肪瘤型、术后瘢痕粘连型、椎管内肿瘤致脊髓拴系及混合型五种类型。根据国内文献报道结果,TCS 以终丝增粗、脂肪浸润、硬膜内脂肪瘤、脂肪脊膜膨出致拴系者最多见。

(二)发病机制

正常脊髓发育分三区,即头区、移行区和尾区,移行区形成脊髓腰骶段。胚胎早期脊柱与脊髓节段相互对应,妊娠 9 周后马尾和终丝开始发育。之后脊柱生长快于脊髓,尾髓则相对向头端移动。连于脊髓的腰骶神经被拉长形成马尾,终丝也被拉长。妊娠 9～17 周,圆锥自尾骨中段上升至 L_4 水平,此后上升变缓,足月时达到 L_3 水平,出生后 60d 达到 $L_{1\text{-}2}$ 椎间隙水平,成人终丝远端一般连于 S_5 的内后面。在上述复杂的过程中,错误的发生会导致脊髓下部受拴系。在胚胎发育早期,可由于脂肪组织包埋于硬膜内形成脂肪瘤而引起拴系,更复杂的腰骶脂肪瘤也与此相似。管化及(或)退化异常可导致终丝异常。关闭中线结构(如膨出的脊膜、硬膜、椎体、皮肤)可导致粘连或纤维瘢痕增生,干扰脊髓上升,导致拴系。

无论是成人还是幼儿,其 TCS 的发病均与脊髓或圆锥受牵拉有关。脊髓和脊柱的这种不等速发育见于胚胎期、幼儿期及青春期。成人 TCS 患者尽管也有圆锥牵拉因素存在,但在生长发育过程中,牵引与脊髓功能之间刚好达到临界平衡,故虽有牵拉,仍能安全度过以上三期而不发病或仅表现为微小的、非进行性损害(如高弓足畸形等)。患者症状多进展缓慢,且 TCS 多有一定诱因,这表明 TCS 患者脊髓血供与牵拉之间已存在临界平衡状态,一旦劳累或外伤等诱因打破了这种平衡,则可引起症状。成人病例发病前多有明显诱因,根据致病机制可分为:①对已经紧张的终丝的一过性牵拉;②在终丝紧张基础上合并相对性椎管狭窄;③坠落时臀部着地使脊髓受到惯性牵拉。有时三种机制同时并存。任何牵拉并使脊髓延长的因素均可导致脊髓一过性或进行性缺血,引起脊髓功能障碍。Kang 等在成长发育的猫身上制成实验性 TCS。结果显示,TCS 导致脊髓区域血流下降,感觉诱发电位(SEP)早期成分受抑制,氧化代谢受损害,进一步增加了脊髓对牵拉的易损性,解除拴系后上述指标改善。

若生长牵拉的理论正确,一切症状应在婴儿时期就表现出来。但是,从文献中很难查到本病的体征在如此早期出现，文献显示 112 例脊髓纵裂，47%的患儿是在 6－10 岁时因出现症状而确诊。Yamada 等研究了人类和实验动物的脊髓受拴系时氧化代谢功能，结论是脊髓拴系使细胞线粒体氧代谢因牵拉而受损，这种结果是否因局部缺血尚不能得出定论，但这足以解释症状出现较晚的理由。Yamada 还证实去除约束因素，患儿脊髓局部的氧化代谢有所改善，同时患儿年龄越小手术后的症状进步越明显，这与损害神经细胞和轴突所致的结构性功能失常不能恢复的理论一致。

二、临床表现

（一）症状

TCS 男女发病率之比为 2∶1，20 岁以下发病者占 94%。TCS 症状富于变化，患者可能首先去儿科、皮肤科、骨科或神经科诊治。

50%以上患者伴有皮肤畸形。腰骶部皮肤凹陷或窦道，可能伴有分泌物或感染、血管瘤、多毛、皮肤赘生物、皮下脂肪瘤、肛门闭锁等。这些预示存在脊柱裂、潜毛窦、脊膜膨出等，可能合并脊髓拴系。运动障碍见于 76%患者，表现为行走异常，下肢力弱、变形和疼痛，还可合并脊柱侧弯、弓形足畸形等，也可只有一侧下肢变细无力。感觉障碍表现为下肢、会阴部和腰背部的感觉异常和疼痛。疼痛占首发症状的 42%，但感觉丧失较少见。泌尿系统功能障碍者占 35%，大小便功能障碍常见表现为排便次数多，不能自主控制；小便失禁。骨畸形较少见，可发生弓形足畸形、步态障碍和脊柱侧弯。

（二）成人 TCS 与小儿 TCS 的鉴别

除发病年龄外，成人 TCS 的临床表现与小儿有所不同（表 65-1）。TCS 患儿最常见的症状是进行性运动功能障碍、反射亢进、Barbinski 征（＋）、畸形、大小便功能障碍，但疼痛不常见。而成人腰背疼痛和麻木是最常见症状，大多数患者有行走困难、肌萎缩、肢体短缩或踝畸形。泌尿系统症状（如感染和尿失禁）在儿童和成人均常见。

表 65-1 成人 TCS 与小儿 TCS 的鉴别

鉴别因素	成人 TCS	小儿 TCS
主要表现	疼痛、麻木、尿失禁	肢体发育不良、下肢运动障碍、尿失禁
拴系程度	相对轻	重
肢体畸形	轻	重
再拴系率	低	高
发病年龄	＞18 岁	出生时至青春期前
诱因	多有	少
脊柱裂	隐性	多显性，也有隐性

三、辅助检查

（一）肌电诊断检查

晚期病例可能因脊髓和神经损害而出现肌力减弱，肌电图显示失支配电位差和纤维颤动，这与临床检查一致，但并非确诊。无创的按神经支配皮区的体表兴奋电位更为敏感，出现双侧不对称波形则有脊髓造影的适应证。

（二）X 线表现

脊柱 X 线片对发现腰骶椎弓未愈效果好，X 线平片可以确定有无脊柱裂。对临床可疑有脊髓拴系的患儿应先摄脊柱全长的 X 线平片。椎体畸形并发脊柱神经管闭合不全的 X 线可分为四组：①先天性椎间盘狭窄，说明有脊索畸形；②椎体前后径短小；③半椎体畸形；④矢状裂或蝴蝶椎。

椎弓根间距增宽是最多见的椎弓异常。椎弓根受压变形或融蚀最常见于局部良性或恶性肿瘤，可见于大的皮样囊肿和脂肪瘤。另外，椎板和棘突变形，如局部椎板增厚、椎板融合、棘突分叉等，同时，这种附件变形可与纵裂的骨嵴水平一致，此 X 线表现对脊髓纵裂有诊断意义。这一点为手术后方入路、椎板切除和摘除骨嵴，有指导作用。脊柱纵裂的骨性纵隔可在体层 X 线片上反映出来，但 X 线片不能直接诊断 TCS。

X 线平片不能确定诊断时需行脊髓造影。对软骨或纤维性间隔而不是骨嵴的病例更需要脊髓造影才能确定诊断，同时若存在终丝紧张或其他多发病变时，也有诊断意义。

（三）CT 检查

CT 检查所见更为细致，发现骨性间隔不一定在椎管的中线，就是说脊髓纵裂的左右两部分可以是对称的，也可能并不对称。临床发现这种纵裂的影像虽有不同但与神经症状无明显关系。肢体异常的一侧可能是分裂脊髓的粗侧，也可能是细的一侧。CT 和 CTM 能够很好地显示了 TCS 脊髓特征，即圆锥低位、终丝增粗、脂肪浸润、脊髓纵裂、神经根走行异常、脊髓位置不对称、脊髓偏背侧等。CTM 还可发现由俯卧位改仰卧位脊髓移动度减低（正常＞5mm）。但 CTM 有创伤及电离辐射。

（四）MRI 检查

MRI 对显示硬膜内脂肪瘤与腰骶部脂肪瘤的

关系、脊髓纵裂、脊髓积水、圆锥低位均优于 CTM，故诊断 TCS 应首选 MRI。MRI 可以准确地诊断脊髓空洞症、脊髓双裂、Chiari 畸形等其他异常。脊髓双裂在 MRI 的冠状面上表现为两条半脊髓相互分离，可有间断性分裂和连续性分裂两类。MRI 还可清晰显示脊髓圆锥的下降并可在矢状面、冠状面及横截面，准确定位圆锥终止点，还可发现拴系束带及椎管外相应结构的病理状态，有利于指导手术及术后评价。

(五)超声诊断

随着超声诊断仪器和诊断技术的迅速发展，超声显像在人体各系统的应用日益引起各国学者的重视。由于手术去除了椎板，使声波得以进入椎管，所以超声已广泛用于脊柱外科手术中的定位诊察及手术后的随访，并被认为比 X 线、CT、MRI 具有更好的优越性。胎儿及新生儿棘突椎板未完全骨化，声波能进入椎管，所以 B 超能清楚显示胎儿及新生儿脊柱区各结构。应用超声分别观察了大批死婴及成人标本后认为，正常脊髓末端位于 L_2 或 L_2 下缘，低于 L_3 即可诊断为 TCS。采用 B 超对 27 例腰骶尾部病变的患者进行了系统研究，诊断符合率达 70.0%以上，高分辨率实时超声能较准确地诊断脊髓拴系综合征。超声用于新生儿神经管发育障碍并获得较准确的诊断。但受仪器技术的限制及后来 MRI 的广泛应用，超声对这些疾病的诊断研究未被重视，更未被广泛应用。

(六)其他检查

结合大小便功能情况行泌尿系统 B 超和尿流动力学检查，以评价泌尿系统受累及程度和脊髓神经功能受损情况。

四、诊断及鉴别诊断

成人 TCS 的疼痛与一般腰椎间盘突出症或腰椎管狭窄症有明显的区别，疼痛范围分布广泛，超过单一神经根支配区域。下肢症状尽管主诉多为单侧，但神经检查常发现双下肢均有异常。当外伤后出现无法解释的神经节段定位症状，并伴有膀胱功能和会阴部皮肤感觉异常者应疑为 TCS。

五、治　疗

(一)治疗目的

脊髓拴系综合征手术治疗的根本目的在于防止病情继续进展。出现大小便功能障碍常提示预后欠佳，手术通常不能使大小便功能障碍、下肢和足部的变形得到改善，但可能使疼痛和不完全的肌力下降得到一定程度的改善。出现的症状可能是神经系统的损毁性的损害造成的，这种损伤通常是无法修复的，治疗仅仅是使病损不再继续加重。症状也可能是神经系统的刺激或不完全损害所致，此时手术治疗可能达到减轻症状和防止病情进展的双重效果。下肢和足部的变形可能通过矫形治疗得到改善。脊髓拴系到出现症状时已发生器质性改变，无法使之恢复正常，只能予以适当的矫治，使其不继续发展。

脊髓拴系综合征是由于脊柱、脊髓的先天性畸形和椎管内外肿瘤及脊髓脊膜膨出致脊髓和圆锥受牵拉，脊髓圆锥缺血引发的综合征。对于脊髓圆锥拴系综合征，越早手术效果越好，出现症状 2 年手术预后好。手术切断终丝松解粘连，解除脊髓受牵拉是最重要的，以达到改善脊髓圆锥的血液循环，恢复其功能。

(二)手术指征

儿童 TCS 一经确诊，即应手术，因为 83%的患儿在 15 年随访期内恶化。综合以往文献及本文资料，结论认为成人 TCS 亦应尽早手术。成人 TCS 手术指征可概括为：①单独或混合存在的脂肪脊髓脊膜膨出；②终丝紧张、增厚及脂肪浸润；③椎管内肿瘤(畸胎瘤、脂肪瘤、室管膜瘤等)；④脊髓纵裂；⑤神经管肠源性囊肿；⑥腰骶部脂肪瘤；⑦皮样囊肿；⑧脊膜膨出修补术后所致的圆锥低位。临床上表现为大小便功能障碍、下肢无力、行走困难是手术的绝对适应证；而麻木、疼痛及腰骶部肿物影响美观只是相对适应证；马蹄高弓足、仰趾畸形、脊柱侧弯常是轻微的改变，不宜作为手术指征。

国外文献报道，手术后儿童腰背痛很易缓解，运动功能恢复占 40%，而 4 岁之后尿节制的改善只有 12%。成年患者双下肢痛容易缓解，运动功能恢复较好，而马鞍区麻木及大小便功能障碍恢复较差，尤其是完全尿失禁者随访无明显功能变化，其原因可能是由于圆锥长期受牵拉缺血变性所致，提示早期手术是必要的。对于大小便功能尚正常的脊髓拴系综合征患者，我们建议及早进行系统检查、评估和手术治疗；对于已经出现大小便功能障碍的患者，则应结合其全身情况选择手术与否。

(三)手术方法

1. *终丝的处理*　原则上应切断增粗紧张的终丝，手术的关键是解除拴系。正确辨认终丝与马尾神经及圆锥是非常重要的。终丝位于椎管正后方，最粗，颜色淡白、蓝色，脂肪浸润处则呈淡黄色，止于S_5椎管后壁。而马尾神经多位于椎管腹侧两旁，呈虾须状向上折返，自椎间孔穿出。有时确认终丝需行骶椎全椎板减压至其S_5附着处。圆锥有时与粗大的终丝难以区别，MRI可显示圆锥的低点。术中常见终丝过于粗大，无法辨认是圆锥还是终丝，术中使用电刺激法辨认，可有效地防止误伤神经组织。切断终丝，双极电凝完善止血，即可见圆锥上升1～2cm。

2. *椎管内肿瘤的处理*　椎管内肿瘤是造成拴系的另一常见原因，脂肪瘤、脂肪脊膜膨出、畸胎瘤、室管膜瘤较常见。脂肪瘤与马尾神经常常混在一起，难以剥离，此时不宜强行剥离，而应以解除拴系为主，终丝与脂肪组织易于分开，终丝常常与腰骶部脂肪瘤相延续，可一并切除。切除肿瘤时应注意向头端牵引，尽可能在显微镜下操作，避免向尾端过度牵拉圆锥。因为TCS患者圆锥或脊髓所受的牵引力本已达到或超过临界状态，任何附加的牵拉都可使神经损害加重。当脂肪瘤与神经粘连过于紧密，以至于无法分离时，只可切断造成牵拉的束带和瘤组织，不宜以牺牲马尾神经来求得瘤体的完整摘除（恶性肿瘤除外）。

3. *脊髓裂的处理*　脊髓裂分Ⅰ、Ⅱ两型。Ⅰ型脊髓裂的骨性纵隔总是位于硬膜外，并成为两个互不相通的硬膜管的中间隔，纵隔常与背侧神经弓融合。显露棘突和椎板后并不能立即见到纵隔，但可借椎管扩大处定位。小心行椎板切除，直至只有小块骨岛与纵隔后侧相连，最后分离纵隔与硬膜的粘连并完整切除骨性纵隔。然后打开硬膜囊，切断半脊髓与纵隔侧硬膜袖的纤维束带，再切除硬膜袖。而Ⅱ型脊髓裂之纵隔为纤维性，位于同一硬膜囊内，手术只需自中线切开硬膜、分离纵隔与半脊髓粘连、切除纵隔即可。

六、预　后

理论上，一旦解除拴系，脊髓圆锥可随之上升。而文献报道术后MRI显示，仅1/3的患者脊髓圆锥有不同程度的上升，上升幅度≤1.5cm。多数患者术后临床症状明显改善，可见术后圆锥位置的高低不能作为拴系是否解除的依据。有研究报道手术前后检测胫后神经的体感诱发电位（SSEPs），发现术前SSEPs降低或阴性，术后胫后神经的SSEPs明显改善，标志着神经功能的恢复。术后营养神经和功能训练是一项长期任务。

（刘　辉）

参考文献

[1] Lad SP, Patil CG, Ho C, et al. Tethered cord syndrome: nationwide inpatient complications and outcomes. Neurosurg Focus, 2007, 23(2): 1-5

[2] Proctor MR, Scott RM. Long-term outcome for patients with split cord malformation. Neurosurg Focus, 2001, 10: 1-5

[3] Kang JK, Kim MC, Kim DS, et al. Effects of tethering on regional spinal cord blood flow and sensory evoked potential in growing cats. Childs Nerv Syst, 1987, 3: 35

[4] 刘福云，夏冰，司丕成，等.小儿脊髓纵裂及其合并畸形的治疗.中国矫形外科杂志，2006，14(11)：808-811

[5] Rajpal S, Tubbs RS, George T, et al. Tethered cord due to spina bifida occulta presenting in adulthood: a tricenter review of 61 patients. J Neurosurg Spine, 2007, 6: 210-215

[6] Yamada S, Won DS. What is the true tethered cord syndrome? Childs Nerv Syst, 2007, 23: 371-375

[7] 秦丹，乔敏霞，王萍，等.脊髓拴系综合征MRI表现.中华实用诊断与治疗杂志，2014，28(3)：286-287

[8] Van Leeuwen R, Notermans NC, Vandertop WP. Surgery in adults with tethered cord syndrome: outcome study with independent clinical review. J Neurosurg, 2001, 94(suppl 2): 205-209

[9] Lee GY, Paradiso G, Tator CH, et al. Surgical management of tethered cord syndrome in adults: indications, techniques, and long-term outcomes in 60 patients. J Neurosurg Spine, 2006, 4(2): 123-131

第七篇　其他疾病

第 66 章

颅颈交界区畸形

颅颈交界区或枕骨大孔区是指枕骨大孔周围的枕骨和寰、枢椎部。颈枕交界区畸形包括临床常见的先天性颈枕交界区畸形和不常见的后天获得性颈枕部畸形。为了更理解颈枕交界区畸形的病理及治疗方法，我们要首先了解颅颈交界区的解剖学、胚胎学、生物力学等。

一、颅颈交界区解剖

（一）骨韧带复合体

寰枢椎复合体在椎间关节的连接中是独一无二的，因为它是水平定向运动的。外侧关节面相对平坦，在一些特殊韧带的支持下，寰齿关节可以做轴向运动。第 2 颈神经从椎间孔发出，紧贴着关节囊背面。寰椎横韧带厚 3～5mm，从寰椎侧块的内侧面和结节发出，紧密附着于齿状突上，允许枢椎做旋转运动。

就其本身来说，从几何学的角度来理解，寰枕复合体的灵活运动是以牺牲其稳定性为代价的。然而，寰枕部肌肉群像夹子一样控制着寰枕复合体，这样既可以辅助维持脊柱的稳定性，又保持了这个运动复合体在活动时的灵活性。

（二）血液供应

齿状突的血液供应主要来自于由椎动脉发出的前后上行动脉和一小部分从颈动脉发出的血管，前后上行动脉呈拱形环绕在翼状韧带的周围。因此，在Ⅱ型齿状突骨折中，容易损伤到齿状突的血供。

Parke 等指出咽、椎静脉经常与淋巴系统之间形成吻合。这种吻合增加了寰枕关节感染的途径，从而可能导致骨髓炎和关节积液。

（三）淋巴引流

枕寰枢关节复合体的淋巴引流主要回流到咽后淋巴结，然后注入颈上深淋巴结群中。这些淋巴结同时还引流鼻咽部、鼻旁窦和咽后区域的淋巴液。逆行感染可能影响到寰枕关节复合体的内层滑膜，造成所谓的 Crisel 综合征，即感染性渗出、稳定性下降和可能的神经损伤。

二、颅颈区的发育胚胎学

骨性颅底的发育是软骨内化骨的过程，先形成一个软骨框架，尔后这个框架被重吸收并以骨质沉积所替代。这些过程是在脑和眼等器官发育的应力基础上进行的。随着蝶枕软骨连接的骨缝生长及沿颅底外侧段的骨缝继续生长，斜坡被逐渐拉长。

大部分颅面骨的发育是通过膜内化骨完成的。这种过程不经过中间软骨过程，而软骨内骨化是骨性颅底发育的特点。

枕生骨节对应于相应的神经节段，这些神经共同组成舌下神经，经过单独的神经孔出颅。前两个枕生骨节最终形成枕骨基底部。第三枕生骨节与枕外骨化中心有关，形成枕骨颈静脉结节。理解颈枕交界区的关键是第四枕生骨节的胚胎发育过程，在低等动物中其又称前寰椎。第四枕生骨节的间椎体形成了斜坡的前结节，而前寰椎本身的椎体形成了齿状突的尖端和齿状突尖韧带。前寰椎的椎弓分化为头腹侧和尾背侧两部分，腹侧部分形成了枕骨大孔的 U 形前缘、枕髁及枕髁中线；外侧部分形成了寰椎的十字韧带和翼状韧带；尾侧部分则分化成寰椎侧块和寰椎后弓的上部。寰椎椎体是由第一脊椎生骨节形成的。与其余的脊椎不同，寰椎椎体发生分离，并形成齿状突。第一脊椎生骨节的椎弓部分形成了寰椎椎弓的后下部分。前寰椎的脊索腹侧弓可能保存下来，并且与寰椎前弓形成一种变异关节，这种异常的关节可能存在于斜坡、寰椎前弓和齿状突的尖段中。

胚胎发育期间，第二脊椎生骨节的间椎体消失，它的椎体形成枢椎椎体，同时椎弓发育成关节面和枢椎后弓。因此，齿状突体部来源于第一脊椎生骨节，而其末端来自于前寰椎。枢椎椎体的最下部是由第二生骨节发育而成的。因此在出生时，齿状突是与枢椎椎体相互独立的，两者通过一个退化的椎间盘软骨连接，也就是所谓的椎弓中心软骨连接。这个连接位于枢椎上关节面水平以下，但是并不位于齿状突解剖意义上的基底部。这种软骨连接最常出现于3－4岁前，通常在8岁后消失。在大部分情况下，在出生时可见到齿状突，但其并不与枢椎基底融合。在出生时，齿状突尖部并未骨化，在侧位X线片中并不显影。通常在3岁时齿状突尖部可见两个分离的骨化中心，而在12岁后其余与齿状突的其他部分融合。

随着软骨框架的吸收及骨缝和骨的增长，颅后窝不断扩大。颅底骨的生长使枕骨基底延长，同时使枕骨大孔的前缘降低。由于小脑的向下移位，以及大脑枕叶和颞叶的旋转，枕后点也发生向下后方向的移位以适合这种生长变化。

在胎儿晚期颅脑比例较大，头相对较重，寰枕关节有向前倾斜的趋势，因此维持关节稳定性需依赖关节面的几何学位置和附着韧带，而更重要的是背部和侧方发育强大的颈部肌肉，这些肌肉在寰枕区域起到了夹持作用。

随着发育控制基因的发现，在胚胎学研究方面取得了重大进步。两个调控基因家族被认为在生骨节随后的发育过程中起到重要作用，这一过程即生骨节重新分节形成脊椎原基和特化成单个椎体。这些基因是种系发育上高度保守的DNA片段，称为homevox（HOX基因）和paired vox（PAX基因）片段。它们通过影响特殊下游基因的转录来促进蛋白质生成，这些蛋白质可调节形态发生。

致畸因子诱导的HOX基因表达异常和HOX基因突变，能够导致其调控的表达区域或邻近区域的颈椎数量异常和单个椎体形成异常。例如，$HOX\text{-}D_3$基因灭活能导致小鼠的寰椎与枕骨融合。颈枕交界区对HOX基因表达异常的敏感性可能是这一区域发生畸形的原因。PAX基因在多种类型细胞中表达，并且有助于神经系统的早期发育。控制生骨节的再分节并确立椎体之间界限的过程似乎是由PAX家族的两个调节基因独立控制的。

三、颅颈交界区的生物力学

枕骨大孔区独特的解剖学构造形成了明显不同于其他脊椎关节的生物力学特性。枕骨大孔区不同水平的运动特点取决于椎体和颅底相应骨骼的几何学特点、关节的形状及韧带的排列。C_1和C_2之间缺乏椎间盘，球窝形的寰枕关节在屈伸运动上比其他颈椎水平更加灵活，尽管在轴线转动和侧弯方面显得十分僵硬。C_1～C_2关节的双凸关节面允许滑动和C_1围绕齿状突大范围的转动。寰枢关节是整个脊椎中是最灵活的，如轴向的转动，双侧运动范围可达90°。当考虑行寰枢关节融合术时，有一点必须记住，颈椎一半以上的轴向转动来源于C_1～C_2运动节段。在儿童，齿状突和寰椎前缘的前后移位可达到5mm。当寰椎十字韧带的横行部分断裂时，翼状韧带仍可保持完整。因此，在翼状韧带出现功能不全之前，移位会保持在5～6mm。只有当十字韧带横行部分和翼状韧带全部出现功能不全时，才能出现大于5～6mm的分离脱位。超过8岁后，齿状突的前后移动必须限制在3mm以内。

一侧翼状韧带的功能障碍会导致寰枢关节轻度的旋转不稳定。双侧翼状韧带横断会对颈枕交界区运动造成更大的影响，而且累及与此相关联的运动。寰椎横韧带是整个脊柱中最强大、最厚实的韧带，围绕齿状突并加固寰椎，是寰椎最重要的稳定因素。当其撕裂时，没有再修复的能力。因为寰椎横韧带损伤时导致寰椎严重的不稳定，此时推荐进行C_1～C_2融合术。最大限度的旋转发生在寰枢关节，当旋转超过40°～45°时，寰椎外侧下关节面和枢椎上关节面之间出现互锁现象。如果横韧带出现缺陷，前弓将会向前半脱位，出现单侧移位并在小于40°时出现互锁现象。旋转超过30°～35°可以造成对侧椎动脉成角。在过度旋转下，会对椎动脉产生牵拉力，同侧的血管可能出现闭塞。这种现象发生于摔跤或足球损伤，以及头部旋转位置下施行全身麻醉和颈部用力按摩时。在旋转时颈部肌肉在体内起到夹持作用，通过颈椎产生压力。肌肉运动产生"互锁加固"保持颈椎在旋转过程中的排列。当保护肌肉松弛或发育不良时，如在一些全身麻醉的患儿，其颈枕交界区的内在稳定性要比成人在这种情况时更差。因此，当颈部肌肉发育后，会减小颈枕交界区不稳定的趋势。

四、颅颈交界区畸形的分类

颅颈交界区有很多类型的先天发育和后天获得性畸形。在同一个体中，这些畸形可以单发，也可以多发。为了临床工作方便进行如下分型。

(一)颈枕交界区先天畸形

1. 枕骨畸形

(1)寰椎枕化：①斜坡分节；②枕骨大孔周围残迹；③寰椎变异；④齿状突分节畸形。

(2)颅底凹陷。

(3)枕骨髁发育不良。

(4)寰枕融合。

2. 寰椎畸形

(1)寰枕融合。

(2)寰枢椎融合。

(3)寰椎椎弓发育不良。

3. 枢椎畸形

(1)寰枢椎不规则分节。

(2)齿状突发育不良：①末端小骨持续存在；②齿状突游离小骨；③发育不良或不发育。

(3)C_2～C_3分节障碍。

(二)颈枕交界区发育性和获得性畸形

1. 枕骨大孔畸形

(1)继发性颅底凹陷：如帕吉特病、骨软化症、类风湿性颅骨下沉、肾性迟发性维生素 D 缺乏病。

(2)枕骨大孔狭窄：如软骨发育不良。

2. 寰枢关节不稳定

(1)代谢障碍：如 Morquio 综合征。

(2)Down 综合征。

(3)感染：如 Grisel 综合征。

(4)痹症：如类风湿关节炎。

(5)外伤性寰枕或寰枢关节脱位、齿状突游离小骨。

(6)肿瘤：如神经纤维瘤病。

(7)其他：如胎儿华法林综合征、Conradi 综合征。

五、症状及体征

颅颈交界处畸形的临床表现具有多样性的特点，与畸形的种类和邻近结构受累程度等都有关。神经系统症状是源于颅颈交界处骨与软组织直接压迫神经组织或脊前动脉或颈延交界穿动脉的受累。后脑脑疝综合征、脊髓积水及颅底陷入症引起的枕大孔压迫等的每一病理过程都有其独特的表现。颅颈交界处畸形常有总体的异常，最常见的是寰枕融合、Klippel-Feil 综合征。颅颈交界处功能异常的症状常是隐匿的，少数的病例在轻微外伤后可出现急剧恶化，并很快死亡。

1. 脊髓受损表现　颅颈交界处畸形病人中最常见的神经系统异常是脊髓病症。最常见的症状是非特异性的颈痛，运动症状包括单肢轻瘫、偏身轻瘫、截瘫及四肢瘫。脊髓病症酷似中央脊髓综合征，而它常见于颅底陷入症。感觉异常与后束功能障碍有关，感觉减退并不多见。

2. 脑干及脑神经功能失调表现　常可出现睡眠呼吸暂停、吞咽困难、眼肌麻痹、眼球震颤等。脑神经障碍引起的软腭肌瘫痪及单侧或双侧的咽反射消失伴有吸入性肺炎的发作。

3. 血管症状　包括晕厥、头晕、间歇性意识改变、发作性瘫痪及短暂视野丧失等，与椎动脉循环有关的症状常与转头有关。不稳定枕寰枢关节的过度活动会引起脊髓前动脉及上颈髓、延髓穿透支重复的创伤。

4. 头颈症状　主要表现为枕下痛。典型的疼痛起源于枕下，放射到枕大神经分布区域。这个症状与第 2 颈神经刺激有关。

颅颈交界处畸形病变既要重视是否涉及延髓、高颈髓或小脑，还要重视影响治疗的因素，如病变的性质、伴发神经病变的出现、压迫机制和异常骨化中心等。

六、影像学检查

(一)X 线平片

X 线平片包括头颅正侧位片、颈椎正侧位片、张口位片及颈椎斜位片，有时需要加些辅助位片如汤氏位片及投射到枕大孔的前后位片。

1. 侧位片上作为测量参考数值的 5 条线　见图 66-1。

(1)Wackenheim 线(斜坡椎管线)：其为沿斜坡到颈椎管的直线。正常情况下，齿状突顶端在其腹侧并与此线成切线。在颅底陷入症或头颅前移位时，齿状突横切此线。

(2)Chamberlain 线(腭-枕线)：其为硬腭后缘到枕骨大孔后缘中点的连线。正常情况下，齿状突顶端在此线以下 3.6 mm。在颅底陷入症，齿状突超出此线。

(3)McRae 线(枕大孔线)：其为连接枕大孔前后缘的线。正常情况下，齿状突顶端不超过此线。假如矢状径＜20 mm，会出现神经系统症状。

(4)McGregor 线(基底线)：其为硬腭到枕骨最低点的连线。正常情况下，齿状突顶端不超过此线 5mm。齿状突顶超过此线 7mm 即可诊断颅底陷入。

(5)Klaus 高度指数：即齿状突顶端到鞍结节连线的最短距离。正常情况下，平均值为 40～41mm。颅底陷入常＜30mm。

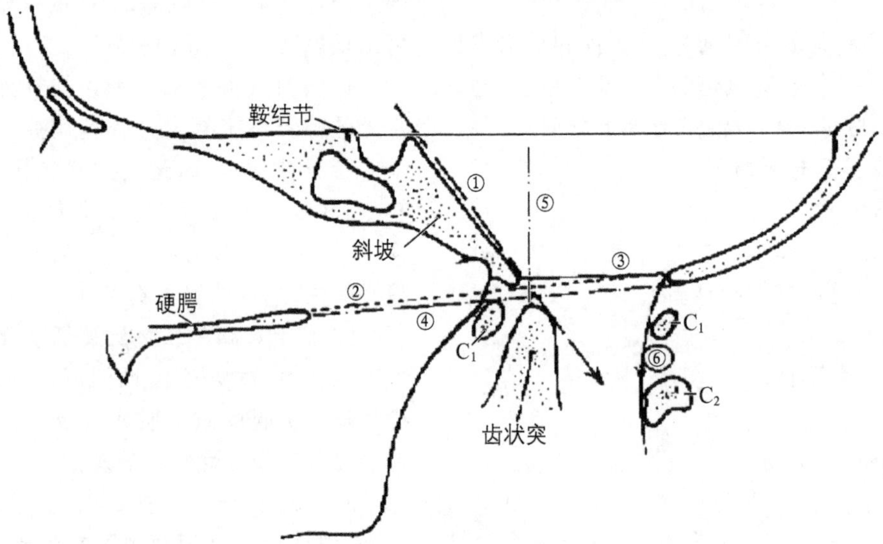

图 66-1　颅骨侧面测量参考点

① Wackenheim 斜坡-椎管线；② Chamberlain 线；③ McRae 线；④ McGregor 线；⑤Klaus高度指数；⑥脊柱椎板间线(后椎管线)

2. 正位片上的 2 条线和 1 个角

(1)Fishgold 二腹肌线(二腹肌线)：为位于颅骨底两侧二腹肌之间的连线，在乳突的内侧。正常情况下，齿状突不超过此线，齿状突的中轴与此线垂直。此线与侧位片上的 McRae 线是一致的，在单侧枕骨髁发育不全此线倾斜。

(2)Fishgold 双乳突线：为乳突顶的连线。此线低于二腹肌线 10mm。正常情况下此线跨过寰枕关节。齿状突＞1～2mm 则为颅底陷入。

(3)Schmidt-Fischer 角：两寰枕关节轴间的夹角，正常情况下为 124°～127°。在枕骨髁发育不全此角变大。

(二)X 线分层片

一般颅颈交界处的前后位与侧位的分层是 5 mm，但多用薄分层 1 mm。摄片时取颈屈及伸两个位置，以变获得生物力学的研究，颅颈交界处的侧位分层片起自于一侧的寰枢关节突到另一侧的关节突，可以了解该区域的稳定性，这对枕颈区、寰枢区不稳有诊断价值。

(三)CT

CT 对于了解骨的结构有帮助，脊髓造影 CT 能更好地显示神经结构异常及骨异常。动态 CT 扫描可以帮助了解颅颈交界部稳定性。CT 三维重建可以提供更立体、直观的枕颈结合部三维骨解剖和生物力学结构。

(四)磁共振

磁共振(MRI)对明确脑干、小脑、脊髓受压部位和受压程度及枕颈结合部周围的软组织，尤其是韧带的病理改变有其他影像学检查不可替代的重要手段。MRI 检查可确认神经畸形及骨压迫，检查时屈曲位及伸张位都要做 T_1 及 T_2 加权的矢状位片及水平位片。MRI 检查也有助于评估枕颈区关节稳定性。

寰齿间距(ADI)：寰椎前弓后缘至齿状突前缘的连线，成人 ADI＞3mm，儿童 ADI＞4mm 表示寰枢椎不稳，ADI＞5mm 表示横韧带断裂。颅底凹陷时颅颈夹角变小。

(五)血管造影

椎动脉造影及磁共振血管造影可在个别病例

中使用，以便进一步证实血管阻塞及在颅颈交界处的动力改变。

七、常见先天性畸形

(一)寰枕融合畸形

寰枕融合畸形(atlanto-occipital fusion)又称为寰椎枕化，是胚胎发育期枕骨与寰椎束分节障碍所致的畸形，正常寰椎是由枕骨第 4 生骨节和 C_1 生骨节融合发育分化成寰椎和齿状突。当寰枕融合时，寰椎前弓、后弓与枕大孔边缘相连，呈完全性融合，也可部分性融合，如其前弓与枕大孔融合，而后弓呈部分融合或不融合，其发生率为 0.1%～2%。因寰枕融合后使寰枕关节丧失了正常相互运动的功能。常因寰椎后弓内陷压迫延髓和上颈髓，有时寰椎后弓边缘向椎管内翻转致使此区椎管狭窄加重上颈髓受压。另外，寰枕融合后长期对后寰枕膜压迫，可形成半寰状的纤维带，可压迫其下的神经结构。

寰枕融合畸形根据寰椎与枕骨融合的程度分两型：①完全性寰枕分节不全，即寰椎完全与枕大孔边缘融合；②部分性寰枕分节不全，常为前寰椎前弓融合后后弓分离，一侧枕骨髁与寰椎上关节面融合而另一侧不融合。因此，寰椎和枕大孔融合的部位可能是外翻式，也有寰椎后弓陷入枕大孔呈内翻式融合，造成枕大孔严重狭窄。由于寰枕融合使寰椎位置上升，枢椎、齿状突的位置亦随之上升。寰枕融合畸形，一般不产生临床症状，但如与颅底凹陷同时存在或并发寰、枢椎脱位即产生延髓和上颈髓受压的症状与体征，可出现四肢无力，甚至四肢瘫、呼吸障碍、后组脑神经损害症状等。

本畸形的诊断主要靠影像学检查，常规及断层正侧位 X 线片即可清楚显示寰枕骨融合情况，而动态摄片可了解颅颈关节稳定情况。CT 扫描亦可帮助诊断，MRI 可从多方面了解寰枕融合情况及神经组织受压情况。

对无症状或症状轻微者无须手术治疗，有神经受压症状者应根据是前方受压还是后方受压来决定手术，多数应该行后路减压，手术切除枕大孔后缘及寰椎后弓，并应该行寰枕融合固定手术。

(二)颅底凹陷与扁平颅底

颅底凹陷(basilar invagination)是一种原发性发育缺陷，是指脊柱从颅底部突向颅内。经常伴有这一区域的其他发育异常，如寰椎枕化、寰枕融合和椎体融合。有 25%～30%的颅底凹陷患者可发生常见的神经系统发育畸形，如 Chiari Ⅰ型畸形和脊髓空洞症。

在 1939 年 Chamberlain 首先使用专业术语“颅底凹陷”(basilar invagination)。作为扁平颅底的一种别称。此外，颅底压迫也曾与扁平颅底互换使用。颅底压迫是一种获得类型的颅底凹陷，继发于颅骨软化，并且发生在一些疾病中，如骨质发育不良、维生素 D 缺乏病、甲状旁腺功能亢进、佩吉特病(Paget disease)、Hurler 综合征及肢端骨质溶解(Hajdu-Cheney 综合征)等。现在临床上的扁平颅底(platybasia)是指枕骨斜坡与前颅底构成的基底角异常扩大，正常基底角为 118°～147°，平均 132°，如基底角增大则为扁平颅底。虽然单独的扁平颅底一般不引起临床症状，但是扁平颅底可能与颅底凹陷同时存在，扁平颅底并不是评价颅底凹陷的指标。

颅底凹陷有两种类型。一种是腹侧型，出现枕骨基底变短，造成枕骨斜坡变短变平，因此，相对于脊柱，枕骨大孔平面出现一个向上的移位；另一种是旁正中型，可能出现枕骨髁发育不良，导致枕骨斜坡向背侧移位进入颅后窝，但斜坡的长度可能是正常的。枕骨发育不良是单侧的，并可导致斜颈。由于经常出现混合型，因此上述两种类型在临床上的区分并不十分严格。

颅底凹陷通常伴有陷入颅后窝的异常齿状突，然而事实上是枢椎椎体变长，而实际的齿状突却很小。更重要的是异常的斜坡齿状突关节，导致斜坡-管角的异常，从腹侧对脑桥、延髓或是颈延髓连接部位产生压迫。

有 25%～30%的 Chiari 畸形患者伴有颅底凹陷。在这种情况下，骨骼异常造成颈延髓连接部的腹侧压迫，必须在行后路减压手术前，通过腹侧减压缓解压迫。如果在腹侧减压手术前行后路减压手术。30%的患者效果不佳，造成这种情况的原因是当行后路手术时，术中体位使得腹侧畸形像钉子一样，直接压迫脑桥、延髓和颈延髓连接部。此外，屈曲位的融合术也能达到满意的腹侧减压效果。与先前讨论的寰枕融合一样，颅底凹陷的复位能力与年龄有关。对于伴有枕骨大孔疝和颅底凹陷的脊髓空洞症，神经外科医生不应进行后路手术治疗。在大部分的病例中随着腹侧畸形被纠正，脊髓空洞症也会逐渐消失。

(三)寰枢椎半脱位

寰枢椎是脊柱活动度最大的部位，也是最不稳定之处。寰枢椎半脱位时,可使延髓及高颈段脊髓在颈椎伸屈活动时受压,或因血供遭受障碍而导致损害。病因有先天性、外伤性和自发性(如炎症、韧带软化等)。头颈部过伸、过屈活动和(或)轻微外伤时,常使脱位加重。病变附近还可能发生软组织粘连,加重神经组织的功能障碍。脱位后,病人出现头部活动受限,颈部肌肉痉挛、疼痛。前脱位时,寰椎前弓突向咽后壁而影响吞咽。在单侧前脱位时出现头部姿势异常,头颈偏向脱位侧,而下颌转向对侧。当脱位使椎管前后径狭窄至压迫颈髓时,会出现四肢不同程度的瘫痪、呼吸困难。如影响到椎动脉血供时,则出现椎动脉、基底动脉供血不足的脑部症状。在正位张口X线片上,寰枢椎半脱位常表现为齿状突与寰椎两侧块间距离不对称,两侧块与枢椎体关节不对称或一侧关节间隙消失。在侧位X线片及CT片上,则可显示寰椎前弓至齿状突的距离超过正常,在成人超过2.5mm,儿童超过4.5mm。有时还可见到游离的齿状突。

(四)枕骨髁发育不全

枕骨髁发育不全常是颈延髓连接处畸形的一部分,形成颅底陷入的旁中线型。枕骨髁平坦可引起寰椎及枢椎抬高,枕骨髁发育不良限制着寰枢关节的运动,使枕骨向后滑动,引起枕动脉压迫,一个非对称的枕骨髁扁平可引起颈椎代偿性侧弯,中置的枕骨髁可引起枕大孔横径明显变小,并产生延髓侧压迫,这常常伴有后脑畸形。

(五)齿状突发育不全

齿状突发育不全有不同程度的发育障碍,极度发育障碍的齿状突将不能达到寰椎前弓的上缘并伴有寰椎不稳定。这时候十字韧带及翼韧带不能控制关节的稳定。发育障碍也可伴有先天性的齿状骨,血管也常常被累及,椎动脉被拉长变形。慢性寰枢椎脱位可引起脱位部位的肉芽组织形成,引起神经结构"沙滴漏"样的拉紧。

1. 齿状突尖小骨　齿状突尖小骨(os odontoidum)不是孤立的齿状突,且与齿状突发育不全不同,在X线片上,它是一个独立的骨,在枢椎上边齿状突的位置,此小骨是圆的,边缘光滑,它与小的齿状突间分离,一般此小骨在正常齿状突尖的位置,或靠近斜坡枕大孔区,在此处可与斜坡融合,此游离小骨在枢椎上关节面水平的上边,与此有一间隙,致使十字韧带附着不完全造成寰枢关节不稳定。Fielding将其分为异位和正位(dystopic and orthotopic)两型,异位型是此小骨接近斜坡下缘,常与枕骨融合。正位型少见,此小骨在正常齿状突尖所在的位置,此小骨活动与寰枢椎体一致。因此,陈旧性齿状突骨折与本畸形鉴别常十分困难,但骨折线一般是狭窄的,并常延伸至枢椎体上关节面以下。另外,骨断端不是圆的,其骨折远端与近端可对合成完整的齿状突,依此可进行鉴别。故畸形可破坏颅颈交界区生物力学关系,从腹侧或背侧损害延颈髓而产生不同症状,需行MRI屈伸位检查,来判断背、腹侧延颈髓受压情况,因缓慢脱位,数年后此小骨固定与枢椎上部陷入枕大孔区。因此,不少诊断为齿状突骨折的病例实际上是齿状突尖小骨引发的症状与体征,对本病的治疗并不一致,当出现颅颈交界区的神经症状与体征时应及时行枕枢椎关节融合固定手术,但对无症状的儿童是否应治疗是十分困难的问题,但如有一次外伤史,X线发现有齿状突尖小骨时应该治疗,因为若出现再次的轻外伤也会出现严重的神经症状与体征。

2. 齿状突发育不良　为先天性发育畸形,可完全缺如或部分发育不良。齿状突发育不良或缺如致使发育不良的齿状突达不到寰椎前弓的内侧面,影响寰椎横韧带与齿状突的相互锁扣关系,进而造成翼状韧带和十字韧带不能发挥稳定寰枢关节的作用,致使寰枢关节不稳定,寰椎向前脱位或旋转脱位压迫颈脊髓。齿状突尖与其基底部不愈合者,因齿状突可随寰椎移动,致使寰椎横韧带松弛,之后翼状韧带、齿尖韧带亦松弛,致使寰枢椎关节不稳定、脱位压迫脊髓。

各类型的齿状突畸形临床表现大致相同,儿童时期因活动量少,可无神经症状,随着儿童年龄的增长,头颈部活动及其范围不断增加,此时X线片上即可见到寰椎向前移位,当头颈部活动进一步增加或遭受轻微外伤后引起寰枢关节脱位或半脱位,而出现临床症状与体征。查体时可发现患者颈部活动受限制,枢椎棘突隆起有压痛,患者有枕颈部疼痛,颈部肌肉和四肢无力,或四肢瘫痪,之后出现腱反射亢进及病理反射,因高颈段脊髓受压可出现呼吸困难,特别是腹式呼吸,严重者可引起猝死。齿状突畸形可见于骨结构不良的患者,如黏多糖病、脊柱骨骺性结构不良性侏儒等及其他寰枕区畸形。

齿状突畸形的诊断主要以影像学改变作为依据。

(1)X线检查:仍有其重要意义,正、侧位X线片应包括颅后窝及上颈椎,张口前后位片,并应有断层扫描。为了了解颅颈关节的生物力学变化并应摄前屈和后仰位侧位X线片。X线片上可见到：①在侧位片和开口前后位片上可见到齿状突短小或缺如；②齿状突小骨，X线上显示游离的小骨与枢椎椎体之间有较大的间隙，运动时（屈伸时）可随寰椎一起向前移位。

（2）CT扫描：在齿状突相应平面上无齿状突或仅有细小的齿状突。

（3）MRI：可了解因齿状突畸形引起的寰椎脱位及压迫脊髓的情况。当寰枢关节不稳定时，寰椎前后弓同步向前移位，并可见到脊髓受压情况。

对无症状的先天性齿状突畸形儿童应积极治疗，对老年人或年龄过小的儿童，应减少颈部活动，用颈托固定，并密切观察，一旦出现神经受压症状应积极手术稳定寰枢椎。寰枢关节不稳定或出现神经受压症状者应行后路减压及枕颈椎融合手术。

八、获得性颅颈交界处畸形

（一）Paget病

Paget病影响颅椎连接处的正常解剖关系，从而会引起颅底陷入、枕大孔变平坦、前后径缩小，枢椎向上移动陷入到头颅等情况。它可引起神经骨性压迫并改变脑脊液的动力学。脑干及颈髓损害，常见于伴发的延髓脊髓积水空洞症。Paget病伴颅底凹陷的发病率很高，男女发病率是相等的，颅底陷入的症状常在40岁以后才出现。

治疗Paget病的一个重要方法是降钙素及双膦酸盐。

（二）成骨障碍

成骨障碍是一组遗传性病变，表现骨质脆弱、容易骨折，其外板张力强度下降，矿物质及基质含量均缺乏。其常有扁平颅底，扁的颅顶及枕顶突出是其特有的。这些改变可引起脑干形态异常，中脑与脑桥及脑桥与延髓屈曲成角，上颈髓受压，增加神经系统症状，甚至死亡。系统的治疗包括维生素D、降钙素、氟化物及激素；手术方面枕骨下减压只能起到暂时缓解，之后脑干功能一样会衰竭死亡，所以一定要做腹侧减压，并做枕颈固定。

（三）软骨发育不全

软骨发育不全是短肢侏儒症最常见的形式。软骨内成骨的比例减少会引起各种骨骼畸形，基底枕骨、外枕骨及颅颈连接处形成的畸形会引起枕大孔狭窄及颈髓受压。这些病人会出现严重的呼吸道压迫症及脊髓病症。此病的遗传形式是常染色体显性遗传，在出生时出现软骨发育不全的形态表现即可诊断。四肢短、躯干长、前额凸起、脸中部凹下及面部皮肤粗糙、腰部脊椎过度前弯是其最常见的表现。软骨发育不全的神经系统表现是颅底异常、神经血管结构受压及脑积水，颅底软骨内成骨引起颅底变短、颅后窝变浅、短斜坡及颅底脊椎位置异常。枕大孔狭窄是常见的异常。狭窄是由于软骨内成骨生长缺乏、位置异常及颅底软骨过早融合所致。

软骨发育不全的放射学表现可见枕大孔狭窄伴旁正中陷入、枕大孔泪滴状及蛛网膜下隙闭塞，颅底陷入及增厚的外枕骨压迫使颈延髓腹、背受压，脑桥上陷，形成异常的高位基底动脉及短斜坡。手术治疗包括后颅减压及颈延髓连接处压迫物的去除，需要切除的骨成分包括枕大孔的后缘、枕骨周围及C_1、C_2的后成分，减压的侧缘应扩大到双侧枕骨髁的中间。

（四）肾性佝偻病

肾性佝偻病代谢障碍，在有些病例可引起骨变软及异常吸收，常出现在2岁左右。佝偻病的骨改变是可治愈的。其引起的颅底凹陷常被错误地认为是先天性的。这些病常有高颈位的狭窄。

（五）Down综合征

Down综合征发生寰枢椎不稳定者占14%～24%，出现症状者少于1%。骨异常包括齿状骨、齿状突发育不全、旋转性寰枢椎脱位。寰枢椎不稳定是慢性进行性的。出现头颅下降、可复位的颅底陷入、颅颈椎前后或侧位的脱位时，可做枕颈融合术；寰枢椎不稳定时，可行寰枢融合术治疗。

（六）黏多糖贮积症

黏多糖贮积症是一种原发性糖类代谢异常。本病是一种可遗传的贮积病，经常表现为侏儒症、智力发育迟缓、巨头畸形、角膜混浊和骨骼发育异常。在黏多糖贮积症患者中，全身的韧带组织松弛无力，被认为是出现寰枢推脱位的原因。Morquio综合征（Ⅳ型黏多糖贮积症）的患者大多在7岁以前死亡。死亡原因是继发性颈髓病变，以及呼吸系统受累和随后的低氧血症。Holzgreve等在回顾性研究中描述13例Ⅳ型黏多糖贮积症患者的寰枢椎不稳定。

（七）类风湿关节炎

类风湿关节炎最常见的影响部位之一是颈椎，也可影响颅颈关节，此病在潜伏期时即应治疗，否则一旦出现颈椎脊髓病，死亡率就会很高。与骨关节炎相比，半脱位是常见的。半脱位是由于类风湿过程的炎性改变及血管炎继发退化改变，引起韧带功能丧失所致。这种病理改变也可累及寰枢关节、侧寰枢关节和寰枕关节。慢性炎症过程还可引起相邻骨的侵蚀性改变及关节内肉芽组织形成。

放射学改变包括头颅下降、寰椎侧块侵蚀及压迫、寰椎前弓远离斜坡向下移动到枢椎体、寰椎后弓向背侧及腹侧移位引起椎管前后径缩小，结果是齿状突伸向枕大孔，严重的病例枕骨髁降到枢椎体斜面。在屈曲及伸展位的侧位X线片上可见头颅下降的病人都有寰枢不稳定。在前后位X线片上可见萎缩的、非规则的齿状突被"嘴啃"现象所包绕。

类风湿关节炎引起的枕寰枢脱位的最常见症状，是向头顶放射的枕痛。头颅下降的病人有50%有脑干功能失调，被影响的脑神经有舌下神经、舌咽神经及三叉神经。

处理此病首先是尽早检查。防止儿童神经功能恶化及死亡。早期手术的指征是神经功能下降及疼痛。经Halo牵引后复位的患者，只需做枕颈固定；不能复位者，需行前入路减压及枕颈融合术；齿状突骨折伴后枕颈、寰枢椎脱位者须立即减压及融合而不做牵引。

九、治　疗

颅颈交界处畸形的治疗原则：①首先做牵引复位，重新构造治疗以缓解神经结构的压迫。能复位的病人治疗的第一目标是固定。对于急性外伤性寰枢椎关节脱位、颅颈区非外伤性炎症后不稳定及急性韧带损伤和炎症后不稳定的患者，可用支撑环做骨骼牵引，牵引逐渐增加到3.63～4.09kg(8～9lb)。支撑环的优点是能更好地防止活动，使用钛金属能在磁共振及CT上不出现图像失真。牵引一般需要3周，复位后固定要维持8～10周，而且要在放射学上证明，如果不能达到稳定，则须做后固定。对于其他病人后固定是必需的，可做后减压和背侧枕颈和(或)寰枢融合术。②对于牵引无效、不能复位的病人，需做颈延髓手术减压及枕颈和(或)寰枢融合术。

(一)减压术

减压术分为背侧、腹侧和侧入路减压术。

1. *后减压术*　方法为切除枕骨鳞部约6cm×6cm，包括切除枕大孔后唇、寰椎后弓及枢椎椎板，Y形切开硬膜至C_2，再做硬膜减压修补成形。

2. *经口咽部前入路减压*　经口咽部切除齿状突，由前方减压，直接解决前方压迫。儿童病人宜从严掌握，因为可能造成儿童脊髓损伤机会较大。

无框架立体定向用于前入路减压手术，能给外科医生提供即时的、各个平面的定向，还能提供椎动脉的三维空间，可安全地切除齿状突、斜坡及侧方骨质。

经口咽入路有以下缺点：①很难达到侧方；②术前须做气管切开；③齿间距离小或巨舌病人不适宜；④术区需经过污染区，容易感染；⑤减压与融合固定需分两期手术。经口咽入路的并发症主要有脊髓损伤、脑脊液漏及脊柱不稳定。

3. *经髁入路做前、侧减压及固定术*　该入路的优点为：①路径短；②手术显露范围广；③能直接暴露硬脑膜；④很容易识别及控制一侧的椎动脉；⑤能直接暴露及保护后脑组织；⑥术野无菌；⑦术中可同时做枕颈融合与固定术。

(二)融合术

1. *枕颈融合*　1927年，Foerster用腓骨移植的方法做枕颈融合，之后方法有所改良，但主要在选择移植物、放置固定金属丝、使用甲基丙烯酸树脂及手术工具的选择上。大多数枕寰不稳定需要在术前及术中做支环装置牵引。

有学者认为，先天性和获得性寰椎脱位及寰枢不稳定需做枕颈融合手术的疾病有：风湿性关节炎、颅底凹陷、寰椎后弓缺失、不可复位的寰椎脱位及明显的骨质破坏。

手术取后正中切口，自枕外隆突至第4颈椎棘突。分离骨膜，显露枕骨及上颈椎的椎板，切除枕大孔的后缘。中线旁约25mm及枕大孔上20mm钻洞，然后用软钢丝或22号金属丝束在硬膜外通过环锯孔到中线，以便使移植物或支撑物在枕骨上固定。常用的金属是不锈钢或钛。显露椎板、棘突及枕骨时须仔细剥去骨皮质以更容易融合。骨移植物通常是全厚的肋骨或髂骨。最后于枕骨、寰椎及枢椎椎板下用金属丝在每一水平固定移植物。术后支撑背心固定起码5～6个月以确保骨的融合。

许多医生用甲基丙烯酸树脂做融合术，也有学者使用T形或Y形板应用于固定装置。

2. *寰枢融合*　寰枢椎融合用椎板下金属丝、皮质多孔移植、后椎板间钳夹等方法，其常被用于孤立性寰枢不稳定而病变未累及枕寰部位和颅底的病人。

3. 寰枢经关节螺丝固定　在枢椎或寰椎后成分不适合其他后入路手术时用来融合寰枢椎的关节面。这个技术能立即应用，坚固的内固定，并能连接骨移植物及棘突金属丝。它不需要经过椎板下的拴结，不影响寰椎与枕骨间的活动。

此手术取后正中入路，螺丝的点在枢椎的背侧于椎板与关节块的交界点，在矢状位钻引导孔以在侧面避免损伤椎动脉，中间避免损伤脊髓。这引导孔通过寰枢关节的中央部位进入寰椎的关节隆起，约 3.5 mm 的皮质螺丝进入寰椎的关节块及枢椎。做经关节螺丝固定术前，需了解 C_2 横突孔、C_1～C_2 小关节平面、一侧椎管与椎动脉的关系，使用 CT 做矢状位及冠状位可提供信息，磁共振血管造影及三维增强 CT 更能准确地显示椎动脉的轨迹。经关节螺丝固定术的常见并发症为螺丝位置不正、硬膜损伤、枕下皮肤感觉减退、舌下神经麻痹、椎动脉-前侧硬膜下静脉瘘、累及血管出现脑干梗死，甚至死亡。

（朱士广）

参考文献

[1] 周良辅.现代神经外科学.上海:复旦大学出版社,2001

[2] 杨树源,只达石.神经外科学.北京:人民卫生出版社,2008

[3] 王任直,译.尤曼斯神经外科学.5 版.北京：人民卫生出版社,2009

[4] 菅凤增.颅颈交界区畸形(综述).中国现代神经疾病杂志，2012，12(4)：382-384

[5] Dachling Pang, Dominic NP Thompson. Embryology and bony malformations of the craniovertebral junction. Childs Nerv Syst, 2011, 27:523-564

第 67 章

脑脊膜膨出

脑脊膜膨出属于神经管畸形，危害严重，是一类致残率很高的出生缺陷性疾病。

第一节　颅裂、脑膨出

颅裂是一种颅骨闭合异常，导致局部颅骨永久性缺损。多发生于头颅中线部位，枕部更为常见。无颅内容物经颅裂膨出者，称为隐性颅裂；反之则为显性（或囊性）颅裂。膨出物为脑膜和脑脊液者，称为脑膜膨出，膨出物为脑膜和脑组织者，称为脑膨出。

一、流行病学

脑膨出的发病率占神经管闭合不全的10%～20%。在新生儿中其发病率为（0.8～4）/10 000，约占脑脊膜膨出的1/5。因种族和地理的差异，脑膨出发病率和膨出部位相差很大。几乎所有的脑膨出都是散发的。枕骨型脑膨出可以合并脊髓脊膜膨出、颅内皮样囊肿、ChiariⅡ型畸形或脊髓纵裂。但额部和前颅底脑膨出既不伴有其他神经管缺陷，也不随母亲怀孕年龄增大而增多。前顶型脑膨出患者的兄弟姊妹及后代中中枢神经系统畸形的发病率并无明显增加，甚至在单卵双生子中也是同样的。

二、病因病理

常见的致畸因素：①孕前孕早期叶酸缺乏。②感染病毒、细菌或原虫通过胎盘，导致神经管发育畸形。常见的有风疹病毒、巨细胞病毒（又称唾液腺病毒）和弓形虫。③药物和有毒物质，如丙戊酸钠、卡马西平、甲氨蝶呤、细胞松弛素、长春碱、钙通道阻滞药、磷脂酶、刀豆素、维A酸、羟基脲和丝裂霉素等。④放射线及其他有害环境。⑤孕妇糖尿病、孕前过度肥胖、发热、吸烟、遗传因素等。

关于神经管畸形的发病机制，目前尚不十分明确。可能与胚胎早期（第3～4周）三胚层发育错乱、神经管发育不良有关。胚胎第3周初，神经外胚层构成的神经板在中线部位纵行凹陷，形成神经沟和神经褶，（图67-1）。在相当于枕部体节部位，神经沟先闭合成管，闭合过程向头尾两端进展，最后再头尾两端各留有一开口，分别成为前神经孔和后神经孔（图67-2，图67-3，图67-4）。胚胎第25天左右，前神经孔闭合；第27天左右，后神经孔闭合，完整的神经管形成。神经管的前段膨大，衍化为脑；后段较细，衍化为脊髓。神经管形成阶段，病毒感染、叶酸缺乏等因素可影响胚胎三胚层发育——当神经肠管的残留物阻止了内胚层与脊索的分离；或中胚层形成不全；或皮肤外胚层与神经外胚层过早、过迟甚至未分离，便可导致神经管闭合不全所表现各种的畸形。较为常见的畸形便是颅裂和脊柱裂。

在神经管前端、前神经孔闭合过程中，正常限制性组织（主要为中胚层结缔组织）闭合停止，或神经组织早期过度发育阻碍颅骨正常闭合，均可导致颅内容物经颅裂膨出。

三、临床分类

大多数的脑膨出分类标准是基于颅裂的部位。

1. *六型分类法*　枕骨型、枕颈型、顶骨型、前顶型、前颅底型和颞部型。其中顶骨型、前顶型、前颅底型脑膨出又可分出若干亚型（表67-1）。

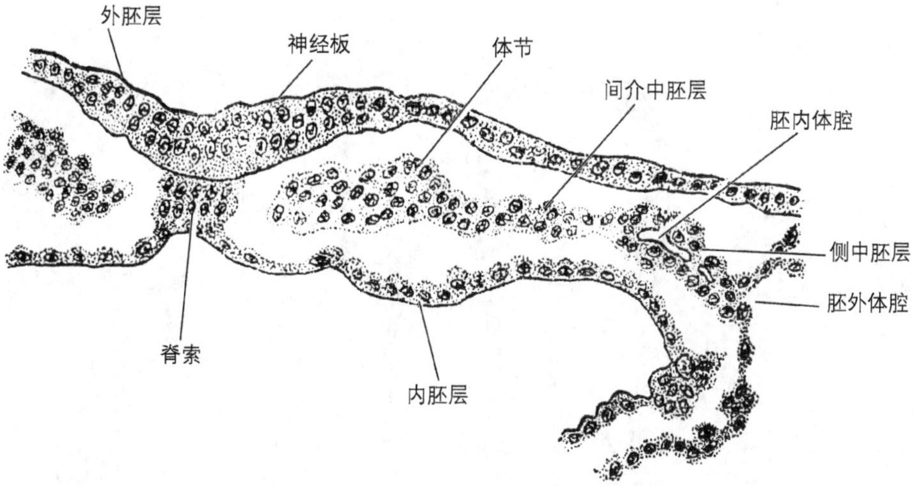

图 67-1　胚胎第 3 周初神经板形成(横断面)

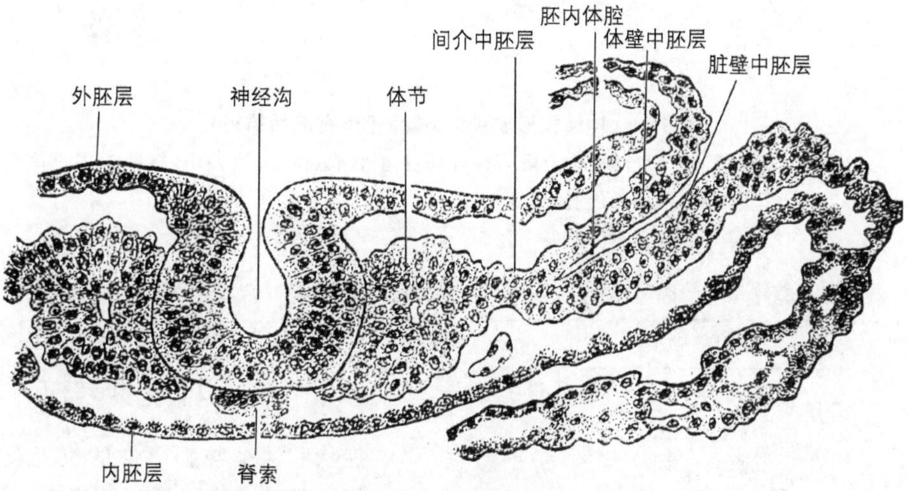

图 67-2　胚胎第 3 周末初神经沟形成(横断面)

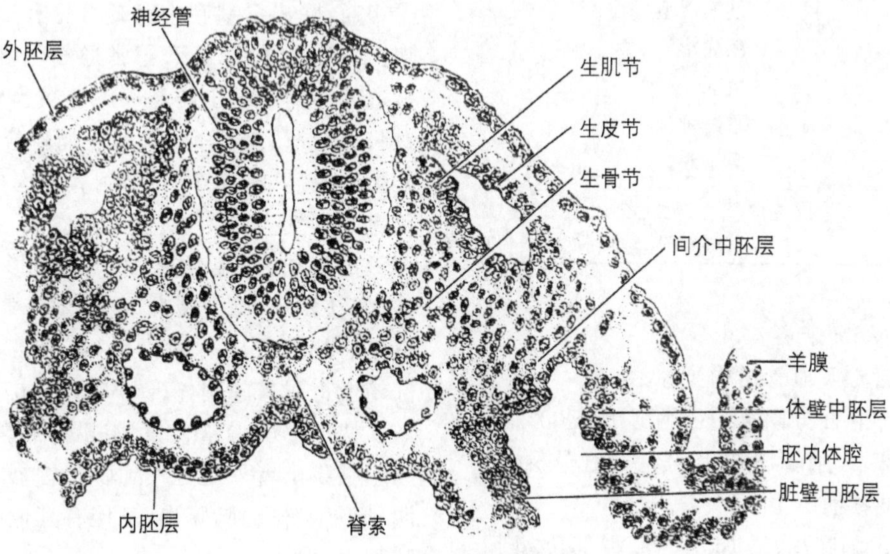

图 67-3　胚胎第 4 周初神经管形成(横断面)

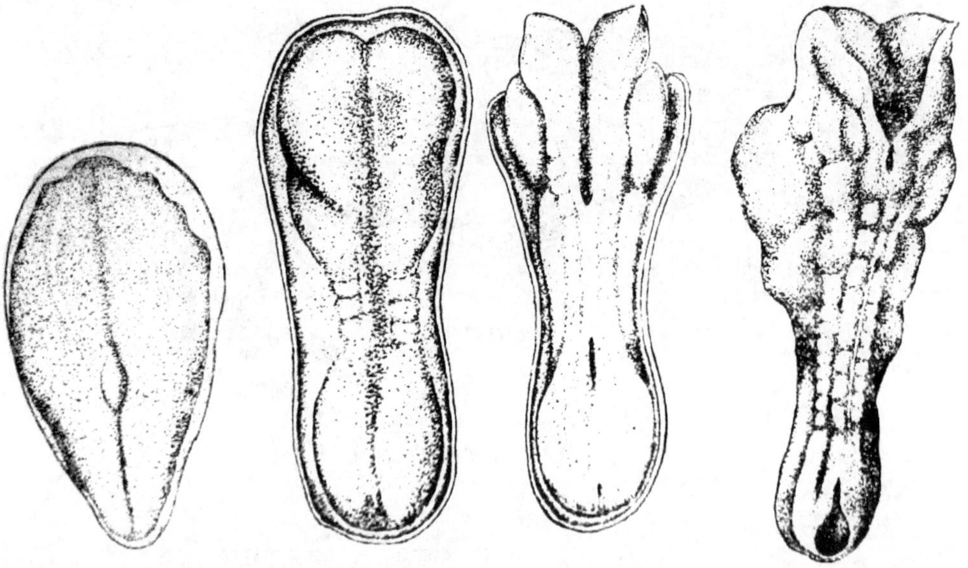

图 67-4　神经管形成过程，神经管仍有前后神经孔

A. 神经板出现(第 18 天)；B. 神经褶与神经沟正在形成(第 20 天)；C. 神经褶中部闭合(第 22 天)；D. 神经管仍留有前、后神经孔(第 23 天)

表 67-1　脑膨出的分类

颅后部脑膨出	颅前部脑膨出
枕骨型	前顶型
窦汇上型	额筛骨型
窦汇下型	鼻额骨型
枕颈型	鼻筛骨型
顶骨型	鼻眶骨型
额骨间型	额骨间型
顶骨间型	颅面裂型
前囟型	前颅底型
后囟型	翼咽骨型
	翼眶骨型
	翼上颌型
	翼筛骨型
	经蝶骨型

2. Suwanweila 分类

(1)枕部：常涉及血管结构。

(2)颅盖部：在西方国家约占脑膨出的 80%。

(3)额-筛部：占脑膨出的 15%。通过鼻额、鼻-筛、鼻-眶三处缺损而膨出。

(4)颅底：占脑膨出的 1.5%。颅裂部位如下。①筛骨，经筛板缺损突入鼻腔；②蝶-筛，突入下鼻腔；③蝶骨，经未闭合的颅咽管(孔盲端)突入蝶窦或鼻咽部；④额-蝶或蝶-眶，经眶上裂突入眶。

(5)颅后窝：膨出物常包含脑组织和脑室成分。

四、临床表现

症状和体征与膨出囊的位置及大小相关。枕部为好发部位。膨出囊一般都有一层皮肤覆盖，表面具有一定张力。直立时膨出囊张力减小，平卧后，尤其是患儿哭闹躁动时张力增大。因囊腔与颅内相通，膨出囊基底较宽者可见有搏动。颅底型脑膨出可疝入鼻腔，导致正常通气受阻。有很多文献报道颅前窝脑膨出的鼻部团块被当作息肉切除，导致脑脊液漏、脑膜炎，教训惨痛。应牢记鼻息肉是儿童少见病变，在 10 000 例鼻息肉病变的调查中，仅有 6 例发生在儿童组，切勿误诊。囊性颅裂除局部囊性包块外，常因伴有其他畸形而出现相应症状，如脑积水、脑脊液漏、颅内感染症状。膨出囊在出生后几个月内逐渐增大，额-筛部颅裂型小儿面部畸形也越来越明显(图 67-5，图 67-6)。

枕部膨出者常伴发脑积水征象。有些类型的颅底脑膨出者外观见不到膨出物，常表现为脑脊液漏、反复发作的脑膜炎；可伴有其他颅面部畸形，但脑积水少见。

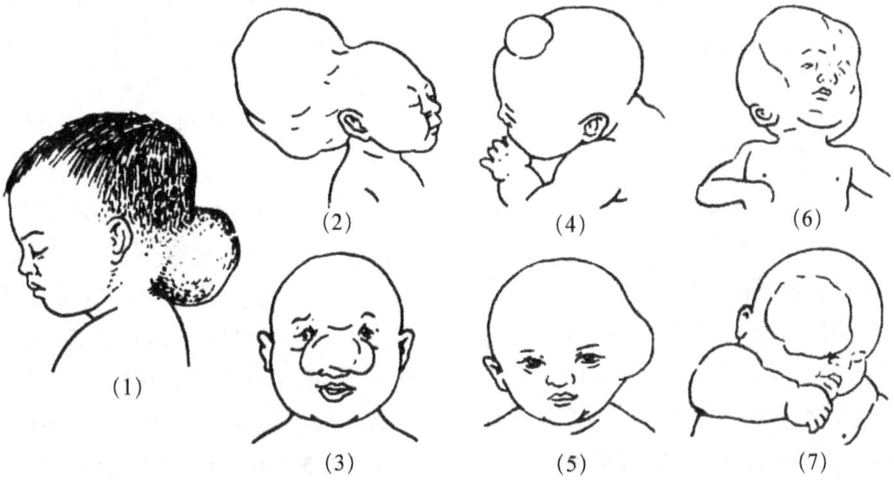

图 67-5　脑膜脑膨出常见部位(除颅底外)

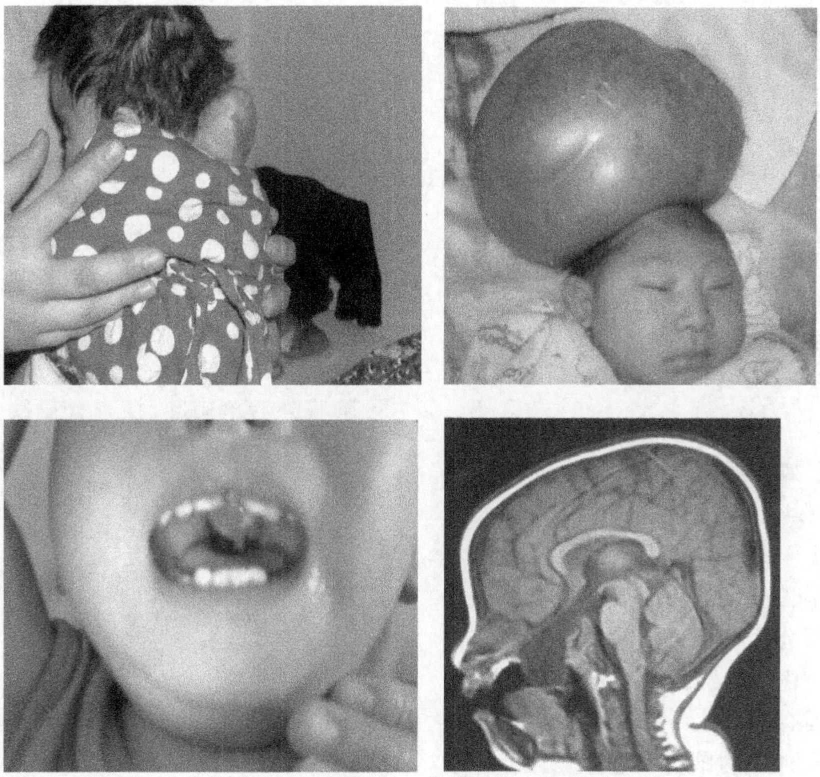

图 67-6　脑膜脑膨出部分临床病例照片

五、产前检查

1. *羊膜腔穿刺*　羊水甲胎蛋白(AFP)和乙酰胆碱酯酶水平增高。

2. *超声表现*　可见膨出囊及颅骨缺失，膨出囊随胎头活动而活动，75%在枕部，15%在额部，5%在顶部。颅底各型膨出少见。

六、影像学检查

使用高分辨率的 CT 和 MRI 可较容易诊断颅裂、脑膜脑膨出。MRI 检查是鉴别囊内容物及这些内容物与周围神经核血管结构关系的金标准。磁共振动脉造影(MRA)和磁共振静脉造影(MRV)有助于显示静脉窦的引流部位。对于前颅底型脑膨出，血管造影术是重要的，可确定囊袋内口与Willis环主要分支的关系。在神经外科手术修补前了解这些检查结果是非常重要的。

七、治　疗

1. 手术时机　隐性颅裂无须处理。颅骨后部脑膨出者应早期做修补手术，一般在1岁前手术；但对前颅底型脑膨出合并面部畸形的手术时机存在争议，有的学者建议在出生后2～3年做修补手术；有报道，在婴儿期修补前颅底型脑膨出的手术死亡率约是50%，而在3岁后行修补手术死亡非常罕见。当皮肤缺损、溃疡、出血、膨出囊壁菲薄有破裂可能或已破裂尚未引起感染者，则应尽快手术；若膨出囊阻塞鼻咽腔或有视力损害者，亦应紧急手术。因故不能早期手术时，应保护膨出部位的皮肤，防止感染和破溃。手术目的在于切除膨出囊壁，闭合、修补硬脑膜及颅骨缺损，保存神经功能。颅底裂者手术主要目的是修补脑脊液漏，防治颅内感染、保持鼻咽道呼吸通畅；对于合并面部畸形者是否一期重建亦存有争议。伴脑积水者，应在颅裂修补术前或术中同时做脑脊液分流术。复杂的头面部畸形需要等到患者的年龄和全身条件被认为达到最佳时才可治疗。局部皮肤感染或颅内感染者，伴有严重脑畸形、膨出物有脑干组织者，为手术禁忌证。

(1)枕部脑膨出：切除膨出囊及其内容物，并闭合硬脑膜防止发生脑脊液漏。切除多余的硬脑膜时，要知道较大静脉窦所在的位置，避免误伤。若有发育不良的脑组织影响缝合时，可沿骨缘切除这些组织。然而，这需要反复权衡MRI所提供的信息，必要时尚需神经电生理的辅助、鉴别，之后才能才做出这个决定。必须注意膨出物常含有血管结构；确信要切除的脑组织失活变性或没有重要功能。在很少情况下，疝出的脑组织过多并且合并小头畸形，造成脑膨出还纳修补困难。这就需要利用钛网或自体骨瓣扩大修补骨缺损，保护疝出的脑组织。枕部脑膨出常伴发脑积水，需另行处理。进行性脑积水可行脑室分流术。除非绝对必要，新生儿期尽量减少行脑脊液的分流术。脑膨出经适当修补，仍有脑脊液漏，常提示有脑积水。这种情况下，应用短期的外引流和抗生素来避免分流术可能的感染。

(2)颅底脑膨出：需要强调的是，经鼻入路处理颅底脑膨出(即使只做活检)时，易导致颅内出血、脑膜炎或持续性脑脊液漏。常采用经颅(颅外肿物一并切除)和经鼻联合入路。

2. 手术技术

(1)颅外法：适用于枕部、顶部膨出及鼻根部膨出骨缺损较小的病例。围绕膨出囊，做皮肤梭形切口，在保证缝合时无张力的条件下，适当切除多余的皮肤，以免切口愈合不良。在皮瓣下沿膨出囊四周仔细剥离囊壁直至骨缺损周缘，彻底游离囊颈，在囊顶部切开囊壁。如无脑组织膨出，可用丝线缝合囊颈，再利用多余的囊壁反折缝合固定在骨缺损下周围的硬脑膜上。若膨出囊内含有枕叶或小脑组织，可将外观正常的膨出脑组织从膨出囊壁内面分离，还纳于颅腔；对失活和非重要功能区脑组织可予以切除。小的颅骨缺损可不做修补，只用周围的软组织加固缝合即可；骨缺损较大时，可用钛板、钛钉修补。

(2)颅内法：适用于颅底鼻根部、鼻咽部或眼眶部膨出。沿发际内缘做大冠状切口，两端止于颧骨中点，皮瓣尽量前翻，做单侧或跨中线的额骨瓣，骨瓣下缘尽量靠近眶上缘，以求距离膨出囊的基底部更近。在颅前窝底中线近筛板处常可发现骨缺损，采用硬脑膜外或硬脑膜下两种入路修补膨出囊。

①硬脑膜外入路：分离硬脑膜与颅底骨面，从硬脑膜外后抬额叶，探查骨质缺损处，游离膨出囊的基底部。围绕基底部环形切开硬脑膜。有脑组织膨出者，若无坏死、变性，可游离脑组织并还纳于颅内；失活脑组织可予以切除。切除多余的膨出囊，缝合硬脑膜。若硬脑膜缺损较大难以缝合时，可取一片骨膜、帽状腱膜、颞肌筋膜或人工生物脑膜片做修补。若膨出囊突入鼻咽腔，分离囊壁时应在黏膜下进行，不要损伤鼻黏膜，以免出现脑脊液漏或逆行性颅内感染。颅底缺损可用钛片修补。

②硬脑膜下入路：沿骨窗前缘横行切开硬脑膜，抬起额叶，寻找硬脑膜缺损，必要时可结扎并切断矢状窦前端，以扩大显露。膨出囊内的失活变性脑组织，应全部切除。在骨缺损内侧面，覆盖固定一小块钛片。修补材料内侧面再衬以周边反折而来的筋膜或人工生物膜，缝扎固定。

有研究证实，联合应用硬膜内和硬膜外修补缺损更为安全有效，而单纯硬膜外入路对硬脑膜很难严密缝合，容易导致脑脊液漏、颅内感染和脑膨出复发。

八、并 发 症

1. *硬脑膜下血肿*　在切除突入囊内的失活脑组织时，一定要仔细止血，否则创面渗血可导致术后硬脑膜下血肿。术后须严密观察神志和生命体征变化。若患儿出现烦躁不安、呕吐，或神志逐渐变差，应立即做头颅 CT 扫描，明确诊断后及时开颅清除血肿。

2. *脑脊液鼻漏*　术中硬脑膜缝合不严，或鼻咽腔黏膜破坏，可造成术后出现脑脊液鼻漏。需注意预防和抗感染处理。应用脱水药、腰穿腰大池置管释放脑脊液，采取半坐位，可降低颅压，有利于漏口愈合。

3. *脑积水*　膨出囊切除术后，脑脊液循环出现动态失衡，从而发生急性代偿性脑室扩大、脑积水。前囟未闭的患儿，可反复穿刺抽出脑脊液，必要时需行脑室腹腔分流术。

4. *颅内感染*　手术创面大、邻近口鼻咽腔、有移植物存在、脑脊液漏等因素，易造成颅内感染。应严格无菌操作，严密缝合硬脑膜，避免破坏口鼻咽腔黏膜，合理应用抗生素。必要时行鞘内给药。

5. *颅前部脑膨出手术的并发症*　发育迟缓、整容变形、视觉异常和嗅觉丧失。

九、预　后

脑膨出总的围生儿死亡率为 29%～36%，胎死宫内约占 20%。活产者其预后与膨出的严重程度及是否合并其他畸形密切相关。脑积水的严重程度对存活影响并不大，但明显影响智力。研究发现脑膨出存活率约为 56%，其中智力发育正常者占 9%，而单纯脑膜膨出的存活率达 100%，其中智力发育正常者占 60%。单纯脑膜膨出者手术预后好于脑膜脑膨出。

颅前部脑膨出的预后无论在生存率方面还是智力发育方面都好于颅后部脑膨出。有献报道，前顶型脑膨出的死亡率为 7%～20%，前颅底型脑膨出在婴儿期修补的死亡率约为 50%，顶部和枕部病变的死亡率为 25%～60%。选择合适的手术适应证，手术死亡率会降低，但存活者的残疾率仍很高。59%的患者发育正常，18%轻度残疾，23%严重损害。前顶型脑膨出术后完全和永久性嗅觉丧失几乎是不可避免的。除外严重病变合并小头畸形，颅前部脑膨出的预后与缺损的大小、膨出囊内有无脑组织及患者诊断时的年龄均无关。

以下因素预示颅后部患者预后欠佳：①膨出囊内有较多脑组织；②膨出位置过于靠后；③小头畸形；④较重的脑积水；⑤合并其他畸形。枕部脑膨出预后较差，脑膨出婴儿正常发育者不到 5%。顶骨型脑膨出比枕骨型脑膨出的预后更差。这是因为顶骨型脑膨出合并的脑畸形通常包括背侧囊腔直接与脑室系统沟通及脑无纵裂畸形，后者是严重的大脑半球中线融合畸形。

第二节　脊柱裂、脊髓脊膜膨出

脊柱裂分为隐性脊柱裂和显性脊柱裂(又称囊性脊柱裂)。

隐性脊柱裂：先天性棘突和椎板缺如，无脊膜或神经组织外突。

显性脊柱裂：包括以下几种类型。①脊膜膨出。先天性椎弓缺如伴脊膜囊状膨出。②脊髓脊膜膨出：除先天性椎弓缺如伴脊膜囊状膨出外，尚有脊髓膨出并粘连与囊壁上(国外文献将脊髓脊膜膨出等同于脊髓外露，即膨出脊髓表面覆盖不健全皮肤或裸露在外)。③脂肪脊髓脊膜膨出。膨出椎管外的脊髓背侧与脂肪瘤融合生长。实际上，有些脊柱裂虽然脊髓脊膜未膨出在椎管外，但有脂肪瘤长入椎管与脊髓背侧融合，其病因病理、临床表现与手术处理与脂肪脊髓脊膜膨出相似。

一、流行病学

隐性脊柱裂发病率约占人口 1‰；新生儿脊髓脊膜膨出的发病率为 1‰～2‰；脂肪脊髓脊膜膨出新生儿发生率为 0.25‰。近年来脊髓脊膜膨出的发病率已下降为 0.44‰，下降的原因应归功于广泛使用叶酸和产前检查、终止妊娠。如既往有一个脊髓脊膜膨出生育史者，其发病率增至 2%～3%，有两个为 6%～8%。如家族近亲(如兄弟姊妹)中有脊髓脊膜膨出生育史发病风险亦增加，尤其是母系亲属。其遗传遵循费孟德尔遗传法则，可能为多因素致病。产前补充叶酸能降低脊髓脊膜膨出发生率。总体上讲，约 2/3 的隐性脊柱裂患者是女性，脊髓脊膜膨出女婴的发病率亦稍高一些。地理环境、种族和民族差别对发病率都是有影响的。

二、病因病理

常见致畸因素及发病机制可参见本章第一节。

胚胎在第28天时后神经孔闭合。在神经管后端、后神经孔闭合过程中，正常限制性组织（主要为中胚层结缔组织）闭合停止，或神经组织早期过度发育阻碍椎骨正常闭合，均可导致脊柱裂、脊髓脊膜膨出。从颈椎至骶尾椎都可以发生脊柱裂，但80%～90%的脊柱裂发生于腰椎或腰骶椎。虽然脊柱裂的椎管内病例形式多种多样，但却有着某些共同特征。在大多数病例中，先天性畸形常表现为脊髓远端被固定，即脊髓拴系。

隐性脊柱裂：终丝缩短、增粗是一种简单的畸形。正常情况下，终丝直径小于2mm；病理性终丝增粗则大于2mm。这是所谓的原发性脊髓拴系。脊髓纵裂是脊柱裂中少见的一种病理形式。脊髓被骨性或纤维性分隔纵行劈开，这些分隔物实际上就是拴系脊髓的因素。骨性分隔的纵裂脊髓常常分别位于各自的硬脊膜囊内。有的脊柱裂椎管内长入来源于非神经上皮的胚胎组织，呈占位性病变如皮样囊肿、脂肪瘤或畸胎瘤，对脊髓神经既有拴系固定又有压迫作用。

囊性脊柱裂：除可发生上述隐性脊柱裂的病理改变外，还有脊髓、神经根及脊膜经脊柱裂口突出至椎管外，且与囊壁粘连、融合生长在一起。囊性脊柱裂对脊髓的拴系作用，除因生长发育、脊髓上升造成脊髓牵拉受损外，囊壁膨出也可牵拉附着其上的脊髓神经，短期内囊壁的迅速增大对脊髓神经的损害尤其大。这也正是囊性脊柱裂需要尽早治疗的原因。

对于脊髓、神经根膨出到椎管外并与脂肪瘤融合生长者，称为“脂肪脊髓脊膜膨出”。为方便起见，在此并入“脊膜脊髓膨出”介绍。而虽有脊柱裂，亦有脂肪瘤长入椎管内与脊髓神经根融合生长，造成脊髓拴系，但脊髓神经根并未突出到椎管外者，称为“脂肪瘤型脊髓拴系”，可参见“第65章　脊髓拴系综合征”。

三、临床表现

1. *体征*　躯干中线部位的皮肤异常往往是医患最先发现脊柱裂的征象，大多位于腰骶部。可表现为皮肤隆起包块、皮赘、皮痣、皮窦、长毛、色素沉着、毛细血管瘤等（图67-7）。

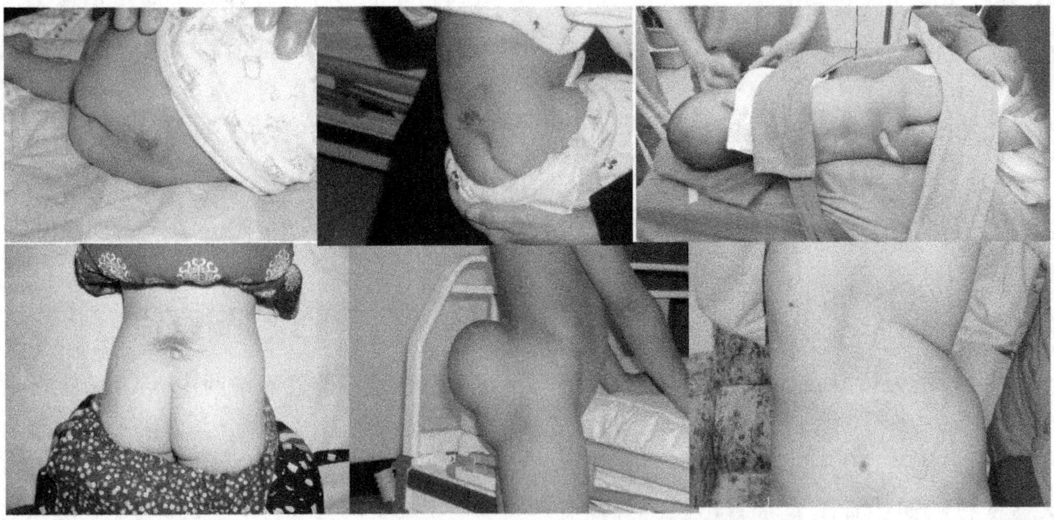

图67-7　脊柱裂常见体征

2. *临床症状*　其出现可早可晚。早的在出生时就可有较重的尿便功能障碍、下肢功能障碍和畸形；晚的在成年时才出现甚至终身不出现症状。但绝大多数患者在幼儿时期就已出现症状。根据脊柱裂类型及合并病变特点不同，症状出现的早晚稍有差异。

单纯隐性脊柱裂多数无症状，常偶然发现。少数仅表现轻微腰痛。部分隐性脊柱裂伴有脊髓拴系、脊髓纵裂畸形、脂肪瘤或皮样囊肿，可表现出脊髓拴系综合征（排尿排便异常、足畸形、步态不稳、下肢无力和萎缩）。需要强调的是，有些隐性脊柱裂合并脊髓拴系综合征常因无阳性表现而漏诊，其脊髓神经损害结果可很严重，且容易被误诊为泌尿系统疾病或下肢疾病。

囊性脊柱裂最显著的特征就是局部皮肤隆起、包块。几乎所用的脊膜膨出和所有的脊髓脊膜膨出都伴有脊髓拴系。因此，囊性脊柱裂常常表现出脊髓拴系综合征，即脊髓圆锥或(和)腰膨大受损的表现。

临床症状与脊髓拴系的部位及脊髓脊膜膨出部位密切相关。因脊髓脊膜膨出的部位大多位于腰骶椎、绝大多数的脊髓拴系位于脊髓末端，因此临床上多以脊髓圆锥受损症状起病。表现为便秘、尿频、尿急、尿无力、鞍区感觉障碍等。若不及时治疗，随着患儿脊柱的生长发育，脊髓拴系可向上累及腰膨大，出现下肢活动、感觉障碍、肌肉萎缩，甚至畸形。对于少数脊髓脊膜膨出位于腰膨大以上水平者，临床症状可先出现下肢症状，后出现尿便症状。

脊髓外露型脊髓脊膜膨出：65%～85%的患者伴有脑积水；5%～10%出生时即有明显脑积水症状，超过 80%的患者在生后 6 个月内出现明显的脑积水。多数患者伴有 ChiariⅡ型畸形。脊髓脊膜膨出经治疗修补后可使潜在性脑积水变为显性脑积水，因为脑脊液出口之一被阻断了，而脂肪脊髓脊膜膨出者却很少伴有脑积水。

可合并其他脊柱脊髓畸形，常见的有脊柱侧弯、畸胎瘤等。

四、产前检查

1. 血清甲胎蛋白(AFP)　在妊娠 15～20 周期间，如母体血清 AFP 浓度增高(≥正常孕期浓度平均值的 2 倍)，AFP 的 MOM 值＞2.5，则为神经管畸形高危状态。34%的先天异常伴有 AFP 浓度异常(增高或降低)。母体血清 AFP 检测诊断脊柱裂的敏感度为 91%，无脑畸形为 100%。闭合性腰骶脊髓异常约占脊柱裂的 20%，其血清 AFP 筛查和超声检测可能遗漏，孕期 B 超可能发现不了。

2. 产前超声　90%～95%的脊柱裂可经产前超声检查检出，尤其容易检出病变较大的囊性脊柱裂。对于少数隐性脊柱裂和病变较小者，难以检测。在 AFP 升高的情况下，超声有助于对神经管畸形和非神经源性 AFP 增高疾病的鉴别(如脐膨出)。超声诊断脊柱裂的主要依据：①开放性椎管缺损。纵切扫查时显示脊柱异常弯曲，失去生理弧度，两排平行的椎弓强回声排列异常、不对称、中断或缺损，椎管增宽膨大。横切扫查时，局部呈 V 形或 U 形向两侧开放。②椎骨缺损处囊状膨出或脊髓暴露。显示病变部位向外膨出的类圆形囊性肿物，表面皮肤完整，囊腔与椎管相通。单纯硬脊膜膨出，囊内呈无回声；如无回声区内有实质回声显示，则为脊髓脊膜膨出。脊髓外翻表现为脊柱裂开处无囊性肿物膨出，皮肤回声带连续性中断，严重者脊柱回声不完整，显示强弱不均、形态不整的团块状回声。③胎头形状异常。胎头横切时，双侧额部内陷，颞骨略平行，呈柠檬状，称为“柠檬头”。妊娠 24 周以后，随着颅骨钙化变硬，“柠檬头”征象逐渐消失。④枕大池消失，小脑蚓部疝入枕骨大孔，小脑下陷，弯曲成香蕉状，称为“香蕉征”。因此一定要在孕中期仔细检查脊柱和颅内结构。80%脊髓脊膜膨出的胎儿可出现“柠檬征”，93%出现“香蕉征”。

3. 羊膜腔穿刺　有脊髓脊膜膨出生育史者再次妊娠，如产前超声检查未发现脊柱裂，可行羊膜腔穿刺。开放性神经管发育异常羊水 AFP 水平增高，其峰值在孕期 13～15 周。联合检测羊水 AFP 和 AchE 水平的诊断准确率是 99%。羊膜腔穿刺术所致的胚胎死亡率为 6%。

五、影像学检查

1. 磁共振　MRI 是囊性脊柱裂、脊髓拴系诊断的金标准。在胎儿发育过程中，由于椎骨发育快于脊髓，脊髓圆锥在椎管内的位置逐渐相对升高。在胚胎 17 周时，脊髓末端位于第 4 腰椎水平；25 周时位于第 3 腰椎；出生时位于第 2 腰椎下缘水平。出生几个月后，脊髓末端上升至第 1～2 腰椎平面。此后，脊髓位置不再升高。因此，婴儿出生时脊髓末端低于第 3 腰椎，或出生后 6 个月时仍位于或低于第 3 腰椎，即为脊髓低位。脊柱裂合并脊髓拴系、囊性膨出时，可见脊髓低位(脊髓圆锥末端位置低于第 2 腰椎下缘水平)、膨出囊及其内容物、脊髓空洞、椎管内合并畸形如脊髓纵裂、脂肪瘤、先天性囊肿等(图 67-8，图 67-9，图 67-10)。X 线片和 CT 可观察骨性缺损、脊椎发育不良和脊柱侧弯等征象。磁共振和 CT 可鉴别脊髓纵裂分隔物的类型，骨性分隔物者称为Ⅰ型脊髓纵裂，硬脊膜囊通常亦分裂成两个，分裂的脊髓各位于独立的硬脊膜囊中(图 67-11)；纤维性分隔物者称为Ⅱ型脊髓纵裂，分裂的脊髓位于同一个硬脊膜囊中。MRI 常可在分隔物近端发现脊髓空洞。

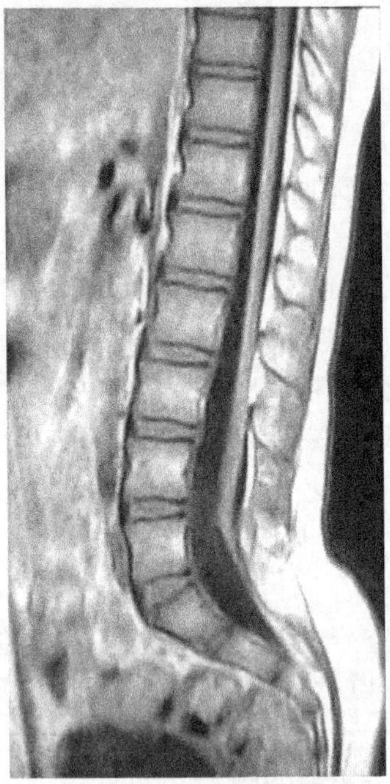

图 67-8　磁共振示脊柱裂、终丝增粗、脊髓低位

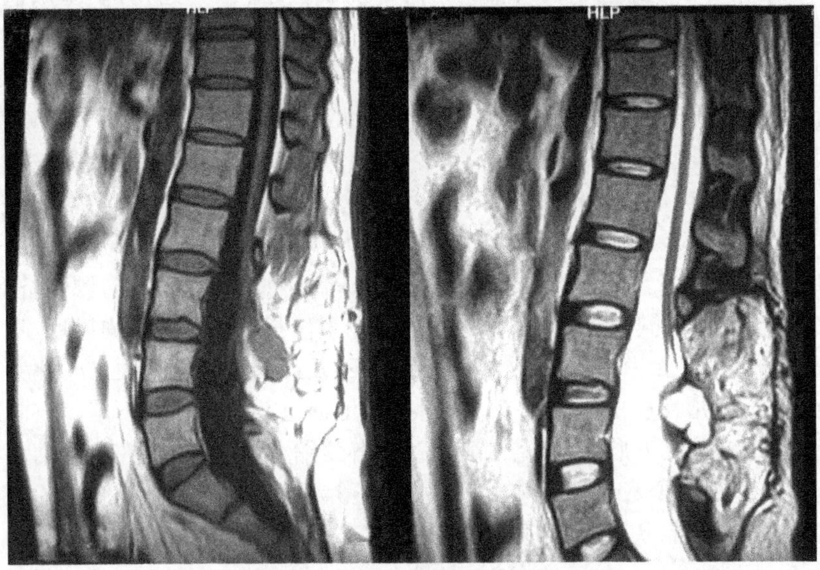

图 67-9　磁共振示腰部脂肪脊髓脊膜膨出，合并有畸胎瘤

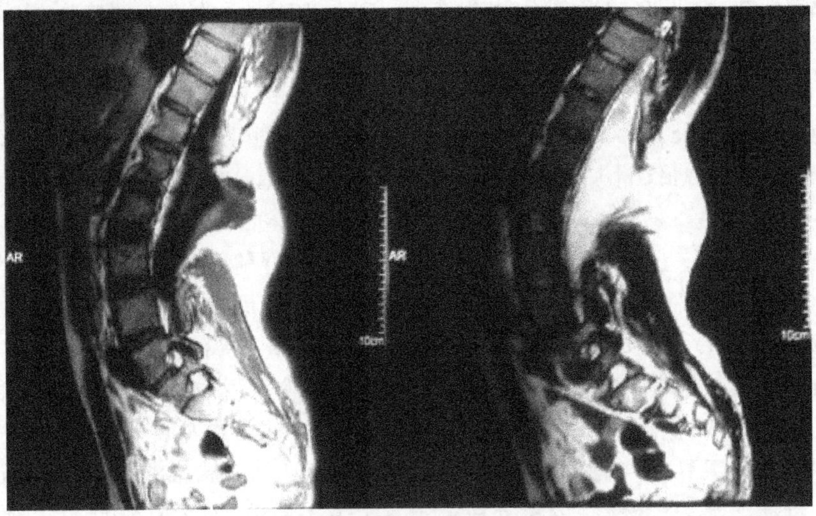

图 67-10　磁共振示脊髓突出腰椎管外，与脂肪瘤融合生长，导致脊髓拴系

2. B 超　绝大多数（90%）的脊髓脊膜膨出患者有神经原性膀胱。B 超可发现膀胱壁增厚、不光滑甚至有憩室，输尿管扩张、肾积水；膀胱残余尿量增多。

六、尿路功能检查

尿动力学检查可测定膀胱内压、尿流率、膀胱收缩性、顺应性、敏感性和容量。膀胱造影可观察有无尿液反流、输尿管扩张、肾积水。盆底肌电图可评估尿道反射能力。上述检查对确定脊柱裂、神经原性膀胱很有价值，也可用于手术后排尿功能及神经反射改善的评估。

七、体感诱发电位

胫骨后、腓侧和阴部的体感诱发电位（SSEP）的研究有时可用于评估脊柱裂伴有脊髓拴系造成

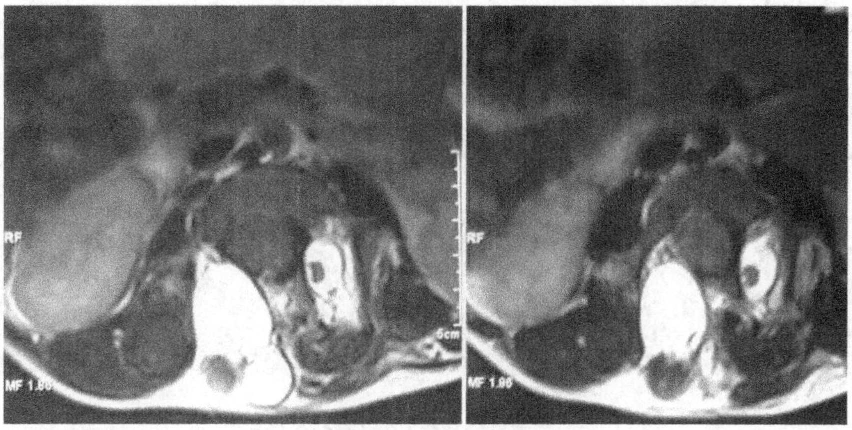

图 67-11 脊髓纵裂

分隔物为骨刺和纤维组织，纵裂脊髓分别位于各自的硬脊膜腔内

损害的范围和程度。单侧或双侧相应区域的马尾诱发电位(N_{11})或 L_1 水平诱发电位(N_{14})的降低程度，与更高脊髓水平的诱发电位进行比较可获得所需信息。在手术后出现 N_{11} 和 N_{14} 电位恢复反映了脊髓拴系被成功松解。

八、诊断及鉴别诊断

结合典型临床表现和辅助检查，根据 MRI 可明确诊断和鉴别诊断。需要与其他原因引起的泌尿系统症状相鉴别，脊柱裂、脊髓拴系引起的遗尿、尿频、尿急常伴有排便障碍，即便秘；严重者还可出现下肢症状。脊柱裂伴有较高位(病变位于腰膨大及以上)的脊膜脊髓膨出、脊髓纵裂者，常以下肢症状起病，后期才引起排尿排便功能障碍的症状，需要注意。脊髓纵裂与脊髓灰质炎后遗症的鉴别诊断在于其不只有一侧下肢短小、萎缩，尚有患肢的感觉障碍，而脊髓灰质炎后遗症没有感觉障碍。

九、治 疗

孕前 3 个月及孕早期每天服用叶酸 0.5～4mg，可降低 80%的神经管畸形发生率。胎儿生产时建议选用剖宫产，以避免分娩时因产道挤压造成椎管内压力骤增、囊肿增大，加重脊髓神经的牵拉和损伤。

(一)手术适应证

单纯隐性脊柱裂无须手术治疗，只有合并脊髓拴系综合征的脊柱裂才需要手术治疗。对于小儿患者，下列为手术适应证：①伴有脊髓拴系的隐性脊柱裂；②脊膜膨出；③脊髓脊膜膨出；④脂肪脊髓脊膜膨出。而对于成人脊柱裂伴有脊髓拴系患者，若近年来病情稳定，则无须手术。因为即便手术，也难以改善已有症状，且有手术损伤神经的风险。只有近年来神经损害症状有加重趋势者，才应该手术，以解除脊髓拴系、阻止或缓解神经损害进一步加重。然而，这样的患者手术风险也相应加大。

(二)手术时机

1. 隐性脊柱裂伴有脊髓拴系。仅就脊髓拴系而言，手术越早做越好，因为随着患儿发育、脊柱增长，末端被拴系固定的脊髓会被牵拉损伤。一般认为，隐性脊柱裂伴有脊髓拴系者若无症状则在出生后 3 个月时手术为宜；但若已有脊髓拴系造成的神经损害症状，则应尽快手术。

2. 几乎所有的脊膜膨出和所有的脊髓脊膜膨出、脂肪脊髓脊膜膨出都伴有脊髓拴系。对于脊膜膨出，即便磁共振未显示膨出囊内有实质性物质，但手术中可发现绝大多数的膨出囊内都有纤维束带拴系于脊髓，膨出囊瞬间的扩大即可牵拉损害脊髓(图 67-12，图 67-13，图 67-14)。因此，对于膨出囊稳定无增大可能的囊性脊柱裂，手术时机同“隐性脊柱裂伴有脊髓拴系”；对于膨出囊薄壁、可能随哭闹而增大者，应提倡“胚胎期确诊，出生后尽快手术”治疗模式。超早期手术的必要性在于，防止短期内膨出囊增大、牵拉附着在囊壁上的脊髓神经，造成严重神经损伤。因为胎儿出生后，膨出囊内外压力骤变，囊外压力减低，随着新生儿哭闹或直立位，囊内压力增高。这就会在短期内使膨出囊迅速增大。

3. 脊髓外露需急诊手术，国际上对脊髓裸露的手术建议在产后 24h 内施行，延迟手术则感染率、死亡率大大提高。有的医生开展子宫内修复脊髓

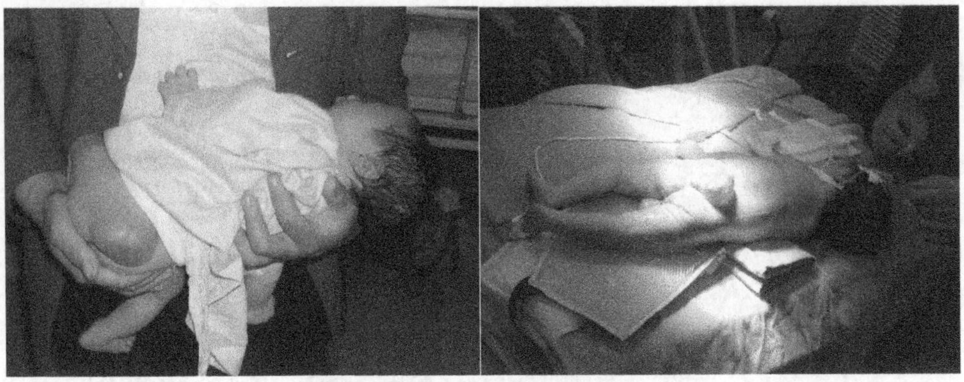

图 67-12　骶部脊膜膨出，膨出囊透过试验(+)

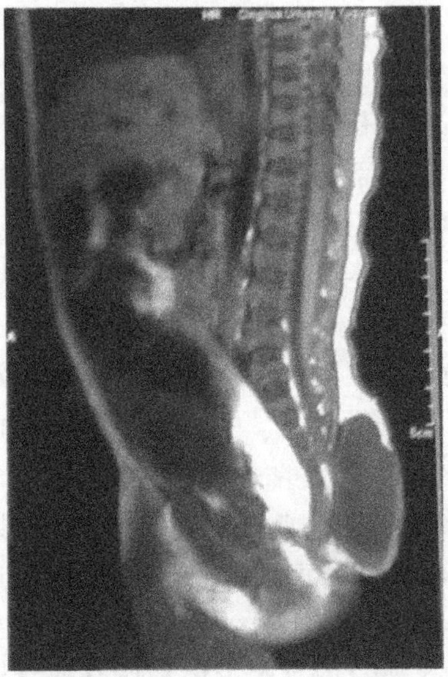

图 67-13　磁共振示骶部脊膜膨出

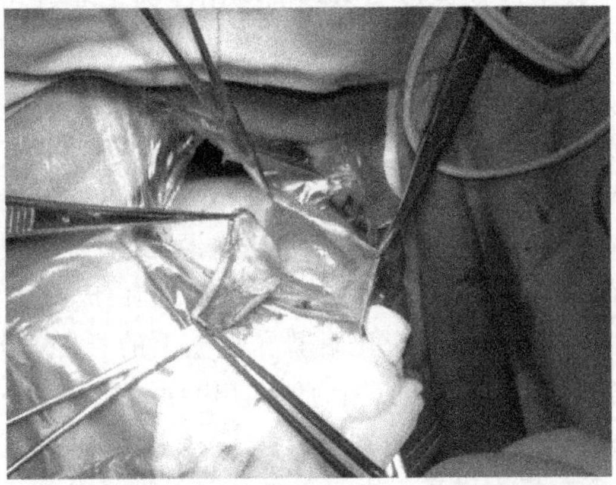

图 67-14　脊膜膨出修补术中见囊壁上有纤维束带拴系脊髓

外露，结果显示可以改善后脑功能，减少脑积水和ChiariⅡ型畸形的发生，但不能改善下肢运动及膀胱功能。对此方法尚存争议。膨出囊破裂者，应立即手术闭合、抗感染治疗。

多数外科医生主张对无脑积水的脊髓脊膜膨出患者，如果需要，至少在脊髓脊膜膨出修补术后3d再行分流术。出生时即发现明显脑积水者[脑室扩大伴头围增大和(或)有症状]，脊髓脊膜膨出修补术和分流术需同时进行且不会增加感染机会，可缩短住院时间，也可以减少施行分流术前脊髓脊膜膨出修补术的风险。

(三)手术技术

1. *手术原则*　分离那些与硬脊膜、椎管外组织粘连和错构融合生长的脊髓和神经根，彻底解除脊髓拴系，将脊髓神经根还纳入椎管；切除合并病变(如脂肪瘤、畸胎瘤、先天性囊肿)，充分减压；修补缺损的硬脊膜并扩大重建硬脊膜腔，防止粘连、再拴系；加固缝合软组织，防止脑脊液漏。

2. *技术要点*

(1)体位：俯卧或侧卧。侧卧的优点在于术野的血液和脑脊液可自行流出切口外，使显微手术的视野更干净。

(2)麻醉与监测：全麻过程中不使用长效肌松药，以便术中对膀胱、肛门、下肢进行监测。可使用肌电图、诱发电位和骶神经功能测定(通过膀胱或肛门括约肌压力测量来评估)。

(3)要使用显微镜和显微器械做手术。有脂肪瘤时可使用超声吸引器等。

(4)采用纵行直切口或梭状切口，切口长度应超过膨出囊或脂肪瘤上下各1～2椎板。在腰骶部深筋膜和膨出囊或脂肪瘤边缘相关的包膜之间分离出一个平面，向深部拓展直至骨缺损区。

(5)向上咬除1～2椎板，在正常硬脊膜处切开。在硬脊膜和蛛网膜之间向下显露脊髓、神经根。在显微镜直视下，在脊神经背根进入硬脊膜端与脊髓端之间的背侧切断膨出囊硬脊膜，注意尽量靠近背侧中线方向（即靠近脊髓-脂肪瘤界面或脊髓-纤维组织界面）切断，以尽量多保留硬脊膜、利于缝合。

（6）在区别辨认神经根、纤维束带及切除拴系结构和脂肪瘤时，可在无肌松药情况下做神经电生理监测和骶神经功能测定。

（7）切除合并病变。有Ⅰ型脊髓纵裂者，应将纵裂中的所有分隔结构都去除，包括硬脊膜囊等软组织。

（8）完成松解、减压后，可用7-0丝线缝合软脊膜和蛛网膜；并做硬膜囊扩大重建。硬脊膜缺损时，可用牛（猪）心包人工硬脊膜补片修补。缝合最后一针时，硬膜下腔内注满生理盐水。上述措施都可防止粘连再拴系。

（9）后方肌肉、软组织缺损较大、缝合张力较大时，可游离转移腰骶筋膜、重叠缝合，防止脑脊液漏。

（10）术后俯卧、间或侧卧位，可减少脊髓背侧粘连。

十、并发症

（一）早期并发症

1. *脑脊液漏* 脊髓脊膜膨出修补术后最常见并发症。特别是术前有脑积水或术后有可能发生脑积水而未做分流的患儿，每天都应检查头围、囟门饱满情况及切口的脑脊液漏。一旦出现脑脊液漏，需根据情况可做再修补，考虑有高颅压、脑积水者可做脑室外引流或分流手术（无感染者）。

2. *切口感染* 常发生在术后1周左右。应预防新生儿粪便污染切口。与大龄儿童和成人不同，婴儿切口感染通常表现为全身症状，如低热、肠梗阻、白细胞轻度升高，应给予伤口换药和静脉抗生素。合并脑脊膜炎者，应做脑脊液细菌培养，选用血-脑屏障穿透好的广谱抗生素，必要时需行脑室外引流并给予鞘内注药。

3. *脑积水* 大多发生在脊髓脊膜膨出患者病情恶化时应首先除外脑积水加重、分流失败的可能。脊膜膨出囊越大、位置越高者，术后发生脑积水的可能性也越大。应立即做脑室分流手术。

（二）远期并发症

包括脊髓再拴系、ChiariⅡ型畸形、手术部位皮样囊肿等。

十一、预　后

患者的预后与畸形严重程度、治疗早晚、手术成败等因素密切相关。

因终丝病变引起脊髓拴系的脊柱裂及脊膜膨出，在无症状期手术是可以治愈的。

脊髓外露型的脊髓脊膜膨出预后很差。2年存活率是95%，10%～15%的患儿死于6岁之前，甚至是在积极的治疗中死亡。研究证实，预后与脊柱裂发生的平面有关，部位越高（胸椎、颈椎）生存率越低，反之，腰骶椎部位的膨出生存率较高。如未进行任何治疗，只有14%～30%可存活过婴儿期，通常只有病情最轻的患者能存活；存活者中70%智商正常，50%能够行走。现代医疗技术可使85%脊髓外露婴儿存活。导致早期死亡最常见的原因是Chiari畸形的并发症（呼吸停止、误吸等），远期死亡常因分流术失败所致。80%智商正常。40%～85%患者可扶拐行走。但为了方便多使用轮椅。3%～10%患者可正常控制排尿，多数患者通过间歇性导尿可达到无尿失禁，防止尿潴留、肾积水。

脊髓脊膜膨出的预后与手术时机密切相关。有研究表明，95%神经学检查正常的患儿术后可保持正常的运动、感觉和膀胱功能长达20年。与之对照，术前有运动、感觉或膀胱功能障碍的儿童中仅有51%患者得到功能改善，近46%的患者保持稳定。膀胱功能的恢复是最困难的，仅有13%的患者有部分改善，从来没有患者达到过膀胱功能的完全恢复，而且，研究证实年龄小于18个月的婴儿手术后膀胱功能容易恢复，而大于18个月的儿童手术后成功率很高。提示早期预防性手术是极其重要的。

一旦出现严重神经功能障碍，则大多数是不可逆的，且手术风险也明显增大。一项研究显示，87例有严重神经功能障碍患者术后23%病情恶化，51%维持术前状态。41%需要再次手术，其中26%的患者症状改善或恢复到他们术前的状态。

（修　波）

参考文献

[1] 赵继宗.神经外科.2 版.北京:人民卫生出版社,2012:596-610

[2] 赵继宗,译.神经外科手册.7 版.南京:江苏科学技术出版社,2013:275-277,291-312

[3] 徐启武.临床病例会诊与点评——神经外科分册.北京:人民军医出版社,2009:296-304

[4] 章翔.临床神经外科学.北京:人民军医出版社,2006:140-148

[5] 王任直,译.尤曼斯神经外科学(第 3 卷).北京:人民卫生出版社,2009:2559-2629

[6] 王任直,译.施米德克·斯威特神经外科手术学.北京:人民卫生出版社,2003:1791-1801

[7] 杨述华,译.脊髓拴系综合征.北京:人民卫生出版社,2012:86-102

[8] 吴乃森.胎儿畸形超声诊断图谱.北京:科学技术文献出版社,2006:38-55

[9] 严英榴,杨秀雄.产前超声诊断学.2 版.北京:人民卫生出版社,2012:187-198

[10] Raj Kumar, Namit Sinhal. Outcome of meningomyelocele/lipomenningomyelocele in children of Northern India.Pediatr Neurosurg,2007,43:7-14

[11] K Aufschnaiter, F Fellner, G Wurm.Surgery in adult onset tethered cord syndrome (ATCS): review or literature on occasion of an exceptional case. Neurosurg Rev,2008,31:371-384

[12] 崔志强,修波,孙振兴.显微手术治疗脂肪瘤型脊髓拴系综合征的疗效及影响因素.中华神经外科杂志,2011,27(11):1128-1131

[13] 崔志强,修波,萧凯.先天性神经管畸形的超早期治疗附 56 例报告.实用儿科临床杂志,2010,25(23):1806-1807

[14] 崔志强,修波,萧凯.脊髓拴系综合征 1224 例临床诊疗分析.中国医刊,2010,45(11):31-33

第68章

狭颅症

一、流行病学

狭颅症(craniostenosis)又称颅缝早闭或颅缝骨化症,1851年Virchow最早发现此病,1937年Sear等称为颅骨愈合症。它是一条或多条颅骨骨缝在生长发育过程中过早闭合,以致颅腔狭小不能适应脑的正常发育,可表现为颅内压升高、发育迟缓、智能低下、精神活动异常、癫痫发作等症状。临床上以单个或多个颅骨骨缝过早闭合为特征。新生儿发病率为0.6‰左右,占头颅畸形中的38%。男婴多见,男女之比为2∶1。治疗方法首选手术,多以整容为目的,一般于生后6个月至1岁时手术。

二、解剖学

颅骨由额骨、顶骨、颞骨、蝶骨等多块颅骨构成,每块颅骨在初生时是分开的,骨与骨之间有纤维连合,称为骨缝。在正常的发育过程中,颅骨之间既要融合在一起,又要逐渐增长不断增加脑容量。两者和谐平衡发展到青春期颅腔容积基本固定,然后颅骨骨化联合在一起,到30岁以后颅缝完全骨化。

三、病因病理

1. *病因* 到目前为止,本病的病因不明,尚无圆满的解释。有的学者发现本病有家族性,故认为本病与遗传有关。病变部位多集中在冠状缝或多条骨缝。有的学者将原因不明、出生时就存在的颅缝骨化称为原发性狭颅症,而将继发于身体其他疾病的颅缝早期骨化称为继发性狭颅症,如伴随过度使用甲状腺激素替代治疗的克汀病病人出现的早期颅缝骨化。

Cohen(1975年)及Converse(1976年)等学者认为本病是一种先天性发育畸形。可能与胚胎期中胚叶发育障碍有关,也可能是骨缝膜性组织出现异位骨化中心所致,还可能与胚胎某些基质缺乏有关。少数病例有遗传因素,个别病例可因维生素D缺乏病和甲状腺功能亢进症所致。Park和Power曾提出发生的基本原因在于颅骨间质束成长不全,以致颅骨减小和骨缝组织过早骨化。

颅缝骨化的起点及骨化如何扩展、相应的颅穹窿、颅底骨缝及硬脑膜所致的作用怎样等这些问题都还不十分清楚。

2. *发病机制* 主导着额面部的发育,新生儿在出生后第一年内大脑生长速度最快,大脑体积增加1倍,长度增加4cm,主导着额面部的发育。大脑重量在生后半年增加85%,1年增加135%。出生后1年内,头围可完成整个预计增大的50%。11个半月时婴儿额叶的体积已达成人的47%。随着脑组织的发育生长,颅骨亦相应增长,大脑在发育过程中,对可塑性极强的婴儿头颅起着一个由内向外的强大推力,支配着颅骨的发育。在婴幼儿发育过程中,如果出现一条或几条颅缝过早闭合,就会影响颅骨的生长与扩张,而大脑却继续生长,颅骨薄弱处代偿性扩大有限,即会出现颅内压增高,从而严重影响脑组织的正常发育,引起各种脑功能障碍。

四、临床表现

狭颅症约占头颅异常的38%,主要表现为各种不同的头颅畸形。因颅缝过早闭合,颅腔体积小阻碍了脑的发育,从而产生了颅内压增高。患者可有两眼突出、下视、眼球运动障碍、视盘水肿或继发萎缩、视力障碍或失明等。有的病人可有智力低下,晚期可出现头痛、恶心、呕吐等症状。部分病人可因大脑皮质萎缩而出现癫痫发作。

头颅畸形包括如下几种情况。

1. *尖头畸形* 又称塔状颅,较常见,为全部颅缝过早闭合所致(图 68-1)。因颅骨生长除前囟门阻力小外,其他各方向均受限制,故头颅向上生长呈塔形。颅底受压下陷,眼球突出,眼眶变浅,鼻旁窦发育不良。由于脑组织向垂直方向伸展,而致头颅上下径增加,前后径变短,颅前窝可缩短至1.5cm,视神经孔变小,眶上裂短,脑回压迹明显增多,蝶鞍扩大,前囟闭合延迟。尖头畸形额骨后缩或后旋,使额骨与鼻脊连成一线,额鼻角消失。典型病例为颅顶尖突。额骨后旋为导致头颅畸形的主要原因。面中部可正常。因为不少病例在 1 岁时颅骨是正常的,故尖头畸形在 2—3 岁前往往不会出现明显的临床表现,而在 4 岁时才出现典型的尖头畸形。真性尖头畸形伴手或足并指/趾畸形,称为 Saethre-Chotzen 综合征。脂肪软骨发育不全症表现为软骨发育不全、视神经萎缩、头大鼻宽而扁平,唇厚,也属于尖头畸形类,常见于婴幼儿,患儿上臂及下肢变短伴有智力低下,视力障碍,角膜有脂质沉着。

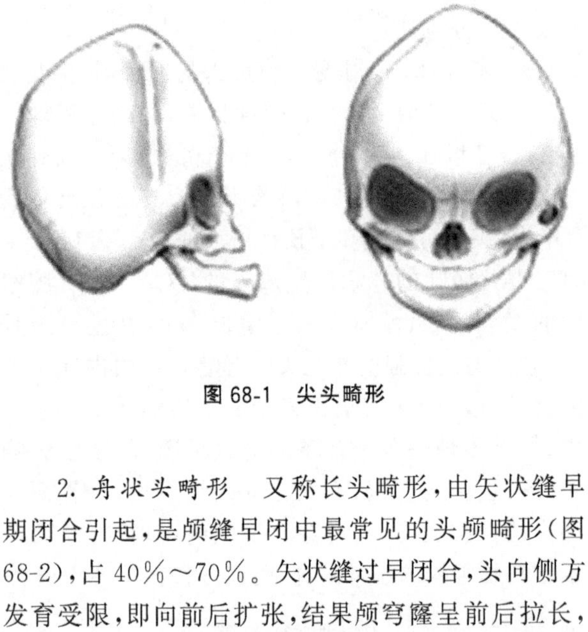

图 68-1　尖头畸形

2. *舟状头畸形*　又称长头畸形,由矢状缝早期闭合引起,是颅缝早闭中最常见的头颅畸形(图 68-2),占 40%～70%。矢状缝过早闭合,头向侧方发育受限,即向前后扩张,结果颅穹窿呈前后拉长,左右狭窄,使头颅呈鞍状畸形,枕及额极过度膨出。额骨位置可以很高,因颞窝间狭窄而形成梨状前额。矢状缝早期闭合所致舟状头畸形,男性占大多数,男女之比为 4∶1。偶有家族史。

3. *三角头畸形*　此型少见,占 5%～10%,是额缝早期闭合所致,但有的额缝尚开放。其特征是在额缝部位的额骨鳞部两侧边缘向前凸出,呈锐角,从上面观头呈三角形,额骨短而窄,颅前窝变小变浅,两眼相距过近,额缝处有骨嵴样增厚,常与其他畸形并发(图 68-3)。

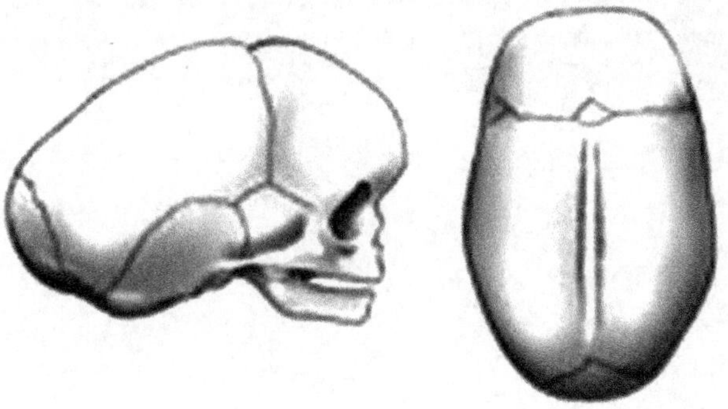

图 68-2　舟状头畸形

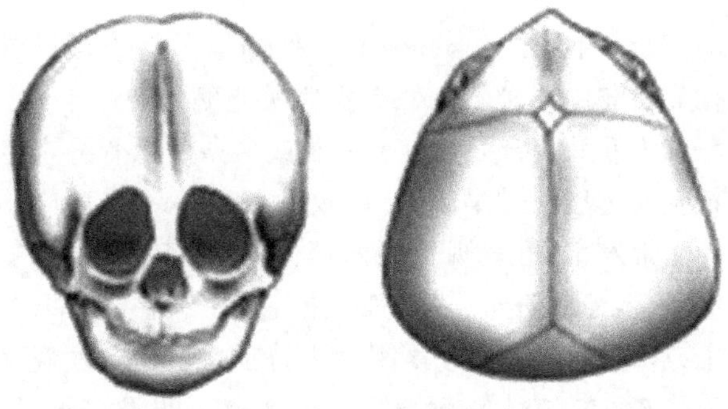

图 68-3　三角头畸形

4. *斜头畸形*　又称偏头畸形,是单侧冠状缝骨化所致的额骨单侧发育不全,约占 4%。颅骨双侧生长不对称,病变侧额骨扁平后缩,眶上缘抬高后缩(图 68-4)。病变侧影响脑组织发育,前囟仍存在,但偏向健侧。过早闭合骨嵴可在额中部触及。额骨的不对称牵动着整个颅穹窿形态,矢状缝向病侧偏位,健侧额骨和顶骨呈过度膨出。单侧冠状缝的骨化可深入到翼点及颅底。因此,斜头畸形几乎均伴有面部不对称畸形,并随年龄的增长而加重。双眼间距变小,额部变狭窄。耳郭及外耳道亦可不对称,但多不明显,眶鼻部畸形较显著。斜头畸形多合并精神发育迟缓、腭裂、眼裂畸形、泌尿系统畸形及全前脑畸形等。

5. *短头畸形*　是两侧冠状缝过早骨化所致。两侧冠状缝闭合后前额对称性扁平,故又称为扁头畸形或宽头畸形,约占 14.3%。病人头颅两侧冠状缝骨化,造成颅骨前后径发育障碍和代偿性横径增宽及颅顶抬高,故表现为头颅增宽,前额宽平,颅中窝扩大,眼眶变浅,眶嵴发育不良,眼球明显突出,如同“金鱼眼”(图 68-5)。患儿出生后几周即可出现明显的畸形,额骨上半部高而宽,下半部后缩,扁

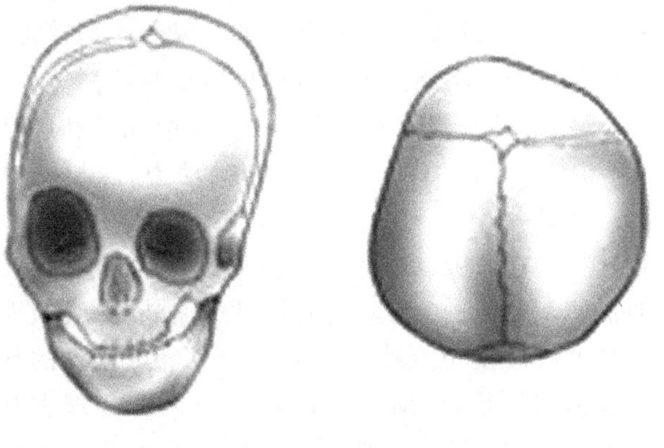

图 68-4 斜头畸形

缝闭合后前额对称性扁平，有时凹陷，高而宽的额骨上半部常呈球形突起在面结构之上；下半部后缩，将鼻骨牵向后方而使鼻梁下陷。鼻咽腔变小，有时颅底及硬腭常有畸形，患儿常有反复上呼吸道感染。骨化的冠状缝触及呈念珠状骨结节。

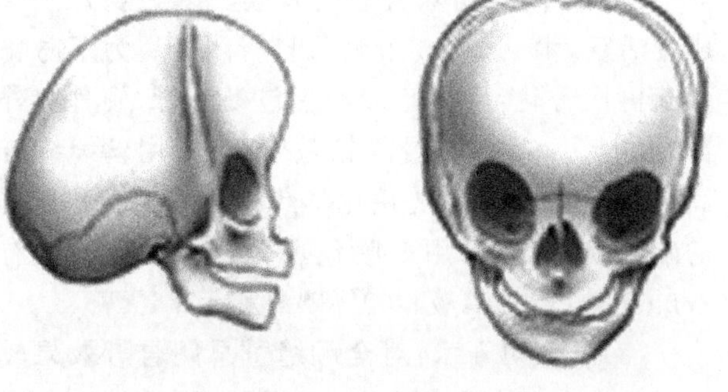

图 68-5 短头畸形

6. *Crouzon 狭颅症* 又称 Crouzon 颅骨面骨发育不良或 Crouzon 型颅面狭窄症。由 Crouzon 于 1912 年最先报道。本病的主要特点为：①巨大的颅盖而颅缝早期闭合，以冠状缝和人字缝早闭最多见，由于前囟门骨化突起而使颅顶尖状隆起。②正常的下颌骨与细小的上颌骨相比相对突出，面部鼻颌后缩，造成咬合倒转，在一定程度上形成假性凸颌畸形。③鼻子过度突起呈鹰嘴鼻，眶壁推前，眶上缘因短头畸形而后缩，眶下缘也因颌后缩而后缩，结果形成极度的眼球突出，这种突眼再加上眼眶增宽，形成 Crouzon 病的青蛙眼。病人可伴有眼球运动性麻痹。④大多有遗传性和家族史，又称为遗传性头颜面骨发育障碍。⑤本病可有颅内压增高，视力丧失及智力迟钝等。

7. *Apert 型颅面狭窄症* 1906 年 Apert 首先报道，是一种遗传性疾病，表现为尖头畸形及并指/趾的一种畸形综合征。其面部畸形较明显，特别是上颌骨的后缩更明显；后缩的上额伴有水平位旋转而在上面，使鼻根深深地凹陷在眉弓的下面，造成尕张开及上唇的中部好像被牵向后方。眼球突出不明显，常有眼外斜视。面部畸形在出生时即很明显。

五、辅助检查

1. 颅缝早闭处可有骨性隆起。

2. 拇指轻压骨缝不能使两侧颅骨活动。

3. X 线平片：发现骨缝过早消失，代之以融合处骨密度增加，并有脑回压迹增多、鞍背变薄等颅内压增高征象。

(1)尖头畸形：X 线颅骨前后位片上可见眼眶内侧壁变斜，颅前窝变狭窄，沿冠状缝骨质密度增高，钙质沉着，常常有颅骨指压切迹。侧位片上额骨后旋，额骨后方的骨突无 X 线突起阴影表现后方颅穹窿正常。

(2)舟状头畸形：颅骨平片可见头颅呈舟状畸形，沿矢状缝骨质密度增高，钙质沉着，严重者看不到骨缝，而冠状缝、人字缝、鳞状缝增宽，甚至分离，如有颅内压增高，可见脑回压迹增多。

(3)三角头畸形：X 线表现为额骨短而高度凸出，正位片可见典型的眼眶过短及眶内壁垂直。

(4)斜头畸形：X 线表现为斜头畸形，即眼眶后长轴向上向外偏斜。颅骨像可见该侧冠状缝处骨质密度增高近翼点处更高，病侧颅前窝也变小，颅前窝底变陡峭。

(5)短头畸形：可见两侧冠状缝处骨质密度增高，颅底改变为颅前窝缩短而竖起，蝶骨小翼高高抬起往上往后偏斜，翼穴抬高而使颞窝加深。眼眶容积变小。

六、诊断及鉴别诊断

很多"颅缝早闭"者因平卧体位所致，如怀疑是这种原因，应嘱其父母避免患儿平坦头位，并于 6～8 周或以后复查，若无改善，则为颅缝早闭。辅助检查如下。

1. 颅缝早闭处可有骨性隆起。

2. 拇指轻压骨缝不能使两侧颅骨活动。

3. X 线平片：发现骨缝过早消失，代之以融合处骨密度增加，并有脑回压迹增多、鞍背变薄等颅内压增高征象。需与先天性脑发育不全所致的小头畸形相鉴别，后者的头颅狭小系继发于脑的发育不良，无颅缝早闭，无颅内压增高。

对于出现典型的头颅畸形表现者，诊断并不困难。但出生后发现头颅变形时，常常误诊为分娩所致，如头颅变形在出生后一定的时期未消失，应行颅脑X线平片检查。主要表现为颅骨骨缝处密度增高，钙质沉着，有时可见脑回压迹增多、后床突脱钙等颅内压增高征象

七、治 疗

手术治疗是唯一有效的方法。手术治疗的两个基本目的是修复颅骨的正常解剖及利用第1年婴儿期间大脑发育的强大推动力重新建立新的骨沟，使颅腔有所增大以保证大脑的正常发育。因此，手术时间理论上越早效果越好，出生后应在7个月以内施行手术预后较好。手术越晚，效果越差。出生后6个月至1岁内施行手术效果较好，脑功能障碍和头颅畸形均可有明显改善。一般认为如果患儿身体允许应在出生后尽早手术以尽快地解除变窄的颅腔，以利于脑组织的发育；若仅1～2个颅缝骨化，出生后4～6周即可手术；若多个颅缝骨化且有颅内压增高，出生后1周即应手术，这样才有可能成功。待出现了视神经萎缩和智能障碍时，即使手术，神经功能恢复也不满意。

1. 狭颅症的手术治疗指征　尚无一个统一的标准。因为手术的目的不同其指征亦不相同。手术指征包括整形指征、功能恢复指征、心理学及社会学指征等。有时心理及社会学因素决定手术指征，手术必须得到家属的完全同意。

(1)早期病例的手术指征：早期手术最理想，尤其是在1岁以内，因为这一时间大脑生长旺盛，对颅骨有较大的推动力，利于术后再造，起着良好的塑形作用。如果不是急诊，早期手术的最适年龄为出生后6～9个月。手术的头颅畸形包括斜头畸形、三角头畸形和舟状头畸形。若为急症病例，可不考虑这个年龄限度，主要考虑保证神经功能不受损害为原则。重症狭颅症，如某些额骨高度狭窄的三角头畸形、舟状头畸形和弥漫性的小头畸形，应在出生后几周内手术。短头畸形和颅面狭窄症应在生后6个月以内手术，最好在出生后2～3个月手术，面部手术待2～3年或以后再进行。强调在1岁以内手术有以下优点：①骨瓣的切取和塑形方便；②骨瓣装配容易，颅骨缺损将由再骨化迅速修复；③在面部畸形尚未出现之前，对颅面狭窄症的早期手术，可以改善或防止将来出现的面部畸形；④可防止神经功能损害及颅内压增高的发生。

(2)晚期病例手术指征：1—3岁患儿可利用继续存在的大脑对颅骨再塑造的推动力，尽早地争取手术治疗。对于3岁以上的患儿，由于大脑生长旺盛阶段已结束，手术的目的是为了整复颅面畸形或解决功能问题。因此，手术指征要从颅面畸形的程度及功能障碍方面考虑。确定畸形的程度有客观指征，但对确定畸形对病人在心理和社会上的影响，须由心理学家直接对病人及家属的谈话以及检查来了解。儿童对颅面畸形的自我感觉是决定是否手术的主要指征之一。对于已有神经萎缩性失明和重度智能低下者，应慎重考虑，因为这些继发病变是不可逆的，无手术指征。至于轻度颅内压增高造成的轻度视力和智力障碍，可望手术后得到缓解。

2. 手术方法

(1)颅缝再造术：切除过早闭合的颅缝，宽度达1～1.5cm，同时切除旁边的骨膜。因为婴儿颅骨成骨活跃，术后3～6个月可自行闭合。为了防止颅缝再次骨化，用聚乙烯薄膜包裹骨缘，颅骨内外都要包上1cm，并在骨缘钻数个小孔，用丝线缝合固定。此外，有学者先用化学药物烧灼骨缘和显露的硬脑膜，然后再用薄膜包裹骨缘。常用药物有Zenker液(不含醋酸)、60%碘酊和无水乙醇。

(2)颅骨切开术：对全颅缝过早闭合者效果较好。手术在左右两侧分两期进行。不按颅缝广泛切开颅骨，咬除颅骨宽1.5cm，基底部留一宽约1cm的骨桥，形成一个较大的浮动骨瓣，骨缘处理同上。半个月至1个月后再行另外一侧的同样手术。术后需定时摄片复查，必要时再次施行上述的同样手术。

3. 手术中注意事项

(1)保持呼吸道通畅：狭颅症患儿往往有颅内压增高、颅底下陷、鼻旁窦发育不良，个别还有后鼻道、咽腔狭窄，容易出现呼吸不畅。在俯卧位时，更容易发生呼吸道阻塞，故手术自始至终都要注意保持呼吸道通畅。

(2)减少出血与纠正失血：由于手术切口比较长，皮瓣也较大，婴幼儿又对失血耐受性差，因此术中应尽量减少出血；同时要及时补血防止发生休克。如血管太细，输液速度不快，应先做静脉切开，保证输液、输血通畅。

(3)婴儿颅骨骨膜和硬脑膜外层的成骨功能非常活跃，手术时要将骨缝两侧的骨膜广泛切除。也可用药物烧灼硬脑膜外层，预防或推迟颅缝骨化再生。若硬脑膜太薄，特别是有裂口时，不应用药物烧灼，以免损伤脑组织。此外，骨缘应牢靠地包以塑料薄膜，近年多用硅胶膜，限制骨再生，以提高手术效果，也有学者主张，骨缘不用薄膜包裹，同样达到目的。

八、并发症

手术治疗的并发症可分术中及术后并发症两类。

1. 术中并发症

(1)静脉窦破裂出血：发生率为5.1%，常为上矢状窦(1.9%)、横窦(1.3%)和颅骨板障静脉窦(1.9%)。上矢状窦破裂可引起大量失血而发生循环系统功能障碍。若能很快复苏成功，可不留任何后遗症。静脉窦破裂常因剥离硬脑膜或分离骨瓣时撕裂窦壁所致。破损大者可做单纯缝合修补术，小的破损可用明胶海绵压迫止血。若为颅骨板障静脉出血，可用骨蜡填塞止血。

(2)硬脑膜损伤：绝大多数撕裂伤或颅骨内板骨嵴插入硬脑膜所致，发生率为70%，多为小裂开，单纯缝合即可。硬脑膜大裂伤少见，需要做骨膜贴补缝合或人工硬膜修补。

(3)硬膜下血肿：发生率为1.3%，为术中剥离硬膜时硬脑膜静脉破裂出血所致。常为额叶前片状小血肿，少量血肿可待其自然吸收，血肿较大时需开颅清除血肿并寻找出血点妥善止血。

(4)脑水肿：为通气障碍造成，常影响颅底的暴露。解除通气障碍后，脑水肿即消失。一般不留术后后遗症。

2. 术后并发症

(1)硬脑膜外血肿：发生率为1.9%，其临床表现不典型，很难做出诊断；加之患儿较小，无法表达自己感受，诊断较为困难。对术后苏醒时间长或麻醉苏醒后意识障碍、肢体功能障碍、瞳孔异常的病人，应高度警惕硬膜外血肿的可能，应毫不犹豫地行CT扫描。

(2)复苏失败：患儿年龄小，体液储备少，对出血耐受性差，在整个手术过程中可能持续失血。如手术中发生大出血，对婴儿来说是致命的，常发生呼吸困难、急性肺水肿而死亡，其发生率为1.3%。因此，术前应建立完善的静脉通道备用。

(3)感染：术后感染包括切口感染、颅内感染及骨髓炎等。切口感染表现为切口红肿热痛，经局部处理及全身用药，一般可以控制。若形成骨髓炎，局部引流冲洗无效时，须全部切除感染的骨瓣。个别患者可能发生脑膜炎，常常危及生命。

(4)脑脊液鼻漏：发生率为1.9%，常发生在颅面狭窄症术后，各种原因引起的硬脑膜破裂。常并发脑膜炎，需预防应用抗生素，经腰大池引流多可治愈，少数漏口较大者需行脑池造影寻找漏口，然后行修补术。

(5)头皮张力过高：头皮张力过高可致切口裂开或头皮坏死，这种情况罕见，部分病人建议包扎过紧所致。头皮张力过高亦可使骨瓣移位。广泛游离头皮可以减轻其缝合的张力。

(6)骨瓣吸收：很罕见的，发生率为0.7%，但这是颅骨骨瓣成形术中最令人担心的并发症之一。一旦骨瓣吸收，势必导致手术失败。术中应注意保护骨膜及其血供，避免骨瓣坏死。

(7)术后癫痫、视力和动眼神经障碍：均为罕见。

九、预　后

不同类型的头颅畸形，其预后不一。经手术治疗，其头颅畸形可得到不同程度的矫正。舟状头畸形术后头颅畸形可消失很少需要再次手术。尖头畸形常合并颅内压增高，手术效果不仅是解决美容的问题，颅内减压更为重要，若术后颅缝再闭合，需要再次手术。早期手术可使脑功能障碍避免发生或减轻。若能及时合理地手术治疗，多数病人预后满意，其神经功能障碍及头颅畸形得到改善，故手术效果与手术方式有很大关系。在1年内施行手术者智能发育预后良好；手术较迟者也能有显著改善。早期手术者头颅畸形能有明显改进，2岁以后手术者改善不多。总之，绝大多数术后恢复良好，术后12～15d可回家，不必任何特殊护理，很快恢复正常生活。但手术有一定危险性，手术死亡率为2.5%，死亡原因为术后颅内出血、急性肺水肿脑膜炎等。

(庞　琦　杨洪安)

■参考文献

[1] 李勇刚,张景峰,王仁法.狭颅症的影像学诊断.放射学实践,2006,21(8):767-769

[2] 李广威,陈志安,王宏伟,等.狭颅症的影像学诊断.医学影像学杂志,2012,22(6):886-888

[3] Agochukwu NB, Solomon BD, Muenke M. Hearing loss in syndromic craniosynostoses: introduction and consideration of mechanisms. Am J Audiol, 2014 Jun 1,23(2):135-141

[4] Bessenyei B, Oláh E. Clinical and genetic characteristics of craniosynostosis. Orv Hetil, 2014, 155(9):341-347

[5] Doumit GD1, Sidaoui J, Meisler E, et al. Squamosal suture craniosynostosis in Muenke syndrome. J Craniofac Surg, 2014,25(2):429-431

[6] Mardini S, Alsubaie S, Cayci C, et al. Three-dimensional preoperative virtual planning and template use for surgical correction of craniosynostosis. J Plast Reconstr Aesthet Surg, 2014, 67(3):336-343

[7] Sufianov AA, Gaibov SS, Sufianov RA. Zh Vopr Neirokhir Im N N Burdenko. Surgical aspects of endoscopic treatment of sagittal craniosynostosis (scaphocephaly) in children, 2013, 77(4):26-34; discussion 34-35

[8] Yamaguchi K, Imai K, Fujimoto T. Cranial distraction osteogenesis for syndromic craniosynostosis: long-term follow-up and effect on postoperative cranial growth. J Plast Reconstr Aesthet Surg, 2014, 67(2):35-41

[9] Sharma RK. Craniosynostosis. Indian. J Plast Surg, 2013, 46(1):18-27

[10] Ziyadeh J1, Le Merrer M, Robert M, et al. Mucopolysaccharidosis type I and craniosynostosis. Acta Neurochir (Wien), 2013, 155(10):1973-1976

第 69 章

各类囊肿

第一节　表皮样囊肿

表皮样囊肿(epidermoid cyst),亦称表皮样瘤、胆脂瘤或珍珠瘤。Pinson 教授于 1807 年首次报道和描述表皮样囊肿起源于异位表皮细胞。1838 年,Muller 教授提出了用于描述含有胆固醇样结晶的肿瘤术语——胆脂瘤。1897 年 Bosteroem 教授将与慢性感染有关的表皮样囊肿和于早几周胚胎发育过程中上皮样残余组织异位所形成的表皮样肿瘤区别开来。1928 年,Critchier 定名为表皮样瘤。

一、流行病学

表皮样囊肿是一种生长极其缓慢的良性肿瘤,约占所有颅内肿瘤的 0.5%～1.8%,在日本高达 2.2%,无性别或种族差异,可发生于任何年龄。最多见于 50—60 岁,其高峰年龄可在 40 岁。

二、病 理 学

表皮样囊肿是好发于小脑脑桥三角(40%～50%)的第三类肿瘤,仅次于听神经鞘瘤和脑膜瘤,其次也可发生于第四脑室(17%)和蝶鞍或蝶鞍旁区域(10%～15%),另有少部分囊肿发生在大脑半球或是脑干部位。表皮样囊肿起源于异位胚胎残余组织的外胚层组织,是胚胎发育的第 3～4 周神经管脱离外胚叶而闭合时外胚层组织遗留在神经管内所致。从肉眼看,囊肿表面覆以非薄而透明的包膜,与周围组织界线清楚,血供稀少,但深部囊肿的瘤壁常与较大的神经血管粘连较紧密,囊肿内为呈洋葱样排列的闪闪发光的一片一片叶状的物质,呈白色微黄的干酪样或豆渣状物质,内含胆固醇结晶,酷似彩色的珍珠。显微镜下所见,囊肿外层为一白色薄层纤维结缔组织,内层为复层鳞状表皮细胞,可见较多角化细胞,内部为脱落的细胞空壳排列成行,再向内有些多角细胞,中心部分大多为细胞碎屑,常含有脂肪胆固醇结晶。

三、临床表现

临床上无特征性症状和体征,肿瘤生长极其缓慢,但对病灶周围组织具有较强破坏作用,也有炎性作用,可表现为无菌性脑膜炎反复发作,从而出现脑积水,因而临床上有部分患者可因脑积水而表现有一定程度的精神症状。另有部分患者出现癫痫发作,如肿瘤位于额叶、颞叶者,其癫痫的发生率更高。不同部位的表皮样肿瘤有不同的临床表现。

1. *小脑脑桥三角区表皮样囊肿*　此部位是表皮样囊肿最常见的部位,约占颅内表皮样囊肿的 60%。多发生于中青年,常以三叉神经痛起病,常有患侧耳鸣、耳聋,晚期可出现小脑脑桥三角综合征。神经系统检查发现第Ⅴ、第Ⅶ和第Ⅷ对脑神经的功能障碍。小脑、脑干受压的体征少见。

2. *鞍区表皮样囊肿*　表皮样囊肿位于鞍上者,所引起的临床症状和体征与垂体腺瘤、颅咽管瘤相似,早期主要临床表现为视力减退、视野缺损,晚期可出现视神经萎缩,由于肿瘤生长极其缓慢,发生严重视力减退或失明者相对较少见。少数患者可有内分泌障碍,表现为性功能减退、多饮多尿等垂体功能不足及下丘脑损害症状。肿瘤向前发展压迫额叶可出现精神症状,向后突入第三脑室者可较早出现梗阻性脑积水而出现颅内压增高。肿瘤位于鞍旁者,往往向颅中窝扩展,有时可因压迫三叉神经节而出现三叉神经痛表现,也可同时出现面部感觉麻木、咀嚼肌无力等。若同时累及颅中窝和颅后窝，除上述脑神经受损表现外，可产生脑积水。

3. *脑实质内表皮样囊肿*　大脑、小脑及脑干均可为发病部位，但发病率均较低。依肿瘤生长的部位而出现相应的临床症状和体征。肿瘤位于大脑半球常有癫痫发作、精神症状及轻偏瘫等；肿瘤位于小脑半球可出现眼球震颤、共济失调等；肿瘤位于脑干可出现交叉性麻痹，病侧展神经、面神经麻痹及对侧肢体强直性轻偏瘫等表现。值得注意的是，颅内表皮样囊肿在儿童期相对少见，而脑干表皮样囊肿儿童期较多，且更易发生于低龄儿童。

4. *脑室表皮样囊肿*　由于囊肿生长缓慢，脑室内表皮样囊肿初期临床症状或体征较少，一般多见于侧脑室三角区及颞角，可增长很大，甚至充满脑室，阻塞脑脊液循环而产生颅内压增高症状。肿瘤发生在第三脑室或第四脑室者少见，但颅内压增高症状出现较早。

5. *颅骨表皮样囊肿*　可发生于颅骨的任何部位，但往往好发于中线或近中线部颅骨，如额骨、枕骨或颞骨岩部等，在临床上常是偶然发现颅骨表面隆起多年，触之有橡胶感，无压痛，可活动或固定在颅骨上。中线部病变接近鼻梁或窦汇的机会相对较大，当囊肿向颅内扩展时可累及大静脉窦或伸入脑组织下面，并可产生相应的临床症状和体征。

四、辅助检查

颅内表皮样囊肿的影像学表现主要与囊内容物成分有关。CT 是表皮样囊肿的最佳检查方法。在 CT 上多表现为类圆形或不规则形的脑脊液样低密度改变。在 MRI 的 T_1 加权成像上呈低信号、T_2 呈加权成像上呈高信号改变，病灶周围脑组织无水肿反应。在弥散加权成像(DWI)上，表皮样囊肿呈高信号，而脑脊液则呈低信号改变，具有特异性，是鉴别表皮样囊肿和蛛网膜囊肿的最佳检查方法。DWI 较其他序列更易发现脑池内较小病变。另外，DWI 也是评价手术切除程度和监测肿瘤复发的良好指标。

五、诊断与鉴别诊断

青中年患者出现一侧三叉神经痛或一侧面肌抽搐，或出现小脑脑桥三角综合征表现，且病程进展极其缓慢，而前庭功能及内耳功能良好，头颅 X 线平片无内听道扩大，要考虑小脑脑桥三角的表皮样囊肿可能；临床上遇有进行性视力减退、视神经萎缩，而蝶鞍大小正常者，要考虑鞍区表皮样囊肿；若有原因不明的反复多次的脑膜炎样发作，应怀疑是否有颅内表皮样囊肿的存在。头颅 CT 检查发现颅内有类似蛛网膜囊肿的类圆形或不规则形的低密度病灶，头颅 MRI 检查发现 T_1 呈低信号、T_2 呈高信号改变，而弥散成像 T_1 呈高信号改变，可确诊为表皮样囊肿。本病需与相应部位的好发肿瘤相鉴别。表皮样囊肿位于小脑脑桥三角者，需与该部位的慢性蛛网膜炎、原发性三叉神经痛、蛛网膜囊肿、囊性变的听神经鞘瘤和脑膜瘤等相鉴别；位于颅中窝者应与该部位的蛛网膜囊肿、囊性变的三叉神经鞘瘤和脑膜瘤相鉴别；位于鞍区者，应与空蝶鞍、囊性颅咽管瘤、垂体腺瘤囊性变、脊索瘤等相鉴别。

六、治　疗

显微手术切除是颅内表皮样囊肿的有效治疗方法。尽管手术目的是全切除病变，但其与周围结构的粘连常使病变难以实现全切除。部分学者主张应积极全切除病变以避免复发，另有学者主张采取较保守的态度以避免神经功能损伤。但近十余年，随着手术显微镜的改善、显微器械的改进、显微技术的提高及神经内镜观察镜和不同弧度的显微器械，可将任何角落的肿瘤组织予以剥离和摘除，从而达到完全切除肿瘤。肿瘤囊壁是有生机部分，肿瘤周围应以棉条妥善保护，防止肿瘤碎屑随脑脊液扩散至蛛网膜下隙而引起无菌性脑膜炎。尽可能摘除肿瘤囊壁，用生理盐水反复冲洗术野，以防术后发生无菌性脑膜炎。

七、预　后

表皮样囊肿是一种良性肿瘤，是完全可以治愈的，但表皮样囊肿的长期效果与首次手术时肿瘤及囊壁的切除程度直接相关。如在首次手术时完全、彻底切除肿瘤及其囊壁，一般复发较晚，可延至数年甚至数十年。

第二节　皮样囊肿

皮样囊肿(dermoid cyst)是颅内发病率很低的先天性肿瘤，亦称皮样瘤。

一、流行病学

皮样囊肿发病率较低，天津医学院附属医院及北京市神经外科研究所的资料均为 0.2%。Zulch 一组 4000 例病人中占 0.1%，Block 等报道为 0.4%。任何年龄均可发病，20 岁以下多见，男性稍多于女性，亦有学者认为无性别差异。

二、病 理 学

肿瘤好发部位主要位于颅后窝中线，涉及小脑蚓部及第四脑室者较多，也可在脑底部，如额叶下面可扩展累及双侧大脑半球呈哑铃形，也可在垂体、脑桥周围或沿胚胎期融合线上发生。大体标本肿瘤为白色，呈球形或分叶状，具有完整包膜，可与邻近脑组织粘连，切面可见囊壁厚薄不均，囊腔内有油脂状物质及毛发，与皮下组织形成的皮样瘤相同。显微镜下囊壁为复层鳞状表皮细胞构成的全层皮肤，真皮内有毛囊、毛、汗腺及皮脂腺等皮肤附属器。囊腔的内容物若因囊壁自然破裂外溢可引起邻近脑组织及脑膜强烈的化学刺激，可造成剧烈炎症反应，甚至导致死亡。

三、临床表现

皮样囊肿的临床表现主要以颅内压增高为主，部分病人可有反复发作的脑膜炎病史。随肿瘤长大不仅可阻塞脑脊液循环，产生颅内压增高，还可累及重要神经结构致功能紊乱，如位于颅后窝多有步态紊乱、共济运动失调等小脑症状。病变表现的皮肤上常有皮毛窦，囊肿与皮肤之间呈条索状窦道相连，易引起颅内感染并发脑膜炎，甚至形成脓肿。

四、辅助检查

颅骨 X 线平片多无阳性表现，20%的病人颅骨有钙化区；第四脑室皮样囊肿病人伴有皮毛窦部位的枕骨可见缺损。由于囊肿含有高脂质及胆固醇内容，CT 平扫常显示为低密度，边界清楚，周围无脑水肿，有时可见囊肿的脂内成分与钙化。囊肿内容破入脑室内或蛛网膜下隙时可发现脑积水和伴有浮游脂肪的脑脊液。肿瘤无明显强化，囊壁增强者十分少见。在 MRI 的 T_1WI 上多数为高信号，具特征性，少数呈不均匀信号，Gd-DTPA 增强可见囊内容物不强化，囊壁也很少强化。

五、诊断与鉴别诊断

根据好发年龄，临床表现，当有原因不明，反复发作的脑膜炎又伴有枕部皮毛窦者可做出诊断，再结合颅骨平片及 CT 所见，更有助于明确病变部位。与表皮样囊肿的鉴别诊断见表 69-1。

表 69-1　表皮样囊肿与皮样囊肿的鉴别诊断

生物学特征	表皮样囊肿	皮样囊肿
组织学特性	表皮样成分与结缔组织	除含有表皮样成分外，还含有皮肤成分如毛囊、汗腺、皮脂腺
发病频率	大于皮样囊肿 10 倍	少见
年龄	发病高峰为 50 岁	较年轻的病人为 10—20 岁
性别	男性多见	男女比例相当
好发部位	常位于侧方，颅骨的板障、脑桥，小脑脑桥三角、脑室系统、视交叉、垂体区旁及四叠体区	亦可在同样部位发生，但更常见于中线部位(小脑)，眼眶的上或外方，头皮及鼻旁窦区
合并异常	无确切的并发症	常有骨骼发育异常、皮肤窦道、局部色素沉着
钙化	不常见	常见

六、治 疗

手术应包括肿瘤包膜全切除，囊肿位于第四脑室者根治手术较易，而囊肿与周围血管或神经结构紧密粘连时多有困难，不宜勉强，可做部分切除。清除囊内容物时，应以棉条保护周围组织，避免污染以减少术后脑膜炎的发生。有皮肤瘘时应一并切除。术后放疗很少有效，既不能缩小肿瘤也不能预防肿瘤的复发。

七、预 后

肿瘤复发缓慢，生存质量良好。

第三节 蛛网膜囊肿

蛛网膜囊肿(arachnoid cyst)是一种颅内非肿瘤性良性占位性病变，系颅内脑脊液样无色清亮液体被蛛网膜包裹形成的囊袋状结构。可以是先天性畸形或脑膜的炎性病灶引起的软脑膜粘连所致，也可以由出生时产伤引起。Bright 最早于 1983 年对蛛网膜囊肿进行了描述报道。该疾病少见，占颅内占位性病变的 0.4%～1%。

一、流行病学

蛛网膜囊肿的发病率占所有颅内病变的 0.1%～2.0%，可见于任何年龄，以儿童发病率最高，平均发病年龄 38 岁，男女发病率比率约为 2∶1。

二、病 理 学

蛛网膜囊肿的发病机制目前仍存在不少争议，调查显示 90%蛛网膜囊肿发生于幕上，10%发生于颅后窝。幕上最常见于颅中窝，还有四叠体区、鞍区、大脑凸面。肿瘤由包含的囊液和半透明的囊壁组成，呈圆形或卵圆形，亦有不规则形态，大小不一，可小至花生米，大者直径可达 10cm 以上，呈暗色或乳白色。

三、临床表现

1. 外侧裂蛛网膜囊肿　最为常见，外侧裂扩大，有时可伴有颞叶前部及额下回缺如。好发于 20 岁以下的青年，男性多见，一侧的大脑半球常受累，常有头痛、癫痫发作(可为局限性或全身性癫痫、精神运动性发作)、颞部骨质隆起，少数有同侧突眼，晚期可有视盘水肿及对侧轻偏瘫等症状。10%的患者伴有精神异常，在婴幼儿可能出现巨颅或不对称性头颅骨。

2. 鞍区蛛网膜囊肿　囊肿位于鞍上或鞍内，鞍上者少见，可发生于任何年龄，多见儿童。囊肿小者可无症状，大者可破坏蝶鞍，压迫垂体、视神经交叉及室间孔，出现症状包括视力障碍、内分泌功能紊乱症状，巨颅、生长发育迟缓、双侧颞叶的偏盲、点头娃娃症(头前后不随意运动，站立时出现，休息时消失，可被自主意识打断，发作时间短，因为第三脑室和背内侧丘脑核受压所致)。头痛是最常见的主诉。

3. 大脑凸面蛛网膜囊肿　常见于婴儿或成人。婴儿凸面囊肿常见症状时头颅进行性增大，颅骨局限性膨出，两侧不对称，透光试验可见囊肿边界，有时有癫痫发作。成年人凸面囊肿常见症状是颅内压增高、癫痫发作、肢体活动障碍、进行性对侧轻偏瘫、失语等神经系统损害症状。

4. 纵裂蛛网膜囊肿　常无临床症状，约半数伴有胼胝体发育不良，有症状者 70%患者存在高颅压症状，可见局部颅骨膨出，脑积水较少见。

5. 四叠体囊肿　囊肿早期可压迫导水管产生阻塞性脑积水、颅内压增高征，约 1/4 患者有 Parinaud 综合征表现。常见症状为脑积水、眼球运动障碍、瞳孔反射障碍等，可偶尔出现肢体活动障碍或共济失调。双侧下丘损害引起的耳聋非常罕见。

6. 小脑囊肿　囊肿位于小脑半球、蚓部或枕大池部。最常见的症状是脑积水，高颅压引起的巨颅征(特别是在儿科患者中)、眼球震颤和小脑损害症状也很常见，也可见单侧或双侧的枕骨鳞部膨胀但较罕见。

7. 小脑脑桥三角囊肿　早期有神经性聋、角膜反射减退，晚期有小脑征及颅内压增高症状。个别可有周围性面瘫、三叉神经痛。视盘水肿常见。

8. 第四脑室囊肿　发病率低，儿童患者表现为梗阻型脑积水，成年人可出现类似正常压力脑积水症状，记忆力减退，行路不稳，大小便失禁。

四、辅助诊断

囊肿在 CT 上呈一局部脑裂或脑池的扩大，其内充满液体，与脑脊液密度一致；有时蛛网膜囊肿邻近脑组织萎缩，以致占位效应不甚明显；以侧裂池最多见，表现为侧裂池扩大呈矩形，局部颞骨和蝶骨膨隆变薄，颞叶缩小，其次为鞍上池、颅后窝、枕大池和小脑脑桥三角池、四叠体池等。增强后无强化，增强前、后不能显示囊肿壁。必要时，可行脑池造影 CT 扫描，有利于显示中线深部或颅后窝的囊肿(图 69-1，图 69-2)。

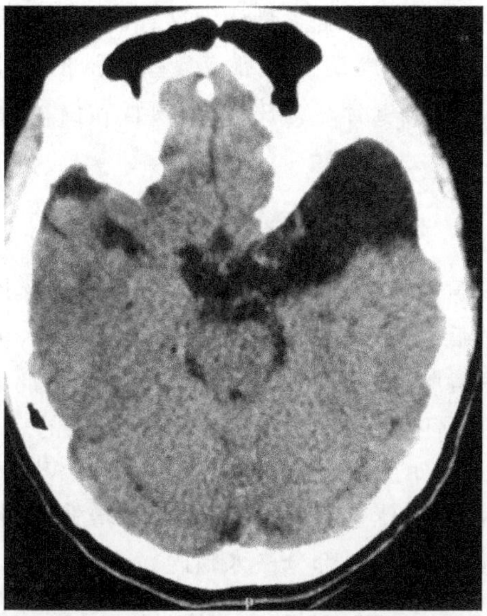

图 69-1　侧裂池蛛网膜囊肿

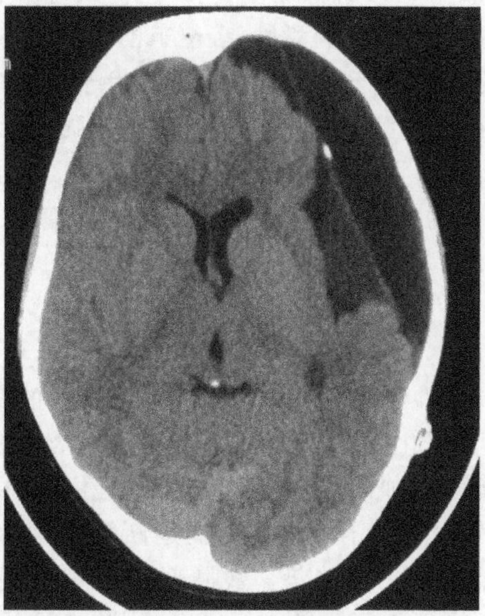

图 69-2　额颞叶蛛网膜囊肿

蛛网膜囊肿 MRI 特征：①囊性膨胀性生长的病变，圆形、半月形、双凹或双凸形，边缘清楚光滑。②有占位效应，周围脑组织受压移位，颅中窝前端的蛛网膜囊肿可压迫颞叶合并颞叶发育不良及静脉畸形，表现为贴近囊肿颞叶的边缘受压内凹征，颞角与邻近的脑组织受压、移位，重者可引起邻近骨质变薄或外膨。③囊肿邻近的骨质吸收、变薄、颅骨板障骨髓信号连续性中断，骨皮质局部膨隆。④长 T_1、长 T_2 信号与脑脊液一致。确定囊内所含是纯脑脊液是本病诊断的关键，MRI 在证实是否是纯脑脊液方面比 CT 更敏感，血液或蛋白含量的增加，即使很低也可引起明显 T_1WI、T_2WI 信号变化，但检查则不能辨别其变化。⑤无强化亦为本病的特征之一。

五、诊断与鉴别诊断

诊断主要是结合病史、临床表现和影像学资料。蛛网膜囊肿须与颅内其他类似脑脊液信号及密度的囊性病变相鉴别。有时鉴别较困难，须做病理检查来确诊。常需鉴别的疾病有脑室内的胶质囊肿、大脑实质内的寄生虫感染、转移癌、脑穿通畸形囊肿、颅咽管瘤、Dandy-walker 综合征等，通常通过 CT、MRI 等影像学可以鉴别，个别情况较难确定需要行组织病理检查以区分。慢性硬膜下血肿和穿通性囊肿也常与蛛网膜囊肿相混淆，慢性硬膜下血肿不常显示为脑脊液信号强度，并常有一强化的边缘。穿通性囊肿常有一外伤或脑卒中病史，囊肿周围常有胶质组织。

六、治　疗

蛛网膜囊肿的治疗目前仍存在争议，对无症状或症状轻微的蛛网膜囊肿不必手术，可随访观察。手术治疗的基本原理是消除病变产生的压力，有下列表现者具有手术指征：①颅内高压症状明显或颅内压升高，局部脑组织受压移位；②囊内出血；③伴发严重脑积水；④癫痫反复发作；⑤有明确的蛛网膜囊肿所致的局灶性神经功能损伤症状；⑥儿童巨大囊肿。有两种手术方法可供采用：开颅切除囊壁和或使囊腔与蛛网膜下隙相通；行蛛网膜囊肿-腹腔分流术。手术目的主要为解除囊肿对脑组织压迫，消除囊肿的占位效应，改善囊肿周边脑组织的血供，防止囊肿复发，有利于脑组织的发育或复位，使囊肿液纳入正常脑脊液循环，改善临床症状。

近来认为通过最小创伤的锁孔入颅，借助内镜进行手术，为治疗蛛网膜囊肿提供了一个微创有效的方法，它可在局部麻醉下按照囊肿位置或其他综合因素，选择做囊肿切除、造口或引流等。

七、预 后

大多数蛛网膜囊肿长期无变化，预后良好，且常常是被偶然发现的。有蛛网膜囊肿自愈的报道，术后囊肿可以缩小或消失，头痛、偏瘫、视盘水肿、复视可以好转，术前巨颅病人术后头颅可以不再增大。也有报道一些病人术后头痛、癫痫症状无变化甚至加重。

第四节 肠源性囊肿

肠源性囊肿（enterogenous cyst）是一种少见的先天性瘤样病变，是胚胎发育时由神经肠管的残存组织发育形成的囊肿。首例肠源性囊肿于1934年由Puussepp报道，在1958年Harriman首次正式命名为肠源性囊肿。

一、流行病学

肠源性囊肿发生于任何年龄，发病高峰年龄10—20岁，多见于男性，男女比例为3∶2。

二、病 理 学

80%肠源性囊肿位于椎管内，其余10%～15%位于颅内，如颅后窝CP角、鞍上池、颅前窝等处，以小脑脑桥三角和颅-颈交界处脑干前方髓外硬膜下最为常见。椎管内肠源性囊肿好发于颈段、上胸段椎管内，占54.6%，其次为胸段及腰骶段。绝大多数位于髓外硬膜下腔，髓内少见。多数病灶位于脊髓腹侧。肠源性囊肿外观呈圆形、椭圆形或长椭圆形，囊壁菲薄，壁由单层扁平上皮、柱状上皮或分泌黏液的杯状细胞构成，其下为纤维结缔组织，囊液呈无色透明或乳白色胶冻状，蛋白质含量较高，但无胆固醇结晶，若合并出血则呈黄褐色浑浊样。Wilkins和Odom根据囊肿壁组织细胞的结构不同将其分为三型：Ⅰ型，囊壁内衬单层、假复层立方、柱状上皮，与胃肠上皮及呼吸道上皮类似；Ⅱ型，囊壁除类似Ⅰ型外，还有黏液腺、平滑肌、横纹肌、脂肪、软骨等组织；Ⅲ型，除以上成分外，还包括有室管膜及神经胶质组织成分，80%以上的囊肿为Ⅰ型，而合并畸形的囊肿壁上常发现中胚层、外胚层的衍生组织。

三、临床表现

临床首发症状常在幼年出现，多见于男性，病变所致相应部位神经根性疼痛常是主要症状。除非早期能做出诊断，否则一般病程较长，症状可有中间缓解期和加重期，神经系统受损害的症状可表现为反复发作性，有学者认为这种波动性症状的表现可能与囊肿周期性破裂或囊壁黏液的产生和吸收有关，有时可合并脊柱前裂、肠管异位、食管憩室等畸形。

四、辅助检查

肠源性囊肿在CT上呈圆形或椭圆形均匀不强化的低密度病灶，与脑脊液相似或略高，极易与蛛网膜囊肿、胆脂瘤和囊性神经纤维瘤相混淆。在MRI上颅内肠源性囊肿有其较为特殊的表现，T_1WI为均匀的低信号或稍低信号影，T_2WI为高信号影，注射造影剂后，囊壁信号可有增强，囊肿周围无水肿带，囊壁可部分嵌入脑内。

五、诊断与鉴别诊断

根据好发部位、好发年龄、特征性的MRI表现，一般不难诊断肠源性囊肿，但仍须与以下几个疾病鉴别：①蛛网膜囊肿，多位于椎管侧后方，可向椎间孔延伸，这与肠源性囊肿的好发于脊髓腹侧不同，蛛网膜囊肿信号与脑脊液一致，增强后无强化；②表皮样囊肿，为先天性囊肿，多位于腰骶段椎管内，信号均匀或不均，其内常含有胆固醇成分，在MRI上常呈T_1WI高信号、T_2WI高信号。

六、治 疗

肠源性囊肿为先天性发育异常所致的良性瘤样疾病，放化疗均无明显疗效。手术全切除是治疗肠源性囊肿的唯一有效方法，囊壁部分切除有复发的可能，而且复发的时间逐渐缩短，细胞学检查有增生恶化的趋势。囊肿部位不同，其手术入路也不同。由于囊肿与周围血管、脑神经、脑干的关系，术野显露不佳等因素均会影响囊肿的全切效果。

七、预 后

肠源性囊肿生长缓慢，囊肿壁大部分切除后症状可获得长期缓解，患者预后一般较好。对未全切的患者术后应长期随访跟踪，定期复查以防复发。王连进等报道 1 例曾反复多次复发，均经手术治疗，8 年后病理显示恶变。

第五节　神经胶质囊肿

神经胶质囊肿（neurenteric cysts）也称胶质室管膜囊肿，是由于胚胎时进化成白质的神经管成分发育障碍所致的先天性病变。

一、流行病学

少见，占颅内囊肿不足 1%。

二、病 理 学

神经胶质囊肿可见于颅内任何部位，额叶是其最典型的发病部位，脑实质内神经胶质囊肿比脑实质外囊肿更常见。脑实质内神经硬质囊肿是先天性病变，起源于胚胎神经管成分，其在白质发育过程中与其分离开来。囊肿呈圆形、光滑、单房、充满与脑脊液相似的液体，神经胶质囊肿（壁）被覆室管膜细胞（柱状上皮细胞）或脉络丛细胞（矮的立方上皮细胞）。

三、临床表现

临床少见，额叶多发。表现为头痛等颅高压症状、癫痫等。

四、辅助检查

典型的实质内囊肿呈圆形、光滑，囊性肿物，脑脊液样密度或信号，增强后无强化，周围实质信号无或极少有异常。

五、鉴别诊断

需鉴别者有血管周围间隙扩大、脑囊虫病、脑穿通畸形囊肿和蛛网膜囊肿。血管周围间隙扩大多发，在基底核区呈簇状分布；脑囊虫病亦多发，囊壁和（或）头节可强化；脑穿通畸形囊肿与侧脑室相通，周围伴有胶质增生；蛛网膜囊肿位于脑外。

（孙　涛　张庆华）

参考文献

[1] 王忠诚.王忠诚神经外科学.武汉：湖北科学技术出版社，2005：889-898

[2] 周良辅.现代神经外科学.上海：复旦大学出版社，2001：660-666

[3] 姚红新，李佳欣，甲戈，等.侧裂蛛网膜囊肿-腹腔分流术后高颅压的原因和治疗.中华医学杂志，2010，90(29)：69-71

[4] 马喜娟，权强.颞叶蛛网膜囊肿-腹腔分流术后分流管依赖综合征 13 例并文献复习.中华神经外科杂志，2014，30(3)：2-3

[5] 文宝红，程敬亮，张勇，等.颅内表皮样囊肿破裂的 MRI 诊断.放射学实践，2013，28(1)：34-37

第 70 章

面肌痉挛

一、流行病学

面肌痉挛，严格地应称为半面痉挛(hemifacial spasm，HFS)，系一侧面神经支配的面部表情肌发作性、反复、不自主的抽动，是一种由多种病因造成的面神经过度兴奋，功能亢进(hyperactive dysfunction)的脑神经根疾病。该病虽无疼痛和危及生命之虞，但不自主的面容可严重妨碍患者的社交生活和心理健康，甚至对一些年轻患者的婚姻、就业等方面均带来不利影响。症状严重者面肌痉挛的强直发作可使面部变形，患侧眼裂变小呈裂隙状，甚至间隙性或完全闭合，不仅影响美观，还影响视力，导致阅读、行走不便及驾车困难等功能障碍。面肌痉挛非手术治疗应用卡马西平、苯妥英钠等鲜有显效。反复肉毒素注射不仅疗效难以持久，且可导致面部表情肌麻痹。易复发且不能根治。患者往往辗转求医，病程迁延，身心备受煎熬。颅后窝微血管减压(microvascular decompression，MVD)手术从解决病因入手，是目前唯一能够根治该病的方法。近五十年来，Jannetta 教授倡导治疗面肌痉挛这一类药物难治性顽症的 MVD 手术技术逐渐得到推广普及，为饱受病痛折磨的患者带来福音。国内各大医院开展 MVD 治疗面肌痉挛已相当普遍，年手术量已达数千例。

据国外有关流行病学调查，面肌痉挛的患病率在西方国家低于三叉神经痛，约为 21.9/10 万。其中女性患病率多于男性，左侧多见。然而，在亚洲，如中国和日本，面肌痉挛的患病率并不低于三叉神经痛；在笔者开展的微血管减压术中，面肌痉挛的患者亦多于三叉神经痛。

二、病因、病理生理和发病机制

有关面肌痉挛的病因研究，Schultze 最早在 1875 年就曾报道过 1 例生前患有面肌痉挛的尸检结果，发现颅后窝面神经部位存在椎动脉动脉瘤压迫。1947 年，Campbell 等报道 2 例异常扩张的椎-基底动脉压迫面神经根部造成面肌痉挛的病例。Dandy 和 Cushing 都曾发现颅后窝肿瘤压迫面神经可导致面肌痉挛。1962 年，Gardner 等在对面肌痉挛患者的颅后窝手术中进一步观察到这类病人的面神经根出脑区(REZ)附近存在血管、肿瘤或动脉瘤的压迫，并认识到这种病理生理状态是可逆的，解除这些压迫因素后症状即可缓解。由于早期的颅后窝手术缺乏良好的深部照明和放大，手术死亡率和致残率都很高。直到 20 世纪 60 年代后期，随着手术显微镜的出现及显微外科技术的发展，Jannetta 应用现代显微神经外科手术技术治疗面肌痉挛，采用非破坏性手术方法，对大量病例进行了手术，发现几乎所有病例都存在面神经微血管压迫。1977 年，Jannetta 报道的成功经验，确立了 MVD 手术在功能神经外科中的重要地位，开创了微血管减压手术治疗面肌痉挛等一类脑神经过度兴奋功能失常综合征的新纪元。我国从 20 世纪 80 年代后期发表了面肌痉挛微血管减压手术治疗的大宗病例报道，疗效接近国际先进水平。笔者从 1995 年起开展这类手术，至今完成 3500 余例。近年 MVD 年手术数超过 400 例，手术有效率达 95%，再次验证了 MVD 手术的高效与安全性。

(一)病因

面肌痉挛病因包括原发性和继发性两大类。所谓原发性面肌痉挛是指常规 CT、MRI 检查排除肿瘤等明显继发性原因的症状性面肌痉挛。原发性面肌痉挛绝大多数由微血管压迫引起。系由面神经根出脑干区(root exit zone，REZ)受搏动性血管即责任血管(offending vessel)长期慢性刺激压迫，造成局部脱髓鞘，神经纤维接触传导、神经冲动

"短路",面神经过度兴奋所致。继发性病因在面肌痉挛中仅占 1%～2%。主要由颅后窝小脑脑桥角肿瘤,如上皮样囊肿、脑膜瘤、听神经瘤、脂肪瘤、蛛网膜囊肿等或脑血管病变,蛛网膜炎症,甚至多发性硬化引起。颅后窝畸形如颅底陷入、Chiari 畸形等造成颅后窝容积狭小,血管神经接触机会增多,也能诱发面肌痉挛。Barker 等报道 703 例面肌痉挛手术中发现颅后窝肿瘤及血管病变 7 例,占 1%。在笔者一组 3000 例面肌痉挛手术中,肿瘤性病因占 1.5%。

(二)病理生理和发病机制

脑神经自脑干发出后数毫米区域内存在生理性髓鞘薄弱部位。解剖上位于脑神经近端中枢性少突胶质细胞髓鞘与远端周围性神经膜细胞髓鞘的移行区(junction zone)或称 Obersteiner-Redlish zone,即临床上所指的脑神经根进出脑干区(root entry,exit zone,REZ)。面神经的 REZ 位神经根部,距脑干发出约 0.8mm 处。

Jannetta 等认为,随着年龄的增长,颅内动脉的硬化伸长,脑组织下沉(sagging),使得脑神经与邻近血管神经接触增多。也有学者发现面肌痉挛患者颅后窝容积明显小于正常人。颅后窝"拥挤"客观上造成血管神经接触机会增加,是症状产生的解剖学基础之一。血管的压迫刺激使脑神经特别是在髓鞘原本薄弱的 REZ 进一步发生脱髓鞘,通过某种机制引发相应症状,以运动为主的面神经出现面肌痉挛;感觉神经为主的三叉神经分布区则出现阵发性疼痛。

有关脑神经过度兴奋功能失常的综合征(hyperactive dysfunction syndrome)的发病机制尚未充分明了。目前主要有"中枢说"和"周围说"两种不同的假设,分别介绍如下。

1. *周围性轴突短路学说*(axonal short circuit) 1962 年 Gardner 首先提出的该学说,认为面肌痉挛、三叉神经痛、舌咽神经痛等的发病主要由相应脑神经出入脑干部位有血管(动脉)、罕见有肿瘤等病因的持续机械压迫刺激所引起。压迫部位神经纤维局部脱髓鞘,造成相邻轴突之间神经元接触传导(ephaptic transmission)。由于原本髓鞘解剖结构薄弱,随着年龄增长,髓鞘减少,加之压迫血管等病因持续搏动性刺激,使传入、传出轴突间动作电位发生短路,造成相应脑神经的过度兴奋功能失常(图 70-1)。

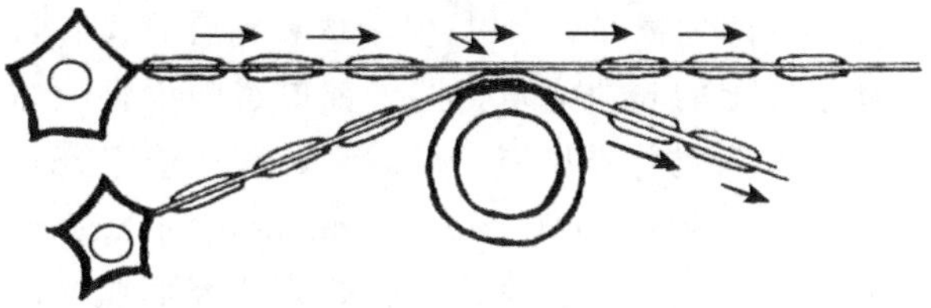

图 70-1 "周围学说":神经元接触传导模式

责任血管的压迫刺激使面神经局部脱髓鞘,裸露的神经纤维轴突相互接触,单个神经元的兴奋冲动即可通过"短路"向其他神经纤维传递扩散

2. *中枢性神经核兴奋性"点燃"说* Moller 等认为,面肌痉挛的症状与面神经运动核的异常兴奋有关。神经根的慢性刺激可导致神经核的过度兴奋。动物实验中也发现,持续地电化学刺激扁桃核能诱发痉挛发作。以微小的传入刺激转化为兴奋性传出,这种现象称为"点燃"(kindling)(图 70-2)。面神经 REZ 血管压迫的刺激可导致神经轴突间的假突触形成,冲动不仅可以是顺行性传导的亦可是逆行性传导的,使面神经核兴奋性增高(hyperexitability),兴奋阈下降以至于诱发神经核的兴奋性冲动。面神经运动核的兴奋易通过皮质脑干束受到中枢皮质活动的影响。这就可以解释为什么有些面肌痉挛患者的症状在情绪紧张、焦虑和疲劳时往往会加重。

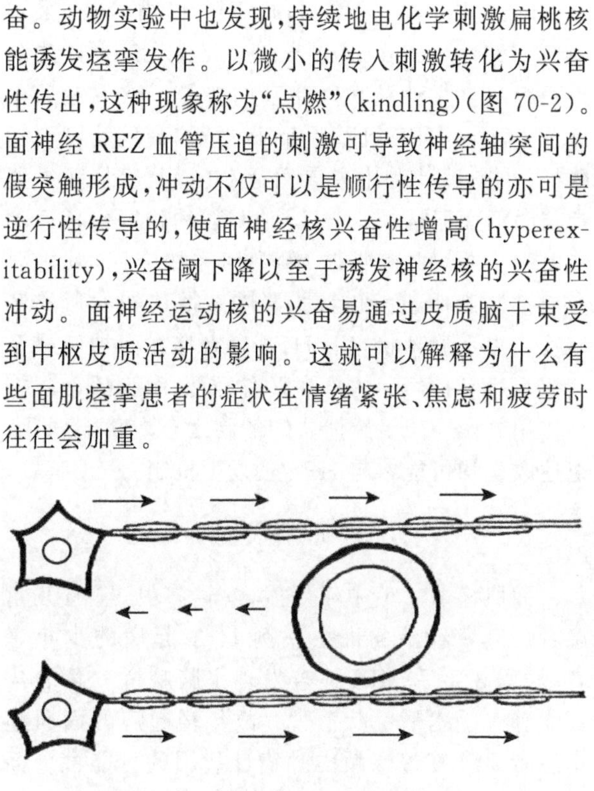

图 70-2 "中枢学说":神经元"点燃"现象模式

责任血管的慢性逆行性刺激使面神经核及上神经元兴奋性增高,处于超敏状态,产生抽搐症状

面神经根部 REZ 区存在微血管压迫而导致面肌痉挛。这一点已在 MVD 术中绝大多数得到了证实。但人们有时在某些探查手术中也发现,脑神经根部明显存在微血管压迫而并无相应临床症状。Sunderland 在一组随机 210 例尸解中也发现后循环血管与第Ⅶ、第Ⅷ对脑神经有不同程度接触的发生率高达 64%。为何动眼神经、滑车神经、展神经和舌下神经亦可存在血管压迫而不产生相应症状?此外,相邻神经或同一神经的不同成分对血管压迫

的敏感性亦存在差异。如小脑上动脉同时压迫三叉神经的感觉根和运动根，但很少看到有三叉神经运动根支配的咬肌痉挛。这些都提示中枢性发病机制也可能起重要作用。最近笔者应用静息态功能磁共振成像(resting state—functional magnetic resonance imaging，r-fMRI)技术，来研究面肌痉挛(hemifacial spasm，HFS)患者静息状态下自发性脑功能活动的改变。通过对30例首发、未经外科治疗的HFS患者(HFS组)和33例年龄、性别及受教育程度相匹配的健康志愿者(healthy control，HC组)进行血氧水平依赖的功能磁共振(blood oxygen level dependence—functional magnetic resonance imaging，BOLD-fMRI)扫描检查，采用局部一致性(regional homogeneity，ReHo)方法分析两组间自发性脑功能活动的差异。结果发现与HC组相比，HFS组患者ReHo值增高的脑区包括脑桥、小脑后叶和中央前回运动区，上述脑区主要参与激活面肌运动；ReHo值降低的脑区包括运动辅助区、颞上回、楔前叶、额中回和扣带回，其主要参与抑制眨眼、面肌运动，影响感情认知的形成和调控。提示静息状态下HFS患者存在面神经核及其核上运动神经元的异常兴奋，而对面肌活动起抑制作用并影响患者感情认知的脑区存在功能弱化，上述改变均可能参与HFS的发生机制。

三、临床表现

面肌痉挛一般中年好发，女性多见，罕有儿童患者。笔者经治的最小一例14岁起病的少年患者，病程3年后MRI检查发现小脑脑桥三角表皮样囊肿。手术后症状消失。故年轻起病的面肌痉挛患者要高度警惕颅内肿瘤性病因的可能性。面肌痉挛绝大部分为单侧性，双侧性极为罕见，通常小于1‰。诊断双侧面肌痉挛时一定要慎重。临床上常易将眼睑痉挛或部分Meige综合征作为双侧面肌痉挛来手术，基本不能达到预期疗效。面肌痉挛左侧好发。左右之比约为3:2。这与国人左侧为椎动脉优势侧的解剖特点有关。面肌痉挛症状往往隐匿、缓慢、进行性发展。初起往往始自眼轮匝肌(主要下眼睑)、后发展至一侧面部表情肌甚至包括一侧颈阔肌的不自主发作性抽动。严重强直痉挛可致面部变形，患侧眼裂不易睁开，伴流泪等症状。痉挛涉及镫骨肌可伴低调耳鸣。患者常诉精神紧张或疲劳时会令症状加重。少部分患者甚至夜间睡眠中抽搐仍不停止。面肌痉挛发病后无自动缓解趋势，神经系统检查除患侧面肌轻瘫外一般无其他阳性体征。个别患者可并发膝状神经痛，表现为耳面部发作性疼痛，常不伴扳机点，系面神经的感觉支中间神经受累所致。

四、诊断及临床分期

1. *诊断*　主要根据病史及典型临床表现，一般容易做出诊断。神经系统检查除面部肌肉阵发性的抽搐外，无其他阳性体征。少数病人于病程晚期可伴有患侧面肌轻度瘫痪。

2. *临床分期*　按照Cohen & Albert等制订的痉挛强度分级，可以分为0～4级。

(1)0级：无痉挛。

(2)1级：外部刺激引起瞬目增多或面肌轻度颤动。

(3)2级：眼睑、面肌自发轻微颤动，无功能障碍。

(4)3级：痉挛明显，有轻微功能障碍。

(5)4级：严重痉挛和功能障碍，如病人因不能持续睁眼而无法看书，独自行走困难。

五、鉴别诊断

面肌痉挛的鉴别诊断对后续治疗的策略和措施影响较大。误诊后采取MVD治疗不仅不能取得预想效果，还可能带来各种并发症，徒增患者的痛苦，应避免。

1. *眼睑痉挛(blepharospasm)*　多双侧性，痉挛局限于双眼轮匝肌、伴视力障碍，原因不明。可采用药物或肉毒素注射治疗。

2. *Meige综合征*　系一种面部的肌张力障碍(dystonia)，由法国学者Henry Meige于1910年首先描述而得名。主要表现为双睑痉挛。多伴口面部、舌及下颌的不自主动作，呈挤眉弄眼貌。有时可伴咽喉部不自主的爆破音。一般中老年女性患者多见。目前尚缺乏确切有效的治疗方法。

3. *Bell面瘫后遗症*　面神经炎损伤后期周围面神经再生，兴奋性不同造成患侧轻微面肌抽动，在闭眼时常可见面肌抽搐的异常连带运动(synkinesis)。仔细询问有无周围性面瘫病史及电生理检查可资鉴别。体检可见这类患者面抽幅度较小，而有明显的面瘫后遗表现，如患侧抬眉动作差，额缝浅，露齿动作时患侧眼裂变小，鼻唇沟不对称等。

4. *其他*　全身不随意运动如舞蹈症及手足徐动症(athetose，ballism)等表现的一部分，均伴有四肢的不自主运动。

六、辅助检查

(一)面肌肌电图检查

面肌痉挛患者肌电图检查可见高幅 F 波和异常肌反应(abnormal muscle response,AMR)波。如刺激面神经的下颌缘支可诱发眼轮匝肌的肌电位。此类波的出现与传入冲动在面神经纤维出脑区血管压迫处形成假突触,传出兴奋向面神经颧支逆向传导旁扩散(lateral spread)有关。MVD 术中电生理监测可发现当面神经被准确减压后,此种面肌 AMR 波消失。这种特征性肌电图表现可与其他面部运动异常做鉴别。

(二)CT 及普通 MRI 检查

通常只用来排除颅内占位等继发性病因,对脑神经的微血管压迫病因诊断则不能明确。

(三)面神经磁共振断层血管成像(MRTA)检查

磁共振断层血管成像(magnetic resonance tomographic angiography,MRTA)技术是近年来开发的一种能显示脑神经和血管关系的新型影像学检查方法。该成像方法运用三维时飞效应磁共振血管造影(three dimensional time-of-flight magnetic resonance angiography,3D-TOF-MRA)技术,增加了血流和静态组织间的对比度,不仅可以将扫描层厚降低至亚毫米,而且能够同时清晰显示脑神经和血管,提高了脑神经疾病血管压迫神经的阳性率诊断。只要大于 1mm 的责任血管都能成像,即使是小于 1mm 的血管只要选择合理的参数,延长扫描时间,也能实现成像。在 MRTA 图像上,动脉血管呈高信号、脑实质和脑神经为等信号、脑脊液为低信号,脑实质、血管与脑神经等信号彼此之间形成理想的对比,因此较其他影像学方法更能清晰且同时显示面神经和责任血管,并且无须注射造影剂,属于无创检查方法。一般需采用 1.5 Tesla 磁共振机。应用 GE 公司的三维稳态毁损梯度回返采集序列(3D-spoiled gradient recalled acquisition in steady-state,3D-SPGR)或西门子公司的三维快速稳态进动序列(three dimensional fast inflow with steady state precession,3D-FISP)。扫描参数为视野(FOV)22cm、重复时间(TR)14～33ms、回波时间(TE)4.4～7ms、翻转角度(flip angle)10°～20°、层厚 1.0mm,以最大限度地减少部分容积效应,显示细小血管。由于责任血管走向不尽相同,除了横断位扫描外,还须加行左、右斜矢状位和冠状位扫描共 4 个序列。先在 T_1 加权正中矢状位做一沿脑桥背侧的直线,然后做一与该直线成 105°的经桥延沟的直线为扫描基线,做横断位扫描,高度包括整个脑桥。在 T_1 加权横断位上,分别做与左、右面神经走向平行(桥延沟至内耳孔)的直线,以该直线为扫描基线分别行左、右斜矢状位扫描,通常该线与脑桥正中线成 60°～75°。在 T_1 加权正中矢状位,以与脑桥背侧直线相平行的直线为扫描基线,做冠状位扫描。整个扫描时间约 15min。由于采用了特殊的左、右斜矢状位,使扫描平面与面神经的走向相一致,能显示面神经颅内段的全长,有利于发现一些上下走向的责任血管。在横断位上,上下走向的血管仅能显示其横断面,表现为细小的点状高信号,而斜矢状位扫描则较易显示责任血管的走向,特别是它与面神经的关系。在上述几种扫描平面中,横断位微血管压迫检出率最高,其次为斜矢状位,而冠状位仅能显示部分面神经。对面神经根部周围压迫血管的点状或条索状高信号血管影可通过最大密度投影(maximum intensity projection,MIP)技术实现血管成像来了解责任血管的来源与行径(图 70-3)。

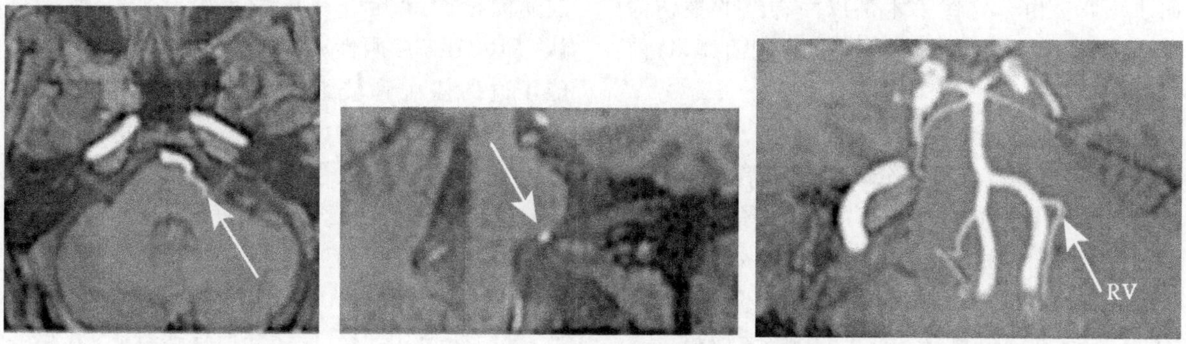

A　B　C

图 70-3　A. MRTA 轴位显示左面神经根部血管压迫影;B. 左斜矢状位显示左面神经 REZ 区血管压迫影;C. MIP 法显示责任血管来自 PICA

Jespersen 报道一组面肌痉挛和正常对照者的 MRTA 检查结果。经双盲读片，发现面肌痉挛患侧微血管压迫的阳性率达 85%，而正常对照组阳性率仅为 7%。

根据笔者医院一组 336 例面肌痉挛 MRTA 诊断经验，患侧神经根部微血管压迫阳性率为 83%，手术符合率 98%。MRTA 检查是目前脑神经病变病因诊断的最佳方法。不仅有助于术前了解压迫责任血管的来源与走向，术后 MRTA 复查了解神经血管减压情况对于疗效的预测更有指导作用。

七、治 疗

(一)内科治疗

面肌痉挛至今尚无特效药物治疗方法。一般轻症（Cohen Ⅰ～Ⅱ级）或发病初期可试用巴氯芬（Baclofen）、卡马西平（得理多）等。针灸和理疗无确定疗效。

A 型肉毒素（Botulinum toxin A，BTA）是一种嗜神经毒素，它主要抑制神经末梢突触前膜乙酰胆碱的释放，使神经冲动不能下达到肌肉，产生局部去神经现象（denervation）导致肌肉麻痹。一般在痉挛部位小剂量、多点注射。一次总量 12.5～75U；1 个月内重复注射总量不超过 200U。BTA 注射后疗效一般仅维持数月，需重复注射。由于 BTA 是大分子生物活性物质（分子量约 15 万），具有抗原性，可产生过敏反应，多次注射后疗效下降。其不良反应包括眼睑下垂、复视，反复注射 A 型肉毒素后常遗留患侧眼睑闭合力弱，口角下垂，鼻唇沟变浅及面部活动僵硬等体征。

(二)外科治疗

1. *周围面神经部分毁损手术*　有学者采用乳突后茎乳孔处面神经干的结扎或部分切断术来治疗面肌痉挛。由于这些手术都以面神经的损伤为代价，不仅症状缓解不能持久，且易造成面瘫，目前一般都不采用。

2. *颅后窝微血管减压术（MVD）*　自从 Jannetta 报道应用显微血管神经减压成功治疗面肌痉挛的经验以来，全世界已积累了数万例的病例，其中不乏数千例的大宗手术病例报道。如美国的 Jannetta、Fukushima 和日本大阪的 Kondo 等。MVD 手术效果之理想、根治率之高已远远超过其他内科疗法，被一些专家推崇为治疗面肌痉挛的首选方法。在国内，近 30 年来 MVD 手术已在各地得到普及。MVD 治疗属功能神经外科手术，它与脑外伤和脑瘤手术的不同之处在于 MVD 手术对象一般不存在生命危险。MVD 是一种微创手术，但患者仍需承担从全身麻醉到开颅手术的各种风险。面肌痉挛患者通常都经过了较长时间的非手术治疗，对手术期望值很高。只有达到满意的治愈率和极低的并发症才能为患者所接受，才能显示出 MVD 较其他治疗方法的优越性。为此，术者必须具备丰富的小脑脑桥角解剖知识和娴熟的显微外科手术技巧，才能稳妥地开展这种手术。笔者结合个人 3500 余例 MVD 手术的经验，对手术要点做一介绍。

（1）手术病人的选择：神经外科医生在决定采用 MVD 手术治疗面肌痉挛前必须明确回答下述 3 个问题：①诊断是否准确？是否已排除其他症状类似的病变？症状是否达到需要手术治疗的程度？②是否存在微血管压迫？③患者能否耐受手术？术前应仔细了解患者用药情况。服用阿司匹林者术前要停药 1 周。检查应包括常规心肺肝肾功能及血液学检查，了解全身情况能否耐受全身麻醉。一般高龄并非手术禁忌，笔者经治患者最高年龄 80 岁，并无不良反应。高龄者由于脑萎缩存在，脑池较宽大，放出脑脊液后小脑退缩良好，手术空间较大，操作相对较易。术前应了解患者听力状况，特别注意症状对侧是否存在听力的减退，以免术后一旦发生并发症后导致失聪。必要时可行听力测定、BAEP 等。操作时更需慎重，在电生理监护下或能警示可能发生的听力损害。术前 CT 或 MRI 检查可排除明显占位性病变、脑血管畸形或后循环动脉瘤，特别需注意患侧桥延区情况。一般无须常规行 MRA 及 DSA 检查。MRTA 检查能清晰显示面神经与责任血管的关系，具有很高的阳性符合率，有助于面肌痉挛患者的术前病因诊断和筛选及指导术中对责任血管的辨认。但 MRTA 阴性亦非 MVD 手术的反指征。可能压迫责任血管较细或存在静脉压迫而 MRTA 未能显示之故。

（2）手术方法：术前仅需患侧耳后局部剃发。全部病例采用静脉复合＋口插全身麻醉，成功后改健侧卧位。颈面部前屈下垂，使乳突部处于平面最高位。耳后发际内 3～5mm 处做平行发际的直切口，长约 6cm，电刀分层切开肌层达骨膜，乳突旁钻孔扩大骨窗直径约 2.5cm。骨窗应尽可能靠小脑底部，外侧缘显露乙状窦后缘。上缘则不必显露横窦下缘。乳突气房打开后应及时骨蜡封闭。弧形切开硬膜做基底平行于乙状窦的硬膜瓣，悬吊。若遇脑组织张力高时切忌过度牵拉小脑组织以免造成挫伤出血，导致恶性循环加重颅高压。此时应有足够耐心，可采用过度通气降低呼气末二氧化碳分压(pet CO_2)至30mmHg及静脉快速滴注甘露醇，缓慢释放脑脊液来降低颅压，还应考虑体位是否影响静脉回流。如头位是否恰当、腋下垫及腹部固定是否合适等。必要时可做些调整。一般术前无须腰穿放脑脊液。

待小脑充分塌陷后置手术显微镜，调节物镜工作距离为250～300mm。用录像记录整个显微手术过程，以便日后分析。术中不必使用固定式脑牵开器，完全可以采用少牵拉(less retraction)技术操作。用薄层脑棉片保护小脑皮质，2mm显微吸引器缓慢吸除脑脊液，从颅后窝底面轻抬起小脑，锐性剪开小脑延髓外侧池蛛网膜，沿舌咽迷走神经向下，锐性分离小脑与后组脑神经间隙，显露Luschka孔外方脉络丛组织，取脉络丛下入路，在听神经的腹外侧显露面神经根部；若遇绒球小结叶发达，阻挡操作视野时则应切除此部分小脑组织，以避免过度牵拉造成小脑挫伤。仔细观察压迫面神经根部的血管襻，若抬起此血管襻见脑干面神经根部存在明显血管压迹则可确认此为责任血管(offending vessel)无误。松解与神经、血管的粘连的蛛网膜小梁，确认血管与面神经根部之间充分游离后插入合适大小的Teflon垫片即可。注意垫片位置不与面神经根REZ接触，后期垫片与神经REZ粘连是造成复发的主要原因之一。手术腔内灌满灭菌生理盐水排出空气，严密缝合硬膜以防脑脊液漏。整个手术需2～3h。术后常规应用激素及Luminal肌内注射3d，以减轻粘连，防止气颅癫痫发作。

(3)责任血管来源：责任血管按频度依次来之于小脑前下动脉(AICA)55%，小脑后下动脉(PICA)30%和椎动脉(VA)15%。有时责任血管可呈多襻压迫，根据笔者的经验多襻压迫可占手术例的12%。注意不遗漏所有的压迫血管襻是提高手术成功率的关键。

(4)术中电生理监护的价值：术中面肌肌电图AMR可作为术中有效减压的电生理依据，特别对于复杂型多点压迫和复发病例手术尤具价值。根据笔者一组150例面肌痉挛术中电生理检测的结果发现，存在5%左右的假阳性(减压彻底术后症状消失但术中AMR不消失)、3%的假阴性(术中AMR消失但症状仍未完全消失)及10%左右术中AMR诱导不出的情况。因此，术者的经验积累和熟练技术对于手术疗效的确保更为重要。

八、手术疗效及主要并发症

Lovely总结了21组文献报道的共2095例面肌痉挛微血管减压治疗的疗效及并发症情况。随访1～8年，疗效优秀/良好(excellent/good)率为72%～100%，平均85.8%。并发症发生率7.7%～81%。进一步分析可以看出小病例组疗效明显不稳定，并发症高。并发症中有5例死亡，死亡率0.2%，听力丧失5%(99/1984)，不同程度面瘫发生率0%～29%，其中12组文献报道均小于5%。

Kondo报道面肌痉挛早期手术(1976－1986)461例平均12.6年和近期手术(1987－1991)290例平均7年的两组随访结果，满意率分别为84.2%和89%，复发率为8.9%和6.9%，听力障碍发生率分别为9.1%和3.7%。

Jannetta所在的美国匹兹堡大学报道一组703例面肌痉挛782次MVD手术平均8年的随访结果，患者术前症状期平均7年，术后84%症状完全消失，7%症状缓解。并发症主要有不同程度面瘫7.4%，听力障碍3.2%，脑脊液漏、伤口感染等轻度并发症4.7%。手术死亡1例，脑干梗死、小脑出血0.8%。

加藤总结了全日本23家医疗机构4865例面肌痉挛MVD手术的疗效，治愈率为83.7%，面听神经并发症4.1%。

分析上述资料可以看出，病例少的组别往往手术治愈率较低而并发症较高。这些都提示手术技术的改进及大量手术经验的积累和娴熟的显微外科手术技巧是MVD手术能够达到高治愈率、低并发症的重要保证。

九、预　后

面肌痉挛患者术后大部分立即起效，麻醉苏醒睁眼时即可见到患侧眼裂较术前增大，此乃病因解除后原先紧张的面肌松弛所致，而非面神经挫伤所为，是手术成功疗效确定的第一征兆，亦有少部分病例术后症状完全消失几天后又有症状出现，残留面肌痉挛(residual spasm)可持续数周至数月才完全停止，谓之迟发性缓解。如果术后症状较术前在频度和幅度上都没有减轻，则多提示手术失败。通常与术者经验不足、减压不到位或血管神经解剖复杂变异妨碍有效减压有关。

Shin报道226例面肌痉挛MVD术后随访，83%获得优良效果。其中术后立刻起效仅62.6%，1周后达74.8%，3个月后达82.7%。手术疗效优良延迟率达37.4%。也有报道术后立刻获得优良疗效达88%。Illingworth曾报道面肌痉挛MVD术后至迟7个月症状才完全停止的病例。这类现象的发生可能与血管神经间填入物位置不佳、质地较硬或减压不够充分有关。对于这类延迟缓解的病例MRTA检查为手术减压是否充分及疗效预测提供了行之有效而又简单的评估方法。Nawashiro报道MVD术后仍有面肌痉挛患者围术期MRTA图像比较，见术后REZ区责任血管与神经完全隔开，而患者面肌痉挛迟至术后2个月才完全消失，避免了手术失败需再次探查的判断。因此，一般术后症状持续不缓解至少半年以上方可考虑再次手术。

复发率：面肌痉挛术后10年复发率为5%～8%。复发大多发生在术后2年内。引起复发的原因很多，常见有置入物的移位或滑脱、置入物形成肉芽肿压迫面神经、新生血管压迫或神经发生永久性脱髓鞘病变等。MRTA检查可了解MVD术后脑神经、脑干及周围血管解剖改变，有助于了解复发原因，帮助决定是否再手术。根据我们的经验再手术可取得初次手术相仿的疗效，但轻度面瘫（H&B Ⅱ级）和听力影响的并发症略高于初次手术。

（赵卫国）

■参考文献

[1] Miller LE, Miller VM. Safety and effectiveness of microvascular decompression for treatment of hemifacial spasm: a systematic review. British journal of neurosurgery, 2012, 26(4): 438-444

[2] Hyun SJ, Kong DS, Park K. Microvascular decompression for treating hemifacial spasm: lessons learned from a prospective study of 1, 174 operations. Neurosurgical review, 2010, 33(3): 325-334

[3] Lovely TJ. Efficacy and complications of microvascular decompression: A review. Neurosurgery Quarterly, 1998, 8: 92-106

[4] Barker F G, Jannetta PJ, Bissonette DJ, et al. Microvascular decompression for hemifacial spasm. J Neurosurgery, 1995, 82: 201-210

[5] Nagahiro S. Pathophysiology and surgical treatment of hemifacial spasm. No Shingei Geka, 1998, 26: 101-111

[6] Kondo A. Follow-up result of microvascular decompression in trigeminal neuralgia and hemifacial spasm. Neurosurgery, 1997, 40: 46-52

[7] Illingworth RD, Porter DG, Jakubowski J. Hermifacial spasm: a prospective long term follow up of 83 cases treated by microvascular decompression at two neurosurgical centres in the United Kingdom. J Neurology, Neurosurgery, and Psychiatry, 1996, 60: 72-77

[8] McLaughlin MR, Jannetta PJ, Clyde BL, et al. Microvascular decompression of canial nerves: Lessons learned after 4400 operations. J Neurosurg, 1999, 90: 1-8

[9] Ryu H, Yamamoto S, Sugiyama K, et. al. Hemifacial spasm caused by vascular compression of thedistal portion of the facial nerve. Report of seven cases. J Neurosurg, 1998, 88(3): 605-609

[10] Shin JC, Chung UH, Kim YC, et, al. Prospective study of microvascular decompression in hemifacial spasm. Neurosurgery, 1997, 40(4): 730-734

[11] Huh R, Han IB, Moon JY, et al. Microvascular decompression for hemifacial spasm: analyses of operative complications in 1582 consecutive patients. Surg Neurol, 2008, 69(2): 153-157

[12] Akinori Kondo, Isao Date, Shunro Endo, et al. A proposal for standardized analysis of the results of microvascular decompression for trigeminal neuralgia and hemifacial spasm Acta Neurochir, 2012, 154(5): 773-778

[13] Kalkanis SN, Eskandar EN, Carter BS, et al. Microvascular decompression Surgery in the United States, 1996 to 2000: Mortality Rates, Morbidity Rates and the Effects of Hospital and Surgeon Volumes. Neurosurgery, 2003, 52: 1251-1262

[14] Huh R, Han IB, Moon JY, et al. Microvascular decompression for hemifacial spasm: analyses of operative complications in 1582 consecutive patients. Surg Neurol, 2008, 69(2): 153-157

[15] M Campos-Benitez, AM Kaufmann. Neurovascular compression findings in hemifacial spasm. J Neurosurg, 2008, 109: 416-420

第71章

三叉神经和舌咽神经痛

第一节　三叉神经痛

一、流行病学

三叉神经痛是神经系统疾病中最常见的疾病之一。该病从青年到老年人均可发生，以中老年人多见，女性略多于男性，右侧多于左侧，双侧者少见。该病的特点为颜面部三叉神经分布区的突发骤止、反复发作的闪电样、刀割般难以忍受的“剧烈”疼痛。疼痛发作分布以颜面中下部(三叉神经的上颌神经、下颌神经)最为常见，单纯颜面中上部(三叉神经的眼神经)疼痛者较为少见。

三叉神经痛的发病率各家报道差别较大。王忠诚等1984年报道北京西长安街地区三叉神经痛患病率为18.28/10万，其中男性为15.17/10万，女性为21.18/10万。1985年我国21个省、自治区的农村及少数民族地区三叉神经痛流行病学调查结果显示其患病率为21.87/10万，占神经系统疾病的0.7%，年发病率为3.64/10万，其发病年龄高峰为45—69岁。吴阶平1987年报道，调查我国6个城市的居民(调查63 195人)，发现原发性三叉神经痛的患病率为52.2/10万(美国1960年人口调整率62.3/10万)，年发病率为4.3/10万(美国1960年人口调整率7.6/10万)。

二、解剖学

三叉神经是混合神经，其感觉纤维来自半月神经节内的感觉神经元，运动纤维起源于三叉神经运动核。三叉神经感觉根在颅中窝底分为三支，即眼神经(V_1)、上颌神经(V_2)和下颌神经(V_3)。眼神经穿经海绵窦外侧壁，经眶上裂进入眼眶，最后分为泪腺神经、额神经和鼻睫神经，感受前额、颅顶盖前部、上睑和鼻前外侧的皮肤，鼻腔上部，额窦，部分蝶窦和筛窦的黏膜，以及眼球、角膜、结膜上部、虹膜、泪腺和睫状节的感觉。上颌神经为感觉神经，穿过圆孔到翼腭窝，并发出分支经眶下裂、眼眶、眶下孔成为眶下神经，感受下眼睑、面颊、鼻外侧和上唇的皮肤，结膜下部、鼻腔下部、上颌窦、部分蝶窦和筛窦、上唇、口腔顶部、软腭和鼻咽部的黏膜，以及上牙槽和上牙。下颌神经为混合神经，穿过卵圆孔进入颞下窝，三叉神经运动根出卵圆孔后才与感觉根会合。会合后不远即发出脑膜支及翼内肌神经，然后分为大的后干和小的前干。前干的分支包括颊神经、咬肌神经、颞深神经、翼外肌神经。后干的分支包括耳颞神经、舌神经、下牙槽神经。下颌神经感受颞部、面颊外侧、耳郭前面、外耳道和部分鼓膜、下唇和颏部的皮肤，下唇、口腔底部和舌部的黏膜、下牙槽、下齿和下颌关节。三叉神经根进入脑干后分为三束。传递触觉的纤维进入脑桥背外侧的三叉神经感觉主核，更换神经元后发出纤维组成三叉丘系，上行到丘脑的弓状核，后者的投射纤维到顶叶皮质。传递痛、温觉和部分触觉的纤维下降到脑桥下部、延髓和颈髓的上部，进入三叉神经的延髓脊髓核。传递深感觉的纤维，进入中脑水管外下方的三叉神经中脑核。三叉神经运动核位于脑桥背，外侧，其运动纤维在脑桥侧面穿出脑干，经半月节下面，与下颌支并行穿过卵圆孔出颅腔。三叉神经运动核接受双侧额叶皮质运动区的锥体束的支配，并与三叉神经感觉核，动眼、滑车、外展、面、听、迷走、舌下等神经核有广泛的联系。

三、病因病理

三叉神经痛的发病机制至今还没有明确，以血管压迫导致的原发性三叉神经痛为例，目前其发病机制有两种学说。

1. 短路学说 认为神经髓鞘崩解可能引起相邻两纤维之间发生“短路”，轻微的触觉刺激即可通过“短路”传入中枢，而中枢传出冲动也可再通过“短路”成为传出冲动，达到痛觉神经元的阈值而引起疼痛。

2. 脱髓鞘学说 三叉神经感觉根或半月节或三叉神经周围支受到压迫或损害发生脱髓鞘性改变，部分神经髓鞘脱离使原来神经束的抑制作用减弱或消失，增加了三叉神经背核反向的自我激发及重复发放，使受损的神经变得敏感，产生疼痛。另外，也有关于病毒感染学说、遗传学说、颈神经学说、变态反应学说等报道，但至今仍缺乏被学术界公认的发病机制学说。

四、临床表现

典型三叉神经痛主要表现为三叉神经分布区域内的剧烈疼痛。疼痛呈电击样、刀割样、撕裂样或烧灼样剧痛。疼痛发作时患者表情异常痛苦，表现为用手猛搓面部，以至于皮肤肿胀、破损、粗糙，眉毛胡子搓光，有的频频呼喊，也有的用头部猛烈撞墙或在地上打滚，还有的患者表现为目瞪口呆，似乎遇到某种意外打击而震惊，保持原来姿势，不敢动弹。疼痛为阵发性反复发作，历时数秒至数分钟不等，间歇期无不适，睡眠时疼痛发作减少。发作严重时可伴有痛性面肌抽搐，口角歪向患侧，面部皮肤发红，流泪，流涎。疼痛可因面部动作而诱发或加重，如说话、洗脸、刷牙、咀嚼、进食等，甚至风吹、声音改变或者温度变化都会诱发疼痛发作，患者为了减少疼痛发作，常常不敢洗脸、进食，甚至言语。典型三叉神经痛患者都有特征性的“触发点”或称“扳机点”，这些区域特别敏感，稍加触碰就可引起疼痛发作。触发点常位于上唇外侧、鼻翼、颊部、口角、舌等处。三叉神经痛的部位可累及三叉神经的某一支或几支，以第2支或第3支多见，亦可两支同时受累，但多为单侧，双侧同时发病仅占5%。疼痛一般呈周期性发作，可持续数周或数月，之后缓解一段时间，病程呈慢性进行性加重，随着病程延长，发作次数逐渐增加，缓解期缩短，很少自愈。

五、辅助检查

三叉神经痛包括原发性三叉神经痛和继发性三叉神经痛两种，辅助检查的主要目的是发现和排除继发性病因，如胆脂瘤、听神经瘤、三叉神经瘤、脑膜瘤、蛛网膜囊肿和蛛网膜炎等。常用的辅助检查是颅脑CT和MRI，另外3D-TOF-MRTA可显示三叉神经后根与周围血管的关系，有助于正确选择治疗方案和完善术前准备。文献报道有少数三叉神经痛患者的病因为脑血管畸形甚至血管瘤，对可疑患者术前需要接受CTA或者DSA检查。

六、诊断及鉴别诊断

三叉神经痛的诊断主要依据患者典型的临床表现，根据一侧面部反复发作的阵发性剧痛、扳机点现象及常见的诱发动作可以诊断。但是，对于不典型三叉神经痛的诊断就必须与下列疾病进行鉴别。

1. 舌咽神经痛 较少见，与三叉神经痛比例为1∶70～1∶100，多见于年轻妇女。疼痛部位在舌根、扁桃体、咽部及外耳道等处。常在进食、吞咽、说话时诱发，扁桃体可有压痛。用4%可卡因或1%丁卡因喷于咽部、扁桃体及舌根部，如能镇痛即可确诊。

2. 蝶腭神经痛 病因不详，可能与鼻窦感染有关。疼痛位于颜面深部，可由牙部发出，放射至鼻根、颧、上颌、眼眶、乳突、耳部、枕部、肩部及手部等处，眼眶可有压痛。疼痛呈烧灼样，阵发性或持续性，无一定规律。发作时病侧鼻黏膜充血、鼻塞、流泪等，该病行蝶腭神经节封闭有效。

3. 不典型面部神经痛 可能与血管运动障碍有关，也可能与交感神经系统障碍有关。多见于青壮年，疼痛分布不沿神经分布，往往超出三叉神经的分布范围。疼痛多由颜面开始，向额、顶、枕部甚至颈肩部放射。疼痛较弥散、深在，不易定位，无“扳机点”，持续时间较长。发作时常常有同侧的自主神经系统症状，如流泪、潮红、鼻黏膜充血。用普鲁卡因阻断神经传导不能抑制疼痛发作，而用血管收缩或镇痛药物常有效，组胺脱敏疗法也有一定疗效。

4. 膝状神经痛 病因不清楚，可能与病毒感染有关。为发作性耳部疼痛，咀嚼、讲话和吞咽时不疼痛，但叩击面神经可诱发疼痛。

5. 三叉神经炎 可由流感、上颌窦炎、额窦炎、下颌骨骨髓炎、伤寒、疟疾、糖尿病、痛风、酒精中毒、铅中毒、食物中毒等引起。疼痛呈持续性，压迫神经分支疼痛加剧。三叉神经区感觉减退或过敏，可伴有运动支功能障碍。

七、治 疗

三叉神经痛的治疗措施通常分为两大类。

1. *病因治疗* 治疗的主要目的在于去除导致三叉神经痛的真正病因，治愈疾病。这种治疗适用于病因明确的继发性三叉神经痛，如颅后窝胆脂瘤、脑膜瘤或三叉神经瘤切除术、三叉神经微血管减压术等。

2. *对症治疗* 即主要针对疼痛症状本身进行治疗，如口服镇痛药物卡马西平(得理多)、野木瓜片、苯妥英钠、索米痛片、对乙酰氨基酚(散利痛)等，中医、中药、针灸、理疗、按摩，药物局部封闭，射频热凝治疗，伽马刀放射治疗等。所有这些治疗都可能使疼痛获得暂时的缓解，但由于没有去除疼痛的病因，疼痛不可能获得治愈，疼痛的反复发作成为必然。临床上，应根据患者的具体情况选择合适的治疗方案。

由于90%以上的三叉神经痛都是由于血管压迫所致，微血管减压术已成为能够治愈疾病的最有效方案。微血管减压术就是将压迫神经根的血管与神经根分离、移位并固定在远离神经根的部位，实现神经根的彻底减压，获得治疗目的。微血管减压术后疼痛完全缓解的概率在90%以上，有效概率在95%以上，无效概率低于2%，与其他治疗措施相比这是目前疗效最好的治疗方案。而且微血管减压术的长期疗效也较好，术后5年的治愈率仍然在85%以上，有效率在92%以上，术后10年的治愈率也在80%以上，有效率在90%以上。微血管减压术的优点是针对病因治疗、疼痛完全治愈率和有效率高、复发率低、并发症少、术后有望保留三叉神经的正常功能。手术风险取决于压迫血管的多少、粗细及血管与神经根的解剖关系。详细的术前评估、早期的手术治疗和娴熟的手术操作都是提高手术疗效和降低手术风险的关键。

八、并发症

微血管减压是目前治疗三叉神经痛最常用和最有效的方法，微血管减压治疗三叉神经痛的常见手术并发症有如下几种。

1. 面部麻木或者面部感觉减退，多见于以静脉压迫为主的患者，另外病程超过8年以上的患者术后也容易出现面部麻木。

2. 乳突积液和听力减退，主要是由于开颅过程中液体流入乳突气房，或者术后出现了脑脊液耳漏。为了避免乳突积液，建议在开颅过程中不予冲水，用骨蜡严密封堵开放的乳突气房。

3. 脑脊液漏，主要是由于术中没有严密封堵开放的乳突气房，可以表现为脑脊液耳漏或者脑脊液鼻漏，采用严密封堵乳突气房和缝合硬脑膜可以避免脑脊液漏的发生。

4. 术后小脑出血、肿胀甚至出现颅后窝高压，多见于术中过度牵拉或者意外损伤了粗大的回流静脉。病情较轻时可采用脱水和严密观察，病情严重者应该及时行颅后窝扩大减压手术，伴有脑积水或者蛛网膜下腔出血者建议同时行脑室穿刺外引流。

5. 脑干缺血甚至梗死，多见于术中损伤了重要的穿动脉或者脑干回流静脉。为了避免这类严重的并发症，建议术中应尽可能保护所有脑干穿动脉和粗大的回流静脉。

6. 脑中风及幕上脑出血，多见于老年患者，主要是由于过快释放脑脊液，因此开放硬脑膜后应缓慢释放脑脊液。

7. 其他如颅内感染、面部带状疱疹、术后面瘫与视力下降等并发症也有报道。

总之，微血管减压虽然是一种微创治疗方法，满意的疗效依赖于手术医生的丰富经验和精细操作。

九、预 后

三叉神经痛本身很难自愈，各种治疗方法的预后也有所不同，这里介绍几种常用疗法的预后情况。

1. *药物治疗* 在疾病早期，常用药物卡马西平、苯妥英钠等多可获得满意疗效，但是随着病程延长口服药物的剂量需要逐渐增大。对于有卡马西平过敏史的患者不主张药物治疗，同时对于症状严重而且严重影响生活质量的患者也不建议单纯药物治疗。

2. *射频治疗* 射频治疗三叉神经痛多可获得立竿见影的效果，主要适合应用于下颌神经痛或者合并上颌神经痛的患者，对于三叉神经第一支疼痛的患者射频治疗的效果有限，也不建议选择射频治疗。射频治疗后的疗效持续时间因人而异，可以从数月到数年不等，但必须指出的是单纯射频治疗不能治愈三叉神经痛。

3. *伽马刀治疗*　近年来伽马刀治疗三叉神经痛的应用日渐增多，主要应用于高龄体弱或者不愿接受手术治疗的三叉神经患者。伽马刀治疗的效果与剂量选择相关，但是剂量过大又会导致神经变性及三叉神经感觉功能减退，而且单纯伽马刀治疗也不能治愈三叉神经痛。

4. *微血管减压手术*　微血管减压是目前治疗三叉神经痛最有效的方法，手术疗效各家报道不一，总体上手术有效率在80%～100%，疾病治愈率在85%～98%，而且手术疗效与病程、压迫血管种类及压迫程度相关。但是微血管减压术后也有一定的复发率，术后5年与10年的复发率分别为6%及8%左右。

第二节　舌咽神经痛

一、流行病学

舌咽神经痛(glossopharyngeal neuralgia，GPN)，也称为迷走舌咽神经痛，以一侧咽喉部短暂而剧烈的疼痛并放射至口咽或耳部为特征。1910年，Weis-Enburg首先描述了由小脑脑桥三角肿物引起的舌咽神经痛。1920年Sieard和Robineau报道了3例舌咽神经分布区域出现不明原因疼痛的病例，切除舌咽神经后缓解了疼痛。1921年HarriS最早描述原发性舌咽神经痛，并第一次使用了“glossopharyngeal neuralgia”这个术语。舌咽神经痛是一种临床罕见的疾病，该病多见于50岁以上的人，发病率约为三叉神经痛的1%，不足1/10万。根据美国Rochester进行的一项研究，GPN发病率约为0.7/10万(男女分别为0.9/10万和0.5/10万)，发病率随着年龄增长略微增加，疼痛的分布区域在左右侧及男女之间没有差别。与三叉神经痛一样，舌咽神经痛同样与多发性硬化症有关，美国迈阿密大学Mingar和sheremata对8000例多发性硬化症患者进行了超过20年的随访，发现了4例舌咽神经痛患者(2男、2女)，并报道了4例出现舌咽神经痛的多发性硬化症患者，其中3例对卡马西平治疗有效，另1例在使用ACTH和环磷酰胺(Eyelophosphamide)时疼痛消失。

二、解剖学

舌咽神经是混合神经，包含运动、感觉和副交感神经纤维。其运动纤维起源于延髓疑核上部，穿出颈静脉孔，支配茎突咽肌。感觉神经元位于颈静脉孔附近的岩神经节和上神经节，接收来自外耳道和鼓膜后侧的痛、温觉，咽壁、软腭、悬雍垂、扁桃体、鼓室、耳咽管、乳突气房、舌后部、颈动脉窦和颈动脉体的内脏感觉，舌后1/3的味觉。副交感纤维起源于延髓的下涎核，节前支经过耳神经和岩浅小神经到耳神经节，节后支循三叉神经的耳颞神经支配腮腺。舌咽神经根在进出延髓处，即中枢与周围神经的移行区，有一段神经缺乏神经膜细胞的包裹，平均长度2mm，简称脱髓鞘区，该部位容易受到压迫、刺激从而导致舌咽神经疼痛或功能异常，该部位也是血管压迫导致舌咽神经痛的关键区域。

三、病因病理

舌咽神经痛包括原发性舌咽神经痛和继发性舌咽神经痛。继发性舌咽神经痛的病因：①颅内舌咽神经受损，可有小脑脑桥三角和颅后窝肿瘤、上皮样瘤、局部感染、血管性疾病、颈静脉孔骨质增生、舌咽神经变性等；②颅外的舌咽神经受损，可有茎突过长、鼻咽部和扁桃体区域肿瘤、慢性扁桃体炎、扁桃体脓肿等。原发性舌咽神经痛病因多数不明，部分患者发病前有上呼吸道感染病史，一般认为由于舌咽神经与迷走神经的脱髓鞘变化，引起舌咽神经的传入冲动与迷走神经之间发生短路，导致舌咽神经出现痛性抽搐。目前认为，血管压迫舌咽神经后根是导致原发性舌咽神经痛的主要原因，但其确切的发病机制至今不明。

目前认为各类病因均可能导致舌咽神经与迷走神经脱髓鞘改变，继而在舌咽神经与迷走神经之间发生短路，轻微的触觉刺激即可通过短路传入中枢，中枢传出的冲动也可通过短路再传入中枢，这些冲动达到一定总和时，即可激发神经根而产生剧烈疼痛。在各类病因中，来自椎动脉及小脑后下动脉的搏动性压迫、刺激是引起舌咽神经痛的常见原因。除血管因素外，小脑脑桥三角周围的慢性炎症刺激可导致蛛网膜逐渐增厚粘连，加重了动脉血管的异位压迫及其与神经根之间的粘连，加快了舌咽神经与迷走神经的脱髓鞘改变与舌咽神经痛的发生。

四、临床表现

舌咽神经痛也称为舌咽神经痛性抽搐，临床上较少见，系指局限于舌咽神经感觉支支配区内，有时伴有迷走神经耳支和咽支的分布区内反复发作性的一种刺痛。疼痛常从一侧舌后 1/3 和扁桃体突然发生，并迅速放射到咽、喉、软腭、耳咽管、外耳道、中耳及外耳的前后区域。疼痛性质类似三叉神经痛，呈发作性刺痛、刀割样剧痛或烧灼样疼痛，发作时间持续数秒到数分钟不等，发作间歇期疼痛可完全缓解，部分患者在发作间歇期可有持续性隐痛。舌咽神经痛也有“扳机点”现象，多在扁桃体、软腭、咽后壁或外耳道等处，一经触碰即可引起疼痛发作。“扳机点”经可卡因麻醉后可缓解发作。个别患者疼痛发作时可伴有心动过缓、心脏停搏、血压下降、晕厥及抽搐等症状。心动过缓或心脏停搏系因支配颈动脉窦的窦神经(舌咽神经的一个分支)过度兴奋，促使迷走神经功能过分亢进所致，也有学者推测可能与迷走神经本身的高敏感状态及舌咽神经近心端假突触形成有关。晕厥和抽搐则为心动过缓、心脏停搏促使血压下降和脑严重缺血缺氧所致。本病可呈自发性，但常因吞咽、谈话、打呵欠或掏耳等动作而突然发作。症状严重时患者为了减免发作而拒食，甚至不敢咽唾液，而采取低头姿势让唾液自口中自行流出。

五、辅助检查

舌咽神经痛包括原发性舌咽神经痛和继发性舌咽神经痛两种，与三叉神经痛一样，辅助检查的主要目的是发现和排除继发性病因，如胆脂瘤、舌咽神经鞘瘤、脑膜瘤、蛛网膜囊肿和蛛网膜炎等。常用的辅助检查是颅脑 CT 和 MRI，另外 3D-TOF-MRTA 可以显示舌咽神经和迷走神经后根与周围血管的关系，有助于正确选择治疗方案和完善术前准备。颅底扫描三维重建结合颅颈交界区磁共振扫描有助于发现颅后窝狭小、颅底畸形及颅颈畸形，帮助医生充分做好术前准备和评估手术风险。

六、诊断及鉴别诊断

舌咽神经痛的诊断主要依据患者典型的临床表现，根据一侧咽喉部反复发作的阵发性剧痛、扳机点现象及常见的诱发动作可以诊断。但是，对于症状不典型的舌咽神经痛的诊断就必须与下列疾病进行鉴别。

1. *三叉神经痛*　两者的疼痛性质与发作情况完全相似，部位亦与其毗邻，第三支痛时易和舌咽神经痛相混淆。两者的鉴别点为：①三叉神经痛位于三叉神经分布区、疼痛较浅表，“扳机点”在眼睑、口唇或鼻翼，说话、洗脸、刮须可诱发疼痛发作。②舌咽神经痛位于舌咽神经分布区，疼痛较深在，“扳机点”多在咽后、扁桃体窝、舌根，咀嚼、吞咽常诱发疼痛发作。

2. *喉上神经痛*　喉深部、舌根及喉上区间歇性疼痛，可放射到耳区和牙龈，说话和吞咽可以诱发，在舌骨大角间有压痛点，用 1%丁卡因棉片涂抹梨状窝区及舌骨大角处或用 2%普鲁卡因神经封闭，均能完全制止疼痛可鉴别。

3. *膝状神经节痛*　耳和乳突区深部疼痛常伴有同侧面瘫、耳鸣、耳聋和眩晕。发作后耳屏前、乳突区及咽前柱等处可出现疱疹，疼痛呈持续性。膝状神经节痛者，在咀嚼、说话及吞咽时不诱发咽部疼痛，但在叩击面神经时可诱起疼痛发作，无“扳机点”。

4. *蝶腭神经节痛*　此病的临床表现主要是在鼻根、眶周、牙齿、颜面下部及颞部阵发性剧烈疼痛，其性质似刀割、烧灼及针刺样，并向下颌、枕及耳部等放射。每天发作数次至数十次，每次持续数分钟至数小时不等。疼痛发作时多伴有流泪、流涕、畏光、眩晕和鼻塞等，有时舌前 1/3 味觉减退，上肢运动无力。疼痛发作无明显诱因，也无“扳机点”。用 1%丁卡因棉片麻醉中鼻甲后上蝶腭神经节处，5～10min 或以后疼痛即可消失。

5. *颈肌部炎性疼痛*　发病前有感冒发热史，单块或多块颈肌发炎，引起颈部或咽部痛，运动受限，局部有压痛，有时可放射到外耳，用丁卡因喷雾咽部黏膜不能获得镇痛效果。

七、治　疗

继发性舌咽神经痛主要是治疗原发病，如颈静脉孔区神经鞘瘤或脑膜瘤切除术等。原发性舌咽神经痛的治疗主要包括药物治疗和手术治疗两种，射频治疗与封闭治疗因为疗效短或操作复杂已很少应用。大部分患者药物治疗可有效缓解疼痛，常用药物有卡马西平、苯妥英钠，两者联合应用效果较单药应用更好。手术治疗主要应用于发作频繁、疼痛剧烈，且经较长时间的内科治疗仍不能起效者。手术治疗有颅外舌咽神经干切断术、咽上神经切断术、迷走神经咽部神经切断术、舌咽神经血管减压术等，其中舌咽神经血管减压术已成为目前应用最多和疗效最好的微创治疗方法。通常采用枕下乙状窦后入路，充分显露同侧舌咽神经和迷走神经后根，分离移位所有与舌咽神经和迷走神经后根存在解剖接触的血管，并妥善固定。单纯舌咽神经和迷走神经后根血管减压术可以获得满意的疗效，因此不主张采用舌咽神经和迷走神经后根选择性切断术。

八、并发症

微血管减压治疗舌咽神经痛具有与微血管减压治疗三叉神经痛同样的并发症风险，如乳突积液和听力减退，小脑出血、肿胀，甚至出现颅后窝高压，脑脊液漏，脑干缺血甚至梗死，脑卒中及幕上脑出血，颅内感染等。这里需要特别指出的是在微血管减压治疗舌咽神经痛患者中，术后出现舌咽神经和迷走神经功能障碍的发生率更高，表现为不同程度的声音嘶哑、进食呛咳、不自主咳嗽、唾液分泌过多等，而且这些并发症一旦出现很难完全恢复，会对患者的生活质量产生很大影响，因此对手术医生的操作技术提出了更高要求。

九、预　后

舌咽神经痛的治疗效果与病因密切相关，继发性舌咽神经痛的手术疗效远不如原发性舌咽神经痛，而且术后出现舌咽神经和迷走神经功能障碍并发症的发生率更高。微血管减压治疗原发性舌咽神经痛可获得满意的效果，疼痛缓解率在90%～100%，疾病治愈率在95%左右，而且绝大多数患者术后没有严重的并发症。

（李世亭）

参考文献

[1] 江澄川，汪业汉，张可成.现代功能神经外科学.上海：复旦大学出版社，2004：85-106

[2] 周良辅.现代神经外科学.上海：复旦大学出版社，2001：1021-1036

[3] Chenur Oesman, Jan Jakob A Mooij. Long-Term Follow-Up of Microvascular Decompression for Trigeminal Neuralgia.Skull Base，2011，21(5)：313-322

[4] Mark Obermann.Treatment options in trigeminal neuralgia.Ther Adv Neurol Disord，2010，3(2)：107-115

[5] Bülent Tucer，Mehmet Ali Ekici，Serkan Demirel, et al. Microvascular Decompression for Primary Trigeminal Neuralgia ：Short-Term Follow-Up Results and Prognostic Factors.J Korean Neurosurg Soc，2012，52(1)：42-47

[6] In Ho Oh, Seok Keun Choi, Bong Jin Park，et al.The Treatment Outcome of Elderly Patients with Idiopathic Trigeminal Neuralgia ：Micro-Vascular Decompression versus Gamma Knife Radiosurgery. J Korean Neurosurg Soc，2008，44(4)：199-204

[7] Byung-Chul Son, Hyung-Suk Kim, Il-Sup Kim，et al.Percutaneous Radiofrequency Thermocoagulation Under Fluoroscopic Image-Guidance for Idiopathic Trigeminal Neuralgia.J Korean Neurosurg Soc，2011，50(5)：446-452

[8] C Gaul，P Hastreiter，A Duncker，et al. Diagnosis and neurosurgical treatment of glossopharyngeal neuralgia：clinical findings and 3-D visualization of neurovascular compression in 19 consecutive patients.J Headache Pain，2011，12(5)：527-534

[9] Bowler，I Johnston，M Kennedy.Late recurrence of glossopharyngeal neuralgia after IXth and partial Xth nerve rhizotomy：treatment by microvascular decompression. J Neurol Neurosurg Psychiatry，2000，69(6)：834-835

[10] P J Jannetta.Neurovascular compression in cranial nerve and systemic disease.Ann Surg，1980，192(4)：518-525

[11] Zhong J，Li ST，Xu SQ，et al.Management of petrosal veins during microvascular decompression for trigeminal neuralgia.Neurol Res，2008，30(7)：697-700

[12] Zhong J，Li ST，Zhu J，et al.A clinical analysis on microvascular decompression surgery in a series of 3000 cases. Clin Neurol Neurosurg，2012，114(7)：846-851

[13] Jun Zhong，Jin Zhu，Shi-Ting Li，et al. Microvascular Decompressions in Patients With Coexistent Hemifacial Spasm and Trigeminal Neuralgia.Neurosurgery，2011，68：916-920

第72章

周围神经疾病

第一节　周围神经肿瘤

周围神经肿瘤较少见，可发生于周围神经的任何部位，而且源自神经组织外的肿瘤也能压迫、侵犯或转移至周围神经。将其分为起源于周围固有神经细胞成分的肿瘤[又分为良性(神经鞘瘤、神经纤维瘤)和恶性(恶性神经鞘瘤)两类]、起源于非周围固有神经细胞成分的肿瘤(神经内脂肪瘤)、累及周围神经的非肿瘤性肿物(Monton 神经瘤、创伤性神经瘤等)。

一、解　剖

周围神经包括以下三种基本成分(图 72-1)：①传导动作电位的轴突或神经纤维，由神经元胞质延续而成。神经元胞体位于中央神经系统(CNS)或周围神经系统(PNS)的神经节内。②形成鞘膜的神经膜细胞，提供神经传导的电绝缘性，在有髓鞘神经纤维，能使神经冲动呈跳跃性传导。③神经纤维外，但被同一包膜包被的其他细胞(如成纤维细胞、巨噬细胞、内皮细胞及肥大细胞)及多种大分子物质，包括蛋白质、糖蛋白和蛋白多糖。

神经纤维由神经膜细胞包绕。神经膜细胞分别包绕每根神经纤维则形成有髓鞘神经纤维，若同时包绕多根神经纤维则形成无髓鞘神经纤维。有髓、无髓鞘神经纤维都被结缔组织包膜即神经内膜(图 72-1)包裹。同样，神经内膜外亦有一层致密组织环绕，称为神经束膜(图 72-1)。神经束膜包绕神经纤维成为神经束。虽然神经周细胞有细胞周围的基底层，与神经膜细胞类似而与成纤维细胞不同，但仍有实验室证据表明，神经周细胞起源于成纤维细胞。神经束被神经外膜内层(图 72-1)分隔开。再往外为神经外膜外层(图 72-1)，由数层同心圆样结缔组织和细胞包绕形成。神经外膜的内、外层都包含有成纤维细胞、巨噬细胞、血管及数量不等的脂肪。

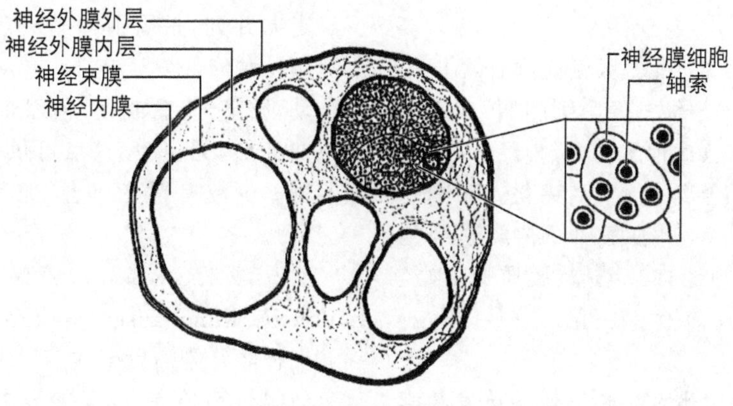

图 72-1　神经纤维解剖

二、神经鞘瘤

神经鞘瘤又名施万细胞瘤，是一种良性肿瘤，常为单发，起源于单根神经束膜，亦可多发，称为Ⅱ型神经纤维瘤病，少数可恶变。

(一)病理

良性神经鞘瘤外观呈球形或梭形，有包膜，剖面质硬或分叶状，可见直径不等的神经，可囊变或出血，如瘤内有坏死区是一个不吉的征兆。

组织学上可分成 A、B 两型：致密型(Antoni A)和疏松型(Antoni B)。A、B 两型也可同时发生在一个瘤体内。A 型的病理结构主要由梭形细胞组成，排列如行，呈栅栏状，细胞核呈螺旋状排列，称为贝罗凯小体(Verocay 体)，胶原纤维丰富；B 型的细胞稀疏，呈泡状分布于稀薄的黏液基质中，呈现一囊性海绵状结构，对黏多糖染色呈弱阳性，而神经纤维瘤则呈强阳性，可资鉴别。

(二)临床表现

1. 单发神经鞘瘤可生长在任何周围神经干上，也可发生在脑神经，以脑神经前庭支最常见。肿瘤都有良好的包膜，将载瘤神经的纤维束推向一侧，不侵犯神经纤维。肿瘤多为实质性，也有呈囊性者，肿瘤体积较小时一般无症状，当长大至足以压迫神经时可出现局部疼痛和感觉异常，并向末梢放射。扪诊可触及梭形肿块，可做横向活动，瘤体直径一般不超过 4cm，由于肿瘤有良好的包膜，易与载瘤神经相分离，可资与神经纤维瘤相鉴别。

2. 多数神经鞘瘤为单发，但它可以合并有Ⅰ型或Ⅱ型神经纤维瘤病，约有 37%周围神经鞘瘤发生在Ⅱ型神经纤维瘤病(NF-Ⅱ)患者，临床表现与Ⅰ型神经纤维瘤病(NF-Ⅰ)类同，为常染色体显性遗传，外显率很高。

NF-Ⅱ的诊断标准如下：①双侧前庭神经神经膜细胞瘤。②单侧前庭神经神经膜细胞瘤，或患有如下两种病理的患者，包括神经鞘瘤、神经纤维瘤、脑膜瘤胶质、晶状体后下浑浊、大脑钙化。③同时患有如下两种病理，如单侧前庭神经神经膜细胞瘤、多发脑膜瘤、周围神经神经鞘瘤、胶质瘤、神经纤维瘤、晶状体后下浑浊或大脑钙化。

(三)手术治疗

对严重疼痛，感觉障碍及生长迅速的单发肿瘤都应手术治疗。

手术先显露肿瘤的近端和远端正常部分，在放大镜或手术显微镜和电刺激，监测技术或诱发感觉电位帮助下进行手术。这有利于区分有功能的神经纤维和肿瘤组织，手术过程还可通过肌电图监测神经与肌肉的关系，以尽量减少神经功能的丧失。

肿瘤常起源于单根神经纤维，其他神经纤维被挤压在一旁，常可以作为肿瘤全切除，而神经损伤较小或无。如果肿瘤组织与神经纤维融入肿瘤包膜中，可先在包膜内切除瘤组织至瘤缘，然后再在电刺激监测下区分肿瘤和神经成分，再切除无功能肿瘤组织，如果肿瘤全切除势必导致丧失神经功能，宜做部分切除。

术后 24h 应用抗生素治疗，鼓励早期活动。

三、神经纤维瘤

起源于神经鞘膜细胞，生长缓慢，边界清楚，常表现为皮下单个肿块，也可沿神经生长，但无包膜形成。

(一)病理

神经纤维瘤和神经鞘瘤均起源于具有神经膜细胞特征的双层基底细胞。不同之处有两点：神经纤维瘤还来源于神经束膜纤维细胞，它在胚胎发育上比神经膜细胞更幼稚。此外，神经纤维瘤内有神经纤维穿过，而神经鞘瘤虽长在神经内，但与神经组织分开，对神经的侵袭性明显小于神经纤维瘤。镜下瘤体内以神经纤维(被膜)为主，神经轴索为辅，神经膜细胞、结缔组织也参与其间，境界不清，无包膜，肿瘤本身即为梭形膨大的神经干。瘤细胞可在轴突之间生长，单根或多根神经纤维被肿瘤包裹围绕。

(二)临床表现

1. 单发　多数为单发，纺锤状，其长轴常沿神经走向并列，是周围神经最常见的肿瘤，见于各年龄组。肿瘤好发于皮下，单发。肿瘤呈结节状，可移动，质坚，压痛或无，神经轴索被肿瘤组织包绕，扭曲变形，无包膜，这点可供手术时与神经鞘瘤相鉴别。少数有恶变机会，尤其肿瘤位于关节附近(4%)。

2. *多发(神经纤维瘤病Ⅰ型，NF-Ⅰ)*　又名 Von Recklinghausen 病或多发性神经纤维瘤病。50%神经纤维瘤发生在 NF-Ⅰ病人。NF-Ⅰ是常染色体显性遗传病，外显率为 100%。人群罹病率近 1∶5000，50%以上患者无家族史，这提示存在很高的 NF-Ⅰ基因自发的突变率，基因位于 17 号染色体长臂的着丝粒旁区。

典型 NF-Ⅰ的临床综合征中可表现有如下≥2 条的征象：①皮肤牛奶咖啡色素斑可在 6 处以上。在青春前色素斑直径>5mm，在青春期后可>15mm。②皮肤神经纤维瘤≥2 个，或有一处为丛状神经纤维瘤。③腋窝或腹股沟区雀斑。④双侧视神经胶质瘤。⑤虹膜内色素沉着，错构瘤(Lisch 结节)≥2 个或 3 个。⑥特异性骨性病变，如蝶骨翼缺损、长骨皮质变薄等。⑦其他，如肢端肥大症、身材矮小、智力障碍、癫痫，脑积水和高血压等。

(三)手术治疗

术中可见神经呈纺锤形膨隆，两端为正常神经干。肿瘤多与神经融合一体，切除后多数病人出现神经功能障碍。少数肿瘤可以从神经干中游离切除，保留神经的完整性。如果经快速病理检查必须进行神经干切断者可进行自体神经移植术(隐神经)。

四、恶性神经鞘瘤

原发性恶性神经鞘肿瘤可分两型：恶性神经膜细胞瘤和恶性神经鞘纤维肉瘤，这两型肿瘤常伴发丛状神经纤维瘤，恶性程度高，肿瘤细胞形似纤维细胞。

恶性神经膜细胞瘤常发生在神经纤维瘤病的患者，也可以单独发生，不是从良性神经膜细胞瘤转化而来，常自丛状神经纤维瘤恶变形成。显微镜下可见病理结构细胞丰富，细胞核异型性，核溶解区。

这两型肿瘤应行手术广泛切除，易复发，可向远处转移，必要时手术截肢。

五、神经内脂肪瘤

好发于儿童或青壮年，肿瘤可发生在手掌，常见源于正中神经，表现为软性肿块，局部肿胀，疼痛，感觉异常，握力减退，逐步加重，常继发腕管综合征，肿瘤包绕着神经，可延伸及指神经，可与巨指(趾)症伴发。可在显微镜下行广泛神经松解术，尽量切除瘤组织，在电刺激及监护技术下保留神经功能。

六、Monton 神经瘤

Monton 神经瘤不是一种新生物，而是机体对损伤的一种反应。好发于第三、第四跖骨头之间的跖神经，典型表现为退行性变及纤维化形成。由于鞋的尺码过小导致脚的反复损伤，被认为是此病的最主要原因。外观上可见整个神经血管束呈梭形改变。显微镜下，可见神经的明显萎缩及神经束膜和神经外膜的层状增生。局部封闭、理疗、改穿宽松软鞋可改善症状，顽固病人可行“神经瘤”切除术。

七、创伤性神经瘤

神经断裂伤后，神经两断端即发生一系列细胞、分子反应。神经的远侧断端发生瓦勒(wallerian)变性。而神经的近侧断端发生轴突的再生及芽生，这个过程与神经膜细胞及其他细胞的增生有关。如果神经断端间相距很近或及时地施行了外科手术修复，神经再生就能良好进行，重新建立神经的连续性。相反，如果神经断端间相距甚远，甚至远侧端已经去除，则近侧端的再生不能良好进行，形成梭形或球形的创伤性神经瘤。创伤性神经瘤会出现疼痛、对机械刺激敏感。治疗可予封闭、理疗和针刺方法，或行神经瘤松解术移位至邻近肌间隙中，对疼痛顽固复发的病人可行脊髓丘脑束切断术。

第二节　周围神经损伤

一、神经损伤的分类

Suderland(1951)提出六度分类法。

(一)Ⅰ度(神经失调)

神经失调又称神经震荡，主要见于神经局部压迫，如止血带、硬物压迫等。神经结构无明显改变，或仅有节段性脱髓鞘改变，无 Waller 变性，是一种单纯神经传导功能暂时障碍，临床可表现肢体麻木或麻痹，Tinel 征阴性。恢复时间可数分钟，数天或数周不等，最长不超过 3 个月，电生理检查可区别其他级别(Ⅰ～Ⅱ度)。

（二）Ⅱ度（轴突中断）

除上述原因外，还见于闭合性牵拉性神经损伤，轴突明显断裂，而神经内膜和束膜完整，远端神经纤维可出现 Waller 变性。由于神经内膜未受损，近端轴突可顺利再生，不留瘢痕。恢复速度25.4mm/月，向远侧移动（通过 Tinel 征），能完全恢复伤前的感觉和运动功能。只有出现恢复体征后才能做出几度损伤的诊断。而Ⅰ度无进行性、移动性 Tinel 征，恢复也较Ⅱ度完全。

（三）Ⅲ度（轴突和内膜管断裂）

神经纤维中断，神经内膜也受波及，而神经束膜与外膜都保持完整。由于神经内膜管的破坏，其瘢痕组织可堵塞内膜管，使轴芽生长迷路，加上瘢痕组织不能进入远端靶器官中去，因而神经功能恢复常常是不完全的，由于神经膜细胞的基膜也受到损伤，一些再生的神经纤维错长入不同性质的终末器官中去。神经功能丧失的时间比Ⅱ度损伤要长得多，且恢复不完全，一部分可成为永久性运动或感觉功能丧失，乃由于运动和感觉纤维互相错长的结果，神经再生恢复速度与Ⅱ度相同，也出现进行性 Tinel 征，不同之处是Ⅲ度损伤均属不完全性。

（四）Ⅳ度（神经束断裂）

多为严重神经牵拉伤、注射性损伤及一期神经缝合术后无功能恢复者。受损神经的神经束断裂，而神经外膜相连，神经的外形连续性保持完整，但无传导功能，逆行性退变严重，神经细胞体死亡数高，存活的轴突少。神经的连续基本上由瘢痕维持，妨碍近端轴突向远端神经内膜管的生长，芽生的轴突多越过束膜和外膜迷失在周围组织中。检查时损伤远侧无 Tinel 征远移现象，感觉、运动和交感神经功能基本丧失，只有通过神经缝合或神经移植术才可望功能恢复。但是Ⅳ度常为严重牵拉伤，一般需要 3 个月的观察没有好转的病人才考虑切除瘢痕和神经修复手术，因为Ⅰ度、Ⅱ度、Ⅲ度的损伤一般在 3 个月期内不经手术都能逐渐恢复。

（五）Ⅴ度（神经横断）

神经完全断离，断端分离缺损或只有细小的瘢痕组织相连。损伤神经所支配的肌肉、感觉和交感神经功能完全丧失。这类损伤仅见于开放性损伤，在早期手术探查中便可确诊，手术缝合是唯一的治疗手段。

（六）Ⅵ度（混合性损伤）

见于慢性神经嵌压伤、注射性损伤、神经的连续性保存，损伤部位呈神经瘤样改变。神经功能表现有不同程度损伤，它的恢复形式也是不同的。

二、神经损伤的检查

1. *运动障碍*　一条神经损伤后受其支配的肌肉立即出现运动障碍，肌张力消失，呈弛缓状态，与其拮抗肌失去平衡，表现为动力性畸形。周围神经损伤后肌肉功能 6 级评定法：M_0，无肌收缩；M_1，肌近端可触及收缩；M_2，肌近端和远端均可触及收缩；M_3，能抵抗阻力；M_4，可完成协调及独立运动；M_5，恢复正常。

2. *感觉障碍*　由于周围神经分布重叠，上下神经代偿，因此神经损伤后感觉障碍的范围和恢复程度有很大变异。感觉评定也分 6 级：S_0，感觉完全丧失；S_1，有一些微感觉；S_2，除痛觉外有部分触觉；S_3，痛触觉存在；S_4，在 S_3 基础上有两点辨别觉，距离为 7～11cm；S_5，感觉正常，两点辨别觉缩小至小于 6cm，实体觉存在。

3. *反射*　当神经完全中断或遭到部分损伤时反射活动消失。因此，反射活动消失不能作为神经损伤程度的指标。

4. *自主神经功能*　周围神经不全损伤伴有灼性神经痛时可有过度出汗。完全损伤时受累区血管扩张，但 2～3 周或以后转为苍白、青紫或有斑纹，手足发生营养改变，皮肤变薄，发亮，容易破裂，经久不愈，骨质疏松等。

5. *Tinel 征*　用指端或叩诊锤沿着损伤神经行走路径轻击，如病人顿感远方神经分布区短暂的刺痛感，持续数秒钟，称为 Tinel 征阳性，表示神经受损后尚未获得完整髓鞘的再生轴芽正在沿着神经内管生长，当再生神经的近心部分不断被髓鞘包裹，近侧端阳性反应消失，而出现向远端迈进的 Tinel 征。医者于是可用此征进展的速率推测预后，或是否需要手术（Ⅱ度和Ⅲ度损伤）。而Ⅰ度不会出现前移 Tinel 征，因为Ⅰ度不会发生 Waller 变性，同样Ⅳ度或Ⅴ度也不会，除非已做了神经修复手术。因此，Tinel 征的存在提示运动纤维有再生现象。值得注意的是少量感觉纤维再生也可出现 Tinel 征阳性，因此不可认为此征是运动纤维再生的唯一指标，也不能认为将会出现良好的感觉恢复。

6. *影像学*　常规拍摄 X 线片可显示横膈运

动、关节脱位或骨折，可以帮助确定周围神经损伤或麻痹的原因。CT 椎管造影对臂丛根性损伤的诊断价值较高。MRI 可以显示脊髓损伤，高分辨率 MRI 可见前后细根的分离，从而可以明确神经根撕脱的诊断。轴向或轴向倾斜平面（功能位）扫描常对临床工作有较大帮助。

7. 电生理检查　电生理学检查包括肌电图、神经传导功能测定、H 反射及诱发电位等可帮助确定诊断。但神经功能恢复与电生理功能恢复不一定相符。臂丛损伤及其他周围神经损伤电生理检查占有十分重要地位，术中应用价值更大，可帮助手术医师澄清解剖结构。

8. 肌电图（EMG）　周围神经切断 2～3 周或以后，肌电图上表现出静息状态下的自发电活动、插入电极的活动性下降、纤维性颤动电位或自发动作电位的消失都提示失神经支配。过早进行这些检查则不能准确判断失神经支配的范围和程度。肌电图早期的电活动是肌肉恢复神经支配的最早表现，但是不能预计有足够数量的神经纤维能够到达肌肉使其恢复功能。

9. 诱发电位（SSEPs）　是通过刺激周围神经残根，在对侧大脑半球顶叶功能区产生可测出的电位度（SEP），还可以测出周围感觉的传导速度，对检测近端神经根内残存的轴突功能很有用。不能传导 SSEPs 的神经根是轴突缺失或节细胞移位。SSEPs 恢复正常传导，表明手术成功。诱发电位存在并不能说明神经根是完全正常的。SSEP 完全缺失提示被检神经根已完全离断。

三、神经损伤修复

（一）原则与策略

神经功能恢复大部分取决于神经对损伤的反应，而神经修复手术的作用是有限的。医生要在手术修补时机及方法上做出选择，以及把握原则和处理技术细节：①术前评估神经损伤的性质、程度、节段平面、范围；②术中充分显露，清除瘢痕，无张力对合，保证血供，避免感染。

（二）神经修复技术

1. 神经外膜缝合术　神经外膜缝合术是将神经外膜对端缝合，操作简单，对内部神经束及血供损伤较少，适用于断端间缺损较小，以混合神经束为主的神经损伤效果较好。

显露神经两端后置于压舌板上，切除神经断端“蘑菇头”样改变，直至正常神经束。拉拢对合两断端，用 8-0 或 9-0 单尼龙线缝合注意张力应为 0 或极小。有时，近侧端或远侧端需加以分离，以使神经松解，并以防神经干扭曲。神经外膜吻合后，其内的神经束仍可为断裂、末端膨大或对合不良。神经束间缝隙将会被结缔组织填充，从而阻碍神经的再生。

2. 神经束膜缝合术　束膜缝合术是将两断端同型别神经束，按束或束组分别对合，将其束膜缝合。对仅有部分神经束能维持结构的完整性时，这是最佳的治疗方法。在神经远、近端纵行切开神经外膜显露神经束，用 9-0 或 10-0 尼龙线将近、远端束膜缝合。如由多根小神经束组成，可将几束作为一组缝合。各神经束匹配对合恰当后，再间断缝合神经外膜。如果神经束缝合牢靠，没有张力，可免去外膜缝合，以减少术后纤维化。

3. 神经外膜、束膜联合缝合术　这种联合缝合实质上是以外膜缝合为主体，在缝合外膜的同时，连同深层的神经束的束膜一并缝合，以便将束膜亦同时加以固定，使神经束的对合比单纯外膜缝合好。

4. 神经松解术　将神经从瘢痕中游离出来，并将外膜切除，神经功能可望在短期内恢复。进行神经松解时，应尽量避免损伤神经的血供。广泛地分离松解后，可将神经延长 2～4cm。但在松动的过程中，常破坏邻近肌肉发出的营养血管，使神经必须依靠其本身固有的血供存活。由于解剖分离，造成神经周围组织瘢痕形成，这会不利于神经的再生。

5. 神经移位术　通过改变神经的解剖行程（如移位），使其路径缩短，从而增加了神经的有效长度。由于解剖因素的限制，能应用神经移位的部位有限。通过移位使尺神经越过肱骨髁上，可增加 3～5cm 的长度。正中神经移位于旋前肌前，可多增加 2cm 的长度。当肱骨损伤导致桡神经断裂伤时，可将其向前移位于肱二头肌与肱肌之间。

6. 神经移植术　当神经两断端缺损超过 2cm 时勉强缝合会出现张力，妨碍新生的轴索通过，适合神经移植。目前神经移植主要是自体神经移植，一般选用感觉神经，如腓肠神经、隐神经、肋间神经、桡神经皮支、前臂外侧皮神经、前臂内侧皮神经前支等。这些神经被切取后留下的感觉绝对缺损区较小，无重要功能，又易被邻近皮神经所补偿。

一段游离神经可存活 2d，如果超过 48h 后恢复血液循环，神经可继续存活，最迟到第5天仍未建立血供则迅速死亡。移植后最早获得的血供是来自远、近两端缝合处。一般在第3～4天便有新生血管从缝合处长入，移植的神经得以存活。自第5天起周围组织有新生的血管向移植神经穿过外膜、束膜提供血供，到第6～8天转为明显，成为血供的主要来源。

移植的神经宜细，不宜粗，宁可用多支细神经联合成电缆样移植，不宜用一段粗神经移植。选择神经段的长度应比神经束间缺损长10%～15%。过短则神经修复后将会产生过大的张力，过长则易发生中央段缺血坏死，超过5～7cm的神经移植的效果较差。

7. 神经植入术

(1)运动神经残端植入术：将神经近端分成若干束支，按肌肉终板排列方向，平行植入失神经支配的肌腹内，局部加固一针，期望形成新的终板。

(2)感觉神经植入真皮术：将感觉神经束分成若干条自然小束，如树枝般散开，分别植入或埋入移植皮瓣的真皮下层，局部固定一针，期望恢复皮瓣的感觉功能，尤其对手掌、足跟等易受摩擦，负重区皮肤感觉。

四、术后处理及恢复评定

术后观察包括运动、感觉和自主神经系统功能恢复情况。特别注意神经缝合部位有无压痛的肿块和Tinel征出现的部位和时间，以了解神经再生的进程。神经移植的病人，应注意再生的神经纤维是否通过移植段，特别注意通过第二个缝合口的时间，如经久停滞不前、主要功能没有恢复（Tinel征无前移迹象），则要及时手术再探查。

神经缝合后，损伤远端还会出现Waller变性，为时约2周。然后神经开始再生，一般以1～2mm/d的速度向远侧生长。待神经纤维长到终末器官后2周才出现运动或感觉的效应。

手术后患肢应制动固定3周，然后开始进行功能锻炼，应循序渐进，同时辅以物理治疗以促进肌肉主动或被动活动以防肌肉进一步萎缩。

定期功能评定，可与健侧比较，与术前比较包括每一块肌肉收缩功能的检查，各条神经的皮肤感觉功能检查及出汗试验，记录功能恢复的时间、程度，定期分析术后神经生长的动态。

五、各类周围神经损伤分述

(一)桡神经(C_{6-8}，T_1)损伤及嵌压

桡神经是臂丛后束的延续，内含有C_{6-8}和T_1的神经纤维，支配肱三头肌、肱桡肌、旋后肌、手和手指的伸肌及拇长展肌，是上肢后肌群的运动神经，也是上肢后面皮肤的主要感觉神经，是上肢诸神经中最易遭受外伤的神经。

累及肱三头肌的高位桡神经损伤的原因主要是肱骨干骨折、脱位，腋杖压迫。肘上桡神经受压经常由于在醉酒后的熟睡中胳膊伸出悬垂于床边或椅子外所致，肱三头肌一般不受累。桡神经嵌压症是指桡神经在肱骨肌管内受到压迫损伤。骨间背神经压迫症是指其自桡神经发出后在旋后肌弓(Frobse弓)处受压。骨间背神经减压术可采用肘上肱二头肌与肱桡肌之间的切口，向下延至前臂掌侧正中。分离桡神经分支、松解受压的骨间背神经。

(二)尺神经(C_8、T_1)损伤及嵌压

尺神经是臂丛内侧束的延续，在臂内侧行向浅表，损伤发生在上臂，则相毗邻的其他神经或肱动脉也可能损伤。尺神经走行在肱骨内上髁与尺骨鹰嘴之间有一窄而深的尺神经沟内，因管内出血、水肿、韧带增厚、骨质增生、骨折片移位都可使管腔狭窄，尺神经受压产生肘管综合征。尺神经卡压也可发生在肱骨内侧髁上突，接近内侧肌间隔的Struthers弓、尺侧屈腕肌的两个起始之间及腕部的Guyon管，称为“尺管综合征”。

治疗应明确病因，去除创伤性因素，解除压迫。尺神经卡压也可行神经游离、移位等。

(三)正中神经(C_{6-8}、T_1)损伤及嵌压

正中神经由臂丛的内侧束和外侧束组合而成，含有C_{6-8}及T_1的神经纤维，在腋部损伤时常与尺神经、肌皮神经和肱动脉同时受伤。肱骨髁上突压迫征是正中神经行于Struthers韧带时受压，出现肘部不适，正中神经支配区不同程度肌力下降（主要为旋前圆肌）及感觉异常。在肘部的髁上骨折、关节脱位，或旋前圆肌、肱二头肌腱膜压迫正中神经可引起旋前圆肌综合征，临床出现旋前圆肌远侧正中神经所支配的肌肉乏力、疼痛和感觉异常。在腕部正中神经位置转为表浅易受损伤，穿过腕横韧带后支配手内肌和手的皮肤。任何原因引起腕管内压力增高均可使正中神经受压，称为腕管综合征。

手术在肘部显露正中神经时须切断肱二头肌腱膜，Z 形切开旋前圆肌，并切开指浅屈肌的桡侧起点，可以显露正中神经的整个行程，解除正中神经所有的潜在卡压因素。

腕管松解术在鱼际纹的尺侧做一相平行的弧形切口，要注意保护位于掌长肌腱与桡侧腕屈肌腱之间的正中神经的掌侧感觉支。掀起皮下组织，向近侧钝性分离，显露腕管近侧的前臂深筋膜。切开筋膜时要小心保护其下的正中神经及其返支和掌浅动脉弓。正中神经压迫多发生于腕横纹远端约 2cm 处，在这个位置上常有神经充血表现。切开韧带至有脂肪垫出现时，神经会明显松解。内镜腕管内减压近来较受欢迎。其手术时间短，损伤小，恢复快。但有少数患者因韧带切除不完全，最终需再次行开放性手术治疗。

(四)坐骨神经损伤及嵌压

坐骨神经是人体最粗、最长的神经，含有 L_{4-5} 及 S_{1-3} 神经根纤维。坐骨神经麻痹的主要病因有椎管内肿瘤、蛛网膜炎、腰椎间盘向后突出或向侧方突出、骨折、关节脱位、梨状肌肥厚等。

手术依据坐骨神经断裂或嵌压部位不同，切口可分两种：①显露骨盆出口至臀褶段坐骨神经。可自髂后上棘外 5cm 向外下方至股骨大粗隆后做一斜切口，切开臀大肌，向内上方翻开即能显露坐骨神经。②显露自臀褶段至大腿上 1/3 段坐骨神经。从臀褶开始至腘窝部上缘做一正中切口，切开大腿筋膜，将半腱肌、半膜肌和二头肌分开即可显露坐骨神经。

(五)腓、胫神经损伤

腓总神经在腘窝处可受 Backen 囊肿或异常沉积的脂肪组织压迫；腓总神经在腓骨颈处位置表浅，外压、牵拉及刺伤等都可使其受损。其深支在踝部易于受压，浅支在踝上 10cm 处小腿前肌间隙筋膜浅支出口处易受压迫。胫神经通过足踝关节内侧分裂韧带下一纤维骨性隧道，称为跖管。当跖管发生狭窄时压迫神经后引起胫骨内踝后下方局部疼痛，当踝关节背屈时加剧。手术去除病因、解除压迫后常能恢复满意。

第三节　臂丛神经损伤

臂丛损害损伤的程度与暴力、持续时间成正比，可产生运动、感觉及交感神经功能障碍。许多病人可有顽固性疼痛。不同范围的麻痹、感觉缺失和感觉异常，这与损伤的平面和程度有关。交感神经节后损害会出现少汗。胸根撕脱、节前交感纤维受损表现有 Horner 征。臂丛损伤后可出现典型的下运动神经元功能障碍表现，包括肌张力降低、肌萎缩及反射减弱。臂丛损伤根据损伤平面可区分为四型。

一、臂丛神经损伤的分型和表现

(一)神经根损伤

锁骨上臂丛神经根(C_{5-7})损伤时，可出现腋神经、肌皮神经、肩胛上及下神经、肩胛背神经麻痹，桡神经和正中神经麻痹。临床表现为肩关节不能外展和上举，肘关节不能屈曲，但能伸展，腕关节可伸、屈，但肌力减弱，上肢伸面感觉大部丧失，此综合征又称 Erb-Duchenne 型麻痹，即上肢内收、肩内旋、伸肘、前臂旋前及腕屈曲特征性姿势。三角肌(C_{5-6})、肱二头肌(C_{5-6})明显萎缩。前臂旋前圆肌(C_{6-7}，桡神经)也有功能障碍，其他如菱形肌(C_{4-5})、冈上肌(C_5)－冈下肌(C_{5-6})、前锯肌(C_{5-7})、桡侧腕屈肌(C_{6-8}，正中神经)、旋后肌(C_{5-6})也都有运动障碍，而手指活动保留。

以上检查表明是根性撕伤，是脊神经节前损伤。如果前锯肌功能完好，而冈上肌、冈下肌麻痹，损伤平面可位于脊神经节后。如果这三块肌肉的功能都完好，只有三角肌和肱二头肌麻痹，损伤的平面可能在束以下。

锁骨下臂丛神经根(C_8、T_1)损伤又称 Klumpke-Dejerine 麻痹，临床可出现 Horner 综合征(眼球内陷、瞳孔缩小、睑下垂)。若同时有手腕屈肌和手内肌萎缩(以骨间肌为著)，呈爪形手及扁平手手指，不能屈伸拇指，不能对掌，臂、前臂和手尺侧感觉丧失则诊断更加明确。

颈$_8$、胸$_1$神经根损伤可累及尺神经，前臂及臂内侧皮神经出现麻痹，正中神经与桡神经部分麻痹。检查时有如下肌肉麻痹：全部蚓状肌(C_8、T_1)和骨间肌(C_8、T_1)，大小鱼际肌群(C_{6-8}、T_1)，指屈肌(C_8、T_1)及尺侧腕屈肌，部分麻痹的肌肉有肱三头肌(C_{7-8})和指伸肌(C_{7-8}，桡神经)。

(二)神经干损伤

可区分为上干、中干和下干损伤。

1. 上干损伤　上干由第 5 节和第 6 节颈神经

联合组成，上干损伤时可累及腋神经、肩胛上神经和肌皮神经发生全麻痹，桡神经与正中神经出现部分麻痹，症状与锁骨上臂丛损伤类同，感觉障碍涉及臂、前臂和拇指的外侧。

2. 中干损伤　中干由 C_7 单独构成。中干单独损伤少见，临床表现不明显，常和其他损害合并发生。

3. 下干损伤　下干由 C_8 和 T_1 组成。受损后尺神经、臂内侧皮神经与前臂内侧皮神经麻痹，正中神经与桡神经部分麻痹，临床表现与锁骨下臂丛损伤相似，手的运动功能全部丧失。

(三)神经束损伤

可区分为内束、外束和后束损伤。

1. 内束损伤　受伤后尺神经、正中神经内侧根与胸前(内侧)神经发生麻痹，而桡侧腕屈肌、旋前圆肌功能保留。手内肌和指屈肌全部麻痹、萎缩，呈爪形手，手指不能屈伸，拇指不能对掌，上肢内侧和手尺侧感觉丧失。

2. 外束损伤　伤后肌皮神经、正中神经外侧根与胸前(外侧)神经受累，出现肱二头肌(C_{5-6}，肌皮神经)、桡侧腕屈肌(C_{5-7}，正中神经)、旋前圆肌与胸大肌麻痹。临床表现为肘关节不能屈曲，前臂能旋前，但旋前圆肌(C_{6-7}，正中神经)麻痹。腕关节能屈，但桡侧腕屈肌麻痹(C_{6-8})，前臂桡侧感觉缺失。

3. 后束损伤　伤后肩胛下肌、大圆肌(肩胛下神经)、背阔肌(C_{6-8}，胸脊神经)、三角肌(C_{5-6})、小圆肌(腋神经)、上臂与前臂背侧伸肌群(C_{7-8}，桡神经)麻痹。临床表现肩关节不能外展，上臂不能内旋，肘与腕不能背伸，掌指关节不能伸直，拇指不能伸直和外展，前臂及手的桡侧半感觉丧失。三角肌、背阔肌、肱三头肌(C_{7-8})及前臂伸肌群(C_{7-8})萎缩。

(四)全臂丛损伤

除斜方肌功能保存，整个上肢不能主动活动，感觉除臂内侧有部分保留全部丧失。上肢各腱反射全部消失，Horner 征阳性，上肢肌肉逐渐萎缩，关节挛缩，被动活动受限。

二、臂丛损伤的诊断

(一)影像学检查

所有有明显臂丛损伤表现的患者都要摄锁骨、肩关节、胸部及颈椎的 X 线平片。损伤同侧的膈肌升高提示伴有膈神经损伤或颈$_4$、颈$_5$的撕脱伤。椎体横突骨折可能会并发颈神经根的撕脱伤。锁骨骨折提示损伤可能在臂丛的分支水平，还需排除血管损伤，对可疑病人要做血管造影。第 1 肋骨骨折通常伴有血管损伤和严重的臂丛下干损伤。肩关节骨折或移位可能并发臂丛各束或腋神经的损伤。同时有 Horner 综合征阳性和第 1 肋骨骨折，有可能 T_1 和(或)C_8 神经根自脊髓上撕脱。

对可疑患者可做下行性脊髓造影，如有假性脊髓膨出(对比剂外溢)则是神经根撕脱的有力依据，再行 CT 扫描进一步确诊。

高分辨率 MRI 有时清晰可见前后细根的分离，从而可以明确神经根撕脱的诊断。轴向或轴向倾斜平面常能提供最精确的信息。MRI 也常能显示脊髓挫伤。最近 MRI 的发展已经能使外科医生很直观地观察到臂丛的异常。

(二)肌电图(EMG)

上臂丛病损伤检查的范围包括菱形肌(C_5)、前锯肌(C_{5-7})、棘旁肌(C_{5-6})，如有失神经现象表明损伤在节前。C_5 根撕脱后菱形肌可显示有膜的不稳定及没有运动单位电位发放，如冈上肌、冈下肌、三角肌、肱二头肌、小圆肌及大圆肌有失神经现象，表明损伤在节后或在上干。

C_7 根/中干损伤时，尤其是 C_7 根撕脱时前锯肌的下四个指状突起(即胸长神经 C_7 神经支配的成分)和棘旁肌显示轴突丧失的典型变化。C_7 节后损伤时，从中指记录的正中神经感觉电位异常，其次前臂后侧皮神经的感觉电位。

下臂丛损伤后颈棘旁肌的 EMG 可鉴别根撕脱与较远侧的病损，因为 C_8 和 T_1 根几乎没有近端分支，而且 T_1 节前交感纤维(白交通支)断裂后可出现持续的 Horner 征，进一步证明有 T_1 神经根撕裂。

EMG 可以鉴别下干、内侧束及单神经不同平面的损害。如 EMG 异常仅限于尺侧腕屈肌、指深屈肌内侧两头及手固有肌(鱼际肌和桡侧的两块蚓状肌除外)，表示是尺神经的麻痹。如果鱼际肌和桡侧两块蚓状肌也受累，而示指固有伸肌和鼻烟窝肌群(拇长伸肌、拇短伸肌和拇长展肌)为正常，则应考虑有正中神经及尺神经的损害，或者有臂丛内侧束的损害。如果示指固有伸肌和鼻烟窝肌群也为异常，则臂丛下干病变或者 C_8 和 T_1 根病变的可能性就很大。然而，如果病变为不完全性损伤，则定位便困难(表 72-1)。

表 72-1 臂丛平面病损的电诊断检测方法

感觉神经动作电位	复合肌肉动作电位	体感诱发电位	针极肌电图	
			节前	节后
上臂丛损伤(C_{5-6}根/上干)				
正中神经(拇指)	腋神经(三角肌)	桡浅神经	菱形肌	冈上、下肌
桡浅神经	肌皮神经(肱二头肌)	臂外侧皮神经	前锯肌	三角肌
臂外侧皮神经		皮区内	棘旁肌	肱二头肌
				小圆肌
				大圆肌
中干损伤(C_7根)				
正中神经	桡神经(指总伸肌)	皮区内	前锯肌	旋前圆肌
	正中神经(旋前圆肌)		棘旁肌	桡侧腕伸肌
	桡神经(肱三头肌)			指总伸肌
				桡则腕屈肌
下臂丛损伤(C_8、T_1根/下干)				
尺神经	尺神经(小鱼际肌)	尺神经	棘旁肌	尺侧腕屈肌
前臂内侧皮神经	正中神经(鱼际肌)			手固有肌
				示指伸肌
				鼻烟窝肌群

(三)体感诱发电位(SSEPs)

通过刺激外周神经,在 C_2 棘突或对侧体觉皮质记录到信号。上臂丛损害时,刺激桡神经和前臂外侧皮神经的 SEP 最有价值,然而,上臂丛的根撕脱或上干的严重外伤做正中神经和尺神经的 SEP 多属正常,因为刺激信号通过中干(正中神经)和下干(尺神经)的轴突。在仅有 C_7 单独损伤时,刺激桡神经的 SEP 有一定价值,然而刺激正中神经和尺神经的 SEP 往往正常。创伤性下臂丛损伤用尺神经刺激的 SEP 并结合其感觉电位的测定,以确定病变部位是在节前还是节后。如果多数感觉纤维受累,则尺神经 SEP 就比其感觉电位的测定更敏感。

三、臂丛神经损伤的治疗

手术的目的是引导再生轴突再次达到终板,但预后取决于患者年龄、损伤机制、范围及特殊的相关因素。儿童比成人的预后好,局限性损伤较广泛性疗效好,神经功能性麻痹比轴索断裂预后好,锁骨下臂丛的损伤较锁骨上好,Sunderland 评分越低效果越好。

外科医师所能做的只是给再生轴突提供畅通的道路,并希望轴突能以此到达其正确的靶位。肌肉失神经支配而萎缩和纤维化超过 1 年,那么恢复神经支配后它也不能获得有效的功能。由于手部小肌肉离臂丛的距离太远,所以臂丛修复后它们也很难恢复功能。而感觉传感器甚至在几年以后也不会出现末端萎缩,所以会对神经移植术有反应。

(一)手术入路

根据病损部位分锁骨上、锁骨后和锁骨下三个显露区。做锁骨上探查时上肢内收。锁骨下探查时上肢外展,整个上肢及颈肩部均应消毒,并对一侧下肢做好皮肤准备,必要时切取腓肠神经作移植用。皮肤切口自胸锁乳突肌后缘中点开始,沿其后缘向下抵锁骨上缘转为横行向外达锁骨中点继越过锁骨,沿胸大肌与三角肌间隙向下,过腋前皱襞后向内,至臂内侧后,再沿肱二头肌内侧沟向下,切口全长可根据病损部位划分为锁骨上、锁骨后和锁骨下三个显露区。

1. *显露神经根和神经干* 可采用颈-锁皮肤切口(自起点至锁骨中点)切开颈阔肌,牵开颈外静脉和肩胛舌骨肌,分开脂肪层分离颈横动脉、静脉一定长度后加以结扎,将前斜角肌向内牵开或做部分横断,便能显露臂丛神经根,注意保护副神经。沿神经根向远侧便是神经干,其下方是锁骨下动脉。

2. *显露神经束及上肢起端* 采用胸臂皮肤切口(锁骨中点至臂上端),解剖胸大肌和三角肌间隙,保留头静脉,结扎其分支。将胸大肌和头静脉牵向内侧，横行切开腋筋膜，其深部为锁胸筋膜和胸小肌，切开脂肪层，必要时可将胸小肌切断便可显露臂丛神经支、束、上肢神经的近端。

3. *显露臂丛神经支* 采用锁-胸皮肤切口，以锁骨为中心，上下各长7cm，切开锁骨骨膜，分离后用线锯锯断锁骨，切断锁骨下肌后，臂丛神经各支即能充分显露。锁骨内侧断端可见锁骨下动脉和静脉。将动脉向内牵开，可见臂丛神经的下干。手术结束时锯断的锁骨可用钢针做内固定。

(二)手术方法

臂丛损伤后很少能做一期缝合。锐利的切割伤可做外膜无张力缝合。无缝合空间或神经根从脊髓上撕脱的病例，可行神经移位术。C_{5-7}根性撕脱可采用膈神经移位与肌皮神经缝接，副神经移位与腋神经缝接，颈丛神经移位与肩胛上神经缝接。C_8、T_1根性撕脱可采用膈神经移位与胸背神经缝接，肋间神经移位与正中神经内侧头缝接，颈丛运动支加副神经移位与正中神经外侧头缝接。全臂丛根性撕脱可采用膈神经移位与肌皮神经缝接，颈丛运动支移位与腋神经缝接，副神经移位与桡神经缝接，肋间神经移位与正中神经内侧头缝接。而神经肌内植入术和神经脊髓直接植入术的效果仍在讨论。

(刘 博)

参考文献

[1] Lundford G.Nerve regeneration and repair: a review. Acta Orthop Scand, 1987,58:145

[2] Rieckmann K, Verheggen R, Kele H, et al. Mortons interdigital neuroma: Results of surgical treatment and one year follow-up in 15 cases // 12th World Congress of Neurosurgery. Sydney: World Federation of Neurosurgical Societies, 2001:125

[3] Das Gupta TK, et al. Tumours of the peripheral nerves. Clin Neurosurg, 1997,25:574

[4] Aa Van der HE, Kenney IJ, Nene AV, et al. An implantable 2-channel Peroneal nerve stimulator: A new treatment for a drop-foot // 12th World Congress of Neurosurgery, Sydney: World Federation of Neurosurgical Societies, 2001

[5] Harris ME, Tindall SC. Surgical anatomy and exposures of the peripheral nervous system // Tindall GC. The practice of neurosurgery (vol Ⅲ), 1996:28-31

[6] 顾玉东.臂丛损伤的诊断.中华外科杂志，1998,26:455

[7] 吴梅英.106例周围神经损伤的手术治疗分析.中华显微外科杂志，1986,9:146

[8] Millesi H. Surgical management of brachial plexus injury. J Hand Surg, 1997, 2:367

第73章

脑积水

第一节　概　述

脑积水是指由各种原因引起的脑脊液分泌过多、循环受阻或吸收障碍而导致脑脊液在颅内过多蓄积。其部位常发生在脑室内，也可累及蛛网膜下隙。临床上常伴有颅内压升高。

一、发 病 率

脑积水在人群中的高发病率尚不清楚，在新生儿的发病率为 0.3%～0.4%。在婴幼儿中脑积水作为单一先天性病变发生率为 0.09%～0.15%；伴有脊柱裂和脊膜膨出者中，其发生率为 0.13%～0.29%。获得性（后天性）脑积水有各种明确病因，其发生率因原发病不同而各异。

二、病理生理

脑脊液动力学障碍性脑积水是指脑脊液的产生或吸收过程中任何原因的失调所产生的脑脊液蓄积。如脑积水是由于脑脊液循环通道阻塞，引起其吸收障碍，即脑室系统不能充分地与蛛网膜下隙相通，出现梗阻部位以上脑室系统扩大，称为非交通性脑积水。如阻塞部位在脑室系统以外，蛛网膜下隙或脑脊液吸收的终点，称为交通性脑积水，也称非梗阻性脑积水，其特点是脑室系统普遍扩大，且与蛛网膜下隙相交通。

三、分　类

脑积水可以按照多种方法分类。如按年龄可分为儿童脑积水和成人脑积水；按压力可分为高颅压性脑积水和正压性脑积水；按部位可分为脑室内脑积水和脑外脑积水（即蛛网膜下隙扩大）；按发病时间长短可分为急性（数天）、亚急性（数周）和慢性（数月至数年）；按临床症状有无可分为症状性脑积水和无症状性脑积水；按脑积水病性发展与否分为活动性脑积水和静止性脑积水。

第二节　成人脑积水

一、高颅压性脑积水

高颅压性脑积水实质上是由于脑脊液循环通路上的脑室系统和蛛网膜下隙阻塞，引起脑室内平均压力或搏动性压力增高产生脑室扩大，以致不能代偿。

（一）病因

阻塞脑室系统的常见肿瘤：①侧脑室，如脉络丛乳突状瘤、室管膜瘤、室管膜下巨细胞性星形细胞瘤、胶质瘤、转移癌和脑膜瘤、透明隔神经细胞瘤。②第三脑室内的肿瘤，如脑室内有星形细胞瘤、室管膜瘤、脉络丛乳头状瘤、脑膜瘤及胶样囊肿和寄生虫性囊肿。第三脑室前后区肿瘤，如松果体区肿瘤、生殖细胞瘤、颅咽管瘤、垂体腺瘤、异位松果体瘤、下丘脑和视神经胶质瘤、脊索瘤、畸胎瘤、鞍结节脑膜瘤和转移瘤。③中脑水管本身的肿瘤少见，但该部位胶质瘤多产生继发性导水管阻塞，中脑水管阻塞的最常见病因是先天性中脑水管阻塞。④第四脑室，如室管膜瘤、髓母细胞瘤、脉络丛乳头状瘤、血管网状细胞瘤、表皮样囊肿和寄生虫性囊肿。小脑肿瘤可阻塞第四脑室，产生脑积水，如小脑星形细胞瘤、血管网状细胞瘤和转移癌。小脑脑桥三角肿瘤压迫第四脑室，如听神经瘤和脑膜瘤。蛛网膜下隙阻塞原因有头外伤性和动脉瘤性蛛网膜下腔出血，各种细菌性脑膜炎、脑膜癌瘤病及其他一些蛛网膜下隙和部分脑凸面占位性病变，包括半球胶质瘤、胶质瘤病、硬膜下血肿和蛛网膜囊肿等。

(二)临床表现

蛛网膜下腔出血和脑膜炎并发的高颅压性脑积水，常在发病后2～3周发生，有些特殊病因的脑积水病人可只有脑积水症状而没有局部定位症状，特别是脑室内肿瘤。

脑积水症状、体征有头痛、恶心、呕吐、共济失调和视物不清。头痛以双额部疼痛最常见。由于卧位时，脑脊液回流较少，故头痛在卧位或晨起时较重，坐位时可缓解，病情进展，夜间有痛醒，出现全头持续性剧痛，颈部疼痛，多与小脑扁桃体凸入枕大孔有关。恶心、呕吐常伴有头痛，与头部位置无关，其特点是在早晨头痛严重时呕吐，这可与前庭性呕吐区别，共济失调多属躯干性，站立不稳，宽足距，大步幅，而小脑半球病变产生的脑积水，可表现肢体性共济失调。视力障碍，包括视物不清，视力丧失和展神经麻痹产生的复视，后期病人可有近期记忆损害和全身不适。视盘水肿是颅高压的重要体征，中脑顶盖部位受压有上视和调节受限。脑积水本身可伴有躯干性共济失调，也可提示小脑蚓部病变。其他局灶性体征可能预示特殊病变位置。

(三)诊断及鉴别诊断

对有颅高压积水临床表现的病人头颅CT扫描是重要的检查方法，在平扫的同时应做增强扫描，即可观察脑室扩大的程度，也可进一步明确病因。磁共振检查对脑积水的诊断和鉴别诊断均有意义，尤其是对低级星形细胞瘤、脑室内囊肿的诊断更有意义，同时，MRI可作为脑脊液动力学的检查，如磁共振相位对比电影成像技术(phase contrast cine MRI，PC cine MRI)，可测量脑脊液流速及流量，这对局限脑室扩大者，可与囊肿区别。

(四)治疗

对颅高压性脑积水引起的视力急剧减退或丧失者，应急症处理，行脑脊液分流术。若暂无分流条件，应在病房重症监护室内行脑室穿刺，持续外引流。

常用穿刺部位：在鼻根后10cm，中线右侧旁开3cm(即额部)，头皮局部浸润麻醉，颅骨钻孔或锥孔，穿刺额角，可留置穿刺针，置入硅胶管更好，并在出头皮切口以前在头皮下穿行3～5cm，这可减少颅内感染。这种引流可持续5d。

在脑积水病人病情允许的情况下，应选择脑室分流术或切除颅内原发病变解除脑积水。近年来，随着神经影像的发展和显微外科技术的进步，更多提倡切除原发癫痫病灶解除梗阻性脑积水。曾有文献提出，肿瘤引起的梗阻性脑积水，可在肿瘤切除前做脑室分流术，可防止出现术前颅高压和术后脑室系统阻塞不缓解产生的危险，但是，也有研究表明，对肿瘤产生的脑积水，在肿瘤切除前分流与否，术后结果相近似，并且，小脑中线部位肿瘤较大时，分流后有出现小脑幕裂孔上疝的可能。如癫痫灶属于恶性肿瘤，有肿瘤细胞沿分流管扩散到其他部位的危险。在肿瘤切除手术时，先做脑室穿刺，放出脑脊液，这有利于术中的肿瘤暴露，并穿刺骨孔，也可为术后急性脑室穿刺放液、持续性外引流提供方便。

二、正常颅压性脑积水

正常颅压性脑积水是指脑室压力正常，有脑室扩大。临床表现以步态不稳、反应迟钝和尿失禁为主要症状，在分流治疗后对步态不稳和智力障碍有一定效果。

(一)病因

该病因可分为两类，一类是有明确病因的，如蛛网膜下腔出血和脑膜炎等。另一类是散发性无明显病因。该病主要的病理改变是脑室系统扩大，脑凸面或脑底的蛛网膜下隙粘连和闭塞。最常见的病因是蛛网膜下腔出血，其次是颅内肿瘤，也有家族性正常颅压性脑积水。Paget病有时产生脑底面的蛛网膜下隙广泛性阻塞。脑膜感染，如结核性脑膜炎，在病变后期易产生蛛网膜粘连；外伤性蛛网膜下腔出血和颅内手术出血流入蛛网膜下隙等均可产生脑积水。最近，有学者认为，中脑水管狭窄也是一种较常见的病因。

(二)病理生理

正常颅压情况下，脑室扩大的机制尚不能完全清楚。目前，主要是脑脊液动力学变化学说。①脑内压力梯度形成，在蛛网膜颗粒内阻塞时，并不产生脑积水，而是发生良性颅压增高。脑脊液在脑室系统和蛛网膜下隙流动阻力增加时，产生脑室扩大——脑积水。因而提出脑室和脑皮质表面压力梯度形成，是产生脑室扩大的原因。②脑脊液搏动压增高，有学者测定正常颅内脑积水平均脑脊液压不增高，但可有脑脊液搏动压增高，使脑室扩大。③密闭弹性容器原理，有学者提出，正常颅压脑积水病人最初颅压增高，产生脑室扩大，根据 Lapace 原理，即在密闭弹性容器的液体压力(P)与容器壁的面积(A)的乘积等于容器壁承受力(F)，($F=P \cdot A$)。这样，一旦脑室扩大后，虽然脑压恢复到正常，但作用于脑壁的压力仍增加。也有提出正常颅压脑积水是由于脑组织顺应性改变所表现的脑室扩大。

目前，研究正常颅压脑积水的脑组织病理生理改变主要有：①脑组织受压产生的脑血流减少。②脑组织内神经生化物质异常，如胶质纤维蛋白增加和血管肠肽类的减少。③继发性神经元损害。

(三)临床表现

主要症状是步态不稳、记忆力障碍和尿失禁。多数病人症状呈进行性逐渐发展，有些在病情出现后，其病程为数月或几年。病人没有明显头痛，但有行为改变、癫痫或帕金森症。查体时，虽然眼外肌活动充分，但可有眼震、持续恒定走路困难，肢体活动缓慢，腱反射略增高，可有单侧或双侧 Babinski 征，晚期可出现摸索现象和强握反射。步态不稳常是首要的症状，多先于其他症状几个月或几年，有些病人步态不稳和智力改变可同时发生，也有在其他症状后发生。其表现有从轻度走路不稳，到不能走路，甚至不能站立，并常有摔倒病史。病人抬腿困难，不能做抗重力活动，步幅小，步距宽，走路失衡，不能两足先后连贯顺序活动。Romberg 试验表现摇摆，但没有小脑共济失调。智力障碍在每个病人中常表现呆滞，自发性或主动性活动下降，谈话、阅读、写作、爱好和创造性减弱，对家庭不关心、淡漠或冷淡、孤僻，工作效率差。有学者把这些复杂活动异常，称为意志丧失性格。有试验发现，病人运用词汇能力基本保留，而非词汇运用能力，如画画、拷贝、表格排列及难题的测试都有很大程度障碍，随着病情进展，对周围人提出的问题无反应，只做简短部分回答，自主活动缓慢或延迟。在某些早期病人智力损害中，有焦虑和复杂性智力功能紊乱，如狂妄、幻想和语无伦次，也可有行动缓慢、动作僵硬，酷似 Parkinson 症状、尿失禁在某些病人中表现很急，但多数病人表现为对排尿知觉或尿起动作的感觉减退，大便失禁少见。

(四)辅助检查

1. *影像学检查* 头颅 CT 检查是正常颅压脑积水检查重要手段，它可确定脑室扩大和皮质萎缩的程度及引起脑积水的病因，同时，也是观察术后分流效果及并发症的手段。典型的 CT 扫描表现为脑室扩大而皮质萎缩不明显。MRI 影像可从矢状、冠状、水平全方位观察较小的颅内病变并优于 CT(图 73-1)。同时，通过 MRI 可观察脑脊液的动力学变化，如磁共振相位对比电影成像技术(phase contrast cine MRI，PC cine MRI)，可测量脑脊液流速及流量对脑积水进行评价。脑室周围 T_1 加权像低信号改变可表明脑积水呈进展趋势。

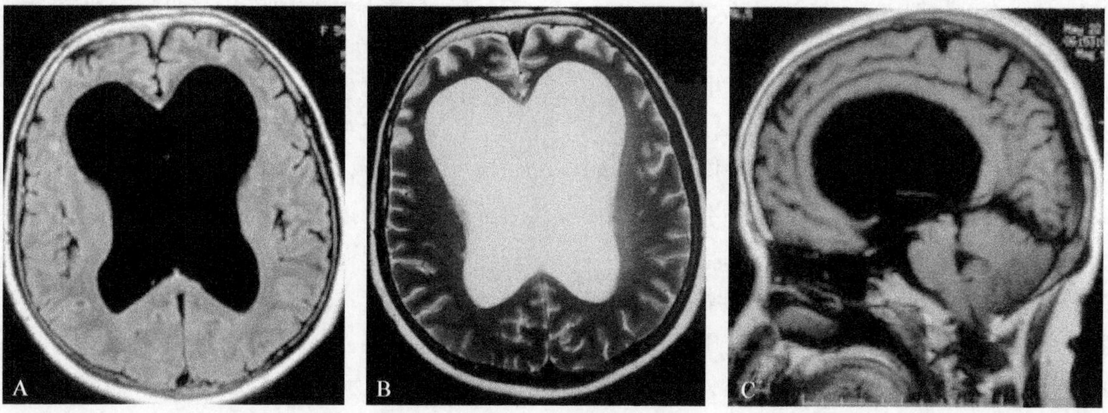

图 73-1 脑积水

2. *腰椎穿刺* 病人侧卧位时，脑脊液压力通常不高于 24kPa(180mmH_2O)，在不伴有颅内其他病变时，脑脊液的糖、蛋白和细胞计算均在正常范围内。腰穿放液后，如症状改善可提示分流有效。

核素脑池造影：用放射性核素腰穿注入蛛网膜下隙，在进入脑和脑室时照相观察。最常用的是[131]I标记人体血清蛋白(RISA),近来有用铟-二乙胺五醋酸(DTPA)作为标记物,约500UC注入蛛网膜下隙,分别在4h、24h、48h和72h扫描观察。扫描可见到3种情况:①正常型,放射性核素在大脑凸面,而不流入脑室内。②正常颅压脑积水,放射性核素进入脑室内并滞留,72h内脑凸面不能显示。③混合型,多数病人为此型,即脑室和脑凸面在分期扫描均可显示。由于放射性核素扫描对判断分流效果没有肯定的关系,这种检查对评价正常颅压脑积水没有太大的帮助,目前临床并不常用。

3. 其他检查 颅骨平片一般无慢性颅高压征象;脑电图可见持续性广泛慢波;在正常颅压脑水病人中[131]Xe可显示脑血流量的减少,脑血管造影侧位像可见大脑前动脉格外伸直,大脑中动脉侧裂点向外移动。有脑萎缩时,在毛细血管期见到小血管与颅骨内板之间距离增宽,气脑造影见全部脑室和不同程度的脑池扩大,以上这些在脑积水的临床检查中已不常用。

(五)鉴别诊断

正常颅压脑积水主要与脑萎缩相鉴别。两者症状相似,前者可有自发性蛛网膜下腔出血史(如突然剧烈头痛、恶心、呕吐、颈强)、头外伤、脑膜炎和脑瘤术后等病史。病人症状多在发病后几周到几个月内出现,多数小于1年,后者发病年龄多在50岁左右,症状发展缓慢,有些见于腔隙性脑梗死或脑出血后病人,多数无明显病因。有时两种病可同时出现,脑活检对阿尔茨海默病及其他脑病有鉴别诊断价值。

(六)治疗

根据正常颅压性脑积水基本发病机制是脑脊液循环途径阻塞,脑脊液聚积于脑室系统,从理论上讲,分流手术会有一定临床效果。目前,多以侧脑室腹腔分流术为首选,而脑室右心房分流术只有在病人因腹部病变不适合行腹腔分流时才实行,而其他的分流术临床应用甚少。根据正常颅压脑积水的脑压特点选择60~90mmH_2O中压分流管为宜。术前应对分流效果给予估计,谨慎评价手术指征,达到手术最大效果。一般而言,对有明确病因者,如蛛网膜下腔出血、脑膜炎、外伤、颅脑手术后发病者,比非明确病因者手术效果好;病程短者(半年以内)比病程长者效果好;年轻者比年老者手术效果好。

(七)分流指征判定

1. 临床症状评价 走路不稳是评价分流效果的重要指征。步态不稳先于智力障碍者,对分流手术反应良好,而单纯以智力障碍为主要症状者,分流效果较差。

2. 颅压测定 正常颅压脑积水病人几次腰穿测压均在正常值上限者,24h连续监测颅压有波动性升高或腰穿放液后病人症状改善者,分流后多有明显的效果。

3. 腰椎灌注试验 以腰椎穿刺连接一个三通管,管的两头分别接压力连续描记仪和注射器,以脑脊液正常分泌2倍的速度(每分钟约1.5ml)向腰部蛛网膜下隙注入盐水,正常时压力上升每分钟不高于20mmH_2O,而正常颅压脑积水因脑底的蛛网膜下隙阻塞和吸收功能减退,其压力上升高于此值。也用腰穿灌注同时做脑室引流方法预测分流术效果,其方法是先做侧脑室穿刺置管确定脑脊液流出初压,然后以该压力值向腰穿灌注生理盐水,如果脑脊液流出阻力大于每分钟每毫米汞柱12.5ml,则分流术可有较好效果。

4. 头颅CT扫描 脑沟变浅,脑回缩小,蛛网膜下隙不宽,而脑室扩大不明显和脑室周围水肿严重者分流后效果明显。

(八)分流并发症

对正常颅压脑积水选择合适压力的分流管至关重要,只有分流后使脑压尽可能降低才能达到脑室缩小、症状改善是效果。但脑压下降过度则会引起术后一些并发症。

1. 硬膜下积液 分流后发生硬膜下积液的机制有:①分流后因颅压下降,由于虹吸效应引起颅压持续下降或皮质小静脉撕裂。②分流管压力过低使颅压下降太低。③脑脊液沿分流管周围渗入蛛网膜下隙。

2. 分流不足 分流后脑室缩小不明显或临床症状不缓解提示分流不足,可用腰穿测压估计分流功能,如果脑脊液的压力接近分流管的压力,可推测分流管功能正常。

第三节 儿童脑积水

一、发病机制

儿童脑脊液产生过程和形成量与成人相同，平均每小时 20ml。但其脑积水临床特点有所不同。儿童脑积水多为先天性和炎症性病变所致，而成人脑积水以颅内肿瘤、蛛网膜下腔出血和外伤多见。有报道，儿童的良性颅高压和脑积水多与颅内静脉压升高有关，在婴幼儿中，即使脑内严重积水，脑室扩大明显，前囟/穿刺压力仍在 20～70mmH_2O 的正常范围之内，这与婴幼儿脑积水的颅骨缝和前囟未闭有关，有学者认为这种代偿能力对保护婴幼儿的智力有重要意义，也提示婴幼儿脑积水不能以颅内压改变作为分流治疗的指征。脑积水一旦开始则会继发脑脊液的循环和吸收障碍。

二、病 理

儿童脑积水活检发现，在早期阶段，脑室周围水肿和散在轴突变性，继而水肿消退，脑室周围胶质细胞增生，后期，随着神经细胞的脱失、脑皮质萎缩，并出现轴突弥散变性。同时，脑室周围的室管膜细胞易收到损伤，早期室管膜细胞纤毛脱落，呈扁平状，以后细胞连接断裂，最后室管膜细胞大部分消失，在脑室表面胶质细胞生长，这些变化往往同脑室周围水肿和轴索髓鞘脱失伴行，胼胝体的髓鞘形成延迟。皮质的神经元受累，锥体细胞树突分枝减少，树突小棘也少，并出现树突曲张，这些组织学变化导致儿童的智力低下、肢体的痉挛和智能的改变等临床表现。

三、临床表现

与成人相比，儿童脑积水的临床表现是根据病人的发病年龄而变化。在婴儿急性脑积水，通常颅高压症状明显，骨缝裂开，前囟饱满、头皮变薄、头皮静脉清晰可见，并有怒张，用强灯照射头部时有头颅透光现象。叩诊头顶，呈实性鼓音即“破罐音”称为 Macewen 征。病儿易激惹，表情淡漠和饮食差，出现持续高调短促的异常哭泣，双眼球呈下视状态，上眼睑不伴随下垂，可见眼球下半部沉落下眼睑缘，部分角膜在下睑缘以上，上睑巩膜下翻露白，亦称日落现象。双眼上、下视时出现分离现象，并有凝视麻痹、眼震等，这与水管周围的脑干核团功能障碍有关。由于脑积水进一步发展，脑干向下移位、展神经和其他脑神经被牵拉，出现眼球远动障碍。在 2 周岁以内的儿童，由于眼球活动异常，出现弱视。视盘水肿在先天性脑积水中不明显并少见，但视网膜静脉曲张是脑积水的可靠征象。

四、诊断及鉴别诊断

在婴幼儿期间，脑积水的诊断是头颅异常增大，头围的大小与年龄不相称为主要体征。定期测量婴儿的头围将有助于早期发现脑积水，并能在典型的体征出现前明确诊断，及时治疗。典型的体征是头大脸小、眼球静脉怒张，囟门和骨缝呈异常的进行性扩大，智力发展迟缓外，如不采取措施，许多婴儿将死亡。自然生存者转变静止型脑积水，表现为智力迟钝，出现各种类型痉挛，实力障碍，包括失明和许多其他异常。

在新生儿，虽然有脑室扩大或脑积水，前囟仍可陷入，特别是出生后体重较轻的婴儿，由于病儿脱水，可有头颅小于正常。另外，早产儿易有脑室内出血，常在新生儿期过后 6～14 周脑室扩大，头围异常增大，但这个过程也有自限性。儿童的头围异常增大仍是脑积水的重要体征。

在进行脑积水诊断确立后，可做头颅 CT 和磁共振(MBI)的神经影像学检查及 PC cine MRI，除外颅内肿瘤、先天性畸形和脑脊液阻塞性病变，水溶性造影剂和放射性核素扫描有助于阻塞性脑积水的诊断，但一般要限制应用。

五、分 类

(一)先天性脑积水

国外资料报道，先天性脑积水的发病率在(4～10)/10 万，是最常见的先天性神经系统畸形疾病之一，所有先天性脑积水几乎都是由于脑脊液通道阻塞所致，尤其是中脑水管和第四脑室出口部位的阻塞。先天性脑积水可伴有其他神经系统畸形，以脊柱裂多见。

1. 宫内胎儿脑积水　由于宫内胎儿临床观察困难，应用超声波技术做产前检查，是胎儿宫内脑积水诊断可行性方法，这对脑积水的早期诊断有一定的意义。宫内胎儿脑积水常引起严重的神经系统功能的损害，如智力低下，语言障碍和发育异常，出生后的早期分流能防止和减轻神经系统继发损害，对宫内脑积水的胎儿，一旦离开母体能生存时，应行剖宫产术使胎儿娩出，给予及时分流治疗。

2. 宫内感染与先天性脑积水　母亲妊娠期间弓形虫感染是胎儿脑积水常见病因，该病原体感染母体后穿过胎盘到胎儿中枢神经系统，产生脑实质内的血管炎性肉芽肿和室管膜炎，血管闭塞和水管阻塞，产生脑积水，多与妊娠3个月时弓形虫感染有关。并伴有其他神经系统损害。CT扫描见胎儿脑积水的同时，多伴有脑组织结构缺损。

3. X染色体基因缺失阻塞性脑积水　1949年，Bicker和Aclams首先发现在先天性脑积水部分病人，是由于隐性遗传性X染色体基因缺失产生的中脑导水管狭窄或阻塞。脑室扩大与智力障碍不成比例，在没有脑积水的家族男性中也可有智力低下，脑积水分流后，智力障碍无明显恢复。因为属于X染色体隐性遗传性疾病，所以家族中50%男性发病，遗传基因咨询预防重于治疗。

4. 脑积水与脊髓发育不全　先天性脑积水多与中枢神经系统发育异常有关，最常见是合并脑髓膜膨出。Chiari Ⅱ型畸形为典型引起脑积水的病因。目前多认为，由于原发性脑室扩大，压迫中脑扭曲，引起导水管继发性改变。

5. 非遗传性导水管狭窄　在先天性脑积水中，有些发生在儿童期或之后出现导水管狭窄脑积水。多为散发性，病因不清。通常组织学上可见水管分叉或有胶质增生，分叉的水管形成两个狭小的官腔，中间被正常组织分开，管腔不规则，多伴有脊髓发育异常。

6. 外部性脑积水　随着CT和MBI影像学的发展，临床发现有些头颅较大的儿童，伴有明显的蛛网膜下隙扩大，没有或仅有轻度脑室扩大，这种现象称外部性脑积水。

(二)获得性脑积水

儿童获得性脑积水是指出生后有明确病因产生的脑积水，常见以下几种情况：脑室出血后脑积水在脑室内出血的儿童中，有较高的脑积水发生危险，发病率为25%～74%，早产儿脑室内出血发病率高于正常儿童，患呼吸窘迫症的婴儿脑室内出血发病率更高。

1. 感染性脑积水　颅内感染后，特别是细菌性脑膜炎结核性脑膜炎，在任何年龄的儿童中均可引起脑积水。脑脊液循环阻塞部位多在脑底蛛网膜下隙，少数化脓性脑室炎，可见脑室内分隔成腔，有些腔隔互相交通，内含脑脊液。形成多腔脑室，有些即使感染已控制，但腔隔化仍可持续发展，当腔隔内脑脊液回流受阻塞时出现多腔性脑积水。

2. 外伤后脑积水　一般性头颅外伤引起的脑积水，其机制是颅内出血后引发脑底或凸面蛛网膜下隙粘连或腔室阻塞。

3. 与肿瘤有关的脑积水　中枢神经系统肿瘤阻塞脑室系统产生的脑积水依病变性质而定。典型病例为第三脑室前质瘤可阻塞Monor孔发生脑积水，相应的鞍上区肿瘤，如视神经胶质瘤、颅咽管瘤向上发展也可阻塞Monor孔，产生双侧脑室脑积水。丘脑或下丘脑肿瘤可发生第三脑室阻塞；松果体区肿瘤或鞍上肿瘤向后生长到水管部位使之阻塞。中脑水管周围较小胶质瘤和大脑大静脉瘤也可阻塞中脑水管。常见阻塞第四脑室的脑瘤有小脑的髓母细胞瘤、星形细胞瘤和室管膜细胞瘤，脑干外生性肿瘤突到第四脑室内，有时可产生脑积水。

4. 颅骨异常性脑积水　在颅软骨发育异常的巨颅症儿童中，常不伴有脑室扩大即脑积水。但是脑凸面蛛网膜下隙有扩张，仅有脑室轻度或中度扩大，属于外部性脑积水，目前认为，这种脑积水与颅底骨增生，包绕出颅静脉，引起静脉压升高有关，

六、儿童性脑积水的治疗

1. 药物治疗　①抑制脑脊液分泌药物；②利尿药；③渗透利尿药。

2. 非分流手术　第三脑室造口术是将第三脑室底或终板与脚间池建立直接通道用来治疗中脑水管阻塞。将第三脑室底部穿破与脚间池相通或将终板切除使第三脑室与蛛网膜下隙形成直接瘘口。

3. 脑室分流术　脑室颅外分流的手术方法原则是把脑脊液引流到身体能吸收脑脊液的腔隙内。目前仍以脑室-腹腔分流是首选方法。脑室分流装置由三部分组成：①脑室管；②单向瓣膜；③远端管。近几年来一些新的分流管配有抗虹吸、贮液室和自动开闭瓣等附加装置。

七、分流术常见并发症及其处理

1. 分流系统阻塞　为最常见并发症，可发生在从手术室到术后数年的任何时间内，最常见于术后6个月。

(1)分流管近端(脑室端)阻塞：可因血凝块阻

塞、脉络丛粘连或脑组织粘连所致。

(2)分流管远端(腹腔端或心房端)阻塞:常见原因有导管头端位置放置错误。多次置换分流管及腹腔感染易形成腹腔假性囊肿,导管头端裂隙被大网膜、血凝块等堵塞。

(3)脑室内出血、脑室炎和脑手术后的脑脊液蛋白或纤维素成分增高,可阻塞分流管阀门;导管连接处脱落等也是分流阻塞的常见原因。

分流系统阻塞引起的体征与临床颅内压增高和分流管功能异常有关。对于脑室分流术后分流系统阻塞,此时应先判断分流系统阻塞部位,再更换分流装置或加以矫正。

2. 感染 感染仍然是脑脊液分流术后主要的并发症之一。感染可造成病人的智力损害、脑室内形成分隔腔,甚至死亡。尽管经过几十年的努力,许多医疗中心报道的感染率仍为5%~10%。

一旦确诊,应立即去除分流装置,改做脑室外引流,或经腰穿引流,并全身抗感染治疗或抗生素脑室内、鞘内用药。此外,还应考虑真菌感染可能。待感染控制后,重行分流术。术中严格无菌操作是预防感染的关键环节。

3. 分流过度或不足

(1)分流过度:儿童多见。病人出现典型的体位性头痛,立位时加重而卧位后缓解。CT扫描显示脑室小,脑脊液测压可低于0.59kPa(60mmH_2O)。此时最有效的治疗方法是将低压阀门更换成高压阀门。

(2)慢性硬膜下血肿或积液:多见于正压性脑积水病人术后,原因多为应用低阻抗分流管导致脑脊液引流过度、颅内低压。轻度硬膜下血肿或积液,可非手术治疗;明显的或有症状的硬膜下血肿或积液,应进行手术治疗,前者可行钻孔引流,后者可行积液-腹腔分流术。

(3)分流不足:病人术后症状不改善,影像学检查发现脑室扩大依然存在或改善不明显。主要原因是使用的分流管阀门压力不适当,导致脑脊液排出不畅。需更换合适压力的阀门。术前判断病人的实际需要,选择合适压力的阀门是预防并发症的关键。

4. 裂隙脑室综合征 裂隙脑室综合征(slit ventricle syndrome)的发生率为0.9%~55%,可发生在交通性或非交通性脑积水病人的术后。裂隙脑室综合征是指分流手术后数年(平均为4.5~6.5年)出现颅内压增高的症状,如头痛、恶心、呕吐及共济失调、反应迟缓、昏睡等,CT检查可发现脑室形态小于正常,检查分流管阀门为按下后再充盈缓慢,提示分流管脑室端阻塞。

使用抗虹吸装置、更换分流管对预防裂隙脑室综合征并无积极意义。有报道颞肌下减压可缓解病人的症状,减少其发生率。

5. 其他并发症

(1)脑室端的并发症:分流管脑室端误插入视神经通路旁时,可引起单眼失明、同向偏盲或双颞侧偏盲等。

(2)腹腔端的并发症:①脏器穿孔;②分流管移位;③脑脊液肚脐漏、分流管腹腔端缠绕并引起肠梗阻等。

(孙 涛 张庆华)

参考文献

[1] 王忠诚.王忠诚神经外科学.武汉:湖北科学技术出版社,2005:889-898

[2] 周良辅.现代神经外科学.上海:复旦大学出版社,2001:660-666

[3] 徐祎,余新光,杜长生.正常及异常脑脊液流动的磁共振研究.山东医药,2008,48(9):117-118

[4] 翟瑄,蒋莉.先天性脑积水的发病机制及脑结构改变.中国神经精神疾病杂志,2013,39(10):124

[5] de Oliveira MF,Pinto FC,Nishikuni K,et al.Revisiting hydrocephalus as a model to study brain resilience.Front Hum Neurosci,2011,5:181

第74章

眩　晕

第一节　概　述

眩晕确切的发病率目前尚缺少较为一致的流行病学结论。德国在5000名居民中随机调查的患病率为7.8%，发病率高达4.9%；西班牙瓦伦西亚地区10 000名居民随机调查的发病率1.78%；意大利伦巴第地区急诊就医患者中头晕占3.5%；我国江苏省在6000人的随机调查中，眩晕的患病率为4.1%。全美目前虽无眩晕的准确流行病学资料，但针对头晕显示，在全美范围内，急诊就医的患者中有2.5%～3.3%为头晕患者，即每年有近8 000 000名患者。最近更有报道头晕的患病率高达35.4%，从某种程度上反映出头晕的发病率可能比原先了解的更高。女性比男性更容易患眩晕；随着年龄增长，眩晕的患病率呈增长趋势。

眩晕(vertigo)指的是自身或环境的旋转、摆动感，是一种运动幻觉，往往是前庭系统病变的结果。头昏(dizziness)指的是自身不稳感，既可以是前庭病变的恢复期或后遗症期的结果，也可以是深感觉或视觉系统病变的结果。头晕(woozy，light-headedness)指的是头脑不清晰感，通常是皮质功能障碍的结果。眩晕和头晕的发病机制各异，有时两者是同一疾病在不同时期的两种表现。

一、眩晕的病因分类

无论眩晕还是头晕，仅仅都是一种症状，其病因众多。根据疾病发生的部位，眩晕或头晕往往分为耳源性(周围性前庭病变)、中枢性(各种位于脑干、小脑和颅颈交界区的病变)、心理疾病相关性(主要是广场恐怖、焦虑和抑郁)、运动病(晕车、晕船、晕机和登高性眩晕)、全身性疾病相关性(血液病、内分泌疾病、心脏疾病、低血压、电解质紊乱和眼部疾病等)和原因不明性。耳源性眩晕占30%～50%，其中良性位置性眩晕(BPPV)发病率居首病种首位，其次为梅尼埃病和前庭神经炎；中枢性眩晕占2%～30%；心理疾病相关性头晕占15%～50%；全身性疾病相关性头晕为5%～30%；在现有的医疗技术水平下，至少有15%～25%的眩晕，原因不明。

二、眩晕的主要辅助检查技术

1. 眼震电图(ENG)　是诊断前庭病变的最重要的辅助检查，眼震视图(VNG)的应用使得眼震的观察更加清晰和容易。检查包括扫视、平衡跟踪、凝视、位置试验和冷热试验等步骤，通过定量分析，判断前庭的功能；其中冷热试验是检查半规管功能的主要手段。冷热试验中的刺激程度大致与旋转试验中的0.002～0.004Hz相当。

2. 转椅试验　是对眼震电图技术的重要补充，并佐证ENG结果的正确性。对双侧前庭功能低下者效果更好。转椅试验常用的刺激相当于0.01～1.28Hz。

3. 前庭自动旋转试验(VAT)　与ENG和转椅试验不同，VAT主要根据高频旋转(1～5Hz)刺激原理，检测前庭-眼反射功能。

4. 听力检查　常用的有纯音听阈检查、声阻抗测试、耳蜗电图和听性脑干反应。

5. 内听道薄层CT或MRI内耳水成像　从解剖上了解前庭和耳蜗的形态结构。

6. 前庭诱发肌源性电位(VEMPs)　主要用于前庭下神经、前庭侧核、前庭丘脑束及同侧胸锁乳突肌运动神经元通路病变的检查，目前在评价前庭下神经(相对于ENG主要用于评价前庭上神经)有一定价值。要求病人密切配合,目前主要在个别科研单位应用。

7. 其他　神经及内耳影像学、血液和脑脊液的常规、生化和免疫学检查对诊断眩晕病因有重要的价值。

三、眩晕的一般治疗

病因治疗至关重要,但遗憾的是,目前近33%甚至更多的眩晕难以明确其病因。对症治疗的目的是为了减轻眩晕发作期的眩晕感受、镇吐、控制心悸等。目前临床上常用的前庭抑制药主要分为抗组胺药(异丙嗪、苯海拉明、美克洛嗪)、抗胆碱能(东莨菪碱)和苯二氮䓬类,上述药物既可能控制眩晕症状又可以镇吐。镇吐药有苯酰胺衍生物(甲氧氯普胺)、吩噻嗪类(氯丙嗪)、丁苯酞等,有时可与前庭抑制药合用控制某些严重眩晕症状。前庭抑制药主要通过抑制神经递质而发挥作用,但如果应用时间过长,就会抑制中枢代偿机制的建立,所以当患者的急性期症状控制后就应停用;不能用于前庭功能永久性损害的患者,非前庭性头晕一般也不用前庭抑制药。对于药物难以控制的持续性重症眩晕患者,需考虑内耳手术治疗。

前庭康复训练主要针对因前庭功能低下或前庭功能丧失而出现平衡障碍的患者,这些平衡障碍往往持续了较长时间,常规药物治疗无效。常用的训练包括适应、替代、习服、Cawthorne-Cooksey训练等,其目的是通过训练,重视视觉、本体觉和前庭的传入信息整合功能,改善患者平衡功能、减少振动幻觉。

四、眩晕的外科治疗

当眩晕由周围迷路或前庭神经引起时,起初患者症状较为强烈,随后症状慢慢消失。如果病变为自限性或病情稳定(如急性病毒性迷路炎),一般不会发生症状波动或进行性前庭功能障碍。在多数病例中,前庭中枢通过适应从外周传入的感觉信号变化,起到代偿作用,从而缓解眩晕症状。然而某些不良因素可能阻碍这种代偿或导致晚期的失代偿。与此类似,在一些疾病,如前庭神经鞘瘤中,前庭功能代偿尽可能使前庭功能丧失的症状变得最轻,而导致隐匿的进行性前庭功能下降。然而如果病情变化不稳定或者呈快速进展,就不可能进行中枢代偿,只能通过药物或手术治疗。梅尼埃病就是这类疾病中的典型代表,耳功能波动在正常迷路功能和导致严重前庭蜗神经功能障碍之间。通过消除根本的病因或毁损患侧耳的前庭功能,稳定功能波动的内耳,这种前庭手术多数都会取得成功;然而,如果患者的迷路病变稳定但不能进行中枢性前庭功能代偿,那么前庭手术基本不会取得成功。

某些去除单侧前庭功能的手术,对于治疗任何一种外周性前庭疾病都是有效的,如迷路切除术和前庭神经切断术。医生必须明确迷路功能波动或恶化的原因,并准确鉴定出哪侧为患侧。如症状加重是由于中枢代偿较差或外周前庭功能受损后的晚期代偿所致,前庭功能毁损手术可能不会有效。

(一)前庭神经切断术

当患侧耳仍然保留有效听力,手术治疗应要考虑选择性切断前庭神经,保留骨迷路的结构和听觉纤维。早在20世纪30年代,Dany和McKenzid就各自报道了通过枕下开颅选择性切断第Ⅷ对脑神经的一组病例。Dandy的枕下前庭神经选择性切断的长期随访显示,眩晕的完全缓解率为90%,这种手术现在仍然被广泛应用。在20世纪70年代,Fisch和Glasscock推广了颅中窝入路内听道内前庭神经切断术。目前常用的手术入路为经乙状窦后-内听道入路、经迷路后入路及联合迷路后-乙状窦后入路前庭神经切断术。

以经枕下外侧入路为例,距耳后行直切口,切开软组织达枕骨鳞部。钻孔后成形骨窗,向上显露横窦下缘,向外显露乙状窦后缘,为此,乳突可切除些。瓣状切开硬脑膜,切开蛛网膜,看到听神经和面神经进入内耳孔。寻找听神经中前庭神经和蜗神经之间的裂面,辨识这一解剖标志需用手术显微镜高倍率下观察,有以下几点有助于分辨两者间的裂面:①前庭神经略呈灰色,蜗神经则偏白色;②前庭神经较细,蜗神经较粗;③裂面之间常有微血管;④裂面常常在听神经前面更易看出,并在裂面内可看到中间神经。如在小脑脑桥三角区看清此裂面,即应用显微刀将前庭神经纤维切断,保留蜗神经纤维。如在小脑脑桥三角区无法看清裂面,即将内耳道后壁上的硬脑膜切开,应用高速微型钻磨除内耳道后壁。在内耳道内前庭神经与蜗神经之间的裂面比较恒定、容易辨出,即可准确地切断前庭纤维。

主要并发症有感音性聋,主要是由于蜗神经损伤时;脑脊液漏及颅内感染发生率较低;面瘫多为暂时性,由于过分牵拉所致;低颅压综合征由术中脑脊液丢失较多引起，经输液可好转。

(二)迷路切除术

任何原因引起的持续性或复发性单耳迷路功能障碍并伴有严重的感音性聋，可考虑行迷路切除术治疗。患者必须认可经过评估患侧耳的听力已经无效，因为迷路切除术会使残存的听力完全丧失。

经乳突入路迷路切除术能够完全显露和切除全部半规管椭圆囊和球囊，从而最有效地缓解眩晕症状。经卵圆窗迷路切除术虽然很少能够完全切除前庭神经上皮，但是由于能从外耳道进入内耳，该手术仍受到一些人的青睐。经颞叶入路的手术技术性要求很高，需要熟练掌握颞骨特别是前庭迷路的解剖。

迷路切除术的缺点是同侧听力丧失和术后一段时间的眩晕，眩晕最终可以被前庭功能所代偿。迷路切除术的并发症包括由于神经上皮不完全性破坏所引起的持续眩晕症状、脑脊液漏及面神经损伤。

(三)外淋巴瘘修补术

如果患者确诊为外淋巴瘘且对非手术治疗效果不佳，可考虑行鼓室探查术。探查术应尽量在局部麻醉下进行。翻起鼓膜耳道皮瓣后，从骨性外耳道的后上壁切除骨质直到完全暴露卵圆窗。尽量切除黏膜皱褶及圆窗龛中吸出蓄积的液体以观察是否存在渗漏，虽然一般这种现象是由于局部麻醉和组织液渗出所引起。单独出现这种现象不能确诊外淋巴瘘，医生应该检查在骨迷路中是否存在异常裂隙，特别是在卵圆窗的前方和圆窗的下方。任何怀疑有病变的位置或者明显缺损的地方，应该使用周围黏膜修补，并用结缔组织填补以保证修补可靠。

(四)良性阵发性位置性眩晕的手术治疗

Gacek 提倡单神经切除术治疗 BPPV，其手术方式为选择性切断前庭下神经中支配后半规管的分支。从内听道后方至后半规管壶腹部之间的单孔处切断神经分支。然而，这种手术对术者的技术要求较高，但已逐渐被操作更简单的后半规管阻塞术所取代。

Parnes 引入了外科阻塞后半规管治疗 BPPV 的概念。乳突全切除后，水平半规管和颅后窝硬膜之间可见后半规管的顶部。可使用金刚石磨钻磨除后半规管骨性部分，直到通过残留的薄层骨质可看到一条暗线为止。用精细的手术器械切除剩余骨质并打开半规管腔，注意避免损伤膜半规管或抽吸外淋巴液。通过在迷路切开处放置一小块条状可吸收材料，轻轻移开外淋巴。通常可以看到膜半规管管腔，其中一块朝向壶腹部，另一块朝向半规管总脚。将乳突切开时收集的湿骨粉填入腔内以修补迷路切开部分。在半规管顶部上置入骨蜡或大块的鼓膜以巩固上述修补。

在半规管阻塞术后，患者可能出现轻至中度的站立不稳，但通常在 24～48h 就能适应并出院。骨迷路开放后存在反应性迷路炎及感音性聋的风险。

总之，一定的外科手术方法仅能用于特定的疾病。其中一些手术被广泛认可是合理有效的，如行后半规管阻塞术治疗顽固性 BPPV。其他特异性手术，如治疗梅尼埃病的内淋巴囊手术、外淋巴瘘修补术及听神经微血管减压术都存在很大争议。治疗的成功依靠正确的诊断和有效术式的选用。

第二节　无听力障碍的周围性眩晕

一、良性发作性位置性眩晕

良性发作性位置性眩晕(benign paroxysmal positional vertigo，BPPV)患病率居诸病因之首。各种原因造成脱落的耳石颗粒进入半规管，人体在体位变动过程中出现短暂的自身或外界旋转感，其中 85%～90%发生于后半规管，5%～15%见于水平半规管，罕见于前半规管和同时累及多个半规管。眩晕发作具备与头位变化的唯一相关性，而且没有耳蜗症状。

临床上绝大多数 BPPV 属于“管道耳石型”，其特点为：①发作性眩晕出现于头位变动过程中；②Dix-Hallpike 手法检查是重要的诊断手段，BPPV 须具备以下几点，如检查过程同时诱发眩晕和眼震，头位变动与眩晕发作及眼震出现之间存在 5～40s 的潜伏期，诱发的眩晕和眼震强度一般持续在 1min 之内，表现为“由弱渐强——由强减弱”。Dix-Hallpike 手法检查时，患者由卧位坐起时，常能诱发眩晕并发现“反向眼震”。

极少部分 BPPV 属于“壶腹嵴耳石症”，与“管道耳石”区别在于 Dix-Hallpike 手法检查时眼震无潜伏期、持续时间长。对拟诊“壶腹嵴耳石”的 BP-

PV,常常需要与颅后窝及高颈段病变相鉴别,特别注意仔细询问眩晕的发作特点、伴随症状,认真的神经系统查体和必要的神经影像检查,以避免误诊和漏诊。Eply 或 Simon 手法复位,可作为主要的治疗措施或用于诊断性治疗。

二、前庭神经炎

前庭神经炎(vestibular neuritis)也称为前庭神经元炎(vestibular neuronitis,VN)。20%~80%的患者在病前数天或数周内有上呼吸道感染或腹泻史,剧烈的外界旋转感常持续数天,伴随剧烈的呕吐、心悸、出汗等自主神经反应,自发性眼震快相指向健侧。ENG 检查可见病耳前庭功能低下,纯音听阈测试正常,但超高频听力检查或脑干听觉诱发电位测试可能异常。大多数周后自愈,少见复发。急性期治疗需应用糖皮质激素,而抗病毒药物效果不肯定;恶心、呕吐等自主神经反应症状得到控制后,需要及时停用抗组胺和抗胆碱药物,否则会阻碍中枢代偿机制的作用而延缓病情恢复,同时鼓励病人尽早活动进行前庭康复。

三、丹迪综合征

本病也称双侧前庭神经病(bilateral vestibulopathy)。有耳毒性药物应用史、内耳或脑膜感染、外伤、放疗等均可造成双侧前庭损害,约有 20%患者的病因不详。耳毒性药物常常同时造成耳蜗和前庭损伤,但部分病人可仅出现前庭损害而没有听力障碍。永久性的双侧前庭损害表现为振动幻视、缓慢进展性的自身不稳感,甚至倾倒,常发生在直线运动时,运动停止后即自动消失;个别患者出现发作性眩晕。冷热试验、旋转试验和前庭自旋转试验发现双侧前庭功能明显减退。前庭康复训练对少数病人有效。

四、变压性眩晕

变压性眩晕(alternobaric vertigo,AV)是指在飞行或潜水过程中,因中耳内外压力差突然变化而造成短暂性眩晕。眩晕通常持续数秒到数分钟,个别可达 10min,个别患者可能伴有咽鼓管或中耳器质性病变;患者一般不会出现听力障碍。咽鼓管或中耳功能检查可有异常,眼震电图和听力检查对 AV 诊断没有帮助,但对发现伴随的器质性耳病具有价值。对于无中耳和内耳器质性病变的 AV 无须特殊治疗。

五、上半规管裂综合征

上半规管裂综合征(superior canal dehiscence syndrome,SCDS)即上半规管弓上隆起存在骨裂,当强声刺激时,诱发眩晕、视物摆动,部分患者可出现听觉过敏或传导性听力损害,半数患者可由中耳压力或颅内压改变诱发症状,成人多见。ENG 检查往往无阳性发现,听力表现为低频区轻度传导性聋,薄层 CT 和快速自旋回波重 T_2 加权 MRI 扫描可证实上半规管骨性缺损。手术修补是最佳治疗方案。

Tullio 现象:强声刺激内耳引起眩晕的现象。多见于上半规管裂综合征,也可见于外淋巴瘘、梅尼埃病(Meniere disease)、前庭神经炎等。

第三节 合并听力障碍的周围性眩晕

一、梅尼埃病

发病率无性别差异,20 岁之前和 70 岁之后首次发病少见,尽管曾有膜迷路积水的假说,但确切发病机制仍不清楚。每次眩晕发作常常持续数十分钟至数小时,伴有剧烈的恶心、呕吐等自主神经反应症状。发作间期的前庭功能检查有30%~50%患者的一侧前庭功能低下,25%患者的前庭功能正常。

该病同时表现为渐进性聋,早期感音性聋主要发生在低频,可有听力波动,发作间期听力可部分恢复;随病情进展,高频听力也出现损害,疾病中期中高频听力相对保留,听力图可表现为倒 V 形。耳鸣、耳胀满感可能早于眩晕发作。眩晕可频繁发作,也可间隔数年而无发作。

诊断依据:①发作性眩晕 2 次或 2 次以上,持续 20min 至数小时。常伴自主神经功能紊乱和平衡障碍。无意识障碍。②波动性听力损失,早期多为低频听力损失,随病情进展听力损失逐渐加重。至少一次纯音测听为感音神经性听力损失,可出现重振现象。③可伴有耳鸣和(或)耳胀满感。④前庭功能检查,可有自发性眼震和(或)前庭功能异常。⑤排除其他疾病引起的眩晕,如 BPPV、迷路炎、前庭神经炎、药物中毒性眩晕、突发性聋、椎-基底动脉供血不足和颅内占位性病变引起的眩晕。可疑诊断(梅尼埃病待诊)部分符合上述诊断标准者。

临床分期:①早期,间歇期听力正常或有轻度低频听力损失。②中期,间歇期除2kHz外,低、高频率均有听力损失。③晚期,全频听力损失达中重度以上,无听力波动。

梅尼埃病患者需要限制食盐摄入,急性发作期需应用前庭抑制药,而利尿药、钙通道阻滞药、血管扩张药等并未证实有效,内科治疗失败后,可考虑庆大霉素鼓室内注射或行内淋巴囊减压、切断前庭神经或迷路切除等手术。

勒莫叶综合征(Lermoyez syndrome):指当眩晕再次发作时,已有听力下降的患耳,听力突然改善并维持数天或数周,下次眩晕发作时听力又降至原有的损害水平;这是梅尼埃病的少见现象。

特玛金(Tumakin)猝倒:指突发猝倒,但意识清楚,发作前可伴或不伴短暂的身体不稳感或眩晕发作,是梅尼埃病和偏头痛性眩晕的少见表现。

二、迷路炎

迷路炎(labyrinthitis)是病原微生物经全身血液循环感染内耳或邻近组织感染直接侵入内耳的结果,根据感染的部位和性质,一般分为三类迷路炎:①局限性迷路炎,多由慢性化脓性中耳炎或乳突炎侵蚀骨迷路所致,病变局限于骨迷路。②浆液性迷路炎,是以浆液或浆液纤维素渗出为主的内耳眩晕程度较重,是局限性迷路炎未治疗的结果。③急性化脓性迷路炎,化脓菌破坏骨迷路和膜迷路。在急性化脓期,患者因重度眩晕而卧床不起,喜卧向健侧;患耳听力急剧下降;体温一般不高;但若有发热、头痛,须警惕感染向颅内蔓延。代偿期,即急性期症状消失后2～6周眩晕消失、患耳全聋、冷热刺激试验无反应。三种情况均需在感染控制后,及早手术。

三、外淋巴瘘

外淋巴瘘(perlymph fistula,PLE)是指先天或某种后天原因(外伤、剧烈咳嗽、用力擤鼻、用力举重物、减压病等)导致圆窗膜、卵圆窗膜或内耳与中耳间隙破裂,使得外淋巴液流入中耳,出现突发性的感音性聋、耳鸣、眩晕等症状。瘘管试验阳性率45%,而头位性眼震检查更为重要。与BPPV位置性眼震不同,PLE眼震无潜伏期或极短、持续时间长、无疲劳现象或很缓慢、头位悬垂时比患耳向下时更易出现眼震。确诊需内镜看到瘘口。休息、对症治疗2～3d或以后无效者,考虑手术修补瘘口。

四、突　聋

突聋(sudden deafness)与病毒感染、内听动脉或后循环血管闭塞、免疫介导、精神紧张、膜迷路破裂等多种因素有关。多数病人在数分钟至数小时内、个别病人在3d内逐渐进展为中至重度的单侧耳聋。耳鸣可为首发症状,同时随即出现听力迅速降低。33%～50%的病人出现外界自身旋转感。听力图显示中至重度神经性聋,耳蜗电图显示蜗神经损害。应予以及时治疗,应用糖皮质激素;应用血管扩张药,稀释血液,以及降纤、溶栓治疗,以免延误因内听动脉或其他后循环血管严重缺血所致的突聋;应该使用B族维生素与维生素E等以促进代谢。若有病毒感染史,可加用抗病毒药。可试用高压氧治疗。急性期可应用前庭抑制药。

第四节　前庭中枢性眩晕

前庭中枢通路的任何性质的器质性病变均可导致眩晕或头晕。除眩晕或头晕外,绝大多数病例有伴随的其他神经系统损害症状和体征,影像学、电生理和脑脊液等辅助检查可确诊;垂直性眼震表明中枢病变。常见引起中枢性眩晕的疾病有颅底畸形,小脑或脑干梗死、出血、肿瘤、炎症、脱髓鞘等,第四脑室肿瘤,听神经瘤,部分低颅压或高颅压综合征。少见和进一步说明的中枢性病因有偏头痛性眩晕、椎-基底动脉供血不足、颈性眩晕、外伤后眩晕和部分药物性眩晕。真正的眩晕性癫痫罕见。

一、偏头痛性眩晕

偏头痛性眩晕(migrainous vertigo,MV)表现为中度或重度的发作性前庭症状,包括旋转性眩晕,其他自身运动错觉,位置性眩晕,头动耐受不良是由于头动引起的不平衡感或自身、周围物体运动错觉。诊断时应注意眩晕合并偏头痛,或具备偏头痛个人史或家族史,或眩晕发作时具有畏光、惧声、活动明显加重等偏头痛样伴随症状。需排除其他原因，并且按偏头痛防治有效。在发作期以对症治疗为主，而间歇期按偏头痛予以预防用药。

二、后循环缺血性眩晕

Millikan 在 1995 年提出了椎-基底动脉供血不足（vertebrobasilar insufficiency，VBI）这一概念，现称为“后循环缺血性眩晕”。随着人类对脑血管病认识的不断提高，尤其是影像学和血管辅助检查技术的快速发展，临床上目前不仅能轻松地确诊脑梗死和 TIA，而且能比较准确地判断责任血管的病理状态。相对而言，对于介于正常和梗死之间的脑组织缺血状态，以上检查的敏感性相对低、发现的机会少。故诊断需要具备：①影像学除外了脑梗死。②主要表现为短暂的发作性眩晕，没有复视、共济失调、猝倒、短暂意识障碍等表现，否则考虑 TIA。③高刺激率 ABR、视动检查提示内耳缺血。④排除其他原因造成的眩晕。⑤具备患脑血管病的危险因素。⑥对有大血管狭窄者，诊断 VBI 时应注明血管狭窄的部位和程度。其治疗应按照缺血性脑血管病防治原则用药。

三、颈性眩晕

颈性眩晕（cervical vertigo，CV）系颈部病变后，颈部传入的本体感觉障碍和颈丛功能异常的综合作用的结果，主要表现为与头颈部活动相关的自身不稳感、平衡障碍或头晕，部分患者表现为短暂发作的眩晕；多伴有颈部疼痛不适；可以出现位置性眼震，但绝不会有自发性眼震；颈扭转试验有时可诱发眩晕和眼震。

目前 CV 的诊断没有统一的标准，倾向于采取排除法：①头晕或眩晕伴随颈部疼痛；②头晕或眩晕多出现在颈部活动后；③部分患者颈扭转试验阳性；④多有颈部外伤史；⑤排除了其他原因造成的头晕或眩晕。主要是对症治疗、理疗、局部封闭。

四、外伤后眩晕

根据损伤部位不同，可进一步归类为头部外伤后眩晕（post-traumatic vertigo）、鞭索伤和气压伤，这里的头部外伤后主要是指颞骨和内耳贯通伤、颞骨骨折、迷路震荡、脑震荡后综合征。治疗主要以对症治疗为主，遗留永久性前庭功能损伤者，试用前庭康复训练。

五、药物性眩晕

许多药物可造成眩晕，其中有些具有耳毒性作用。常见的耳毒性药物有氨基糖苷类抗生素，顺铂、氮芥和长春新碱等抗肿瘤药，万古霉素等多肽抗生素，奎宁，大剂量水杨酸盐，呋塞米和依他尼酸等襻利尿药，磺胺类药等，以及部分耳部外用药等。诊断主要依靠病史。同时除外了其他原因造成的眩晕。治疗主要是停药、脱离相关环境和对症治疗，而对双侧前庭功能永久性损害者，可行前庭康复训练。

（魏 伟 李勇刚）

参考文献

[1] Urasaki E, Yokota A. Rotational vertigo caused by cerebral lesions: vertigo and areas 3av, 2v, and 7.J Clin Neurosci, 2006, 13(1): 114-116

[2] Breivik CN, Nilsen RM, Myrseth E, et al. Working disability in Norwegian patients with vestibular schwannoma: vertigo predicts future dependence. World neurosurgery, 2013, 80(6): e301-305

[3] vanKerckhoven G, Mert A, De Ru JA. Treatment of vertigo and postural instability using visual illusions. J Laryngol Otol, 2014, 128(11): 1005-1007

[4] Ball A, Greer EB, Wong CJ. Paraneoplastic vertigo as the presenting symptom of a testicular seminoma. BMJ Carse Rep, 2014, 2014

[5] Horsch M, Beckers J, Fuchs H, et al. Uromodulin retention in thick ascending limb of Henle's loop affects SCD1 in neighboring proximal tubule: renal transcriptome studies in mouse models of uromodulin-associated kidney disease. PloS one, 2014, 9(11): e113125

[6] Schaaf H, Hesse G. Patients with long-lasting dizziness: a follow-up after neurotological and psychotherapeutic inpatient treatment after a period of at least 1 year. Eur Arch Otorhinolaryngol, 2015, 272(6): 1529-1535

[7] Obermann M, Strupp M. Current treatment options in vestibular migraine. Front Neurol, 2014, 5: 257

[8] Buki B, Mandala M, Nuti D. Typical and atypical benign paroxysmal positional vertigo: literature review and new theoretical considerations. J Vestib Res, 2014, 24(5-6): 415-423

第 75 章

痉挛型脑瘫

脑性瘫痪(cerebral palsy)简称脑瘫,又称 Little 病,指出生前到出生后 1 个月之内各种原因导致的非进行性脑损伤,主要表现为中枢性运动障碍及姿势异常。脑瘫可分为痉挛型、手足徐动型、共济失调型、强直型、震颤型、肌张力低下型、无法分类型、混合型等类型,其中以痉挛型最为多见。不论何种类型脑瘫,最根本的治疗都以康复治疗为主,包括物理治疗、作业疗法、语言训练等。当脑瘫导致的各种运动障碍及姿势异常十分严重,康复治疗无效、药物也不能予以控制时,患者只能求助于手术治疗。其中又以针对痉挛型脑瘫的外科治疗方法最为成熟、应用最为广泛、效果最显著。

一、流行病学

西方国家脑瘫的患病率为 2‰～3‰,我国的流行病学调查结果为 1.2‰～2.7‰。痉挛型脑瘫约占 60%。近半个世纪以来,由于产科技术、围生医学、新生儿医学的进展,新生儿死亡率、死胎发生率均有明显下降,但脑瘫的发病率并无明显降低,在某些地区甚至有上升的趋势,这可能与抢救危重新生儿技术提高、新生儿监护病房的应用,使许多过去很难生存的极低体重儿得以存活,而这些早产儿患脑瘫的机会明显高于足月儿。

二、病因病理

脊髓牵张反射属于单突触反射。该反射传入支包括骨骼肌肌梭、相应脊神经后根内的传入纤维(Ⅰa、Ⅰ类传入纤维);传出支包括相应脊髓节段前角 α 运动神经元、周围神经运动支(开始位于相应脊神经前根,后来位于相应周围神经)、神经肌肉连接及肌单位。肌梭和腱器官内的牵张感受器将冲动通过Ⅰa、Ⅰ类传入纤维直接或间接地兴奋脊髓前角 α 运动神经元,然后再通过反射传出支协调协同肌和拮抗肌的运动。牵张反射在整体内受高级神经中枢的调控,在正常情况下存在抑制机制以保证反射适度。如下肢在正常情况下所需的一定的肌张力以站立和行走即依靠适度牵张反射来维持。当脑瘫等脑和脊髓疾病累及锥体束时,不同类型的抑制(如Ⅰa、Ⅰ类传入抑制、突触前抑制、腱器官抑制、α 运动神经元抑制等)丧失导致牵张反射过度,协同肌和拮抗肌的运动失衡,使姿势系统趋向于过度收缩,最终导致痉挛状态。

在出生前到出生后 1 个月期间,凡是可以导致非进行性脑缺陷或脑损伤,继而引起中枢性运动障碍的因素都可视为脑瘫的危险因素。正确认识脑瘫的危险因素对于早期发现和诊断脑瘫、早期医学干预是至关重要的。一组手术治疗的 1605 名患者调查及统计分析结果表明:①早产低出生体重、难产窒息缺氧是各型脑瘫的主要患病相关因素;②新生儿黄疸是手足徐动型和混合型脑瘫的重要患病相关因素;③相对次要患病相关因素依次包括新生儿高热、多胎妊娠、没有正规产前检查和家中分娩等;④约 4%的患者追溯不到任何患病相关因素;⑤没有正规产前检查和家中分娩与脑瘫患病之间的相关性明确。

三、临床表现

虽然脑瘫的临床表现多种多样,但一般都有以下 4 种表现:①运动发育落后,主动运动减少;②肌张力异常;③姿势异常;④反射异常。痉挛型脑瘫主要表现为:①关节僵硬,肢体活动性下降;②腱反射亢进;③肌肉被动平伸时表现出强烈的阻力;④屈肌反射过强。脑瘫性痉挛可细化为固定性痉挛(又可称为静止性痉挛)及紧张性痉挛(又可称为运动性痉挛)两个亚型,前者不论在静止状态下还是运动过程中均可见相对固定的肢体痉挛,深睡眠过程中痉挛依然存在，而后者痉挛不固定，在静止、无激惹状态下肢体痉挛消失或明显减弱，运动或紧张时痉挛显著加重，深睡眠过程中痉挛消失，多伴有扭转痉挛。对痉挛的细化有助于判断手术指征、手术方式及预后。混合型脑瘫中以痉挛型合并手足徐动型多见。

四、辅助检查

实验室检查多无阳性发现。头颅和（或）腰椎CT、MRI 等影像学检查有助于发现有可能影响预后的一些因素，应列为常规，但并非诊断所必需。

五、诊断及鉴别诊断

根据患儿出生发育史、母亲怀孕史、典型临床表现多可做出诊断。脑瘫是一种人为的概念，不是某一个单独的疾病，而是一个综合征，诊断脑瘫时需符合以下人为定出的一些条件：①脑瘫为中枢性；②病变出现于脑生长发育期；③各种病因造成的损伤为“非进行性”；④症状在婴儿期出现。

脑瘫应与以下疾病相鉴别：①误将脑瘫诊断为其他疾病，如低钙（易惊、哭闹、头不稳、体软）、贫血、踝关节畸形等；②误将其他疾病诊断为脑瘫，如苯丙酮尿症、婴儿脊肌萎缩症、先天性甲低、先天性髋关节脱臼、精神发育延迟、18 三联综合征、脊髓肿瘤、Wilson 病、脑白质病等；③与其他导致肌张力低下疾病相鉴别；④痉挛型脑瘫应与脊髓拴系综合征、遗传性痉挛性截瘫、脑（膜）炎后遗症等相鉴别。

六、治　疗

（一）手术治疗概述

对于严重痉挛患者，单纯康复训练往往难以达到满意效果，施行手术先解除痉挛，再在此基础上进行康复运动训练方能达到最佳治疗效果。针对痉挛型脑瘫的外科治疗分为矫形手术和神经外科手术两大类。各种骨关节、肌腱、肌肉的矫形手术被用来治疗长期痉挛导致的肌腱挛缩及骨关节畸形，虽可比较直接地矫正畸形，但在痉挛机制未解除、痉挛状态持续存在的情况下，术后复发率很高。采用神经外科手术治疗脑瘫的医学实践由来已久。经过多年的沿革，脊髓切断术、脊髓切开术、立体定向脑运动核毁损术等中枢术式已被摈弃。19 世纪末，Sherrington 首次阐述了肌张力与痉挛状态的内在生理联系，为应用神经外科方法解除痉挛状态奠定了基础。神经外科手术治疗痉挛状态是通过在不同部位打断牵张反射环路或提高脊髓 α 运动神经元的抑制功能以降低受累肌肉的兴奋性，从而缓解痉挛。神经外科手术治疗痉挛型脑瘫总的原则为：全面临床评估，严格掌握手术适应证，通过解除痉挛、纠正畸形为康复治疗提供条件或起辅助作用。目前针对痉挛型脑瘫的手术治疗主要集中在两大方面：①腰骶段选择性脊神经后根部分切断术（selective posterior rhizotomy，SPR）治疗下肢痉挛状态；②周围神经选择性部分切断术（selective partial neurotomy，SPN）治疗肢体痉挛状态。除此之外，脊髓后根入口区显微手术、脑深部（或脊髓）慢性电刺激术、鞘内泵入巴氯芬疗法、颈部去交感神经术也被用于各种不同类型脑瘫患者的治疗。

（二）腰骶段选择性脊神经后根部分切断术

1. *手术原理*　SPR 手术的目的就是打断牵张反射环路，通过电刺激选择性切断肌梭传入的Ⅰa 类纤维，阻断脊髓反射中的 γ 环路，降低过强的肌张力，从而解除肢体痉挛。

2. *手术适应证*

（1）痉挛型脑瘫和部分以痉挛为主的混合型脑瘫，肌张力 3 级或以上，痉挛较严重，影响患者日常生活和康复训练。

（2）身体随意运动功能尚好，无严重肌无力、肌腱挛缩和不可逆性骨关节畸形。

（3）痉挛状态已趋于稳定。

（4）同时存在下肢髋、膝、踝等关节多处痉挛（肢体肌群整体痉挛）。

（5）手术最佳年龄为 4－6 岁，对于痉挛已稳定且较严重的患儿可提前到满 3 周岁，对成年脑瘫患者也可施行此手术且解除痉挛疗效肯定，但多因长期痉挛导致肌腱挛缩和（或）骨关节畸形而不利于术后康复，运动功能恢复不理想。

（6）固定性痉挛。

3. *手术禁忌证*

（1）以强直表现为主。

（2）肌力差，运动功能不良。

（3）腰骶段椎体严重滑脱或其他畸形。

（4）腰骶部皮肤感染。

（5）单一关节痉挛。

4. *手术过程*　气管内插管静脉复合全身麻醉，术中不用肌松剂。俯卧位，头低位以免术中脑脊液过多丢失。取 L_3-S_1 腰骶部后正中直切口。切开后剥离椎旁肌，显露 L_3-S_1 椎板，行跳跃式、限制性椎板切除，跳跃式指只切除 L_3、L_5 椎板，保留 L_4 椎板和棘突，限制性指椎板切除开槽宽度仅5～8mm，完全保留两侧小关节突，这种骨切除对脊柱的稳定性不会造成大的影响。切开硬脊膜后在手术显微镜下自脊神经根硬脊膜出口处找到并确认双侧L_2、L_3、L_5、S_1脊神经后根并将各后根分为4～8小束。L_4主要支配股四头肌，对维持站立的稳定性具有重要作用，一般不行部分切断。虽然大多数人认为包括S_2的腰骶段SPR术能更好地缓解踝部痉挛，但S_2的部分纤维参与膀胱感觉，在没有完善的术中电生理监测的条件下行S_2部分切断存在较大风险。以神经肌电生理刺激仪以0.05～0.1mA不同电流双极电刺激确认并根据观察肢体肌肉收缩或描记多导肌电图来记录各脊神经后根小束之阈值，根据阈值高低（切断阈值低者）及痉挛情况（痉挛重者切断比例高）将后根小束选择性部分切断，并分别在切断处的上、下方刺激后根观察相应肌肉收缩情况或肌电反应以决定部分切断的最终比例：L_2 25%～45%，L_3 30%～50%，L_5 40%～60%，S_1 45%～65%。术中电刺激结果是选择各后根切断哪些小束的金标准。严密缝合硬脊膜，不放置引流物，逐层严密关闭切口。

5. *手术疗效*　手术缓解痉挛的总有效率达95%以上。手术的疗效要待术后0.5～1年才能确切体现，且有痉挛复发之可能，术后长期坚持正确的康复训练是保证疗效的关键。

（三）周围神经选择性部分切断术

SPN的前身是周围神经切断术，相比后者而言，SPN的改进之一是术中应用神经肌电生理刺激仪，达到神经部分切断后降低有害肌张力而不过多影响有用肌力的目的，改进之二是在显微镜下选择性部分切断而非全部切断周围神经，术中应至少保留1/4的运动纤维。

SPN针对四肢不同部位的痉挛而分别采用胫神经（针对踝痉挛）、坐骨神经（针对膝痉挛）、肌皮神经（针对肘痉挛）、正中（及尺）神经（针对腕、指痉挛）、闭孔神经（针对大腿内收肌痉挛）、臂丛神经（针对肩关节内收痉挛）选择性部分切断，有切口小、出血少、疗效确切、并发症少等优点，尤其适用于痉挛症状体征比较单一、局限的低龄患儿，符合脑瘫早期治疗的原则。手术的基本适应证和禁忌证类同于SPR。

1. *胫神经选择性部分切断术*

（1）适应证：小腿屈肌（主要是腓肠肌和比目鱼肌）痉挛状态下的内翻足、马蹄足、踝阵挛，痉挛严重，影响病人的日常生活和康复训练。采用全身麻醉，术中不用肌松药。取腘窝区与腘横纹垂直的"枪刺刀"状切口，切开浅筋膜后于腓肠肌内、外侧头之间显露胫神经主干及其分支。根据患者踝部痉挛情况在手术显微镜下显露支配腓肠肌内外侧头、比目鱼肌、胫骨后肌的胫神经分支，电刺激神经分支，观察肌肉收缩情况以确认并记录阈值。打开神经分支外膜显露神经束，根据阈值高低及痉挛情况切断1/3～3/4的神经束。分别在切断处的上、下方刺激神经观察肌肉收缩情况以决定神经部分切断的比例。将切断的神经束切除10mm长一段以防日后神经再生。

（2）疗效与并发症：Abdennebi等于1985－1994年10年间应用本术式治疗66例踝部痉挛状态，平均随访长达4.2年，术后全部患者均立即感痉挛状态全部或部分缓解，随访期间缓解率为72.4%，自主运动功能提高率为65.5%，68.9%病人生活质量提高；并发症包括由于神经运动支切断过多而导致的距状足2例及由于神经感觉支损伤而导致的足底感觉缺失3例；笔者认为患者智力低下及术后不正确的康复运动训练是手术失败的主要原因。

2. *坐骨神经选择性部分切断术*　本手术适用于股后肌群（主要是股二头肌、半腱肌和半膜肌）痉挛状态下的膝关节屈曲痉挛。采用全身麻醉，术中不用肌松药。取患侧臀部臀大肌外下缘弧形切口，切口中心位于大转子与坐骨结节连线中点。钝锐结合切开部分臀大肌及部分阔筋膜张肌上部，将臀大肌向内侧牵开显露坐骨神经主干及其分支。在手术显微镜下显露支配相应股后肌群的坐骨神经分支（腘绳支，位于坐骨神经内侧份），电刺激神经分支，观察肌肉收缩情况以确认并记录阈值。打开神经分支外膜显露神经束，根据阈值高低及痉挛情况切断1/3～3/4的神经束。分别在切断处的上、下方刺激神经观察肌肉收缩情况以决定神经部分切断的比例。将切断的神经束切除10mm长一段以防日后神经再生。

Abdennebi等应用本术式治疗15例膝部痉挛状态，术后全部病人均立即感痉挛状态全部或部分缓解，随访期间缓解率为70%，自主运动功能提高率为66.6%；无并发症发生。因运动支部分切断而导致的肌无力可通过术后康复训练得到恢复。

3. *正中、肌皮、尺神经选择性部分切断术*　对于肘关节屈曲痉挛患者采用选择性肌皮神经分支部分切断术，对于腕、指关节屈曲痉挛患者采用选择性正中、尺神经分支部分切断术，针对性强，疗效满意，创伤小，出血少，术后无严重并发症，尤为适用于症状比较单一局限的患者。手术采用气管内插管全身麻醉，术中不用肌松药。取患侧上臂肱二头肌肌腹内侧中上 1/3 交界处竖直小切口，长 2～3cm。切开后将肱二头肌牵向外侧，依次显露正中、肌皮、尺神经主干。在手术显微镜下打开神经外膜显露神经束并分离之，电刺激神经束，观察肌肉收缩情况及关节运动以确认导致痉挛的神经束并记录阈值。根据阈值高低及腕、指屈曲痉挛的严重情况切断 1/3～3/4 的神经束。分别在切断处的上、下方刺激肌支观察肌肉收缩情况以决定神经部分切断的比例。将切断的神经束切除 10mm 长一段以防日后神经再生。上述神经部分切断后虽可有效缓解痉挛，但整个上肢尤其是手的功能恢复尚需坚持不懈的康复训练。

4. *闭孔神经选择性部分切断术*　对于单纯大腿内收痉挛患者采用选择性闭孔神经前支部分切断术可获良效。手术采用气管内插管全身麻醉，术中不用肌松药。取患侧腹股沟内侧下方切口，起自长收肌起点，向下沿长收肌走行方向延至长 3～4cm。切开后将长收肌牵向外侧，将股薄肌牵向内侧，解剖显露位于短收肌浅面的闭孔神经前支及其支配长收肌、短收肌、骨薄肌的分支。在手术显微镜下打开神经外膜显露神经束并分离之，电刺激神经束，观察肌肉收缩情况及关节运动以确认导致痉挛的神经束并记录阈值。根据阈值高低及大腿内收痉挛的严重情况切断 1/3～2/3 的神经束。分别在切断处的上、下方刺激肌支观察肌肉收缩情况以决定神经部分切断的比例。将切断的神经束切除 10mm 长一段以防日后神经再生。大腿内收痉挛较为严重时尚需解剖位于短收肌深面的闭孔神经后支，将导致大收肌痉挛的分支部分切断。

七、并发症

(一)腰骶段选择性脊神经后根部分切断术并发症

1. *手术后近期并发症*　手术后近期并发症包括下肢感觉障碍、下肢运动障碍(肌无力)、大小便障碍、椎管内出血、颅内出血、椎管内感染、颅内感染、脑脊液漏、切口裂开、痉挛状态加重等。术后发生一过性尿失禁的比率在 1%左右，一过性尿潴留约 1.5 %，当手术涉及与膀胱感觉功能有关的 S_2 脊神经时，行膀胱压力监测势在必行，且 S_2 切断比例应小于 30%。术后近期痉挛加重的发生并不鲜见，更多见于紧张性痉挛和混合型脑瘫患者，可能与手术创伤和血性脑脊液刺激有关，一般可自然缓解。

2. *手术后远期并发症*　手术后远期并发症包括下肢感觉障碍、下肢运动障碍、痉挛状态加重、二便障碍、性功能障碍、痉挛状态复发等。下肢肌无力虽然少见但严重妨碍运动功能恢复，是最令人担心的术后远期并发症之一，几乎都与术前病例选择不当、术中后根切断比例过大或误切前根、术后未强化康复训练有关。腰骶段 SPR 手术对低龄患儿腰椎发育的影响一直存在争议，行跳跃式限制性椎板切除时，这种骨切除对脊柱的稳定性不会造成大的影响，小儿的椎板具有较强再生潜能，辅以术后腰部支具保护和康复训练，绝大多数患者无长期腰痛、腰椎畸形的情况发生。一般来说术后肢体痉挛状态不同程度的复发率低于 5%，多数与未进行及时、长期、正规的康复训练有关。

(二)周围神经选择性部分切断术并发症

SPN 术后并发症主要包括肢体感觉障碍及肌无力。前者症状多较轻微，不影响患者生活质量，对症处理即可。后者轻症者多可通过术后长期正规康复运动训练得以恢复；重症者一般系术中切断神经比例过大引起，虽然经过康复运动训练可有不同程度恢复，但仍有部分患者遗有运动功能障碍。SPN 术后痉挛状态复发多与神经再生或术后为坚持康复运动训练有关。

八、预　后

病例选择和术前全面临床评估是决定预后至关重要的因素，可以最大限度地改善症状，避免引发新的缺陷或畸形。在为每例患者制订个体化、规范化外科治疗方案的前提下，神经外科手术治疗脑瘫性肢体痉挛可获得 90%左右的成功率，患者运动功能改善率可达 80%以上。脑瘫的治疗以康复治疗为主，手术治疗通过解除痉挛、纠正畸形为康复治疗提供条件或起辅助作用。必须明确，长期、正规的康复训练是治疗脑瘫的最主要方法，手术治疗只是为康复治疗创造条件或为补充手段。

(于炎冰　张　黎)

参考文献

[1] Smyth MD, Peacock WJ.The surgical treatment of spasticity.Muscle Nerve, 2000,23:153-163

[2] Sindou MP, Mertens P. Neurosurgical management of spasticity// Schmidek HH. Operative Neurosurgical Techniques. Indications, Methods, and Results. 4th Edition. Elsevier Science, 2000:2460-2473

[3] Kim DS, Choi JU, Yang KH, et al. Selective posterior rhizotomy in children with cerebral palsy: a 10-year experience. Child' s Nerv Syst, 2001, 17: 556-562

[4] Mittal S, Farmer JP, Al-Atassi B, et al. Long-term funcional outcome after selective posterior rhizotomy. J Neurosurg, 2002, 97:315-325

[5] 于炎冰，张黎，伍成奇，等.显微神经外科手术治疗痉挛型脑瘫 738 例临床观察.中华神经外科杂志，2004，20(1):59-62

[6] 于炎冰，张黎，马延山，等.1244 例痉挛状态的显微神经外科手术治疗.中华神经外科杂志，2005，21(9):542-554

[7] Turi M, Kalen V.The risk of spinal deformity after selective dorsal rhizotomy. J Pediatr Orthopaed, 2000, 20 (1):104-107

[8] Abdennebi B, Bougatene B. Selective neurotomies for relief of spasticity focalized to the foot and to the knee flexors.Results in a series of 58 patients.Acta Neurochir, 1996, 138(8): 917-920

[9] Josenby AL, Wagner P, Jarnlo GB, et al.Motor function after selective dorsal rhizotomy: a 10-year practice-based follow-up study.Dev Med Child Neurol, 2012, 54:429-435

[10] Grunt S, Becher JG, Vermeulen RJ.Long-term outcome and adverse effects of selective dorsal rhizotomy in children with cerebral palsy: a systematic review.Dev Med Child Neurol, 2011, 53: 490-498

[11] Tedroff K, Lowing K, Jacobson DN, et al.Does loss of spasticity matter? A 10-year follow-up after selective dorsal rhizotomy in cerebral palsy. Dev Med Child Neurol, 2011, 53:724-729

[12] Dudley RW, Parolin M, Gagnon B, et al. Long-term functional benefits of selective dorsal rhizotomy for spastic cerebral palsy.J Neurosurg Pediatr, 2013, 12:142-150

第76章

中枢神经系统感染性疾病

中枢神经系统感染性疾病是指各种病原微生物包括病毒、细菌、立克次体、螺旋体、真菌和寄生虫等侵入中枢神经系统实质、脑膜、脑室和血管等引起的急性或慢性炎症性及非炎症性疾病。中枢神经系统因血-脑屏障而不易被大分子物质所侵扰，也因此中枢神经系统对各种病原体的侵犯有较强的抵抗力。长期以来还认为中枢神经系统是免疫豁免器官，尽管现已确认中枢神经系统也存在免疫反应，但其主要发挥免疫反应的细胞免疫和体液免疫机制不同于周围器官，因此，脑和脊髓一旦受到感染，则治疗药物不易进入中枢系统，而周围血液的免疫细胞和细胞因子是否能到达中枢、其发生作用的机制如何还有待澄清，加之中枢神经系统的功能重要性，因此一旦发生中枢神经系统感染，后果非常严重。具体分类如下。

1. 按起病急缓和病程长短，分为急性、亚急性和慢性感染。

2. 按感染部位分为脑炎、脊髓炎或脑脊髓炎，脑膜炎、脊膜炎或脑脊膜炎，硬膜下脓肿，颅骨骨髓炎等。

3. 按照致病因子分为病毒性脑炎、细菌性脑膜炎、真菌性脑膜炎和脑寄生虫病等。

4. 还可以根据感染是否局灶性，分为脑脓肿（局限的细菌或真菌感染）、弥漫性脑炎、脑室炎等。

本章按感染因子来源，分别讲述细菌性感染、结核感染、真菌感染和脑寄生虫感染等内容。

第一节　细菌性感染

一、中枢神经系统细菌性感染的来源

1. 相邻解剖部位来源的感染，如鼻窦炎、中耳炎、肺炎、败血症、皮肤疖肿。

2. 外伤或医源性操作导致的硬脑膜开放、脑脊液漏、耳漏、开放性硬脑膜裂伤；腰穿导致的椎管感染，脑室穿刺外引流术后。

3. 免疫功能低下者，包括后天感染获得性免疫缺陷病，如HIV感染者或是先天性免疫缺陷者，容易发作化脓性脑膜炎。

这里，医源性操作导致的感染，常指从患者头皮或者术者的手、引流管置入、冲洗液等带进的细菌，这种细菌多以葡萄球菌为主。另外，免疫功能低下所致的中枢神经系统感染病原菌可以来自肺感染、泌尿系统感染等周围系统感染病原菌。

2010年卫生部统计全国129家医院的脑脊液标本，共收集到1873株脑脊液分离菌株，其中革兰阳性菌1132株（60.4%）；革兰阴性菌741株（39.6%）；前3位分离菌种依次为：表皮葡萄球菌（16.8%）、鲍曼不动杆菌（10.5%）、金黄色葡萄球菌（6.4%）；实际上，随季节、年份不同，这种细菌谱排名会产生变化。

二、诊断标准

1. 中枢神经系统细菌感染的诊断标准

（1）病史：提供有可能引起中枢神经系统感染的原因，如开放性脑损伤或近期的鼻窦炎等。

（2）临床表现：高热，头痛，喷射性呕吐、颈项强直，Kernig征、布氏征阳性等神经症状与体征。

（3）脑脊液和血化验：白细胞＞0.01×10^9/L（注意红细胞：白细胞正常比例约为400∶1），其中多核细胞＞50%，糖定量＜400mg/L，蛋白定量＞

450mg/L,血白细胞＞10×10^9/L。

(4)脑脊液细菌培养或涂片:可有阳性结果。

具备上述3条可确诊。其中,第(4)条不是必需的。

2. 中枢神经系统化脓性感染的诊断标准

(1)相关可能导致颅内感染的病史提示。

(2)临床症状和体征:体温≥38 ℃或≤36 ℃;明确的脑膜刺激征、相关颅内压增高症状。

(3)临床影像学证据,该证据是诊断化脓性脑膜炎和脑脓肿的必要条件。通常在强化CT或MRI情况下,显示广泛或局灶的脑膜增强、条索状影。如果有CT下环形强化且中央呈低密度圆形或类圆形病灶或者MRI下显示特征性的周围高信号、中央长T_1长T_2信号类圆形囊腔,则应该考虑脑脓肿的形成。MRI显示早期脓肿引起的水肿优于CT。如果病原菌来源于邻近器官,扫描鼻窦、鼻旁窦可以出现炎性变化;如果并发颅骨感染,X线头颅成像可以看到骨髓炎、骨质破坏或皮质增厚等表现,严重者出现死骨。

(4)血液白细胞＞10×10^9/L或中性粒比例＞80%;脑脊液分析,可见,化脓性感染脑脊液典型性改变为白细胞总数＞0.5×10^9/L甚至1×10^9/L,多核＞80%,糖＜400mg/L(或者＜2/3血糖水平),蛋白定量＞450mg/L,细菌涂片阳性发现,脑脊液细菌学培养阳性。与真菌、肿瘤、结核及病毒感染鉴别诊断。

(5)必要时对其他体液标本(如血液、痰液、粪便、鼻咽分泌物)做病原学涂片及培养,或对活检组织进行培养、抗原鉴定及PCR分析。

具备(1)、(2)、(3)或(2)、(3)即可确诊。

3. 其他颅内感染

(1)颅骨细菌性感染:主要诊断依据如下。

①相关颅骨侵袭性损伤的病史,如外伤、放疗和手术等。

②临床表现和体征,急性者可有头痛、发热、头皮局部的红肿热痛等炎症反应;慢性者有头皮下囊性脓肿形成,破溃;可能长久不愈,或形成瘘管、死骨。

③影像学:X线平片影像可出现骨质破坏、疏松、周围骨质硬化;出现死骨;CT显示更清楚,而MRI则可见到T_1像中原本应该是低信号的骨髓成为与类似脑组织的等信号。

④化验检查:血常规可见白细胞数升高,中性比例升高等表现;慢性患者可能有蛋白下降等消耗性表现。

诊断以临床表现和影像学证据为主。有时需与颅骨肿瘤、转移瘤或嗜酸性肉芽肿鉴别,与颅骨结核辨别需要结合血甚至局部组织的化验检查,否则较为困难。

(2)硬膜外及硬膜下脓肿:主要诊断依据如下。

①相应的引起颅内细菌性感染可能的病史,如有副鼻窦炎,有邻近部位手术等。

②临床表现和体征:早期可头痛、发热及颅内压增高的症状和体征,如意识改变、癫痫;局灶神经功能缺失,如偏瘫、失语等;硬膜下脓肿则较早出现颈项强直。椎管发生硬膜下或硬膜外脓肿时,除发热外,急性期还可引起截瘫和其他神经缺失症状。

③影像学:X线平片影像可以发现颅骨或椎骨骨髓炎、鼻旁窦炎、乳突炎等;头颅CT或MRI可定位脓肿部位,还可显示是否有占位和脑水肿等变化,以MRI更优。MRI还可以轻易地确定颅底和颅内凸面的脓肿。对于椎管内硬膜下或硬膜外脓肿也可以经由MRI鉴别。无论是CT还是MRI强化检查,均可显示硬脑膜增强。

④化验检查:血常规可见到白细胞升高,中性比例升高等表现;慢性患者可能有蛋白下降等消耗性表现。

确诊以影像学结合临床表现为主要依据。

三、治　疗

(一)一般原则

一旦确诊为中枢神经系统感染,应该据患者发生感染的条件及患者的年龄、免疫状态等因素差异,选择结合患者实际情况的诊疗措施。应遵循的原则如下。

1. 细菌性脑膜炎在给予抗菌药物前必须进行脑脊液检查,包括各种染色和培养等;必要时还需要留取血、痰或其他标本送培养。脑脊液常规和染色检查方法简便、易行、快速,可以很快为临床提供诊断和治疗依据。

2. 细菌性脑膜炎需留取脑脊液培养,然后应根据可能的病原菌立即给予经验治疗。在获知细菌培养和药敏后,再根据经验治疗疗效和药敏试验结果决定是否调整用药。抗菌药物应选用杀菌药,并且易透过血-脑脊液屏障。采用静脉给药的方式,剂量要足够,疗程视不同病原菌而异。

3. 如果已经明确是化脓性中枢性感染，可以选择持续腰池外引流；明确有中枢神经系统内的病原来源且可手术干预时(如去除人工植入物)，需要手术治疗。

4. 疗程：细菌性脑膜炎患者抗菌药的疗程更多是按经验来定，而非临床试验结果。具体疗程需结合脑脊液培养结果、药物不良反应及患者治疗后的反应而定，即强调疗程应根据患者临床效果而个体化。一般推荐肺炎球菌脑膜炎治疗疗程为14～21d，流感嗜血杆菌与脑膜炎奈瑟菌脑膜炎7d，B组链球菌14～21d，单核细胞增多李斯特菌脑膜炎一般至少21d，肠杆菌科细菌、铜绿假单胞菌和葡萄球菌脑膜炎至少21d。脑脓肿形成后的治疗疗程至少为4～8周，必要时可以继续延长。

5. 糖皮质激素的使用：糖皮质激素的使用存在争议。基于动物实验结果，现在主张对某些怀疑或证实细菌性脑膜炎的患者给予地塞米松治疗。现已证明地塞米松对儿童流感嗜血杆菌脑膜炎和成人肺炎链球菌有效。地塞米松应在给抗菌药前10～20min应用，或者至少同时应用，用量为0.15mg/kg，每6小时用药1次，持续2～4d。2003年美国儿科学会感染疾病委员会建议治疗患儿肺炎链球菌脑膜炎时“对6周以上的患儿，权衡利弊后可以考虑使用地塞米松。但专家对肺炎球菌脑膜炎使用皮质类固醇意见不同，能证明患儿受益的资料尚不充分。”有研究建议所有成年肺炎球菌脑膜炎也在开始治疗时应用地塞米松，原因是“脑膜炎致病菌总是不能及时确定”。2011年2月国家卫生部印发了“糖皮质激素类药物临床应用指导原则”，要求严格掌握糖皮质激素治疗的适应证，不能单纯以退热和镇痛为目的使用糖皮质激素。在中枢神经系统感染时，在患者出现严重感染/炎性反应(如暴发型流行性脑脊髓膜炎)和神经系统损伤/病变(如急性脑损伤、急性脑水肿)时，在有效抗感染的前提下，可以使用糖皮质激素以缓解中毒症状和器质性损伤。

6. 脑脓肿：对直径小于2.5cm脑脓肿，通常可持续抗感染治疗直到脓肿壁增厚、脓肿局限和症状体征改善。而直径大于2.5cm的脓肿或全身抗生素治疗失败的脓肿，应根据其在中枢内的位置及大小，可以进行开颅手术切除，也可以视情况进行脑内脓肿立体定向抽吸和引流冲洗术。术后也需长程足量抗感染治疗。对于复发和多发脓肿除了强调去除病因或针对病因治疗外，还需结合免疫检查情况，给予内科支持治疗。

7. 硬膜外脓肿、硬膜下脓肿和颅骨骨髓炎：常需要结合手术与长期充分的抗生素应用。经过长期以经验治疗为主的抗感染及充分的围术期准备后(包括营养支持)，选择合适时机手术，术中需要彻底清除脓液、死骨或坏死无活力组织，并及时取这些体液和组织做需氧和厌氧细菌培养、涂片染色检查，为目标治疗准备。这三种细菌感染通常需要在术后进行持续数天的外引流。必要时去除骨瓣。硬膜外和颅骨骨髓炎手术要尽量保护硬脑膜完整性。术后均要求长程足量抗感染治疗。

(二)抗生素的经验治疗和目标治疗

1. *经验治疗及抗生素的选择*　在感染诊断确定，但是缺少病原学证据之前，需要及时早期足量给予经验用药。经验用药的主要依据患者本身条件及药物的生物学特性。

(1)患者自身条件：①年龄、性别及是否妊娠、哺乳；②是否有基础病(糖尿病、癫痫)和合并用药；③病因、伤因及可疑的病原体来源部位。

(2)药物生物学特性：①药动学(pharmacokinetics，PK)、药效学(pharmacodynamics，PD)；②抗菌谱；③是否通过血-脑屏障；④耐药性和安全性。

其中，硬膜下积脓大多继发于鼻窦炎和中耳炎，其细菌来源多数源于拟杆菌、链球菌、肠杆菌科细菌和铜绿假单胞菌，治疗推荐使用甲硝唑＋青霉素240万U，静脉注射，每4小时1次，联合头孢他啶2g，静脉注射，每8小时1次；而海绵窦炎原因不清，细菌多来源于金黄色葡萄球菌、链球菌和流感嗜血杆菌，抗生素治疗推荐万古霉素1g，静脉注射，每12小时1次＋头孢曲松2g，静脉注射，每12小时1次，也可以选择利奈唑胺600mg，静脉注射，每12小时1次＋头孢曲松2g，静脉注射，每12小时1次，可使用肝素辅助治疗。

关于细菌性脑膜炎和脑脓肿的经验性治疗方案列入表76-1和表76-2。

表 76-1　细菌性脑膜炎的经验治疗

易感因素	常见致病菌	推荐抗菌治疗
年龄		
<1 个月	无乳链球菌、大肠埃希菌	氨苄西林联合头孢噻肟
1—23 个月	肺炎链球菌、脑膜炎奈瑟菌、无乳链球菌、嗜血流感杆菌、大肠埃希菌	万古霉素联合头孢曲松或头孢噻肟
2—50 岁	肺炎链球菌、脑膜炎奈瑟菌	万古霉素联合头孢曲松或头孢噻肟
>50 岁	肺炎链球菌、脑膜炎奈瑟菌、单核细菌增多性李斯特菌、需氧革兰阴性杆菌	万古霉素联合氨苄西林联合头孢曲松或头孢噻肟
脑外伤		
颅底骨折	肺炎链球菌、流感嗜血杆菌、A 群 β 溶血性链球菌	万古霉素联合头孢曲松或头孢噻肟
开放性脑外伤	金黄色葡萄球菌、凝固酶阴性葡萄球菌(尤其表皮葡萄球菌)、需氧革兰阴性杆菌(包括铜绿假单胞菌)	万古霉素联合头孢吡肟;万古霉素联合头孢他啶;万古霉素联合美罗培南
神经外科术后	需氧革兰阴性杆菌(包括铜绿假单胞菌)、金黄色葡萄球菌、凝固酶阴性葡萄球菌(尤其表皮葡萄球菌)	万古霉素联合头孢吡肟;万古霉素联合头孢他啶;万古霉素联合美罗培南
脑脊液分流术后	凝固酶阴性葡萄球菌(尤其表皮葡萄球菌)、金黄色葡萄球菌、需氧革兰阴性杆菌(包括铜绿假单胞菌)	万古霉素联合头孢吡肟;万古霉素联合头孢他啶;万古霉素联合美罗培南

表 76-2　脑脓肿的经验治疗

易感因素	常见致病菌	推荐抗菌治疗	其他抗菌治疗
颅脑创伤后,颅脑手术后	金黄色葡萄球菌、表皮葡萄球菌、肠杆菌科细菌、铜绿假单胞菌	双氯西林/氯唑西林 2～4g ,静脉注射,每 6～8 小时 1 次+头孢哌酮/舒巴坦 3g ,静脉注射,每 8 小时 1 次,或头孢他啶 2g,静脉注射,每 8 小时 1 次,或头孢吡肟 2g,静脉注射,每 8 小时 1 次,或头孢曲松 2g,静脉注射,每 12 小时 1 次,或头孢噻肟 2g,静脉注射,每 8 小时 1 次	怀疑 MRSA:万古霉素+头孢曲松或者头孢噻肟
继发于鼻窦炎	厌氧和需氧链球菌、类杆菌	头孢噻肟 2g,静脉注射,每 6 小时 1 次,或头孢曲松 2g,静脉注射,每 12 小时 1 次+甲硝唑 0.5g,静脉注射,每 8 小时 1 次	
继发于中耳炎、乳突炎	拟杆菌、链球菌、肠杆菌科细菌、铜绿假单胞菌	甲硝唑 0.5g,静脉注射,每 8 小时 1 次,青霉素 240 万 U,静脉注射,每 4～6 小时 1 次+头孢他啶 2g,静脉注射,每 8 小时 1 次,	
继发于心内膜炎	金黄色葡萄球菌、链球菌属	氯唑西林 2～4g,静脉注射,每 6～8 小时 1 次;或万古霉素 0.8g,静脉滴注,每 8～12 小时 1 次;或去甲万古霉素 1.0g,静脉滴注,每 8～12 小时 1 次	可加用氨基糖苷类药物;根据细菌培养结果选择药物

儿童急性细菌性脑膜炎或脑脓肿,其治疗用药为:氨苄西林 75mg/kg,静脉注射,每 6 小时 1 次+头孢噻肟 50～100mg/kg,静脉注射,每 6～8 小时 1 次;若感染 MRSA 风险较高,则初始可以使用万古霉素 15mg/kg,静脉注射,每 6 小时 1 次+头孢噻肟 50～100mg/kg 静脉注射,每 6～8 小时 1 次;待培养及药敏结果回报后调整治疗。不推荐脑室内治疗。头孢噻肟也可调整为头孢曲松,剂量为 50 mg/kg,静脉注射,每 12 小时 1 次。

2. *目标治疗及抗生素的选择*　在获得病原学证据以及了解其耐药敏感抗生素基础上,应该开展目标治疗。而由于中枢感染性疾病直接获得脑脊液的病原学证据比较困难,因此,要结合多种指标来推导病原学,经常需要采取多种手段联合治疗,以达到可靠确切的治疗效果。

(1)可以采取连续脑脊液细菌涂片以及体外培养方式获得较为可靠的细菌学证据。

(2)有感染血行扩散者,还需要取血标本做培养和开展相关病原学研究。

(3)抗生素的选择:根据每个医院甚至每个病区的具体情况分别对待,药物敏感试验对选用有效的抗生素有一定参考价值。

目标治疗需要参考的因素和策略列入表 76-3。

表 76-3　细菌性脑膜炎的目标性治疗

细菌及药敏	标准治疗	备选治疗
肺炎克雷伯菌/产酸克雷伯菌		
	第三代头孢[a](体外实验敏感)、厄他培南、β-内酰胺类/β-内酰胺酶抑制药、头孢吡肟和氟喹诺酮	亚胺培南/西司他丁、美罗培南、磺胺甲噁唑/甲氧吡啶、替加环素、氨基糖苷类
鲍曼不动杆菌		
碳青霉烯类敏感的鲍曼不动杆菌	头孢他啶、头孢哌酮/舒巴坦、亚胺培南/西司他丁	美罗培南、帕尼培南/倍他米隆、环丙沙星、左氧氟沙星、头孢吡肟，此外还可以选择头孢哌酮/舒巴坦＋磷霉素、氨苄西林/舒巴坦＋环丙沙星
碳青霉烯类耐药的鲍曼不动杆菌	黏菌素、多黏菌素 B、替加环素、头孢哌酮/舒巴坦＋米诺环素	替加环素体外有抗菌活性，MIC_{90} 2μg/ml；19 例应用头孢哌酮/舒巴坦＋米诺环素，临床总有效率 68.4%，细菌清除率 42.1%
金黄色葡萄球菌		
甲氧西林敏感株	奈夫西林或苯唑西林	万古霉素、美罗培南
耐甲氧西林株	万古霉素[f]	复方磺胺甲噁唑、利奈唑胺
铜绿假单胞菌[g]	头孢吡肟[e]或头孢他啶[e]	氨曲南[e]、环丙沙星[e]、美罗培南[e]
肺炎链球菌		
青霉素 MIC＜0.1μg/ml	青霉素或氨苄西林	第三代头孢[a]，氯霉素
青霉素 MIC 0.1～1.0μg/ml[b]	第三代头孢[a]	头孢吡肟，美罗培南
青霉素 MIC≥2.0μg/ml	万古霉素＋第三代头孢[a、c]	氟喹诺酮类[d]
头孢噻肟或头孢曲松 MIC≥1.0μg/ml	万古霉素＋第三代头孢[a、c]	氟喹诺酮类[d]
脑膜炎奈瑟菌		
青霉素 MIC＜0.1μg/ml	青霉素或氨苄西林	第三代头孢[a]、氯霉素
青霉素 MIC 0.1～1.0μg/ml	第三代头孢[a]	氯霉素、氟喹诺酮类、美罗培南
单核细胞增多性李斯特菌	氨苄西林或青霉素[e]	复方磺胺甲噁唑、美罗培南
无乳链球菌	氨苄西林或青霉素[e]	第三代头孢[a]
大肠埃希菌或其他肠杆菌科细菌[g]	第三代头孢	氨曲南、氟喹诺酮类、美罗培南、复方磺胺甲噁唑、氨苄西林
流感嗜血杆菌		
不产 β-内酰胺酶株	氨苄西林	第三代头孢[a]、头孢吡肟、氯霉素、氟喹诺酮类
产 β-内酰胺酶株	第三代头孢	头孢吡肟、氯霉素、氟喹诺酮类
表皮葡萄球菌	万古霉素[f]	利奈唑胺
肠球菌属		
对氨苄西林敏感	氨苄西林＋庆大霉素	
对氨苄西林耐药	万古霉素＋庆大霉素	
对氨苄西林和万古霉素耐药	利奈唑胺	

a. 头孢曲松或头孢噻肟；b. 对头孢曲松或头孢噻肟敏感株；c. 当头孢曲松 MIC 值＞2μg/ml 时考虑联合利福平；d. 加替沙星或莫西沙星；e. 应考虑联合氨基糖苷类；f. 考虑联合利福平；g. 特异性抗菌药物的选择必须以体外药敏试验结果为指导

第二节　其他感染

一、结核性感染

结核性脑膜炎常常是血行播散或邻近结核病灶蔓延的结果，但也有部分病例找不到原发灶。临床亚急性或慢性起病，症状轻重不一，部分患者由于诊断或治疗过晚，会遗留颅底粘连、脑神经麻痹等后遗症，临床治疗不规范或停药过早易复发，我国成人结核性脑膜炎的病死率约15%。

脑结核瘤也常继发于身体其他部位的结核病灶，可单发或多发，颅内任何部位均可以发现，但多发于小脑幕下，尤其在儿童更是如此。结核瘤常多个，直径可以从肉眼难辨至接近占据半个大脑半球或整个小脑半球大小。

（一）诊断依据

1. 临床病史　提示结核感染可能包括原有结核史、密切接触或者周围及家庭有开放性结核患者等。但无明显病史、隐匿发病者不少见。

2. 临床表现和体征　约半数患者低热、食欲缺乏、盗汗和消瘦，可有头痛、呕吐、视盘水肿等颅内压增高的症状；形成结核瘤者常可有定位体征、运动感觉障碍、失语、小儿有特征性的头颅增大、头皮静脉怒张等。小脑幕下者则以小脑共济失调为主要表现。

3. 影像学　X线胸片可能提示结核，但X线胸片阳性比例不高；结核性脑膜炎CT检查常难以确诊，强化CT可能发现脑基底池、侧裂脑脊液密度异常，该部位正常结构改变伴明显强化；MRI强化扫描则可以较为清楚地显示上述部位的结构变化和出现明显的长T_1长T_2信号，伴有Willis环的血管流空等。脑结核瘤头颅X线平片可能出现病理性钙化斑，头CT可出现均匀或不均匀的低密度灶，间杂钙化高密度灶。增强后有包膜环状强化，邻近脑组织有低密度水肿表现。MRI显示长T_1长T_2信号，伴有水肿。其中T_1像增强认为较易发现结核瘤，比FLAIR序列更清楚。结核瘤中心部位在DWI序列可呈现稍高信号。MRS可以看到代表脑代谢正常成分的NAA和Cr波幅下降，反而是代表脂质代谢的Lip及代表乳酸代谢的Lac波幅增高。

4. 化验　多数患者颅内压力高，腰穿是相对禁忌证。血象可能白细胞不高或中性粒细胞偏低。红细胞沉降率增快较常见。

对于青少年，原有结核病史，有典型结核症状和红细胞沉降率改变者，如有上述影像异常，应高度警惕结核感染。必要时手术活检。

（二）治疗

1. 抗结核药物　可供选择的药物有异烟肼、利福平、吡嗪酰胺、乙胺丁醇和链霉素等。强化期治疗可采用三联或四联的联合治疗，如异烟肼、利福平和吡嗪酰胺，加乙胺丁醇或链霉素。早期治疗对于改善结核性脑膜炎患者的预后非常重要，只要临床不能排除结核性脑膜炎，就不能因为临床表现或脑脊液检查结果不典型而延误治疗，导致丢失治愈的最佳时机。常用抗结核药物用法、疗程和不良反应见表76-4。

表76-4　常用抗结核药物

药物	剂量	疗程	主要不良反应
异烟肼	600～900mg/d，静脉应用，症状改善后改为400～600mg/d，口服	至少1年	①肝损害，与利福平联合应用时应密切观察肝功能变化；②周围神经炎
利福平	450mg/d，口服	至少1年	肝损害、药物过敏
吡嗪酰胺	1500～2000mg/d	4个月	肝损害、高尿酸血症
乙胺丁醇	750～1000mg/d，口服	3～4个月	球后视神经炎
链霉素	初始为0.75～1g/d，2个月后可改为隔日1次或每周2次	总量90g，到达总量即可停药。因不良反应无法达到总量者可提前停药	耳、肾和脑神经损害

2. *糖皮质激素*　早期使用糖皮质激素治疗对于改善结核性脑膜炎的预后至关重要。糖皮质激素能减轻中毒症状，减轻脑水肿和脑膜炎症反应，降低颅压，防止粘连。成人可选用泼尼松 40mg/d 口服，待症状和脑脊液检查结果好转后逐渐减量至停用。也可用地塞米松 5mg/d 静脉注射。

3. *对症治疗*　降低颅压，对蛛网膜下隙粘连所致的脑积水，可采用脑脊液分流术治疗。

二、梅毒感染

近年有上升趋势，一期梅毒和二期梅毒发现脑脊液异常（蛋白升高，细胞数增多）比例高达 13%～40%。而一般认为如果早期梅毒感染未经治疗或治疗不彻底，可发生晚期的神经梅毒。可分为：①无症状性神经梅毒；②间质性梅毒，病变主要在血管和脑膜，可分为脑膜梅毒、脑膜血管梅毒和脑膜树胶样肿；③脑实质性梅毒，病变在脑实质，可演变为麻痹性痴呆，病变在脊髓则演变为脊髓结核。

（一）临床表现

无症状性神经梅毒仅有脑脊液检查异常；脑膜梅毒多发于颅底，急性期可发生发热，头痛，呕吐，脑膜刺激征阳性，可有多支脑神经（Ⅲ、Ⅳ、Ⅵ和Ⅷ）受累及颅内压增高表现，甚至可因广泛脑室粘连导致脑积水。脑膜血管梅毒则可出现脑梗死表现，多发于梅毒感染多年后。但如果患者年龄较轻，MRI 除出现相应梗死灶外，可能看到强化的硬脑膜。脑膜树胶样肿比较少见，为脑膜局灶病变，应与脑肿瘤区别。可以因部位不同出现不同的局灶神经体征与症状。麻痹性痴呆多发于中青年（35－50 岁），在感染梅毒 10 余年后隐匿起病，初期为头痛、失眠，后逐渐人格、精神与智力发生变化，可出现记忆力减退，约 20%患者继发癫痫，还有患者出现瞳孔反射消失而辐辏反射存在。脊髓结核系梅毒螺旋体侵犯脊髓后索及后根引起神经细胞变性坏死的一组临床综合征，常发生于腰骶部。表现为双下肢或全身疼痛，以感觉障碍为主，浅感觉障碍表现为肢体痛温觉减退、发冷，深感觉障碍表现为振动觉和关节位置觉减退，可出现感觉性共济失调。有时可因关节感觉障碍而导致骨折。如果病原体侵犯脊膜和脊髓血管，也可出现急性脊膜炎或者脊髓横断病变表现，表现为不对称的运动感觉障碍、二便失禁等。

（二）诊断

1. 有无梅毒感染史。

2. 神经系统症状与体征。

3. 梅毒螺旋体血球凝集试验（TPHA）、荧光梅毒螺旋体吸收试验（FTA-ABS）和梅毒血清学试验（RPR）多数阳性。

4. 脑脊液检查，白细胞数至少多于 $0.01\times10^9/L$，蛋白大于 500mg/L，FTA-ABS 和 RPR 阳性。

（三）治疗

应从早期预防梅毒开始。无特殊药物，治疗首选青霉素。治疗期间每 6 个月定期复查脑脊液常规、生化、血和脑脊液特异性梅毒抗体，直至正常。如果 6 个月后脑脊液细胞数仍未下降，或 2 年脑脊液指标还是异常，意味着治疗无效，需要重新治疗。其他神经症状体征需要对症治疗。有些脑膜树胶样肿侵入或压迫脑实质可引起严重高颅压或严重局灶神经症状体征时，如果药物治疗无效，应手术治疗切除梅毒瘤，但术后仍需驱梅毒治疗。

三、脑真菌性肉芽肿和脓肿

此为深部真菌感染的一种。常见病原菌为新型隐球菌、曲霉菌、球孢子菌、类球孢子菌、诺卡菌、放线菌、荚膜组织胞浆菌、分子孢子菌、念珠菌、波伊德霉样真菌和藻菌等，一般而言，凡是可导致深部组织感染的真菌，均可以成为脑真菌感染的来源。但临床上以隐球菌和曲霉菌、放线菌最多见。近年来脑真菌感染有增加趋势，有研究者认为，这种增加与抗生素、激素和免疫抑制药在临床上广泛应用有关，也可能与医生对真菌病认识提高、诊断准确率提高有关。

在自然界中真菌分布很广泛，很多真菌是条件致病菌，寄生在人体中，当人体抵抗力降低时，它们乘虚而入，可侵犯肺、脑膜和脑、脊髓、皮肤、淋巴结、肠、肝、脾、肾上腺等。真菌入侵脑的方式，常先从呼吸道吸入，形成肺部病灶，再由肺经血行播散于全身器官和入颅，少数真菌（如曲霉菌、放线菌和芽生菌）可经头面部的口腔、鼻腔、鼻旁窦、眼眶、脊椎骨等处的病灶直接侵入中枢神经系统，个别病例可经腰穿、手术植入而发生脑部真菌感染。患有单核吞噬细胞系统恶性肿瘤、糖尿病等病人较易发生本病。

（一）病理

感染使脑膜局限性或广泛性形成不规则的肉

芽肿，有淋巴细胞、浆细胞或多核巨细胞浸润。脑组织呈不同程度的水肿，真菌沿血管周围和软脑膜下聚集，形成多个小囊样病灶，呈急性或慢性化脓性炎症反应，甚至形成脑脓肿或肉芽肿，多位于脑实质内，偶见脑室内。在脓肿和肉芽肿中可见大量菌体或菌丝。不同种类的真菌感染，引起的病理变化也不相同，白念珠菌常引起小灶性化脓和肉芽肿，隐球菌早期形成胶冻样病变，无纤维包膜，晚期则形成肉芽肿，放线菌主要形成多发性脓肿和肉芽肿，脓肿壁呈黄色，脓液含“硫黄颗粒”。慢性病程者常有广泛脑萎缩。

（二）临床表现及诊断

病程多为亚急性、慢性或隐袭性发展，甚至可迁延或反复发作达10余年之久，未经治疗者多死亡。临床表现颇似颅内肿瘤，有颅高压征和局灶神经征，可有发热，但常不明显。常伴因颅底蛛网膜粘连引起的交通性脑积水。脑脊液常规、生化检查可发现压力、蛋白和细胞计数增高，但非特异性；头颅X线摄片、放射性核素脑扫描、脑血管造影等仅显示颅内占位迹象，不能确定占位的性质。脑CT和MRI表现与化脓性脑脓肿相同，包膜可有或无增强，肉芽肿则呈等或略高密度（或信号）病灶，中等强度，可有或无钙化。周围脑水肿常不明显。因此，单纯根据临床表现和上述检查难以诊断本病，诊断的重要依据是脑脊液涂片染色、培养和接种或脑组织和肉芽组织标本的病理检查，以发现病原菌。真菌皮肤试验阳性反应，其他器官、组织发现真菌感染有辅助诊断价值，如皮肤瘘道分泌物有黄色、奶油黄、棕色和有时为黑色的“硫黄颗粒”（可把分泌物稀释于生理盐水中，取沉淀物过滤后寻找），则很可能为放线菌感染。

（三）治疗

如果没有形成局灶肿物，无占位效应或者病变尚允许观察，则以保守抗真菌治疗为主。如果已形成占位效应，且药物治疗效果不佳，则以手术切除肉芽肿或脓肿为主，术后辅以药物治疗。可选择的抗真菌药物如下。

1. *两性霉素B*　对隐球菌、球孢子菌、念珠菌等效果较好。剂量从0.25mg/kg开始，溶于5%葡萄糖溶液中静脉滴注，逐渐增至1mg/kg，使在3个月内总剂量达2～4g。滴注速度应缓慢（>6h），避光。由于本药不易透过血-脑屏障，故常同时鞘内给药。方法：0.25mg取两性霉素B溶于等渗盐水1ml内，然后用5～10ml脑脊液再稀释后缓慢、分次注入鞘内。一般鞘内给药1次，最大剂量为1mg，每周注射2次。应用本药前应给予地塞米松和（或）异丙嗪来减轻药物反应。

2. *卡泊芬净*　适用于对其他抗真菌治疗无效或者不能耐受其他抗真菌治疗的侵袭性曲霉菌病。也可用于念珠菌引起的食管炎、菌血症、腹腔内脓肿、腹膜炎及胸膜腔感染；还可用于考虑系真菌感染引起的发热、中性粒细胞减少患者的经验治疗。第一天给予单次70mg负荷剂量的注射用醋酸卡泊芬净，以后每天给予50mg的剂量，输液时间要求至少1h。

3. *伏立康唑*　具有广谱抗真菌作用。本品对念珠菌属（包括耐氟康唑的克柔念珠菌，光滑念珠菌和白念珠菌耐药株）具有抗菌作用，对所有检测的曲菌属真菌有杀菌作用。此外，伏立康唑在体外对其他致病性真菌也有杀菌作用，包括对现有抗真菌药敏感性较低的菌属，如足放线病菌属和镰刀菌属。动物实验发现，伏立康唑的最低抑菌浓度值与其疗效有关。但是在临床研究中，最低抑菌浓度与临床疗效之间并无相关性，并且药物的血浓度和临床疗效之间似乎也无相关性。用药时不宜推注，需要静脉滴注或口服。

4. *氟康唑*　广谱抗真菌药物。用于治疗口咽部和食管念珠菌感染；播散性念珠菌病，包括腹膜炎、肺炎、尿路感染等；念珠菌外阴阴道炎。尚可用于骨髓移植患者接受细胞毒类药物 或放射治疗时，预防念珠菌感染的发生。

本品也用于治疗脑膜以外的新型隐球菌病；治疗隐球菌脑膜炎时，本品可作为两性霉素B联合氟胞嘧啶初治后的维持治疗药物。还用于治疗球孢子菌病以及接受化疗、放疗和免疫抑制治疗患者的预防治疗。可替代伊曲康唑用于芽生菌病和组织胞浆菌病的治疗。

5. *伊曲康唑*　合成的广谱抗真菌药，对皮肤癣菌（毛癣菌属、小孢子菌属、絮状表皮癣菌）、酵母菌[新生隐球菌、糠秕孢子菌属、念珠菌属（包括白念珠菌、光滑念珠菌和克柔念珠菌）]、曲霉菌属、组织胞浆菌属、巴西副球孢子菌、申克孢子丝菌、着色真菌属、枝孢霉属、皮炎芽生菌及各种其他的酵母菌和真菌感染有效。

6. *制霉菌素*　对隐球菌、念珠菌等效果较好。

7. *克霉唑（三苯甲咪唑）*　对念珠菌、球孢子菌等有效。

8. *曲古霉素*　对隐球菌、芽生菌、念珠菌有效。

9. 5-氟胞苷　作用同两性霉素 B，但它能通过血-脑屏障，对肝、肾均有损害。剂量：每天 100～200mg/kg，一般应用 6～8 周。

10. 酮康唑　对球孢子菌、组织胞浆菌有效。

11. 其他　抗生素尤其是大剂量青霉素、林可霉素、氯霉素对放线菌感染有效。

上述药物应用的期限视病情而定，并应根据脑脊液常规、生化、涂片检查和培养结果决定是否停药。用药期间要注意药物的不良反应，并调整全身情况，增强机体抵抗力，消除引起真菌感染的原因，这样才易于提高治疗效果。因隐球菌在真菌性脑病中较为常见，有学者将隐球菌性脑炎的治疗方案总结如下。

(1)抗隐球菌治疗的药物应用及总体策略：见表 76-5。

表 76-5　隐球菌脑膜炎的抗真菌治疗

	药　物	疗程	说　明
诱导治疗	①两性霉素 B 0.7～1.0mg/(kg·d)静脉联合氟胞嘧啶 100mg/(kg·d)，分 4 次口服，至少 4 周 ②两性霉素 B 的不良反应大，所以后 2 周的治疗可以由两性霉素 B 含脂制剂替代两性霉素 B，包括 AmB 脂质体[3～4mg/(kg·d)静脉]和 AmB 脂质复合体[AmB lipid complex，ABLC，5mg/(kg·d)静脉]	4～6 周	①脑膜脑炎的患者如果没有神经系统并发症，并且治疗 2 周后脑脊液真菌培养阴性，诱导治疗 4 周 ②对于有神经系统并发症的患者，需延长诱导治疗至 6 周，其中包括 LFAmB 治疗至少 4 周，然后氟康唑 400mg/d 巩固治疗 8 周 ③如果诱导治疗未使用氟胞嘧啶，或者曾中断，两性霉素 B 或 LFAmB 诱导治疗延长至少 2 周 ④如果患者治疗失败的可能性很小(如诊断早期，没有其他疾病或免疫抑制状态，初始联合抗真菌治疗 2 周疗效很好)，两性霉素 B 联合氟胞嘧啶的诱导治疗可以减少到 2 周，序贯氟康唑 800mg[12mg/(kg·d)]口服治疗 8 周
巩固治疗	氟康唑 400mg[3mg/(kg·d)]口服	8 周	
维持治疗	氟康唑 200mg[3mg/(kg·d)]口服	6～12 月	

(2)降低颅内压：2010 年版 IDSA 隐球菌病处理临床实践指南推荐在开始抗隐球菌治疗时要先行腰穿检查，测定脑脊液压力的基线值。如果脑脊液压力≥250 mmH_2O，并且诱导治疗的过程中出现颅内压升高的症状，可以采用引流的方法降低脑脊液压力(经腰椎穿刺引流，如果原本压力非常高，降低 50%，否则降到正常压力≤200 mmH_2O)。如果脑脊液压力持续≥250 mmH_2O，症状不缓解，则每天进行腰椎穿刺，直到脑脊液压力和症状稳定 2d 以上。对于需要每天进行腰椎穿刺的患者，可以暂时给予脑脊液外引流或脑室引流。患者充分抗真菌治疗后，且其他控制颅内压的方法无效时，可予永久脑室腹膜分流术。如果临床需要，即便在感染依旧存在的情况下，在接受有效抗真菌治疗同时实施永久脑室腹膜分流术。

(3)手术治疗：超过 3cm 的病灶可能存在占位效应，需开颅或立体定向治疗或(和)完全去除病灶。

四、脑寄生虫病

由寄生虫虫体、虫卵或幼虫侵入脑内引起过敏炎症、肉芽肿形成或脑血管阻塞的脑病。多数来源于自身其他部位寄生虫病。

1. 脑血管吸虫病　虫卵随血行入脑而起。

2. 脑囊虫病　猪绦虫幼虫囊尾蚴寄生于脑引起。

3. 颅内包虫病　犬绦虫幼虫蚴寄生于颅内所致。

4. 脑肺吸虫病　成虫侵入脑内并在脑内移行引起。

5. 脑型疟疾　疟原虫阻塞脑内毛细血管引起。临床表现可为急性脑膜脑炎，或为局限性癫痫发作或伴有定位体征的颅内高压症，亦可为智能衰退或精神障碍。新中国成立前本病呈地区流行，现已少见。

诊断依据疫区感染史及脑外该寄生虫病病史、血和脑脊液嗜酸性粒细胞增多，抗原皮内试验和血清补体结合试验阳性，脑血管造影或颅脑 CT 可发现病灶。按各寄生虫病予以治疗，必要时外科手术。以上寄生虫脑病中，以囊虫脑病为常见，多数是由于摄入猪绦虫卵在人体内发育为囊尾蚴，成为囊尾蚴病或囊虫病，为中国症状性癫痫的最主要原因。根据囊尾蚴在中枢神经系统的部位及表现可分为6型：①无症状型；②脑实质型；③蛛网膜下隙型；④脑室型；⑤脊髓型；⑥眼型。上述类型可以合并发生于同一病人。临床表现与个体反应与囊尾蚴所在部位、数量及是活的、正在死亡或已死亡有关。囊尾蚴的寿命平均为4～6年，因此，无症状的病人是不必治疗的。但应寻找感染的来源，如检查病人及接触密切的人有无猪绦虫病，如有则应进行驱绦虫治疗。脑室型因药物不易达到，一般需要手术摘除。其他类型在抗癫痫(如有)治疗的同时是否需要杀囊虫治疗，存在不同的看法。一部分学者认为，囊尾蚴有一定的寿限，只要断绝其新的来源，让其分期分批自然死亡较好，以免在抗囊虫药物作用下，囊尾蚴大批死亡，释出的毒素及异性蛋白反应会导致急性脑病，出现谵妄、意识迷乱、颅内压增高，甚至脑疝等，可以危及生命。但不少学者认为抗囊虫治疗可以减少癫痫发作，减轻症状。即使出现反应，用皮质类固醇及渗透性利尿药一般都能控制。Vazquez等报道240例有癫痫发作的脑囊虫病，经药物治疗后，囊虫减少82%，平均发作频度减少95%。3年后随访，54%已无发作。而49例未治疗的病人都仍继续有癫痫发作。240例治疗者无1例死亡。Takayanagui用抗囊虫药物治疗43例，3例因反应过大而停药，其中1例死亡。

常用药物有吡喹酮(Praziquantel)及阿苯哒唑(Albendazole)。各家所建议剂量及给药时间长短差异较大。吡喹酮最低血清有效浓度为10mg/L，有学者用总剂量为120mg/kg体重，分2～4d服，也有学者建议每日剂量为50mg/kg，连用15～21d。阿苯哒唑每日剂量为15mg/kg体重，连用30d，或20mg/kg，连服21d。有些前瞻性研究比较这两种药，总的来看以阿苯哒唑略优，但囊虫对这两种药物的敏感度也不尽相同，对一种药效果不理想时，不妨再试用另一种药。

（江荣才）

■参考文献

[1] 杨树源，只达石.神经外科学.北京：人民卫生出版社，2008：247-361

[2] 张建宁.神经外科重症监护.北京：人民卫生出版社，2013：205-216

[3] 周良辅：现代神经外科学.上海：复旦大学出版社，2001：297-315

[4] 中华人民共和国卫生部医政司及卫生部合理用药专家委员会.国家抗微生物治疗指南.北京：人民卫生出版社，2013：9-11，126-127

[5] 王忠诚.王忠诚神经外科学.2版.武汉：湖北科技出版社，2015

学习培训及学分申请办法

一、《国家级继续医学教育项目教材》经国家卫生和计划生育委员会（现更名为国家卫生健康委员会）科教司、全国继续医学教育委员会批准，由全国继续医学教育委员会、中华医学会联合主办，中华医学电子音像出版社编辑出版，面向全国医学领域不同学科、不同专业的临床医生，专门用于继续医学教育培训。

二、学员学习教材后，在规定时间（自出版日期起 1 年）内可向本教材编委会申请继续医学教育Ⅱ类学分证书，具体办法如下：

方法一：PC 激活

1. 访问“中华医学教育在线”网站 cmeonline. cma-cmc. com. cn，注册、登录。
2. 点击首页右侧“图书答题”按钮，或个人中心“线下图书”按钮。
3. 刮开本书封底防伪标涂层，输入序号激活图书。
4. 在个人中心“我的课程”栏目下，找到本书，按步骤进行考核，成绩必须合格才能申请证书。
5. 在“我的课程”-“已经完成”，或“申请证书”栏目下，申请证书。

方法二：手机激活

1. 微信扫描二维码 关注“中华医学教育在线”官方微信并注册。
2. 点开个人中心“图书激活”，刮开本书封底防伪标涂层，输入序号激活图书。
3. 在个人中心“我的课程”栏目下，找到本书，按步骤进行考核，成绩必须合格才能申请证书。
4. 登录 PC 端网站，在“我的课程”-“已经完成”，或“申请证书”栏目下，申请证书。

三、证书查询

在 PC 端首页右上方帮助中心“查询证书”中输入姓名和课程名称进行查询。

《国家级继续医学教育项目教材》编委会